第九版·2025

U0746335

国家执业药师职业资格考试指南

药事管理与法规

国家药品监督管理局执业药师资格认证中心　组织编写

中国健康传媒集团
中国医药科技出版社

内 容 提 要

本书是 2025 年国家执业药师职业资格考试指南之一，由国家药品监督管理局执业药师资格认证中心组织专家、学者编写，与《国家执业药师职业资格考试大纲（第九版）》配套使用。本书以药品研制、生产、经营、使用环节的监管要求为内容主线，系统介绍药品研制与生产管理、药品经营管理、医疗机构药事管理、中药管理及特殊药品管理等重点领域的药品管理法律法规，旨在帮助执业药师全面掌握药品质量管理和用药服务的法律法规知识，确保具有合格的执业能力。

本书可以作为药学或中药学专业技术人员参加执业药师职业资格考试的备考用书，也可以作为高等医药院校师生和医药专业技术人员的学习资料。

图书在版编目（CIP）数据

药事管理与法规. 2025 / 国家药品监督管理局执业
药师资格认证中心组织编写. -- 9 版. -- 北京：中国医
药科技出版社, 2025.4（2025.5 重印）. --（国家执业药师职业资格考
试指南）. -- ISBN 978-7-5214-5067-5

Ⅰ. R95

中国国家版本馆 CIP 数据核字第 2025284LS8 号

美术编辑　陈君杞
责任编辑　李红日
版式设计　友全图文

出版　**中国健康传媒集团** │ 中国医药科技出版社
地址　北京市海淀区文慧园北路甲 22 号
邮编　100082
电话　发行：010-62227427　邮购：010-62236938
网址　www.cmstp.com
规格　889×1194mm $\frac{1}{16}$
印张　36
字数　1112 千字
初版　2010 年 12 月第 1 版
版次　2025 年 4 月第 9 版
印次　2025 年 5 月第 2 次印刷
印刷　河北环京美印刷有限公司
经销　全国各地新华书店
书号　ISBN 978-7-5214-5067-5
定价　**156.00 元**

获取新书信息、投稿、为图书纠错，请扫码联系我们。

编委会

主　编　邱　琼

副主编　邵　蓉　叶　桦

编　者　（按姓氏笔画排序）

方　宇　叶　桦　田　侃

安抚东　李　璐　邱　琼

邵　蓉　罗　杰　周　帅

常颖颖　蒋　蓉　喻小勇

谭　刚　颜久兴　颜建周

前　言

《国家执业药师职业资格考试大纲（第九版）·2025 年》由国家药品监督管理局制定，并经人力资源和社会保障部审定后公布实施。为配合新版考试大纲的实施，满足广大参考人员学习、备考和能力提升需求，更好地适应国家执业药师职业资格考试工作的发展，国家药品监督管理局执业药师资格认证中心组织专家、学者编写了《国家执业药师职业资格考试指南（第九版）·2025 年》。

本套考试指南分为中药学和药学两类，共 7 册，涵盖国家执业药师职业资格考试的所有科目。中药学类考试科目包括中药学专业知识（一）、中药学专业知识（二）、中药学综合知识与技能、药事管理与法规；药学类考试科目包括药学专业知识（一）、药学专业知识（二）、药学综合知识与技能、药事管理与法规。药事管理与法规是两类考试的共同考试科目。

本套考试指南紧扣新版考试大纲的要求，科学反映药学学科的发展，密切关注药品监管法律法规和政策的变化，充分体现执业药师在药品质量管理和药学服务两方面的专业知识和实践技能。在编写过程中，力求客观、系统地反映新版考试大纲的考试内容和要求，实现理论知识与实践应用的紧密结合，做到"学以致用，用以促学"。

本套考试指南为国家药品监督管理局执业药师资格认证中心指定的国家执业药师职业资格考试备考用书，对参考人员具有重要的指导作用，对医学、药学实践工作也具有很强的实用性和广泛的适用性。它既是参考人员复习备考和各单位开展考前培训的必备教材，也是高等医药院校师生和医药专业技术人员的学习资料。

本套考试指南的编写和出版是在以往各版考试指南的基础上进行的修订、完善和提升。编写期间，众多专家、学者付出了辛勤的努力；同时，社会各界提供了真诚的帮助，特别是中国医药科技出版社给予了大力的支持。在此，谨向所有参与工作的专家、学者、执业药师代表以及编辑人员表示衷心的感谢！

尽管经过反复审校，书中难免存在疏漏和不足，敬请提出宝贵意见建议，以便进一步完善。

国家药品监督管理局执业药师资格认证中心

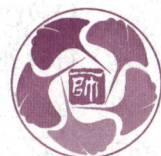

目 录

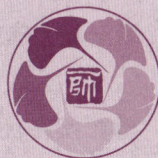

第一章　执业药师与公众健康

健康是促进人全面发展的必然要求，是经济社会发展的基础条件，是民族昌盛和国家富强的重要标志，也是广大人民群众的共同追求。推进健康中国建设，是全面建成小康社会、基本实现社会主义现代化的重要基础，是全面提升中华民族健康素质、实现人民健康与经济社会协调发展的国家战略。推进健康中国建设，提高人民健康水平，需要凝聚全社会力量，形成健康促进的强大合力。执业药师是实施药品质量管理、提供药学服务、开展健康教育的专业技术人员，是保证药品质量、保障公众用药安全和合法权益，保护和促进公众健康不可或缺的专业力量。执业药师应当增强责任感、使命感，积极参与健康中国行动，担当新使命，展现新作为。

第一节　健康中国建设

新中国成立后，特别是改革开放以来，我国健康领域改革发展取得显著成就，为全面建成小康社会奠定了重要基础。但是，工业化、城镇化、人口老龄化、疾病谱变化、生态环境及生活方式变化等，给维护和促进健康带来一系列新的挑战，健康服务供给总体不足与需求不断增长之间的矛盾依然突出，健康领域发展与经济社会发展的协调性有待增强，需要从国家战略层面统筹解决关系健康的重大和长远问题。党和国家适时提出"健康中国"战略，为提高公众健康水平继续努力。

一、健康中国战略概要

2016 年 10 月 25 日，中共中央 国务院印发《"健康中国 2030"规划纲要》，提出了健康中国建设的目标和任务，确立了"以促进健康为中心"的"大健康观""大卫生观"，提出将这一理念融入公共政策制定实施的全过程。

2019 年 6 月 24 日，国务院通过《国务院关于实施健康中国行动的意见》（国发〔2019〕13 号），以及经国务院同意，国务院办公厅印发《健康中国行动组织实施和考核方案》（国办发〔2019〕32 号），要求加快推动从以治病为中心转变为以人民健康为中心，动员全社会落实预防为主方针，实施健康中国行动，提高全民健康水平。同时，明确在国家层面成立健康中国行动推进委员会，制定印发《健康中国行动（2019—2030 年）》。进一步明确坚持以人民为中心的发展思想，政府、社会、个人协同推进，建立健全健康教育体系，引导群众建立正确健康观，形成有利于健康的生活方式、生态环境和社会环境，促进以治病为中心向以健康为中心转变，提高人民健康水平。

（一）健康中国的战略主题、原则和目标

1. 健康中国战略主题　"共建共享、全民健康"，是建设健康中国的战略主题。核心是以人民健康为中心，坚持以基层为重点，以改革创新为动力，预防为主，中西医并重，把健康融入所有政策，人民共建共享的卫生与健康工作方针，针对生活行为方式、生产生活环境以及医疗卫生服务等健康影响因素，坚持政府主导与调动社会、个人的积极性相结合，推动人人参与、人人尽力、人人享有，落实预防为主，推行健康生活方式，减少疾病发生，强化早诊断、早治疗、早康复，实现全民健康。共建共享是建设健康中国的基本路径，全民健康是建设健康中国的根本目的。立足全人群和全生命周期两个着力点，提供公平可及、系统连续的健康服务，实现更高水平的全民健康。

2. 健康中国建设遵循的原则　推进健康中国建设，主要遵循以下原则：①健康优先。把

健康摆在优先发展的战略地位，立足国情，将促进健康的理念融入公共政策制定实施的全过程，加快形成有利于健康的生活方式、生态环境和经济社会发展模式，实现健康与经济社会良性协调发展。②改革创新。坚持政府主导，发挥市场机制作用，加快关键环节改革步伐，形成具有中国特色、促进全民健康的制度体系。③科学发展。把握健康领域发展规律，坚持预防为主、防治结合、中西医并重，转变服务模式，构建整合型医疗卫生服务体系，推动健康服务从规模扩张的粗放型发展转变到质量效益提升的绿色集约式发展，推动中医药和西医药相互补充、协调发展，提升健康服务水平。④公平公正。以农村和基层为重点，推动健康领域基本公共服务均等化，维护基本医疗卫生服务的公益性，逐步缩小城乡、地区、人群间基本健康服务和健康水平的差异，实现全民健康覆盖，促进社会公平。

3. 建设健康中国的战略目标　《"健康中国2030"规划纲要》确定的健康中国战略目标：到2020年，建立覆盖城乡居民的中国特色基本医疗卫生制度，健康素养水平持续提高，健康服务体系完善高效，人人享有基本医疗卫生服务和基本体育健身服务，基本形成内涵丰富、结构合理的健康产业体系，主要健康指标居于中高收入国家前列。到2030年，促进全民健康的制度体系更加完善，健康领域发展更加协调，健康生活方式得到普及，健康服务质量和健康保障水平不断提高，健康产业繁荣发展，基本实现健康公平，主要健康指标进入高收入国家行列。到2050年，建成与社会主义现代化国家相适应的健康国家。

（二）健康中国建设的重点任务

2021年3月12日，《中华人民共和国国民经济和社会发展第十四个五年规划和2035年远景目标纲要》正式发布。在2035年远景目标中提出，我国将建成文化强国、教育强国、人才强国、体育强国、健康中国，国民素质和社会文明程度达到新高度，国家文化软实力显著增强。在全面推进健康中国建设中，明确把保障人民健康放在优先发展的战略位置，坚持预防为主的方针，深入实施健康中国行动，完善国民健康促进政策，织牢国家公共卫生防护网，为人民提供全方位全生命期健康服务。

1. 构建强大公共卫生体系　改革疾病预防控制体系，强化监测预警、风险评估、流行病学调查、检验检测、应急处置等职能。建立稳定的公共卫生事业投入机制，改善疾病控制基础条件，强化基层公共卫生体系。落实医疗机构公共卫生责任，创新医防协同机制。完善突发公共卫生事件监测预警处置机制，加强实验室检测网络建设，健全医疗救治、科技支撑、物资保障体系，提高应对突发公共卫生事件能力。建立分级分层分流的传染病救治网络，建立健全统一的国家公共卫生应急物资储备体系，大型公共建筑预设平疫结合改造接口。筑牢口岸防疫防线。加强公共卫生学院和人才队伍建设。完善公共卫生服务项目，扩大国家免疫规划，强化慢性病预防、早期筛查和综合干预。完善心理健康和精神卫生服务体系。

2. 深化医药卫生体制改革　坚持基本医疗卫生事业的公益属性，以提高医疗质量和效率为导向，以公立医疗机构为主体、非公立医疗机构为补充，扩大医疗服务资源供给。加强公立医院建设，加快建立现代医院管理制度，深入推进治理结构、人事薪酬、编制管理和绩效考核改革。加快优质医疗资源扩容和区域均衡布局，建设国家医学中心和区域医疗中心。加强基层医疗卫生队伍建设，以城市社区和农村基层、边境口岸城市、县级医院为重点，完善城乡医疗服务网络。加快建设分级诊疗体系，积极发展医疗联合体。加强预防、治疗、护理、康复有机衔接。推进国家组织药品和耗材集中带量采购使用改革，发展高端医疗设备。完善创新药物、疫苗、医疗器械等快速审评审批机制，加快临床急需和罕见病治疗药品、医疗器械审评审批，促进临床急需境外已上市新药和医疗器械尽快在境内上市。提升医护人员培养质量与规模，扩大儿科、全科等短缺医师规模，每千人口拥有注册护士数提高到3.8人。实施医师区域注册，推动医师多机构执业。稳步扩大城乡家庭医生签约服务覆盖范围，提高签约服务质量。支持社会办医，鼓励有经验的执业医师开办诊所。

3. 健全全民医保制度　健全基本医疗保险稳定可持续筹资和待遇调整机制，完善医保缴费参保政策，实行医疗保障待遇清单制度。做实基本医疗保险市级统筹，推动省级统筹。完善基本医疗保险门诊共济保障机制，健全重大疾病医疗保险和救助制度。完善医保目录动态调整机制。推行以按病种付费为主的多元复合式医保支付方式。将符合条件的互联网医疗服务纳入医保支付范围，落实异地就医结算。扎实推进医保标准化、信息化建设，提升经办服务水平。健全医保基金监管机制。稳步建立长期护理保险制度。积极发展商业医疗保险。

4. 推动中医药传承创新　坚持中西医并重和优势互补，大力发展中医药事业。健全中医药服务体系，发挥中医药在疾病预防、治疗、康复中的独特优势。加强中西医结合，促进少数民族医药发展。加强古典医籍精华的梳理和挖掘，建设中医药科技支撑平台，改革完善中药审评审批机制，促进中药新药研发保护和产业发展。强化中药质量监管，促进中药质量提升。强化中医药特色人才培养，加强中医药文化传承与创新发展，推动中医药走向世界。

5. 建设体育强国　广泛开展全民健身运动，增强人民体质。推动健康关口前移，深化体教融合、体卫融合、体旅融合。完善全民健身公共服务体系，推进社会体育场地设施建设和学校场馆开放共享，提高健身步道等便民健身场所覆盖面，因地制宜发展体育公园，支持在不妨碍防洪安全前提下利用河滩地等建设公共体育设施。保障学校体育课和课外锻炼时间，以青少年为重点开展国民体质监测和干预。坚持文化教育和专业训练并重，加强竞技体育后备人才培养，提升重点项目竞技水平，巩固传统项目优势，探索中国特色足球篮球排球发展路径，持续推进冰雪运动发展，发展具有世界影响力的职业体育赛事。扩大体育消费，发展健身休闲、户外运动等体育产业。办好北京冬奥会、冬残奥会及杭州亚运会等。

6. 深入开展爱国卫生运动　丰富爱国卫生工作内涵，促进全民养成文明健康生活方式。加强公共卫生环境基础设施建设，推进城乡环境卫生整治，强化病媒生物防制。深入推进卫生城镇创建。加强健康教育和健康知识普及，树立良好饮食风尚，制止餐饮浪费行为，开展控烟限酒行动，坚决革除滥食野生动物等陋习，推广分餐公筷、垃圾分类投放等生活习惯。

（三）国民健康规划的主要任务

为全面推进健康中国建设，根据《中华人民共和国国民经济和社会发展第十四个五年规划和2035年远景目标纲要》《"健康中国2030"规划纲要》，2022年4月27日，国务院办公厅发布《关于印发"十四五"国民健康规划的通知》（国办发〔2022〕11号）。关于药品安全管理，明确了保障药品质量安全和夯实中医药高质量发展基础两项主要任务。

1. 保障药品质量安全　完善国家药品标准体系，推进仿制药质量和疗效一致性评价；建立符合中药特点的质量和疗效评价体系。构建药品和疫苗全生命周期质量管理机制，推动信息化追溯体系建设，实现重点类别来源可溯、去向可追。

2. 夯实中医药高质量发展基础　开展中医药活态传承、古籍文献资源保护与利用；提升中医循证能力。促进中医药科技创新。加快古代经典名方制剂研发。加强中药质量保障，建设药材质量标准体系、监测体系、可追溯体系。推动教育教学改革，构建符合中医药特点的人才培养模式。健全中医医师规范化培训制度和全科医生、乡村医生中医药知识培训机制。

（四）关于健康中国的重要论述

人民健康是社会主义现代化的重要标志。党的十八大以来，以习近平同志为核心的党中央始终坚持人民至上、生命至上，把保障人民健康放在优先发展的战略位置，全面推进健康中国建设，建成世界上规模最大的医疗卫生体系，健全遍及城乡的公共卫生服务体系，我国人民健康水平显著提高。在此期间，习近平总书记作出了许多关于健康中国的重要论述，涉及：把保障人民健康放在优先发展的战略位置、预防是最经济最有效的健康策略、提高医疗卫生服务质量和水平、深化医药卫生体制改革、科学技术是人类同疾病斗争的锐利武器、积极推进中医药科研和创新、把体育健身同人民健康结合起来、切实解决影响人民群众健康的突出环境问题、构建人类卫生健康共同体等方方面面内容。

2022年11月25日，在中国共产党第二十次全国代表大会上，习近平总书记指出："推进健康中国建设。人民健康是民族昌盛和国家强盛的重要标志。把保障人民健康放在优先发展的战略位置，完善人民健康促进政策。"

二、基本医疗卫生与健康促进法

2019年12月28日，十三届全国人大常委会第十五次会议通过《基本医疗卫生与健康促进法》，自2020年6月1日起施行。这是我国卫生与健康领域第一部基础性、综合性的法律，旨在落实《中华人民共和国宪法》关于国家发展医疗卫生事业、保护人民健康的规定，用法律保障人民健康权利。这部法律涵盖基本医疗卫生服务、医疗卫生机构和人员、药品供应保障、健康促进、资金保障等方面内容，用法律的形式体现"保基本、强基层、促健康"的理念。

（一）公民健康权

健康是人生存的基本条件，具体是指人的躯体、精神、社会适应能力的良好状态。健康权是指公民以其机体生理机能正常运作和功能完善发挥，维护人体生命活动的利益为内容的人格权，包括健康维护权和劳动能力以及心理健康。健康权是人类人权中自然拥有的一种权利。

《基本医疗卫生与健康促进法》规定，国家和社会尊重、保护公民的健康权。政府有责任制定并不断完善医药卫生政策，创造条件使人人能够尽可能健康。国家实施健康中国战略，普及健康生活，优化健康服务，完善健康保障，建设健康环境，发展健康产业，提升公民全生命周期健康水平。国家建立健康教育制度，保障公民获得健康教育的权利，提高公民的健康素养。

公民是自己健康的第一责任人，应树立和践行对自己健康负责的健康管理理念，主动学习健康知识，提高健康素养，加强健康管理。倡导家庭成员相互关爱，形成符合自身和家庭特点的健康生活方式。公民应当尊重他人的健康权利和利益，不得损害他人健康和社会公共利益。

（二）基本医疗卫生服务的内涵与原则

基本医疗卫生服务，是指维护人体健康所必需、与经济社会发展水平相适应、公民可公平获得的，采用适宜药物、适宜技术、适宜设备提供的疾病预防、诊断、治疗、护理和康复等服务。基本医疗卫生服务包括基本公共卫生服务和基本医疗服务。

医疗卫生与健康事业应当坚持以人民为中心，为人民健康服务，卫生健康工作理念从以治病为中心到以人民健康为中心的转变。国家建立基本医疗卫生制度，建立健全医疗卫生服务体系，保护和实现公民获得基本医疗卫生服务的权利。

医疗卫生事业应当坚持公益性原则。公民依法享有从国家和社会获得基本医疗卫生服务的权利。基本公共卫生服务由国家免费提供。各级人民政府应当把人民健康放在优先发展的战略地位，将健康理念融入各项政策，坚持预防为主，完善健康促进工作体系，组织实施健康促进的规划和行动，推进全民健身。国家大力发展中医药事业，坚持中西医并重、传承与创新相结合，发挥中医药在医疗卫生与健康事业中的独特作用。

三、深化医药卫生体制改革

深化医药卫生体制改革是全面深化改革的重要内容，是维护人民群众健康福祉的重大民生工程、民心工程。2009年4月6日，中共中央 国务院《关于深化医药卫生体制改革的意见》（中发〔2009〕6号）发布，标志着我国医药卫生体制进入深化改革新阶段。

《关于深化医药卫生体制改革的意见》坚持把基本医疗卫生制度作为公共产品向全民提供的核心理念，坚持保基本、强基层、建机制的基本原则，首次明确了深化医药卫生体制改革总体目标。

（一）深化医药卫生体制改革的目标与任务

我国深化医药卫生体制改革的总体目标是：

建立健全覆盖城乡居民的基本医疗卫生制度，为群众提供安全、有效、方便、价廉的医疗卫生服务。

深化医药卫生体制改革的基本任务是：完善医药卫生四大体系，建立覆盖城乡居民的基本医疗卫生制度，建设覆盖城乡居民的公共卫生服务体系、医疗服务体系、医疗保障体系、药品供应保障体系，形成四位一体的基本医疗卫生制度。四大体系相辅相成，配套建设，协调发展。

1. 加强公共卫生服务体系建设　建立健全疾病预防控制、健康教育、妇幼保健、精神卫生、应急救治、采供血、卫生监督和计划生育等专业公共卫生服务网络，完善以基层医疗卫生服务网络为基础的医疗服务体系的公共卫生服务功能，建立分工明确、信息互通、资源共享、协调互动的公共卫生服务体系，提高公共卫生服务和突发公共卫生事件应急处置能力，促进城乡居民逐步享有均等化的基本公共卫生服务。

2. 完善医疗服务体系　坚持非营利性医疗机构为主体、营利性医疗机构为补充，公立医疗机构为主导、非公立医疗机构共同发展的办医原则，建设结构合理、覆盖城乡的医疗服务体系。

3. 建设医疗保障体系　建立和完善以基本医疗保障为主体，其他多种形式补充医疗保险和商业健康保险为补充，覆盖城乡居民的多层次医疗保障体系。

4. 建立健全药品供应保障体系　建立以国家基本药物制度为基础的药品供应保障体系，保障人民群众安全用药。

（二）深化医药卫生体制改革的年度重点工作任务

2024 年 6 月 6 日，国务院办公厅印发了《深化医药卫生体制改革 2024 年重点工作任务》（国办发〔2024〕29 号），对深化医药卫生体制改革的重点工作进行了部署。

《深化医药卫生体制改革 2024 年重点工作任务》要求，坚持以习近平新时代中国特色社会主义思想为指导，全面贯彻落实党的二十大精神和党中央、国务院决策部署，聚焦医保、医疗、医药协同发展和治理，推动卫生健康事业高质量发展，提高人民群众获得感幸福感安全感。为此，提出了 7 方面重点工作、22 条具体任务。

1. 加强医改组织领导　加强医改工作统筹协调。推动地方各级政府进一步落实全面深化医改责任，巩固完善改革推进工作机制，探索建立医保、医疗、医药统一高效的政策协同、信息联通、监管联动机制。

2. 深入推广三明医改经验　①因地制宜学习推广三明医改经验；②推进药品和医用耗材集中带量采购提质扩面；③深化医疗服务价格改革；④深化医保支付方式改革；⑤深化公立医院薪酬制度改革。

3. 进一步完善医疗卫生服务体系　①提高公共卫生服务能力；②加强基层医疗卫生服务能力建设；③有序推进国家医学中心、国家区域医疗中心设置建设；④深化紧密型医疗联合体改革；⑤推进中医药传承创新发展；⑥提升卫生健康人才能力；⑦开展优质高效医疗卫生服务体系改革试点。

4. 推动公立医院高质量发展　推动各级各类公立医院高质量发展。

5. 促进完善多层次医疗保障体系　①健全基本医疗保障制度；②发展商业健康保险。

6. 深化药品领域改革创新　①完善药品使用和管理。推动国家基本药物目录与国家医保药品目录、药品集采、仿制药质量与疗效一致性评价协同衔接，适时优化调整国家基本药物目录。研究制定关于建立基层医疗卫生机构药品联动管理机制的政策文件。加大创新药临床综合评价力度，促进新药加快合理应用。②深化药品审评审批制度改革。制定关于全链条支持创新药发展的指导性文件。加快创新药、罕见病治疗药品、临床急需药品等以及创新医疗器械、疫情防控药械审评审批。制定发布第五批鼓励研发申报儿童药品清单和第四批鼓励仿制药品目录。健全中药审评证据体系，加快古代经典名方中药复方制剂审评审批，促进医疗机构中药制剂向新药转化。支持符合要求的医疗机构制剂在国家区域医疗中心输出医院和项目医院间调剂使用。③完善药品供应保障机制。建设现代药品流通体系，提升药品供应保障能力。完善短缺药品保供稳价报告机制和分级应对管理措施。推进易短缺药品生产储备、停产报告、价格异常、流通库存等信息监测预警和共享共用。完善药品使用监测工作机制。研究完善儿童用药供应保障工作机制。全面实施第三类医疗器械（含体外诊断试剂）唯一标识。

7. 统筹推进其他重点改革　①推进数字化赋能医改；②深入推进"一老一小"相关改革；③加强医药卫生领域综合监管。

四、全面深化药品医疗器械监管改革

为深入贯彻落实习近平总书记关于药品医疗器械监管和医药产业发展的重要指示批示精神，全面深化药品医疗器械监管改革，促进医药产业高质量发展，经国务院同意，2024 年 12 月 30 日，国务院办公厅印发《关于全面深化药品医疗器械监管改革促进医药产业高质量发展的意见》（国办发〔2024〕53 号）。

（一）总体要求

以习近平新时代中国特色社会主义思想为指导，全面贯彻党的二十大和二十届二中、三中全会精神，坚持科学化、法治化、国际化、现代化的监管发展道路，统筹高质量发展和高水平安全，深化药品医疗器械监管全过程改革，加快构建药品医疗器械领域全国统一大市场，打造具有全球竞争力的创新生态，推动我国从制药大国向制药强国跨越，更好满足人民群众对高质量药品医疗器械的需求。

到 2027 年，药品医疗器械监管法律法规制度更加完善，监管体系、监管机制、监管方式更好适应医药创新和产业高质量发展需求，创新药和医疗器械审评审批质量效率明显提升，全生命周期监管显著加强，质量安全水平全面提高，建成与医药创新和产业发展相适应的监管体系。到 2035 年，药品医疗器械质量安全、有效、可及得到充分保障，医药产业具有更强的创新创造力和全球竞争力，基本实现监管现代化。

（二）具体措施

《关于全面深化药品医疗器械监管改革促进

医药产业高质量发展的意见》立足药品、医疗器械作为治病救人特殊商品的实际特点，紧扣医药产业作为新质生产力代表产业的发展特点，在保持监管政策的稳定性、连续性基础上，适应产业创新的迫切需要，研究提出 5 方面 24 条药品医疗器械监管改革举措。

一是为进一步提升我国医药产业原始创新，抓住当前产业正处于从模仿创新到原始创新跨越的战略窗口期，提出完善审评审批机制全力支持重大创新、加大中药研发创新支持力度、发挥标准对药品医疗器械创新的引领作用、完善药品医疗器械知识产权保护相关制度、积极支持创新药和医疗器械推广使用等措施，从制度设计上鼓励和激发创新，为产业发展提供透明稳定可预期的政策环境。

二是为进一步提高审评审批效率，提出加强药品医疗器械注册申报前置指导、加快临床急需药品医疗器械审批上市、优化临床试验审评审批机制、优化药品补充申请审评审批、优化药品医疗器械注册检验、加快罕见病用药品医疗器械审评审批等措施，努力缩短审评审批时限，进一步加快创新产品上市进程。

三是为应对产品创新、技术创新和业态创新给药品医疗器械监管带来的新挑战，提出推进生物制品（疫苗）批签发授权、促进仿制药质量提升、推动医药企业生产检验过程信息化、提高药品医疗器械监督检查效率、强化创新药和医疗器械警戒工作、提升医药流通新业态监管质效等措施，引导产业转型升级。

四是为加强国际贸易合作，充分考虑跨国医药企业当前在华经营面临的主要政策需求，提出深入推进国际通用监管规则转化实施、探索生物制品分段生产模式、优化药品医疗器械进口审批、支持药品医疗器械出口贸易等措施，进一步稳定外资企业预期，支持鼓励跨国医药企业扩大在华投资，引进先进技术和研发经验。

五是为建成与医药创新和产业发展相适应的具有中国特色的现代化监管体系，提出持续加强监管能力建设、大力发展药品监管科学、加强监管信息化建设等措施，通过持续加强能力建设，不断提升药品医疗器械监管工作的科学化、法治化、国际化和现代化水平。

第二节 药品管理与药品安全风险

一、药品的界定

（一）药品的概念

根据《药品管理法》的定义，药品是指用于预防、治疗、诊断人的疾病，有目的地调节人的生理机能并规定有适应症或者功能主治、用法和用量的物质，包括中药、化学药和生物制品等。

根据以上规定，药品的使用目的是预防、治疗、诊断人的疾病，有目的地调节人的生理机能；使用方法要求必须遵循规定的适应症或者功能主治、用法和用量。药品可分为中药、化学药和生物制品三类。

（二）药品管理的分类

1. 处方药和非处方药的界定 1999 年 6 月，《处方药与非处方药分类管理办法（试行）》颁布，并于 2000 年 1 月 1 日起正式实施，标志着我国药品分类管理制度的初步建立。药品分类管理是根据药品安全有效、使用方便的原则，依其品种、规格、适应症、剂量及给药途径不同，对药品分别按照处方药与非处方药进行管理。

（1）处方药 处方药（Prescription Drugs，Rx）是指凭执业医师和执业助理医师处方方可购买、调配和使用的药品。

（2）非处方药 非处方药（Over The Counter Drugs，OTC）是指由国务院药品监督管理部门公布的，不需要凭执业医师和执业助理医师处方，消费者可以自行判断、购买和使用的药品。国家根据药品的安全性，又将非处方药分为甲、乙两类，乙类非处方药更安全。

2. 新药、仿制药、原研药、进口药品和医疗机构制剂的界定

（1）新药 根据《国务院关于改革药品医疗器械审评审批制度的意见》（国发〔2015〕44 号），药品分为新药和仿制药。新药为"未在中国境内外上市销售的药品"；根据物质基础的原创性和新颖性，又将新药分为创新型新药和改良型新药。处于专利保护期的新药，其他人不得仿制。

（2）仿制药 《国务院关于改革药品医疗器械审评审批制度的意见》将仿制药界定为"仿与原研药品质量和疗效一致的药品"。仿制药应与被仿制药具有相同的活性成分、剂型、给药途径和治疗作用。

一般而言，仿制药是指化学仿制药；与之相对应的，中药称为"同名同方药"，生物制品称为"生物类似药"。

（3）原研药品 原研药品是指由原研制生产企业生产的药品。由于原研药属于境内外首个获准上市的药品，具有完整和充分的安全性、有效性数据作为上市申请的依据。

（4）进口药品 进口药品是指在中国境外生产，在中国境内准予注册销售的药品。

（5）医疗机构制剂 医疗机构制剂是指医疗机构根据本单位临床需要，经批准而配制、自用的固定处方制剂。医疗机构制剂不得上市销售，也不得发布广告。

3. 实行特殊管理的药品 实行特殊管理的药品包括疫苗、血液制品、麻醉药品、精神药品、医疗用毒性药品、放射性药品、药品类易制毒化学品、含特殊药品复方制剂和兴奋剂等。《药品管理法》第一百一十二条规定，国务院对麻醉药品、精神药品、医疗用毒性药品、放射性药品、药品类易制毒化学品等有其他特殊管理规定的，依照其规定。具体内容见第七章。

（三）药品的质量特性

药品的质量特性主要表现为以下 4 个方面。

1. 有效性 药品的有效性是指在规定的适应症、用法和用量的条件下，能够达到预防、治疗、诊断人的疾病，有目的地调节人的生理机能的目的。有效性是药品的固有特性。通常，有效性必须在一定前提条件下产生，即有一定适应症、用法和用量。我国对药品有效性的描述，按在人体达到所规定的效应程度分为"痊愈""显效""有效"。国际上有的采用"完全缓解""部分缓解""稳定"来区别。

2. 安全性 药品的安全性是指按规定的适应症和用法、用量使用药品后，人体产生毒副反应的程度。大多数药品均有不同程度的毒副反应，只有在衡量有效性大于毒副反应，或可解除、缓解毒副作用的情况下才能使用该种药品。

3. 稳定性 药品的稳定性是指在规定的条件下保持其有效性和安全性的能力。所谓规定的条件是指在规定的有效期内，以及生产、贮存、运输和使用的条件。如某些物质虽然具有预防、治疗、诊断疾病的有效性和安全性，但极易变质、不稳定、不便于运输和贮存，也不能作为药品进入医药市场。

4. 均一性 药品的均一性是指药物制剂的每一单位产品都符合有效性、安全性的规定要求。药物制剂的单位产品，如一片药、一支注射剂、一包冲剂、一瓶糖浆剂等。由于人们用药剂量与药品的单位产品有密切关系，特别是有效成分在单位产品中含量很少的药品，若含量不均一，就可能造成患者用量的不足或用量过大而中毒，甚至死亡。所以，均一性是在制剂过程中形成的固有特性。

（四）药品命名的规定

药品有通用名称、化学名称、商品名称等不同情况下使用的名称。

1. 通用名称 《药品管理法》第二十九条规定，列入国家药品标准的药品名称为药品通用名称。已经作为药品通用名称的，该名称不得作为药品商标使用。因此，通用名称是药品的法定名称。

我国的药品通用名称（China Approved Drug Names，CADN）是由国家药典委员会按国家药品通用名称命名原则制订的并报国家药品监督管理部门备案的药品法定名称。通用名称是同一种成分或相同配方组成的药品在中国境内的通用名称，是所有文献、资料、教材以及药品说明书标明有效成分的名称，不受专利和行政保护等的影响。国家药典委员会制定了《中国药品通用名称命名原则》，对中药、化学药和生物药的通用名称命名进行了规定。原国家药品监督管理总局于2017年制定了《中成药通用名称命名技术指导原则》，规范了中成药通用名称的命名。

根据《中国药品通用名称命名原则》，药品

的英文名称应尽量采用世界卫生组织编订的国际非专利药名（International Nonproprietary Names for Pharmaceutical Substances，INN），即国际上的通用名称；INN没有的，可采用其他合适的英文名称；药品的命名应避免采用可能给患者以暗示的有关药理学、解剖学、生理学、病理学或治疗学的药品名称，并不得用代号命名；药品通用名不采用药品的商品名（包括外文名和中文名）；药品的通用名（包括INN）及其专用词干的英文及中文译名也均不得作为商品名或用以组成商品名，用于商标注册。

《中成药通用名称命名技术指导原则》规定了中成药命名的三个基本原则，即"科学简明，避免重名""规范命名，避免夸大疗效"和"体现传统文化特色"，并对单味制剂的命名和复方制剂的命名做了具体规定。

2. 化学名称 化学名称是根据药物的化学成分、化学结构，按照相关规则而命名的。它反映了药物的化学结构，具有规律性、系统性、准确性，不容易发生误解或混淆。

3. 商品名称 商品名称是药品上市许可持有人为了树立自己的形象和品牌，给自己的药品注册的名称。相同通用名的药品，由于药品上市许可持有人的不同，可以有不同的商品名。商品名是识别度更高、便于记忆的名称，是药品上市许可持有人为了区分其产品而注册的，其他持有人和企业不能使用，因此是唯一的。

为解决药品名称混乱、一药多名等问题，原国家食品药品监督管理局于2006年发布了《关于进一步规范药品名称管理的通知》，规定：①药品必须使用通用名称，其命名应当符合《药品通用名称命名原则》的规定；②药品商品名称不得有夸大宣传、暗示疗效作用，应当符合《药品商品名称命名原则》的规定，并得到国家食品药品监督管理局批准后方可使用；③药品商品名称的使用范围应严格按照《药品注册管理办法》的规定，除新的化学结构、新的活性成分的药物，以及持有化合物专利的药品外，其他品种一律不得使用商品名称；④同一药品生产企业生产的同一药品，成分相同但剂型或规格不同的，应当使用同一商品名称；⑤药品广告宣传中不得单独使用商品名称，也不得使用未经批准作为商品名称使用的文字型商标。其附件《药品商品名称命名原则》规定，商品名称：①由汉字组成，不得使用图形、字母、数字、符号等标志；②不得使用《商标法》规定不得使用的文字；③不得使用以下文字：扩大或者暗示药品疗效的；表示治疗部位的；直接表示药品的剂型、质量、原料、功能、用途及其他特点的；直接表示使用对象特点的；涉及药理学、解剖学、生理学、病理学或者治疗学的；使用国际非专利药名的中文译名及其主要字词的；引用与药品通用名称音似或者形似的；引用药品习用名称或者曾用名称的；与他人使用的商品名称相同或者相似的；人名、地名、药品生产企业名称或者其他有特定含义的词汇。

二、国家基本药物管理

（一）国家基本药物制度概述

2009 年，中共中央 国务院《关于深化医药卫生体制改革的意见》中提出初步建立国家基本药物制度，同年，原卫生部等 9 部委局联合发布了《关于建立国家基本药物制度的实施意见》（卫药政发〔2009〕78 号）。2018 年，《国务院办公厅关于完善国家基本药物制度的意见》（国办发〔2018〕88 号）从动态调整优化目录、切实保障生产供应、全面配备优先使用、降低群众药费负担、提升质量安全水平和强化组织保障等方面提出了进一步完善国家基本药物制度的意见。

1. 基本药物的界定　根据《基本医疗卫生与健康促进法》，基本药物是指满足疾病防治基本用药需求，适应现阶段基本国情和保障能力，剂型适宜，价格合理，能够保障供应，可公平获得的药品。国家基本药物制度是对基本药物的遴选、生产、流通、使用、定价、报销、监测评价等环节实施有效管理的制度。《药品管理法》规定："国家实行基本药物制度，遴选适当数量的基本药物品种，加强组织生产和储备，提高基本药物的供给能力，满足疾病防治基本用药需求"。

2. 国家实施基本药物制度的目标　我国幅员辽阔，城乡、地区发展差异大，在全国范围内建立实施基本药物制度的目标主要包括：①提高群众获得基本药物的可及性，保证群众基本用药需求；②维护群众的基本医疗卫生权益，促进社会公平正义；③改变医疗机构"以药补医"的运行机制，体现基本医疗卫生的公益性；④规范药品生产流通使用行为，促进合理用药，减轻群众负担。

完善国家基本药物制度，重点强化基本药物"突出基本、防治必需、保障供应、优先使用、保证质量、降低负担"的功能定位，从基本药物的遴选、生产、流通、使用、支付、监测等环节完善政策，全面带动药品供应保障体系建设，着力保障药品安全有效、价格合理、供应充分，缓解"看病贵"问题。促进上下级医疗机构用药衔接，助力分级诊疗制度建设，推动医药产业转型升级和供给侧结构性改革。

3. 国家基本药物工作委员会的职责　国家基本药物工作委员会负责协调解决制定和实施国家基本药物制度过程中各个环节的相关政策问题，确定国家基本药物制度框架，确定国家基本药物目录遴选和调整的原则、范围、程序和工作方案，审核国家基本药物目录，各有关部门在职责范围内做好国家基本药物遴选调整工作。

国家基本药物工作委员会由国家卫生健康委员会、国家发展和改革委员会、工业和信息化部、国家监察委员会、财政部、人力资源和社会保障部、商务部、国家药品监督管理局、国家中医药管理局组成。办公室设在国家卫生健康委员会，承担国家基本药物工作委员会的日常工作。

（二）国家基本药物目录管理

国家卫生健康委员会会同有关部门起草国家基本药物目录遴选工作方案和具体的遴选原则，经国家基本药物工作委员会审核后组织实施。国家基本药物遴选应当按照防治必需、安全有效、价格合理、使用方便、中西药并重、基本保障、临床首选和基层能够配备的原则，结合我国用药特点，参照国际经验，合理确定品种（剂型）和数量。

具体而言，国家基本药物应当是《中华人民共和国药典》收载的，国家卫生健康主管部门、国家药品监督管理局颁布药品标准的品种。除急救、抢救用药外，独家生产品种纳入国家基本药物目录应当经过单独论证。目录品种和数量调整应当根据以下因素确定：①我国基本医疗卫生需求和基本医疗保障水平变化；②我国疾病谱变化；③药品不良反应监测评价；④国家基本药物应用情况监测和评估；⑤已上市药品循证医学、药物经济学评价；⑥国家基本药物工作委员会规定的其他情况。

下列药品不纳入国家基本药物目录遴选范围：①含有国家濒危野生动植物药材的；②主要用于滋补保健作用，易滥用的；③非临床治疗首选的；④因严重不良反应，国家药品监督管理局明确规定暂停生产、销售或使用的；⑤违背国家法律、法规，或不符合伦理要求的；⑥国家基本药物工作委员会规定的其他情况。

属于下列情形之一的品种，应当从国家基本药物目录中调出：①药品标准被取消的；②国家药品监督管理局撤销其药品批准证明文件的；③发生严重不良反应，经评估不宜作为国家基本药物使用的；④根据药物经济学评价，可被风险效益比或成本效益比更优的品种所替代的；⑤国家基本药物工作委员会认为应当调出的其他情形。

从 2009 年至今，我国先后公布了 2009 年、2012 年和 2018 年三版《国家基本药物目录》。2018 年版国家基本药物目录的药品分为化学药品和生物制品、中成药、中药饮片三个部分，其中化学药品和生物制品 417 个品种，中成药 268 个品种，中药饮片不列具体品种，共计 685 个品种。对中药饮片，规定"颁布国家药品标准的中药饮片为国家基本药物，国家另有规定的除外"。品种的规格主要依据药典。同一品种剂量相同但表述方式不同的暂视为同一规格；未标注具体规格的，其剂型对应的规格暂以国家药品监督管理局批准的规格为准。中成药成分中的"麝香"为人工麝香，"牛黄"为人工牛黄，有"注释"的除外。目录中"安宫牛黄丸"和"活心丸"成分中的"牛黄"为天然牛黄、体内培植牛黄或体外培育牛黄。

（三）国家基本药物的供应与使用管理

坚持基本药物主导地位，强化医疗机构基本药物使用管理，不断提高医疗机构基本药物使用量。公立医疗机构根据功能定位和诊疗范围，合理配备基本药物，保障临床基本用药需求。药品集中采购平台和医疗机构信息系统应对基本药物进行标注，提示医疗机构优先采购、医师优先使用。将基本药物使用情况作为处方点评的重点内容，对无正当理由不首选基本药物的予以通报。对医师、药师和管理人员加大基本药物制度和基本药物临床应用指南、处方集培训力度，提高基本药物合理使用和管理水平。鼓励其他医疗机构配备使用基本药物。

通过加强用药监管和考核、指导督促医疗机构优化用药目录和药品处方集等措施，促进基本药物优先配备使用，提升基本药物使用占比，并及时调整国家基本药物目录，逐步实现政府办基层医疗卫生机构、二级公立医院、三级公立医院基本药物配备品种数量占比原则上分别不低于 90%、80%、60%，推动各级医疗机构形成以基本药物为主导的"1 + X"（"1"为国家基本药物目录、"X"为非基本药物，由各地根据实际确定）用药模式，优化和规范用药结构。

三、基本医疗保险药品管理

（一）医疗保障制度概述

基本医疗保障制度是指当人们生病或受到伤害后，为了确保其获得必要的医疗服务，而由国家（地区）或社会给予物质帮助以保障或恢复其健康的费用保障制度。2018 年 3 月，国务院组建成立国家医疗保障局，负责制定并实施医疗保险、生育保险、医疗救助等医疗保障制度。

2020 年 2 月 25 日，中共中央 国务院印发实施的《关于深化医疗保障制度改革的意见》提出了"1 + 4 + 2"的医疗保障制度总体改革框架。其中，"1"是力争到 2030 年，全面建成以基本医疗保险为主体，医疗救助为托底，补充医疗保险、商业健康保险、慈善捐赠、医疗互助共同发展的多层次医疗保障制度体系。"4"是健全待遇保障、筹资运行、医保支付、基金监管四个机制。"2"是完善医药服务供给和医疗保障服务两个支撑。

1. 医疗保障制度的组成　根据国家医保局财政部《关于建立医疗保障待遇清单制度的意见》（医保发〔2021〕5 号），国家医疗保障基本制度包括基本医疗保险、补充医疗保险和医疗救助制度。各地在基本制度框架之外不得新设制度，地方现有的其他形式制度安排要逐步清理过渡到基本制度框架中。

（1）基本医疗保险制度　基本医疗保险覆盖城乡全体就业和非就业人口，公平普惠保障人民群众基本医疗需求。制度安排有两种：①为职工提供基本医疗保障的职工基本医疗保险，覆盖就业人口；②为未参加职工医保或其他医疗保障制度的全体城乡居民提供的城乡居民基本医疗保险。职工和城乡居民分类保障，待遇与缴费挂钩，基金分别建账、分账核算。

（2）补充医疗保险制度　补充医疗保险制度是指单位或特定人群在基本医疗保险之外，根据自己的经济收入水平和疾病的严重程度，自愿参加的一种辅助医疗保险制度。制度包括：①对居民医保参保患者发生的符合规定的高额医疗费用给予进一步保障的城乡居民大病保险；②对参保职工发生的符合规定的高额医疗费用给予进一步保障的职工大额医疗费用补助。它是多层次医疗保障体系的重要组成部分，旨在提高保险保障水平，减轻看病负担。补充医疗保险包括企业补充医疗保险、商业医疗保险、社会互助和社区医疗保险等多种形式。

（3）医疗救助制度　医疗救助是帮助困难群众获得基本医疗保险服务并减轻其医疗费用负担的制度安排。主要包括对救助对象参加居民医保的个人缴费部分给予资助，以及对救助对象经基本医疗保险、补充医疗保险支付后，个人及其家庭难以承受的符合规定的自付医疗费用给予救助。国家整合完善城乡医疗救助，不断加大财政投入力度，提高托底保障能力，制度受益人群逐步扩展，确保困难群众公平获得基本医疗服务。

2021 年 11 月 19 日，为做好重特大疾病医疗保障、进一步减轻困难群众和大病患者医疗费用负担、防范致贫返贫，国务院办公厅发布《关于健全重特大疾病医疗保险和救助制度的意见》（国办发〔2021〕42 号），要求确保困难群

众应保尽保，促进强化基本医保、大病保险、医疗救助三重制度互补衔接。

2. 健全医疗保障制度体系的要求　2021 年9 月 23 日，《"十四五"全民医疗保障规划》（国办发〔2021〕36 号）将健全多层次医疗保障制度体系作为发展任务之一，提出坚持公平适度、稳健运行，持续完善基本医疗保障制度，鼓励支持商业健康保险、慈善捐赠、医疗互助等协调发展。

（1）提升基本医疗保险参保质量　依法依规分类参保，实施精准参保扩面，优化参保缴费服务。

（2）完善基本医疗保障待遇保障机制　促进基本医疗保险公平统一，合理确定待遇保障水平，规范补充医疗保险，统一规范医疗救助制度，有效衔接乡村振兴战略，健全重大疫情医疗保障机制，完善生育保险政策措施。

（3）优化基本医疗保障筹资机制　完善责任均衡的多元筹资机制，提高基金统筹层次，提升医疗保障基金预算管理水平。

（4）鼓励商业健康保险发展　鼓励产品创新，完善支持政策，加强市场行为监督管理，突出商业健康保险产品设计、销售、赔付等关键环节监管。

（5）支持医疗互助有序发展　更好发挥医疗互助低成本、低缴费、广覆盖、广受益的优势，加强制度建设，强化监督管理，规范医疗互助发展。

（6）稳步建立长期护理保险制度　适应我国经济社会发展水平和老龄化发展趋势，构建长期护理保险制度政策框架，协同促进长期照护服务体系建设。

3. 医疗保障定点管理　包括医疗机构医疗保障定点管理和零售药店医疗保障定点管理。

（1）医疗机构医疗保障定点管理　定点医疗机构，是指自愿与统筹地区经办机构签订医保协议，为参保人员提供医疗服务的医疗机构。2020 年 12 月，国家医疗保障局审议通过《医疗机构医疗保障定点管理暂行办法》（国家医疗保障局令第 2 号），明确定点医疗机构的确定、运行管理、经办管理服务、动态管理和监督要求。

医疗保障行政部门负责制定医疗机构定点

管理政策，对下属的医疗保障经办机构、定点医疗机构进行监督。

医疗保障经办机构负责确定定点医疗机构，并与定点医疗机构签订医疗保障服务协议，提供经办服务，开展医保协议管理、考核等。定点医疗机构应当遵守医疗保障法律、法规、规章及有关政策，按照规定向参保人员提供医疗服务。

统筹地区医疗保障行政部门根据公众健康需求、管理服务需要、医保基金收支、区域卫生规划、医疗机构设置规划等确定本统筹地区定点医疗服务的资源配置。

医疗保障行政部门对定点申请、申请受理、专业评估、协议订立、协议履行和解除等进行监督，对经办机构的内部控制制度建设、医保费用的审核和拨付等进行指导和监督。医疗保障行政部门依法依规通过实地检查、抽查、智能监控、大数据分析等方式对定点医疗机构的协议履行情况、医疗保障基金使用情况、医疗服务行为、购买涉及医疗保障基金使用的第三方服务等进行监督。

（2）零售药店医疗保障定点管理　定点零售药店是指自愿与统筹地区医疗保障经办机构签订医保协议，为参保人员提供药品服务的实体零售药店。2020年12月，国家医疗保障局审议通过《零售药店医疗保障定点管理暂行办法》（国家医疗保障局令第3号），明确定点零售药店的确定、运行管理、经办管理服务、动态管理和监督要求。

零售药店医疗保障定点管理应坚持以人民健康为中心，遵循保障基本、公平公正、权责明晰、动态平衡的原则，加强医疗保障精细化管理，发挥零售药店市场活力，为参保人员提供适宜的药品服务。

医疗保障行政部门负责制定零售药店定点管理政策，在定点申请、专业评估、协商谈判、协议订立、协议履行、协议解除等环节对医疗保障经办机构、定点零售药店进行监督。

医疗保障经办机构负责确定定点零售药店，并与定点零售药店签订医保协议，提供经办服务，开展医保协议管理、考核等。定点零售药店应当遵守医疗保障法律、法规、规章及有关

政策，按照规定向参保人员提供药品服务。

申请医保定点的零售药店应当具备的条件：取得药品经营许可证，并同时符合以下条件：①在注册地址正式经营至少3个月；②至少有1名取得执业药师资格证书或具有药学、临床药学、中药学专业技术资格证书的药师，且注册地在该零售药店所在地，药师须签订1年以上劳动合同且在合同期内；③至少有2名熟悉医疗保障法律法规和相关制度规定的专（兼）职医保管理人员负责管理医保费用，并签订1年以上劳动合同且在合同期内；④按药品经营质量管理规范要求，开展药品分类分区管理，并对所售药品设立明确的医保用药标识；⑤具有符合医保协议管理要求的医保药品管理制度、财务管理制度、医保人员管理制度、统计信息管理制度和医保费用结算制度；⑥具备符合医保协议管理要求的信息系统技术和接口标准，实现与医保信息系统有效对接，为参保人员提供直接联网结算，建立医保药品等基础数据库，按规定使用国家统一医保编码；⑦符合法律法规和省级及以上医疗保障行政部门规定的其他条件。

医疗保障行政部门对定点零售药店进行监督，对经办机构的内部控制制度建设、医保费用的审核和拨付等进行指导和监督。医疗保障行政部门依法依规通过实地检查、抽查、智能监控、大数据分析等方式对定点零售药店的医保协议履行情况、医疗保障基金使用情况、药品服务等进行监督。

医疗保障行政部门和经办机构应拓宽监督途径、创新监督方式，通过满意度调查、第三方评价、聘请社会监督员等方式对定点零售药店进行社会监督，畅通举报投诉渠道，及时发现问题并进行处理。

（3）定点零售药店纳入门诊统筹管理　为进一步健全互助共济、责任共担的职工基本医疗保险制度，更好解决职工医保参保人员门诊保障问题，切实减轻其医疗费用负担，《国务院办公厅关于建立健全职工基本医疗保险门诊共济保障机制的指导意见》（国办发〔2021〕14号）提出将符合条件的定点零售药店提供的用药保障服务纳入门诊保障范围，支持外配处方

在定点药店结算和配药，充分发挥定点零售药店便民、可及的作用。2023年2月15日，《国家医疗保障局办公室关于进一步做好定点零售药店纳入门诊统筹管理的通知》（医保办发〔2023〕4号）就零售药店门诊统筹支付政策完善作出相应要求。

明确门诊统筹基金支付范围。参保人员凭定点医药机构处方在定点零售药店购买医保目录内药品发生的费用可由统筹基金按规定支付。定点零售药店门诊统筹的起付标准、支付比例和最高支付限额等，可执行与本统筹地区定点基层医疗机构相同的医保待遇政策。定点零售药店根据参保人员需要可提供配送服务，配送费用不纳入医保支付范围。

加强门诊统筹医保服务协议管理。各统筹地区医保经办机构要适应职工医保门诊共济保障机制改革新形势，及时修订医保服务协议或签订补充协议，针对门诊统筹特点完善医保经办规程，细化医保管理各项措施。要加强对纳入门诊统筹管理的定点零售药店的监督考核，开展年度绩效评价，健全退出机制，实现"有进有出"的动态管理。对违反医保服务协议的，严格按照有关规定处理。

做好门诊统筹费用审核结算。各统筹地区医保经办机构要加强日常管理，做好门诊统筹费用审核，确保基金规范支出。原则上医保经办机构自收到定点零售药店结算申请之日起30个工作日内完成医保结算，并及时拨付结算费用。定点零售药店应按要求向医保部门上传药品"进销存"数据、医保费用支出明细等信息，确保上传数据全面、准确、及时。

配套政策方面，一是加强药品价格协同。定点零售药店应当遵循公平合法、诚实信用和质价相符的原则，为参保人员提供价格适宜的药品，既要尊重市场机制又要坚持好承担好定点属性，加强自律。支持定点零售药店通过省级医药采购平台采购药品，鼓励自愿参与药品集中带量采购。倡导参考省级医药采购平台价格销售医保药品。二是加强处方流转管理。依托全国统一的医保信息平台加快医保电子处方中心落地应用，实现定点医疗机构电子处方顺畅流转到定点零售药店。定点医药机构可为符合条件的患者开具长期处方，最长可开具12周。

三是加强基金监管。通过日常监管、智能审核和监控、飞行检查等多种方式，严厉打击定点零售药店欺诈骗保等违法违规行为，对违反有关法律法规的，依法依规严肃处理，情节严重的移交司法机关。

4. 医疗保障官方标识使用管理 为加强中国医疗保障官方标识的管理和规范使用，国家医疗保障局办公室于2021年1月7日制定《中国医疗保障官方标识使用管理办法（暂行）》（医保办发〔2021〕1号），提出中国医疗保障官方标识，包括官方标志（图1-1）和官方徽标。医保官方标识主要使用于各级医疗保障行政部门及其相关机构的办公场所，所属的官方网站、移动应用软件、信息系统，制发的文书、单证、标记，公务活动中使用的物品以及人员的制服、配件、配饰等。

基本医疗保险定点医疗机构和定点零售药店根据与医疗保障经办机构签订的协议，可以在本机构中医疗保障办理场所使用医保官方标志。

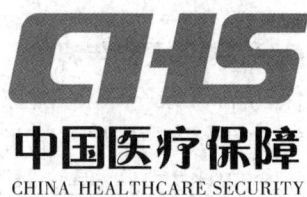

图1-1 中国医疗保障官方标志
（图案形状：字形加文字；图案颜色：CHS字形为蓝色，中文字中国医疗保障、英文全称CHINA HEALTHCARE SECURITY为灰色）

（二）基本医疗保险药品目录管理

2020年7月，《基本医疗保险用药管理暂行办法》（国家医疗保障局令第1号）公布，该办法明确，基本医疗保险用药范围通过制定《基本医疗保险药品目录》进行管理，目录内的药品费用，按照国家规定由基本医疗保险基金支付。滋补品、保健品、疫苗等不纳入目录，被有关部门列入负面清单的药品将被调出目录，价格或费用明显偏高且没有合理理由的药品、临床价值不确切可以被更好替代的药品也可以被调出目录。医保药品目录建立完善动态调整机制，原则上每年调整一次。建立《基本医疗保险药品目录》准入与医保药品支付标准衔接机制。

1. 基本医疗保险用药的界定　基本医疗保险用药也称为医保报销药品，即纳入《基本医疗保险药品目录》的药品。这类药品应当是经国家药品监督管理局批准，取得药品注册证书的化学药、生物制品、中成药（民族药），以及按国家标准炮制的中药饮片，并符合临床必需、安全有效、价格合理等基本条件。

2. 不得纳入基本医疗保险用药范围的药品　不能纳入国家《基本医疗保险药品目录》的药品包括：①主要起滋补作用的药品；②含国家珍贵、濒危野生动植物药材的药品；③保健药品；④预防性疫苗和避孕药品；⑤主要起增强性功能、治疗脱发、减肥、美容、戒烟、戒酒等作用的药品；⑥因被纳入诊疗项目等原因，无法单独收费的药品；⑦酒制剂、茶制剂，各类果味制剂（特别情况下的儿童用药除外），口腔含服剂和口服泡腾剂（特别规定情形的除外）等；⑧其他不符合基本医疗保险用药规定的药品。

3. 医保药品目录的分类与调整

（1）医保药品目录分类　国家《药品目录》中的西药和中成药分为"甲类药品"和"乙类药品"。"甲类药品"是临床治疗必需、使用广泛、疗效确切、同类药品中价格或治疗费用较低的药品。"乙类药品"是可供临床治疗选择使用、疗效确切、同类药品中比"甲类药品"价格或治疗费用略高的药品。协议期内谈判药品纳入"乙类药品"管理。

各省级医疗保障部门按国家规定纳入《药品目录》的民族药、医疗机构制剂纳入"乙类药品"管理。

中药饮片的"甲乙分类"由省级医疗保障行政部门确定。

《药品目录》共分为凡例、西药、中成药、协议期内谈判药品和中药饮片五部分。西药部分包括了化学药品和生物制品；中成药部分包含了中成药和民族药；协议期内谈判药品部分包括了尚处于谈判协议有效期内的药品。西药、中成药和协议期内谈判药品分甲乙类管理，协议期内谈判药品按照乙类支付。

医保药品目录中列出了基本医疗保险、工伤保险和生育保险基金准予支付的中药饮片，同时列出了不得纳入基金支付的饮片范围。同时，目录包括限工伤保险基金准予支付费用的品种、限生育保险基金准予支付费用的品种。工伤保险和生育保险支付药品费用时不区分甲、乙类。

（2）医保药品目录的调整　国务院医疗保障行政部门应当建立完善动态调整机制，原则上每年调整一次。国务院医疗保障行政部门根据医保药品保障需求、基本医疗保险基金的收支情况、承受能力、目录管理重点等因素，确定当年《基本医疗保险药品目录》调整的范围和具体条件，研究制定调整工作方案，依法征求相关部门和有关方面的意见并向社会公布。对企业申报且符合当年《基本医疗保险药品目录》调整条件的药品应当纳入该年度调整范围。

医保目录调入分为常规准入和谈判准入两种方式。在满足有效性、安全性等前提下，价格（费用）与药品目录内现有品种相当或较低的，可以通过常规方式纳入目录；价格较高或对医保基金影响较大的专利独家药品应当通过谈判方式准入。国家医疗保障局负责制定医保药品目录准入谈判规则并组织实施。

2024年6月28日，国家医疗保障局公布了《2024年国家基本医疗保险、工伤保险和生育保险药品目录调整工作方案》《2024年国家基本医疗保险、工伤保险和生育保险药品目录调整申报指南》《谈判药品续约规则》和《非独家药品竞价规则》等文件，在此基础上组织开展2024年目录调整工作。

根据《2024年国家基本医疗保险、工伤保险和生育保险药品目录调整工作方案》，2024年国家药品目录调整分为准备、申报、专家评审、谈判、公布结果5个阶段。2024年11月27日，国家医保局与人力资源社会保障部联合印发了《国家基本医疗保险、工伤保险和生育保险药品目录（2024年）》（医保发〔2024〕33号）。该药品目录内药品总数达到3159种，其中西药1765种、中成药1394种。中药饮片部分892种。

4. 医保药品使用的费用支付原则

（1）支付方式 参保人使用"甲类药品"按基本医疗保险规定的支付标准及分担办法支付；使用"乙类药品"按基本医疗保险规定的支付标准，先由参保人自付一定比例后，再按基本医疗保险规定的分担办法支付。

"乙类药品"个人先行自付的比例由省级或统筹地区医疗保障行政部门确定。

（2）限定支付范围 符合以下条件的，可由基本医疗保险基金支付：以疾病诊断或治疗为目的；诊断、治疗与病情相符，符合药品法定适应症及医保限定支付范围；由符合规定的定点医药机构提供，急救、抢救的除外；由统筹基金支付的药品费用，应当凭医师处方或住院医嘱；按规定程序经过药师或执业药师的审查。

（3）支付标准 除中药饮片外，原则上新纳入《基本医疗保险药品目录》的药品同步确定支付标准。独家药品通过准入谈判的方式确定支付标准。非独家药品中，国家组织药品集中采购中选药品，按照集中采购有关规定确定支付标准；其他非独家药品根据准入竞价等方式确定支付标准。执行政府定价的麻醉药品和第一类精神药品，支付标准按照政府定价确定。

5. 医保谈判药品管理

（1）医疗机构及时合理配备使用 国家医保谈判药品落地涉及广大参保患者切身利益，对更好满足临床需求，提升医保基金使用效能具有重要意义。2021年9月10日，国家医疗保障局和国家卫生健康委发布《关于适应国家医保谈判常态化持续做好谈判药品落地工作的通知》（医保函〔2021〕182号），提出医疗机构是谈判药品临床合理使用的第一责任人。各定点医疗机构要落实合理用药主体责任，建立院内药品配备与医保药品目录调整联动机制，自新版目录正式公布后，要根据临床用药需求，及时统筹召开药事会，"应配尽配"。对于暂时无法纳入本医疗机构供应目录，但临床确有需求的谈判药品，可纳入临时采购范围，建立绿色通道，简化程序、缩短周期、及时采购。对于暂时无法配备的药品，要建立健全处方流转机制，通过"双通道"等渠道提升药品可及性。

（2）定点医疗机构和定点零售药店"双通道"管理 "双通道"是指通过定点医疗机构和定点零售药店两个渠道，满足谈判药品供应保障、临床使用等方面的合理需求，并同步纳入医保支付的机制。2021年5月10日，国家医保局和国家卫生健康委发布《关于建立完善国家医保谈判药品"双通道"管理机制的指导意见》（医保发〔2021〕28号），就建立完善谈判药品"双通道"管理机制提出要求。

综合考虑临床价值、患者合理的用药需求等因素，对谈判药品施行分类管理。对于临床价值高、患者急需、替代性不高的品种，要及时纳入"双通道"管理。将谈判药品"双通道"供应保障情况纳入定点医药机构协议管理范围，明确药品供应主体和责任，督促定点医疗机构按功能定位和临床需求及时配备，定点零售药店按供应能力和协议要求规范配备。

发挥定点零售药店分布广泛、市场化程度高、服务灵活的优势，与定点医疗机构互为补充，形成供应保障合力。各地医保部门要坚持"公开、公平、公正"的原则，确定遴选标准和程序，将资质合规、管理规范、信誉良好、布局合理，并且满足对所售药品已实现电子追溯等条件的定点零售药店纳入"双通道"管理，及时主动向社会公开。建立健全"双通道"定点零售药店退出机制，适度竞争、有进有出、动态调整。

建立药品质量安全全程监管和追溯机制，落实存储、配送、使用等环节安全责任，确保"双通道"谈判药品质量安全。对储存等有特殊要求的药品，要遴选具备相应资质和能力的机构承担储存、配送任务。鼓励探索通过购买商业保险等市场化手段，建立药品质量风险防范和经济补偿机制。定点医疗机构要严格遵守临床用药管理政策和规范，保证用药安全。

对纳入"双通道"管理的药品，在定点医疗机构和定点零售药店施行统一的支付政策。对使用周期较长、疗程费用较高的谈判药品，可探索建立单独的药品保障机制。要根据基金承受能力、住院补偿水平等情况，确定适宜的保障水平。结合谈判药品使用情况，合理调整定点医疗机构医保总额。在确保基金安全的前提下，施行单独支付政策的药品，可不纳入定点医疗机构医保总额控制范围。纳入"双通道"管理和施行单独支付的药品范围，原则上由省级医保行政部门按程序确定。

坚持便民利民原则，鼓励具备条件的定点医药机构开展预约就诊、送药上门等服务。让信息多跑路，患者少跑路，整合基本医保、大病保险、医疗救助服务，大力推进"双通道"一站式结算。在有效管控风险的基础上，稳妥推进将"双通道"谈判药品纳入异地就医直接结算范围。

依托全国统一的医保信息平台，部署处方流转中心，连通医保经办机构、定点医疗机构、定点零售药店，保证电子处方顺畅流转。以处方流转为核心，落实"定机构、定医师、可追溯"等要求，实现患者用药行为全过程监管。

（3）医保谈判药品支付标准管理 协议期内谈判药品和竞价药品执行全国统一的医保支付标准，新纳入目录的国家组织集中带量采购中选药品以其中选价格作为支付标准，各统筹地区根据基金承受能力确定其自付比例和报销比例。对于确定了支付标准的竞价药品和国家集采中选药品，实际市场价格超出支付标准的，超出部分由参保人员承担；实际市场价格低于支付标准的，按照实际价格由医保基金和参保人员分担。鼓励将同通用名下价格不高于支付标准的竞价药品和国家集采中选药品优先纳入定点医疗机构和"双通道"药店配备范围，支持临床优先使用，减轻患者负担。

协议期内如有与谈判药品同通用名的药品上市，其挂网价格不得高于谈判确定的同规格医保支付标准。省级医保部门可根据市场竞争情况、同通用名药品价格等，调整该药品的医保支付标准。协议期内谈判药品或竞价药品被纳入国家组织药品集中带量采购或政府定价的，省级医保部门可按相关规定调整药品医保支付标准。

原则上谈判药品协议有效期为2年。协议期内，如有谈判药品的同通用名药物（仿制药）上市，医保部门可根据仿制药价格水平调整该药品的支付标准，也可以将该通用名纳入集中采购范围。协议期满后，如谈判药品仍为独家，

周边国家及地区的价格等市场环境未发生重大变化且未调整限定支付范围或虽然调整了限定支付范围但对基本医疗保险基金影响较小的，根据协议期内基本医疗保险基金实际支出（以医保部门统计为准）与谈判前企业提交的预算影响分析进行对比，按相关规则调整支付标准，并续签协议。

6. 对定点医疗机构和零售药店使用医保药品目录的管理要求 根据《基本医疗保险用药管理暂行办法》，定点医药机构应健全组织机构，完善内部制度规范，建立健全药品"进、销、存"全流程记录和管理制度，提高医保用药管理能力，确保医保用药安全合理。将医保药品备药率、非医保药品使用率等与定点医疗机构的基金支付挂钩。加强定点医药机构落实医保用药管理政策，履行药品配备、使用、支付、管理等方面职责的监督检查。

建立目录内药品企业监督机制，引导企业遵守相关规定。将企业在药品推广使用、协议遵守、信息报送等方面的行为与《药品目录》管理挂钩。

基本医疗保险用药管理工作主动接受纪检监察部门和社会各界监督。加强专家管理，完善专家产生、利益回避、责任追究等机制。加强内控制度建设，完善投诉举报处理、利益回避、保密等内部管理制度，落实合法性和公平竞争审查制度。

四、药品安全与风险管理

药品安全是重大的民生和公共安全问题，事关人民群众身体健康和社会和谐稳定。狭义的药品安全问题是指按规定的适应症和用法、用量使用药品后，人体产生不良反应的程度。广义的药品安全问题是指药品质量问题、不合理用药和药品不良反应，以及药品短缺等。从社会管理的角度看，药品安全问题还包括药品质量对人生命健康安全的影响以及药品安全事件引发的一系列社会问题。

（一）国家药品安全规划

2021年12月30日，国家药品监督管理局等8部门联合印发《"十四五"国家药品安全及促进高质量发展规划》（国药监综〔2021〕64

号），明确了我国"十四五"期间药品安全及促进高质量发展的指导思想，提出五个"坚持"总体原则和主要发展目标，并制定出 10 个方面主要任务，以保障"十四五"期间药品安全，促进药品高质量发展，推进药品监管体系和监管能力现代化，保护和促进公众健康。

1. 总体原则 保障药品安全及促进高质量发展，主要遵循以下原则：①坚持党的全面领导。把党的领导贯穿到药品监管工作全过程、各环节，坚持党政同责，做到守土有责、守土尽责，为保障药品安全、实现高质量发展提供根本保证。②坚持改革创新。创新药品监督管理念，深化监管体制机制改革，多渠道发展监管科学和监管技术，发挥监管引导和推动作用，激发医药产业活力和创造力，促进医药产业转型升级。③坚持科学监管。正确把握保障药品安全与促进产业发展的关系，营造有利于高质量发展的监管环境，突出源头严防、过程严管、风险严控的药品全生命周期监管，牢牢守住药品安全底线。④坚持依法监管。建立健全严谨完备的药品监管法律制度和标准体系，强化执法监督，严格规范执法，严厉查处违法犯罪行为，营造公平正义的法治环境。⑤坚持社会共治。严格落实药品安全企业主体责任、部门监管责任和地方政府属地管理责任，鼓励行业协会和社会公众参与药品安全治理，推动形成政府监管、企业主责、行业自律、社会协同的药品安全共治格局。

2. 主要发展目标 《"十四五"国家药品安全及促进高质量发展规划》明确了"十四五"时期主要发展目标。"十四五"期末，药品监管能力整体接近国际先进水平，药品安全保障水平持续提升，人民群众对药品质量和安全更加满意、更加放心。支持产业高质量发展的监管环境更加优化，审评审批制度改革持续深化，批准一批临床急需的创新药，加快有临床价值的创新药上市，在中国申请的全球创新药、创新医疗器械尽快在境内上市，制修订药品医疗器械化妆品标准 2650 项（个），新增指导原则 480 个；疫苗监管达到国际先进水平，通过世界卫生组织疫苗国家监管体系评估，积极推进疫苗生产企业所在省级药品检验机构具备辖区内生产疫苗主要品种批签发能力；中药

传承创新发展迈出新步伐，中医药理论、人用经验和临床试验相结合的审评证据体系初步建立，逐步探索建立符合中药特点的安全性评价方法和标准体系，中药现代监管体系更加健全；专业人才队伍建设取得较大进展，培养一批具备国际先进水平的高层次审评员、检查员和检验检测领域专业素质过硬的学科带头人，药品监管队伍专业素质明显提升，队伍专业化建设取得积极成效；技术支撑能力明显增强，全生命周期药物警戒体系初步建成，中国药品监管科学行动计划取得积极成果，药品检验检测机构能力明显提升。

展望 2035 年，我国科学、高效、权威的药品监管体系更加完善，药品监管能力达到国际先进水平。药品安全风险管理能力明显提升，覆盖药品全生命周期的法规、标准、制度体系全面形成。药品审评审批效率进一步提升，药品监管技术支撑能力达到国际先进水平。药品安全性、有效性、可及性明显提高，有效促进重大传染病预防和难治疾病、罕见病治疗。医药产业高质量发展取得明显进展，产业层次显著提高，药品创新研发能力达到国际先进水平，优秀龙头产业集群基本形成，中药传承创新发展进入新阶段，基本实现从制药大国向制药强国跨越。

3. 主要任务

（1）实施药品安全全过程监管。严格研制、生产、经营使用环节监管，严格网络销售行为监管，严格监督执法。

（2）支持产业升级发展。持续推进标准体系建设，开展促进高质量发展监管政策试点，进一步加快重点产品审批上市。

（3）完善药品安全治理体系。健全法律法规制度，健全各级药品监管体制机制，严格落实药品上市许可持有人主体责任，强化市场监管和药品监管协同，强化多部门治理协同。

（4）持续深化审评审批制度改革。进一步完善审评工作体系，进一步加大创新研发支持力度，继续推进仿制药质量和疗效一致性评价。

（5）严格疫苗监管。实施疫苗全生命周期管理，加强创新疫苗评价技术能力建设，全面提升疫苗监管水平。

（6）促进中药传承创新发展。健全符合中

药特点的审评审批体系，加强中药监管技术支撑，强化中药质量安全监管，改革创新中药监管政策。

（7）加强技术支撑能力建设。加强药品审评能力建设，加强检查能力建设，建立健全药物警戒体系，加强检验检测体系建设，深入实施中国药品监管科学行动计划。

（8）加强专业人才队伍建设。建设高水平审评员队伍，建设职业化专业化检查员队伍，建设强有力的检验检测队伍，建设业务精湛的监测评价队伍，全面提升监管队伍专业素质。

（9）加强智慧监管体系和能力建设。建立健全药品信息化追溯体系，推进药品全生命周期数字化管理，建立健全药品监管信息化标准体系，提升"互联网＋药品监管"应用服务水平。

（10）加强应急体系和能力建设。持续做好新型冠状病毒肺炎疫情常态化防控，健全应急管理制度机制，培养提升应急处置能力。

（二）药品安全的风险管理要求

1. 药品安全风险与风险管理 药品产业链长，有研制、生产、流通和使用等多个环节，每个环节都存在着可能危害消费者的风险。安全的药品是人们认为它对人体损害的风险程度在可接受的水平，是一种"可接受"的有临床疗效的药品。药品安全风险客观存在，这主要是由于药品具有两重性，一方面可以防病治病，另一方面也可能引起不良反应，使用不当会危害人体健康。任何药品的安全性都是相对的，药本身就具有不可避免的安全风险。

药品安全风险大致有以下几方面特点。①复杂性。一方面，药品安全风险存在于药品生命周期的各个环节，受多种因素影响，任何一个环节中出现问题，都会破坏整个药品安全链；另一方面，药品安全风险主体多样化，即风险的承担主体不只是患者，还包括药品生产者、经营者、医师等。②不可预见性。由于受限于当代的认识水平与人体免疫系统的个体差异，以及有些药品存在蓄积毒性的特点，药品的风险往往难以预计。③不可避免性。囿于人类对药品认识的局限性，药品不良反应往往会伴随着治疗作用不可避免地发生，这也是人们必须要承担的药物负面作用。

药品安全风险可分为自然风险和人为风险。药品安全的自然风险，又称"必然风险""固有风险"，是药品的内在属性，属于药品设计风险。药品安全的自然风险是客观存在的，和药品的疗效一样，是由药品本身所决定的，来源于已知或者未知的药品不良反应。药品安全的人为风险，属于"偶然风险"的范畴，是指人为有意或无意违反法律法规而造成的药品安全风险，存在于药品的研制、生产、经营、使用各个环节。人为风险属于药品的制造风险和使用风险，主要来源于不合理用药、用药差错、药品质量问题、政策制度设计及管理导致的风险，是我国药品安全风险的关键因素。

风险管理原则是全球药品管理的第一原则。风险通常被认为是"危害发生的可能性及其严重性的组合"，风险是与安全相对立统一的概念，风险存在一个可接受可容忍的"阈值"。药品领域风险来源多样，没有绝对安全的药品，只有不断地防控各种风险，才能实现保护和促进公众健康的目的。药品安全风险管理的目的在于使药品风险最小化，从而保障公众用药安全。药品安全管理就是药品安全的风险管理，最核心的要求就是要将事前预防、事中控制、事后处置有机结合起来，坚持预防为先，发挥多元主体作用，落实好各方责任，形成全链条管理，切实把药品安全风险管控起来。

《药品管理法》第三条规定了药品管理坚持风险管理的原则。药品安全风险管理是一项非常复杂的社会系统工程，需要全社会共同参与，需要多方合作和充足的资源，需要明确药品研发机构、生产企业、经营企业和使用单位等风险管理主体的责任。

2. 药品上市前的风险管理 药品安全风险管理的第一个环节就是新药研发环节的风险管理，即药品上市前的风险管理，主要包括非临床研究的风险管理和临床试验的风险管理。

《药品管理法》规定，"从事药品研制活动，应当遵守药物非临床研究质量管理规范、药物临床试验质量管理规范，保证药品研制全过程持续符合法定要求。""开展药物非临床研究，应当符合国家有关规定，有与研究项目相适应的人员、场地、设备、仪器和管理制度，保证有关数据、资料和样品的真实性。""开展药物临床试验，应当符合伦理原则，制定临床试验方案，经伦理委员会审查同意。伦理委员会应当建立伦理审查工作制度，保证伦理审查过程独立、客观、公正，监督规范开展药物临床试验，保障受试者合法权益，维护社会公共利益。""实施药物临床试验，应当向受试者或者其监护人如实说明和解释临床试验的目的和风险等详细情况，取得受试者或者其监护人自愿签署的知情同意书，并采取有效措施保护受试者合法权益。""药物临床试验期间，发现存在安全性问题或者其他风险的，临床试验申办者应当及时调整临床试验方案、暂停或者终止临床试验，并向国务院药品监督管理部门报告。必要时，国务院药品监督管理部门可以责令调整临床试验方案、暂停或者终止临床试验。"

《药品注册管理办法》规定："申办者应当定期在药品审评中心网站提交研发期间安全性更新报告。研发期间安全性更新报告应当每年提交一次，于药物临床试验获准后每满1年后的2个月内提交。药品审评中心可以根据审查情况，要求申办者调整报告周期。对于药物临床试验期间出现的可疑且非预期严重不良反应和其他潜在的严重安全性风险信息，申办者应当按照相关要求及时向药品审评中心报告。根据安全性风险严重程度，可以要求申办者采取调整药物临床试验方案、知情同意书、研究者手册等加强风险控制的措施，必要时可以要求申办者暂停或者终止药物临床试验。"

《药物警戒质量管理规范》专门设置"临床试验期间药物警戒"一章，对药物临床试验的风险管理进行规定，如"与注册相关的药物临床试验期间，申办者应当积极与临床试验机构等相关方合作，严格落实安全风险管理的主体责任。申办者应当建立药物警戒体系，全面收集安全性信息并开展风险监测、识别、评估和控制，及时发现存在的安全性问题，主动采取必要的风险控制措施，并评估风险控制措施的有效性，确保风险最小化，切实保护好受试者安全。"

3. 药品上市后的风险管理 药品上市后管理是不断提高药品质量、保障药品安全的重要环节。《药品管理法》专门设立"药品上市后管理"一章。药品上市后管理的主要内容，就是风险管理。

药品上市许可持有人应当制定药品上市后风险管理计划，主动开展药品上市后研究，对药品的安全性、有效性和质量可控性进行进一步确证，加强对已上市药品的持续管理。对附条件批准的药品，药品上市许可持有人应当采取相应风险管理措施，并在规定期限内按照要求完成相关研究；逾期未按照要求完成研究或者不能证明其获益大于风险的，国家药品监督管理局应当依法处理，直至注销药品注册证书。对药品生产过程中的变更，按照其对药品安全性、有效性和质量可控性的风险和产生影响的程度，实行分类管理。属于重大变更的，应当经国家药品监督管理局批准，其他变更应当按照国家药品监督管理局的规定备案或者报告。药品上市许可持有人应当按照国家药品监督管理局的规定，全面评估、验证变更事项对药品安全性、有效性和质量可控性的影响。药品上市许可持有人应当开展药品上市后不良反应监测，主动收集、跟踪分析疑似药品不良反应信息，对已识别风险的药品及时采取风险控制措施。

药品上市许可持有人应当对已上市药品的安全性、有效性和质量可控性定期开展上市后评价。必要时，国家药品监督管理局可以责令药品上市许可持有人开展上市后评价或者直接组织开展上市后评价。经评价，对疗效不确切、不良反应大或者因其他原因危害人体健康的药品，应当注销药品注册证书。已被注销药品注册证书的药品，不得生产或者进口、销售和使用。已被注销药品注册证书、超过有效期等的药品，应当由药品监督管理部门监督销毁或者依法采取其他无害化处理等措施。

第三节 执业药师管理

一、执业药师职业资格制度

（一）执业药师职业资格制度的规定

我国从1994年开始，按照有利于经济发展、社会公认、国际可比、事关公共利益的原则，在涉及国家、人民生命财产安全的专业技术工作领域，实行专业技术人员职业资格制度。专业技术人员职业资格是对从事某一职业所必备的学识、技术和能力的基本要求。

为进一步加强对药学技术人员的职业准入管理，更好地发挥执业药师社会服务职能，促进执业药师队伍建设和发展，国家药品监督管理局、人力资源和社会保障部于 2019 年 3 月 5 日修订并印发《执业药师职业资格制度规定》和《执业药师职业资格考试实施办法》（国药监人〔2019〕12 号），国家药品监督管理局于 2021 年 6 月 24 日修订并印发《执业药师注册管理办法》（国药监人〔2021〕36 号），国家药品监督管理局、人力资源社会保障部于 2024 年 1 月 8 日印发《执业药师继续教育暂行规定》（国药监人〔2024〕3 号），国家药品监督管理局执业药师资格认证中心于 2024 年 4 月 19 日印发《药品零售企业执业药师药学服务指南》，对执业药师职业资格考试、注册、职责、继续教育、规范执业、监督管理等进行新的调整。

（二）专业技术人员职业资格目录管理

2017 年 9 月 12 日，经国务院同意，人力资源和社会保障部印发《关于公布国家职业资格目录的通知》（人社部发〔2017〕68 号），按照规定的条件和程序将职业资格纳入国家职业资格目录，实行清单式管理。职业资格目录分专业技术人员职业资格和技能人员职业资格两大类，每大类又分别设置准入类职业资格和水平评价类职业资格。目录之外一律不得许可和认定职业资格，目录之内除准入类职业资格外一律不得与就业创业挂钩。设置准入类职业资格，其所涉职业（工种）必须关系公共利益或涉及国家安全、公共安全、人身健康、生命财产安全，且必须有法律法规或国务院决定作为依据；设置水平评价类职业资格，其所涉职业（工种）应具有较强的专业性和社会通用性，技术技能要求较高，行业管理和人才队伍建设确实需要。

在 2017 年国家首次公布的《国家职业资格目录》中，将执业药师作为准入类职业资格，列入国家职业资格目录，是针对药学技术人员唯一的准入类国家职业资格。2021 年 11 月 23 日，人力资源和社会保障部发布《国家职业资格目录（2021 年版）》，其中，职业资格减少了

68 项，削减 49%。但是，根据《药品管理法》《药品管理法实施条例》《国务院对确需保留的行政审批项目设定行政许可的决定》《药品经营质量管理规范》，继续将执业药师列入准入类职业资格。

（三）执业药师管理部门

根据《国家药品监督管理局职能配置、内设机构和人员编制规定》，国家药品监督管理局负责执业药师资格准入管理。制定执业药师资格准入制度，指导监督执业药师注册工作。

省级药品监督管理部门实施执业药师资格准入制度，负责执业药师注册管理工作。市、县级药品监督管理部门依职责开展执业药师监督管理相关工作。

（四）执业药师管理的相关规定

经过三十年的发展，目前我国已建立起一套比较完善的执业药师管理体系、管理制度和运行机制，逐渐形成了一套较为完整的考试、注册、继续教育和配备使用、监督管理等内容的执业药师管理制度。

1. 执业药师的界定 按照《执业药师职业资格制度规定》，执业药师（Licensed Pharmacist）是指经全国统一考试合格，取得《中华人民共和国执业药师职业资格证书》并经注册，在药品生产、经营、使用和其他需要提供药学服务的单位中执业的药学技术人员。

2. 执业药师的配备管理 根据国家相关药品管理法律法规和规范性文件的要求，从事药品生产、经营、使用和其他需要提供药学服务的单位，应当按规定配备相应的执业药师。

《药品管理法》明确，从事药品经营活动应当具备的条件之一，就是有依法经过资格认定的药师或者其他药学技术人员。依法经过资格认定的药师或者其他药学技术人员负责本企业的药品管理、处方审核和调配、合理用药指导等工作。

依法经过资格认定的药师是指执业药师，其他药学技术人员包括卫生（药）系列职称（含药士、药师、主管药师、副主任药师、主任药师）、从业药师等。

3. 国家关于执业药师的发展要求 2009 年

4月，中共中央 国务院发布了《关于深化医药卫生体制改革的意见》，要求建立严格有效的医药卫生监管体制，规范药品临床使用，发挥执业药师指导合理用药与药品质量管理方面的作用。

《国务院办公厅关于促进医药产业健康发展的指导意见》（国办发〔2016〕11号）、《国务院办公厅关于进一步改革完善药品生产流通使用政策的若干意见》，也对提升执业药师服务能力，加快药师法立法进程，落实药师权利和责任，充分发挥药师在合理用药方面的作用提出了明确的要求。

《"十四五"国家药品安全及促进高质量发展规划》在专业素质提升工程专栏中专门提出加强执业药师队伍建设，包括完善执业药师职业资格制度，规范继续教育，持续实施执业药师能力与学历提升工程，完善全国执业药师管理信息系统。

二、执业药师职业资格考试

执业药师职业资格作为药学技术人员的一种职业资格，需要通过职业资格考试才能获得。执业药师职业资格考试实行全国统一大纲、统一命题、统一组织，一般每年10月举办一次。

（一）考试管理部门

国家药品监督管理局与人力资源和社会保障部共同负责全国执业药师职业资格制度的政策制定，并按照职责分工对该制度的实施进行指导、监督和检查。各省级药品监督管理部门与人力资源和社会保障行政主管部门，按照职责分工负责本行政区域内执业药师职业资格制度的实施与监督管理。

国家药品监督管理局主要负责组织拟定考试科目和考试大纲、建立试题库、组织命审题工作，提出考试合格标准建议。人力资源和社会保障部负责组织审定考试科目、考试大纲，会同国家药品监督管理局对考试工作进行监督、指导并确定合格标准。

为此，上述的日常管理工作委托国家药品监督管理局执业药师资格认证中心负责，考务工作委托人力资源和社会保障部人事考试中心

负责，遵照《专业技术人员职业资格考试考务工作规程》（人社厅发〔2021〕18号）的相关要求执行。各省级人力资源和社会保障行政主管部门会同药品监督管理部门负责本地区的考试工作，具体职责分工由各地协商确定。

（二）考试报名条件

《执业药师职业资格制度规定》明确了申请参加执业药师职业资格考试的条件。2022年2月21日，《人力资源社会保障部关于降低或取消部分准入类职业资格考试工作年限要求有关事项的通知》（人社部发〔2022〕8号）对执业药师职业资格考试报名条件中的工作年限要求进行了调整。

1. 专业与工作年限要求　凡中华人民共和国公民和获准在我国境内就业的外籍人员，具备以下条件之一者，均可申请参加执业药师职业资格考试：①取得药学类、中药学类专业大专学历，在药学或中药学岗位工作满4年；②取得药学类、中药学类专业大学本科学历或学士学位，在药学或中药学岗位工作满2年；③取得药学类、中药学类专业第二学士学位、研究生班毕业或硕士学位，在药学或中药学岗位工作满1年；④取得药学类、中药学类专业博士学位；⑤取得药学类、中药学类相关专业相应学历或学位的人员，在药学或中药学岗位工作的年限相应增加1年。

药学类、中药学类相关专业参照《关于发布2015年执业药师资格考试报考专业参考目录的通知》（人考中心函〔2015〕31号）执行。该报考专业参考目录，包括药学类、中药学类专业和相关专业，其中列入报考专业参考目录的、"药学类、中药学类专业"以外的专业，属于报考专业要求中的"相关专业"，详见《国家执业药师职业资格考试报考专业参考目录》。

2. 报名要求　根据《人社部办公厅关于印发专业技术人员职业资格考试考务规程》（人社厅发〔2021〕18号）规定，报考人员原则应在工作地或居住地报考。符合执业药师职业资格考试报考条件的人员，按照当地人事考试机构规定的程序和要求完成报名。参加考试人员凭准考证和有效身份证件在指定的日期、时

间和地点参加考试。中央和国务院各部门及所属单位、中央管理企业的人员，按属地原则报名参加考试。香港、澳门、台湾地区居民申请国家执业药师资格考试参照《执业药师职业资格制度规定》办理。2019 年 5 月 31 日，人力资源和社会保障部办公厅印发《人力资源社会保障系统开展证明事项告知承诺制试点工作实施方案》（人社厅发〔2019〕71 号），决定在执业药师等 12 项专业技术人员资格考试报名中的学历证明、从事相关专业工作年限证明开展证明事项告知承诺试点。报考人员报名参加执业药师资格考试时，根据一次性告知内容，承诺本人已知晓告知事项、已符合相关条件、愿意承担虚假承诺的责任以及承诺意思表示真实等。报考人员无需携带学历证明、从事相关专业工作年限证明等证明材料到现场进行资格审核。

（三）　考试类别和考试科目

国家执业药师职业资格考试分为药学类和中药学类两类，每一类别都包括四个考试科目。从事药学或中药学专业岗位工作的人员，可根据从事的专业工作情况选择参加药学或中药学专业知识科目的考试。考试科目中，药事管理与法规为共同考试科目，具体见表 1 - 1。

按照国家有关规定取得药学或医学专业高级职称并在药学岗位工作的，可免试药学专业知识（一）、药学专业知识（二），只参加药事管理与法规、药学综合知识与技能两个科目的考试；取得中药学或中医学专业高级职称并在中药学岗位工作的，可免试中药学专业知识（一）、中药学专业知识（二），只参加药事管理与法规、中药学综合知识与技能两个科目的考试。执业药师职业资格考试免试条件及科目见表 1 - 2。

表 1 - 1　执业药师职业资格考试科目

类别	药学类	中药学类
科目一	药学专业知识（一）	中药学专业知识（一）
科目二	药学专业知识（二）	中药学专业知识（二）
科目三	药学综合知识与技能	中药学综合知识与技能
科目四	药事管理与法规	药事管理与法规

表 1 - 2　执业药师职业资格考试免试条件及科目

	具备条件	免试科目	考试科目
药学类	取得药学或医学专业高级职称并在药学岗位工作	药学专业知识（一）、药学专业知识（二）	药事管理与法规、药学综合知识与技能
中药学类	取得中药学或中医学专业高级职称并在中药学岗位工作	中药学专业知识（一）、中药学专业知识（二）	药事管理与法规、中药学综合知识与技能

（四）　考试周期和成绩管理

2022 年 2 月 24 日，人力资源社会保障部发布《关于 33 项专业技术人员职业资格考试实行相对固定合格标准有关事项的通告》，提出执业药师职业资格考试实行相对固定的合格标准。执业药师职业资格考试药学类、中药学类各科目的合格标准为试卷满分的 60%。

考试成绩管理以四年为一个周期，参加全部科目考试的人员须在连续四年内通过全部科目的考试，才能获得执业药师职业资格。免试部分科目的人员须在连续两个考试年度内通过应试科目。考试成绩全国有效。

2022 年 6 月 21 日，人力资源社会保障部办公厅发布《关于单独划定部分专业技术人员职业资格考试合格标准有关事项的通知》（人社厅发〔2022〕25 号），指出在国家乡村振兴重点帮扶县、西藏自治区、四省涉藏州县、新疆维吾尔自治区南疆四地州、甘肃临夏州、四川凉山州、乐山市峨边县、马边县及金口河区单独划定包括执业药师在内的部分专业技术人员职业资格考试合格标准。单独划线的合格标准，在执业药师职业资格考试结束后，由人力资源社会保障部会同有关部门研究确定，在中国人事考试网向社会公布。执业药师单独划线职业资格证书或成绩合格证明，在相应省（区、市）的单独划线地区有效。

（五）　职业资格证书管理

执业药师职业资格考试合格者，由各省级人力资源和社会保障部门颁发《执业药师职业资格证书》。该证书由人力资源和社会保障部统一印制，国家药品监督管理局与人力资源和社会保障部用印，在全国范围内有效。根据《人力资源社会保障部办公厅关于推行专业技术人员职业资格电子证书的通知》（人社厅发〔2021〕97号），自2021年12月17日起，推行执业药师职业资格电子证书，使用"中华人民共和国人力资源和社会保障部专业技术人员职业资格证书专用章"电子印章。电子证书可在中国人事考试网（网址：www.cpta.com.cn）进行下载和查询验证，与纸质证书具有同等法律效力。推行电子证书后，纸质证书仍按照原方式制发。已制发的纸质证书遗失、损毁，或者逾期不领取的，不再办理补发。

三、执业药师注册

我国执业药师实行注册制度。持有《执业药师职业资格证书》的人员，经注册取得《中华人民共和国执业药师注册证》（以下简称《执业药师注册证》）后，方可以执业药师身份执业。

（一）注册管理部门

国家药品监督管理局负责执业药师注册的政策制定和组织实施，指导监督全国执业药师注册管理工作。国家药品监督管理局执业药师资格认证中心承担全国执业药师注册管理工作。各省级药品监督管理部门负责本行政区域内的执业药师注册及其相关监督管理工作。

国家药品监督管理局建立完善全国执业药师注册管理信息系统，国家药品监督管理局执业药师资格认证中心承担全国执业药师注册管理信息系统的建设、管理和维护工作，收集报告相关信息。

国家药品监督管理局加快推进执业药师电子注册管理，实现执业药师注册、信用信息资源共享和动态更新。《药品监管网络安全与信息化建设"十四五"规划》（国药监综〔2022〕23号）任务专栏6明确提出进一步升级执业药师注册管理系统，构建执业药师全流程、全链条管理服务体系，强化执业药师管理数据的共享与应用，发挥执业药师在药品管理、处方审核、合理用药指导等方面的作用。开发执业药师电子档案管理功能，全面实现相关业务的"一网通办"和"跨省通办"。

（二）注册条件与不予注册的情形

1. 申请注册的条件 申请注册的执业药师，必须具备以下条件：①取得《执业药师职业资格证书》；②遵纪守法，遵守执业药师职业道德；③身体健康，能坚持在执业药师岗位工作；④经执业单位同意；⑤按规定参加继续教育学习。

2. 香港、澳门永久性居民申请在内地执业的注册条件 已取得内地《执业药师职业资格证书》的香港、澳门、台湾地区居民，申请注册执业依照《执业药师注册管理办法》执行。

3. 不予注册的情形 有下列情形之一的申请注册人员，不予注册：①不具备完全民事行为能力的；②甲、乙类传染病传染期，精神病发病期等健康状况不适宜或者不能胜任执业药师业务工作的；③受刑事处罚，自刑罚执行完毕之日到申请注册之日不满三年的；④未按规定完成继续教育学习的；⑤近三年有新增不良信息记录的；⑥国家规定不宜从事执业药师业务的其他情形。

（三）注册内容

执业药师注册内容包括执业地区、执业类别、执业范围、执业单位。执业地区为省、自治区、直辖市；执业类别为药学类、中药学类、药学与中药学类；执业范围为药品生产、药品经营、药品使用；执业单位为药品生产、经营、使用及其他需要提供药学服务的单位。

药品监督管理部门根据申请人《执业药师职业资格证书》中注明的专业确定执业类别进行注册。获得药学和中药学两类专业《执业药师职业资格证书》的人员，可申请药学与中药学类执业类别注册。执业药师只能在一个执业单位按照注册的执业类别、执业范围执业。

（四）注册程序

1. 首次注册与延续注册 申请人通过全国执业药师注册管理信息系统向执业所在地省、自治区、直辖市药品监督管理部门申请注册。申请人申请首次注册需要提交执业药师首次注册申请表、执业药师职业资格证书、身份证明、执业单位开业证明、继续教育学分证明。

药品监督管理部门对申请人提交的材料进

第一章 执业药师与公众健康

行形式审查，申请材料不齐全或者不符合规定形式的，应当当场或者在 5 个工作日内一次性告知申请人需要补正的全部内容；逾期不告知的，自收到注册申请材料之日起即为受理。申请材料齐全、符合规定形式，或者申请人按要求提交全部补正申请材料的，药品监督管理部门应当受理注册申请。药品监督管理部门受理或者不予受理注册申请，应当向申请人出具加盖药品监督管理部门专用印章和注明日期的凭证。

药品监督管理部门应当自受理注册申请之日起 20 个工作日内作出注册许可决定。药品监督管理部门依法作出不予注册许可决定的，应当说明理由，并告知申请人享有依法申请行政复议或者提起行政诉讼的权利。药品监督管理部门作出的准予注册许可决定，应当在全国执业药师注册管理信息系统等予以公开。

申请人取得《执业药师职业资格证书》，非当年申请注册的，应当提供《执业药师职业资格证书》批准之日起第 2 年后的历年继续教育学分证明。申请人取得《执业药师职业资格证书》超过 5 年以上申请注册的，应至少提供近 5 年的连续继续教育学分证明。

执业药师注册有效期为 5 年。需要延续注册的，申请人应当在注册有效期满之日 30 日前，向执业所在地省、自治区、直辖市药品监督管理部门提出延续注册申请。药品监督管理部门准予延续注册的，注册有效期从期满之日次日起重新计算 5 年。

2. 变更注册与注销注册 执业药师变更执业地区、执业类别、执业范围、执业单位的，应当向拟申请执业所在地的省、自治区、直辖市药品监督管理部门申请办理变更注册手续。药品监督管理部门应当自受理变更注册申请之日起 7 个工作日内作出准予变更注册的决定。药品监督管理部门准予变更注册的，注册有效期不变；但在有效期满之日前 30 日内申请变更注册，符合要求的，注册有效期自旧证期满之日次日起重新计算五年。

有下列情形之一的，《执业药师注册证》由药品监督管理部门注销，并予以公告：①注册有效期满未延续的；②执业药师注册证被依法撤销或者吊销的；③法律法规规定的应当注销注册的其他情形。

有下列情形之一的，执业药师本人或者其执业单位，应当自知晓或者应当知晓之日起三十个工作日内向药品监督管理部门申请办理注销注册，并填写执业药师注销注册申请表。药品监督管理部门经核实后依法注销注册：①本人主动申请注销注册的；②执业药师身体健康状况不适宜继续执业的；③执业药师无正当理由不在执业单位执业，超过一个月的；④执业药师死亡或者被宣告失踪的；⑤执业药师丧失完全民事行为能力的；⑥执业药师受刑事处罚的。

四、执业药师继续教育

根据《专业技术人员继续教育规定》（人力资源和社会保障部令第 25 号）和《执业药师注册管理办法》《执业药师继续教育暂行规定》（国药监人〔2024〕3 号），执业药师（包括取得《执业药师职业资格证书》的人员）应当按照国家专业技术人员继续教育的有关规定接受继续教育，更新专业知识，提高业务水平。执业药师享有参加继续教育的权利和接受继续教育的义务，执业药师必须按规定积极参加继续教育，完善知识结构、增强创新能力、提高专业水平。执业药师参加继续教育情况，作为执业药师注册执业的必要条件；执业药师可自主选择继续教育方式和机构。执业药师继续教育实行政府、社会、执业药师注册执业等单位和个人共同投入机制；执业药师用人单位应当为执业药师参加继续教育活动提供保障。

（一）管理部门

国家药品监督管理局会同人力资源社会保障部负责全国执业药师继续教育工作的综合管理和统筹协调，制定全国执业药师继续教育工作政策，指导监督全国执业药师继续教育工作的组织实施，组织开展示范性继续教育活动；统筹规划执业药师继续教育课程和教材体系建设，组织发布继续教育公需科目指南、专业科目指南，对继续教育内容进行指导。

各省级药品监管部门和人力资源社会保障部门，共同负责本行政区域执业药师继续教育工作的综合管理和组织实施；组织制定并公开发布本行政区域执业药师继续教育方式；制定本行政区域执业药师继续教育学时认定和登记制度并组织实施。

省级以上药品监管部门会同人力资源社会保障部门按照有关法律、法规和规章，对执业药师继续教育工作实施监督检查。省级以上药品监管部门、人力资源社会保障部门应当持续组织对执业药师继续教育机构教学质量开展动态监测，监测情况作为评价继续教育机构办学质量的重要标准和是否继续承担执业药师继续教育任务的重要依据。

（二）内容、方式和机构

1. 继续教育内容 执业药师继续教育内容包括公需科目和专业科目。公需科目包括执业药师应当普遍掌握的政治理论、法律法规、职业道德、技术信息等基本知识。专业科目包括从事药品质量管理和药学服务工作应当掌握的行业政策法规，药品管理、处方审核调配、合理用药指导等专业知识和专业技能，以及行业发展需要的新理论、新知识、新技术、新方法等。

2. 继续教育方式 执业药师继续教育方式包括参加省级以上药品监管部门、人力资源社会保障部门以及执业药师继续教育机构组织的脱产培训、网络培训等继续教育培训活动，以及其他继续教育活动。其他继续教育活动包括：①参加国家教育行政主管部门承认的药学类、中药学类以及相关专业大学专科以上学历（学位）教育；②承担药品监管部门、人力资源社会保障部门或者相关行业协会学会的执业药师类研究课题，或者承担相关科研基金项目；③公开发表执业药师类学术论文，公开出版执业药师类学术著作、译著等；④担任药品监管部门、人力资源社会保障部门或者相关行业协会学会组织举办的与执业药师工作相关的宣讲、巡讲，以及培训班、学术会议、专题讲座等活动授课（报告）人；⑤参加药品监管部门、人力资源社会保障部门或者相关行业协会学会组织的与执业药师工作相关的评比、竞赛类活动等；⑥省级以上药品监管部门、人力资源社会保障部门认可的其他继续教育活动。

3. 继续教育机构 执业药师继续教育机构包括依法成立的高等院校、科研院所、大型企业、社会组织的培训机构等各类教育培训机构，可以面向执业药师提供继续教育服务。

药品监管部门和人力资源社会保障部门直接举办执业药师继续教育活动的，应当突出公益性，不得收取费用。

（三）学时管理

1. 学时登记管理 执业药师参加继续教育实行学时登记管理。登记内容主要包括继续教育时间、内容、方式、学时数、机构等信息。

执业药师应当自取得执业药师职业资格证书的次年起开始参加继续教育，每年参加的继续教育不少于90学时。其中，专业科目学时一般不少于总学时的三分之二。执业药师参加继续教育取得的学时在当年度有效，原则上不得结转或者顺延至以后年度。

2. 学时计算标准 执业药师参加各种规定的继续教育方式，其学时计算标准如下：①参加省级以上药品监管部门、人力资源社会保障部门以及执业药师继续教育机构组织的脱产培训，每天最多按8学时计算。②参加省级以上药品监管部门、人力资源社会保障部门以及执业药师继续教育机构组织的网络培训，按实际学时计算。③参加国家教育行政主管部门承认的药学类、中药学类以及相关专业大学专科以上学历（学位）教育，获得学历（学位）当年度最多折算为90学时。④独立承担药品监管部门、人力资源社会保障部门或者相关行业协会学会的执业药师类研究课题，或者独立承担相关科研基金项目，课题项目结项的，当年度每项最多折算为40学时；与他人合作完成的，主持人每项最多折算为30学时，参与人每人每项最多折算为10学时。⑤独立公开发表执业药师类学术论文，每篇最多折算为10学时；与他人合作发表的，每人每篇折算最多为5学时。每人每年最多折算为60学时。⑥独立公开出版执业药师类学术著作、译著等，每本最多折算为30学时；与他人合作出版的，第一作者每本最多折算为20学时，其他作者每人每本最多折算为10学时。每人每年最多折算为60学时。⑦担任药品监管部门、人力资源社会保障部门或者相关行业协会学会组织举办的与执业药师工作相关的宣讲、巡讲，以及培训班、学术会议、专题讲座等活动授课（报告）人，最多按实际授课（报告）时间的6倍计算学时。⑧参加药品监管部门、人力资源社会保障部门或者相关行业协会学会组织的与执业药师工作相关的评比、竞赛类活动等，获得三等奖或者相当等次以上，当年度每项最多折算为30学时，同一活动不累计计算。省级以上药品监管部门、人力资源社会保障部门认可的其他继续教育活动的学时计（折）算标准，由省级以上药品监管部门会同人力资源社会保障部门确定。

3. 学时管理的其他规定 执业药师在参与援藏、援疆、援青等援派工作期间，视同完成年度继续教育学时。执业药师在参与重大突发公共卫生事件工作期间提供药品管理与药学服务的，由执业药师用人单位出具证明，经省级药品监管部门确认符合要求的，可视同参加继续教育。

执业药师参加继续教育取得的学时在当年度有效，原则上不得结转或者顺延至以后年度。执业药师因伤、病、孕等特殊原因无法在当年度完成继续教育学时的，由执业药师用人单位出具证明，可于下一年度内补学完成上一年度规定的学时。

记入全国专业技术人员继续教育管理信息系统或者记入全国执业药师注册管理信息系统的执业药师继续教育学时，在全国范围内有效。

五、执业药师的配备与履职管理

（一）执业药师的配备要求

《药品管理法实施条例》规定，经营处方药、甲类非处方药的药品零售企业，应当配备执业药师或者其他依法经资格认定的药学技术人员。根据《药品经营质量管理规范》（局令第28号公布），药品零售企业的法定代表人或者企业负责人应当具备执业药师资格；药品零售企业应当按照国家有关规定配备执业药师，负责处方审核，指导合理用药。执业药师依法负责药品管理、处方审核和调配、合理用药指导等工作。执业药师在执业范围内应当对执业

单位的药品质量和药学服务活动进行监督，保证药品管理过程持续符合法定要求，对执业单位违反有关法律、法规、部门规章和专业技术规范的行为或者决定，提出劝告、制止或者拒绝执行，并向药品监督管理部门报告。

此外，根据《国家药监局关于规范药品零售企业配备使用执业药师的通知》（国药监药管〔2020〕25号），针对当前部分地区执业药师不够用、配备难的实际情况，国家药品监督管理局提出，省级药品监督管理部门在不降低现有执业药师整体配备比例前提下，可制定实施差异化配备使用执业药师的政策，并设置过渡期。过渡期内，对于执业药师存在明显缺口的地区，允许药品零售企业配备使用其他药学技术人员承担执业药师职责，过渡期不超过2025年。

（二）执业药师业务规范

执业药师业务规范是指执业药师在运用药学等相关专业知识和技能从事业务活动时，应当遵守的行为准则。

为规范执业药师的业务行为，增强执业药师和所在执业单位的自律意识，引导执业药师践行优良药学服务，保障公众合理用药，国家药品监督管理局执业药师资格认证中心、中国药学会、中国医药物资协会、中国非处方药物协会和中国医药商业协会联合制订了《执业药师业务规范》，自2017年1月1日起施行，适用于直接面向公众提供药学服务的执业药师。

根据《执业药师业务规范》，直接面向公众提供药学服务的执业药师的业务活动，包括处方调剂、用药指导、药物治疗管理、药物不良反应监测、健康宣教等。执业药师在执行业务活动中，应当以遵纪守法、爱岗敬业、遵从伦理、服务健康、自觉学习、提升能力为基本要求。执业药师应依法执业，做好药学服务，并佩戴专用徽章以示身份；执业药师应加强自律，树立良好的专业形象，以诚信的职业素养服务公众；执业药师应规划自己的职业发展，树立终身学习的观念，不断完善专业知识和技能，提高执业能力，满足开展用药指导、健康服务等执业工作的需要。

2016年12月23日，《国务院办公厅关于加强个人诚信体系建设的指导意见》（国办发

〔2016〕98号）发布，提出以食品药品、医疗卫生等领域为重点，并将执业药师列为主要对象之一，要求加快建立和完善执业药师个人信用记录形成机制，及时归集执业药师在相关活动中形成的诚信信息，推进个人诚信记录建设，实现及时动态更新。

（三）执业药师职业道德准则

2006年10月18日，原中国执业药师协会发布了《中国执业药师职业道德准则》（简称《准则》），2009年6月5日又对《准则》进行了修订。

同时，为了指导全国广大执业药师更好地贯彻、实施《准则》，规范执业药师的执业行为，原中国执业药师协会又在《准则》的基础上，于2007年3月13日发布了《中国执业药师职业道德准则适用指导》，并在2009年6月5日进行了修订。

《准则》包含五条职业道德准则，适用于中国境内的执业药师，包括依法履行执业药师职责的其他药学技术人员。执业药师在执业过程中应当接受各级药品监督管理部门、执业药师协会和社会公众的监督。具体内容如下：

1. 救死扶伤，不辱使命 执业药师应当将患者及公众的身体健康和生命安全放在首位，以专业知识、技能和良知，尽心、尽职、尽责为患者及公众提供药品和药学服务。

2. 尊重患者，平等相待 执业药师应当尊重患者或消费者的价值观、知情权、自主权、隐私权，对待患者或消费者应不分年龄、性别、民族、信仰、职业、地位、贫富，一视同仁。

3. 依法执业，质量第一 执业药师应当遵守药品管理法律、法规，恪守职业道德，依法独立执业，确保药品质量和药学服务质量，科学指导用药，保证公众用药安全、有效、经济、适当。

4. 进德修业，珍视声誉 执业药师应当不断学习新知识、新技术，加强道德修养，提高专业水平和执业能力；知荣明耻，正直清廉，自觉抵制不道德行为和违法行为，努力维护职业声誉。

5. 尊重同仁，密切协作 执业药师应当与同仁和医护人员相互理解，相互信任，以诚相待，密切配合，建立和谐的工作关系，共同为

药学事业的发展和人类的健康奉献力量。

（四）药品零售企业执业药师药学服务指南

2024年3月27日，国家药品监督管理局执业药师资格认证中心发出《关于印发〈药品零售企业执业药师药学服务指南〉的函》（药监执函〔2024〕15号），全文一共32条。指南中药学服务的定义是指药品零售企业的执业药师应用药学专业知识、技能和工具，向公众提供直接的、负责任的与用药相关的服务，以期提高药物治疗的安全性、有效性、经济性和适宜性的行为。药学服务包括处方调剂、用药指导、药品不良反应监测、健康宣教等。

目前，全国90%以上的执业药师从业于零售药店，随着人民群众对医药健康服务的需求不断提升，安全用药的深入开展，门诊统筹、治疗特殊疾病药品、慢性病等医保服务的范围不断扩大，对执业药师药学服务的要求越来越高。为此，药品零售企业执业药师应当开展药学服务，不断提升服务能力和水平，保障公众安全合理用药。

六、执业药师的监督管理

（一）监督管理部门

药品监督管理部门按照有关规定对执业药师配备情况及其执业活动实施监督检查，监督检查时应当查验《执业药师注册证》、处方审核记录、执业药师挂牌明示、执业药师在岗服务等事项。执业单位和执业药师应当对负责药品监督管理的部门的监督检查予以协助、配合，不得拒绝、阻挠。

（二）表彰和奖励

执业药师有下列情形之一的，县级以上人力资源和社会保障部门与负责药品监督管理的部门按规定对其给予表彰和奖励：①在执业活动中，职业道德高尚，事迹突出的；②对药学工作做出显著贡献的；③向患者提供药学服务表现突出的；④长期在边远贫困地区基层单位工作且表现突出的。

（三）信用管理

建立执业药师个人诚信记录，对其执业活动实行信用管理。执业药师的违法违规行为、

接受表彰奖励及处分等，作为个人诚信信息由药品监督管理部门及时记入全国执业药师注册管理信息系统。

《执业药师注册管理办法》第三十六条规定，有下列情形之一的，应当作为个人不良信息由药品监督管理部门及时记入全国执业药师注册管理信息系统：①以欺骗、贿赂等不正当手段取得《执业药师注册证》的；②持证人注册单位与实际工作单位不一致或者无工作单位的，符合《执业药师注册证》挂靠情形的；③执业药师注册证被依法撤销或者吊销的；④执业药师受刑事处罚的；⑤其他违反执业药师资格管理相关规定的。

《执业药师继续教育暂行规定》第二十七条规定，执业药师以欺骗、贿赂等不正当手段取得继续教育学时的，违规取得的学时予以撤销，并作为个人不良信息由省级药品监管部门记入全国执业药师注册管理信息系统。省级药品监管部门应当将执业药师违规取得继续教育学时的行为通报用人单位。

（四）违规行为的处理

1. 不正当手段获取资格证书和注册证的处理　根据《执业药师职业资格制度规定》第二十七条规定，对以不正当手段取得《执业药师职业资格证书》的，按照国家专业技术人员资格考试违纪违规行为处理规定处理；构成犯罪的，依法追究刑事责任。

根据《执业药师职业资格制度规定》第二十八条第一款和《执业药师注册管理办法》第三十二条规定，以欺骗、贿赂等不正当手段取得《执业药师注册证》的，由发证部门撤销《执业药师注册证》，三年内不予执业药师注册；构成犯罪的，依法追究刑事责任。

根据《执业药师注册管理办法》第三十一条规定，伪造《执业药师注册证》的，药品监督管理部门发现后应当当场予以收缴并追究责任；构成犯罪的，移送相关部门依法追究刑事责任。

2. 违规执业的处理　根据《执业药师注册管理办法》第三十三条规定，执业药师应当按照注册的执业地区、执业类别、执业范围、执业单位，从事相应的执业活动，不得擅自变更。执业药师未按规定进行执业活动的，药品监督管理部门应当责令限期改正。

根据《执业药师职业资格制度规定》第二十八条第二款规定，严禁《执业药师注册证》挂靠，持证人注册单位与实际工作单位不符的，由发证部门撤销《执业药师注册证》，并作为个人不良信息由负责药品监督管理的部门记入全国执业药师注册管理信息系统。买卖、租借《执业药师注册证》的单位，按照相关法律法规给予处罚。《执业药师注册管理办法》第三十四条进一步规定，对于挂靠行为，由发证部门撤销《执业药师注册证》，三年内不予注册。构成犯罪的，移送相关部门依法追究刑事责任。

另外，根据《执业药师注册管理办法》第三十五条规定，执业药师在执业期间违反《药品管理法》及其他法律法规构成犯罪的，由司法机关依法追究责任。

（颜久兴　蒋　蓉）

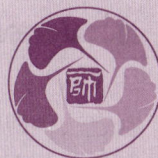

第二章　药品管理法律和管理体系

药品监督管理是指药品监督管理部门依照法律法规的授权，依据相关法律法规的规定，对药品的研制、生产、流通和使用等环节进行管理的过程。健康中国建设，需要不断完善药品安全法律法规，健全药品安全监管体制，加强药品安全监管能力建设，推动药品安全社会共治，维护公众用药安全和合法权益，保护和促进公众健康提供保障。

第一节　药品管理法律法规

一、法的概念与特征

（一）法的概念

法，是由国家制定或者认可并由国家强制力保证实施的行为规范的总称。它以权利义务为调整机制，通过对利益的分配形成有利于统治阶级的社会秩序。"法律"则有广义和狭义之分，广义的"法律"与法同义，狭义的"法律"是法的渊源的一种，特指立法机关制定或者认可的规范性法律文件。根据《宪法》和《立法法》的规定，在我国，法包括宪法、法律、行政法规、地方性法规、自治条例和单行条例以及部门规章、地方政府规章等层次。

（二）法的特征

法的特征主要包括：规范性、国家意志性、国家强制性、普遍性、程序性。

1. 规范性　法是调整社会关系的规范，法的规范性是指法所具有的规定人们的行为模式、指导人们行为的性质。法所规定的行为模式包括三种：人们可以怎样行为（可为模式）；人们不得怎样行为（勿为模式）；人们应当或者必须怎样行为（应为模式）。

2. 国家意志性　法是由国家制定或者认可的，体现了国家对人们行为的评价。一切法的产生，大体上都是通过制定和认可这两种途径。法的制定，是指国家立法机关按照法定程序创制规范性文件的活动。法的认可，是指国家通过一定的方式承认其他社会规范（道德、宗教、风俗、习惯等）具有法律效力的活动。

3. 国家强制性　法是以国家强制力为最后保证手段的规范体系，法的国家强制性就是指法依靠国家强制力保证实施、强迫人们遵守的性质。也就是说，不管人们的主观愿望如何，都必须遵守法，否则将招致国家强制力的干涉，受到相应的法律制裁。

4. 普遍性　法作为一般的行为规范在国家权力管辖范围内具有普遍适用的效力和特性。它包含两方面内容：其一，法的效力对象的广泛性。在一国范围之内，任何人的合法行为都无一例外地受法的保护；任何人的违法行为，也都无一例外地受法的制裁。其二，法的效力的重复性。是指法对人们的行为有反复适用的效力。在同样的情况下，法可以反复适用。

5. 程序性　法是有严格的程序规定的规范。法是强调程序、规定程序和实施程序的规范，程序是社会制度化的最重要的基石。

二、法的渊源

（一）法的渊源的种类

法的渊源，即法的来源，是指国家机关、公民和社会组织为寻求行为的根据而获得具体法律的来源，有时简称"法源"。根据是否表现为国家制定的法律文件中的明确条文形式，法的渊源可以分为正式的法的渊源与非正式的法的渊源。

正式的法的渊源是从国家制定的规范性法律文件的明确条文形式中得到的渊源，主要为制定法，即国家机关依照一定程序制定颁布的，通常以条文形式表现出来的规范性法律文件。

非正式的法的渊源是具有法律意义的准则和观念，这些准则和观念尚未在规范性法律文件中得到权威性的明文体现，如判例、政策、习惯等。

（二） 国家药品管理的法的渊源

当代中国法的渊源包括宪法、法律、行政法规、地方性法规、自治条例和单行条例、行政规章、国际条约等。

1. 宪法 宪法是我国的根本法，是治国安邦的总章程，具有最高法律效力，是由全国人民代表大会依照特别程序制定的，由全国人民代表大会及其常务委员会监督实施，并由全国人民代表大会常务委员会负责解释。宪法规定的是国家政治、经济和社会制度的基本原则，公民的基本权利和义务，国家机关的组织和活动原则等国家和社会生活中最基本、最重要的问题。我国现行宪法是 1982 年 12 月 4 日由第五届全国人民代表大会第五次会议通过的，此后全国人民代表大会又先后通过了五个宪法修正案。

2. 法律 法律指全国人民代表大会及其常务委员会制定的规范性文件，由国家主席签署主席令公布。法律分为两大类：一类为基本法律，由全国人民代表大会制定和修改的刑事、民事、国家机构和其他方面的规范性文件，例如全国人民代表大会制定的《刑法》；另一类为基本法律以外的其他法律，由全国人民代表大会常务委员会制定和修改的规范性文件，例如全国人民代表大会常务委员会制定的《药品管理法》。在全国人民代表大会闭会期间，全国人民代表大会常务委员会也有权对全国人民代表大会制定的法律在不与该法律基本原则相抵触的条件下进行部分补充和修改。法律的解释权属于全国人民代表大会常务委员会。

3. 行政法规 行政法规指国务院在法定职权范围内，为实施宪法和法律制定的规范性法律文件，行政法规由总理签署以国务院令形式公布。例如，《药品管理法实施条例》（国务院令第 360 号）。有关国防建设的行政法规，可以由国务院总理、中央军事委员会主席共同签署以国务院、中央军事委员会令形式公布。行政

法规效力仅次于宪法和法律。

4. 地方性法规 地方性法规是指一定的地方国家权力机关，根据本行政区域的具体情况和实际需要，依法制定的在本行政区域内具有法律效力的规范性文件。

根据《立法法》的规定，省、自治区、直辖市的人民代表大会及其常务委员会根据本行政区域的具体情况和实际需要，在不同宪法、法律、行政法规相抵触的前提下，可以制定地方性法规。省、自治区的人民政府所在地的市、经济特区所在地的市和国务院已经批准的较大的市的人民代表大会及其常务委员会根据本市的具体情况和实际需要，在不同宪法、法律、行政法规和本省、自治区的地方性法规相抵触的前提下，可以制定地方性法规，报省、自治区的人民代表大会常务委员会批准后施行。设区的市、自治州的人民代表大会及其常务委员会根据本市的具体情况和实际需要，在不同宪法、法律、行政法规和本省、自治区的地方性法规相抵触的前提下，可以对城乡建设与管理、环境保护、历史文化保护等方面的事项制定地方性法规，报省、自治区的人民代表大会常务委员会批准后施行。

5. 自治条例和单行条例 自治条例和单行条例是指根据《立法法》的规定，民族自治地方的人民代表大会有权依照当地民族的政治、经济和文化的特点，制定自治条例和单行条例。自治区的自治条例和单行条例，报全国人民代表大会常务委员会批准后生效。自治州、自治县的自治条例和单行条例，报省、自治区、直辖市的人民代表大会常务委员会批准后生效。民族自治法规只在本自治区域有效。自治条例和单行条例可以依照当地民族的特点，对法律和行政法规的规定作出变通规定，但不得违背法律或者行政法规的基本原则，不得对宪法和民族区域自治法的规定以及其他有关法律、行政法规专门就民族自治地方所作的规定作出变通规定。

6. 行政规章 包括部门规章与地方政府规章。

（1）部门规章 是指国务院各部、委员会、中国人民银行、审计署和具有行政管理职能的

直属机构，可以根据法律和国务院的行政法规、决定、命令，在本部门的权限范围内，制定规章。涉及两个以上国务院部门职权范围的事项，应当提请国务院制定行政法规或者由国务院有关部门联合制定规章。部门规章应当经部务会议或者委员会会议决定，由部门首长签署命令予以公布。

（2）地方政府规章 是指省、自治区、直辖市和设区的市、自治州的人民政府，可以根据法律、行政法规和本省、自治区、直辖市的地方性法规，制定规章。地方政府规章应当经政府常务会议或者全体会议决定，由省长、自治区主席、市长或自治州州长签署命令予以公布。

7. 国际条约 国际条约是指我国作为国际法主体同外国缔结的双边、多边协议和其他具有条约、协定性质的文件，缔约权由全国人民代表大会常务委员会、国家主席和国务院共同行使。国际条约虽然不属于国内法的范畴，但我国政府签订或者加入的国际条约，对于国家机关、企事业单位、社会团体和公民具有与国内法一样的约束力。

三、法的效力

（一）法的效力的概念

法的效力，是指法作为一种国家意志对法律主体所具有的约束力和强制力，即法律的适用范围，法律在什么领域、什么时期、对谁有效的问题，也就是法律规范在空间上、时间上和对人的效力问题。

1. 法律的空间效力 法律的空间效力，是指法律在什么地方发生效力，适用于哪些地区。一般来说，一国法律适用于该国主权范围所及的全部领域，包括领土、领水及其底土和领空，以及视作一国领土延伸的驻外使馆、领馆、悬挂本国国旗的船舶和航空器。而国内特定地方的立法，如地方性法规和特别行政区法规只在本地区内有效。

2. 法律的时间效力 法律的时间效力，是指法律在何时生效和何时终止效力，以及法律对其生效以前的行为和事件有无追溯力。时间效力一般有三个原则，包括不溯及既往原则、

后法废止前法原则、法律条文到达时间原则。

3. 法律对人的效力 法律对人的效力，是指法律对谁有效力，适用于什么样的人。对人的效力又分为属地主义、属人主义和保护主义。属地主义是指不论人的国籍如何，在哪国领域内就适用哪国法律。属人主义是指不论人在国内或国外，是哪国公民就适用哪国法律。保护主义是指任何人只要损害了本国利益，不论损害者的国籍与所在地如何，都要受到该国法律的制裁。我国采用的原则是以属地主义为主，与属人主义、保护主义相结合。

（二）法的效力冲突及其解决

由于正式的法的渊源本身是有层次或等级划分的，因而其效力当然具有层次或等级性。法的渊源的效力和冲突解决原则包括不同位阶的法的渊源之间的冲突原则、同一位阶的法的渊源之间的冲突原则、位阶出现交叉时的法的渊源之间的冲突原则。

1. 不同位阶法的渊源冲突的解决原则 不同位阶法的渊源冲突的解决原则是指上位法的效力高于下位法，宪法至上、法律高于法规、法规高于规章、行政法规高于地方性法规。按《立法法》的规定，下位法违反上位法规定的，由有关机关依照该法规定的权限予以改变或者撤销。

2. 同一位阶法的渊源冲突的解决原则 同一位阶法的渊源冲突的解决原则是指特别规定优于一般规定，新的规定优于旧的规定。《立法法》规定：同一机关制定的法律、行政法规、地方性法规、自治条例和单行条例、规章，特别规定与一般规定不一致的，适用特别规定；新的规定与旧的规定不一致的，适用新的规定。法律之间对同一事项的新的一般规定与旧的特别规定不一致，不能确定如何适用时，由全国人民代表大会常务委员会裁决。行政法规之间对同一事项的新的一般规定与旧的特别规定不一致，不能确定如何适用时，由国务院裁决。

3. 位阶出现交叉时法的渊源冲突的解决原则 位阶出现交叉时法的渊源冲突的解决原则是指自治条例和单行条例、经济特区法规依法对法律、行政法规、地方性法规作变通规定的，在本地区适用。地方性法规与部门规章之间对

同一事项的规定不一致时，由国务院提出意见，国务院认为应当适用地方性法规的，应当决定适用地方性法规；认为应当适用部门规章的，应当提请全国人民代表大会常务委员会裁决。部门规章之间、部门规章与地方政府规章之间对同一事项的规定不一致时，由国务院裁决。根据授权制定的法规与法律规定不一致时，由全国人民代表大会常务委员会裁决。

四、全面依法治国

（一）全面依法治国的重大意义

法治是治国理政的基本方式。全面依法治国是坚持和发展中国特色社会主义的本质要求和重要保障。党的十八大以来，以习近平同志为核心的党中央创造性提出关于全面依法治国的一系列新理念新思想新战略，形成了习近平法治思想，推动法治中国建设开创新局面。必须坚持中国特色社会主义法治道路，紧紧围绕建设中国特色社会主义法治体系、建设社会主义法治国家这个总目标，继续全面推进依法治国，在法治轨道上全面建设社会主义现代化国家。

习近平法治思想的主要内容集中体现为"十一个坚持"：坚持党对全面依法治国的领导；坚持以人民为中心；坚持中国特色社会主义法治道路；坚持依宪治国、依宪执政；坚持在法治轨道上推进国家治理体系和治理能力现代化；坚持建设中国特色社会主义法治体系；坚持依法治国、依法执政、依法行政共同推进，法治国家、法治政府、法治社会一体建设；坚持全面推进科学立法、严格执法、公正司法、全民守法；坚持统筹推进国内法治和涉外法治；坚持建设德才兼备的高素质法治工作队伍；坚持抓住领导干部这个"关键少数"。

（二）中国特色社会主义法治道路的核心要义和基本原则

法律是治国之重器，法治是国家治理体系和治理能力的重要依托。《中共中央关于全面推进依法治国若干重大问题的决定》规划了全面依法治国的总蓝图、路线图、施工图。习近平同志指出，"全面依法治国是国家治理的一场深

刻革命，关系党执政兴国，关系人民幸福安康，关系党和国家长治久安"。

中国特色社会主义法治道路的核心要义，就是要坚持党的领导，坚持中国特色社会主义制度，贯彻中国特色社会主义法治理论。党的领导是中国特色社会主义最本质的特征，是社会主义法治最根本的保证。中国特色社会主义制度是中国特色社会主义法治体系的根本制度基础，是全面推进依法治国的根本制度保障。中国特色社会主义法治理论是中国特色社会主义法治体系的理论指导和学理支撑，是全面推进依法治国的行动指南。这三个方面的规定确保了中国特色社会主义法治体系的制度属性和前进方向。

（三）中国特色社会主义法治体系的主要内容

法治体系是国家治理体系的骨干工程。更好推进中国特色社会主义法治体系建设，必须加快形成完备的法律规范体系、高效的法治实施体系、严密的法治监督体系、有力的法治保障体系、完善的党内法规体系。

加快形成完备的法律规范体系。法律规范体系是以宪法为核心，由部门齐全、结构严谨、内部协调、体例科学、调整有效的法律规范所构成的有机整体。全面依法治国，必须加快完善中国特色社会主义法律体系，使之更加科学完备、统一权威。要抓住立法质量这个关键，深入推进科学立法、民主立法、依法立法，统筹立改废释纂，提高立法效率，增强立法系统性、整体性、协同性和时效性。

加快形成高效的法治实施体系。法治实施体系，包括执法、司法、守法等各个环节的协调高效运转，各级国家行政机关、监察机关、审判机关、检察机关是法律实施的重要主体，必须担负法律实施的法定职责。执法者必须忠于法律，既不能以权压法、以身试法，也不能法外开恩、徇私枉法。要把平等保护贯彻到立法、执法、司法、守法等各个环节，依法平等保护各类市场主体产权和合法权益。

加快形成严密的法治监督体系。法治监督体系是以规范和约束公权力的运行为重点，要

坚持有权必有责、用权受监督、违法必追究，坚决纠正有法不依、执法不严、违法不究行为。必须抓紧完善权力制约和监督机制，规范立法、执法、司法机关权力行使，构建党统一领导、全面覆盖、权威高效的法治监督体系。

加快形成有力的法治保障体系。法治保障体系，包括政治、思想、组织、制度、队伍、科技等保障条件。加强统筹谋划，完善法治人才培养体系，加快发展律师、公正、司法鉴定、仲裁、调解等法律服务队伍，着力建设一支忠于党、忠于国家、忠于人民、忠于法律的社会主义法治工作队伍。深化执法司法人员的管理体制改革，加强法治专门队伍管理、教育和培养，全面建设"智慧法治"，推进法治中国建设的数据化、网络化、智能化。

加快形成完善的党内法规体系。把党内法规体系纳入中国特色社会主义法治体系，是我国法治区别于其他国家法治的鲜明特征。党内法规体系是以党章为根本，以民主集中制为核心，以准则、条例等中央党内法规为主干，以部委党内法规、地方党内法规为重要组成部分，由各领域各层级党内法规组成的有机统一整体。全面依法治国，必须构建内容科学、程序严密、配套完备、运行有效的党内法规体系。

（四）加快推进法治中国建设

建设法治中国是全面建设社会主义现代化国家的重要组成部分。加快建设法治中国，必须围绕保障和促进社会公平正义，坚持依法治国、依法执政、依法行政共同推进，坚持法治国家、法治政府、法治社会一体建设，全面推进国家各方面工作法治化。

建设法治中国的总体目标，就是实现法律规范科学完备统一，执法司法公正高效权威，权力运行受到有效制约监督，人民合法权益得到充分尊重保障，法治信仰普遍确立，法治国家、法治政府、法治社会全面建成。具体来说，就是到2025年，党领导全面依法治国体制机制更加健全，以宪法为核心的中国特色社会主义法律体系更加完备，职责明确、依法行政的政府治理体系日益健全，相互配合、相互制约的司法权运行机制更加科学有效，法治社会建设取得重大进展，党内法规体系更加完善，中国

特色社会主义法治体系初步形成；到2035年，法治国家、法治政府、法治社会基本建成，中国特色社会主义法治体系基本形成，人民平等参与、平等发展权利得到充分保障，国家治理体系和治理能力现代化基本实现。

五、药品管理法律体系

法律体系，通常是指一个国家全部现行法律规范分类组合为不同的法律部门而形成的有机联系的统一整体。简单地说，法律体系就是部门法体系。法律部门是根据一定标准、原则所制定的同类规范的总称。药品管理法律体系按照法律效力等级包括：法律、行政法规、部门规章、规范性文件等。

（一）法律

目前，我国与药品监督管理职责密切相关的法律主要有5部，包括《药品管理法》《疫苗管理法》《中医药法》《基本医疗卫生与健康促进法》《禁毒法》；与药品管理有关的法律有《刑法》《广告法》《价格法》《消费者权益保护法》《反不正当竞争法》《专利法》等。

1.《药品管理法》简介 《药品管理法》是我国药品监管的基本法律依据，2019年12月1日修订施行的《药品管理法》共155条，分为总则、药品研制和注册、药品上市许可持有人、药品生产、药品经营、医疗机构药事管理、药品上市后管理、药品价格和广告、药品储备和供应、监督管理、法律责任和附则12章。主要内容包括：明确将"保护和促进公众健康"作为药品管理的立法宗旨；确定了药品管理的基本原则，即风险管理、全程管控、社会共治，并与之相适应，建立了一系列的监管制度和监管机制，采取恰当监管方式，着力推进药品监管的现代化；确立了药品上市许可持有人制度、药品全程追溯制度、药物警戒制度，附条件审批制度、优先审批制度等一系列制度；严格药品研制管理，强化上市后监管，加强药品供应保障；强化了药品监管体系和监管能力建设，特别强调要建立职业化、专业化的检查员队伍；完善了药品安全责任制度，坚持重典治乱，处罚到人，严惩重处各种违法行为，充分体现了药品监管"四个最严"的要求。

2. 《疫苗管理法》简介　《疫苗管理法》是为了加强疫苗管理，保证疫苗质量和供应，规范预防接种，促进疫苗行业发展，保障公众健康，维护公共卫生安全而制定的法律。2019年12月1日施行的《疫苗管理法》共100条，分为11章。《疫苗管理法》是在《药品管理法》一般原则的基础上，针对疫苗特点制定的特别法，对疫苗实行最严格的监管。法律对疫苗的研制、生产、流通、预防接种全过程提出了特别的制度和规定：严格的研制管理；严格的生产准入管理；严格的过程控制；严格的流通和配送管控等。

3. 《中医药法》简介　《中医药法》是为了继承和弘扬中医药、保障和促进中医药事业发展、保护人民健康制定的法律。中医药，是包括汉族和少数民族医药在内的我国各民族医药的统称，是反映中华民族对生命、健康和疾病的认识，具有悠久历史传统和独特理论及技术方法的医药学体系。2017年7月1日起施行的《中医药法》共63条，分为总则、中医药服务、中药保护与发展、中医药人才培养、中医药科学研究、中医药传承与文化传播、保障措施、法律责任、附则9章。

（二）　行政法规

国务院制定、发布的药品管理行政法规主要有9部，包括《药品管理法实施条例》《中药品种保护条例》《易制毒化学品管理条例》《麻醉药品和精神药品管理条例》《反兴奋剂条例》《血液制品管理条例》《医疗用毒性药品管理办法》《放射性药品管理办法》《野生药材资源保护管理条例》等。

（三）　地方性法规

各省、市已出台的药品管理地方性法规有：《吉林省药品管理条例》《江苏省药品监督管理条例》《山东省药品使用条例》《湖北省药品管理条例》《湖南省药品和医疗器械流通监督管理条例》《云南省药品管理条例》等。

（四）　部门规章

药品管理现行有效的主要规章有20多部，包括《药品注册管理办法》《药物非临床研究质量管理规范》《药品生产监督管理办法》《药品生产质量管理规范》《生物制品批签发管理办法》《药品经营和使用质量监督管理办法》《药品经营质量管理规范》《药品网络销售监督管理办法》《药品进口管理办法》《医疗机构制剂配制质量管理规范（试行）》《医疗机构制剂配制监督管理办法（试行）》《医疗机构制剂注册管理办法（试行）》《药品说明书和标签管理规定》《处方药与非处方药分类管理办法（试行）》《药品不良反应报告和监测管理办法》《药品医疗器械飞行检查办法》等。

（五）　地方政府规章

各省、市已出台的与药品管理相关的地方政府规章有：《辽宁省医疗机构药品和医疗器械使用监督管理办法》《浙江省医疗机构药品和医疗器械使用监督管理办法》《安徽省药品和医疗器械使用监督管理办法》《福建省药品和医疗器械流通监督管理办法》《湖北省药品使用质量管理规定》等。

（六）　中国政府承认或加入的相关国际条约

1985年我国加入《1961年麻醉品单一公约》和《1971年精神药物公约》等。

六、法律责任

（一）　法律责任的概念

广义的法律责任与法律义务同义，如每个公民都有遵守法律的责任（义务），人民法院有责任（义务）保护当事人的合法权利等。狭义的法律责任，专指违法者对自己实施的违法行为必须承担的某种带有强制性的责任。

（二）　法律责任的构成要件

根据违法行为的一般特点，法律责任的构成要件概括为：主体、过错、违法行为、损害事实和因果关系等5个方面。

法律责任主体是指违法主体或者承担法律责任的主体。违法行为是指违反法律所规定的义务、超越权力的界限行使权利以及侵权行为的总称，违法行为包括犯罪行为和一般违法行为。损害事实即受到的损失和伤害的事实，包括对人身、对财产、对精神（或者三方面兼有的）的损失和伤害。过错即承担法律责任的主观故意或者过失。因果关系即行为与损害之间的因果关系，它是存在于自然界和人类社会中的各种因果关系的特殊形式。

（三） 法律责任的种类

根据违法行为所违反的法律的性质，可以把法律责任分为民事责任、行政责任、刑事责任等。

1. 民事责任 民事责任是指民事主体在民事活动中，因实施了民事违法行为，根据《民法典》的规定所承担的对其不利的民事法律后果或者基于法律特别规定而应承担的民事法律责任，如违反《药品管理法》的规定承担的民事责任。民事责任是保障民事权利和民事义务实现的重要措施，它主要是一种民事救济手段，旨在使受害人被侵犯的权益得以恢复。

2. 刑事责任 刑事责任是指犯罪行为应当承担的法律责任，包括主刑和附加刑两种。主刑，是对犯罪分子适用的主要刑罚。它只能独立使用，不能相互附加适用。主刑分为管制、拘役、有期徒刑、无期徒刑和死刑。附加刑分为罚金、没收财产。对犯罪的外国人也可以独立或附加适用驱逐出境。

3. 行政责任 行政责任是指犯有一般违法行为的单位或个人，依照法律法规的规定应承担的法律责任。行政责任主要包括行政处罚和行政处分。根据行政责任的具体内容不同，可以分为精神罚、财产罚、身份罚。精神罚是对行政违法主体的精神上的惩戒，它不直接涉及被惩戒主体的实体权利义务，但他对于引起违法行为主体的警觉，并防止下次重犯起着较大的作用，如警告。财产罚是强迫造成损害后果的行政行为主体，缴纳一定数额的罚款，或者剥夺其某些财产权利的责任，如行政赔偿。身份罚是对实施行政违法行为的行政主体以及国家公务员的特定方面的权利予以限制或者剥夺，进而改变其身份的一种责任，如撤职、开除、禁业等。

第二节　药品监督管理体系

一、药品监督管理部门

药品监督管理部门是指依照法律法规的授权和相关规定，承担药品研制、生产、流通和使用环节监督管理职责的组织机构。

《药品管理法》规定，国务院药品监督管理部门主管全国药品监督管理工作。国务院有关部门在各自职责范围内负责与药品有关的监督管理工作。国务院药品监督管理部门配合国务院有关部门，执行国家药品行业发展规划和产业政策。省级药品监督管理部门负责本行政区域内的药品监督管理工作。设区的市级、县级人民政府承担药品监督管理职责的部门负责本行政区域内的药品监督管理工作。县级以上地方人民政府有关部门在各自职责范围内负责与药品有关的监督管理工作。同时还规定，县级以上地方人民政府对本行政区域内的药品监督管理工作负责，统一领导、组织、协调本行政区域内的药品监督管理工作以及药品安全突发事件应对工作，建立健全药品监督管理工作机制和信息共享机制。

根据党的十九届三中全会审议通过的《中共中央关于深化党和国家机构改革的决定》《深化党和国家机构改革方案》和第十三届全国人民代表大会第一次会议审议批准的《国务院机构改革方案》、《国务院关于机构设置的通知》（国发〔2018〕6号）、《国务院关于部委管理的国家局设置的通知》，考虑到药品监管的特殊性，单独组建国家药品监督管理局，由国家市场监督管理总局管理。市场监管实行分级管理，药品监管机构只设到省一级，药品经营销售等行为的监管，由市县市场监管部门统一承担。

（一） 国家药品监督管理局

根据《国家药品监督管理局职能配置、内设机构和人员编制规定》，国家药品监督管理局（National Medical Products Administration，简称NMPA）贯彻落实党中央关于药品监督管理工作的方针政策和决策部署，在履行职责过程中坚持和加强党对药品监督管理工作的集中统一领导。主要职责是：

（1）负责药品（含中药、民族药，下同）、医疗器械和化妆品安全监督管理。拟订监督管理政策规划，组织起草法律法规草案，拟订部门规章，并监督实施。研究拟订鼓励药品、医疗器械和化妆品新技术新产品的管理与服务政策。

（2）负责药品、医疗器械和化妆品标准管理。组织制定、公布国家药典等药品、医疗器械标准，组织拟订化妆品标准，组织制定分类管理制度，并监督实施。参与制定国家基本药物目录，配合实施国家基本药物制度。

（3）负责药品、医疗器械和化妆品注册管理。制定注册管理制度，严格上市审评审批，完善审评审批服务便利化措施，并组织实施。

（4）负责药品、医疗器械和化妆品质量管理。制定研制质量管理规范并监督实施。制定生产质量管理规范并依职责监督实施。制定经营、使用质量管理规范并指导实施。

（5）负责药品、医疗器械和化妆品上市后风险管理。组织开展药品不良反应、医疗器械不良事件和化妆品不良反应的监测、评价和处置工作。依法承担药品、医疗器械和化妆品安全应急管理工作。

（6）负责执业药师职业资格准入管理。制定执业药师职业资格准入制度，指导监督执业药师注册工作。

（7）负责组织指导药品、医疗器械和化妆品监督检查。制定检查制度，依法查处药品、医疗器械和化妆品注册环节的违法行为，依职责组织指导查处生产环节的违法行为。

（8）负责药品、医疗器械和化妆品监督管理领域对外交流与合作，参与相关国际监管规则和标准的制定。

（9）负责指导省、自治区、直辖市药品监督管理部门工作。

（10）完成党中央、国务院交办的其他任务。

（11）职能转变。①深入推进简政放权。减少具体行政审批事项，逐步将药品和医疗器械广告、药物临床试验机构、进口非特殊用途化妆品等审批事项取消或者改为备案。对化妆品新原料实行分类管理，高风险的实行许可管理，低风险的实行备案管理。②强化事中事后监管。完善药品、医疗器械全生命周期管理制度，强化全过程质量安全风险管理，创新监管方式，加强信用监管，全面落实"双随机、一公开"

和"互联网＋监管"，提高监管效能，满足新时代公众用药用械需求。③有效提升服务水平。加快创新药品、医疗器械审评审批，建立上市许可持有人制度，推进电子化审评审批，优化流程、提高效率，营造激励创新、保护合法权益环境。及时发布药品注册申请信息，引导申请人有序研发和申报。④全面落实监管责任。按照"最严谨的标准、最严格的监管、最严厉的处罚、最严肃的问责"要求，完善药品、医疗器械和化妆品审评、检查、检验、监测等体系，提升监管队伍职业化水平。加快仿制药质量和疗效一致性评价，推进追溯体系建设，落实企业主体责任，防范系统性、区域性风险，保障药品、医疗器械安全有效。

根据上述职责，国家药品监督管理局设9个内设机构：综合和规划财务司、政策法规司、药品注册管理司（中药民族药监督管理司）、药品监督管理司、医疗器械注册管理司、医疗器械监督管理司、化妆品监督管理司、科技和国际合作司（港澳台办公室）、人事司。

（二）地方药品监督管理部门

根据党的十九届三中全会审议通过的《中共中央关于深化党和国家机构改革的决定》和《深化党和国家机构改革方案》，赋予省级及以下机构更多自主权，突出不同层级职责特点，允许地方根据本地区经济社会发展实际，在规定限额内因地制宜设置机构和配置职能。统筹优化地方机构设置和职能配置，构建从中央到地方运行顺畅、充满活力、令行禁止的工作体系。

1. 省级药品监督管理部门 省级药品监督管理部门负责药品、医疗器械、化妆品生产环节的许可及检查、处罚，以及药品批发许可、零售连锁总部许可、互联网销售第三方平台备案及检查、处罚。由于各省（区、市）机构改革和社会、经济发展情况不同，各地药品监督管理部门职责不完全一致，但是基本的任务是相同的。

（1）负责药品、医疗器械和化妆品安全监督管理。组织实施相关法律法规，拟订监督管理政策规划，组织起草相关地方性法规、规章草案，并监督实施。

（2）负责药品、医疗器械和化妆品标准的监督实施。监督实施国家药典等药品、医疗器械、化妆品标准和分类管理制度。依法制定地方中药材标准、中药饮片炮制规范并监督实施，配合实施基本药物制度。

（3）负责药品、医疗器械和化妆品相关许可和注册管理。负责药品、医疗器械和化妆品生产环节的许可、医疗机构制剂配制许可，以及药品批发许可、零售连锁总部许可、互联网药品和医疗器械信息服务资格审批、互联网销售第三方平台备案。依法负责医疗机构制剂、医疗器械注册、化妆品备案。

（4）负责药品、医疗器械和化妆品质量管理。监督实施生产质量管理规范，依职责监督实施研制、经营质量管理规范，指导实施使用质量管理规范。

（5）负责药品、医疗器械和化妆品上市后风险管理。组织开展药品不良反应、医疗器械不良事件和化妆品不良反应的监测、评价和处置工作。依法承担药品、医疗器械和化妆品安全应急管理工作。

（6）负责组织开展药品、医疗器械和化妆品生产环节以及药品批发、零售连锁总部、互联网销售第三方平台监督检查，依法查处违法行为。

（7）实施执业药师资格准入制度，负责执业药师注册管理工作。

2. 市、县级药品监督管理部门 除个别地方外，均为设区的市、县两级市场监督管理部门中承担药品监督管理职责的部门负责药品零售、医疗器械经营的许可、检查和处罚，以及化妆品经营和药品、医疗器械使用环节质量的检查和处罚，主要职责基本相同。

市、县市场监督管理局在药品监督管理方面的主要职责包括：

（1）负责辖区内药品、医疗器械和化妆品安全监督管理。制定药品零售和使用、医疗器械经营和使用、化妆品经营环节安全监管制度。

（2）监督实施药品、医疗器械和化妆品相关环节标准以及分类管理制度。

（3）依职责组织实施药品、医疗器械、化妆品经营行政许可制度。指导、监督实施药品、医疗器械和化妆品相关环节经营、使用质量管理规范。

（4）组织指导实施药品、医疗器械和化妆品相关环节的监督检查。依职责组织查处药品、医疗器械和化妆品相关环节的违法行为。

（5）负责药品、医疗器械和化妆品上市后相关风险管理，组织开展药品不良反应、医疗器械不良事件和化妆品不良反应的监测、评价和处置工作，组织开展相关环节质量抽查检验工作。

（6）依法承担药品、医疗器械和化妆品安全应急管理工作。

（7）依职责开展执业药师监督管理相关工作。

二、药品管理工作相关部门

根据现行法律法规和相关部委的主要职责、内设机构和人员编制规定，药品管理工作涉及多个政府职能部门，除药品监督管理部门以外还涉及以下行政管理部门。

（一）市场监督管理部门

国家、省（区、市）市场监督管理机构管理同级药品监督管理机构。市、县两级市场监督管理部门负责药品零售、医疗器械经营的许可、检查和处罚，以及化妆品经营和药品、医疗器械使用环节质量的检查和处罚。市场监督管理部门负责相关市场主体登记注册和营业执照核发，查处准入、生产、经营、交易中的有关违法行为，实施反垄断执法、价格监督检查和反不正当竞争，负责药品、保健食品、医疗器械、特殊医学用途配方食品广告审查和监督处罚。

（二）卫生健康主管部门

卫生健康主管部门负责组织拟订国民健康政策，拟订卫生健康事业发展法律法规草案、政策、规划，制定部门规章和标准并组织实施。协调推进深化医药卫生体制改革，组织深化公立医院综合改革，健全现代医院管理制度，提出医疗服务和药品价格政策的建议。组织制定国家药物政策和国家基本药物制度，开展药品使用监测、临床综合评价和短缺药品预警，提出国家基本药物价格政策的建议。制定医疗机构、医疗服务行业管理办法并监督实施，建立医疗服务评价和监督管理体系。同时，国家药品监督管理局会同国家卫生健康委员会组织国家药典委员会并制定国家药典，建立重大药品不良反应和医疗器械不良事件相互通报机制和联合处置机制。

（三） 中医药管理部门

中医药管理部门负责拟订中医药和民族医药事业发展的战略、规划、政策和相关标准，起草有关法律法规和部门规章草案，参与国家重大中医药项目的规划和组织实施。承担中医医疗、预防、保健、康复及临床用药等的监督管理责任。

负责指导民族医药的理论、医术、药物的发掘、整理、总结和提高工作，拟订民族医医疗机构管理规范和技术标准并监督执行。组织开展中药资源普查，促进中药资源的保护、开发和合理利用，参与制定中药产业发展规划、产业政策和中医药的扶持政策，参与国家基本药物制度建设。组织拟订中医药人才发展规划，会同有关部门拟订中医药专业技术人员资格标准并组织实施。会同有关部门组织开展中医药师承教育、毕业后教育、继续教育和相关人才培训工作，参与指导中医药教育教学改革，参与拟订各级各类中医药教育发展规划。拟订和组织实施中医药科学研究、技术开发规划，指导中医药科研条件和能力建设，管理国家重点中医药科研项目，促进中医药科技成果的转化、应用和推广。承担保护濒临消亡的中医诊疗技术和中药生产加工技术的责任，组织开展对中医古籍的整理研究和中医药文化的继承发展，提出保护中医非物质文化遗产的建议，推动中医药防病治病知识普及。国家中医药管理局由国家卫生健康委员会管理。

（四） 医疗保障主管部门

医疗保障主管部门负责拟订医疗保险、生育保险、医疗救助等医疗保障制度的法律法规草案、政策、规划和标准，制定部门规章并组织实施。组织制定城乡统一的药品、医用耗材、医疗服务项目、医疗服务设施等医保目录和支付标准，建立动态调整机制，制定医保目录准入谈判规则并组织实施。组织制定药品、医用耗材价格和医疗服务项目、医疗服务设施收费等政策，建立医保支付医药服务价格合理确定和动态调整机制，推动建立市场主导的社会医药服务价格形成机制，建立价格信息监测和信息发布制度。制定药品、医用耗材的招标采购政策并监督实施，指导药品、医用耗材招标采购平台建设。

同时，医疗保障主管部门负责完善统一的城乡居民基本医疗保险制度和大病保险制度，建立健全覆盖全民、城乡统筹的多层次医疗保障体系，不断提高医疗保障水平，确保医保资金合理使用、安全可控，推进医疗、医保、医药"三医联动"改革，更好保障人民群众就医需求、减轻医药费用负担。国家卫生健康委员会、国家医疗保障局等部门在医疗、医保、医药等方面加强制度、政策衔接，建立沟通协商机制，协同推进改革，提高医疗资源使用效率和医疗保障水平。

（五） 人力资源和社会保障部门

人力资源和社会保障部负责拟订人力资源和社会保障事业发展政策、规划。牵头推进深化职称制度改革，拟订专业技术人员管理、继续教育管理等政策。完善职业资格制度，健全职业技能多元化评价政策。人力资源和社会保障部与国家药品监督管理局共同负责全国执业药师资格制度的政策制定，并按照职责分工对该制度的实施进行指导、监督和检查；与国家药品监督管理局共同负责执业药师职业资格考试工作，日常管理工作委托国家药品监督管理局执业药师资格认证中心负责，考务工作委托人力资源社会保障部人事考试中心负责。各省级人力资源社会保障行政主管部门会同药品监督管理部门负责本地区的考试工作。

（六） 工业和信息化部门

工业和信息化部门负责研究提出工业发展

战略，拟订工业行业规划和产业政策并组织实施。拟订高技术产业中涉及生物医药、新材料等的规划、政策和标准并组织实施，指导行业技术创新和技术进步，以先进适用技术改造提升传统产业。承担食品、医药工业等的行业管理工作；承担盐业和国家储备盐行政管理、中药材生产扶持项目管理、国家药品储备管理工作。同时，负责配合有关部门依法处置发布药品虚假违法广告、涉嫌仿冒他人网站发布互联网广告的违法违规网站、无线电台，积极引导行业自律。

（七）商务部门

商务部门负责拟订药品流通发展规划和政策，药品监督管理部门在药品监督管理工作中，配合执行药品流通发展规划和政策。商务部发放药品类易制毒化学品进口许可前，应当征得国家药品监督管理局同意。

（八）专利行政部门

国家知识产权局负责保护知识产权。拟订严格保护商标、专利、原产地地理标志、集成电路布图设计等知识产权制度并组织实施。组织起草相关法律法规草案，拟订部门规章，并监督实施。研究鼓励新领域、新业态、新模式创新的知识产权保护、管理和服务政策。研究提出知识产权保护体系建设方案并组织实施，推动建设知识产权保护体系。负责指导商标、专利执法工作，指导地方知识产权争议处理、维权援助和纠纷调处。国家知识产权局设立药品专利纠纷早期解决机制行政裁决委员会，组织和开展药品专利纠纷早期解决机制行政裁决相关工作。

（九）公安部门

公安部门负责组织指导药品、医疗器械和化妆品犯罪案件侦查工作。药品监督管理部门与公安部门建立行政执法和刑事司法工作衔接机制。药品监督管理部门发现违法行为涉嫌犯罪的，按照有关规定及时移送公安机关，公安机关应当迅速进行审查，并依法作出立案或者不予立案的决定。公安机关依法提请药品监督管理部门作出检验、鉴定、认定等协助的，药品监督管理部门应当予以协助。

（十）海关

海关负责药品进出口口岸的设置；药品进口与出口的监管、统计与分析。

（十一）互联网信息管理部门

国家互联网信息办公室（简称"网信办"）与中央网络安全和信息化委员会办公室，一个机构两块牌子，列入中共中央直属机构序列。配合相关部门进一步加强互联网药品广告管理，大力整治网上虚假违法违规信息，依法查处发布虚假违法广告信息等的违法违规网站，营造风清气正的网络空间。

三、药品监督管理专业技术机构

《药品管理法》规定，药品监督管理部门设置或者指定的药品专业技术机构，承担依法实施药品监督管理所需的审评、检验、核查、监测与评价等工作。药品监督管理专业技术机构是药品监督管理的重要组成部分，为药品行政监督提供技术支撑与保障。国家药品监督管理局的药品监督管理专业技术机构主要有：中国食品药品检定研究院、国家药典委员会、药品审评中心、食品药品审核查验中心、药品评价中心、行政事项受理服务和投诉举报中心、执业药师资格认证中心、高级研修学院、国家中药品种保护审评委员会、特殊药品检查中心和药品审评检查分中心等。

（一）中国食品药品检定研究院（国家药品监督管理局医疗器械标准管理中心，中国药品检验总所）

中国食品药品检定研究院是国家药品监督管理局的直属事业单位，是国家检验药品、生物制品质量的法定机构。主要职责为：①承担食品、药品、医疗器械、化妆品及有关药用辅料、包装材料与容器（以下统称为食品药品）的检验检测工作。组织开展药品、医疗器械、化妆品抽验和质量分析工作。负责相关复验、技术仲裁。组织开展进口药品注册检验以及上市后有关数据收集分析等工作。②承担药品、医疗器械、化妆品质量标准、技术规范、技术要求、检验检测方法的制修订以及技术复核工作。组织开展检验检测新技术、新方法、新标准研究。承担相关产品严重不良反应、严重不良事件原因的实验研究工作。③负责医疗器械标准管理相关工作。④承担生物制品批签发相关工作。⑤承担化妆品安全技术评价工作。⑥组织开展有关国家标准物质的规划、计划、研究、制备、标定、分发和管理工作。⑦负责生产用菌毒种、细胞株的检定工作。承担医用标准菌毒种、细胞株的收集、鉴定、保存、分发和管理工作。⑧承担实验动物饲育、保种、供应和实验动物及相关产品的质量检测工作。⑨承担食品药品检验检测机构实验室间比对以及能力验证、考核与评价等技术工作。⑩负责研究生教育培养工作。⑪组织开展对食品药品相关单位质量检验检测工作的培训和技术指导。⑫开展食品药品检验检测国际（地区）交流与合作。

（二）　国家药典委员会

国家药典委员会是法定的国家药品标准工作专业管理机构。国家药典委员会的主要职责为：①组织编制、修订和编译《中华人民共和国药典》（以下简称《中国药典》）及配套标准。②组织制定修订国家药品标准。参与拟订有关药品标准管理制度和工作机制。③组织《中国药典》收载品种的医学和药学遴选工作。负责药品通用名称命名。④组织评估《中国药典》和国家药品标准执行情况。⑤开展药品标准发展战略、管理政策和技术法规研究。承担药品标准信息化建设工作。⑥开展药品标准国际（地区）协调和技术交流，参与国际（地区）间药品标准适用性认证合作工作。⑦组织开展《中国药典》和国家药品标准宣传培训与技术咨询，负责《中国药品标准》等刊物编辑出版工作。⑧负责药典委员会各专业委员会的组织协调及服务保障工作。

（三）　国家药品监督管理局药品审评中心

国家药品监督管理局药品审评中心（简称药品审评中心）是国家药品注册技术审评机构。药品审评中心的主要职责为：①负责药物临床试验、药品上市许可申请的受理和技术审评。②负责仿制药质量和疗效一致性评价的技术审评。③承担再生医学与组织工程等新兴医疗产品涉及药品的技术审评。④参与拟订药品注册管理相关法律法规和规范性文件，组织拟订药品审评规范和技术指导原则并组织实施。⑤协调药品审评相关检查、检验等工作。⑥开展药品审评相关理论、技术、发展趋势及法律问题研究。⑦组织开展相关业务咨询服务及学术交流，开展药品审评相关的国际（地区）交流与合作。⑧承担国家局国际人用药注册技术协调会议（ICH）相关技术工作。

（四）　国家药品监督管理局食品药品审核查验中心（国家疫苗检查中心）

国家药品监督管理局食品药品审核查验中心（简称药品核查中心）的主要职责为：①组织制定修订药品、医疗器械、化妆品检查制度规范和技术文件。②承担药物临床试验、非临床研究机构资格认定（认证）和研制现场检查。③承担药品注册现场检查。承担药品生产环节的有因检查。承担药品境外检查。承担医疗器械临床试验监督抽查和生产环节的有因检查。承担医疗器械境外检查。④承担特殊化妆品注册、化妆品新原料注册备案核查及相关有因检查，生产环节的有因检查。承担化妆品和化妆品新原料境外检查。⑤承担国家级检查员考核、使用等管理工作。⑥开展检查理论、技术和发展趋势研究、学术交流及技术咨询。⑦承担药品、医疗器械、化妆品检查的国际（地区）交流与合作。⑧承担市场监管总局委托的食品检查工作。

（五）　国家药品监督管理局药品评价中心（国家药品不良反应监测中心）

国家药品监督管理局药品评价中心（国家药品不良反应监测中心，简称药品评价中心）的主要职责为：①组织制定修订药品不良反应、医疗器械不良事件监测、化妆品不良反应监测与上市后安全性评价及药物滥用监测的技术标准和规范。②组织开展药品不良反应、医疗器械不良事件、化妆品不良反应、药物滥用监测工作。③开展药品、医疗器械、化妆品的上市后安全性评价工作。④指导地方相关监测与上市后安全性评价工作。组织开展相关监测与上市后安全性评价的方法研究、技术咨询和国际

（地区）交流合作。⑤参与拟订、调整国家基本药物目录。⑥参与拟订、调整非处方药目录。

（六） 国家药品监督管理局行政事项受理服务和投诉举报中心

受理服务和投诉举报中心的主要职责为：①负责药品、医疗器械、化妆品行政事项的受理服务和审批结果的相关文书的制作、送达工作。②受理和转办药品、医疗器械、化妆品涉嫌违法违规行为的投诉举报。③负责药品、医疗器械、化妆品行政事项受理和投诉举报相关信息的汇总、分析和报送工作。④负责药品、医疗器械、化妆品重大投诉举报办理工作的组织协调、跟踪督办，监督办理结果反馈。⑤参与拟订药品、医疗器械、化妆品行政事项和投诉举报相关法规、规范性文件和规章制度。⑥负责投诉举报新型、共性问题的筛查和分析，提出相关安全监管建议。承担国家局执法办案、整治行动的投诉举报案源信息报送工作。⑦承担国家局行政事项受理服务大厅的运行管理工作。参与国家局行政事项受理、审批网络系统的运行管理。承担国家局行政事项收费工作。⑧参与药品、医疗器械审评审批制度改革以及国家局"互联网＋政务服务"平台建设、受理服务工作。⑨指导协调省级药品监管行政事项受理服务及投诉举报工作。⑩开展与药品、医疗器械、化妆品行政事项受理及投诉举报工作有关的国际（地区）交流与合作。

（七） 国家药品监督管理局执业药师资格认证中心

执业药师资格认证中心的主要职责为：①开展执业药师资格准入制度及执业药师队伍发展战略研究，参与拟订完善执业药师资格准入标准并组织实施。②承担执业药师职业资格考试相关工作。组织开展执业药师职业资格考试命审题工作，编写考试大纲和考试指南。负责执业药师职业资格考试命审题专家库、考试题库的建设和管理。③组织制订执业药师认证注册工作标准和规范并监督实施。承担执业药师认证注册管理工作。④组织制订执业药师认证注册与继续教育衔接标准。拟订执业药师执业标准和业务规范，协助开展执业药师配备使用政策研究和相关执业监督工作。⑤承担全国执业药师管理信息系统的建设、管理和维护工作，收集报告相关信息。⑥指导地方执业药师资格认证相关工作。⑦开展执业药师资格认证国际（地区）交流与合作。⑧协助实施执业药师能力与学历提升工程。

（八） 国家药品监督管理局高级研修学院（国家药品监督管理局安全应急演练中心）

高级研修学院的主要职责为：①实施公务人员高级研修，承担监管政策理论研究及人才队伍发展战略研究。②承担职业化药品检查员教育培训工作。③承担药品监管系统教育培训研究、课题开发和培训教学实施。④组织开展执业药师考前培训、继续教育、师资培训及相关工作。⑤开展药品安全专业技术人员培训工作。⑥负责药品安全关键岗位从业人员（工种）技能鉴定相关工作。⑦拟定药品监管教育培训相关学科、课程和教材体系建设规划并组织实施。

（九） 国家中药品种保护审评委员会

国家中药品种保护审评委员会目前与国家市场监督管理总局食品审评中心实行一套机构、两块牌子管理，为国家市场监督管理总局直属事业单位，负责组织国家中药品种保护的技术审评工作。

（十） 国家药品监督管理局特殊药品检查中心 （国家药品监督管理局一四六仓库）

2021年6月，原国家药品监督管理局一四六仓库更名为国家药品监督管理局特殊药品检查中心（国家药品监督管理局一四六仓库），主要承担特殊药品、医疗器械、化妆品等技术检查及麻醉药品仓储管理保障工作。

（十一） 药品、医疗器械审评检查分中心

国家药品监督管理局分别在上海市成立药品审评检查长三角分中心、医疗器械技术审评检查长三角分中心，在广东省深圳市成立药品审评检查大湾区分中心、医疗器械技术审评检查大湾区分中心。这些分中心主要承担协助国家药品监督管理局药品审评中心、医疗器械审评中心开展药品、医疗器械审评事前事中沟通

指导和相关检查等工作。国家药品监督管理局和当地政府建立科学高效专业的区域性审评检查工作体系，为药品、医疗器械企业研发创新提供优质服务，将分中心打造为推动长三角地区、粤港澳大湾区高质量一体化发展的实践平台、深化药品审评审批制度改革的合作平台、服务医药产业创新发展的孵化平台。

第三节 药品管理的行政行为

一、行政许可

（一）行政许可的概念与特征

1. 行政许可的概念 行政许可，是指行政机关根据公民、法人和其他组织的申请，经依法审查，准予其从事特定活动的行为。行政许可制度，由许可的实施机关、许可的条件、许可的程序，许可的监督以及相关法律责任等内容组成。

2. 行政许可的特征

（1）行政许可的实施主体是行政机关。行政许可是一项行政行为，其实施主体是法定的行使许可权的行政机关，还包括法律、法规授权的具有管理公共事务职能的组织。

（2）行政许可是一种依申请的行为。对于行政机关来说，行政许可是一项被动性的行政行为，以行政相对人的申请为前提，行政机关的决定不能超出行政相对人的申请范围。这与行政机关依职权主动实施的行政检查、行政处罚等行政行为有着明显区别。

（3）行政许可内容是准许从事某项特定活动或者赋予资质。行政许可虽然是行政机关的一项被动性行政行为，但是，行政机关基于其行政权力，享有依法审查的职权，有权确定是否允许申请人从事特定活动或者授予其特定资质。

（4）行政许可是一种要式行政行为。行政许可的实施具有严格的法定程序，通过法律规定的形式予以体现，通常是法定的许可证件或者签章。

（二）行政许可的基本原则

1. 许可法定原则 许可法定是法治原则在行政许可领域的具体体现，是指行政许可的设定、许可范围、许可条件和要求、实施机关及其权限、许可程序和时限以及相应法律后果等，都必须有法律法规的明确规定，符合法律要求。《行政许可法》第四条明确规定，设定和实施行政许可，应当依照法定的权限、范围、条件和程序。行政许可法定原则主要包括行政许可项目法定、实施机关法定、条件法定、程序法定等。

2. 公开原则 公开是对行政行为的一项基本要求。其基本含义是政府行为除涉及国家秘密、商业秘密或者个人隐私等依法应当保密以外，应当公开进行。《行政许可法》明确公开原则是行政许可领域的基本原则。公开主要包括两点：法律、法规、政策的公开，行政许可行为本身的公开。根据《行政许可法》的规定，实施行政许可的公开包括：行政许可的依据应当公开；实施行政许可的主体以及统一受理行政许可申请、统一送达行政许可决定的机构名称要公开；有关行政许可的事项、条件、数量、程序要公开；需要申请人提交的全部材料的目录和申请书示范文本要公开；行政机关在审查行政许可申请过程中听取利害关系人意见以及举行听证、招标、拍卖、考试、考核、检验、检测、检疫等，要公开进行；行政许可的结果要公开。行政许可的公开一般通过法定的形式进行，主要有公告、查阅、送达、公报刊载或者网站发布等方式。

3. 公平公正原则 公平公正原则的基本精神是要求行政机关及其工作人员办事公道，不徇私情，合理考虑相关因素，平等对待相对人，不因相对人的不同身份、民族、种族、性别或者不同宗教信仰而予以歧视。公平公正包括行政许可的设定应当合理、公正，行政许可应当符合法定目的，行政许可的实施应当公平。公平公正包括实体公平公正和程序公平公正。实体公平公正，是指行政机关应当准确认定事实，公平、正确适用法律。程序公正，是指行政机关应当平等对待当事人，同样情况，同样对待；不同情况，不同对待。

4. 高效便民原则 行政许可的高效原则，是要求行政机关提高办事效率，节约行政成本，减少当事人负担，既体现了对行政相对人的尊重和对申请人权利的保护，也体现了对国家利益的维护。便民原则是要求行政许可的设定和实施应当方便行政相对人，尽可能减少行政相对人的负担。要求从法律的制度上解决行政许可环节过多、手续繁琐、时限过长、"暗箱操作"等问题。

（三）行政许可的程序

行政许可程序制度，是指实施机关遵循何种方式、步骤、时限和顺序，对行政许可申请进行审查和作出决定，包括一般程序和特别程序，一般程序针对的是普通许可，特别程序主要针对的是特许、认可、核准和登记。

行政许可的一般程序包括申请、受理、审查、决定、送达等。

行政许可是依申请的行政行为，申请人提出申请，是行政许可的前提，也是启动行政程序的基础。申请行政许可的主体可以是公民、法人或者其他组织，药品领域行政许可的申请主体主要是企业法人、医疗机构、科研机构、自然人等。

申请人向行政机关提交行政许可申请后，行政许可程序开始启动，行政机关应当在规定时间内对申请材料进行审核，决定是否受理。为规范行政机关的行政许可行为，《行政许可法》对受理作出了严格规定，符合形式要件即应当受理；原则上应当当场作出是否受理的决定，最长不得超过 5 个工作日；行政机关受理或者不予受理行政许可申请，均应当出具书面凭证，且要加盖本行政机关专用印章和注明日期。

行政机关受理行政许可申请后，即进入审查环节。审查，就是对申请人提交的材料进行审核，以决定申请人是否符合法定的许可条件和标准的过程。审查分为形式审查和实质审查，形式审查仅对申请材料是否齐全，是否符合法定形式等形式要件进行审查。实质审查除对申请材料进行形式审查外，还要对申请材料的真实性、有效性和材料的实质内容是否符合要求进行审查。形式审查一般限于登记类事项，药品领域的审查，均为实质审查。

决定，即行政机关根据实质审查结果，作出准予或者不准予许可的决定。《行政许可法》

对决定有着严格的时限和形式要求，行政机关必须在规定期限内作出书面决定。申请人提交的申请材料齐全，符合法定形式，行政机关能够当场作出决定的，应当当场作出书面的行政许可决定。不能当场作出决定的，应当自受理行政许可申请之日起 20 日内作出行政许可决定，20 日内不能作出决定的，经本行政机关负责人批准可以延长 10 日，并应当将延长期限的理由告知申请人。

行政机关决定准予行政许可的，需要向申请人出具相应的代表公权力认可的证明，通常是许可证件。《行政许可法》规定，行政机关准予行政许可的决定，应当依法向申请人颁发相应的许可证件或者相应证明，需要颁发行政许可证件的，行政许可证件应当加盖本行政机关印章。行政机关作出准予行政许可的决定，应当自作出决定之日起十日内向申请人颁发、送达行政许可证件。行政许可证件的送达方式，依据《民事诉讼法》的规定执行，包括直接送达、留置送达、委托送达、邮寄送达、公告送达等。

（四）药品行政许可

根据《药品管理法》《药品管理法实施条例》《麻醉药品和精神药品管理条例》等法律、行政法规以及其他设定行政许可的相关法律依据，国家对药品注册、安全监管设定了一系列行政许可项目。如：药品上市许可，表现形式为颁发药品注册证书；药品生产许可，表现形式为颁发《药品生产许可证》和《医疗机构制剂许可证》；药品经营许可，表现形式为颁发《药品经营许可证》；国务院行政法规确认了执业药师执业许可，表现形式为颁发《执业药师注册证》。

按照党中央、国务院关于行政审批制度改革精神，国务院各部门不断梳理本部门目前保留的行政审批事项，对取消或下放后有利于激发市场主体创造活力、增强经济发展内生动力的行政审批事项，进一步加大取消或下放力度。改革管理方式，向"负面清单"管理方向迈进，清单之外的事项由市场主体依法自主决定、由社会自律管理或由地方政府及其部门依法审批。做好取消和下放管理层级行政审批项目的落实和衔接工作，并切实加强事中事后监管。推进行政审批制度改革，使简政放权成为持续的改革行动。健全监督制约机制，加强对行政审批权运行的监督，不断提高政府管理科学化、规范化水平。

二、行政强制

（一）　行政强制的概念

行政强制，是指行政机关为了实现预防或制止正在发生或可能发生的违法行为、危险状态以及不利后果，或者为了保全证据、确保案件查处工作的顺利进行等行政目的，而对相对人的人身或财产采取强制性措施的行为，包括行政强制措施和行政强制执行。

（二）　行政强制措施

行政强制措施，是指行政机关在行政管理过程中，为制止违法行为、防止证据损毁、避免危害发生、控制危险扩大等情形，依法对公民的人身自由实施暂时性限制，或者对公民、法人或者其他组织的财物实施暂时性控制的行为。

行政强制措施的种类包括：①限制公民人身自由；②查封场所、设施或者财物；③扣押财物；④冻结存款、汇款；⑤其他行政强制措施。

（三）　行政强制执行

行政强制执行，是指行政机关或者行政机关申请人民法院，对不履行行政决定的公民、法人或者其他组织，依法强制履行义务的行为。

行政强制执行的方式包括：①加处罚款或者滞纳金；②划拨存款、汇款；③拍卖或者依法处理查封、扣押的场所、设施或者财物；④排除妨碍、恢复原状；⑤代履行；⑥其他强制执行方式。

三、行政处罚

（一）　行政处罚的概念与种类

1. 行政处罚的概念　行政处罚，是指行政机关依法对违反行政管理秩序的公民、法人或者其他组织，以减损权益或者增加义务的方式予以惩戒的行为。依照《行政处罚法》规定，

公民、法人或者其他组织违反行政管理秩序的行为，应当给予行政处罚的，由法律、法规或者规章规定，并由行政机关依照《行政处罚法》规定的程序实施。没有法定依据或者不遵守法定程序的，行政处罚无效。

2. 行政处罚的特征　行政处罚的实施主体是行政机关或法律、法规授权的其他行政主体；行政处罚的对象是作为行政相对人的自然人、法人或其他组织；行政处罚的前提是行政相对人实施了违反行政法律规范的行为；行政处罚的性质是一种以惩戒违法为目的，具有制裁性的具体行政行为。

3. 行政处罚的设定　行政处罚的设定，是指行政处罚应由哪个机关，以什么形式来规定的权限。根据我国的立法体制，《行政处罚法》对不同法律文件设定行政处罚的权限划分作出了规定，具体分为以下层次：法律的设定权，全国人民代表大会及其常务委员会制定的法律，可以设定各种行政处罚并对限制人身自由的行政处罚权创设持有专属权。行政法规的设定权，国务院制定的行政法规可以设定除限制人身自由以外的行政处罚，如果法律对违法行为已经作出行政处罚规定，行政法规需要作出具体规定的，不得超出法律规定给予行政处罚的行为、种类和幅度的范围。地方性法规的设定权，地方人大制定的地方性法规可以设定除限制人身自由、吊销企业营业执照以外的行政处罚，如果法律、行政法规对违法行为已经作出行政处罚规定的，不得超出法律、行政法规规定的给予行政处罚的行为、种类和幅度的范围。部门规章的设定权，国务院部门规章可以在法律、行政法规规定的给予行政处罚的行为、种类和幅度的范围内作出具体规定，尚未制定法律、行政法规的，可以设定警告、通报批评或者一定数额罚款的处罚，罚款的限额由国务院规定。地方政府规章的设定权，地方规章可以在法律、法规规定的给予行政处罚的行为、种类和幅度的范围内作出具体规定，这里的法规包括行政法规和地方性法规，尚未制定法律、法规的，地方政府规章对违反行政管理秩序的行为可以设定警告、通报批评或者一定数额罚款的行政

处罚，罚款的限额由省、自治区、直辖市人大常务委员会规定。

《行政处罚法》规定，除法律、法规和规章以外的其他规范性文件不得设定行政处罚。

4. 行政处罚的种类　《行政处罚法》第九条明确规定了行政处罚的种类，包括：①警告、通报批评；②罚款、没收违法所得、没收非法财物；③暂扣许可证件、降低资质等级、吊销许可证件；④限制开展生产经营活动、责令停产停业、责令关闭、限制从业；⑤行政拘留；⑥法律、行政法规规定的其他行政处罚。

（二）　行政处罚的管辖与适用

1. 行政处罚的管辖

（1）行政处罚由违法行为发生地的行政机关管辖。法律、行政法规、部门规章另有规定的，从其规定。

（2）行政处罚由县级以上地方人民政府具有行政处罚权的行政机关管辖。法律、行政法规另有规定的，从其规定。

（3）省（区、市）根据当地实际情况，可以决定将基层管理迫切需要的县级人民政府部门的行政处罚权交由能够有效承接的乡镇人民政府、街道办事处行使，并定期组织评估。决定应当公布。承接行政处罚权的乡镇人民政府、街道办事处应当加强执法能力建设，按照规定范围、依照法定程序实施行政处罚。有关地方人民政府及其部门应当加强组织协调、业务指导、执法监督，建立健全行政处罚协调配合机制，完善评议、考核制度。

（4）两个以上行政机关都有管辖权的，由最先立案的行政机关管辖。对管辖发生争议的，应当协商解决，协商不成的，报请共同的上一级行政机关指定管辖；也可以直接由共同的上一级行政机关指定管辖。

（5）违法行为涉嫌犯罪的，行政机关应当及时将案件移送司法机关，依法追究刑事责任。对依法不需要追究刑事责任或者免予刑事处罚，但应当给予行政处罚的，司法机关应当及时将案件移送有关行政机关。行政处罚实施机关与司法机关之间应当加强协调配合，建立健全案件移送制度，加强证据材料移交、接收衔接，完善案件处理信息通报机制。

2. 行政处罚的适用条件　行政处罚的适用条件包括：必须已经实施了违法行为，且该违法行为违反了行政法规范；行政相对人具有责任能力；行政相对人的行为依法应当受到处罚；违法行为未超过追究时效。行政处罚的适用方式分为：

（1）不予处罚　①不满十四周岁的人有违法行为的，不予行政处罚，责令监护人加以管教；②违法行为在二年内未被发现的，不再给予行政处罚；涉及公民生命健康安全、金融安全且有危害后果的，上述期限延长至五年，法律另有规定的除外；③精神病人、智力残疾人在不能辨认或者控制自己行为时有违法行为的，不予行政处罚；④如违法行为轻微并及时纠正，没有造成危害后果的，不予行政处罚；初次违法且危害后果轻微并及时改正的，可以不予行政处罚；⑤当事人有证据足以证明没有主观过错的，不予行政处罚。法律、行政法规另有规定的，从其规定。对当事人的违法行为依法不予行政处罚的，行政机关应当对当事人进行教育。

（2）从轻或者减轻处罚　当事人有下列情形之一的，应当依法从轻或者减轻行政处罚：①主动消除或者减轻违法行为危害后果的；②受他人胁迫或者诱骗实施违法行为的；③主动供述行政机关尚未掌握的违法行为的；④配合行政机关查处违法行为有立功表现的；⑤法律、法规、规章规定其他应当从轻或者减轻行政处罚的；⑥已满十四周岁不满十八周岁的人有违法行为的；⑦尚未完全丧失辨认或者控制自己行为能力的精神病人、智力残疾人有违法行为的。

（三）　行政处罚的程序

公民、法人或者其他组织违反行政管理秩序的行为，依法应当给予行政处罚。行政机关在作出行政处罚决定之前，应当告知当事人作出行政处罚决定的事实、理由及依据，并告知当事人依法享有的陈述、申辩、要求听证等权利。行政处罚决定程序分为三类。

1. 简易程序（当场处罚程序）　当违法事实确凿、有法定依据、拟作出数额较小的罚款（对公民处 200 元以下，对法人或者其他组织处 3000 元以下的罚款）或者警告时，可以适用简易程序，当场作出行政处罚决定。简易程序包括：①表明身份（执法人员应向当事人出示执法证件）；②确认违法事实，说明处罚理由和依据；③制作行政处罚决定书；④交付行政处罚决定书；⑤备案。

2. 普通程序　普通程序包括：①立案；②调查取证；③说明理由并告知权利；④当事人的陈述和申辩；⑤制作处罚决定书，行政机关应当自行政处罚案件立案之日起九十日内作出行政处罚决定；⑥法律、法规、规章另有规定的，从其规定；⑦送达行政处罚决定书。

3. 听证程序　行政机关作出以下行政处罚决定之前，应当告知当事人有要求举行听证的权利：①较大数额罚款；②没收较大数额违法所得、没收较大价值非法财物；③降低资质等级或吊销许可证件；④责令停产停业、责令关闭、限制从业；⑤其他较重的行政处罚等；⑥法律、法规、规章规定的其他情形。当事人要求听证的，行政机关应当组织听证。当事人不承担行政机关组织听证的费用。

四、行政复议与行政诉讼

（一）行政复议概述

1. 行政复议的概念　行政复议，是指公民、法人或者其他组织认为行政主体的行政行为侵犯其合法权益，依法向行政复议机关提出复议申请，行政复议机关依照法定程序对被申请复议的行政行为的合法性和适当性进行审查并作出决定的一种法律制度。

2. 行政复议的受案范围　行政复议的受案范围是指法律规定的行政复议机关受理行政争议案件的权限范围。根据《行政复议法》第十一条规定，公民、法人或者其他组织认为行政机关作出的行政行为属于下列情形之一的，可申请行政复议：①对行政机关作出的行政处罚决定不服；②对行政机关作出的行政强制措施、行政强制执行决定不服；③申请行政许可，行政机关拒绝或者在法定期限内不予答复，或者对行政机关作出的有关行政许可其他决定不服；

④对行政机关作出的关于确认自然资源的所有权或者使用权的决定不服；⑤对行政机关作出的征收征用决定及其补偿决定不服；⑥对行政机关作出的赔偿决定或者不予赔偿决定不服；⑦对行政机关作出的不予受理工伤认定申请的决定或者工伤认定结论不服；⑧认为行政机关侵犯其经营自主权或者农村土地承包经营权、农村土地经营权；⑨认为行政机关滥用行政权力排除或者限制竞争；⑩认为行政机关违法集资、摊派费用或者违法要求履行其他义务；⑪申请行政机关履行保护人身权利、财产权利、受教育权利等合法权益的法定职责，行政机关拒绝履行、未依法履行或者不予答复；⑫申请行政机关依法给付抚恤金、社会保险待遇或者最低生活保障等社会保障，行政机关没有依法给付；⑬认为行政机关不依法订立、不依法履行、未按照约定履行或者违法变更、解除政府特许经营协议、土地房屋征收补偿协议等行政协议；⑭认为行政机关在政府信息公开工作中侵犯其合法权益；⑮认为行政机关的其他行政行为侵犯其合法权益。

附带申请复议的行政行为。公民、法人或者其他组织认为行政机关的行政行为所依据的规范性文件不合法，在对行政行为申请复议时，可以一并向行政机关提出对该规范性文件的附带审查申请：①国务院部门的规范性文件；②县级以上地方各级人民政府及其工作部门的规范性文件；③乡、镇人民政府的规范性文件；④法律、法规、规章授权的组织的规范性文件。上述所列规范性文件规定不含规章。规章的审查依照法律、行政法规办理。

3. 行政复议机关　《行政复议法》规定的行政复议机关是和行政复议管辖相联系的。对行政复议案件拥有管辖权的机关，就是行政复议机关。根据《行政复议法》第四条规定，县级以上各级人民政府以及其他依法履行行政复议职责的行政机关是行政复议机关。行政复议机关办理行政复议事项的机构是行政复议机构。

（二）行政复议程序

1. 行政复议申请　公民、法人或者其他组织认为行政行为侵犯其合法权益，可以自知道或者应当知道该行政行为之日起 60 日内提出行政复议申请。法律规定的申请期限超过 60 日的除外。因不可抗力或其他正当理由耽误法定申请期限的，申请期限自障碍消除之日起继续计算。申请人申请行政复议，可以书面申请，书面申请有困难的，也可以口头申请。

2. 行政复议受理 行政复议机关收到行政复议申请后，应当在 5 日内进行审查，对不符合规定的行政复议申请，决定不予受理并说明理由；对于不属于本机关受理的行政复议申请，应当告知申请人向有管辖权的行政复议机关提出。

3. 行政复议审理与决定 行政复议审理，是指复议机关受理复议申请后，对被申请人的行政行为进行审查的活动。行政复议决定，是指行政复议机关受理行政复议申请后，经审查，在法定期限内所作的具有法律效力的评价。行政复议决定包括：维持决定；责令履行法定职责；撤销、确认决定；变更决定；责令赔偿或者补偿决定；驳回复议请求决定。

（三） 行政诉讼的概念与受案范围

1. 行政诉讼的概念 行政诉讼，是指公民、法人或者其他组织在认为行政机关或者法律、法规授权的组织作出的行政行为侵犯其合法权益时，依法定程序向人民法院起诉，人民法院对该行政行为合法性进行审查并作出裁决的活动。

2. 行政诉讼的受案范围 行政诉讼的受案范围包括：①对行政拘留、暂扣或者吊销许可证和执照、责令停产停业、没收违法所得、没收非法财物、罚款、警告等行政处罚不服的；②对限制人身自由或者对财产的查封、扣押、冻结等行政强制措施和行政强制执行不服的；③申请行政许可，行政机关拒绝或者在法定期限内不予答复，或者对行政机关作出的有关行政许可的其他决定不服的；④对行政机关作出的关于确认土地、矿藏、水流、森林、山岭、草原、荒地、滩涂、海域等自然资源的所有权或者使用权的决定不服的；⑤对征收、征用决定及其补偿决定不服的；⑥申请行政机关履行保护人身权、财产权等合法权益的法定职责，行政机关拒绝履行或者不予答复的；⑦认为行政机关侵犯其经营自主权或者农村土地承包经

营权、农村土地经营权的；⑧认为行政机关滥用行政权力排除或者限制竞争的；⑨认为行政机关违法集资、摊派费用或者违法要求履行其他义务的；⑩认为行政机关没有依法支付抚恤金、最低生活保障待遇或者社会保险待遇的；⑪认为行政机关不依法履行、未按照约定履行或者违法变更、解除政府特许经营协议、土地房屋征收补偿协议等协议的；⑫认为行政机关侵犯其他人身权、财产权等合法权益的。

3. 行政诉讼参加人 行政诉讼参加人包括原告、被告、共同诉讼人、第三人和行政诉讼代理人。

4. 行政诉讼证据 行政诉讼的证据，是指能够证明行政诉讼案件真实情况的一切事实。可以作为行政诉讼证据的有：书证、物证、视听资料、电子数据、证人证言、当事人的陈述、鉴定意见、勘验笔录、现场笔录等。由于行政法律关系的特点，原告与被告处于不平等的地位。行政法律关系的产生是基于行政机关单方面的行为。因此，行政诉讼法规定，被告对作出的具体行政行为负有举证责任，应当提供作出该具体行政行为的证据和所依据的规范性文件。在诉讼过程中，被告及其诉讼代理人不得自行向原告、第三人和证人收集证据。

（四） 行政诉讼的程序

1. 起诉与立案

（1）起诉 是指公民、法人或者其他组织认为自己的合法权益受到行政机关行政行为的侵害，而向人民法院提出诉讼请求，要求人民法院通过行使审判权，依法保护自己合法权益的诉讼行为。根据行政诉讼法的规定，经过行政复议的案件，公民、法人或者其他组织对行政复议决定不服的，可在收到复议决定书之日起 15 日内向人民法院起诉；直接向人民法院提起诉讼的，应当自知道或者应当知道作出行政行为之日起 6 个月内提出。超过起诉期限的起诉会被法院驳回。

（2）立案 是指人民法院对公民、法人或者其他组织的起诉进行审查，对符合起诉条件的案件进行登记立案的诉讼行为。

2. 审理与裁判

（1）行政诉讼中的审理 是指人民法院对

行政案件所作的实质审查活动。行政案件的审理方式，主要有开庭审理和书面审理两种。我国行政诉讼的审理，一审程序一律开庭审理；二审的审理分为书面审理和开庭审理两种方式。

（2）裁判 是指人民法院运用国家审判权对行政案件作出判决和裁定的合称。裁定是指在行政诉讼过程中，人民法院对行政诉讼程序问题作出的裁决。裁定主要适用于不予受理、驳回起诉、管辖异议、中止或者终结诉讼、移送或指定管辖、诉讼保全、先予执行、诉讼期间停止执行行政行为，以及撤诉或不准撤诉等情形。

判决是人民法院就解决案件实体问题所作的决定。根据《行政诉讼法》有关规定，人民法院在行政诉讼一审程序中适用的判决有：驳回诉讼请求判决；撤销判决；重作判决；履行判决；变更判决；给付判决；确认违法判决；确认无效判决；承担责任判决；补偿判决。

人民法院应当在立案之日起6个月内作出第一审判决。有特殊情况需要延长的，由高级人民法院批准，高级人民法院审理第一审案件需要延长的，由最高人民法院批准。

第四节 药品管理相关制度

一、药品标准

（一）药品标准概述

《药品管理法》第二十八条规定，药品应当符合国家药品标准。经国务院药品监督管理部门核准的药品质量标准高于国家药品标准的，按照经核准的药品质量标准执行；没有国家药品标准的，应当符合经核准的药品质量标准。

国务院药品监督管理部门会同国务院卫生健康主管部门组织药典委员会，负责国家药品标准的制定和修订。国务院药品监督管理部门设置或者指定的药品检验机构负责标定国家药品标准品、对照品。

药品标准是保障药品安全有效的重要基础，是药品监管工作的准绳，也是一个国家医药产业发展和监管水平的重要体现，在药品监管体系和监管能力现代化建设中发挥着基础性、引领性作用。随着《药品管理法》《疫苗管理法》

等法律法规相继制修订，2023年7月，国家药品监督管理局颁布了《药品标准管理办法》，第一次全面系统地制定了药品标准管理的制度和要求。

根据《药品标准管理办法》的规定，药品标准，是指根据药物自身的理化与生物学特性，按照来源、处方、制法和运输、贮藏等条件所制定的、用以评估药品质量在有效期内是否达到药用要求，并衡量其质量是否均一稳定的技术要求。

药品标准也是对药品的各种检查项目、指标、限度、范围、方法和设备条件等所做的规定，这些规定把能够反映药品质量特性的各种技术参数和指标以技术文件的形式体现。为了保证药品标准的可靠、有效，所有药品标准的具体项目，比如药品的纯度、成分含量、组分、生物等效性、疗效、热原度、无菌度、物理化学性质以及杂质限量等指标的检测结果，都应当是可以识别，或能够定量的。

（二）国家药品标准体系

根据《药品管理法》《疫苗管理法》《药品标准管理办法》的规定，药品标准管理的适用范围主要包括国家药品标准，药品注册标准和中药标准等。

1. 国家药品标准 《药品管理法》规定，国务院药品监督管理部门颁布的《中国药典》和药品标准为国家药品标准。

（1）《中国药典》由国家药典委员会组织编纂，国家药品监督管理部门批准并颁布。《中国药典》是国家药品标准的核心，是具有法律地位的药品标准。《中国药典》每五年颁布一版。期间，适时根据需要发布《中国药典》增补本。《中国药典》增补本与其对应的现行版《中国药典》具有同等效力。现行的《中国药典》2020年版已由国家药品监督管理局、国家卫生健康委2020年第78号公告发布，自2020年12月30日起实施。

（2）国务院药品监督管理部门颁布的药品标准。除《中国药典》收载的国家药品标准外，尚有原卫生部颁布的药品标准、原食品药品监管总局和国家药品监督管理局颁布的药品标准，也收载了国内已有生产、疗效较好，需要统一标准，但尚未载入《中国药典》的品种质量标准。国务院药品监督管理部门颁布的药品标准也具有法律约束力，同样是检验药品质量的法定依据。

2. 药品注册标准 药品注册标准是经药品注册申请人提出，由国务院药品监督管理部门药品审评中心核定，国务院药品监督管理部门在批准药品上市许可、补充申请时发给药品上市许可持有人的经核准的质量标准。药品注册标准应当符合《中国药典》通用技术要求，不得低于《中国药典》的规定。申报注册品种的检测项目或者指标不适用《中国药典》的，申请人应当提供充分的支持性数据。

3. 中药标准 中药标准是药品监督管理部门为保证中药质量而制定或核准的强制性技术规定，是保障中药安全有效的重要基础，作为中药监管的重要抓手，在中药监管工作中发挥着基础性、引领性作用。为全面贯彻落实《中共中央 国务院关于促进中医药传承创新发展的意见》，进一步加强中药标准管理，建立符合中医药特点的中药标准管理体系，推动中药产业高质量发展，根据相关法律、法规、规章和规范性文件，国家药品监督管理局组织制定了《中药标准管理专门规定》（公告 2024 年第 93 号），自 2025 年 1 月 1 日起施行。

《中药标准管理专门规定》适用于中药材标准、中药饮片标准、中药配方颗粒标准与中药提取物标准、中成药标准等的国家药品标准，以及药品注册标准和省级中药标准的管理。

中药标准管理应当坚持传承与创新并重，遵循中医药理论，尊重传统经验，体现中药特点，鼓励新技术和新方法在中药标准中应用，支持采用大数据、人工智能等先进技术，持续提高中药质量可控性。中药材、中药饮片、中药配方颗粒、中药提取物、中成药等的药品标准在质量控制理念、技术要求、生产质量管理等方面应当保持协调，注重彼此之间内在质量的关联性。

根据中药监督管理工作的需要，体现中医药特色和优势的品种；《国家基本医疗保险、工伤保险和生育保险药品目录》或者《国家基本药物目录》收载的品种；以及其他需要优先制

定国家药品标准的品种可以优先制定中药国家药品标准。各省级药品监督管理部门应当根据中药国家药品标准收载品种实施情况及时调整各省级中药标准目录，废止同品种的省级中药标准。

同时，根据《国家药监局关于实施〈国家中药饮片炮制规范〉有关事项的公告》（公告 2022 年第 118 号），国家药品监督管理局组织国家药典委员会制定的《国家中药饮片炮制规范》属于中药饮片的国家药品标准。各省级药品监督管理部门应当根据《国家炮制规范》及时调整各省级中药饮片炮制规范目录，废止与《国家炮制规范》中品名、来源、炮制方法、规格均相同品种的省级中药饮片炮制规范。

（三）药品标准的制定

药品标准与药品生产技术和质量管理水平密切相关，药品标准的高低反映了一个国家或者企业的综合实力。一方面，药品标准不能订得过高，导致企业能力所不及，增加额外成本与负担；另一方面，标准也不可降得太低，造成药品质量良莠不齐，给用药者带来伤害。

1. 国家药品标准 政府部门、社会团体、企业事业组织以及公民均可提出国家药品标准制定和修订立项建议，国家药典委员会组织审议立项建议。国家药品标准制定和修订应当按照起草、复核、审核、公示、批准、颁布的程序进行。国家药品标准的起草应当符合国家药品标准技术规范等要求。国家药典委员会组织对国家药品标准草案及相关研究资料进行技术审核，拟定国家药品标准公示稿，广泛征求意见，公示期一般为 1~3 个月。国家药典委员会将拟颁布的国家药品标准草案以及起草说明上报国务院药品监督管理部门，予以批准的，以《中国药典》或者国家药品标准颁布件形式颁布。

2. 药品注册标准 药品注册标准的制定应当科学、合理，能够有效地控制产品质量，并充分考虑产品的特点、科技进步带来的新技术和新方法以及国际通用技术要求。申请人在申报药品上市许可注册申请或者涉及药品注册标准变更的补充申请时，提交拟定的药品注册标准。经药品检验机构标准复核和样品检验、药品审评中心标准核定，国务院药品监督管理部

门在批准药品上市或者补充申请时发给持有人。药品注册标准的变更，不得降低药品质量控制水平或者对药品质量产生不良影响。

3. 中药标准

（1）国家中药标准。中药是在中医药理论指导下使用的药品，中药标准的研究、制定和管理必须充分考虑到中药的自身特点。标准制定将遵循中医药理论、尊重中医药传统，体现中药特色作为必须把握的根本原则。一是强调中药材标准的研究和制定，注重对传统质量评价方法进行研究和传承，鼓励对道地药材的品质特征进行系统评价和研究。二是强调中药饮片标准的研究和制定，注重传统炮制经验的研究和传承，重点关注炮制过程及炮制终点的判定，对具有"减毒增效"以及"生熟异治"特点的中药饮片，建立针对性质量控制方法，科学合理设置质量控制项目。三是强调中成药标准的研究和制定，根据功能主治、"君臣佐使"等组方规律及临床使用情况，科学合理设置质量控制项目。四是强调中药配方颗粒标准的研究和制定，重点关注中药配方颗粒与传统汤剂基本质量属性的一致性。

为进一步优化中药标准形成机制，积极探索中药标准监管新举措，引入新的工作机制，包括，一是引入竞争机制，对中药国家标准制修订实施课题管理，各相关单位可公开申报，择优确定标准课题承担单位。二是全面深化公开机制，强调标准提高课题立项信息、起草单位、样品信息、研究草案甚至审核专家及审核意见的对外公开，确保标准工作公开、公平、公正。三是进一步强化鼓励机制，将企业和社会第三方直接申请修订中药国家标准纳入药品标准形成机制。四是构建中药标准快速修订机制，制定相关配套文件加快相关品种的中药标准修订工作。

（2）省级中药标准。省级药品监督管理部门依据国家法律、法规和相关管理规定等组织制定和发布省级中药标准，并在省级中药标准发布前开展合规性审查。省级药品监督管理部门应当在省级中药标准发布后30日内将省级中药标准发布文件、标准文本及编制说明报国务院药品监督管理部门备案。属于以下情形的，国务院药品监督管理部门不予备案，并及时将有关问题反馈相关省级药品监督管理部门；情节严重的，责令相关省级药品监督管理部门予以撤销或者纠正：收载有禁止收载品种的；与现行法律法规存在冲突的；其他不适宜备案的情形。国家药品标准已收载的品种及规格涉及的省级中药标准，自国家药品标准实施后自行废止。

省级中药标准禁止收载以下品种：①无本地区临床习用历史的药材、中药饮片；②已有国家药品标准的药材、中药饮片、中药配方颗粒；③国内新发现的药材；④药材新的药用部位；⑤从国外进口、引种或者引进养殖的非我国传统习用的动物、植物、矿物等产品；⑥经基因修饰等生物技术处理的动植物产品；⑦其他不适宜收载入省级中药标准的品种。

二、药品质量监督检验

（一）药品质量监督检验的界定与性质

1. 药品质量监督检验的界定　药品质量监督检验是指，国家药品检验机构按照国家药品标准对需要进行质量监督的药品进行抽样、检查和验证，并发出相关质量结果报告的药品技术监督过程。药品质量监督检验是药品监督管理的重要组成部分，是依法应用检验的方式客观地评价接受监督管理的药品是否符合国家药品标准，确保上市药品质量的活动。药品质量监督离不开检验，检验的目的是监督，因此，开展药品质量监督检验的技术必须是可靠的，数据必须是真实的。

2. 药品质量监督检验的性质　国家对药品质量监督管理的手段之一就是监督检验，这种监督检验与药品生产检验、药品验收检验的性质不同。药品监督检验具有第三方检验的公正性，因为它不涉及买卖双方的经济利益，不以盈利为目的。药品监督检验是代表国家对研制、生产、经营、使用的药品质量进行的检验，具有比生产或验收检验更高的权威性。

（二）药品质量监督检验机构

根据《药品管理法》及其相关规定，药品检验所是执行国家对药品监督检验的法定技术监督机构，承担依法实施药品审批和药品质量监督检查所需的药品检验工作。国家设置的药品检验机构有：中国食品药品检定研究院；省级药品检验所；市、县级药品检验所根据各地情况设置。

（三）药品质量监督检验的类型

药品质量监督检验根据其目的和处理方法不同，可以分为抽查检验、注册检验、指定检验和复验等类型。

1. 抽查检验　简称抽验，是国家依法对生产、经营和使用的药品质量进行有目的地调查和检查的过程，是药品监督管理部门通过技术方法对药品质量合格与否作出判断的一种重要手段。《药品管理法》第一百条规定，药品监督管理部门根据监督管理的需要，可以对药品质量进行抽查检验。抽查检验应当按照规定抽样，并不得收取任何费用；抽样应当购买样品。所需费用按照国务院规定列支。对有证据证明可能危害人体健康的药品及其有关材料，药品监督管理部门可以查封、扣押，并在 7 日内作出行政处理决定；药品需要检验的，应当自检验报告书发出之日起 15 日内作出行政处理决定。

根据《药品质量抽查检验管理办法》（国药监药管〔2019〕34 号），药品质量抽查检验根据监管目的一般可分为监督抽检和评价抽检。监督抽检是指药品监督管理部门根据监管需要对质量可疑药品进行的抽查检验，评价抽检是指药品监督管理部门为评价某类或一定区域药品质量状况而开展的抽查检验。药品监督管理部门可自行完成抽样工作，也可委托具有相应工作能力的药品主管技术机构进行抽样。国务院药品监督管理部门负责组织实施国家药品质量抽查检验工作，在全国范围内对生产、经营、使用环节的药品质量开展抽查检验，并对地方药品质量抽查检验工作进行指导。省级药品监督管理部门负责对本行政区域内生产环节以及批发、零售连锁总部和互联网销售第三方平台的药品质量开展抽查检验，组织市县级人民政府负责药品监督管理的部门对行政区域内零售和使用环节的药品质量进行抽查检验，承担上级药品监督管理部门部署的药品质量抽查检验任务。

2. 注册检验　药品注册检验，包括标准复核和样品检验。标准复核，是指对申请人申报药品标准中设定项目的科学性、检验方法的可行性、质控指标的合理性等进行的技术评估。样品检验，是指按照申请人申报或者国家药品监督管理局药品审评中心核定的药品质量标准进行的实验室检验。国家药品监督管理局药品审评中心基于风险启动样品检验和标准复核。新药上市申请、首次申请上市仿制药、首次申请上市境外生产药品，应当进行样品检验和标准复核。其他药品，必要时启动样品检验和标准复核。与已有国家标准收载的同品种使用的检测项目和检测方法一致，或者经审评可评估药品标准科学性、可行性和合理性的，可不再进行标准复核。

3. 指定检验　指定检验是指国家法律或国家药品监督管理部门规定某些药品在销售前或者进口时，必须经过指定药品检验机构检验，检验合格的，才准予销售的强制性药品检验。《药品管理法》规定下列药品在销售前或者进口时，必须经过指定药品检验机构进行检验，检验不合格的，不得销售或者进口：首次在中国销售的药品；国家药品监督管理部门规定的生物制品；国务院规定的其他药品。对于这些药品，虽然已经取得药品生产批准证明文件，并经药品生产企业检验合格，但是如果在销售前没有经过药品检验机构对其药品实施检验，仍然会认定该销售行为是违法行为。

2020 年 12 月 21 日，国家市场监督管理总局发布修订后的《生物制品批签发管理办法》（总局令第 33 号）（自 2021 年 3 月 1 日起施行）。生物制品批签发，是指国家药品监督管理局对获得上市许可的疫苗类制品、血液制品、用于血源筛查的体外诊断试剂以及国家药品监督管理局规定的其他生物制品，在每批产品上市销售前或者进口时，经指定的批签发机构进行审核、检验，对符合要求的发给批签发证明的活动。未通过批签发的产品，不得上市销售或者进口。依法经国家药品监督管理局批准免予批签发的产品除外。批签发申请人应当是持有药品批准证明文件的境内外药品上市许可持有人。境外药品上市许可持有人应当指定我国境内企业法人办理批签发。生物制品批签发审核、检验应当依据国家药品标准和药品注册标准。

4. 复验 当事人对药品检验结果有异议的，可以自收到药品检验结果之日起 7 日内向原药品检验机构或者上一级药品监督管理部门设置或者指定的药品检验机构申请复验，也可以直接向国务院药品监督管理部门设置或者指定的药品检验机构申请复验。受理复验的药品检验机构应当在国务院药品监督管理部门规定的时间内作出复验结论。

（四）药品质量公告

1. 药品质量公告的界定 药品质量公告，是指由国家和省级药品监督管理部门向公众发布的有关药品质量抽查检验结果的通告。《药品管理法》第一百零一条规定，国务院和省、自治区、直辖市人民政府的药品监督管理部门应当定期公告药品质量抽查检验的结果；公告不当的，应当在原公告范围内予以更正。药品质量公告是药品监督管理的一项重要内容，也是药品监督管理部门的法定义务，药品抽查检验的结果应当依法向社会公告。

2. 药品质量公告的发布权限 国家药品质量公告应当根据药品质量状况及时或定期发布。对由于药品质量严重影响用药安全、有效的，应当及时发布；对药品的评价抽验，应给出药品质量分析报告，定期在药品质量公告上予以发布。省级药品质量公告的发布由各省级药品监督管理部门自行规定。省级药品监督管理部门发布的药品质量公告，应当及时通过国家药品监督管理局网站向社会公布，并在发布后 5 个工作日内报国家药品监督管理局备案。

3. 药品质量公告的发布内容 药品质量公告应当包括抽验药品的品名、检品来源、检品标示的生产企业、生产批号、药品规格、检验机构、检验依据、检验结果、不合格项目等内容。从保障公众用药安全、对药品实行规范管理的角度出发，药品质量公告的重点是不符合国家药品标准的药品品种信息。国家药品质量公告发布前，涉及内容的核实由省级药品监督管理部门负责。省级药品监督管理部门可以组织省（区、市）药品检验机构具体落实。核实结果应当经省（区、市）药品监督管理部门加盖印章予以确认后按要求报中国食品药品检定研究院汇总。

三、药品检查

（一）药品检查的管辖与分类

1. 药品检查的管辖与分工协作 为贯彻《药品管理法》《疫苗管理法》，进一步规范药品检查行为，国务院药品监督管理部门组织制定了《药品检查管理办法（试行）》，2021 年 5 月 24 日起实施。国家药品监督管理局主管全国药品检查管理工作。食品药品审核查验中心负责承担疫苗、血液制品巡查；省级药品监督管理部门负责组织对本行政区域内药品上市许可持有人、药品生产企业、药品批发企业、药品零售连锁总部、药品网络交易第三方平台等相关检查；市县级药品监督管理部门负责开展对本行政区域内药品零售企业、使用单位的检查。

2. 药品检查的分类 根据检查性质和目的，药品检查分为许可检查、常规检查、有因检查、其他检查。

（1）许可检查是药品监督管理部门在开展药品生产经营许可申请审查过程中，对申请人是否具备从事药品生产经营活动条件开展的检查。

（2）常规检查是药品监督管理部门根据制定的年度检查计划，对药品上市许可持有人、药品生产企业、药品经营企业、药品使用单位遵守有关法律、法规、规章，执行相关质量管理规范以及有关标准情况开展的检查。

（3）有因检查是药品监督管理部门对药品上市许可持有人、药品生产企业、药品经营企业、药品使用单位可能存在的具体问题或者投诉举报等开展的针对性检查。主要包括以下情形：投诉举报或者其他来源的线索表明可能存在质量安全风险的；检验发现存在质量安全风险的；药品不良反应监测提示可能存在质量安全风险的；对申报资料真实性有疑问的；涉嫌严重违反相关质量管理规范要求的；企业有严重不守信记录的；企业频繁变更管理人员登记事项的；生物制品批签发中发现可能存在安全隐患的；检查发现存在特殊药品安全管理隐患的;特殊药品涉嫌流入非法渠道的;其他需要开展有因检查的情形。

(4)其他检查是指除许可检查、常规检查、有因检查外的检查。

(二)药品检查程序

1. 药品检查的要求 药品检查是药品监督管理部门对药品生产、经营、使用环节相关单位遵守法律法规、执行相关质量管理规范和药品标准等情况进行检查的行为。药品检查应当遵循依法、科学、公正的原则,加强源头治理,严格过程管理,围绕上市后药品的安全、有效和质量可控开展。

药品检查要落实全过程检查责任。药品监督管理部门应当对药品上市许可持有人、药品生产企业、药品经营企业和药物非临床安全性评价研究机构、药物临床试验机构等遵守药品生产质量管理规范、药品经营质量管理规范、药物非临床研究质量管理规范、药物临床试验质量管理规范等情况进行检查,监督其持续符合法定要求。必要时可以对为药品研制、生产、经营、使用提供产品或者服务的单位和个人进行延伸检查,有关单位和个人应当予以配合,不得拒绝和隐瞒。

2. 药品检查各个环节的主要内容

(1)在药品研制注册环节,药品检查包括对申请人开展的药物非临床研究、药物临床试验、申报生产研制现场和生产现场开展的检查,以及必要时对药品注册申请所涉及的原辅包等生产企业、供应商或者其他委托机构开展的延伸检查。

(2)在药品生产环节,药品检查包括《药品生产许可证》换发的现场检查、药品生产质量管理规范实施情况的合规检查、日常检查、有因检查、专项检查、疫苗巡查,以及对中药提取物、中药材以及登记的辅料、直接接触药品的包装材料和容器等供应商或者生产商开展的延伸检查。

(3)在药品经营环节,药品检查包括许可检查、常规检查、有因检查和其他检查;按照药品监督检查相关规定,可采取飞行检查、延伸检查、联合检查以及出具协助调查函请相关同级药品监督管理部门协助调查、取证等方式。

3. 药品检查的实施 各级药品监督管理部门依法设置或者指定的药品检查机构,依据国家药品监管的法律法规等开展相关的检查工作并出具《药品检查综合评定报告书》,负责职业化专业化检查员队伍的日常管理以及检查计划和任务的具体实施。

派出检查单位负责组建检查组实施检查。检查组一般由2名以上检查员组成,检查员应当具备与被检查品种相应的专业知识、培训经历或者从业经验。检查组实行组长负责制。必要时可以选派相关领域专家参加检查工作。派出检查单位在实施检查前,应当根据检查任务制定检查方案,明确检查事项、时间和检查方式等。检查组应当严格按照检查方案实施检查。检查组到达被检查单位后,应当向被检查单位出示执法证明文件或者药品监督管理部门授权开展检查的证明文件。被检查单位在检查过程中应当及时提供检查所需的相关资料,检查员应当如实做好检查记录。被检查单位对现场检查通报的情况有异议的,可以陈述申辩,检查组应当如实记录,并结合陈述申辩内容确定缺陷项目。

(三)药品检查结果的处理

药品监督管理部门根据《药品检查综合评定报告书》及相关证据材料,作出相应处理。

现场检查时发现缺陷有一定质量风险,经整改后综合评定结论为符合要求的,药品监督管理部门必要时依据风险采取告诫、约谈等风险控制措施。

综合评定结论为不符合要求的,药品监督管理部门应当第一时间采取暂停生产、销售、使用、进口等风险控制措施,消除安全隐患。除首次申请相关许可证的情形外,药品监督管理部门应当按照《药品管理法》第一百二十六条等相关规定进行处理,并将现场检查报告、《药品检查综合评定报告书》及相关证据材料、行政处理相关案卷资料等进行整理归档保存。

被检查单位拒绝、逃避监督检查,伪造、销毁、隐匿有关证据材料的,视为其产品可能存在安全隐患,药品监督管理部门应当按照《药品管理法》第九十九条的规定进行处理。被检查单位有下列情形之一的，应当视为拒绝、逃避监督检查，伪造、销毁、隐匿记录、数据、信息等相关资料：①拒绝、限制检查员进入被检查场所或者区域，限制检查时间，或者检查结束时限制检查员离开的；②无正当理由不如实提供或者延迟提供与检查相关的文件、记录、票据、凭证、电子数据等材料的；③拒绝或者限制拍摄、复印、抽样等取证工作的；④以声称工作人员不在或者冒名顶替应付检查、故意停止生产经营活动等方式欺骗、误导、逃避检查的；⑤其他不配合检查的情形。

检查中发现被检查单位涉嫌违法的，执法人员应当立即开展相关调查、取证工作，检查组应当将发现的违法线索和处理建议立即通报负责该被检查单位监管工作的药品监督管理部门和派出检查单位。负责被检查单位监管工作的药品监督管理部门应当立即派出案件查办人员到达检查现场，交接与违法行为相关的实物、资料、票据、数据存储介质等证据材料，全面负责后续案件查办工作；对需要检验的，应当立即组织监督抽检，并将样品及有关资料等寄送至相关药品检验机构检验或者进行补充检验方法和项目研究。涉嫌违法行为可能存在药品质量安全风险的，负责被检查单位监管工作的药品监督管理部门应当在接收证据材料后，进行风险评估，作出风险控制决定，责令被检查单位或者药品上市许可持有人对已上市药品采取相应风险控制措施。案件查办过程中发现被检查单位涉嫌犯罪的，药品监督管理部门应当按照相关规定，依法及时移送或通报公安机关。

（四）飞行检查

1. 飞行检查的概念与管辖　飞行检查，是指药品监督管理部门针对药品研制、生产、经营、使用等环节开展的不预先告知的监督检查。《药品医疗器械飞行检查办法》（国家食品药品监督管理总局令第14号），自2015年9月1日起施行。国务院药品监督管理部门负责组织实施全国范围内的药品飞行检查。地方各级药品监督管理部门负责组织实施本行政区域的药品飞行检查。

2. 飞行检查的实施　有下列情形之一的，药品监督管理部门可以开展药品飞行检查：投

诉举报或者其他来源的线索表明可能存在质量安全风险的；检验发现存在质量安全风险的；药品不良反应提示可能存在质量安全风险的；对申报资料真实性有疑问的；涉嫌严重违反质量管理规范要求的；企业有严重不守信记录的；其他需要开展飞行检查的情形。

药品监督管理部门派出的检查组应当由2名以上检查人员组成，根据检查工作需要，可以请相关领域专家参加检查工作。检查组到达检查现场后，检查人员应当出示相关证件和受药品监督管理部门委派开展监督检查的执法证明文件，通报检查要求及被检查单位的权利和义务。被检查单位对药品监督管理部门组织实施的药品飞行检查应当予以配合，不得拒绝、逃避或者阻碍。被检查单位及有关人员应当及时按照检查组要求，明确检查现场负责人，开放相关场所或者区域，配合对相关设施设备的检查，保持正常生产经营状态，提供真实、有效、完整的文件、记录、票据、凭证、电子数据等相关材料，如实回答检查组的询问。

检查组应当详细记录检查时间、地点、现场状况等；对发现的问题应当进行书面记录，并根据实际情况收集或者复印相关文件资料、拍摄相关设施设备及物料等实物和现场情况、采集实物以及询问有关人员等。询问记录应当包括询问对象姓名、工作岗位和谈话内容等，并经询问对象逐页签字或者按指纹。记录应当及时、准确、完整，客观真实反映现场检查情况。飞行检查过程中形成的记录及依法收集的相关资料、实物等，可以作为行政处罚中认定事实的依据。需要抽取成品及其他物料进行检验的，检查组可以按照抽样检验相关规定抽样或者通知被检查单位所在地药品监督管理部门按规定抽样。抽取的样品应当由具备资质的技术机构进行检验或者鉴定，所抽取样品的检验费、鉴定费由组织实施飞行检查的药品监督管理部门承担。

3. 飞行检查结果的处理　国家药品监督管理局组织实施的飞行检查发现违法行为需要立案查处的，国家药品监督管理局可以直接组织查处，也可以指定被检查单位所在地药品监督管理部门查处。地方各级药品监督管理部门组

织实施的飞行检查发现违法行为需要立案查处的，原则上应当直接查处。由下级药品监督管理部门查处的，组织实施飞行检查的药品监督管理部门应当跟踪督导查处情况。飞行检查发现的违法行为涉嫌犯罪的，由负责立案查处的药品监督管理部门移送公安机关，并抄送同级检察机关。

根据飞行检查结果，药品监督管理部门可以依法采取限期整改、发告诫信、约谈被检查单位、监督召回产品、收回或者撤销相关资格认证认定证书，以及暂停研制、生产、销售、使用等风险控制措施。风险因素消除后，应当及时解除相关风险控制措施。

（五）职业化专业化检查员队伍建设

1. 职业化专业化药品检查员的界定　职业化专业化药品（含医疗器械、化妆品）检查员是指经药品监督管理部门认定，依法对管理相对人从事药品研制、生产等场所、活动进行合规确认和风险研判的人员，是加强药品监管、保障药品安全的重要支撑力量。

2. 职业化专业化药品检查员制度建设目标　国务院办公厅《关于建立职业化专业化药品检查员队伍的意见》（国办发〔2019〕36号）提出，坚持职业化方向和专业性、技术性要求，构建起基本满足药品监管要求的职业化专业化药品检查员队伍体系，进一步完善以专职检查员为主体、兼职检查员为补充，政治过硬、素质优良、业务精湛、廉洁高效的职业化专业化药品检查员队伍，形成权责明确、协作顺畅、覆盖全面的药品监督检查工作体系。

3. 完善职业化专业化药品检查队伍的措施　构建国家、省两级职业化专业化药品检查员队伍，强化检查机构建设，明确检查事权划分，落实检查要求，完善检查工作协调机制。药品检查员队伍要落实药品注册现场检查、疫苗药品派驻检查以及属地检查、境外检查要求，积极配合药品监管稽查办案，落实有因检查要求，为科学监管、依法查办药品违法行为提供技术支撑。

落实检查员配置。合理确定队伍规模，规范检查员编制管理，创新检查员管理机制，多渠道充实检查员队伍。有疫苗等高风险药品生产企业的地区，还应配备相应数量的具有疫苗等高风险药品检查技能和实践经验的药品检查员。

加强检查员队伍管理。国家药品监督管理局建立检查员分级分类管理制度。确立严格的岗位准入和任职条件，建立科学合理的考核评价与职级升降机制。

建立健全检查工作制度，明确检查工作程序，建立检查员权力清单和责任清单，严格检查员廉洁自律要求。完善信息公开制度，实行"阳光检查"，接受社会监督。建立严格责任追究制度，强化监督检查，对未履行检查职责、不当履行检查职责以及违法违规的检查员，要依法依规严肃处理。

四、药品追溯

为了保障公众用药安全和合法权益，《药品管理法》明确规定，国家建立健全药品追溯、药物警戒等药品安全保障制度。药品追溯，是指通过记录和标识，正向追踪和逆向溯源药品的生产、流通和使用情况，获取药品全生命周期追溯信息的活动。药品信息化追溯体系，是指药品上市许可持有人、生产企业、经营企业、使用单位、监管部门和社会参与方等，通过信息化手段，对药品生产、流通、使用等各环节的信息进行追踪、溯源的有机整体。药品信息化追溯体系参与方主要包括药品上市许可持有人、生产企业、经营企业、使用单位、监管部门和社会参与方等。

（一）药品追溯体系建设的概念

药品上市许可持有人、生产企业、经营企业、使用单位通过信息化手段建立药品追溯系统，及时准确记录、保存药品追溯数据，形成互联互通药品追溯数据链，实现药品生产、流通和使用全过程来源可查、去向可追；有效防范非法药品进入合法渠道；确保发生质量安全风险的药品可召回、责任可追究。《国家药品监督管理局关于药品信息化追溯体系建设的指导意见》（国药监药管〔2018〕35号）对药品信息化追溯体系建设作出了规定。

1. 药品追溯体系的责任主体　药品上市许可持有人、生产企业、经营企业、使用单位各负其责。药品上市许可持有人、生产企业、经营企业、使用单位是药品质量安全的责任主体，负有追溯义务。药品上市许可持有人和生产企业承担药品追溯系统建设的主要责任，药品经营企业和使用单位应当配合药品上市许可持有人和生产企业，建成完整药品追溯系统，履行各自追溯责任。

2. 药品追溯体系的管理部门 药品监督管理部门根据有关法规与技术标准，监督药品上市许可持有人、生产企业、经营企业、使用单位建立药品追溯系统，指导行业协会在药品信息化追溯体系建设中发挥积极作用。

3. 药品追溯体系的实施要求 充分考虑药品上市许可持有人、生产企业、经营企业、使用单位的数量、规模和管理水平，以及行业发展实际，坚持企业建立的原则，逐步有序推进。

4. 药品追溯体系的协调统筹 按照属地管理原则，药品监督管理部门要在地方政府统一领导下，注重同市场监管、工业和信息化、商务、卫生健康、医保等部门统筹协调、密切合作，促进药品信息化追溯体系协同管理、资源共享。

（二）药品信息化追溯体系建设内容

《药品信息化追溯体系建设导则》（国家药品监督管理局2019年第32号公告）规定了药品信息化追溯体系建设基本要求和药品信息化追溯体系各参与方基本要求。该标准适用于药品上市许可持有人、生产企业、经营企业（包括批发企业和零售企业）、使用单位、发码机构及监管部门等追溯参与方协同建设药品信息化追溯体系。2022年6月23日，国家药品监督管理局发布《药品追溯码标识规范》《药品追溯消费者查询结果显示规范》2个标准，细化相关实施要求，提供技术标准。药品信息化追溯体系应包含药品追溯系统、药品追溯协同服务平台（以下简称协同平台）和药品追溯监管系统。

（三）药品追溯码编码和标识规范

药品追溯码，是指用于唯一标识药品各级销售包装单元的代码，由一列数字、字母和（或）符号组成。编码要求：药品追溯码应关联药品上市许可持有人名称、药品生产企业名称、药品通用名、药品批准文号、药品本位码、剂型、制剂规格、包装规格、生产日期、药品生产批号、有效期和单品序列号等信息；代码长度应为20个字符、前7位为药品标识码或符合ISO相关国际标准（如，ISO/IEC15459系列标准）的编码规则。

药品追溯码标识是在药品包装上采用印刷、粘贴等方式对药品追溯码及其相关信息所做的标识，由数字、字母、文字、条码组成。药品追溯码标识应当遵循易识别性、清晰性、显著性的基本原则，符合国家相关法律法规和标准的要求，应清晰可读，可被扫码设备和人眼识读。

（四）疫苗信息化追溯体系建设内容

2022年7月8日，国家药品监督管理局发布《疫苗生产流通管理规定》的公告（2022年第55号），明确规定持有人、疾病预防控制机构和接种单位、受托储存运输企业相关方应当按照国家疫苗全程电子追溯制度要求，如实记录疫苗销售、储存、运输、使用信息，实现最小包装单位从生产到使用的全过程可追溯。

建立疫苗信息化追溯系统：上市许可持有人承担疫苗信息化追溯系统建设的主要责任，按照"一物一码、物码同追"的原则建立疫苗信息化追溯系统，并与协同平台相衔接；要对所生产疫苗进行赋码，提供疫苗各级包装单元生产、流通追溯数据，实现疫苗追溯信息可查询。上市许可持有人可以自建也可通过第三方技术机构建立疫苗信息化追溯系统。疫苗信息化追溯系统应当满足有关标准规范，满足公众查询需求。

五、药物警戒

（一）药物警戒的界定与法规体系

1. 药物警戒的界定 药物警戒制度是国际社会药品管理的重要创新制度，是对药品风险管理理论的深化认识，是对药品整个生命周期全面和持续降低风险的过程，旨在实现风险最小化。2002年，世界卫生组织（WHO）将药物警戒定义为发现、评估、理解和预防药品不良反应或其他药品相关问题的科学与活动。这个定义不仅包括收集和评估疑似药品不良反应的自发病历报告，还包括药物流行病学的研究。与该学科密切相关的情况还有：不合格药品；用药错误；缺少药物功效报告；在科学数据缺乏的情况下扩大适应症用药；急、慢性中毒病例报告药品；药品致死率估计；药物滥用与误用；与化学药品、其他药品以及食品合并使用时不良的相互作用。

2. 我国药物警戒相关法规体系　随着我国制药行业的发展和上市许可人制度的建立，我国的药品监管相关法律法规体系逐步完善，具有实际指导意义的药物警戒活动相关指导原则陆续发布，对于我国药品上市许可持有人规范开展药物警戒活动和有效运行药物警戒体系提供了可参考的依据。

（1）法律　《药品管理法》规定"国家建立药物警戒制度，对药品不良反应及其他与用药有关的有害反应进行监测、识别、评估和控制"，拓展了药品不良反应监测和报告制度，落实药品上市许可持有人不良反应报告主体责任。药品警戒理念贯穿药品全生命周期，其不仅关注药品不良反应，还涉及不合理用药、质量不合格等多种药品相关问题，且其核心由监测向风险管理转变。

（2）部门规章　现行的《药品不良反应报告和监测管理办法》（卫生部令第81号）于2011年7月1日实施，是药品不良反应监测工作的主要依据，共8章67条，涵盖了立法目的、适用范围、职权划分、机构职责、报告制度、评价制度及控制措施等内容。《药品注册管理办法》也规定，对于药物临床试验期间出现的可疑且非预期严重不良反应和其他潜在的严重安全性风险信息，申办者应当按照相关要求及时向药品审评中心报告。对药物临床试验中出现大范围、非预期的严重不良反应，或者有证据证明临床试验用药品存在严重质量问题时，申办者和药物临床试验机构应当停止药物临床试验。《药品注册管理办法》在更新和细化安全性信息报告要求的同时，提出了安全性评价具体要求，并将获益风险评估的理念贯穿始终。

（3）相关指导原则　2018年以来，为推动ICH指导原则在我国的转化适用，与药物警戒制度相衔接，国务院药品监督管理部门出台了一系列指导原则，如《各类药品不良反应收集和报告指导原则》《上市药品临床安全性文献评价指导原则（试行）》《药物警戒委托协议撰写指导原则（试行）》《药品上市许可持有人不良反应监测年度报告撰写指南（试行）》等。

（4）药物警戒质量管理规范　2021年5月13日，国家药品监督管理局发布《药物警戒质量管理规范》（GVP）公告（2021年第65号），自2021年12月1日起正式实行，目的是规范和指导药品上市许可持有人和药品注册申请人的药物警戒活动。2022年4月11日，国家药品监督管理局发布《关于印发〈药物警戒检查指导原则〉的通知》（国药监药管〔2022〕17号），细化检查要点及常规检查、有因检查重点考虑因素，明确检查方式、检查地点、缺陷风险等级和评定标准，为药品监督管理部门开展药物警戒检查工作提供指导。

（二）药物警戒的组织实施

1. 建立健全药物警戒体系　药品上市许可持有人应当建立健全药物警戒体系。药品上市许可持有人是药品安全责任的主体，药品上市许可持有人的法定代表人或主要负责人应当指定药物警戒负责人，设立专门机构，配备专职人员，建立健全药物警戒相关管理制度和体系文件，建立和完善自主收集各类药品不良反应报告的有效途径，直接报告药品不良反应、药品不良事件、药品质量安全相关及用药差错等病例报告数据，检索和积累与产品相关的安全性信息资料，持续开展药品获益－风险评估，对识别到的风险采取有效的风险控制措施，最终保障公众用药安全。此外，药品上市许可持有人可依据《药品不良反应报告和监测检查指南（试行）》的检查要点对药物警戒体系开展内审和自检，不断完善企业药物警戒体系，保障运行有效。

2. 开展药物警戒关键活动　药物警戒制度的核心是药品风险管理，药品上市许可申请人及药品上市许可持有人应当围绕风险的监测、识别、评估与控制的主线开展各项药物警戒活动。

（1）监测　监测活动是指收集和上报与药

品有关的安全信息，是药品风险管理的基础，包括被动监测（自发报告）和主动监测两类方式。目前我国约90%的自发报告来自于医疗机构。药品上市许可持有人作为药物警戒活动的责任主体，应当主动收集相关信息，并按个例报告的要求及时上报。在主动监测方面，药品上市许可持有人总体上缺乏主动开展重点监测或者上市后研究的意识，在主动监测的方式方法及专业能力方面也有较大不足，亟需在法律法规层面予以进一步推动和指导。

（2）识别　识别活动是产生药品风险信号的环节，是药品风险管理的起点。药品上市许可申请人及药品上市许可持有人应当加强对监测信息的分析利用，定期对药品不良反应监测数据、临床试验、文献等资料进行评价，通过病例分析或结合数据挖掘等手段，识别潜在的风险信号，为深入研究药品安全性提供线索。

（3）评估　评估活动旨在确认药品与信号之间的关联性，并对信号紧密程度进行判断，是药品风险管理的重要环节。通过风险识别发现的安全性信号，为深入评估风险信息提供了线索，如对一些提示有潜在风险的重要安全性信息，药品上市许可持有人应当予以重点关注，包括新的且严重不良反应、报告数量异常增长或者出现批号聚集性趋势等；药品上市许可持有人可通过病例系列回顾或开展上市后研究等方式，确认风险信号或研究风险的发生机制和影响因素，并持续评估药品的风险与获益。

（4）控制　控制环节是指采取一定措施控制药品风险、减少药品伤害，是药品风险管理的核心。针对已确认风险，药品上市许可持有人应当评估采取风险控制措施的必要性，并依据药品的具体情况、风险特点，采取相应的风险控制措施。例如：发现说明书未载明的不良反应，应当及时修订说明书；对需要提示患者和医护人员的安全性信息，应当开展必要的风险沟通；药品上市许可持有人应当主动制定风险管理计划，持续开展对上市药品的风险管理。针对临床试验期间发现的重要风险，药品上市许可持有人也应主动或根据监管部门要求采取适当的风险控制措施。

（三）　药品不良反应报告与监测

关于药品不良反应监测与药物警戒的关系，一般认为，药物警戒的范围更宽，可以涵盖药物临床试验和上市后阶段；药物警戒关注的范围更广，不仅包括药品不良反应，还包括其他与用药有关的有害反应。药物警戒的过程包括监测不良事件、识别风险信号、评估风险获益和控制不合理的风险，对药品监管起着重要支撑作用。

1. 药品不良反应的界定和分类　根据《药品不良反应报告和监测管理办法》（卫生部令第81号），药品不良反应是指合格药品在正常用法用量下出现的与用药目的无关的有害反应。

严重药品不良反应是指因使用药品引起以下损害情形之一的反应：导致死亡；危及生命；致癌、致畸、致出生缺陷；导致显著的或者永久的人体伤残或者器官功能的损伤；导致住院或者住院时间延长；导致其他重要医学事件，如不进行治疗可能出现上述所列情况的。

新的药品不良反应是指药品说明书中未载明的不良反应。说明书中已有描述，但不良反应发生的性质、程度、后果或者频率与说明书描述不一致或者更严重的，按照新的药品不良反应处理。

药品群体不良事件是指同一药品在使用过程中，在相对集中的时间、区域内，对一定数量人群的身体健康或者生命安全造成损害或者威胁，需要予以紧急处置的事件。药品不良事件不同于药品不良反应，它通常指药品作用于机体，除发挥治疗功效外，有时还会产生某些与药品治疗目的无关的对人体有损害的反应，它不以"合格药品"为前提条件。

2. 药品不良反应报告主体、报告范围、监督主体　药品上市许可持有人是药品安全责任的主体，应当开展药品上市后不良反应监测，主动收集、跟踪分析疑似药品不良反应信息，对已识别风险的药品及时采取风险控制措施。药品上市许可持有人、药品生产企业、药品经营企业和医疗机构应当经常考察本单位所生产、经营、使用的药品质量、疗效和不良反应。发现疑似不良反应的，应当及时向药品监督管理部门和卫生健康主管部门报告。

国家药品监督管理局主管全国药品不良反应报告和监测工作，地方各级药品监督管理部门主管本行政区域内的药品不良反应报告和监测工作，应当建立健全药品不良反应监测机构，负责本行政区域内药品不良反应报告和监测的技术工作。各级卫生健康主管部门负责本行政区域内医疗机构与实施药品不良反应报告制度有关的管理工作。

各级药品不良反应监测技术机构要按照相关规定，做好本行政区域内药品不良反应报告的收集、核实、评价、调查、反馈和上报。省级及以上药品不良反应监测技术机构应当对监测数据进行定期分析评估，组织对定期安全性更新报告和年度总结报告进行技术审核，开展不良事件聚集性信号的监测评价，开展不良反应报告的质量评估。

3. 个例药品不良反应的报告和处置 个例药品不良反应的收集和报告是药品不良反应监测工作的基础，也是药品上市许可持有人应履行的基本法律责任。药品上市许可持有人应当建立并不断完善信息收集途径，主动、全面、有效地收集药品使用过程中的疑似药品不良反应信息，包括来源于医师、药师、患者等的自发报告、上市后相关研究和其他组织的数据收集项目、学术文献以及相关网站或论坛涉及的不良反应信息。

药品上市许可持有人应当报告获知的所有不良反应，按照可疑即报原则，直接通过国家药品不良反应监测系统报告发现或获知的药品不良反应。报告范围包括患者使用药品出现的怀疑与药品存在相关性的有害反应，其中包括因药品质量问题引起的或可能与超适应症用药、超剂量用药等相关的有害反应。医疗机构及个人通过药品不良反应监测系统报告发现或获知的药品不良反应，也可向药品上市许可持有人直接报告。药品经营企业直接向药品上市许可持有人报告。药品上市许可持有人不得以任何理由或手段干涉报告者的自发报告行为。

药品不良反应报告应按时限要求提交。个例药品不良反应报告应当按规定时限要求提交。严重不良反应尽快报告，不迟于获知信息后的15日，非严重不良反应不迟于获知信息后的

30日。跟踪报告按照个例药品不良反应报告的时限提交。境外发生的严重不良反应，药品上市许可持有人应当按照个例药品不良反应报告的要求提交。报告时限的起始日期为持有人首次获知该个例药品不良反应且符合最低报告要求的日期，记为第0天。第0天的日期需要被记录，以评估报告是否及时提交。文献报告的第0天为药品上市许可持有人检索到该文献的日期。

对于药品上市许可持有人委托开展不良反应收集的，受托方获知即认为药品上市许可持有人获知；对于境外报告，应从境外药品上市许可持有人获知不良反应信息开始启动报告计时。

设区的市级、县级药品不良反应监测机构应当对收到的药品不良反应报告的真实性、完整性和准确性进行审核。严重药品不良反应报告的审核和评价应当自收到报告之日起3个工作日内完成，其他报告的审核和评价应当在15个工作日内完成。应当对死亡病例进行调查，详细了解死亡病例的基本信息、药品使用情况、不良反应发生及诊治情况等，自收到报告之日起15个工作日内完成调查报告，报同级药品监督管理部门和卫生健康主管部门，以及上一级药品不良反应监测机构。省级药品不良反应监测机构应当在收到下一级药品不良反应监测机构提交的严重药品不良反应评价意见之日起7个工作日内完成评价工作。对死亡病例，事件发生地和药品生产企业所在地的省级药品不良反应监测机构均应当及时根据调查报告进行分析、评价，必要时进行现场调查，并将评价结果报省级药品监督管理部门和卫生健康主管部门，以及国家药品不良反应监测中心。国家药品不良反应监测中心应当及时对死亡病例进行分析、评价，并将评价结果报国家药品监督管理局和卫生健康主管部门。

4. 药品群体不良事件的报告和处置 药品上市许可持有人、生产、经营企业和医疗机构获知或者发现药品群体不良事件后，应当立即通过电话或者传真等方式报所在地的县级药品监督管理部门、卫生健康主管部门和药品不良反应监测机构，必要时可以越级报告；同时填

写《药品群体不良事件基本信息表》，对每一病例还应当及时填写《药品不良反应/事件报告表》，通过国家药品不良反应监测信息网络报告。

药品上市许可持有人、生产企业获知药品群体不良事件后应当立即开展调查，详细了解药品群体不良事件的发生、药品使用、患者诊治以及药品生产、储存、流通、既往类似不良事件等情况，在7日内完成调查报告，报所在地省级药品监督管理部门和药品不良反应监测机构；同时迅速开展自查，分析事件发生的原因，必要时应当暂停生产、销售、使用和召回相关药品，并报所在地省级药品监督管理部门。药品经营企业发现药品群体不良事件应当立即告知药品上市许可持有人、药品生产企业，同时迅速开展自查，必要时应当暂停药品的销售，并协助药品生产企业采取相关控制措施。医疗机构发现药品群体不良事件后应当积极救治患者，迅速开展临床调查，分析事件发生的原因，必要时可采取暂停药品的使用等紧急措施。

设区的市级、县级药品监督管理部门获知药品群体不良事件后，应当立即与同级卫生健康主管部门联合组织开展现场调查，并及时将调查结果逐级报至省级药品监督管理部门和卫生健康主管部门。省级药品监督管理部门与同级卫生健康主管部门联合对设区的市级、县级的调查进行督促、指导，对药品群体不良事件进行分析、评价，对本行政区域内发生的影响较大的药品群体不良事件，还应当组织现场调查，评价和调查结果应当及时报国家药品监督管理局和卫生健康主管部门。国家药品监督管理局应当与卫生健康主管部门联合开展全国范围内影响较大并造成严重后果的药品群体不良事件的相关调查工作。

5. 定期安全性更新报告　药品上市许可持有人、药品生产企业应当对本企业生产药品的不良反应报告和监测资料进行定期汇总分析，汇总国内外安全性信息，进行风险和效益评估，撰写定期安全性更新报告。国产药品的定期安全性更新报告向药品上市许可持有人、药品生产企业所在地省级药品不良反应监测机构提交。进口药品（包括进口分包装药品）的定期安全

性更新报告向国家药品不良反应监测中心提交。创新药和改良型新药应当自取得批准证明文件之日起每满1年提交一次定期安全性更新报告，直至首次再注册，之后每5年报告一次。其他类别的药品，一般应当自取得批准证明文件之日起每5年报告一次。药品监督管理部门或药品不良反应监测机构另有要求的，应当按照要求提交。

省级药品不良反应监测机构应当对收到的定期安全性更新报告进行汇总、分析和评价，于每年4月1日前将上一年度定期安全性更新报告统计情况和分析评价结果报省级药品监督管理部门和国家药品不良反应监测中心。

国家药品不良反应监测中心应当对收到的定期安全性更新报告进行汇总、分析和评价，于每年7月1日前将上一年度国产药品和进口药品的定期安全性更新报告统计情况和分析评价结果报国务院药品监督管理部门和卫生健康主管部门。

6. 药品不良反应评价与控制　药品上市许可持有人应当及时对发现或者获知的个例药品不良反应进行评价，定期对药品不良反应监测数据、临床试验、文献等资料进行评价；发现新的且严重不良反应、报告数量异常增长或者出现批号聚集性趋势等，应当予以重点关注；定期全面评价药品的安全性，识别药品潜在风险，研究风险发生机制和原因，主动开展上市后研究，持续评估药品的风险与获益。药品上市许可持有人应当汇总年度情况，包括企业年度药品不良反应监测体系运行情况、不良反应报告情况、风险识别与控制情况、上市后研究情况等信息，并于每年3月31日前向省级药品不良反应监测机构提交上一年度总结报告。此外，药品上市许可持有人应当按规定要求做好药品定期安全性更新报告的撰写及上报工作。

药品上市许可持有人应当根据分析评价结果，判断风险程度，制定积极有效的风险控制措施。常规风险控制措施包括修订药品说明书、标签、包装，改变药品包装规格，改变药品管理状态等。特殊风险控制措施包括开展医务人员和患者的沟通和教育、药品使用环节的限制、患者登记等。需要紧急控制的，可采取暂停药

品生产、销售及召回产品等措施。对评估认为风险大于获益的品种，应当主动申请注销药品批准证明文件。对提示药品可能存在质量安全问题的，药品上市许可持有人必须立即采取暂停生产、销售、使用或者召回等措施，并积极开展风险排查。对其中造成严重人身伤害或者死亡的严重不良反应，药品上市许可持有人必须立即采取措施妥善处理。药品上市许可持有人采取的风险控制措施应当向省级药品监督管理部门报告，并向省级药品不良反应监测技术机构报告不良反应详细情况以及风险评估情况。对于药品上市许可持有人采取的修改说明书，以及暂停药品生产、销售、使用或者召回等风险控制措施，药品上市许可持有人应当主动向社会公布。

7. 药品不良反应监测机构对药品不良反应的评价与控制 省级药品不良反应监测机构应当每季度对收到的药品不良反应报告进行综合分析，提取需要关注的安全性信息，并进行评价，提出风险管理建议，及时报省级药品监督

管理部门、卫生健康主管部门和国家药品不良反应监测中心。省级以上药品不良反应监测机构根据分析评价工作需要，可以要求药品上市许可持有人、药品生产、经营企业和医疗机构提供相关资料，相关单位应当积极配合。省级药品监督管理部门根据分析评价结果，可以采取暂停生产、销售、使用和召回药品等措施，并监督检查，同时将采取的措施通报同级卫生健康主管部门。

国家药品不良反应监测中心应当每季度对收到的严重药品不良反应报告进行综合分析，提取需要关注的安全性信息，并进行评价，提出风险管理建议，及时报国家药品监督管理局和卫生健康主管部门。国家药品监督管理局根据药品分析评价结果，可以要求企业开展药品安全性、有效性相关研究。必要时，应当采取责令修改药品说明书，暂停生产、销售、使用和召回药品等措施，对不良反应大的药品，应当撤销药品批准证明文件，并将有关措施及时通报卫生健康主管部门。

（罗　杰　安抚东　常颖颖）

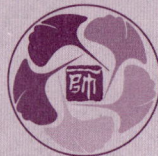

第三章 药品研制和生产管理

《药品管理法》规定，国家鼓励研究和创制新药，保护公民、法人和其他组织研究、开发新药的合法权益。国家支持以临床价值为导向、对人的疾病具有明确或者特殊疗效的药物创新，鼓励具有新的治疗机理、治疗严重危及生命的疾病或者罕见病、对人体具有多靶向系统性调节干预功能等的新药研制，推动药品技术进步。国家推进运用现代科学技术和传统中药研究方法开展中药科学技术研究和药物开发，建立和完善符合中药特点的技术评价体系，促进中药传承创新。药品的研制与生产管理，既是药品供应保障制度的核心工作，也是药品监督管理的主要内容。

第一节 药品研制与注册管理

一、药品研制过程与质量管理规范

（一）药品研制过程

药品研制是指在化学、生物学、医学、统计学和药学等诸多以生命学科为主的理论指导下，运用现代科学理论和技术完成药物研究和开发一系列的试验和验证项目，使研究成果达到预期的效果并最终能够获得批准，供临床诊断、预防和治疗使用的全部活动。新药研制是药品的一种创新性研究和制造活动，故也称之为新药创制。通过发现、识别、筛选和测定新的化学或生物物质，分析其有效的生物活性，继而进行成药性研究，并且按照国家规定，通过临床前研究和临床试验，获得申请上市所需要的试验数据和资料，经国家药品监督管理局批准，最终实现新药的问世。

申请人在申请药品上市注册前，应当完成药学、药理毒理学和药物临床试验等相关研究。从事药品研制活动，开展药物安全性评价应当遵守药物非临床研究质量管理规范（Good Laboratory Practice，GLP），开展药物临床试验应当遵守药物临床试验质量管理规范（Good Clinical Practice，GCP），保证药品研制全过程持续符合法定要求。

新药研制分为三个阶段：第一个阶段是临床前研究，主要包括新活性成分的发现与筛选，并开展药理药效研究和毒理试验（安全性评价试验）。第二个阶段是新药的临床试验。第三个阶段是新药的上市后研究。每一个研究阶段的研究内容、目的、对象和侧重点各不相同。

中药新药的研制应当注重体现中医药原创思维及整体观，坚持以临床价值为导向，重视临床获益与风险评估，发挥中医药防病治病的独特优势和作用，注重满足尚未满足的临床需求，在中医药理论指导下合理组方，拟定功能、主治病证、适用人群、剂量、疗程、疗效特点和服药宜忌。国家支持研制基于古代经典名方、名老中医经验方、医疗机构配制的中药制剂等具有丰富中医临床实践经验的中药新药，支持研制对人体具有系统性调节干预功能等的中药新药，鼓励应用新兴科学和技术研究阐释中药的作用机理。鼓励在中医临床实践中观察疾病进展、证候转化、症状变化、药后反应等规律，为中药新药研制提供中医药理论的支持证据。

（二）药物非临床研究的规定和质量管理要求

1. 药物临床前研究 药物临床前研究是药物进入临床试验之前所进行的研究，包括药物的合成工艺、提取方法、理化性质及纯度、剂型选择、处方筛选、制备工艺、检验方法、质量标准、稳定性、药理、毒理、动物药代动力学研究，也包括立项过程的文献研究等。中药新药还包括原药材的来源、加工及炮制等的研究；生物制品还包括菌毒种、细胞株、生物组织等起始原材料的来源、质量标准、保存条件、生物学特征、遗传稳定性及免疫学研究等。

2. 药物非临床研究质量管理规范　药物非临床安全性评价研究，是指为评价药物安全性，在实验室条件下用实验系统进行的试验，其初步目的是通过毒理学试验对受试物的毒性反应进行暴露，在非临床试验中提示受试物的安全性。非临床安全性评价研究的内容包括安全药理学试验、单次给药毒性试验、重复给药毒性试验、生殖毒性试验、遗传毒性试验、致癌性试验、局部毒性试验、免疫原性试验、依赖性试验、毒代动力学试验以及与评价药物安全性有关的其他试验。

药物非临床研究质量管理规范，是有关非临床安全性评价研究机构运行管理和非临床安全性评价研究项目试验方案设计、组织实施、执行、检查、记录、存档和报告等全过程的质量管理要求。2017 年 7 月 27 日，原国家食品药品监督管理总局修订并发布了新版 GLP（总局令 第 34 号），自 2017 年 9 月 1 日起施行。规范适用于为申请药品注册而进行的药物非临床安全性评价研究。药物非临床安全性评价研究的相关活动应当遵守该规范。以药品注册为目的的药物代谢、生物样本分析等其他药物临床前相关研究活动，参照该规范执行。

药物非临床安全性评价研究应当在经过药物非临床研究质量管理规范认证的机构开展，并遵守 GLP。开展药物非临床研究，应当符合国家有关规定，有与研究项目相适应的人员、场地、设备、仪器和管理制度，保证有关数据、资料和样品的真实性。

中药创新药处方来源于古代经典名方或者中医临床经验方，如处方组成、临床定位、用法用量等与既往临床应用基本一致，采用与临床使用药物基本一致的传统工艺，且可通过人用经验初步确定功能主治、适用人群、给药方案和临床获益等的，可不开展非临床有效性研究。

3. 药物非临床研究质量管理规范认证管理　GLP 认证是指国家药品监督管理局依申请组织对药物非临床安全性评价研究机构实施 GLP 的情况进行检查、评定的过程。在我国境内拟开展用于药品注册申请的药物非临床安全性评价研究的机构，应当申请 GLP 认证。为进一步规范药物非临床研究质量管理规范认证和监督管理工作，国家药品监督管理局组织修订了《药物非临床研究质量管理规范认证管理办法》，于 2023 年 1 月 19 日发布（公告 2023 年第 15 号），自 2023 年 7 月 1 日起施行。

国家药品监督管理局食品药品审核查验中心负责开展 GLP 认证相关资料审查、现场检查、综合评定以及对相关研究机构的监督检查等工作。省级药品监督管理部门负责本行政区域内药物非临床安全性评价研究机构的日常监督管理工作，组织开展监督检查，查处违法行为。

申请机构可以根据本机构的研究条件，申请单个或者多个试验项目的 GLP 认证。申请机构应当按照 GLP 的要求和国家药品监督管理局公布的相关技术指导原则开展药物非临床安全性评价研究。申请 GLP 认证前，每个试验项目应当完成至少一项研究工作。国家药品监督管理局食品药品审核查验中心依申请对相关机构开展资料审查、现场检查和综合评定等工作，作出审核结论，报国家药品监督管理局审批。符合 GLP 要求的，予以批准，发给药物 GLP 认证证书。GLP 证书有效期为 5 年。不符合 GLP 要求的，作出不予批准的书面决定，并说明理由。

GLP 机构主动申请或被检查发现部分试验项目不具备研究条件、能力，需核减相应试验项目的，国家药品监督管理局重新核发 GLP 证书，证书有效期不变。GLP 机构应当在证书有效期届满前 6 个月，提出延续申请。未在规定时限内提出延续申请的，证书到期后不得继续开展用于药品注册申请的药物非临床安全性评价研究。

（三）药物临床试验的规定和质量管理要求

1. 药物临床试验界定和分类　药物临床试验是指以人体（患者或健康受试者）为对象，意在发现或验证某种试验药物的临床医学、药理学以及其他药效学作用、不良反应，或者试验药物的吸收、分布、代谢和排泄，以确定药物的疗效与安全性的系统性试验。

药物临床试验是决定候选药物能否成为新药上市销售的关键阶段。

药物临床试验，分为Ⅰ期临床试验、Ⅱ期临床试验、Ⅲ期临床试验、Ⅳ期临床试验以及生物等效性试验。根据药物特点和研究目的，研究内容包括临床药理学研究、探索性临床试验、确证性临床试验和上市后研究。新药在批准上市前，申请新药注册应当完成Ⅰ、Ⅱ、Ⅲ期临床试验。在某些特殊情况下，经批准也可仅进行Ⅱ期、Ⅲ期临床试验或仅进行Ⅲ期临床试验，各期临床试验的目的和主要内容如下：

Ⅰ期临床试验是初步的临床药理学及人体安全性评价试验。观察人体对于新药的耐受程度和药代动力学，为制定给药方案提供依据。

Ⅱ期临床试验是治疗作用初步评价阶段。其目的是初步评价药物对目标适应症患者的治疗作用和安全性，也包括为Ⅲ期临床试验研究设计和给药剂量方案的确定提供依据。此阶段的研究设计可以根据具体的研究目的采用多种形式，包括随机盲法对照临床试验。

Ⅲ期临床试验是治疗作用确证阶段。其目的是进一步验证药物对目标适应症患者的治疗作用和安全性，评价利益与风险关系，最终为药物注册申请的审查提供充分依据。试验一般应为具有足够样本量的随机盲法对照试验。

Ⅳ期临床试验是新药上市后的应用研究阶段。其目的是考察在广泛使用条件下的药物的疗效和不良反应，评价在普通或者特殊人群中使用的利益与风险关系以及改进给药剂量等。

生物等效性试验，是指用生物利用度研究的方法，以药代动力学参数为指标，比较同一种药物的相同或者不同剂型的制剂，在相同的试验条件下，其活性成分吸收程度和速度有无统计学差异的人体试验。一般仿制药的研制需要进行生物等效性试验。

来源于临床实践的中药新药，人用经验能在临床定位、适用人群筛选、疗程探索、剂量探索等方面提供研究、支持证据的，可不开展Ⅱ期临床试验。

2. 药物临床试验质量管理规范 为保证药物研究实验记录真实、及时、准确、完整，提高药物临床试验质量，保障受试者的合法权益，药物临床试验实行过程管理；药物临床试验必须遵守GCP，并执行《药品研究实验记录暂行规定》等相关规定。GCP是药物临床试验全过程的质量标准，包括方案设计、组织实施、监查、稽查、记录、分析、总结和报告，适用于为申请药品注册而进行的药物临床试验。

国家药品监督管理局会同国家卫生健康委员会借鉴国际通行的临床试验指导原则，修订并发布了新版GCP（2020年第57号），自2020年7月1日起施行。

（1）药物临床试验应当符合《世界医学大会赫尔辛基宣言》原则及相关伦理要求，受试者的权益和安全是考虑的首要因素，优先于对科学和社会的获益。伦理审查与知情同意是保障受试者权益的重要措施。药物临床试验应当有充分的科学依据。临床试验应当权衡受试者和社会的预期风险和获益，只有当预期的获益大于风险时，方可实施或者继续临床试验。试验方案应当清晰、详细、可操作。试验药物的使用应当符合试验方案。临床试验的质量管理体系应当覆盖临床试验的全过程，重点是受试者保护、试验结果可靠，以及遵守相关法律法规。临床试验的实施应当遵守利益冲突回避原则。

（2）伦理委员会，是由医学、药学及其他背景人员组成的委员会。其工作内容是独立地审查、同意、跟踪审查试验方案及相关文件、获得和记录受试者知情同意所用的方法和材料等，以确保受试者的权益、安全受到保护。伦理委员会的职责是保护受试者的权益和安全，应当特别关注弱势受试者。

（3）研究者，指实施临床试验并对临床试验质量及受试者权益和安全负责的试验现场的负责人。研究者应当具有在临床试验机构的执业资格；具备临床试验所需的专业知识、培训经历和能力；能够根据申办者、伦理委员会和药品监督管理部门的要求提供最新的工作履历和相关资格文件；熟悉申办者提供的试验方案、研究者手册、试验药物相关资料信息；熟悉并遵守GCP和临床试验相关的法律法规。

（4）申办者，指负责临床试验的发起、管理和提供临床试验经费的个人、组织或者机构。申办者应当把保护受试者的权益和安全以及临床试验结果的真实、可靠作为临床试验的基本考虑；应当建立临床试验的质量管理体系，并基于风险进行质量管理；应当指定有能力的医学专家及时对临床试验的相关医学问题进行咨询；应当选用有资质的生物统计学家、临床药理学家和临床医师等参与试验；应当在临床试验开始前向药品监督管理部门提交相关的临床试验资料，并获得临床试验的许可或者完成备案；应当建立系统的、有优先顺序的、基于风险评估的方法，对临床试验实施监查。为评估临床试验的实施和对法律法规的依从性，申办者可以在常规监查之外开展稽查。临床试验完成或者提前终止，申办者应当按照相关法律法规要求向药品监督管理部门提交临床试验报告。

（5）试验方案，指说明临床试验目的、设计、方法学、统计学考虑和组织实施的文件。试验方案通常还应当包括临床试验的背景和理论基础，该内容也可以在其他参考文件中给出。试验方案中通常包括临床和实验室检查的项目内容，实施临床试验质量控制和质量保证，该试验相关的伦理学问题的考虑，试验数据的采集与管理流程、数据管理与采集所使用的系统、数据管理各步骤及任务等内容。试验方案应包含数据管理的质量保障措施说明，并制定明确的访视和随访计划，包括临床试验期间、临床试验终点、不良事件评估及试验结束后的随访和医疗处理等内容。

（6）研究者手册，指申办者提供的与开展临床试验相关的试验用药品的药学、非临床和临床资料的汇编，其内容包括试验药物的化学、药学、毒理学、药理学和临床的资料和数据。

（7）必备文件，指能够单独或者汇集后用于评价临床试验的实施过程和试验数据质量的文件。临床试验必备文件是评估临床试验实施和数据质量的文件，用于证明研究者、申办者和监查员在临床试验过程中遵守规范和相关药物临床试验的法律法规要求。必备文件是申办者稽查、药品监督管理部门检查临床试验的重要内容，并作为确认临床试验实施的真实性和所收集数据完整性的依据。用于申请药品注册的临床试验，必备文件应当至少保存至试验药物被批准上市后 5 年。

3. 药物临床试验机构管理 根据国家药品监督管理局会同国家卫生健康委员会制定的《药物临床试验机构管理规定》（公告 2019 年第 101 号），药物临床试验机构是指具备相应条件，按照 GCP 和药物临床试验相关技术指导原则等要求，开展药物临床试验的机构。从事药品研制活动，在中华人民共和国境内开展经国家药品监督管理局批准的药物临床试验（包括备案后开展的生物等效性试验），应当在药物临床试验机构中进行。药物临床试验机构应当符合相应条件，实行备案管理。仅开展与药物临床试验相关的生物样本等分析的机构，无需备案。药物临床试验机构未按照规定备案的，国家药品监督管理局不接受其完成的药物临床试验数据用于药品行政许可。

（1）药物临床试验机构应当具备的基本条件，包括：①具有医疗机构执业许可证，具有二级甲等以上资质，试验场地应当符合所在区域卫生健康主管部门对院区（场地）管理规定。开展以患者为受试者的药物临床试验的专业应当与医疗机构执业许可的诊疗科目相一致。开展健康受试者的 I 期药物临床试验、生物等效性试验应当为 I 期临床试验研究室专业；②具有与开展药物临床试验相适应的诊疗技术能力；③具有与药物临床试验相适应的独立的工作场所、独立的临床试验用药房、独立的资料室，以及必要的设备设施；④具有掌握药物临床试验技术与相关法规，能承担药物临床试验的研究人员；其中主要研究者应当具有高级职称并参加过 3 个以上药物临床试验；⑤开展药物临床试验的专业具有与承担药物临床试验相适应的床位数、门急诊量；⑥具有急危重病症抢救的设施设备、人员与处置能力；⑦具有承担药物临床试验组织管理的专门部门；⑧具有与开展药物临床试验相适应的医技科室，委托医学检测的承担机构应当具备相应资质；⑨具有负责药物临床试验伦理审查的伦理委员会；⑩具有药物临床试验管理制度和标准操作规程；⑪具有防范和处理药物临床试验中突发事件的管理机制与措施；⑫卫生健康主管部门规定的医务人员管理、财务管理等其他条件。药物临床试验机构为疾病预防控制机构的，应当为省级以上疾病预防控制机构，不要求具备第①⑤⑥项条件。

（2）药品监督管理部门、卫生健康主管部门根据各自职责负责药物临床试验机构的监督管理工作。

国家药品监督管理局会同国家卫生健康委员会建立药物临床试验机构国家检查员库，根据监管和审评需要，依据职责对药物临床试验机构进行监督检查。

省级药品监督管理部门、省级卫生健康主管部门根据药物临床试验机构自我评估情况、开展药物临床试验情况、既往监督检查情况等，依据职责组织对本行政区域内药物临床试验机构开展日常监督检查。对于新备案的药物临床试验机构或者增加临床试验专业、地址变更的，应当在 60 个工作日内开展首次监督检查。

（3）国家药品监督管理部门负责建立"药物临床试验机构备案管理信息平台"，用于药物临床试验机构登记备案和运行管理，以及药品监督管理部门和卫生健康主管部门监督检查的信息录入、共享和公开。

药物临床试验机构对在备案平台所填写信息的真实性和准确性承担全部法律责任。备案的药物临床试验机构名称、地址、联系人、联系方式和临床试验专业、主要研究者等基本信息向社会公开，接受公众的查阅、监督。

药物临床试验机构名称、机构地址、机构级别、机构负责人员、伦理委员会和主要研究者等备案信息发生变化时，药物临床试验机构应当于 5 个工作日内在备案平台中按要求填写并提交变更情况。

（4）药物临床试验机构备案后，应当按照相关法律法规和 GCP 要求，在备案地址和相应专业内开展药物临床试验，确保研究的科学性，符合伦理，确保研究资料的真实性、准确性、完整性，确保研究过程的可追溯性，并承担相应法律责任。药物临床试验机构应当于每年 1 月 31 日前在备案平台填报上一年度开展药物临床试验工作总结报告。

新药 I 期临床试验或者临床风险较高需要临床密切监测的药物临床试验，应当由三级医疗机构实施。疫苗临床试验应当由符合国务院药品监督管理部门和国务院卫生健康主管部门规定条件的三级医疗机构或者省级以上疾病预防控制机构实施或者组织实施。注册申请人委托备案的药物临床试验机构开展药物临床试验，可自行或者聘请第三方对委托的药物临床试验机构进行评估。

（5）为规范药物临床试验机构监督检查工作，加强药物临床试验管理，国家药品监督管理局制定并实施《药物临床试验机构监督检查办法（试行）》。药品监督管理部门依据该办法对药物临床试验机构备案情况及开展以药品注册为目的的药物临床试验活动遵守相关法律法规、执行 GCP 等情况实施检查、处置。

4. 国际多中心药物临床试验管理　药物全球同步研发，是一种共享资源的开发模式，可以减少不必要的重复临床试验，缩短区域或国家间药品上市延迟，提高患者获得新药的可及性。境内申办者为融入国际市场，也越来越关注全球同步研发。申办者要根据早期研究数据、种族敏感性分析和不同监管机构的要求，确定在全球不同区域间应采用的临床试验方式。如果多个区域的多个中心按照同一临床试验方案同时开展临床试验，则该临床试验为多区域临床试验。出于科学和安全性等方面的考量，申办者也可以在某区域内不同国家的多个中心按照同一临床试验方案同时开展区域性临床试验。上述两种形式的临床试验均属于国际多中心药物临床试验。国际多中心药物临床试验数据用于在我国申报药品注册的，申办者在我国计划和实施国际多中心药物临床试验时，应遵守《药品管理法》《药品管理法实施条例》和《药品注册管理办法》等相关法律法规和规定，执行我国 GCP 和《国际多中心药物临床试验指南（试行）》（2015 年第 2 号），参照人用药品注册技术国际协调会 GCP 等国际通行原则实施，还应同时满足相应国家的法律法规要求。

5. 临床试验用药品的管理　临床试验用药品（包括试验药物、安慰剂）的制备和质量控制应当遵循《药品生产质量管理规范》及其配套的《临床试验用药品（试行）》附录（2022年 第 43 号）相关基本原则以及数据可靠性要求，最大限度确保临床试验用药品质量，保障受试者安全。在保证受试者安全且不影响临床试验质量的前提下，临床试验用药品的质量风险管理策略可根据研发规律进行相应调整。防控突发公共卫生事件所急需的药物研发，应当根据应急需要按照安全可靠、科学可行的原则进行临床试验用药品制备。

（1）临床试验申请人对临床试验用药品质量承担责任。临床试验用药品制备单位应当基于风险建立质量管理体系，该体系应当涵盖影响临床试验用药品质量的必要因素，并建立文件系统，确保质量管理体系有效运行。

（2）临床试验用药品制备的人员应当具有适当的资质并经培训，具备履行相应职责的能力。负责制备和质量管理的人员不得互相兼任。

（3）临床试验用药品制备相关厂房、设施和设备应当符合《药品生产质量管理规范》及相关附录的基本要求，厂房、设施、设备的确认范围应当基于风险评估确定。

（4）临床试验申请人应当建立原辅料及包装材料质量标准，其内容的详细程度应当与药物研发所处阶段相适应，并适时进行再评估和更新。制备单位应当对临床试验用药品制备所用原辅料及包装材料进行相应的检查、检验，合格后方可放行使用。

（5）临床试验申请人应当制定临床试验用药品制备的处方工艺、操作规程，以及所用原辅料和包装材料、中间产品及成品的质量标准和检验操作规程等文件。文件内容应当尽可能全面体现已掌握的产品知识，至少涵盖当前研发阶段已知的或潜在的临床试验用药品的关键质量属性和关键工艺参数。应当制定规程明确临床试验用药品包装中药物编码的生成、保密、分发、处理和保存等要求。涉及盲法试验的，还应当制定紧急揭盲的程序和文件。临床试验用药品档案至少应当保存至药品退市后 2 年。如药品未获批准上市，应当保存至临床试验终止后或注册申请终止后 2 年。

临床试验用药品制备应当尽可能采取措施防止污染、交叉污染以及混淆、差错。应当制定清洁操作规程明确清洁方法，并进行必要的确认或验证，以证实清洁的效果。临床试验用药品制备应当能够确保同一批次产品质量均一。在确定处方工艺后，应当确保临床试验用药品批间质量一致。临床试验用药品在不同的场地进行制备时，应当开展不同场地之间药物质量的可比性研究。试验用药品的包装标签上应当标明仅用于临床试验、临床试验信息和临床试验用药品信息；在盲法试验中能够保持盲态。

（6）采用已上市药品进行对照试验时，应当确保对照药品的质量。盲法试验中，需要将对照药品进行改变包装、标签等操作时，应当充分评估并有数据（如稳定性、溶出度等）证明所进行的操作未对原产品的质量产生明显影响。因盲法试验需要，使用不同的包装材料重新包装对照药品时，重新包装后对照药品的使用期限不应当超过原产品的有效期。

临床试验用药品通常以独立包装的形式提供给临床试验中的受试者。应当充分考虑临床试验方案设计样本量以及质量检验、留样和变更研究等所需的临床试验用药品数量，根据临床试验进展计划足量制备、采购或进/出口。应当根据临床试验方案的设盲要求，对临床试验用药品包装的外观相似性和其他特征的相似性进行检查并记录，确保设盲的有效性。

（7）质量控制活动应当按照质量标准、相关操作规程等组织实施。每批次临床试验用药品均须检验，以确认符合质量标准。应当对检验结果超标进行调查评估。每批临床试验用药品均应当留样，临床试验用药品的留样期限按照以下情形中较长的时间为准：药品上市许可申请批准后 2 年或临床试验终止后 2 年；该临床试验用药品有效期满后 2 年。

二、药品注册管理制度

药品注册管理是国家对于药品研制活动的一种监督，也是政府在药物研制成果合法上市的行政许可事项，世界各国基本上都有类似的管理制度。为规范药品注册行为，保证药品的安全、有效和质量可控，《药品注册管理办法》适用于在中华人民共和国境内以药品上市为目的的药品研制、注册及监督管理活动。为全面贯彻落实《中共中央 国务院关于促进中医药传承创新发展的意见》，根据《药品管理法》等法律、法规和规章，国家药品监督管理局还专门组织制定了《中药注册管理专门规定》，于2023年2月10日发布，2023年7月1日起施行。

近年来，国家药品监督管理局持续深化审评审批制度改革。药品审评审批工作紧跟医药创新步伐，与产业界建立多通道、多维度、灵活便捷的沟通交流渠道，强化对申请人的技术指导和服务，对重点品种实行"提前介入、一企一策、全程指导、研审联动"，推动审评审批与医药创新同频共振。不断丰富完善技术指南和药品标准，支持企业加强新靶点、新机制、新类型创新药的研发布局，推动我国医药原始创新能力的持续提升。加快临床急需产品审评审批，对临床急需创新药、罕见病药品、儿童药品等予以优先审评审批。

（一）药品注册与药品注册事项

药品注册，是指药品注册申请人（以下简称申请人）依照法定程序和相关要求提出药物临床试验、药品上市许可、再注册等申请以及补充申请，药品监督管理部门基于法律法规和现有科学认知进行安全性、有效性和质量可控性等审查，决定是否同意其申请的活动。

药品注册包括药物临床试验申请、药品上市许可申请、补充申请、再注册申请等许可事项，以及其他备案或者报告事项。

药品注册管理，遵循公开、公平、公正原则，以临床价值为导向，优化审评审批流程，提高审评审批效率，鼓励研究和创制新药，积极发展仿制药。

（二）药品注册类别

药品注册，按照中药、化学药和生物制品等进行分类注册管理。中药注册按照中药创新药、中药改良型新药、古代经典名方中药复方制剂、同名同方药等进行分类。化学药注册按照化学药创新药、化学药改良型新药、仿制药等进行分类。生物制品注册按照生物制品创新药、生物制品改良型新药、已上市生物制品

（含生物类似药）等进行分类。中药、化学药和生物制品等药品的细化分类和相应的申报资料要求，由国家药品监督管理局根据注册药品的产品特性、创新程度和审评管理需要组织制定，并向社会公布。境外生产药品的注册申请，按照药品的细化分类和相应的申报资料要求执行。

（三）药品注册管理机构和事权划分

1. 国家药品监督管理局事权 国家药品监督管理局主管全国药品注册管理工作，负责建立药品注册管理工作体系和制度，制定药品注册管理规范，依法组织药品注册审评审批以及相关的监督管理工作。

国家药品监督管理局药品审评中心负责药物临床试验申请、药品上市许可申请、补充申请和境外生产药品再注册申请等的审评。中国食品药品检定研究院、国家药典委员会、药品核查中心、药品评价中心、国家药品监督管理局行政事项受理服务和投诉举报中心、国家药品监督管理局信息中心等药品专业技术机构，承担依法实施药品注册管理所需的药品注册检验、通用名称核准、核查、监测与评价、制证送达以及相应的信息化建设与管理等相关工作。

2. 省级药品监督管理部门事权 省级药品监督管理部门负责本行政区域内以下药品注册相关管理工作：①境内生产药品再注册申请的受理、审查和审批；②药品上市后变更的备案、报告事项管理；③组织对药物非临床安全性评价研究机构、药物临床试验机构的日常监管及违法行为的查处；④参与国家药品监督管理局组织的药品注册核查、检验等工作；⑤国家药品监督管理局委托实施的药品注册相关事项。省级药品监督管理部门设置或者指定的药品专业技术机构，承担依法实施药品监督管理所需的审评、检验、核查、监测与评价等工作。

（四）药品注册管理的基本制度和要求

1. 药品上市注册制度 申请人在申请药品上市注册前，应当完成药学、药理毒理学和药物临床试验等相关研究工作。申请药品注册，应当提供真实、充分、可靠的数据、资料和样品，证明药品的安全性、有效性和质量可控性。使用境外研究资料和数据支持药品注册的，其

来源、研究机构或者实验室条件、质量体系要求及其他管理条件等应当符合国际人用药品注册技术要求协调会通行原则,并符合我国药品注册管理的相关要求。申请人取得药品注册证书后,为药品上市许可持有人。

中药注册审评,采用中医药理论、人用经验和临床试验相结合的审评证据体系,综合评价中药的安全性、有效性和质量可控性。中药的疗效评价应当结合中医药临床治疗特点,确定与中药临床定位相适应、体现其作用特点和优势的疗效结局指标。对疾病痊愈或者延缓发展、病情或者症状改善、患者与疾病相关的机体功能或者生存质量改善、与化学药品等合用增效减毒或者减少毒副作用明显的化学药品使用剂量等情形的评价,均可用于中药的疗效评价。鼓励将真实世界研究、新型生物标志物、替代终点决策、以患者为中心的药物研发、适应性设计、富集设计等用于中药疗效评价。申请进口的中药、天然药物,应当符合所在国或者地区按照药品管理的要求,同时应当符合境内中药、天然药物的安全性、有效性和质量可控性要求。注册申报资料按照创新药的要求提供。国家另有规定的,从其规定。

2. 药品变更制度 变更原药品注册批准证明文件及其附件所载明的事项或者内容的,申请人应当按照规定,参照相关技术指导原则,对药品变更进行充分研究和验证,充分评估变更可能对药品安全性、有效性和质量可控性的影响,按照变更程序提出补充申请、备案或者报告。

3. 药品再注册制度 药品注册证书有效期为 5 年,药品注册证书有效期内药品上市许可持有人应当持续保证上市药品的安全性、有效性和质量可控性,并在有效期届满前 6 个月申请药品再注册。

4. 加快上市注册制度 国家药品监督管理局建立药品加快上市注册制度,支持以临床价值为导向的药物创新。对符合条件的药品注册申请,申请人可以申请适用突破性治疗药物、附条件批准、优先审评审批及特别审批程序。在药品研制和注册过程中,药品监督管理部门及其专业技术机构给予必要的技术指导、沟通

交流、优先配置资源、缩短审评时限等政策和技术支持。对古代经典名方中药复方制剂的上市申请实施简化注册审批,具体要求按照相关规定执行。

5. 关联审评审批制度 国家药品监督管理局建立化学原料药、辅料及直接接触药品的包装材料和容器(以下简称原辅包)关联审评审批制度,在审批药品制剂时,对化学原料药一并审评审批,对相关辅料、直接接触药品的包装材料和容器一并审评。药品审评中心建立原辅包信息登记平台,对相关登记信息进行公示,供相关申请人或药品上市许可持有人选择,并在相关药品制剂注册申请审评时关联审评。

6. 非处方药注册和转换制度 处方药和非处方药实行分类注册和转换管理。药品审评中心根据非处方药的特点,制定非处方药上市注册相关技术指导原则和程序,并向社会公布。药品评价中心制定处方药和非处方药上市后转换相关技术要求和程序,并向社会公布。

7. 沟通交流制度 申请人在药物临床试验申请前、药物临床试验过程中以及药品上市许可申请前等关键阶段,可以就重大问题与药品审评中心等专业技术机构进行沟通交流。药品注册过程中,药品审评中心等专业技术机构可以根据工作需要组织与申请人进行沟通交流。沟通交流的程序、要求和时限,由药品审评中心等专业技术机构依照职能分别制定,并向社会公布。

8. 专家咨询制度 药品审评中心等专业技术机构根据工作需要建立专家咨询制度,成立专家咨询委员会,在审评、核查、检验、通用名称核准等过程中就重大问题听取专家意见,充分发挥专家的技术支撑作用。

9. 化学药品目录集制度 国家药品监督管理局建立收载新批准上市以及通过仿制药质量和疗效一致性评价的化学药品目录集,载明药品名称、活性成分、剂型、规格、是否为参比制剂、持有人等相关信息,及时更新并向社会公开。化学药品目录集收载程序和要求,由药品审评中心制定,并向社会公布。

10. 电子申报制度 为提高药品审评审批效率,国家药品监督管理局决定药品注册申请申

报资料实施电子形式提交。自 2023 年 1 月 1 日起，申请人提交的国家药品监督管理局审评审批药品注册申请以及审评过程中补充资料等，调整为以电子形式提交申报资料，申请人无需提交纸质申报资料。申请人应当按照现行法规及电子申报资料要求准备电子申报资料，将光盘提交至药品审评中心提出申请。药品审评中心将基于电子申报资料开展受理、审评和审批工作，相关工作程序不变。

三、新药上市注册

（一）新药临床试验管理

申请人完成支持药物临床试验的药学、药理毒理学等研究后，提出药物临床试验申请的，应当按照申报资料要求提交相关研究资料。经形式审查，申报资料符合要求的，予以受理。药品审评中心应当组织药学、医学和其他技术人员对已受理的药物临床试验申请进行审评。对药物临床试验申请应当自受理之日起 60 日内决定是否同意开展，并通过药品审评中心网站通知申请人审批结果；逾期未通知的，视为同意，申请人可以按照提交的方案开展药物临床试验。申请人获准开展药物临床试验的为药物临床试验申办者。

获准开展药物临床试验的药物拟增加适应症（或者功能主治）以及增加与其他药物联合用药的，申请人应当提出新的药物临床试验申请，经批准后方可开展新的药物临床试验。获准上市的药品增加适应症（或者功能主治）需要开展药物临床试验的，应当提出新的药物临床试验申请。

申办者应当定期在药品审评中心网站提交研发期间安全性更新报告。研发期间安全性更新报告应当每年提交一次，于药物临床试验获准后每满 1 年后的 2 个月内提交。药品审评中心可以根据审查情况，要求申办者调整报告周期。对于药物临床试验期间出现的可疑且非预期严重的不良反应和其他潜在的严重安全性风险信息，申办者应当按照相关要求及时向药品审评中心报告。根据安全性风险严重程度，可以要求申办者采取调整药物临床试验方案、知情同意书、研究者手册等加强风险控制的措施，

必要时可以要求申办者暂停或者终止药物临床试验。

药物临床试验期间，发现存在安全性问题或者其他风险的，申办者应当及时调整临床试验方案、暂停或者终止临床试验，并向药品审评中心报告。药物临床试验中出现大范围、非预期的严重不良反应，或者有证据证明临床试验用药品存在严重质量问题时，申办者和药物临床试验机构应当立即停止药物临床试验。药品监督管理部门依职责可以责令调整临床试验方案、暂停或者终止药物临床试验。

申办者应当在开展药物临床试验前在药物临床试验登记与信息公示平台登记药物临床试验方案等信息。药物临床试验期间，申办者应当持续更新登记信息，并在药物临床试验结束后登记药物临床试验结果等信息。登记信息在平台进行公示，申办者对药物临床试验登记信息的真实性负责。

申请人拟开展生物等效性试验的，应当按照要求在药品审评中心网站完成生物等效性试验备案后，按照备案的方案开展相关研究工作。

（二）药品上市许可

1. 基本程序和要求　申请人在完成支持药品上市注册的药学、药理毒理学和药物临床试验等研究，确定质量标准，完成商业规模生产工艺验证，并做好接受药品注册核查检验的准备后，提出药品上市许可申请，按照申报资料要求提交相关研究资料。申请药品上市许可时，申请人和生产企业应当已取得相应的药品生产许可证。经对申报资料进行形式审查，符合要求的，予以受理。

药品审评中心应当组织药学、医学和其他技术人员，按要求对已受理的药品上市许可申请进行审评。审评过程中基于风险启动药品注册核查、检验，相关技术机构应当在规定时限内完成核查、检验工作。药品审评中心根据药品注册申报资料、核查结果、检验结果等，对药品的安全性、有效性和质量可控性等进行综合审评，非处方药还应当转药品评价中心进行非处方药适宜性审查。综合审评结论通过的，国家药品监督管理局批准药品上市，发给药品注册证书。综合审评结论不通过的，作出不予

批准决定。药品注册证书载明药品批准文号、持有人、生产企业等信息。非处方药的药品注册证书还应当注明非处方药类别。

药品批准上市后，持有人应当按照国家药品监督管理局核准的生产工艺和质量标准生产药品，并按照药品生产质量管理相关规范要求进行细化和实施。

2. 药品注册核查 药品注册核查，是指为核实申报资料的真实性、一致性以及药品上市商业化生产条件，检查药品研制的合规性、数据可靠性等，对研制现场和生产现场开展的核查活动，以及必要时对药品注册申请所涉及的化学原料药、辅料及直接接触药品的包装材料和容器生产企业、供应商或者其他受托机构开展的延伸检查活动。

药品审评中心根据药物创新程度、药物研究机构既往接受核查情况等，基于风险决定是否开展药品注册研制现场核查。药品审评中心决定启动药品注册研制现场核查的，通知药品核查中心在审评期间组织实施核查，同时告知申请人。药品核查中心应当在规定时限内完成现场核查，并将核查情况、核查结论等相关材料反馈药品审评中心进行综合审评。

药品审评中心根据申报注册的品种、工艺、设施、既往接受核查情况等因素，基于风险决定是否启动药品注册生产现场核查。对于创新药、改良型新药以及生物制品等，应当进行药品注册生产现场核查和上市前药品生产质量管理规范检查。对于仿制药等，根据是否已获得相应生产范围药品生产许可证且已有同剂型品种上市等情况，基于风险进行药品注册生产现场核查、上市前药品生产质量管理规范检查。

需要开展上市前药品生产质量管理规范检查的，由药品核查中心协调相关省级药品监督管理部门与药品注册生产现场核查同步实施。上市前药品生产质量管理规范检查的管理要求，按照药品生产监督管理办法的有关规定执行。申请人应当在规定时限内接受核查。

3. 药品注册检验 药品注册检验，包括标准复核和样品检验。标准复核，是指对申请人申报药品标准中设定项目的科学性、检验方法的可行性、质控指标的合理性等进行的实验室评估。样品检验，是指按照申请人申报或者药品审评中心核定的药品质量标准对样品进行的实验室检验。

与国家药品标准收载的同品种药品使用的检验项目和检验方法一致的，可以不进行标准复核，只进行样品检验。其他情形应当进行标准复核和样品检验。

中国食品药品检定研究院或者经国家药品监督管理局指定的药品检验机构承担创新药、改良型新药（中药除外），生物制品、放射性药品和按照药品管理的体外诊断试剂，及国家药品监督管理局规定的其他药品的注册检验。境外生产药品的注册检验由中检院组织口岸药品检验机构实施。其他药品的注册检验，由申请人或者生产企业所在地省级药品检验机构承担。

（三）加快药品上市的注册程序

1. 突破性治疗药物程序 药物临床试验期间，用于防治严重危及生命或者严重影响生存质量的疾病，且尚无有效防治手段或者与现有治疗手段相比有足够证据表明具有明显临床优势的创新药或者改良型新药等，申请人可以申请适用突破性治疗药物程序。申请适用突破性治疗药物程序的，申请人应当向药品审评中心提出申请。符合条件的，药品审评中心按照程序公示后纳入。对纳入突破性治疗药物程序的药物临床试验，给予以下政策支持：①申请人可以在药物临床试验的关键阶段向药品审评中心提出沟通交流申请，药品审评中心安排审评人员进行沟通交流；②申请人可以将阶段性研究资料提交给药品审评中心，药品审评中心基于已有研究资料，对下一步研究方案提出意见或者建议，并反馈给申请人。

2. 附条件批准程序 药物临床试验期间，符合以下情形的药品，可以申请附条件批准：①治疗严重危及生命且尚无有效治疗手段的疾病的药品，药物临床试验已有数据证实疗效并能预测其临床价值的；②公共卫生方面急需的药品，药物临床试验已有数据显示疗效并能预测其临床价值的；③应对重大突发公共卫生事件急需的疫苗或者国家卫生健康委员会认定急需的其他疫苗，经评估获益大于风险的。申请附条件批准的，申请人应当就附条件批准上市的条件和上市后继续完成的研究工作等与药品审评中心沟通交流，经沟通交流确认后提出药品上市许可申请。经审评，符合附条件批准要求的，在药品注册证书中载明附条件批准药品注册证书的有效期、上市后需要继续完成的研究工作及完成时限等相关事项。对附条件批准的药品，持有人应当在药品上市后采取相应的风险管理措施，并在规定期限内按照要求完成药物临床试验等相关研究，以补充申请方式申报。对批准疫苗注册申请时提出进一步研究要求的，疫苗持有人应当在规定期限内完成研究。持有人逾期未按照要求完成研究或者不能证明其获益大于风险的，国家药品监督管理局应当依法处理，直至注销药品注册证书。

对治疗严重危及生命且尚无有效治疗手段的疾病以及国务院卫生健康或者中医药主管部门认定急需的中药，药物临床试验已有数据或者高质量中药人用经验证据显示疗效并能预测其临床价值的，可以附条件批准，并在药品注册证书中载明有关事项。

3. 优先审评审批程序 药品上市许可申请时，以下具有明显临床价值的药品，可以申请适用优先审评审批程序：①临床急需的短缺药品、防治重大传染病和罕见病等疾病的创新药和改良型新药；②符合儿童生理特征的儿童用药品新品种、剂型和规格；③疾病预防、控制急需的疫苗和创新疫苗；④纳入突破性治疗药物程序的药品；⑤符合附条件批准的药品；⑥国家药品监督管理局规定其他优先审评审批的情形。

对临床定位清晰且具有明显临床价值的以下情形中药新药等的注册申请实行优先审评审批：①用于重大疾病、新发突发传染病、罕见病防治；②临床急需而市场短缺；③儿童用药；④新发现的药材及其制剂，或者药材新的药用部位及其制剂；⑤药用物质基础清楚、作用机理基本明确。

申请人在提出药品上市许可申请前，应当与药品审评中心沟通交流，经沟通交流确认后，在提出药品上市许可申请的同时，向药品审评中心提出优先审评审批申请。符合条件的，药品审评中心按照程序公示后纳入优先审评审批

程序。

对纳入优先审评审批程序的药品上市许可申请，给予以下政策支持：①药品上市注册审评时限为 130 个工作日；②临床急需的境外已上市境内未上市的罕见病药品，审评时限为 70 个工作日；③需要核查、检验和核准药品通用名称的，予以优先安排；④经沟通交流确认后，可以补充提交技术资料。

4. 特别审批程序 在发生突发公共卫生事件的威胁时以及突发公共卫生事件发生后，国家药品监督管理局可以依法决定对突发公共卫生事件应急所需防治药品实行特别审批。

国务院卫生健康或者中医药主管部门认定急需的中药，可应用人用经验证据直接按照特别审批程序申请开展临床试验或者上市许可或者增加功能主治。

对实施特别审批的药品注册申请，国家药品监督管理局按照统一指挥、早期介入、快速高效、科学审批的原则，组织加快并同步开展药品注册受理、审评、核查、检验工作。特别审批的情形、程序、时限、要求等按照药品特别审批程序规定执行。对纳入特别审批程序的药品，可以根据疾病防控的特定需要，限定其在一定期限和范围内使用。

（四）药品批准证明文件

药品注册证书载明药品批准文号、持有人、生产企业等信息；属于非处方药的，注明非处方药类别。经核准的药品生产工艺、质量标准、说明书和标签作为附件一并发给申请人，必要时还应附药品上市后研究要求。上述信息纳入药品品种档案，并根据上市后变更情况及时更新。

药品注册证书载明的药品批准文号的格式：①境内生产药品：国药准字 H（Z、S）＋四位年号＋四位顺序号；②中国香港、澳门和台湾地区生产药品：国药准字 H（Z、S）C＋四位年号＋四位顺序号；③境外生产药品：国药准字 H（Z、S）J＋四位年号＋四位顺序号。其中，H 代表化学药，Z 代表中药，S 代表生物制品。药品批准文号，不因上市后的注册事项的变更而改变。中药另有规定的从其规定。

药品监督管理部门制作的药品注册批准证

明电子文件及原料药批准文件电子文件与纸质文件具有同等法律效力。为贯彻落实党中央、国务院关于深化"放管服"改革的重要决策部署，优化营商环境，进一步激发市场主体发展活力，为企业提供更加高效便捷的政务服务，国家药品监督管理局经研究决定，自 2022 年 11 月 1 日起，发放药品电子注册证，发放范围为国家药品监督管理局批准的药物临床试验、药品上市许可、药品再注册、药品补充申请、中药品种保护、进口药材、化学原料药等证书以及药物非临床研究质量管理规范认证证书。药品电子注册证与纸质注册证具有同等法律效力。电子证照具有即时送达、短信提醒、证照授权、扫码查询、在线验证、全网共享等功能。药品上市许可持有人或申请人须先行在国家药品监督管理局网上办事大厅注册并实名认证，进入网上办事大厅"我的证照"栏目，查看下载相应的药品电子注册证。药品上市许可持有人或申请人也可登录"中国药监 APP"，查看使用电子注册证。药品电子注册证不包含药品生产工艺、质量标准、说明书和标签等附件。上述附件以电子文件形式和药品电子注册证同步推送至国家药品监督管理局网上办事大厅法人空间"我的证照"栏目，推送成功即送达，药品上市许可持有人或申请人可自行登录下载获取。药品上市许可持有人或申请人应妥善保管国家药品监督管理局网上办事大厅账号、电子注册证及相关附件电子文件等。

（五）药品专利期补偿制度

2020 年 10 月 17 日，第十三届全国人民代表大会常务委员会第二十二次会议审议通过《关于修改〈中华人民共和国专利法〉的决定》，对我国《专利法》作出第四次修正，正式在我国法律中引入药品专利权期限补偿制度。《专利法》第四十二条规定，发明专利权的期限为 20 年，实用新型专利权的期限为 10 年，外观设计专利权的期限为 15 年，均自申请日起计算。自发明专利申请日起满 4 年，且自实质审查请求之日起满 3 年后授予发明专利权的，国务院专利行政部门应专利权人的请求，就发明专利在授权过程中的不合理延迟给予专利权期限补偿，但由申请人引起的不合理延迟除外。

为补偿新药上市审评审批占用的时间，对在中国获得上市许可的新药相关发明专利，国务院专利行政部门应专利权人的请求给予专利权期限补偿。补偿期限不超过 5 年，新药批准上市后总有效专利权期限不超过 14 年。

四、仿制药注册要求和一致性评价

（一）仿制药注册要求

仿制药是指仿制已上市原研药品的药品。仿制药可分为两类，一是仿制境外已上市境内未上市原研药品，二是仿制境内已上市原研药品。仿制药要求与原研药品质量和疗效一致。如果已上市药品的原研药品无法追溯或者原研药品已经撤市的，建议不再申请仿制；如坚持提出仿制药申请，原则上不能以仿制药的技术要求予以批准，应按照新药的要求开展相关研究。

仿制药要求与原研药品具有相同的活性成分、剂型、规格、适应症、给药途径和用法用量，不强调处方工艺与原研药品一致，但强调仿制药品必须与原研药品质量和疗效一致。申请注册的仿制药没有达到与原研药质量和疗效一致的，不予批准。《关于药品注册审评审批若干政策的公告》（2015 年第 230 号）规定，仿制药按照与原研药质量和疗效一致的原则受理和审评审批。其中，对已在中国境外上市但尚未在境内上市药品的仿制药注册申请，应与原研药进行生物等效性研究并按国际通行技术要求开展临床试验，所使用的原研药由企业自行采购，向国家药品监督管理局申请一次性进口；未能与原研药进行对比研究的，应按照创新药的技术要求开展研究。

仿制药、按照药品管理的体外诊断试剂以及其他符合条件的情形，经申请人评估，认为无需或者不能开展药物临床试验，符合豁免药物临床试验条件的，申请人可以直接提出药品上市许可申请。仿制药应当与参比制剂质量和疗效一致。申请人应当参照相关技术指导原则选择合理的参比制剂。

2018 年 4 月，国务院办公厅印发《关于改革完善仿制药供应保障及使用政策的意见》，明确提出促进"临床必需、疗效确切、供应短缺"的仿制药研发，鼓励仿制重大传染病防治和罕见病治疗所需药品、处置突发公共卫生事件所需药品、儿童使用药品以及专利到期前一年尚没有提出注册申请的药品。目标是推动医药产业供给侧结构性改革，提高药品供应保障能力，降低全社会药品费用负担，保障广大人民群众用药需求。为此，国务院相关部门先后联合印发了《第一批鼓励仿制药品目录》《第二批鼓励仿制药品目录》和《第三批鼓励仿制药品目录》，并将有关情况向社会公示。

（二）药品注册中的专利纠纷早期解决机制

对于药品上市审评审批过程中，药品上市许可申请人与有关专利权人或者利害关系人，因申请注册的药品相关的专利权产生纠纷的，《专利法》第七十六条规定，相关当事人可以向人民法院起诉，请求就申请注册的药品相关技术方案是否落入他人药品专利权保护范围作出判决。国家药品监督管理局在规定的期限内，可以根据人民法院生效裁判作出是否暂停批准相关药品上市的决定。

为推动建立我国药品专利纠纷早期解决机制，国家药品监督管理局、国家知识产权局会同有关部门在新修订的《专利法》相关规定的框架下，于2021年7月联合印发了《关于发布〈药品专利纠纷早期解决机制实施办法（试行）〉的公告》（2021年第89号）。《药品专利纠纷早期解决机制实施办法（试行）》旨在为当事人在相关药品上市审评审批环节提供相关专利纠纷解决的机制，保护药品专利权人合法权益，降低仿制药上市后专利侵权风险。其主要内容包括平台建设和信息公开制度、专利权登记制度、仿制药专利声明制度、司法链接和行政链接制度、批准等待期制度、药品审评审批分类处理制度、首仿药市场独占期制度等。

《药品专利纠纷早期解决机制实施办法（试行）》规定，化学仿制药申请人提交药品上市许可申请时，应当对照已在中国上市药品专利信息登记平台公开的专利信息，针对被仿制药每一件相关的药品专利作出声明。专利权人或者利害关系人对相关专利声明有异议的，可以就申请上市药品的相关技术方案是否落入相关专利权保护范围向人民法院提起诉讼或者向国务院专利行政部门请求行政裁决，即：司法途径和行政途径。在规定的期限内，专利权人可以自行选择途径。

专利权人或者利害关系人如在规定期限内提起诉讼或者请求行政裁决，应当自人民法院立案或者国务院专利行政部门受理之日起15个工作日内将立案或受理通知书副本提交国家药品审评机构，并通知仿制药申请人。收到人民法院立案或者国务院专利行政部门受理通知书副本后，国务院药品监督管理部门对化学仿制药注册申请设置9个月的等待期。等待期自人民法院立案或者国务院专利行政部门受理之日起，只设置一次。等待期内国家药品审评机构不停止技术审评。超过等待期，国务院药品监督管理部门未收到人民法院的生效判决或者调解书，或者国务院专利行政部门的行政裁决，国家药品审评机构按照程序将相关化学仿制药注册申请转入行政审批环节。

如果当事人选择向国务院专利行政部门请求行政裁决，对行政裁决不服又向人民法院提起行政诉讼的，9个月的等待期并不延长。

专利权人或者利害关系人未在规定期限内提起诉讼或者请求行政裁决的，仿制药申请人可以按相关规定提起诉讼或者请求行政裁决，以确认其相关药品技术方案不落入相关专利权保护范围。对首个挑战专利成功并首个获批上市的化学仿制药，给予市场独占期。国务院药品监督管理部门在该药品获批之日起12个月内不再批准同品种仿制药上市，共同挑战专利成功的除外。市场独占期限不超过被挑战药品的原专利权期限。

为做好《药品专利纠纷早期解决机制实施办法（试行）》实施工作，中国上市药品专利信息登记平台（网址：https://zldj.cde.org.cn/home）已于2021年7月正式运行。相关药品上市许可持有人可根据需要提前在中国上市药品专利信息登记平台完成相关药品专利信息登记与主动公开。已登记并公开的相关专利信息作为化学仿制药、中药同名同方药、生物类似药上市注册申请人作出专利声明的依据。

（三）　仿制药质量和疗效一致性评价

开展仿制药质量和疗效一致性评价（以下简称一致性评价）工作，对提升我国制药行业整体水平，保障药品安全性和有效性，促进医药产业升级和结构调整，增强国际竞争能力，都具有十分重要的意义。2016 年 2 月，国务院办公厅印发《关于开展仿制药质量和疗效一致性评价的意见》（国办发〔2016〕8 号），明确对已经批准上市的仿制药（包括国产仿制药、进口仿制药和原研药品地产化品种），按与原研药品质量和疗效一致的原则，分期分批开展一致性评价。该意见出台后，原国家食品药品监督管理总局发布了《关于落实〈国务院办公厅关于开展仿制药质量和疗效一致性评价的意见〉有关事项的公告》（2016 年 第 106 号），明确评价对象和实施阶段、参比制剂的选择和确定、一致性评价的研究内容、一致性评价的程序等工作要求。

为规范仿制药审评和一致性评价工作，优化工作程序，强化服务指导，保证公平、公正、公开，国家药品监督管理局组织制定了《化学仿制药参比制剂遴选与确定程序》，明确了化学仿制药参比制剂的遴选原则、遴选路径以及确定程序等。为完善仿制药参比制剂管理，促进我国仿制药高质量研发，在化学仿制药参比制剂遴选与确定程序基础上，国家药品监督管理局组织制定了《化学仿制药参比制剂调整程序（试行）》。《仿制药参比制剂目录》收载的参比制剂，经评估已不再符合参比制剂遴选原则的，属于该程序调整范围。品种的具体情形包括：因安全或有效性原因撤市；经技术改进，仍无法符合现行《中国药典》或审评技术要求，不鼓励仿制；其他经评估不再符合参比制剂遴选原则的情形。

根据一致性评价相关工作要求，药品生产企业（药品上市许可持有人）应将其产品按照规定的方法与参比制剂进行质量一致性评价，并向国家药品监督管理局报送评价结果。参比制剂由国家药品监督管理局征询专家意见后确定，可以选择原研药品，也可以选择国际公认的同种药品。无参比制剂的，由药品生产企业进行临床有效性试验。在规定期限内未通过质量一致性评价的仿制药，不予再注册；在质量一致性评价工作中，需改变已批准工艺的，应按《药品注册管理办法》的相关规定提出补充申请，国家药品监督管理局设立绿色通道，加快审评审批。

通过质量一致性评价的品种，药品监督管理部门允许其在说明书和标签上予以标注，纳入化学药品目录集，并在临床应用、招标采购、医保报销等方面给予支持；对同品种药品通过一致性评价的药品生产企业达到 3 家以上的，在药品集中采购等方面，原则上不再选用未通过一致性评价的品种。国家卫生健康委员会对《国家基本药物目录（2018 年版）》中价格低廉、临床必需的药品在配套政策中给予支持，保障临床用药需求。通过一致性评价的品种优先纳入基本药物目录，未通过一致性评价的品种将逐步被调出基本药物目录。对纳入国家基本药物目录的品种，不再统一设置评价时限要求。化学药品新注册分类实施前批准上市的含基本药物品种在内的仿制药，自首家品种通过一致性评价后，其他药品生产企业的相同品种原则上应在 3 年内完成一致性评价。逾期未完成的，企业经评估认为属于临床必需、市场短缺品种的，可向所在地省级药品监督管理部门提出延期评价申请，经省级药品监督管理部门会同省级卫生健康主管部门组织研究认定后，可予适当延期。逾期再未完成的，不予再注册。

为加快推进一致性评价工作，国家药品监督管理局于 2020 年 5 月发布《关于开展化学药品注射剂仿制药质量和疗效一致性评价工作的公告》（2020 年第 62 号），决定开展化学药品注射剂仿制药质量和疗效一致性评价工作。对于已上市的化学药品注射剂仿制药，未按照与原研药品质量和疗效一致原则审批的品种均需开展一致性评价。药品上市许可持有人应当依据国家药品监督管理局发布的《仿制药参比制剂目录》选择参比制剂，并开展一致性评价研发申报。为指导药品上市许可持有人做好该项工作，药品审评中心发布了《化学药品注射剂仿制药质量和疗效一致性评价技术要求》《化学药品注射剂仿制药质量和疗效一致性评价申报资料要求》《化学药品注射剂（特殊注射剂）

仿制药质量和疗效一致性评价技术要求》等技术要求。

五、原料药、辅料和包装材料的关联审评审批

为贯彻落实中共中央办公厅、国务院办公厅《关于深化审评审批制度改革鼓励药品医疗器械创新的意见》(厅字〔2017〕42号)与《国务院关于取消一批行政许可事项的决定》(国发〔2017〕46号),原国家食品药品监督管理总局于2017年11月发布了《关于调整原料药、药用辅料和药包材审评审批事项的公告》(2017年第146号),取消药用辅料与直接接触药品的包装材料和容器(以下简称药包材)审批,原料药、药用辅料和药包材在审批药品制剂注册申请时一并审评审批。自该公告发布之日起,各级药品监督管理部门不再单独受理原料药、药用辅料和药包材注册申请,药品审评中心建立原料药、药用辅料和药包材登记平台(以下简称登记平台)与数据库,有关企业或者单位可通过登记平台按上述公告要求提交原料药、药用辅料和药包材登记资料,获得原料药、药用辅料和药包材登记号,待关联药品制剂提出注册申请后一并审评。

2019年7月,国家药品监督管理局发布《关于进一步完善药品关联审评审批和监管工作有关事宜的公告》(2019年第56号),进一步完善了原料药、药用辅料、直接接触药品的包装材料和容器(以下简称原辅包)与药品制剂关联审评审批和监管要求。

(一) 关联审评审批总体要求

1. 质量 原辅包的使用必须符合药用要求,主要是指原辅包的质量、安全及功能应该满足药品制剂的需要。原辅包与药品制剂关联审评审批由原辅包登记人在登记平台上登记,药品制剂注册申请人提交注册申请时与平台登记资料进行关联;因特殊原因无法在平台登记的原辅包,也可在药品制剂注册申请时,由药品制剂注册申请人一并提供原辅包研究资料。

2. 信息登记 原辅包登记人负责维护登记平台的登记信息,对登记资料的真实性和完整性负责。境内原辅包供应商作为原辅包登记人

应当对所持有的产品自行登记。境外原辅包供应商可由常驻中国代表机构或委托中国代理机构进行登记,登记资料应当为中文,境外原辅包供应商和代理机构共同对登记资料的真实性和完整性负责。

药品制剂注册申请人申报药品注册申请时,需提供原辅包登记号和原辅包登记人的使用授权书。

3. 质量责任 药品制剂注册申请人或药品上市许可持有人对药品质量承担主体责任,根据药品注册管理和上市后生产管理的有关要求,对原辅包供应商质量管理体系进行审计,保证符合药用要求。

(二) 产品登记管理

1. 登记资料 原辅包登记人按照登记资料技术要求在平台登记,获得登记号。其中,原料药在登记前应取得相应生产范围的《药品生产许可证》,并按照原国家食品药品监督管理总局《关于发布化学药品新注册分类申报资料要求(试行)的通告》(2016年第80号)要求进行登记;药用辅料和药包材登记按照56号公告相关附件的资料要求进行登记。药品制剂注册申请关联审评时,原辅包登记平台研究资料不能满足审评需要的,药品审评中心可以要求药品制剂注册申请人或原辅包登记人补充。补充资料的报送途径由药品审评中心在发补通知中明确。

2. 信息关联 药品制剂注册申请与已登记原辅包进行关联,药品制剂获得批准时,即表明其关联的原辅包通过了技术审评,登记平台标识为"A";未通过技术审评或尚未与制剂注册进行关联的标识为"I"。

仿制或进口境内已上市药品制剂所用的原料药,原料药登记人登记后,可进行单独审评审批,通过审评审批的登记状态标识为"A",未通过审评审批的标识为"I"。审评审批时限和要求按照现行《药品注册管理办法》等有关规定执行。

3. 免登记产品 已在食品、药品中长期使用且安全性得到认可的药用辅料可不进行登记,由药品制剂注册申请人在制剂申报资料中列明产品清单和基本信息。但药品审评中心在药品

制剂注册申请的审评过程中认为有必要的，可要求药品制剂注册申请人补充提供相应技术资料。该类药用辅料品种名单由药品审评中心适时更新公布。

（三）原辅包登记信息的使用和管理

1. 信息公示及证明文件使用 药品审评中心向社会公示登记号、产品名称、企业名称、生产地址等基本信息，供药品制剂注册申请人选择。化学原料药、辅料及直接接触药品的包装材料和容器关联审评通过的或者单独审评审批通过的，药品审评中心在原辅包登记平台更新登记状态标识，向社会公示相关信息。药品制剂申请人提出药品注册申请，可以直接选用已登记的原辅包；选用未登记的原辅包的，相关研究资料应当随药品制剂注册申请一并申报。

化学原料药实施审批制，其登记注册属于行政许可事项。化学原料药登记后，经关联审评或单独审评通过的，发给化学原料药上市申请批准通知书及核准后的生产工艺、质量标准和标签，该批准通知书与原核发的化学原料药药品注册批件均为化学原料药上市申请批准证明文件；审评不通过的，发给不予批准通知书。原料药标识为"A"的，表明原料药已通过审评审批。

未进行平台登记而与药品制剂注册申报资料一并提交研究资料的原料药，监管部门在药品制剂批准证明文件中标注原料药相关信息，可用于办理原料药 GMP 检查、进口通关等。

2. GMP 检查 原料药生产企业申请 GMP检查程序及要求按照现行法律法规有关规定执行，通过药品 GMP 检查后应在登记平台更新登记信息。

3. 技术变更 标识为"A"的原料药发生技术变更的，按照现行药品注册管理有关规定提交变更申请，经批准后实施。原料药的其他变更、药用辅料和药包材的变更应及时在登记平台更新信息，并在每年第一季度提交的上一年年度报告中汇总。

原辅包发生变更时原辅包登记人应主动开展研究，确保变更后的原辅包仍然符合药用要求；并及时通知相关药品制剂生产企业（药品上市许可持有人），更新登记资料，在年报中体现。

药品制剂生产企业（药品上市许可持有人）接到上述通知后应及时就相应变更对药品制剂质量的影响情况进行评估或研究，属于影响药品制剂质量的，应报补充申请。

已上市药品制剂变更原辅包及原辅包供应商的，应按照《已上市化学药品变更研究技术指导原则（一）》《已上市化学药品生产工艺变更研究技术指导原则》《已上市中药变更研究技术指导原则（一）》及生物制品上市后变更研究相关指导原则等要求开展研究，按照现行药品注册管理有关规定执行。

（四）原辅包的监督管理

各省（区、市）药品监督管理局对登记状态标识为"A"的原料药，按照药品进行上市后管理，开展药品 GMP 检查。

省级药品监督管理部门加强对本行政区域内药品制剂生产企业（药品上市许可持有人）的监督检查，督促药品制剂生产企业（药品上市许可持有人）履行原料药、药用辅料和药包材的供应商审计责任。

省级药品监督管理部门根据登记信息对药用辅料和药包材供应商加强监督检查和延伸检查。发现药用辅料和药包材生产存在质量问题的，应依法依规及时查处，并要求药品制剂生产企业（药品上市许可持有人）不得使用相关产品，对已上市产品开展评估和处置。延伸检查应由药品制剂生产企业（药品上市许可持有人）所在地省级药品监督管理部门组织开展。药用辅料和药包材供应商的日常检查由所在地省级药品监督管理部门组织开展联合检查。

药用辅料生产现场检查参照《药用辅料生产质量管理规范》（国食药监安〔2006〕120号）开展检查，药包材生产现场检查参照《直接接触药品的包装材料和容器管理办法》（国家食品药品监督管理局令 第13号）中所附《药包材生产现场考核通则》开展检查。省级药品监督管理部门可根据监管需要进一步完善相关技术规范和检查标准，促进辅料和药包材质量水平稳步提升。

六、非处方药注册和转换

《药品管理法》第五十四条规定，国家对药品实行处方药与非处方药分类管理制度。

（一）非处方药遴选和目录管理

1. 非处方药的遴选　为了配合药品分类管理制度的推行，我国于1999年开始对非处方药进行遴选并公布非处方药目录。非处方药根据以下原则遴选：

（1）应用安全　长期临床使用证实安全性大；无潜在毒性，不易引起蓄积中毒，中药中的重金属限量不超过国内或国外公认标准；基本无不良反应；不引起依赖性，无"三致"作用；医疗用毒性药品、麻醉药品以及精神药品原则上不能作为非处方药，但个别麻醉药品与少数精神药品可作为"限复方制剂活性成分"使用；组方合理，无不良相互作用，比如中成药组方中无"十八反""十九畏"等。

（2）疗效确切　药物作用针对性强，功能主治明确；不需要经常调整剂量；连续使用不引起耐药性。

（3）质量稳定　质量可控、性质稳定。

（4）使用方便　不用经过特殊检查和试验即可使用；以口服和外用的常用剂型为主。

2. 国家非处方药目录　原国家药品监督管理局于1999年6月发布《关于公布第一批国家非处方药（西药、中成药）目录的通知》（国药管安〔1999〕198号）。西药非处方药分类参照《国家基本药物目录》划分为23类；中成药非处方药分类参考国家中医药管理局发布的《中医病证诊断疗效标准》，将其中符合非处方药遴选原则的38种病证归属为7个治疗科，即内科、外科、骨伤科、妇科、儿科、皮肤科、五官科。第一批国家非处药方共有325个品种，其中：西药165个，中成药160个，每个品种含有不同剂型，尚未区分甲类、乙类。截至2003年11月，我国共公布了六批4326个非处方药品种。从2004年开始，国家药品监督管理局不再主动遴选并公布非处方药目录，调整为由企业申报，开展处方药与非处方药转换评价工作，并对非处方药目录实行动态管理。

（二）非处方药上市注册和适宜性审查

根据《药品注册管理办法》，下列情形的申请可以直接提出非处方药上市注册：国内已有相同活性成分、适应症或者功能主治、剂型、规格的非处方药上市的药品；经国家药品监督管理局确定的非处方药改变剂型或者规格，但不改变适应症或者功能主治、给药剂量以及给药途径的药品；使用国家药品监督管理局确定的非处方药的活性成分组成的新的复方制剂；其他直接申报非处方药的情形。

药品审评中心完成药品上市许可申请的审评之后，非处方药还应当转药品评价中心进行非处方药适宜性审查（30个工作日）。

（三）处方药与非处方药的转换和评价

1. 处方药与非处方药转换评价　2010年6月，原国家食品药品监督管理局发布了《关于做好处方药转换为非处方药有关事宜的通知》（食药监办注〔2010〕64号），对非处方药转换评价的工作程序进行了调整。在上述法律框架基础上，原国家食品药品监督管理局在2012年11月发布《国家食品药品监督管理局办公室关于印发处方药转换为非处方药评价指导原则（试行）等6个技术文件的通知》（食药监办注〔2012〕137号）等技术标准，具体指导处方药与非处方药的转换评价工作。根据《关于印发进一步加强中药科学监管促进中药传承创新发展若干措施的通知》（国药监药注〔2023〕1号），药品监督管理部门将不断完善中药处方药与非处方药分类管理。优化非处方药上市注册与上市后转换相关技术指导原则体系和要求，规范开展中药处方药转换为非处方药技术评价，研究制定中药非处方药审评技术要求，进一步发挥中成药在自我药疗中的作用。

2. 处方药转换为非处方药

（1）除以下规定情况外，申请单位均可对其生产或代理的品种提出处方药转换评价为非处方药的申请：①用于急救和其他患者不宜自我治疗疾病的药品；②个人消费者不便自我使用的药物剂型；③用药期间需要专业人员进行医学监护和指导的药品；④需要在特殊条件下保存的药品；⑤作用于全身的抗菌药、激素

（含所有具有终止妊娠作用的激素类药品，部分避孕药除外）；⑥含毒性中药材，且不能证明其安全性的药品；⑦原料药、药用辅料、中药材、中药饮片；⑧国家规定的疫苗、血液制品、药品类易制毒化学品、医疗用毒性药品、麻醉药品、精神药品和放射性药品，以及其他特殊管理的药品；⑨其他不符合非处方药要求的药品。

申请药品应符合"应用安全、疗效确切、质量稳定、使用方便"的基本原则，同时，药品的各种属性均应体现"适于自我药疗"。基本要求包括：①制剂或其成分应已在我国上市，并经过长期临床使用，同时应用比较广泛、有足够的使用人数；②制剂及其成分的研究应充分，结果应明确，安全性良好；③制剂及其成分具有法定质量标准，质量可控、稳定；④用法用量、疗程明确，疗效确切；⑤药品适应症应符合非处方药适应症范围，适于自我药疗；⑥涉及小儿、孕妇等特殊人群用药，应有明确的用药指示；⑦给药途径、剂型、剂量、规格、用药时间、贮存、包装、标签及说明书等特性均适于自我药疗需求。

处方药转换为非处方药时，需要进行安全性以及有效性评价。

（2）非处方药的安全性评价包括三方面的内容：一是指作为处方药品时的安全性；二是当药品成为非处方药后广泛使用时出现滥用、误用情况下的安全性；三是当处于消费者进行自我诊断、自我药疗情况下的药品安全性。

非处方药有效性是指在足够的使用指示及不安全使用警告的条件下，用于绝大多数目标人群中能够产生合理、有效的预期药理作用，并对其所治疗的类型产生明显的解除作用。除用于日常营养补充的维生素、矿物质等外，非处方药的有效性应具有如下特点：一是用药对象明确，适应症或功能主治明确；二是绝大多数适用对象正确使用后能产生预期的作用；三是用法用量明确；四是不需要与其他药物联合使用（辅助治疗药品除外）；五是疗效确切，用药后的效果明显或明确，患者一般可以自我感知。

（3）药品上市许可持有人提出处方药转换为非处方药的申请或建议，相关资料直接报送

药品评价中心。药品评价中心依据相关技术原则和要求组织开展技术评价，通过技术评价并拟予转换的品种，将在药品评价中心网站进行为期 1 个月的公示。国家药品监督管理局根据药品评价中心的技术评价意见，审核公布转换为非处方药的药品名单及非处方药说明书范本。药品上市许可持有人应参照国家药品监督管理局公布的非处方药说明书范本，规范非处方药说明书和标签，并及时向所在地省级药品监督管理部门提出补充申请，经核准后使用。

（4）乙类非处方药的确定　根据《乙类非处方药确定原则》和《国家食品药品监督管理局办公室关于印发处方药转换为非处方药评价指导原则（试行）等 6 个技术文件的通知》（食药监办注〔2012〕137 号），乙类非处方药是指在一般情况下，消费者不需要医师及药师的指导，可以自我购买和使用的药品，与甲类非处方药相比，其安全性更好，消费者自行使用的风险更低。乙类非处方药应是用于常见轻微疾病和症状，以及日常营养补充等的非处方药药品。

以下情况下不应作为乙类非处方药：①儿童用药（有儿童用法用量的均包括在内，维生素、矿物质类除外）；②化学药品含抗菌药物、激素等成分的；③中成药含毒性药材（包括大毒和有毒）和重金属的口服制剂、含大毒药材的外用制剂；④严重不良反应发生率达万分之一以上；⑤中成药组方中包括无国家或省级药品标准药材的（药食同源的除外）；⑥中西药复方制剂；⑦辅助用药。

自 2019 年 12 月 1 日修订的《药品管理法》实施以来，国家药品监督管理局 2020 年已完成 40 个药品由处方药转换为非处方药，2021 年已完成 25 个药品由处方药转换为非处方药，2022 年已完成 11 个药品由处方药转换为非处方药，2023 年已完成 22 个药品由处方药转换为非处方药。2024 年 3 月，经国家药品监督管理局论证和审核，清喉咽颗粒、固肾合剂、清热解毒片、阿胶当归胶囊和芪参补气胶囊等药品由处方药转换为非处方药。

3. 非处方药转换为处方药　国家药品监督管理局应当开展对已批准为非处方药品种的监

测和评价工作，对存在安全隐患或不适宜按非处方药管理的品种将及时转换为处方药，按处方药管理。省级药品监督管理部门要及时收集并汇总对非处方药品种的意见，特别是药品安全性的情况，及时向国家药品监督管理局反馈。药品生产、经营、使用、监管单位认为其生产、经营、使用、管理的非处方药存在安全隐患或不适宜按非处方药管理，可填写《非处方药转换为处方药意见表》，或向所在地省级药品监督管理部门提出转换的申请或意见。

2021 年 12 月 6 日，国家药品监督管理局发布公告（2021 年第 151 号），将氢溴酸右美沙芬口服单方制剂由非处方药转换为处方药，按处方药管理，同时要求氢溴酸右美沙芬口服单方制剂相关品种的药品上市许可持有人应当于 2022 年 3 月 24 日前向国家药品监督管理局药品审评中心提出修订说明书的补充申请，说明书的补充申请获得批准后，相关品种的药品上市许可持有人应当在 9 个月内对已出厂的药品说明书及标签予以更换。

七、境外生产药品分包装备案管理

根据《国家药监局关于实施〈药品注册管理办法〉有关事宜的公告》（2020 年第 46 号），药品分包装用大包装的包装规格已获得《进口药品注册证》且在有效期内的，可直接进行境外生产药品分包装的备案。按照《境外生产药品分包装备案程序》和要求备案的境外生产药品分包装，不再核发药品批准文号。

（一）适用范围

境外生产药品分包装是指药品已在境外完成最终制剂生产过程，在境内由大包装规格改为小包装规格，或者对已完成内包装的药品进行外包装、放置说明书、粘贴标签等。申请分包装的境外生产药品应已取得药品注册证书。

（二）备案程序

1. 申请境外生产药品分包装备案前，药品上市许可持有人指定的中国境内的企业法人应先按照《已上市中药/化学药品/生物制品变更事项及申报资料要求》，报国家药品监督管理局药品审评中心备案新增大包装的包装规格。

2. 申请境外生产药品分包装及其变更的，由药品上市许可持有人指定中国境内的企业法人报国家药品监督管理局药品审评中心备案。

3. 境外生产药品的药品注册证书信息发生变更的，在药品注册证书信息变更后，方可进行药品分包装相应信息变更。

（三）备案要求

1. 同一药品上市许可持有人的同一品种应当由一个药品生产企业分包装，分包装的期限不得超过药品注册证书的有效期。

2. 除片剂、胶囊剂外，境外生产药品分包装的其他剂型应当已完成内包装。药品分包装的药品生产企业应当持有《药品生产许可证》，且应当符合药品生产质量管理规范要求。

3. 境外生产的裸片、裸胶囊申请在境内分包装的，分包装的药品生产企业还应持有相应剂型的《药品生产许可证》。

4. 分包装药品使用的直接接触药品包装材料和容器的来源和材质应与已获准上市药品一致。如有变更，药品上市许可持有人应按照《已上市中药药学变更研究技术指导原则》《已上市化学药品药学变更研究技术指导原则》《已上市生物制品药学变更研究技术指导原则》进行研究，属于重大或中等变更的，完成审批或备案后，方可进行药品分包装申请。

5. 分包装的药品应执行已批准的药品注册标准；说明书和标签应与已批准的说明书和标签一致，同时标注分包装的药品生产企业相关信息。

八、药品上市后研究和再注册

（一）药品上市后研究和变更

1. 药品上市后研究要求　药品上市许可持有人应当制定药品上市后风险管理计划，主动开展药品上市后研究，对药品的安全性、有效性和质量可控性进行进一步确证，加强对已上市药品的持续管理。药品注册证书及附件要求持有人在药品上市后开展相关研究工作的，持有人应当在规定时限内完成并按照要求提出补充申请、备案或者报告。药品批准上市后，持有人应当持续开展药品安全性和有效性研究，根据有关数据及时备案或者提出修订说明书的补充申请，不断更新完善说明书和标签。药品监督管理部门依职责可以根据药品不良反应监测和药品上市后评价结果等，要求持有人对说明书和标签进行修订。

2. 药品上市后变更管理 为贯彻《药品管理法》有关规定，进一步加强药品上市后变更管理，国家药品监督管理局组织制定了《药品上市后变更管理办法（试行）》，于2021年1月发布施行。药品上市后的变更，按照其对药品安全性、有效性和质量可控性的风险和产生影响的程度，实行分类管理，分为审批类变更、备案类变更和报告类变更。持有人应当按照相关规定，参照相关技术指导原则，全面评估、验证变更事项对药品安全性、有效性和质量可控性的影响，进行相应的研究工作。

凡属于以下变更，应当以补充申请方式申报，经批准后实施：①药品生产过程中的重大变更；②药品说明书中涉及有效性内容以及增加安全性风险的其他内容的变更；③持有人转让药品上市许可；④国家药品监督管理局规定需要审批的其他变更。

凡属于以下变更，应当在变更实施前，报所在地省级药品监督管理部门备案：①药品生产过程中的中等变更；②药品包装标签内容的变更；③药品分包装；④国家药品监督管理局规定需要备案的其他变更。境外生产药品发生上述变更的，应当在变更实施前报药品审评中心备案。

凡属于以下变更，应当在年度报告中报告：①药品生产过程中的微小变更；②国家药品监督管理局规定需要报告的其他变更。

已上市中药的变更应当遵循中药自身特点和规律，符合必要性、科学性、合理性的有关要求。药品上市许可持有人应当履行变更研究及其评估、变更管理的主体责任，全面评估、验证变更事项对药品安全性、有效性和质量可控性的影响。根据研究、评估和相关验证结果，确定已上市中药的变更管理类别，变更的实施应当按照规定经批准、备案后进行或者报告。药品上市许可持有人在上市后变更研究过程中可与相应药品监督管理部门及时开展沟通交流。

已上市中药的变更具体要求如下：①变更药品规格应当遵循与处方药味相对应的原则以及与适用人群、用法用量、装量规格相协调的原则。对于已有同品种上市的，所申请的规格一般应当与同品种上市规格一致。②生产工艺及辅料等的变更不应当引起药用物质或者药物吸收、利用的明显改变。生产设备的选择应当符合生产工艺及品质保障的要求。③变更用法用量或者增加适用人群范围但不改变给药途径的，应当提供支持该项改变的非临床安全性研究资料，必要时应当进行临床试验。④已上市儿童用药【用法用量】中剂量不明确的，可根据儿童用药特点和人用经验情况，开展必要的临床试验，明确不同年龄段儿童用药的剂量和疗程。⑤已上市中药申请变更用法用量或者增加适用人群范围，功能主治不变且不改变给药途径，人用经验证据支持变更后的新用法用量或新适用人群的用法用量的，可不开展Ⅱ期临床试验，仅开展Ⅲ期临床试验。⑥替代或者减去国家药品标准处方中的毒性药味或者处于濒危状态的药味，应当基于处方中药味组成及其功效，按照相关技术要求开展与原药品进行药学、非临床有效性和/或者非临床安全性的对比研究。替代或者减去处方中已明确毒性药味的，可与安慰剂对照开展Ⅲ期临床试验。替代或者减去处方中处于濒危状态药味的，至少开展Ⅲ期临床试验的比较研究。必要时，需同时变更药品通用名称。⑦中药复方制剂处方中所含按照新药批准的提取物由外购变更为自行提取的，申请人应当提供相应研究资料，包括但不限于自行研究获得的该提取物及该中药复方制剂的药学研究资料，提取物的非临床有效性和安全性对比研究资料，以及该中药复方制剂Ⅲ期临床试验的对比研究资料。该提取物的质量标准应当附设于制剂标准后。⑧对主治或者适用人群范围进行删除的，应当说明删除该主治或者适用人群范围的合理性，一般不需开展临床试验。

根据《国家药品监督管理局优化药品补充申请审评审批程序改革试点工作方案》，国家药品监督管理局在有能力、有条件的省级药品监管部门开展试点工作，以化学药品为重点，试点省级药品监管部门按照"提前介入、一企一策、全程指导、研审联动"的原则，为行政区域内药品重大变更申报前提供前置指导、核查、检验和立卷服务。药品审评中心、食品药品审核查验中心、中国食品药品检定研究院与试点单位建立沟通交流机制，为前置服务提供培训、技术支持和信息系统支持，探索建立上下联动的一支队伍、一张网络和一套标准。

（二）药品再注册

《药品注册管理办法》规定，持有人应当在药品注册证书有效期届满前 6 个月申请再注册。境内生产药品再注册申请由持有人向其所在地省级药品监督管理部门提出，境外生产药品再注册申请由持有人向药品审评中心提出。药品再注册申请受理后，省级药品监督管理部门或者药品审评中心对持有人开展药品上市后评价和不良反应监测情况，按照药品批准证明文件和药品监督管理部门要求开展相关工作情况，以及药品批准证明文件载明信息变化情况等进行审查，符合规定的，予以再注册，发给药品再注册批准通知书。不符合规定的，不予再注册，对不予再注册的药品，药品注册证书有效期届满时予以注销。

为加强药品再注册管理，根据《药品管理法》《疫苗管理法》《药品管理法实施条例》《药品注册管理办法》等法律法规章文件，国家药品监督管理局制定了境内生产药品再注册申报程序和申报资料要求，自 2025 年 1 月 1 日起施行。境内生产药品上市许可持有人和化学原料药登记人应当在药品批准证明文件（包括药品注册证书、化学原料药批准通知书、药品再注册批准通知书等）有效期届满前 12 个月至 6 个月期间，通过国家药品监督管理局网上办事大厅（https://zwfw.nmpa.gov.cn）在线提交药品再注册申请，生成药品再注册申请表，并提交符合规定格式要求的药品再注册申报资料。药品再注册申请中不能同时申请药品上市后变更事项。如需要变更的，应当按照药品上市后变更管理的要求另行申报补充申请、备案或者报告。国家药品监督管理局鼓励各省（区、市）药品监督管理部门结合实际监管工作，优化、细化相关程序和要求，有效控制药品安全风险，提高服务水平。

根据《国家药监局关于实施〈药品注册管理办法〉有关事宜的公告》，药品审评中心组织制定了《境外生产药品再注册申报程序、申报资料要求和形式审查内容》。境外生产药品再注册申请应当在药品注册证书有效期届满前 6 个月由持有人向药品审评中心提出。境外生产药品再注册申请受理后，由药品审评中心进行审查，符合规定的，予以再注册，发给药品再注册批准通知书。不符合规定的，不予再注册，并报请国家药品监督管理局注销药品注册证书。境外生产药品再注册申请中原则上不能同时申请其他补充申请事项。如需要申请的，可单独申请，审评时根据需要关联审评或分别进行审评。境外生产药品再注册批准后，发给药品再注册批准通知书。药品再注册批准通知书有效期为自批准之日起 5 年。为解决进口境外生产药品再注册期间临床用药急需问题，保证境外生产药品尤其是临床急需品种和危重疾病治疗所需品种的临床用药，境外生产药品再注册期间可以申请临时进口和分包装，其申报的条件、程序、所需资料、时限和管理要求等，按照再注册期间临时进口和分包装相关管理规定执行。境外生产药品分包装用大包装规格可以申请再注册，但必须与原小包装产品的再注册申请同时申报。

2023 年 10 月，国家药品监督管理局发布《关于化学原料药再注册管理等有关事项的公告》（2023 年 第 129 号），明确对化学原料药实施再注册管理。境内生产化学原料药由属地省级药品监管部门开展再注册，境外生产化学原料药由药品审评中心开展再注册。已取得药品批准文号的化学原料药，基于原批准证明文件进行再注册；未取得药品批准文号、已通过审评审批标识为"A"的化学原料药，基于发放的化学原料药批准通知书进行再注册。化学原料药登记人应在药品批准文号或化学原料药批准通知书有效期届满前 6 个月向省级药品监管部门（或药品审评中心）申请再注册，审查通过的，发给再注册批准通知书；审查不通过的，发给不予批准通知书。制剂选用未在原辅包登记平台登记、相关研究资料随药品制剂注册申请一并提交的化学原料药，关联审评审批通过后，该化学原料药再注册随关联制剂一起完成。

第二节　药品上市许可持有人制度

药品上市许可持有人（Marketing Authorization Holder，MAH）制度，是国际社会药品安全领域的通行管理制度。现行的《药品管理法》将药品上市许可持有人制度确定为药品管理的基本制度。

一、药品上市许可持有人基本要求

（一）药品上市许可持有人的界定

药品上市许可持有人是指取得药品注册证书的企业或者药品研制机构等。申请人为境外企业等的，应当指定中国境内的企业法人办理相关药品注册事项。持有人为境外企业的，应当由其指定的在中国境内的企业法人履行持有人义务，与持有人承担连带责任。

（二）药品上市许可持有人资质和能力要求

药品上市许可持有人是药品安全的第一责任人。《药品管理法》第四十条进一步规定了药品上市许可持有人的能力要求，即应当具备保障药品安全性、有效性和质量可控性的质量管理、风险防控和责任赔偿等能力，能够履行药品上市许可持有人义务。

药品上市许可持有人的身份是由申请人转变而来的。申请人能否最终成为上市许可持有人，需要经药品监督管理部门及其技术审评单位对其是否符合相应条件和能力进行审核确定。《药品管理法》第二十五条规定，对申请注册的药品，国家药品监督管理局应当组织药学、医学和其他技术人员进行审评，对药品的安全性、有效性和质量可控性以及申请人的质量管理、风险防控和责任赔偿等能力进行审查；符合条件的，颁发药品注册证书。

二、药品上市许可持有人的义务和权利

（一）药品上市许可持有人的义务

为落实药品上市许可持有人的质量主体责任，根据《药品管理法》等法律法规，国家药

品监督管理局制定了《药品上市许可持有人落实药品质量安全主体责任监督管理规定》，于2022年12月29日发布，自2023年3月1日起实施。《管理规定》要求，药品上市许可持有人应当遵守《药品管理法》等相关法律法规，按照药品非临床研究质量管理规范、药品临床试验管理规范、药品生产质量管理规范、药品经营质量管理规范、药物警戒质量管理规范等要求，建立健全药品质量管理体系，依法对药品研制、生产、经营、使用全过程中药品的安全性、有效性、质量可控性负责。

1. 药品全生命周期管理责任　药品上市许可持有人应当依照《药品管理法》的规定，对药品的非临床研究、临床试验、生产经营、上市后研究、不良反应监测及报告与处理等药品全生命周期承担管理责任。药品上市许可持有人的法定代表人、主要负责人对药品质量全面负责。

2. 建立质量保证体系并定期审核　药品上市许可持有人应当建立覆盖药品生产全过程的质量管理体系，按照国家药品标准、经药品监督管理部门核准的质量标准和生产工艺进行生产，确保药品生产全过程持续符合药品生产质量管理规范要求。药品上市许可持有人应当定期审核受托药品生产企业、药品经营企业的质量管理体系，监督其持续具备质量保证和控制能力。药品上市许可持有人应当对原料、辅料、直接接触药品的包装材料和容器等供应商进行审核，保证购进和使用的原料、辅料、直接接触药品的包装材料和容器等符合法律法规和相关技术要求。

药品上市许可持有人应当设立职责清晰的管理部门，配备与药品生产经营规模相适应的管理人员，明确非临床研究、临床试验、生产销售、上市后研究、不良反应监测及报告等职责，并符合相关质量管理规范的要求。药品上市许可持有人应当独立设置质量管理部门，履行全过程质量管理职责，参与所有与质量有关的活动，负责审核所有与质量管理有关的文件。

药品上市许可持有人应当按照药品监管有关规定和药品生产质量管理规范等要求建立药品上市后变更控制体系，制定实施内部变更分

类原则、变更事项清单、工作程序和风险管理要求；应当结合产品特点，经充分研究、评估和必要的验证后确定变更管理类别，经批准、备案后实施或者在年度报告中载明。委托生产的，应当联合受托生产企业开展相关研究、评估和必要的验证。

3. 建立药品上市放行规程并严格执行　药品上市许可持有人应当建立药品上市放行规程，对药品生产企业出厂放行的药品进行审核，经质量受权人签字后方可放行。不符合国家药品标准的，不得放行。

4. 建立并实施药品追溯制度　药品上市许可持有人应当建立并实施药品追溯制度，按照规定提供追溯信息，保证药品可追溯。

5. 建立并实施年度报告制度　年度报告是指药品上市许可持有人按自然年度收集所持有药品的生产销售、上市后研究、风险管理等情况，按照规定汇总形成的报告。药品上市许可持有人应当建立年度报告制度。企业负责人应当指定专门机构或者人员负责年度报告工作，确保药品年度报告的信息真实、准确、完整和可追溯，符合法律、法规及有关规定要求。报告撰写人员应当汇总上一个自然年度药品的生产销售、上市后研究、风险管理等情况，按照国家药品监督管理局制定的年度报告模板形成年度报告，经企业法定代表人或者企业负责人（或者其书面授权人）批准后向所在地省级药品监督管理部门报告。

为指导药品上市许可持有人有效建立并实施年度报告制度，国家药品监督管理局于2022年4月发布实施了《药品年度报告管理规定》和《药品年度报告模板》。同时，为保障药品年度报告制度的落地实施，国家药品监督管理局建设了药品年度报告采集模块，同期启用。

6. 建立并实施培训管理制度　药品上市许可持有人应当建立培训管理制度，制定培训方案或者计划，对从事药品研发管理、生产管理、质量管理、销售管理、药物警戒、上市后研究的所有人员开展上岗前培训和继续培训。培训内容至少包括相关法规、相应岗位职责和技能等。药品上市许可持有人应当保存培训记录，并定期评估培训效果。

7. 中药饮片生产企业履行药品上市许可持有人的相关义务　中药饮片生产企业履行药品上市许可持有人的相关义务，对中药饮片生产、销售实行全过程管理，建立中药饮片追溯体系，保证中药饮片安全、有效、可追溯。

8. 境外药品上市许可持有人的相关义务　药品上市许可持有人为境外企业的，应当由其指定的在中国境内的企业法人履行药品上市许可持有人义务，与药品上市许可持有人承担连带责任。

9. 药品上市后研究　药品上市许可持有人应当制定药品上市后风险管理计划，主动开展药品上市后研究，对药品的安全性、有效性和质量可控性进行进一步确证，加强对已上市药品的持续管理。对附条件批准的药品，药品上市许可持有人应当采取相应风险管理措施，并在规定期限内按照要求完成相关研究；逾期未按照要求完成研究或者不能证明其获益大于风险的，国务院药品监督管理部门应当依法处理，直至注销药品注册证书。

药品上市许可持有人应当对已上市药品的安全性、有效性和质量可控性定期开展上市后评价。必要时，国务院药品监督管理部门可以责令药品上市许可持有人开展上市后评价或者直接组织开展上市后评价。经评价，对疗效不确切、不良反应大或者因其他原因危害人体健康的药品，应当注销药品注册证书。已被注销药品注册证书的药品，不得生产或者进口、销售和使用。已被注销药品注册证书、超过有效期等的药品，应当由药品监督管理部门监督销毁或者依法采取其他无害化处理等措施。

中药、天然药物注射剂上市后，药品上市许可持有人应当开展药品上市后临床试验，不断充实完善临床有效性、安全性证据，应当持续收集不良反应信息，及时修改完善说明书，对临床使用过程中发现的非预期不良反应及时开展非临床安全性研究。药品上市许可持有人应当加强质量控制。

实践中，药品监督管理部门根据《药品管理法》相关规定，组织对相关药品开展上市后评价，并根据评价结果采取相应的风险控制措施。例如，2021年1月，国家药品监督管理局发布《关于注销酚酞片和酚酞含片药品注册证书的公告》（2021年第6号），提出上市后评价认为酚酞片和酚酞含片存在严重不良反应，在我国使用风险大于获益，决定停止酚酞片和酚酞含片在我国的生产、销售和使用，注销药品注册证书（药品批准文号）。已上市销售的酚酞片和酚酞含片由生产企业负责召回，召回产品由企业所在地药品监督管理部门监督销毁。为便于各相关单位执行上述工作要求，公告同时将《酚酞片和酚酞含片生产企业名单》作为附件印发。

10. 药物警戒管理 药品上市许可持有人应当开展药品上市后不良反应监测，主动收集、跟踪分析疑似药品不良反应信息，对已识别风险的药品及时采取风险控制措施。药品上市许可持有人、药品生产企业、药品经营企业和医疗机构应当经常考察本单位所生产、经营、使用的药品质量、疗效和不良反应。发现疑似不良反应的，应当及时向药品监督管理部门和卫生健康主管部门报告。

11. 具备责任赔偿能力 药品上市许可持有人应当具备法律要求的责任赔偿能力，建立责任赔偿的相关管理程序和制度，实行赔偿首负责任制。责任赔偿能力应当与产品的风险程度、市场规模和人身损害赔偿标准等因素相匹配。药品上市许可持有人应当具有责任赔偿能力相关证明或者相应的商业保险购买合同等。

12. 配合监督管理 药品上市许可持有人应当配合药品监督管理部门的监督检查和抽查检验，并配合对相关方的延伸检查，不得拒绝、逃避监督检查，不得干扰、阻扰或拒绝抽查检验，不得伪造、销毁、隐匿有关证据材料，不得擅自动用查封、扣押物品。

（二）药品上市许可持有人的权利

1. 依法自行生产或委托生产药品 药品上市许可持有人自行生产药品的，应当依照《药品管理法》的规定取得药品生产许可证。委托生产的，应当具备《药品生产监督管理办法》规定的条件，并与符合条件的药品生产企业签订委托协议和质量协议，向药品上市许可持有人所在地省级药品监督管理部门申请办理药品生产许可证，并严格履行协议约定的义务。

2. 依法自行销售或委托销售药品 药品上市许可持有人可以自行销售其取得药品注册证书的药品，也可以委托药品经营企业销售。药品上市许可持有人自行销售药品的，应当具备《药品管理法》第五十二条规定的条件；委托销售的，应当委托符合条件的药品经营企业。药品上市许可持有人和受托经营企业应当签订委托协议，并严格履行协议约定的义务。

3. 依法委托储存、运输药品 药品上市许可持有人委托储存、运输药品的，应当对受托方的质量保证能力和风险管理能力进行评估，与其签订委托协议，约定药品质量责任、操作规程等内容，并对受托方进行监督。

4. 依法转让药品上市许可 经国家药品监督管理局批准，药品上市许可持有人可以转让药品上市许可。受让方应当具备保障药品安全性、有效性和质量可控性的质量管理、风险防控和责任赔偿等能力，履行药品上市许可持有人义务。

三、境外药品上市许可持有人指定境内责任人的管理

为贯彻落实《药品管理法》《疫苗管理法》，加强境外药品上市许可持有人管理，国家药品监督管理局制定了《境外药品上市许可持有人指定境内责任人管理暂行规定》，自2025年7月1日起实施。同时，为保障《境外药品上市许可持有人指定境内责任人管理暂行规定》的落地实施，国家药品监督管理局建设了国家药品业务应用系统相关模块，于2024年11月14日正式启用。

1. 境外持有人和境内责任人的界定 境外持有人，是指取得国家药品监督管理局颁发的药品注册证书的境外药品上市许可持有人。境外持有人应当依法对其持有药品注册证书的药品上市后生产、经营、使用全过程的安全性、有效性和质量可控性负责。境内责任人，是指境外持有人指定的在中国境内履行药品上市许可持有人义务，与药品上市许可持有人承担连带责任的境内企业法人。

境外持有人应当对其境内责任人的授权和变更管理负责，确保药品上市期间境内责任人

持续履行义务。

2. 管理部门　国家药品监督管理局负责指导省级药品监督管理部门开展对境内责任人的监督管理，省级药品监督管理部门负责本行政区域内境内责任人的监督管理。

3. 境内责任人应具备的条件

（1）在中国境内设立的企业法人。

（2）具有履行药品上市许可持有人义务相适应的质量管理体系。

（3）具有履行药品上市许可持有人义务相适应的机构人员，有专门人员独立负责药品质量管理活动。

（4）具有相适应的办公场所。

4. 报告要求

（1）时间要求　境外持有人应当在药品首次进口销售前，通过国家药品业务应用系统向所在地省级药品监督管理部门报告其指定的境内责任人，并上传指定境内责任人的授权材料。

（2）资料要求　境外持有人指定境内责任人的授权材料应当包括以下内容：①境外持有人的法定代表人或者授权代表姓名、联系电话和邮箱，联络人姓名、联系电话和邮箱；②境内责任人的法定代表人、企业负责人、联络人的姓名和身份证件信息，企业通讯地址及联络信息、组织架构图等；③境外持有人或者授权代表与境内责任人的法定代表人签署的义务共签承诺书原件；④经公证的授权责任清单。

符合法律规定的可靠电子签名、电子印章与手写签名或者盖章的材料具有同等法律效力。

（3）品种要求　对于在中国境内上市的单一药品品种，境外持有人应当为其指定唯一的中国境内责任人，履行药品上市许可持有人义务，同一中国境内责任人可以接受不同境外持有人、不同进口药品品种的指定。

境内责任人名称、地址、联系方式应当在药品说明书中列出。

（4）变更要求　境外持有人变更境内责任人的，自授权书生效后15个工作日内通过国家药品业务应用系统向变更后所在地省（区、市）药品监督管理部门报告。

境内责任人变更企业地址或者联系方式等

信息的，应当及时通过国家药品业务应用系统向所在地省级药品监督管理部门报告。

境外持有人应当在年度报告中报告上一年境内责任人变更情况。

5. 信息共享　国家药品监督管理局和省级药品监督管理部门通过国家药品监管数据共享平台，实现各省行政区域内境内责任人相关信息共享。国家药品监督管理局及时将境内责任人相关信息归集到药品品种档案。

国家药品监督管理局负责对境内责任人的有关信息予以公开，公众有权查阅。

6. 境内责任人与境外持有人共同履行的义务

（1）负责药品质量安全，建立药品上市后质量保证体系，确保持续具备质量保证和风险控制能力。

（2）负责建立并实施药品追溯制度，确保相关上市药品可追溯，并按照规定提供追溯信息。

（3）负责建立并实施药品年度报告制度，按规定报告相关药品在中国境内的生产销售、上市后研究、风险管理等情况。

（4）负责建立并实施药品上市后变更、药品再注册管理制度，按规定办理变更事宜。

（5）负责建立药物警戒体系，开展对已上市药品不良反应及其他与用药有关的有害反应的监测、识别、评估和控制。

（6）负责药品上市后召回、质量投诉处理等事宜，并按规定向所在地省级药品监督管理部门报告。

（7）按规定向中国食品药品检定研究院提交标准物质，主动配合药品监督管理部门组织实施的抽检以及批签发等相关工作。

（8）负责与境外持有人联络，配合药品监督管理部门开展对境外持有人相关的生产场地检查、调查和违法违规行为查处。

（9）法律法规规定的其他义务。

7. 监管要求　进口药品首次办理进口备案时，口岸药品监督管理局应当查验进口药品说明书是否载明境内责任人信息。

省级药品监督管理部门应当依照法律、法

规对本行政区域内境内责任人履行境外持有人义务从事药品相关的活动开展监督检查。有关单位和个人应当予以配合，不得拒绝或者隐瞒。

省级药品监督管理部门应当建立境内责任人监管档案，监管档案信息包括监督检查、违法违规行为查处、投诉举报处理等内容。

境外持有人所持有的药品注册证书被注销或吊销的，该品种的境内责任人所在地省级药品监督管理部门负责在国家药品业务应用系统内进行相关标记。

境内责任人不具备前述条件的，省级药品监督管理部门应当督促限期整改；整改后仍不具备相应条件的，采取暂停销售、进口等措施。

境内责任人未履行前述义务，导致进口药品可能存在安全隐患的，省级药品监督管理部门根据监督检查情况，应当采取告诫、约谈、限期整改以及暂停销售、使用、进口等措施，并及时公布检查处理结果。

第三节　药品生产管理

药品生产和质量管理涉及药品制造与加工、流通与使用等，涉及环节多、链条长、覆盖面广，距离人民群众近，加强药品生产监管工作是保障药品安全、促进产业发展壮大的必然要求，也是推进中国式现代化药品监管实践的重要抓手。

为加强药品生产监督管理，规范药品生产活动，根据《药品管理法》《中医药法》《疫苗管理法》《行政许可法》《药品管理法实施条例》等法律、行政法规，国家市场监督管理总局于 2020 年 1 月 22 日发布了新修订的《药品生产监督管理办法》（国家市场监督管理总局令第 28 号）。《药品生产监督管理办法》适用于在中华人民共和国境内上市药品的生产及监督管理活动，自 2020 年 7 月 1 日起施行。

一、药品生产许可

（一）基本要求

药品生产是指将药物原料加工制备成能供临床使用的各种剂型药品的过程。从事药品生产活动，应当遵守《药品管理法》《疫苗管理法》《药品管理法实施条例》《药品生产监督管理办法》及相关标准和规范，保证全过程信息真实、准确、完整和可追溯。从事药品生产活动，应当经所在地省级药品监督管理部门批准，依法取得药品生产许可证，严格遵守药品生产质量管理规范，确保生产过程持续符合法定要求。

（二）从事药品生产应具备的条件

《药品生产监督管理办法》规定了从事药品生产的条件。

1. 从事药品生产应当符合的条件

（1）有依法经过资格认定的药学技术人员、工程技术人员及相应的技术工人，法定代表人、企业负责人、生产管理负责人、质量管理负责人、质量受权人及其他相关人员符合《药品管理法》《疫苗管理法》规定的条件。

（2）有与药品生产相适应的厂房、设施、设备和卫生环境。

（3）有能对所生产药品进行质量管理和质量检验的机构、人员。

（4）有能对所生产药品进行质量管理和质量检验的必要的仪器设备。

（5）有保证药品质量的规章制度，并符合药品生产质量管理规范要求。

2. 从事疫苗生产活动应当符合的条件

从事疫苗生产活动的，除了符合从事药品生产应当符合的条件之外，还应当具备下列条件。

（1）具备适度规模和足够的产能储备。

（2）具有保证生物安全的制度和设施、设备。

（3）符合疾病预防、控制需要。

3. 委托他人生产制剂的药品上市许可持有人，应当具备的条件

（1）有依法经过资格认定的药学技术人员、工程技术人员及相应的技术工人，法定代表人、企业负责人、生产管理负责人、质量管理负责人、质量受权人及其他相关人员符合《药品管理法》《疫苗管理法》规定的条件。

（2）有能对所生产药品进行质量管理和质量检验的机构、人员。

（3）有保证药品质量的规章制度，并符合药品生产质量管理规范要求。

（三） 药品生产许可的申请和审批

从事药品生产活动（包括制剂生产、原料药生产和中药饮片生产），应当经所在地省级药品监督管理部门批准，依照规定取得《药品生产许可证》。无《药品生产许可证》的，不得生产药品。申请人应向所在地省级药品监督管理部门提出申请。申请人应当对其申请材料全部内容的真实性负责。

省级药品监督管理部门应当自受理之日起30日内，作出决定。经审查符合规定的，予以批准，并自书面批准决定作出之日起10日内颁发药品生产许可证；不符合规定的，作出不予批准的书面决定，并说明理由。省级药品监督管理部门应当按照药品生产质量管理规范等有关规定组织开展申报资料技术审查和评定、现场检查。

委托他人生产制剂的药品上市许可持有人，应当具备《药品生产监督管理办法》规定的相应条件，并与符合条件的药品生产企业签订委托协议和质量协议，将相关协议和实际生产场地申请资料合并提交至药品上市许可持有人所在地省级药品监督管理部门，按照《药品生产监督管理办法》规定申请办理药品生产许可证。

（四） 药品生产许可证管理

1. 载明事项 《药品生产许可证》有效期为5年，分为正本和副本。《药品生产许可证》样式由国家药品监督管理局统一制定。《药品生产许可证》电子证书与纸质证书具有同等法律效力。《药品生产许可证》应当载明许可证编号、分类码、企业名称、统一社会信用代码、住所（经营场所）、法定代表人、企业负责人、生产负责人、质量负责人、质量受权人、生产地址和生产范围、发证机关、发证日期、有效期限等项目。

企业名称、统一社会信用代码、住所（经营场所）、法定代表人等项目应当与市场监督管理部门核发的营业执照中载明的相关内容一致。任何单位或者个人不得伪造、变造、出租、出借、买卖药品生产许可证。

《药品生产许可证》载明事项分为许可事项和登记事项。许可事项是指生产地址和生产范围等。登记事项是指企业名称、住所（经营场所）、法定代表人、企业负责人、生产负责人、质量负责人、质量受权人等。

《药品生产许可证》编号格式为"省份简称＋四位年号＋四位顺序号"。企业变更名称等许可证项目以及重新发证，原药品生产许可证编号不变。企业分立，在保留原药品生产许可证编号的同时，增加新的编号。企业合并，原药品生产许可证编号保留一个。《药品生产许可证》分类码是对许可证内生产范围进行统计归类的英文字母串。大写字母用于归类药品上市许可持有人和产品类型，包括：A代表自行生产的药品上市许可持有人、B代表委托生产的药品上市许可持有人、C代表接受委托的药品生产企业、D代表原料药生产企业；小写字母用于区分制剂属性，h代表化学药、z代表中成药、s代表生物制品、d代表按药品管理的体外诊断试剂、y代表中药饮片、q代表医用气体、t代表特殊药品、x代表其他。

2. 变更 变更《药品生产许可证》许可事项的，向原发证机关提出《药品生产许可证》变更申请。未经批准，不得擅自变更许可事项。原发证机关应当自收到企业变更申请之日起15日内作出是否准予变更的决定。不予变更的，应当书面说明理由，并告知申请人享有依法申请行政复议或者提起行政诉讼的权利。变更生产地址或者生产范围，药品生产企业应当按照《药品生产监督管理办法》第六条的规定及相关变更技术要求，提交涉及变更内容的有关材料，并报经所在地省级药品监督管理部门审查决定。原址或者异地新建、改建、扩建车间或者生产线的，应当符合相关规定和技术要求，提交涉及变更内容的有关材料，并经所在地省级药品监督管理部门进行药品生产质量管理规范符合性检查，检查结果应当通知企业。检查结果符合规定，产品符合放行要求的可以上市销售。有关变更情况，应当在《药品生产许可证》副本中载明。上述变更事项涉及药品注册证书及其附件载明内容的，由省级药品监督管理部门批准后，报国家药品监督管理局药品审评中心更新药品注册证书及其附件相关内容。

变更《药品生产许可证》登记事项的，应

当在市场监督管理部门核准变更或者企业完成变更后30日内，向原发证机关申请《药品生产许可证》变更登记。原发证机关应当自收到企业变更申请之日起10日内办理变更手续。

《药品生产许可证》变更后，原发证机关应当在《药品生产许可证》副本上记录变更的内容和时间，并按照变更后的内容重新核发《药品生产许可证》正本，收回原《药品生产许可证》正本，变更后的《药品生产许可证》终止期限不变。

3. 重新发放 《药品生产许可证》有效期届满，需要继续生产药品的，应当在有效期届满前6个月，向原发证机关申请重新发放《药品生产许可证》。

原发证机关结合企业遵守药品管理法律法规、药品生产质量管理规范和质量体系运行情况，根据风险管理原则进行审查，在《药品生产许可证》有效期届满前作出是否准予其重新发证的决定。符合规定准予重新发证的，收回原证，重新发证；不符合规定的，作出不予重新发证的书面决定，并说明理由，同时告知申请人享有依法申请行政复议或者提起行政诉讼的权利；逾期未作出决定的，视为同意重新发证，并予补办相应手续。

4. 注销 有下列情形之一的，《药品生产许可证》由原发证机关注销，并予以公告：①主动申请注销《药品生产许可证》的；②《药品生产许可证》有效期届满未重新发证的；③营业执照依法被吊销或者注销的；④《药品生产许可证》依法被吊销或者撤销的；⑤法律、法规规定应当注销行政许可的其他情形。

5. 补发 《药品生产许可证》遗失的，药品上市许可持有人、药品生产企业应当向原发证机关申请补发，原发证机关按照原核准事项10日内补发《药品生产许可证》。许可证编号、有效期等信息与原许可证一致。

（五）药品委托生产管理

《药品管理法》规定，药品上市许可持有人可以自行生产药品，也可以委托药品生产企业生产。药品上市许可持有人自行生产药品的，应当依法取得药品生产许可证；委托生产的，应当委托符合条件的药品生产企业。血液制品、麻醉药品、精神药品、医疗用毒性药品、药品类易制毒化学品不得委托生产；但是，国务院药品监督管理部门另有规定的除外。

受托方不得将接受委托生产的药品再次委托第三方生产。经批准或者通过关联审评审批的原料药应当自行生产，不得再行委托他人生产。

国家药品监督管理局于2020年9月发布了《药品委托生产质量协议指南（2020年版）》，用于指导、监督药品上市许可持有人和受托生产企业履行药品质量保证义务。《药品委托生产质量协议模板（2020年版）》与指南一并发布。《指南》要求质量协议双方遵守药品管理的法律法规和技术规范要求，履行《药品生产质量管理规范》规定的相关权利和义务，以及质量协议的各项规定，并各自依法承担相应的法律责任。质量协议应当详细规定持有人和受托方的各项质量责任，并规定持有人依法对药品生产全过程中药品的安全性、有效性、质量可控性负责。双方应当建立有效的沟通机制，在质量协议中确定技术质量直接联系人，及时就质量协议执行过程中遇到的问题进行沟通。当变更控制、偏差、检验结果超标/检验结果超趋势、质量投诉等方面工作出现争议时，双方应当及时开展沟通协调，确保在合法依规、风险可控的范围内妥善解决，沟通结果应当以书面的形式进行记录，并经双方签字确认后保存。质量协议的起草应当由持有人和受托方的质量管理部门及相关部门共同参与，其技术性条款应当由具有制药技术、检验专业知识和熟悉《药品生产质量管理规范》的主管人员拟订。质量协议应当在双方协商一致的前提下，由双方的法定代表人或者企业负责人（企业负责人可以委托质量负责人）签署后生效。

持有人依法对药品研制、生产、经营、使用全过程中药品的安全性、有效性、质量可控性负责，不得通过质量协议将法定只能由持有人履行的义务和责任委托给受托方承担。质量协议签订前，持有人应当对受托方的生产条件、技术水平和质量管理情况进行考察，确认受托方是否具有受托生产的条件和能力，是否持续符合GMP以及委托生产产品的生产质量管理要求，考察通过后向受托方提供委托生产药品的技术和质量文件。委托生产期间，持有人应当对受托生产的全过程进行指导和监督，督促受托方持续稳定地生产出符合预定用途和注册要求的药品，定期对受托方的质量管理体系进行审核，负责委托生产药品的上市放行。

受托方应当严格执行质量协议，确保委托生产药品遵守GMP，按照国家药品标准和经药品监督管理部门核准的注册标准和生产工艺进行生产，负责委托生产药品的出厂放行。受托生产的药品名称、剂型、规格、生产工艺、原辅料来源、直接接触药品的包装材料和容器、包装规格、标签、说明书、批准文号等应当与持有人持有的药品批准证明文件载明内容和注册核准内容相同。受托方应当积极配合持有人接受审核，并按照所有审核发现的缺陷，采取纠正和预防措施落实整改。

为进一步落实持有人委托生产药品质量安全主体责任，保障药品全生命周期质量安全，国家药品监督管理局于2023年10月发布《关于加强药品上市许可持有人委托生产监督管理工作的公告》（2023年第132号），就加强持有人委托生产监督管理工作提出相关要求。具体包括严格委托生产的许可管理，强化委托生产的质量管理，强化委托生产的监督管理等。为强化药品上市许可持有人委托生产的监督管理，国家药品监督管理局组织制定了《药品上市许可持有人委托生产现场检查指南》，自2023年10月起实施。国家药品监督管理局要求各省级药品监督管理部门对药品上市许可持有人的药品生产全过程、全生命周期质量管理情况加强监督检查，特别是对委托生产药品的情况加强监督检查。检查发现药品上市许可持有人、药品生产企业违反《药品管理法》《药品生产监督管理办法》《药品生产质量管理规范》《药品上市许可持有人落实药品质量安全主体责任监督管理规定》《国家药监局关于加强药品上市许可持有人委托生产监督管理工作的公告》等有关规定的，依法依规调查处理。

二、药品生产质量管理规范的要求

从事药品生产活动，应当遵守《药品生产质量管理规范》（Good Manufacture Practice，GMP），建立健全药品生产质量管理体系，保证药品生产全过程持续符合法定要求。药品上市许可持有人应当确保生产全过程持续符合法定要求，履行药品上市放行责任，对其持有的药品质量负责。其他从事药品生产活动的单位和个人依法承担相应责任。药品生产企业的法定代表人、主要负责人对本企业的药品生产活动全面负责。

（一）药品生产质量管理规范

《药品生产质量管理规范》是世界各国对药品生产全过程监督管理普遍采用的措施。我国现行的药品GMP，于2011年1月17日发布，自2011年3月1日起施行。此后，监管部门陆续发布了无菌药品、原料药、生物制品、血液制品、中药制剂、放射性药品、中药饮片、医用氧、取样等附录，作为《药品生产质量管理规范（2010年修订）》配套文件。附录与2010年版药品GMP具有同等效力。此前我国对药品生产企业实施GMP认证管理，新修订的《药品管理法》实施后，自2019年12月以来不再开展药品GMP认证工作，取消药品GMP认证并不等于取消药品GMP的执行，而是要求保证药品生产全过程持续符合和遵守药品生产质量管理规范。药品生产质量管理规范的主要内容介绍如下。

（1）药品GMP作为质量管理体系的一部分，是药品生产管理和质量控制的基本要求，旨在最大限度地降低药品生产过程中污染、交叉污染以及混淆、差错等风险，确保持续稳定地生产出符合预定用途和注册要求的药品。企业应当建立药品质量管理体系，该体系应当涵盖影响药品质量的所有因素，包括确保药品质量符合预定用途的有组织、有计划的全部活动。

（2）企业应当建立符合药品质量管理要求的质量目标，将药品注册的有关安全、有效和质量可控的所有要求，系统地贯彻到药品生产、控制及产品放行、贮存、发运的全过程中，确保所生产的药品符合预定用途和注册要求。应当根据科学知识及经验对质量风险进行评估，以保证产品质量。

（3）企业应当建立与药品生产相适应的管理机构，并有组织机构图。企业应当配备足够数量并具有适当资质（含学历、培训和实践经验）的管理和操作人员，应当明确规定每个部门和每个岗位的职责。

（4）厂房的选址、设计、布局、建造、改造和维护必须符合药品生产要求，应当能够最大限度地避免污染、交叉污染、混淆和差错，便于清洁、操作和维护。设备的设计、选型、安装、改造和维护必须符合预定用途，应当尽可能降低产生污染、交叉污染、混淆和差错的风险，便于操作、清洁、维护，以及必要时进行的消毒或灭菌。

（5）药品生产所用的原辅料、与药品直接接触的包装材料应当符合相应的质量标准。药品上直接印字所用油墨应当符合食用标准要求。应当建立物料和产品的操作规程，确保物料和产品的正确接收、贮存、发放、使用和发运，防止污染、交叉污染、混淆和差错。

（6）企业应当确定需要进行的确认或验证工作，以证明有关操作的关键要素能够得到有效控制。确认或验证的范围和程度应当经过风险评估来确定。企业的厂房、设施、设备和检验仪器应当经过确认，应当采用经过验证的生产工艺、操作规程和检验方法进行生产、操作和检验，并保持持续的验证状态。

（7）文件是质量保证系统的基本要素。企业必须有内容正确的书面质量标准、生产处方和工艺规程、操作规程以及记录等文件。企业应当建立文件管理的操作规程，系统地设计、制定、审核、批准和发放文件。与本规范有关的文件应当经质量管理部门的审核。

（8）所有药品的生产和包装均应当按照批准的工艺规程和操作规程进行操作并有相关记录，以确保药品达到规定的质量标准，并符合药品生产许可和注册批准的要求。生产过程中应当尽可能采取措施，防止污染和交叉污染。

（9）质量控制实验室的人员、设施、设备应当与产品性质和生产规模相适应。应当分别建立物料和产品批准放行的操作规程，明确批准放行的标准、职责，并有相应的记录。应当开展持续稳定性考察，目的是在有效期内监控已上市药品的质量，以发现药品与生产相关的稳定性问题（如杂质含量或溶出度特性的变化），并确定药品能够在标示的贮存条件下，符合质量标准的各项要求。企业应当建立变更控制系统，对所有影响产品质量的变更进行评估和管理。需要经药品监督管理部门批准的变更应当在得到批准后方可实施。各部门负责人应当确保所有人员正确执行生产工艺、质量标准、检验方法和操作规程，防止偏差的产生。企业应当建立偏差处理的操作规程，规定偏差的报告、记录、调查、处理以及所采取的纠正措施，并有相应的记录。任何偏差都应当评估其对产品质量的潜在影响。企业应当建立纠正措施和预防措施系统，对投诉、召回、偏差、自检或外部检查结果、工艺性能和质量监测趋势等进行调查并采取纠正和预防措施。调查的深度和形式应当与风险的级别相适应。纠正措施和预防措施系统应当能够增进对产品和工艺的理解，改进产品和工艺。

（10）企业质量管理部门应当对所有生产用物料的供应商进行质量评估，会同有关部门对主要物料供应商（尤其是生产商）的质量体系进行现场质量审计，并对质量评估不符合要求的供应商行使否决权。

（11）企业应当建立产品召回系统，必要时可迅速、有效地从市场召回任何一批存在安全隐患的产品。每批产品均应当有发运记录。根据发运记录，应当能够追查每批产品的销售情况，应当制定召回操作规程，确保召回工作的有效性。召回应当能够随时启动，并迅速实施。因产品存在安全隐患决定从市场召回的，应当立即向当地药品监督管理部门报告。

（12）质量管理部门应当定期组织对企业进行自检，监控规范的实施情况，评估企业是否符合规范要求，并提出必要的纠正和预防措施。自检应当有计划，对机构与人员、厂房与设施、设备、物料与产品、确认与验证、文件管理、生产管理、质量控制与质量保证、委托生产与委托检验、产品发运与召回等项目定期进行检查。应当由企业指定人员进行独立、系统、全面的自检，也可由外部人员或专家进行独立的质量审计。

（二）药品生产质量管理规范符合性检查

《药品注册管理办法》规定，对于创新药、改良型新药以及生物制品等，应当进行药品注册生产现场核查和上市前药品生产质量管理规范检查。对于仿制药等，根据是否已获得相应生产范围药品生产许可证且已有同剂型品种上市等情况，基于风险进行药品注册生产现场核查、上市前药品生产质量管理规范检查。需要上市前药品生产质量管理规范检查的，由药品核查中心协调相关省级药品监督管理部门与药品注册生产现场核查同步实施。申请人应当在规定时限内接受核查。

《药品生产监督管理办法》规定，各省级药品监督管理部门根据监管需要，对持有药品生产许可证的药品上市许可申请人及其受托生产企业，按以下要求进行上市前的药品生产质量管理规范符合性检查：

（1）未通过与生产该药品的生产条件相适应的药品生产质量管理规范符合性检查的品种，应当进行上市前的药品生产质量管理规范符合性检查。其中，拟生产药品需要进行药品注册现场核查的，国家药品监督管理局药品审评中心通知核查中心，告知相关省级药品监督管理部门和申请人。核查中心协调相关省级药品监督管理部门，同步开展药品注册现场核查和上市前的药品生产质量管理规范符合性检查。

（2）拟生产药品不需要进行药品注册现场核查的，国家药品监督管理局药品审评中心告知生产场地所在地省级药品监督管理部门和申请人，相关省级药品监督管理部门自行开展上市前的药品生产质量管理规范符合性检查。

（3）已通过与生产该药品的生产条件相适应的药品生产质量管理规范符合性检查的品种，相关省级药品监督管理部门根据风险管理原则决定是否开展上市前的药品生产质量管理规范符合性检查。

开展上市前的药品生产质量管理规范符合性检查的，在检查结束后，应当将检查情况、检查结果等形成书面报告，作为对药品上市监管的重要依据。上市前的药品生产质量管理规范符合性检查涉及药品生产许可证事项变更的，由原发证的省级药品监督管理部门依变更程序作出决定。

通过相应上市前的药品生产质量管理规范符合性检查的商业规模批次，在取得药品注册

证书后，符合产品放行要求的可以上市销售。药品上市许可持有人应当重点加强上述批次药品的生产销售、风险管理等措施。

三、药品包装管理

（一）药品包装的界定和分类

1. 药品包装的界定 药品包装有两层含义，一是指在流通过程中保护药品，方便储运和促进销售，按一定的技术标准制作的容器、材料和辅助物等物品，用于盛放药品，起到防护作用；二是指运用适当的材料或容器，利用包装技术对药品的半成品或成品进行分（灌）、封、装、贴签等操作。在药事管理中，通常特指前者。

《药品管理法》第四十八条规定，药品包装应当适合药品质量的要求，方便储存、运输和医疗使用。

2. 药品包装的分类 药品的包装分内包装、外包装和最小销售单元包装。

（1）内包装 系指直接与药品接触的包装（如安瓿、注射剂瓶、铝箔等，也叫做"药包材"）。药包材应当能保证药品在生产、运输、贮藏及使用过程中的质量，并便于医疗使用。《药品管理法》第四十六条规定，直接接触药品的包装材料和容器，应当符合药用要求，符合保障人体健康、安全的标准。对不合格的直接接触药品的包装材料和容器，由药品监督管理部门责令停止使用。国家对直接接触药品的包装有严格的规定和标准，如《药品包装材料与药物相容性试验指导原则》（YBB00142002）等相关技术指导原则的要求。《药品管理法》第二十五条第二款规定，国务院药品监督管理部门在审批药品时，对化学原料药一并审评审批，对相关辅料、直接接触药品的包装材料和容器一并审评，对药品的质量标准、生产工艺、标签和说明书一并核准。禁止使用未按照规定审评、审批的原料药、包装材料和容器生产药品。

（2）外包装 系指内包装以外的包装，按由里向外分为中包装和大包装。外包装应根据药品的特性选用不易破损的包装，以保证药品在运输、贮藏、使用过程中的质量。

（3）最小销售单元包装 实际上也属于外包装，药品的每个最小销售单元的包装必须按

照规定印有或贴有标签并附有说明书。

（二） 药品包装的要求与作用

1. 药品包装的要求 《药品管理法》规定，药品包装应当按照规定印有或者贴有标签并附有说明书。同时还规定，发运中药材应当有包装。在每件包装上，应当注明品名、产地、日期、供货单位，并附有质量合格的标志。

药品包装应当结合所盛装药品的理化性质和剂型特点，分别采取不同措施。如遇光易变质，暴露空气中易氧化的药品，应采用遮光密闭的容器；瓶装的液体药品应采取防震、防压措施。此外，还有一些具体要求，如药品包装（包括内外包装）必须加封口、封签、封条或使用防盗盖、瓶盖套等；标签必须贴牢、贴正，不得与药品一起放入容器内；凡封签、标签、包装容器等有破损的，不得出厂和销售。

2. 药品包装的作用 符合标准化要求的包装有利于保证药品质量；便于药品运输、装卸及储存；便于识别与计量，有利于现代化和机械化装卸；有利于包装、运输、储存费用的减少。需冷冻、冷藏的药品包装上应当附有传感器和记录仪，全过程记录药品储存温度。

药品在流通领域中可受到运输装卸条件、储存时间、气候变化等情况的影响，所以药品的包装应与这些条件相适应。如怕冷冻药品发往寒冷地区时，要加防寒包装；药品包装措施应按相对湿度最大的地区考虑等。同样，在对出口药品进行包装时应充分考虑出口国的具体情况，将因包装而影响药品质量的可能性降低到最低限度。

四、药品生产监督管理

（一） 药品生产监督管理基本要求

从事药品生产活动，应当遵守法律、法规、规章、标准和规范，保证全过程信息真实、准确、完整和可追溯。应当经所在地省（区、市）药品监督管理部门批准，依法取得药品生产许可证，严格遵守药品生产质量管理规范，确保生产过程持续符合法定要求。

药品上市许可持有人应当建立药品质量保证体系，履行药品上市放行责任，对其取得药品注册证书的药品质量负责。

中药饮片生产企业应当履行药品上市许可持有人的相关义务，确保中药饮片生产过程持续符合法定要求。

原料药生产企业应当按照核准的生产工艺组织生产，严格遵守药品生产质量管理规范，确保生产过程持续符合法定要求。

经关联审评的辅料、直接接触药品的包装材料和容器的生产企业以及其他从事与药品相关生产活动的单位和个人依法承担相应责任。

（二） 药品生产监督管理机构和事权划分

1. 国家药品监督管理局事权 国家药品监督管理局主管全国药品生产监督管理工作，对省级药品监督管理部门的药品生产监督管理工作进行监督和指导。

国家药品监督管理局食品药品审核查验中心组织制定药品检查技术规范和文件，承担境外检查以及组织疫苗巡查等，分析评估检查发现风险、作出检查结论并提出处置建议，负责各省（区、市）药品检查机构质量管理体系的指导和评估。

国家药品监督管理局信息中心负责药品追溯协同服务平台、药品安全信用档案建设和管理，对药品生产场地进行统一编码。

2. 省级药品监督管理部门事权 省（区、市）药品监督管理部门负责本行政区域内的药品生产监督管理，承担药品生产环节的许可、检查和处罚等工作。

3. 专业技术机构事权 药品监督管理部门依法设置或者指定的药品审评、检验、核查、监测与评价等专业技术机构，依职责承担相关技术工作并出具技术结论，为药品生产监督管理提供技术支撑。

（三） 药品生产管理

1. 合规要求 从事药品生产活动，应当遵守药品生产质量管理规范，建立健全涵盖影响药品质量所有因素的药品生产质量管理体系，按照国家药品标准、经药品监督管理部门核准的药品注册标准和生产工艺进行生产，按照规定提交并持续更新场地管理文件，对质量体系运行过程进行风险评估和持续改进，保证药品生产全过程持续符合法定要求。生产、检验等记录应当完整准确，不得编造和篡改。

疫苗上市许可持有人应当具备疫苗生产、检验必需的厂房设施设备，配备具有资质的管理人员，建立完善质量管理体系，具备生产出符合注册要求疫苗的能力，超出疫苗生产能力确需委托生产的，应当经国家药品监督管理局批准。

药品上市许可持有人应当建立药品质量保证体系，配备专门人员独立负责药品质量管理，对受托药品生产企业、药品经营企业的质量管理体系进行定期审核，监督其持续具备质量保证和控制能力。

2. 药品上市许可持有人的法定代表人、主要负责人职责 药品上市许可持有人的法定代表人、主要负责人应当对药品质量全面负责，履行以下职责：①配备专门质量负责人独立负责药品质量管理；②配备专门质量受权人独立履行药品上市放行责任；③监督质量管理体系正常运行；④对药品生产企业、供应商等相关方与药品生产相关的活动定期开展质量体系审核，保证持续合规；⑤按照变更技术要求，履行变更管理责任；⑥对委托经营企业进行质量评估，与使用单位等进行信息沟通；⑦配合药品监督管理部门对药品上市许可持有人及相关方的延伸检查；⑧发生与药品质量有关的重大安全事件，应当及时报告并按持有人制定的风险管理计划开展风险处置，确保风险得到及时控制；⑨其他法律法规规定的责任。

3. 药品生产企业的法定代表人、主要负责人职责 药品生产企业的法定代表人、主要负责人应当对本企业的药品生产活动全面负责，履行以下职责：①配备专门质量负责人独立负责药品质量管理，监督质量管理规范执行，确保适当的生产过程控制和质量控制，保证药品符合国家药品标准和药品注册标准；②配备专门质量受权人履行药品出厂放行责任；③监督质量管理体系正常运行，保证药品生产过程控制、质量控制以及记录和数据真实性；④发生与药品质量有关的重大安全事件，应当及时报告并按企业制定的风险管理计划开展风险处置，确保风险得到及时控制；⑤其他法律法规规定

的责任。

4. 人员健康管理 药品上市许可持有人、药品生产企业应当每年对直接接触药品的工作人员进行健康检查并建立健康档案，避免患有传染病或者其他可能污染药品疾病的人员从事直接接触药品的生产活动。

5. 风险控制管理 药品上市许可持有人、药品生产企业在药品生产中，应当开展风险评估、控制、验证、沟通、审核等质量管理活动，对已识别的风险及时采取有效的风险控制措施，以保证产品质量。

6. 原辅包管理 从事药品生产活动，应当对使用的原料药、辅料、直接接触药品的包装材料和容器等相关物料供应商或者生产企业进行审核，保证购进、使用符合法规要求。

生产药品所需的原料、辅料，应当符合药用要求以及相应的生产质量管理规范的有关要求。直接接触药品的包装材料和容器，应当符合药用要求，符合保障人体健康、安全的标准。

经批准或者通过关联审评审批的原料药、辅料、直接接触药品的包装材料和容器的生产企业，应当遵守国家药品监督管理局制定的质量管理规范以及关联审评审批有关要求，确保质量保证体系持续合规，接受药品上市许可持有人的质量审核，接受药品监督管理部门的监督检查或者延伸检查。

7. 确认与验证管理 药品生产企业应当确定需进行的确认与验证，按照确认与验证计划实施。定期对设施、设备、生产工艺及清洁方法进行评估，确认其持续保持验证状态。

药品生产企业应当采取防止污染、交叉污染、混淆和差错的控制措施，定期检查评估控制措施的适用性和有效性，以确保药品达到规定的国家药品标准和药品注册标准，并符合药品生产质量管理规范要求。

药品上市许可持有人和药品生产企业不得在药品生产厂房生产对药品质量有不利影响的其他产品。

8. 包装操作要求 药品包装操作应当采取降低混淆和差错风险的措施，药品包装应当确保有效期内的药品储存运输过程中不受污染。

9. 药品出厂放行和上市放行管理 药品上

市许可持有人应当建立药品质量保证体系，履行药品上市放行责任，对其取得药品注册证书的药品质量负责。中药饮片生产企业应当履行药品上市许可持有人的相关义务，确保中药饮片生产过程持续符合法定要求。原料药生产企业应当按照核准的生产工艺组织生产，严格遵守药品生产质量管理规范，确保生产过程持续符合法定要求。经关联审评的辅料、直接接触药品的包装材料和容器的生产企业以及其他从事与药品相关生产活动的单位和个人依法承担相应责任。

药品生产企业应当建立药品出厂放行规程，明确出厂放行的标准、条件，并对药品质量检验结果、关键生产记录和偏差控制情况进行审核，对药品进行质量检验，符合标准、条件的，经质量受权人签字后方可出厂放行。

药品上市许可持有人应当建立药品上市放行规程，对药品生产企业出厂放行的药品检验结果和放行文件进行审核，经质量受权人签字后方可上市放行。

中药饮片符合国家药品标准或者省级药品监督管理部门制定的炮制规范的，方可出厂、销售。

10. 自检　药品上市许可持有人、药品生产企业应当每年进行自检，监控药品生产质量管理规范的实施情况，评估企业是否符合相关法规要求，并提出必要的纠正和预防措施。

11. 年度报告管理　药品上市许可持有人应当建立年度报告制度，按照国家药品监督管理局规定每年向省（区、市）药品监督管理部门报告药品生产销售、上市后研究、风险管理等情况。疫苗上市许可持有人应当按照规定向国家药品监督管理局进行年度报告。

12. 上市后研究要求　药品上市许可持有人应当持续开展药品风险获益评估和控制，制定上市后药品风险管理计划，主动开展上市后研究，对药品的安全性、有效性和质量可控性进行进一步确证，加强对已上市药品的持续管理。

13. 药物警戒管理　药品上市许可持有人应当建立药物警戒体系，按照国家药品监督管理局制定的药物警戒质量管理规范开展药物警戒工作。

药品上市许可持有人、药品生产企业应当经常考察本单位的药品质量、疗效和不良反应。发现疑似不良反应的，应当及时按照要求报告。

14. 变更管理　药品上市许可持有人应当按照药品生产质量管理规范的要求对生产工艺变更进行管理和控制，并根据核准的生产工艺制定工艺规程。生产工艺变更应当开展研究，并依法取得批准、备案或者进行报告，接受药品监督管理部门的监督检查。

药品上市许可持有人、药品生产企业的质量管理体系相关的组织机构、企业负责人、生产负责人、质量负责人、质量受权人发生变更的，应当自发生变更之日起 30 日内，完成登记手续。

疫苗上市许可持有人应当自发生变更之日起 15 日内，向所在地省（区、市）药品监督管理部门报告生产负责人、质量负责人、质量受权人等关键岗位人员的变更情况。

15. 质量回顾管理　药品上市许可持有人、药品生产企业应当每年对所生产的药品按照品种进行产品质量回顾分析、记录，以确认工艺稳定可靠，以及原料、辅料、成品现行质量标准的适用性。

16. 境外生产场地管理　药品上市许可持有人的生产场地在境外的，应当按照《药品管理法》与《药品生产监督管理办法》规定组织生产，配合境外检查工作。

（四）短缺药品报告制度

根据《国务院办公厅关于进一步做好短缺药品保供稳价工作的意见》和《关于印发国家短缺药品清单管理办法（试行）的通知》要求，国家卫生健康委会同国家短缺药品供应保障工作会商联动机制各成员单位，制定了《国家短缺药品清单》和《国家临床必需易短缺药品重点监测清单》。

列入国家实施停产报告的短缺药品清单的药品，药品上市许可持有人停止生产的，应当在计划停产实施 6 个月前向所在地省（区、市）药品监督管理部门报告；发生非预期停产的，在 3 日内报告所在地省级药品监督管理部门；必要时，向国家药品监督管理局报告。药品监督管理部门接到报告后，应当及时通报同级短缺药品供应保障工作会商联动机制牵头单位。

为贯彻落实《药品管理法》《国务院办公厅关于进一步做好短缺药品保供稳价工作的意见》（国办发〔2019〕47号），按照《药品生产监督管理办法》有关要求，加强短缺药品监管工作，及时掌握短缺药品生产供应情况，国家药品监督管理局在药品信息采集平台中开发建设并启用了短缺药品生产供应及停产报告信息采集模块。凡是列入《国家短缺药品清单》的品种，其药品上市许可持有人负责填报短缺药品生产供应及停产报告信息，并在线提交至持有人所在地省级药品监督管理部门；凡是列入《国家临床必需易短缺药品重点监测清单》的品种，其药品上市许可持有人负责填报易短缺药品生产供应信息，并在线提交至持有人所在地省级药品监督管理部门。持有人为境外企业的，由其依法指定的在中国境内的企业法人代为填报，并在线提交至该企业法人所在地省级药品监督管理部门。填报单位应当对所填报信息的准确性、全面性、完整性负责。相关药品生产供应及停产报告信息可供药品监管等部门查询使用。

（五）药品生产监督检查

1. 日常监督管理　省级药品监督管理部门负责对本行政区域内药品上市许可持有人，制剂、化学原料药、中药饮片生产企业的监督管理。应当对原料、辅料、直接接触药品的包装材料和容器等供应商、生产企业开展日常监督检查，必要时开展延伸检查。

药品上市许可持有人和受托生产企业不在同一省（区、市）的，由药品上市许可持有人所在地省级药品监督管理部门负责对药品上市许可持有人开展监督管理，受托生产企业所在地省级药品监督管理部门负责对受托生产企业开展日常管理。具体而言，持有人所在地省级药品监管部门负责对持有人的日常监管和委托生产品种的监督检查、抽检，受托生产企业所在地省级药品监管部门负责受托生产企业的日常监管，并配合持有人所在地省级药品监管部门对受托生产企业和受托生产品种开展检查和抽检。省级药品监督管理部门应当加强监督检查信息互相通报，及时将监督检查信息更新到

药品安全信用档案中，可以根据通报情况和药品安全信用档案中监管信息更新情况开展调查，对药品上市许可持有人或者受托生产企业依法作出行政处理，必要时可以开展联合检查。

2. 药品生产监督检查的内容和频次　药品生产监督检查的主要内容包括：①药品上市许可持有人、药品生产企业执行有关法律、法规及实施药品生产质量管理规范、药物警戒质量管理规范以及有关技术规范等情况；②药品生产活动是否与药品品种档案载明的相关内容一致；③疫苗储存、运输管理规范执行情况；④药品委托生产质量协议及委托协议；⑤风险管理计划实施情况；⑥变更管理情况。监督检查包括许可检查、常规检查、有因检查和其他检查。

省级药品监督管理部门应当坚持风险管理、全程管控原则，根据风险研判情况，制定年度检查计划并开展监督检查。年度检查计划至少包括检查范围、内容、方式、重点、要求、时限、承担检查的机构等。

省级药品监督管理部门应当根据药品品种、剂型、管制类别等特点，结合国家药品安全总体情况、药品安全风险警示信息、重大药品安全事件及其调查处理信息等，以及既往检查、检验、不良反应监测、投诉举报等情况确定检查频次：①对麻醉药品、第一类精神药品、药品类易制毒化学品生产企业每季度检查不少于一次；②对疫苗、血液制品、放射性药品、医疗用毒性药品、无菌药品等高风险药品生产企业，每年不少于一次药品生产质量管理规范符合性检查；③对上述产品之外的药品生产企业，每年抽取一定比例开展监督检查，但应当在三年内对本行政区域内企业全部进行检查；④对原料、辅料、直接接触药品的包装材料和容器等供应商、生产企业每年抽取一定比例开展监督检查，五年内对本行政区域内企业全部进行检查。省级药品监督管理部门可以结合本行政区域内药品生产监管工作实际情况，调整检查频次。

3. 监督检查应提供的材料　接受监督检查时，药品上市许可持有人和药品生产企业应当根据检查需要说明情况、提供有关材料：①药

品生产场地管理文件以及变更材料；②药品生产企业接受监督检查及整改落实情况；③药品质量不合格的处理情况；④药物警戒机构、人员、制度制定情况以及疑似药品不良反应监测、识别、评估、控制情况；⑤实施附条件批准的品种，开展上市后研究的材料；⑥需要审查的其他必要材料。

4. 风险控制措施　国家药品监督管理局和省级药品监督管理部门通过监督检查发现药品生产管理或者疫苗储存、运输管理存在缺陷，有证据证明可能存在安全隐患的，应当依法采取相应措施。

现场检查时发现缺陷有一定质量风险，经整改后综合评定结论为符合要求的，药品监督管理部门必要时依据风险采取告诫、约谈等风险控制措施。

综合评定结论为不符合要求的，药品监督管理部门应当依法采取暂停生产、销售、使用、进口等风险控制措施，消除安全隐患。除首次申请相关许可证的情形外，药品监督管理部门应当按照《药品管理法》第一百二十六条，药品上市许可持有人、药品生产企业未遵守药品生产质量管理规范等相关规定进行处理。

开展药品生产监督检查过程中，发现存在药品质量安全风险的，应当及时向派出单位报告。药品监督管理部门经研判属于重大药品质量安全风险的，应当及时向上一级药品监督管理部门和同级地方人民政府报告。

开展药品生产监督检查过程中，发现存在涉嫌违反药品法律、法规、规章的行为，应当及时采取现场控制措施，按照规定做好证据收集工作。药品监督管理部门应当按照职责和权限依法查处，涉嫌犯罪的移送公安机关处理。

发生与药品质量有关的重大安全事件，药品上市许可持有人应当立即对有关药品及其原料、辅料以及直接接触药品的包装材料和容器、相关生产线等采取封存等控制措施，并立即报告所在地省级药品监督管理部门和有关部门，省级药品监督管理部门应当在二十四小时内报告省级人民政府，同时报告国家药品监督管理局。

5. 监管信息管理和使用　省级药品监督管理部门应当依法将本行政区域内药品上市许可持有人和药品生产企业的监管信息归入到药品安全信用档案管理，并保持相关数据的动态更新。监管信息包括药品生产许可、日常监督检查结果、违法行为查处、药品质量抽查检验、不良行为记录和投诉举报等内容。

省（区、市）药品监督管理部门对有不良信用记录的药品上市许可持有人、药品生产企业，应当增加监督检查频次，并可以按照国家规定实施联合惩戒。

6. 药品安全责任约谈　省（区、市）药品监督管理部门未及时发现生产环节药品安全系统性风险，未及时消除监督管理区域内药品安全隐患的，或者省级人民政府未履行药品安全职责，未及时消除区域性重大药品安全隐患的，国家药品监督管理局应当对其主要负责人进行约谈。被约谈的省（区、市）药品监督管理部门和地方人民政府应当立即采取措施，对药品监督管理工作进行整改。约谈情况和整改情况应当纳入省（区、市）药品监督管理部门和地方人民政府药品监督管理工作评议、考核记录。

第四节　药品召回管理

药品召回制度是药品上市后安全监管的一项风险管理措施，是针对存在质量问题或者其他安全隐患药品的一种风险管理措施，通过将市场上可能存在危及人体健康风险的药品进行收回或者采取矫正措施，将药品可能对公众造成的潜在不良影响最小化，避免质量问题或者安全隐患扩散而产生更大的危害。药品召回可以有效降低缺陷药品导致的风险，最大限度保障公众用药安全；还可以降低行政执法成本，减轻企业可能发生的赔偿损失。除企业实施召回外，为确保药品召回的效果，需要监管部门的指导和监督，也需要公众的参与。

《药品管理法》规定，药品存在质量问题或者其他安全隐患的，药品上市许可持有人应当立即停止销售，告知相关药品经营企业和医疗机构停止销售和使用，召回已销售的药品，及时公开召回信息，必要时应当立即停止生产，并将药品召回和处理情况向省级药品监督管理部门和卫生健康主管部门报告。药品生产企业、药品经营企业和医疗机构应当配合。药品上市许可持有人依法应当召回药品而未召回的，省级药品监督管理部门应当责令其召回。

为进一步加强药品质量监管，强化药品风险管理，保障公众用药安全，国家药品监督管理局组织修订了《药品召回管理办法》，于2022年10月24日发布，自2022年11月1日起施行。《药品召回管理办法》进一步规范药品召回相关工作，明确了药品上市许可持有人承担药品召回的主体责任，细化了药品召回范围，规定了召回药品的处理要求；强化了药品召回与药品追溯、信息公开等相关工作的衔接；对境外实施药品召回也作出相应规定。

一、药品召回与分类

（一）药品召回和药品质量问题或者其他安全隐患的界定

1. 药品召回的概念 药品召回是指药品上市许可持有人按照规定的程序收回已上市的，存在质量问题或者其他安全隐患药品，并采取相应措施，及时控制风险、消除隐患的活动。

2. 药品质量问题或者其他安全隐患的概念 药品质量问题或者其他安全隐患是指由于研制、生产、储运、标识等原因导致药品不符合法定要求，或者其他可能使药品具有的危及人体健康和生命安全的不合理危险；包括药品研制、生产、储运、标识等原因，不符合《药品生产质量管理规范》《药品经营质量管理规范》等现行药品质量管理规范要求，以及标签说明书不完善等导致的质量问题或者其他安全隐患。对于有证据证明可能危害人体健康，被药品监督管理部门根据《药品管理法》的规定依法查封、扣押的药品，不属于《药品召回管理办法》的召回范围。

（二）药品召回分类、分级与监管职责分工

1. 药品召回分类

（1）主动召回 是指药品上市许可持有人主动收集、记录药品的质量问题、药品不良反应/事件、其他安全风险信息，对可能存在的质量问题或者其他安全隐患进行调查和评估，确定药品存在质量问题或者其他安全隐患的，由该持有人决定并实施的召回。

（2）责令召回 是指药品监督管理部门经过调查评估，认为药品上市许可持有人应当召回药品而未召回的，或者药品监督管理部门经对持有人主动召回结果审查，认为持有人召回药品不彻底的，责令持有人召回药品。

2. 药品召回分级 根据药品质量问题或者其他安全隐患的严重程度，药品召回分为三级：

（1）一级召回 使用该药品可能或者已经引起严重健康危害的。

（2）二级召回 使用该药品可能或者已经引起暂时或者可逆的健康危害的。

（3）三级召回 使用该药品一般不会引起健康危害，但由于其他原因需要收回的。

3. 监管职责分工 省级药品监督管理部门负责本行政区域内药品召回的监督管理工作。

市县级药品监督管理部门负责配合、协助做好药品召回的有关工作，负责行政区域内药品经营企业、药品使用单位协助召回情况的监督管理工作。

国家药品监督管理局负责指导全国药品召回的管理工作。

国家药品监督管理局和省级药品监督管理部门应当按照药品信息公开有关制度，采取有效途径向社会公布存在质量问题或者其他安全隐患的药品信息和召回信息，必要时向同级卫生健康主管部门通报相关信息。

二、药品召回的实施与监督管理

（一）药品召回相关主体的义务

1. 持有人的义务 药品上市许可持有人是控制风险和消除隐患的责任主体，应当建立并完善药品召回制度，收集药品质量和安全的相关信息，对可能存在的质量问题或者其他安全隐患进行调查、评估，及时召回存在质量问题或者其他安全隐患的药品。同时，应当制定药品召回信息公开制度，依法主动公布药品召回信息。

境外生产药品涉及在境内实施召回的，应当由境外药品上市许可持有人指定的在中国境

内履行药品上市许可持有人义务的企业法人组织实施。

境内药品上市许可持有人发现出口药品存在质量问题或者其他安全隐患的,应当及时通报进口国(地区)药品监管机构和采购方,需要在境外实施召回的,应当按照进口国(地区)有关法律法规及采购合同的规定组织实施召回。

2. 生产、销售与使用单位的义务 药品生产企业、药品经营企业、药品使用单位应当积极协助对可能存在质量问题或者其他安全隐患的药品进行调查、评估,主动配合履行召回义务,按照召回计划及时传达、反馈药品召回信息,控制和收回存在质量问题或者其他安全隐患的药品。

药品生产企业、药品经营企业、药品使用单位发现其生产、销售或者使用的药品可能存在质量问题或者其他安全隐患的,应当及时通知药品上市许可持有人,必要时应当暂停生产、放行、销售、使用,并向所在地省级药品监督管理部门报告,通知和报告的信息应当真实。

此外,药品上市许可持有人、药品生产企业、药品经营企业、药品使用单位均应当按规定建立并实施药品追溯制度,保存完整的购销记录,保证上市药品的可溯源。

(二)调查评估、主动召回和责令召回的实施要求

1. 调查评估

(1)对可能存在质量问题或者其他安全隐患的药品进行调查,应当根据实际情况确定调查内容,可以包括:已发生药品不良反应/事件的种类、范围及原因;药品处方、生产工艺等是否符合相应药品标准、核准的生产工艺要求;药品生产过程是否符合药品生产质量管理规范;生产过程中的变更是否符合药品注册管理和相关变更技术指导原则等规定;药品储存、运输等是否符合药品经营质量管理规范;药品使用是否符合药品临床应用指导原则、临床诊疗指南和药品说明书、标签规定等;药品主要使用人群的构成及比例;可能存在质量问题或者其他安全隐患的药品批次、数量及流通区域和范围;其他可能影响药品质量和安全的因素。

对存在质量问题或者其他安全隐患药品评估的主要内容包括:该药品引发危害的可能性,以及是否已经对人体健康造成了危害;对主要使用人群的危害影响;对特殊人群,尤其是高危人群的危害影响,如老年人、儿童、孕妇、肝肾功能不全者、外科手术病人等;危害的严重与紧急程度;危害导致的后果。

(2)药品上市许可持有人应当根据调查和评估结果以及药品召回等级,形成调查评估报告,科学制定召回计划。

调查评估报告应当包括以下内容:召回药品的具体情况,包括名称、规格、批次等基本信息;实施召回的原因;调查评估结果;召回等级。

召回计划应当包括以下内容:药品生产销售情况及拟召回的数量;召回措施具体内容,包括实施的组织、范围和时限等;召回信息的公布途径和范围;召回的预期效果;药品召回后的处理措施;联系人的姓名及联系方式。

2. 主动召回

(1)经调查评估后,确定药品存在质量问题或者其他安全隐患的,应当立即决定并实施召回。持有人作出药品召回决定的,一级召回在1日内,二级召回在3日内,三级召回在7日内,应当发出召回通知,通知到药品生产企业、药品经营企业、药品使用单位等,同时向所在地省级药品监督管理部门备案调查评估报告、召回计划和召回通知。

召回通知应当包括以下内容:①召回药品的具体情况,包括名称、规格、批次等基本信息;②召回的原因;③召回等级;④召回要求,如立即暂停生产、放行、销售、使用;转发召回通知等;⑤召回处理措施,如召回药品外包装标识、隔离存放措施、储运条件、监督销毁等。

实施一级、二级召回的,持有人还应当申请在所在地省级药品监督管理部门网站依法发布召回信息。省级药品监督管理部门网站发布的药品召回信息应当与国家药品监督管理局网站链接。

(2)药品上市许可持有人在实施召回过程中,一级召回每日,二级召回每3日,三级召回每 7 日，向所在地省级药品监督管理部门报告药品召回进展情况；同时，应当及时评估召回效果，发现召回不彻底的，应当变更召回计划，扩大召回范围或者重新召回。变更召回计划的，应当及时向所在地省级药品监督管理部门备案。

境内代理人在境内实施药品召回的，应当按照《药品召回管理办法》规定组织实施召回，并向其所在地省级药品监督管理部门和卫生健康主管部门报告药品召回和处理情况。

境外持有人在境外实施药品召回，经综合评估认为属于下列情形的，其境内代理人应当于境外召回启动后 10 个工作日内，向所在地省级药品监督管理部门报告召回药品的名称、规格、批次、召回原因等信息：①与境内上市药品为同一品种，但不涉及境内药品规格、批次或者剂型的；②与境内上市药品共用生产线的；③其他需要向药品监督管理部门报告的。境外持有人应当综合研判境外实施召回情况，如需要在中国境内召回的，应当由境内代理人按照《药品召回管理办法》规定组织实施召回。

（3）药品上市许可持有人应当明确召回药品的标识及存放要求，召回药品的外包装标识、隔离存放措施等，应当与正常药品明显区别，防止差错、混淆。对需要特殊储存条件的，在其储存和转运过程中，应当保证储存条件符合规定。

召回药品需要销毁的，应当在持有人、药品生产企业或者储存召回药品所在地县级以上药品监督管理部门或者公证机构监督下销毁。

对通过更换标签、修改并完善说明书、重新外包装等方式能够消除隐患的，或者对不符合药品标准但尚不影响安全性、有效性的中药饮片，且能够通过返工等方式解决该问题的，可以适当处理后再上市。相关处理操作应当符合相应药品质量管理规范等要求，不得延长药品有效期或者保质期。

药品上市许可持有人对召回药品的处理应当有详细的记录，记录应当保存 5 年且不得少

于药品有效期后 1 年。持有人应当按照《药品管理法》第八十二条规定，在召回完成后 10 个工作日内，将药品召回和处理情况向所在地省级药品监督管理部门和卫生健康主管部门报告。持有人应当在药品年度报告中说明报告期内药品召回情况。

3. 责令召回

（1）省级药品监督管理部门作出责令召回决定，并送达药品上市许可持有人。责令召回通知书应当包括以下内容：召回药品的具体情况，包括名称、规格、批次等基本信息；实施召回的原因；审查评价和/或调查评估结果；召回等级；召回要求，包括范围和时限等。同时，向社会公布责令召回药品信息，要求药品上市许可持有人、药品生产企业、药品经营企业和药品使用单位停止生产、放行、销售、使用。

（2）药品上市许可持有人在收到责令召回通知书后，应当按照责令召回通知书要求实施召回，通知药品生产企业、药品经营企业和药品使用单位，制定、备案召回计划，并组织实施，且按时向所在地省级药品监督管理部门报告药品召回进展情况。

（3）药品上市许可持有人应当按照规定和责令召回通知书要求做好后续处理和记录，并在完成召回和处理后 10 个工作日内向所在地省级药品监督管理部门和卫生健康主管部门提交药品召回的总结报告。

省级药品监督管理部门应当自收到总结报告之日起 10 个工作日内进行审查，并对召回效果进行评价，必要时组织专家进行审查和评价。认为召回尚未有效控制风险或者消除隐患的，应当书面要求持有人重新召回。

（4）药品上市许可持有人违反《药品召回管理办法》规定，在其所在地省级药品监督管理部门责令其召回后而拒不召回的，药品生产企业、药品经营企业、药品使用单位不配合召回的，相应省级药品监督管理部门应当按照《药品管理法》第一百三十五条的规定进行查处。

（周　帅）

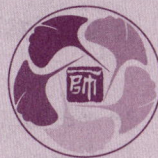

第四章 药品经营管理

药品经营，是以药品上市许可持有人为核心，通过对药品信息流、物流、资金流的有效控制，将药品或药品物流服务提供给药品供应链各个环节的参与方，并提供药品追溯信息的过程。药品经营活动包括药品采购、储存、运输、销售及售后服务等具体活动。药品经营活动具有一般商品经营活动的共性，但由于药品与公众生命健康、人身安全直接相关，属于一类特殊的商品，因此，国家对药品经营活动实施更为严格的监督管理，制定法律、法规和标准对药品经营行为和质量控制过程进行规范和引导。国家市场监督管理总局专门发布部门规章《药品经营和使用质量监督管理办法》《药品网络销售监督管理办法》，对药品经营活动及其监督管理作出了严格的规定。

第一节 药品经营许可与经营管理

一、药品经营许可

根据《药品管理法》的规定，国家对药品经营实施许可制度，在中华人民共和国境内经营药品必须依法持有《药品经营许可证》（经营无特殊管理要求的中药材、药品上市许可持有人批发其依法持有的药品除外）。

（一）药品经营方式、经营范围与经营类别

1. 药品经营方式 药品经营方式分为药品批发和药品零售。药品作为特殊的商品，批发与零售的划分依据是销售对象，与具体销售数量多少无关。

（1）药品批发 是指将药品销售给符合购进药品资质的药品上市许可持有人、药品生产企业、药品经营企业和药品使用单位。

（2）药品零售 是指将药品直接销售给个人消费者。

药品零售连锁是药品零售的连锁化经营模式。药品零售连锁企业由总部（承担药品采购）、配送中心（承担药品储存和配送）和若干个门店（承担药品销售）构成，在总部的统一质量管理下，实施规模化、集团化管理。

2. 经营范围 根据《药品经营和使用质量监督管理办法》，药品批发的经营范围与药品零售的经营范围有所不同。

（1）药品批发经营范围 包括中药饮片、中成药、化学药、生物制品、体外诊断试剂（药）、麻醉药品、第一类精神药品、第二类精神药品、药品类易制毒化学品、医疗用毒性药品、蛋白同化制剂、肽类激素等。其中麻醉药品、第一类精神药品、第二类精神药品、药品类易制毒化学品、医疗用毒性药品、蛋白同化制剂、肽类激素等经营范围的核定，按照国家有关规定执行；经营冷藏、冷冻等有特殊管理要求的药品的，应当在《药品经营许可证》经营范围中予以分别标注，如"生物制品（含冷藏、冷冻药品）""化学药（含冷藏药品）"。药品批发企业取得化学药经营范围的，可以经营化学原料药。

（2）药品零售（含药品零售连锁总部）经营范围 包括中药饮片、中成药、化学药、第二类精神药品、血液制品、细胞治疗类生物制品、其他生物制品等。其中第二类精神药品、血液制品、细胞治疗类生物制品经营范围的核定，按照国家有关规定执行；经营冷藏、冷冻药品的，应当在《药品经营许可证》经营范围中予以分别标注，如"其他生物制品（含冷藏药品）""化学药（含冷藏药品）"。药品零售企业经营罂粟壳中药饮片、毒性中药饮片等，应当在"中药饮片"经营范围中予以单独标注，

如"中药饮片（含罂粟壳）""中药饮片（含毒性中药饮片）"。

药品零售连锁门店的经营范围不得超过药品零售连锁总部的经营范围。

经营范围中所称麻醉药品、第一类精神药品和第二类精神药品为列入药用类麻醉药品和精神药品目录的药品，非药用类麻醉药品和精神药品不得列入药品经营企业的经营范围。

3. 药品经营类别 从事药品零售活动的，应当核定经营类别，并在经营范围中予以明确。经营类别分为处方药、甲类非处方药、乙类非处方药。

药品零售连锁门店的经营类别不得超过药品零售连锁总部的经营类别。

（二）从事药品经营活动应具备的条件

1. 从事药品批发企业活动的，应当具备以下条件

（1）有与其经营范围相适应的质量管理机构和人员；企业法定代表人、主要负责人、质量负责人、质量管理部门负责人等符合规定的条件。

（2）有依法经过资格认定的药师或者其他药学技术人员。

依法经过资格认定的药师是指执业药师，其他药学技术人员包括卫生（药）系列职称（含药士、药师、主管药师、副主任药师、主任药师）、从业药师等（下同）。

（3）有与其经营品种和规模相适应的自营仓库、营业场所和设施设备，仓库具备实现药品入库、传送、分拣、上架、出库等操作的现代物流设施设备。

（4）有保证药品质量的质量管理制度以及覆盖药品经营、质量控制和追溯全过程的信息管理系统，并符合药品经营质量管理规范要求。

新开办药品批发企业的自营仓库，应当由本企业人员自行运营管理，符合省级以上药品监督管理部门规定现代物流要求。国家鼓励新开办药品批发企业整合现有资源，提升行业集中度和管理现代化水平。

2. 从事药品零售连锁经营活动的，应当设立药品零售连锁总部，对零售门店进行统一管理。药品零售连锁总部应当具备以下条件

（1）与其经营范围相适应的质量管理机构和人员；企业法定代表人、主要负责人、质量负责人、质量管理部门负责人等符合规定的条件。

（2）有依法经过资格认定的药师或者其他药学技术人员。

（3）具备能够保证药品质量、与其经营品种和规模相适应的仓库、配送场所和设施设备。

（4）有保证药品质量的质量管理制度以及覆盖药品经营、质量控制和追溯全过程的信息管理系统，并符合药品经营质量管理规范要求。

3. 从事药品零售活动，应当具备以下条件

（1）经营处方药、甲类非处方药的，应当按规定配备与经营范围和品种相适应的依法经过资格认定的药师或者其他药学技术人员；只经营乙类非处方药的，可以配备经设区的市级药品监督管理部门组织考核合格的药品销售业务人员。

（2）有与所经营药品相适应的营业场所、设备、陈列、仓储设施以及卫生环境；同时经营其他商品（非药品）的，陈列、仓储设施应当与药品分开设置；在商超等其他场所从事药品零售活动的，应当具有独立的经营区域。

（3）有与所经营药品相适应的质量管理机构或者人员，企业法定代表人、主要负责人、质量负责人等符合规定的条件。

（4）有保证药品质量的质量管理制度、符合质量管理与追溯要求的信息管理系统，符合药品经营质量管理规范要求。

申请经营血液制品、细胞治疗类生物制品的药品零售企业，应当具备与经营品种相适应的质量保证能力和产品信息化追溯能力。经营细胞治疗类生物制品的药品零售企业还应当具备与指定医疗机构电子处方信息互联互通的条件，配备的执业药师应当具有临床医学、预防医学、免疫学、微生物学等专业本科以上学历，并经过相关产品上市许可持有人培训考核合格。

（三）药品经营许可证管理

1. 药品经营许可证的有效性 药品经营许可证有效期为 5 年，分为正本和副本。药品经营许可证样式由国家药品监督管理局统一制定。药品经营许可证电子证书与纸质证书具有同等法律效力。禁止伪造、变造、出租、出借、买卖药品经营许可证。

2. 药品经营许可证的载明事项 药品经营许可证应当载明许可证编号、企业名称、统一社会信用代码、经营地址、法定代表人、主要负责人、质量负责人、经营范围、经营方式、仓库地址、发证机关、发证日期、有效期等项目。其中，企业名称、统一社会信用代码、法定代表人等项目应当与市场监督管理部门核发的营业执照中载明的相关内容一致。

药品经营许可证载明事项分为许可事项和登记事项。许可事项是指经营地址、经营范围、经营方式、仓库地址。登记事项是指企业名称、统一社会信用代码、法定代表人、主要负责人、质量负责人等。

药品零售连锁总部的药品经营许可证，应当在经营方式下注明"零售（连锁总部）"。

药品经营许可证编号格式为"省份简称 + 两位分类代码 + 四位地区代码 + 五位顺序号"。其中两位分类代码为大写英文字母，第一位 A 表示批发企业，B 表示药品零售连锁总部，C 表示零售连锁门店，D 表示单体药品零售企业；第二位 A 表示法人企业，B 表示非法人企业。四位地区代码为阿拉伯数字，对应企业所在地区（市、州）代码，按照国内电话区号编写，区号为四位的去掉第一个 0，区号为三位的全部保留，第四位为调整码。调整码的使用原则：药品经营许可证编号地区代码前三位能确定为单个设区的市的，第四位调整码编制为 0（代表本区号无多个设区的市共用情形）；如出现区号有多个设区的市共用情形，第四位调整码编制用于区分不同的设区的市。许可证编号顺序号应当在确定省份简称、分类代码、地区代码后，分别从 00001 开始编制。

3. 药品经营许可证申请与核发

（1）申请材料 开办药品经营企业，应当取得营业执照后，依管理权限向企业所在地县级以上药品监督管理部门提交申请材料。包括：药品经营许可证申请表；质量管理机构情况以及主要负责人、质量负责人、质量管理部门负责人学历、工作经历相关材料；药师或者其他药学技术人员资格证书以及任职文件；经营药品的方式和范围相关材料；药品质量管理规章

制度以及陈列、仓储等关键设施设备清单；营业场所、设备、仓储设施及周边卫生环境等情况，营业场所、仓库平面布置图及房屋产权或者使用权相关材料；法律、法规规定的其他材料。申请人应当对其申请材料全部内容的真实性负责。

申请人应当按照国家有关规定对申请材料中的商业秘密、未披露信息或者保密商务信息进行标注，并注明依据。

（2）许可受理 药品监督管理部门收到开办药品经营企业申请后，申请材料齐全、符合形式审查要求，或者申请人按照要求提交全部补正材料的，应当受理药品经营许可证申请。

药品监督管理部门受理或者不予受理药品经营许可证申请的，应当出具加盖本部门专用印章和注明日期的受理通知书或者不予受理通知书。

（3）审核批准 药品监督管理部门应当自受理申请之日起 20 个工作日内（技术审查、现场检查、企业整改等所需时间不计入期限），按照《药品经营和使用质量监督管理办法》、药品经营质量管理规范，对申报资料组织开展技术审查，并依据《药品检查管理办法（试行）》、药品经营质量管理规范现场检查指导原则、检查细则等有关规定，组织开展现场检查。经技术审查和现场检查，符合条件的，作出准予许可决定，并自许可决定作出之日起 5 个工作日内颁发药品经营许可证；不符合条件的，作出不予许可的书面决定，并说明理由。

仅从事乙类非处方药零售活动的实施告知承诺制审批。申请人向所在地市县级药品监督管理部门提交申请材料和承诺书后，形式审查符合条件的，药品监督管理部门应当准予许可，当日向其颁发药品经营许可证。药品监督管理部门应当自许可决定作出之日起 3 个月内对其组织开展技术审查和现场检查，发现承诺不实，但经研判尚可整改的，责令其限期整改，整改后符合条件的，可继续持有药品经营许可证；整改后仍不符合条件的，撤销其药品经营许可证；发现实际经营条件与申请许可时提交承诺偏差巨大，足以严重影响药品经营质量安全的，按照《药品管理法》第一百二十三条的规定给

予处罚。

（4）信息公开 药品监督管理部门应当在网站和办公场所公示申请药品经营许可证的条件、程序、期限、需要提交的全部材料目录和申请表格式文本等信息，以及药品经营许可证申请的许可结果，并提供条件便利申请人查询审批进程。

（5）陈述申辩与听证 药品监督管理部门认为药品经营许可涉及公共利益的，应当向社会公告，并举行听证。药品经营许可直接涉及申请人与他人之间重大利益关系的，药品监督管理部门作出行政许可决定前，应当告知申请人、利害关系人享有要求听证的权利。

4. 药品经营许可证变更

（1）变更分类 药品经营许可证变更分为许可事项变更和登记事项变更。许可事项变更是指经营地址、经营方式、经营范围、仓库地址（包括原址增减仓库、异地设库和委托储存等）的变更。登记事项变更是指企业名称、统一社会信用代码、法定代表人、主要负责人、质量负责人等事项的变更。

（2）许可事项变更 药品经营企业变更药品经营许可证载明许可事项的，应当向发证机关提出药品经营许可证变更申请。未经批准，不得擅自变更许可事项。发证机关应当自受理变更申请之日起15个工作日内（技术审查、现场检查、企业整改等所需时间不计入期限），组织开展技术审查和现场检查，根据综合评定结论，作出准予变更或者不予变更的决定。药品零售企业被其他药品零售连锁企业总部收购，如实际经营地址、经营范围未发生变化的，按照变更药品经营许可证程序办理。

（3）登记事项变更 药品经营许可证载明的登记事项发生变化的，应当在发生变化起30个工作日内，向发证机关申请办理药品经营许可证变更登记。对涉及其中的企业名称、统一社会信用代码变更，发证机关应当核对市场监督管理部门颁发的有效营业执照信息，在10个工作日内完成变更登记；对涉及其中的法定代表人、主要负责人、质量负责人的变更，发证机关应当在10个工作日内（技术审查、现场检查、企业整改等所需时间不计入期限），组织开

展技术审查，必要时依据《药品检查管理办法（试行）》、药品经营质量管理规范现场检查指导原则、检查细则等有关规定，组织开展现场检查，并根据技术审查意见或综合评定结论，作出准予变更或者不予变更的决定，完成变更登记。

（4）变更的记录 药品经营许可证载明事项发生变更的，由发证机关在副本上记录变更的内容和时间，并按照变更后的内容重新核发药品经营许可证正本。

5. 药品经营许可证延续 根据《药品经营和使用质量监督管理办法》，药品经营许可证有效期届满需要继续经营药品的，药品经营企业应当在有效期届满前6个月至2个月期间，向发证机关提出重新审查发证申请。发证机关按照申请办理药品经营许可证的程序和要求进行审查，必要时开展现场检查。

药品经营企业申请药品经营许可证延续的报送时间符合时限要求的，发证机关应当在药品经营许可证有效期届满前，作出是否许可的决定：①经审查符合规定条件的，准予许可，为其重新制发药品经营许可证，且证书编号不变；②不符合规定条件的，责令限期整改，整改后符合要求的，准予许可，为其重新制发药品经营许可证，且证书编号不变；③整改后仍不符合规定条件的，不予许可，并向申请人书面说明理由。

发证机关逾期未作出决定的，视为准予许可。

药品经营企业在药品经营许可证有效期届满前2个月内提出重新审查发证申请的，导致在法定的工作时限内药品经营许可证有效期已届满，但发证机关还未作出决定的药品经营企业应当自觉停止药品经营活动，待发证机关准予许可后，方可恢复药品经营。

《关于进一步做好药品经营监督管理有关工作的公告》（2024年第48号）明确规定，药品批发企业的药品经营许可证有效期届满，如申请重新审查发证原则上应当达到《药品经营和使用质量监督管理办法》的相关要求，并引导药品批发企业通过设施设备升级、资源整合等方式逐步达到现代物流条件。

6. 药品经营许可证遗失补办 药品经营企业遗失药品经营许可证的，应当向原发证机关申请补发。原发证机关应当及时补发药品经营许可证，补发的药品经营许可证编号和有效期限与原许可证一致，发证日期为补发日期。

7. 药品经营许可证注销 药品经营企业有下列情形之一的，由发证机关依法办理药品经营许可证注销手续，并予以公告：企业主动申请注销药品经营许可证的；药品经营许可证有效期届满未申请重新审查发证的；药品经营许可依法被撤销、撤回或者药品经营许可证依法被吊销的；企业依法终止的；法律、法规规定的应当注销行政许可的其他情形。药品经营企业申请注销药品经营许可证，存在立案未结案或者行政处罚决定未履行完毕情形的，药品监督管理部门不予注销。

药品批发企业、药品零售连锁企业总部的相关许可由省级药品监督管理部门负责审批，药品零售企业（含药品零售连锁企业门店）的相关许可由市县级药品监督管理部门负责审批。药品经营许可证核发、重新审查发证（延续）、变更、吊销、撤销、注销等信息药品监督管理部门应当及时更新，在完成后 10 个工作日内予以公开，并完成上报至国家药品监督管理局信息系统。

二、药品经营管理

通常情况下，药品上市许可持有人、中药饮片生产企业、药品批发企业应当将药品销售给具有购药资质的药品上市许可持有人、药品生产企业、药品经营企业和药品使用单位。但是，因科学研究、检验检测、慈善捐助、突发公共卫生事件等有特殊购药需求的单位，向所在地设区的市级以上地方药品监督管理部门报告后，可以到指定的药品上市许可持有人或者药品经营企业购买药品。供货单位应当索取有特殊购药需求的单位的有关资质材料并做好销售记录，存档备查。

《药品管理法》规定，药品上市许可持有人对药品经营活动承担总体责任，其他从事药品购进、销售、储存、运输等经营活动的企业和个人依法承担相应的责任。药品上市许可持有人、药品经营企业法定代表人和主要负责人对药品经营活动全面负责，并应当熟悉药品经营监管的法律法规。

（一）药品上市许可持有人的经营管理

药品上市许可持有人销售药品应当建立药品质量保证体系，落实药品经营全过程质量管理责任。药品存在质量问题或者其他安全隐患的，药品上市许可持有人应当立即停止销售，及时采取召回等风险控制措施，并督促药品经营企业和药品使用单位等予以配合。在中药饮片经营活动中，中药饮片生产企业履行药品上市许可持有人的相关义务。

1. 药品上市许可持有人药品销售行为 药品上市许可持有人可以自行销售其取得药品注册证书的药品，也可以委托药品经营企业销售。药品上市许可持有人自行批发药品时，无需申领取得药品经营许可证，但需具备药品 GSP 规定开办药品批发企业的条件（储存、运输药品设施设备除外），销售药品行为严格执行药品 GSP。药品上市许可持有人委托销售的，应当委托符合条件的药品经营企业。药品上市许可持有人应当与受托方签订委托协议，约定药品质量责任等内容，并对受托方销售行为进行监督。接受药品上市许可持有人委托销售的药品经营企业，其经营范围应当涵盖所受托经营的药品品种（根据现行药品管理的有关规定，所有药品经营企业的经营范围都无法涵盖疫苗和中药配方颗粒，因此，这两类药品不得委托销售）。受托药品经营企业不得再次委托销售。药品上市许可持有人开展委托销售、储存、运输活动的，应当向其所在地省级药品监督管理部门报告；跨省委托销售、储存、运输的，还应当同时报告受托企业所在地省级药品监督管理部门。

根据《国家药监局综合司国家国防科技工业局综合司关于做好放射性药品生产经营企业审批和监管工作的通知》（药监综药管〔2021〕73 号）的规定，各省级药品监督管理部门应当强化放射性药品生产经营企业的监督管理，落实日常监管责任，严守放射性药品质量和安全管理底线。药品上市许可持有人如需委托生产放射性药品的，应当委托符合条件的放射性药品生产企业；药品上市许可持有人自行销售其取得药品注册证书的放射性药品，应当符合《放射性药品管理办法》第十三条规定的放射性药品经营企业具备的条件，但无需另行取得《放射性药品经营许可证》；委托销售的，受托方应当取得《放射性药品经营许可证》。

药品上市许可持有人应当严格审核药品购进单位资质，按照其药品生产范围、经营范围或诊疗范围向其销售药品。销售药品时，药品上市许可持有人应当按照《药品经营和使用质量监督管理办法》、药品GSP（首营、非首营情形按照经营实际，结合药品GSP的要求）向购进单位提供以下资料：①药品生产许可证复印件；②所销售药品批准证明文件和检验报告书复印件；③企业派出销售人员授权书原件和身份证复印件；④标明供货单位名称、药品通用名称、药品上市许可持有人（中药饮片标明生产企业、产地）、批准文号、产品批号、剂型、规格、有效期、销售数量、销售价格、销售日期等内容的凭证；⑤销售进口药品的，按照国家有关规定提供相关证明文件；⑥法律、法规要求的其他材料。上述资料应当加盖企业印章。符合法律规定的可靠电子签名、电子印章与手写签名或者盖章具有同等法律效力。药品上市许可持有人销售药品活动中的有关资质材料和销售凭证、记录保存不得少于5年，且不少于药品有效期满后1年。

药品上市许可持有人应当建立质量管理体系，对药品经营过程中药品的安全性、有效性和质量可控性负责。药品存在质量问题或者其他安全隐患的，药品上市许可持有人应当立即停止销售，告知药品经营企业和医疗机构停止销售和使用，及时依法采取召回等风险控制措施。

药品上市许可持有人零售药品时，应当具备药品GSP规定开办药品零售企业的条件，并依法取得药品经营许可证，零售药品行为严格执行药品GSP。

2. 禁止类行为　药品上市许可持有人从事药品经营活动应当遵循"诚实守信、依法经营"的原则，禁止以任何弄虚作假手段骗取药品经营资格。药品上市许可持有人不得为他人违法经营药品提供场所、资质证明文件、票据等条件；不得购进假劣原料药品（含假劣中药材、中药饮片）用于药品生产；不得生产销售假劣药品（包括以销售为目的的储存、运输、宣传展示等行为），或将非药品冒充药品进行宣传、销售；中药饮片生产企业不得以中药材及初加工产品冒充中药饮片销售，非法加工中药饮片；不得向无合法购药资质的单位或者个人销售药品，尤其是知道或者应当知道他人从事无证经营仍为其提供药品；不得委托非药品经营企业销售药品或委托不符合药品GSP的企业储存运输药品；不得虚构药品销售流向，篡改计算机系统、温湿度监测系统数据，隐瞒真实药品购销存记录、票据、凭证、数据等，致使药品购销存记录不完整、不真实，经营行为无法追溯；不得在证、票、账、货、款不能相互对应一致时销售药品；不得有药品未入库，设立账外账，药品未纳入企业质量体系管理，使用银行个人账户进行业务往来等情形；不得将麻醉药品、精神药品和含特殊药品复方制剂流入非法渠道，或者进行现金交易；不得在核准地址以外的场所，或委托不符合药品GSP条件的企业储存药品；不得违反规定对药品储存、运输及进行温湿度监测；不得未取得药品经营许可证擅自从事药品零售；不得以展销会、博览会、交易会、订货会、产品宣传会等方式现货销售药品或赠送药品；不得超出诊疗范围向医疗机构销售药品；不得不经药品零售连锁总部，直接向药品零售连锁企业门店销售药品；不得向药品零售企业销售禁止零售的药品；不得向非连锁药品零售企业销售第二类精神药品；不得销售药品不开具发票。

药品上市许可持有人可授权派出医药代表从事学术推广、技术咨询等活动，但不得要求其承担药品销售任务（包括价格谈判）。

疫苗上市许可持有人不得向除疾病预防控制机构外的其他任何单位或个人销售疫苗。

（二）药品批发的经营管理

药品批发企业是指依法持有药品经营许可证，从事将从药品上市许可持有人、中药饮片生产企业、药品批发企业处购进的药品，销售给药品上市许可持有人、药品生产企业、药品零售连锁总部、药品零售企业或药品使用单位等药品批发活动的专营或兼营企业。

1. 药品批发企业药品经营活动 药品批发企业购进药品，应当建立并执行进货检查验收制度，索取、查验、留存药品 GSP 规定的供货企业及其授权委托销售人员有关证件资料、销售凭证（保存至超过药品有效期 1 年，且不得少于 5 年），在验明药品合格证明和其他标识等证明药品合法性材料后方可购进、销售；不符合规定的，不得购进和销售。

药品批发企业应当严格审核药品购货单位资质，按照其药品生产范围、经营范围或诊疗范围向其销售药品。销售药品时，药品批发企业应当按照《药品经营和使用质量监督管理办法》、药品 GSP（首营、非首营情形按照经营实际，结合药品 GSP 的要求）向购进单位提供以下资料：①药品经营许可证复印件；②所销售药品批准证明文件和检验报告书复印件；③企业派出销售人员授权书原件和身份证复印件；④标明供货单位名称、药品通用名称、药品上市许可持有人（中药饮片标明生产企业、产地）、批准文号、产品批号、剂型、规格、有效期、销售数量、销售价格、销售日期等内容的凭证；⑤销售进口药品的，按照国家有关规定提供相关证明文件；⑥法律、法规要求的其他材料。上述资料应当加盖企业印章。符合法律规定的可靠电子签名、电子印章与手写签名或者盖章具有同等法律效力。药品批发企业购进销售药品活动中的有关资质材料和购进销售凭证、记录保存不得少于 5 年，且不少于药品有效期满后 1 年。

药品批发企业从事购进、储存、运输、销售药品等药品经营活动应当持续符合药品 GSP 的要求。药品批发企业开展委托储存的，应当按变更仓库地址向其所在地省级药品监督管理部门申请；跨省委托储存的，还应当经受托企业所在地省级药品监督管理部门同意。药品批发企业开展委托运输活动的，应当向其所在地省级药品监督管理部门报告；跨省委托运输的，还应当同时报告受托企业所在地省级药品监督管理部门。

药品批发企业跨省设置仓库的，药品批发企业所在地省级药品监督管理部门商仓库所在地省级药品监督管理部门后，符合要求的，按照变更仓库地址办理。药品批发企业跨省设置的仓库，应当同时符合企业所在地省级药品监督管理部门和仓库所在地省级药品监督管理部门的仓库设置基本条件，并纳入药品批发企业统一的计算机系统管理。药品批发企业所在地省级药品监督管理部门负责对跨省设置仓库的监督管理，仓库所在地省级市药品监督管理部门负责协助日常监管。

2. 禁止类行为 药品批发企业在从事药品经营活动中，应当遵循"诚实守信、依法经营"的原则，禁止以任何弄虚作假手段骗取药品经营许可证，尤其是禁止采用聘用"挂证"执业药师骗取药品经营许可证的恶劣行径。药品批发企业不得违法回收或参与非法回收药品，销售回收药品；不得为他人违法经营药品提供场所、资质证明文件、票据等条件；不得接受药品上市许可持有人委托销售后，再次委托销售；不得从非药品上市许可持有人、药品批发企业等单位或个人处购进药品；不得向无合法购药资质的单位或者个人销售药品，尤其是知道或者应当知道他人从事无证经营仍为其提供药品；不得购进销售假劣药品（包括以销售为目的的储存、运输、宣传展示等行为），或将非药品冒充药品进行宣传、销售；不得以中药材及初加工产品冒充中药饮片销售，非法加工中药饮片；不得委托不符合药品 GSP 的企业储存运输药品；不得伪造药品采购来源，虚构药品销售流向，篡改计算机系统、温湿度监测系统数据，隐瞒真实药品购销存记录、票据、凭证、数据等，致使药品购销存记录不完整、不真实，经营行为无法追溯；不得在证、票、账、货、款不能相互对应一致时购销药品；不得有药品未入库，设立账外账，药品未纳入企业质量体系管理，使用银行个人账户进行业务往来等情形；不得将麻醉药品、精神药品和含特殊药品复方制剂流入非法渠道，或者进行现金交易；不得购进销售医疗机构制剂；不得在核准地址以外的场所储存药品；不得违反规定对药品储存、运输及进行温湿度监测；不得擅自改变药品经营许可证许可事项、登记事项；不得以展销会、博览会、交易会、订货会、产品宣传会等方式现货销售药品或赠送药品；不得超出诊疗范围向医疗机构销售药品；不得不经药品零售连锁总部，直接向药品零售连锁企业门店销售药品；不得向药品零售企业销售禁止零售的药品；不得向非连锁药品零售企业销售第二类精神药品；不得销售药品不开具发票。

（三）药品零售连锁企业总部的经营管理

药品零售连锁企业由总部、配送中心和若干个门店构成。总部是药品零售连锁企业开展药品经营活动的管理核心，承担企业的药品采购业务，负责制定统一的质量管理制度并确保整个药品零售连锁企业执行到位，并对所属零售连锁门店的经营活动履行管理责任；配送中心是药品零售连锁企业的物流机构，承担将总部购进的药品配送至相关零售门店的职责；零售门店是药品零售连锁企业的基础，按照总部统一质量管理体系要求，承担日常药品零售业务，并向个人消费者直接提供药学服务。

1. 药品零售连锁企业总部药品经营活动
药品零售连锁企业总部应当对所属零售门店建立统一的质量管理体系，在企业标识、规章制度、计算机系统、人员培训、采购配送、票据管理、药学服务标准规范等方面统一管理。药品零售连锁企业总部的经营活动，应当执行药品批发企业管理的相关要求。

（1）统一企业标识 药品零售连锁企业总部负责建立统一品牌标识管理，监督各所属门店经营场所使用统一企业标识。

（2）统一规章制度质量管理 药品零售连锁企业总部负责设立与经营实际相适应的组织机构或岗位，明确规定其职责、权限及相互关系，制定质量管理体系文件，指导、监督文件的执行，开展质量策划、质量控制、质量保证、质量改进和质量风险管理等活动，对门店工作人员开展统一的质量管理培训，并对门店的经营行为和质量管理负责。

（3）统一计算机系统 药品零售连锁企业总部建立的计算机系统应当能够对其总部和门店实施统一管理。计算机系统除符合药品GSP及其附录的要求外，还应当符合以下要求：实现总部与门店间的信息传输、数据共享等功能，数据应当做到双向、实时、自动传输；不得支

持门店自行采购药品的操作；不得支持门店自行解除由总部做出的质量控制和药品锁定指令；不支持门店间信息显示和业务往来。

药品零售连锁企业总部质量管理部门负责计算机系统操作权限的审核、控制及质量管理基础数据库的建立、维护及更新：基础数据库应当符合药品GSP及其附录规定的相关要求，还应当包括门店名称、门店验收人员、门店经营范围及品种等内容；基础数据与对应的门店及所配送药品的合法性、有效性相关联，与门店的经营范围及品种相对应，由系统进行自动跟踪、识别与控制；门店使用的质量管理基础数据库应当由总部统一进行维护。

（4）统一采购配送 药品零售连锁企业总部负责对购进药品、供货单位及其销售人员的合法资质进行审核，并统一采购药品。采购药品时，总部应当按照《药品经营和使用质量监督管理办法》、药品GSP（首营、非首营情形按照经营实际，结合药品GSP的要求）向供货方索取以下资料：①药品生产许可证、药品经营许可证复印件；②所销售药品批准证明文件和检验报告书复印件；③企业派出销售人员授权书原件和身份证复印件；④标明供货单位名称、药品通用名称、药品上市许可持有人（中药饮片标明生产企业、产地）、批准文号、产品批号、剂型、规格、有效期、销售数量、销售价格、销售日期等内容的凭证；⑤销售进口药品的，按照国家有关规定提供相关证明文件；⑥法律、法规要求的其他材料。上述资料应当加盖企业印章。符合法律规定的可靠电子签名、电子印章与手写签名或者盖章具有同等法律效力。总部购进药品活动中的有关资质材料和购进凭证、记录保存不得少于5年，且不少于药品有效期满后1年。

门店应当通过计算机系统向总部提出要货计划，由总部统一进行配送；总部也可根据计算机系统中门店药品库存和销售情况，下达配货指令，直接向门店配送药品。配送过程应当符合药品GSP有关要求。总部委托储存、配送的受托企业应当符合《药品经营和使用质量监督管理办法》的有关要求，由总部对受托企业进行审核把关和统一管理。

（5）统一票据管理　药品零售连锁企业总部应当统一门店销售凭证式样。门店销售药品时，应当通过计算机系统自动生成注明各门店名称的销售票据。

（6）统一药学服务标准规范　药品零售连锁企业总部应当制定并督促执行统一的药学服务标准规范，并负责对药学技术人员统一培训和进行药学服务管理，各门店应当按照总部制定的统一标准开展药学服务。

同一法人主体的药品批发企业和药品零售连锁企业应当依据药品GSP，分别建立药品批发和零售质量管理体系，配备符合药品经营全过程管理和质量控制要求的计算机系统，设置可满足批发和零售连锁经营实际需求的仓库，并采取有效措施防止药品混淆与差错。药品零售连锁企业总部异地设库、委托储存运输的，参照药品批发企业有关情形办理。

2. 禁止类行为　药品零售连锁企业总部在从事药品经营活动中，应当遵循"诚实守信、依法经营"的原则，禁止以任何弄虚作假手段骗取药品经营许可证，尤其是禁止采用聘用"挂证"执业药师骗取药品经营许可证的恶劣行径。药品零售连锁企业不得违法回收或参与非法回收药品，销售回收药品；不得以"远程审方"等方式替代国家对执业药师的配备要求；不得为他人违法经营药品提供场所、资质证明文件、票据等条件；不得从非药品上市许可持有人、药品批发企业等单位或个人处购进药品；不得向无合法购药资质的单位或者个人销售药品，尤其是知道或者应当知道他人从事无证经营仍为其提供药品；不得购进销售假劣药品（包括以销售为目的的储存、运输、宣传展示等行为），或将非药品冒充药品进行宣传、销售；不得以中药材及初加工产品冒充中药饮片销售，非法加工中药饮片；不得委托不符合药品GSP的企业储存运输药品；不得伪造药品采购来源，虚构药品销售流向，篡改计算机系统、温湿度监测系统数据，隐瞒真实药品购销存记录、票据、凭证、数据等，致使药品购销存记录不完整、不真实，经营行为无法追溯；不得在证、票、账、货、款不能相互对应一致时购进药品；不得有药品未入库，设立账外账，药品未纳入

企业质量体系管理，使用银行个人账户进行业务往来等情形；不得将第二类精神药品和含特殊药品复方制剂流入非法渠道，或者采用现金采购；不得购进销售医疗机构制剂；不得在核准地址以外的场所储存药品；不得违反规定对药品储存、运输及进行温湿度监测；不得擅自改变药品经营许可证许可事项、登记事项；不得以展销会、博览会、交易会、订货会、产品宣传会等方式现货销售药品或赠送药品；总部应当确保连锁门店各岗位人员有效执行总部下发的质量管理体系文件，所属门店不得从非本药品零售连锁企业总部外的其他任何渠道获取药品；未经本药品零售连锁企业总部批准，门店之间不得擅自调剂药品；药品零售连锁企业总部、配送中心不得向本连锁企业门店外的其他单位提供药品；不得直接向个人销售药品。

（四）药品零售的经营管理

药品零售企业是指依法持有药品经营许可证，从事将从药品上市许可持有人、药品批发企业处购进的药品，直接销售给个人消费者的专营或兼营企业。药品零售企业开展药品经营活动应当持续符合药品GSP的要求。

1. 药品购销要求　药品零售企业应当从合法渠道购进药品，购进药品时应当索取供货单位销售发票，做到票、账、货、款一致方可购进。采购药品时，药品零售企业应当按照《药品经营和使用质量监督管理办法》、药品GSP（首营、非首营情形按照经营实际，结合药品GSP的要求）向供货方索取以下资料：①药品生产许可证、药品经营许可证复印件；②所销售药品批准证明文件和检验报告书复印件；③企业派出销售人员授权书原件和身份证复印件；④标明供货单位名称、药品通用名称、药品上市许可持有人（中药饮片标明生产企业、产地）、批准文号、产品批号、剂型、规格、有效期、销售数量、销售价格、销售日期等内容的凭证；⑤销售进口药品的，按照国家有关规定提供相关证明文件；⑥法律、法规要求的其他材料。上述资料应当加盖企业印章。符合法律规定的可靠电子签名、电子印章与手写签名或者盖章具有同等法律效力。药品零售企业购进药品活动中的有关资质材料和购进凭证、记

录保存不得少于 5 年，且不少于药品有效期满后 1 年。

药品零售企业销售药品时，应当开具标明药品通用名称、药品上市许可持有人（中药饮片标明生产企业、产地）、产品批号、剂型、规格、销售数量、销售价格、销售日期、销售企业名称等内容的凭证。药品零售企业零售药品应当准确无误，正确说明用法、用量和注意事项，并遵守国家处方药与非处方药分类管理制度。

2. 药学技术人员配备要求 经营处方药、甲类非处方药的药品零售企业应当按照规定配备执业药师或者其他依法经过资格认定的药学技术人员，负责药品管理、处方审核和调配、指导合理用药以及不良反应信息收集与报告等工作。经营细胞治疗类生物制品的药品零售企业配备执业药师应当具有微生物学、免疫学、预防医学、临床医学等专业本科以上学历。药品零售企业营业时间内，执业药师或者其他依法经过资格认定的药学技术人员应当在职在岗；未经执业药师审核处方，不得销售处方药。

3. 药学服务要求 根据《药品零售企业执业药师药学服务指南》，药品零售企业应当按照药品 GSP 的要求，以促进人体健康为中心，开展药学服务活动，实现服务的规范化、科学化、人性化，以满足个人消费者合理用药需求。

（1）药学服务人员向个人消费者提供用药咨询、处方审核、调配、核对、用药指导、药品不良反应信息收集、跟踪随访等药学服务，向个人消费者提供安全、有效、经济、合理的药品。

（2）药品零售企业应当按照国家有关规定，配备执业药师或其他药学技术人员，从事药学服务活动。药学服务人员数量应当与企业经营范围、经营规模、药学服务需求相适应。

（3）药品零售企业应当设置专门的药学服务区，并有明显标识。药学服务环境应当明亮、整洁、卫生，并有利于保护患者隐私。

（4）可以配置必要的药学服务设施设备，为个人消费者提供健康便民服务，可通过专用电话、互联网等方式为个人消费者提供用药咨询、售后投诉等药学服务。

（5）企业负责人是药学服务质量的主要责任人，应当负责为药学服务人员提供必要的条件，保证药学服务人员有效履行职责，满足个人消费者合理用药；企业质量管理人员应当负责指导并监督药学服务工作，保证药学服务质量能够满足个人消费者需求；药学服务人员应当接受相关法律法规、药品知识、药学服务管理制度、服务流程、服务标准、服务承诺、服务技能等内容的岗前培训，并每年接受继续培训，确保能正确理解并履行药学服务职责。

（6）药学服务人员应当身体健康，服务用语文明礼貌，并遵守以下要求：诚实守信，具有良好的职业伦理道德；尊重个人消费者隐私，对个人消费者个人资料和信息保密；不向个人消费者推荐或诱导其购买与其表述病症无关的药品；不诱导个人消费者购买超出治疗需求数量的药品；不进行不科学的宣传、虚假宣传、夸大宣传，欺骗误导个人消费者；不故意对可能出现的用药风险做不恰当的表述或虚假承诺；对于病因不明或用药后可能掩盖病情、延误治疗或加重病情的，应当向个人消费者提出寻求医师诊断、治疗的建议；其他法律法规禁止的情形。

（7）药学服务人员应当为个人消费者提供个性化用药指导服务，充分告知个人消费者药品的适应症或功能主治、用法用量、不良反应、禁忌、注意事项、有效期、贮藏要求等信息，帮助个人消费者正确选择、使用药品。不得将非药品以药品名义向个人消费者介绍和推荐；根据药品说明书，结合个人消费者表述的疾病症状、用药过敏史等情况，可向个人消费者合理推荐非处方药；对近效期药品，应当提醒个人消费者使用期限；对光、温度敏感的药品，应当提醒个人消费者贮藏要求；其他应当提供的用药指导服务。

（8）销售特殊管理的药品和国家有专门管理要求的药品时，药学服务人员应当严格执行国家有关规定，防止药品被套购、滥用和致使药害事件发生。销售第二类精神药品时，药学服务人员应当确认个人消费者为成年人，不确定时可查验个人消费者身份证信息，不得向未成年人销售第二类精神药品；销售含特殊药品复方制剂时，药学服务人员应当按规定数量销售，登记个人消费者身份证信息。发现超过正常医疗需求，大量、多次购买的情况，应当立即向所在地药品监督管理部门报告；销售含兴奋剂类药品时，药学服务人员应当核实药品说明书和标签中"运动员慎用"标注情况，并告知个人消费者"运动员慎用"。

（9）销售中药饮片时，执业药师（中药学）或中药学药学技术人员应当审核处方药物相反、相畏、禁忌、剂量等内容，做到调配正确、计量准确，使用洁净、卫生的包装，并告知个人消费者煎煮器具要求，指导个人消费者中药饮片的先煎、后下、烊化等煎服方法；销售毒性中药品种时，药学服务人员应当做到计量准确，不得超出规定的剂量。

（10）用药对象为儿童、老人、孕妇、哺乳期妇女、过敏体质、肝肾功能不全和慢性疾病患者等人群的，药学服务人员应当进行重点关注，防止用药意外发生。必要时，对个人消费者用药情况进行跟踪随访，提供后续药学服务，指导个人消费者健康生活。

（11）药品零售企业应当在营业场所内开展合理用药、安全用药的科普宣传，向个人消费者提供疾病科普宣传、健康常识、用药常识、疾病预防和保健知识，引导个人消费者科学、合理使用药品。

（12）药品零售企业应当安排专职或兼职人员收集、传递药学服务信息，定期对药学服务开展情况进行分析、交流和评价，查找药学服务存在的不足，制定有效的纠正预防措施，持续改进药学服务质量和管理水平，自觉维护个人消费者的合法权益。

（13）鼓励药品零售企业在驻店药学服务人员开展"面对面"药学服务基础上，通过网络或计算机智能辅助系统向个人消费者提供优质的药学服务。

4. 其他要求　经营血液制品、细胞治疗类生物制品的药品零售企业，应当具备与经营品种相适应的产品追溯能力和质量保障能力。药品零售企业可按照药品储存要求设置自助售药机销售乙类非处方药，提供 24 小时便民服务，自助售药机放置地址在许可证"经营地址"项下注明。自助售药机禁止销售处方药和甲类非处方药。企业计算机管理系统应当对自助售药机药品销售、更换、定期检查及药品有效期等进行管理。

5. 禁止类行为　药品零售企业（含药品零售连锁企业门店）在从事药品经营活动中，应当遵循"诚实守信、依法经营"的原则，禁止以任何弄虚作假手段骗取药品经营许可证，尤其是禁止采用聘用"挂证"执业药师骗取药品经营许可证的恶劣行径。药品零售企业不得违法回收或参与非法回收药品，销售回收药品；不得以"远程审方"等方式替代国家对执业药师的配备要求；不得从非法渠道购进药品，药品零售连锁企业门店不得从本药品零售连锁企业总部外的其他任何渠道获取药品；不得购进销售医疗机构制剂；不得购进销售假劣药品（包括以销售为目的的储存陈列、运输、宣传展示等行为），或将非药品冒充药品进行宣传、销售；不得以中药材及初加工产品冒充中药饮片销售，非法加工中药饮片；不得销售处方中未注明"生用"的毒性中药品种；不得单味零售罂粟壳；不得出租、出借柜台等为他人非法经营提供便利；不得经营麻醉药品、放射性药品、第一类精神药品、终止妊娠药品（包括含有"米非司酮"成分的所有药品制剂）、蛋白同化制剂、肽类激素（胰岛素除外）、药品类易制毒化学品、体内诊断试剂、体外诊断试剂（药品）以及我国法律法规规定的其他禁止零售的药品；非定点药品零售企业不得销售第二类精神药品；不得违反规定销售含特殊药品复方制剂（超经营方式、超数量、超频次等），导致流入非法渠道；不得未经许可擅自改变药品经营许可证许可事项、登记事项；不得向除个人消费者以外的其他单位销售药品；不得购进药品不索取发票（含应税劳务清单）及随货同行单，或虽索取发票等票据，但相关信息（单位、品名、规格、批号、金额、付款流向等）与实际不符；不得违反药品的贮藏要求储存、陈列药品；不得违反国家处方药与非处方药分类管理有关规定销售药品；不得以买药品赠药品等方式向个人消费者销售处方药或甲类非处方药；非本企业在职人员不得在营业场所内从事药学服务活动；不得采取任何手段，诱导个人消费者超出治疗需求购买药品。

药品零售企业应当严格按照国家有关广告管理的规定，进行药品广告宣传，不得在营业场所擅自发布未经批准、与批准内容不一致或以非药品冒充药品的违法广告，不得发布虚假广告，不得进行虚假宣传。出现突发公共卫生事件或者其他严重威胁公众健康的紧急事件时，药品零售企业应当严格遵守各级人民政府的应急处置规定，按要求采取下架商品、暂停销售等措施。

（五）涉药储运行为的管理

药品流通过程中，凡涉及药品储存、运输的行为应当符合药品 GSP 的有关要求。药品上市许可持有人、药品生产企业、药品经营企业委托储存运输药品的，应当委托符合药品 GSP 的企业实施药品储存运输活动，并对受托方的质量保证能力和风险控制能力进行评估，将受托方的储存运输行为纳入己方的质量管理体系，与其签订委托协议，约定双方药品质量责任、委托储存运输操作规程等内容，并对受托方进行监督，确保受托储存运输药品持续符合药品 GSP 的相关要求。委托储存和运输冷藏冷冻药品的，委托方还应当对受托方的仓储条件、运输工具、运输方式、过程温度控制和数据记录管理等定期进行审核。接受委托储存、运输药品的企业应当熟悉药品流通监管法律法规、技术规范，并自觉接受药品监督管理部门的监督管理。

1. 涉药储存、运输的资质条件要求 接受委托储存、运输药品的企业应当符合药品 GSP 中药品批发企业储存运输有关条款要求，并具备以下条件：①有符合资质的人员，相应的药品质量管理体系文件，包括收货、验收、入库、储存、养护、出库、运输等操作规程；②有与委托单位实现数据对接的计算机系统，对药品入库、出库、储存、运输和药品质量信息进行记录并可追溯，为委托方药品召回或追回等提供支持；③有符合省级以上药品监督管理部门规定的现代物流要求的药品储存场所和设施设备。

2. 涉药储存、运输的义务 接受委托储

存、运输药品的单位应当按照药品 GSP 的要求开展药品储存、运输活动，履行委托协议约定的义务，并承担相应的法律责任。受托方不得再次委托储存。受托方再次委托运输的，应当征得委托方同意，并签订质量保证协议，确保药品运输过程符合药品 GSP 的要求。疫苗、麻醉药品、精神药品、医疗用毒性药品、放射性药品、药品类易制毒化学品等特殊管理的药品以及中药配方颗粒不得再次委托运输。

受托方发现药品存在重大质量问题的，应当立即向委托方所在地和受托方所在地药品监督管理部门报告，并主动采取风险控制措施。受托方发现委托方存在违法违规行为的，应当立即向所在地省级药品监督管理部门报告，并主动采取风险控制措施。

3. 涉及疫苗储存、运输的特别规定

（1）根据《疫苗储存和运输管理规范（2017 年版）》，疫苗生产企业（疫苗上市许可持有人）、疫苗配送企业、疫苗仓储企业的疫苗储存、运输管理应当遵守药品 GSP 的要求。

（2）根据《疫苗生产流通管理规定》（国家药品监督管理局公告 2022 年第 55 号），疫苗上市许可持有人自行配送疫苗的，需符合药品 GSP 的要求；疾病预防控制机构自行配送疫苗的，需符合疫苗储存和运输管理规范的有关要求。疫苗上市许可持有人委托配送疫苗的，需严格控制受托方数量，在同一省级行政区域内选取受托方原则上不得超过 2 家，并确认受托方（含受托方为疾病预防控制机构的情形）符合药品 GSP 冷藏、冷冻药品的储存、运输条件后方可委托；疾病预防控制机构委托分发疫苗的，受托方如系疫苗配送企业需符合药品 GSP 冷藏、冷冻药品的储存、运输条件，受托方如为其他疾病预防控制机构需符合疫苗储存和运输管理规范的有关要求。

（3）接受疫苗委托储存、运输的单位不得再次委托储存、运输疫苗；疫苗与非药品不得混库储存或混车、混箱运输；疫苗与其他药品混库储存或混车、混箱运输时，应当采取有效措施，防止交叉污染与发生混淆。

4. 其他涉药物流的特别规定 2023 年 2月 3 日，国家药品监督管理局、公安部、国家邮政

局联合发布《关于进一步加强复方地芬诺酯片等药品管理的通知》，明确规定邮政管理部门要加强寄递渠道查验，督促寄递企业严格遵守国家法律法规规定，严格落实"实名收寄、收寄验视、过机安检"制度；对个人交寄的要认真查验药品处方，对单位交寄的要查验药品生产许可证、药品经营许可证、医疗机构执业许可证等证明文件，严防非正当用途的复方地芬诺酯片、复方曲马多片、氨酚曲马多片、右美沙芬口服单方制剂、依托咪酯注射剂等药品通过寄递渠道流弊；督促寄递企业加强从业人员的培训和教育，增强责任意识和安全意识。

三、药品网络经营管理

药品网络经营，是指通过网络从事药品经营相关的活动。药品网络经营相关活动应当符合《药品管理法》、药品GSP有关要求。

（一）药品网络经营的类型

1. 企业对企业模式（Business to Business, B-to-B） 药品上市许可持有人、药品批发企业通过自建网站，通过网络采购药品或将药品销售给其他药品上市许可持有人、药品生产企业、药品经营企业和药品使用单位，以及药品零售企业、医疗机构通过网络向药品上市许可持有人、药品批发企业采购药品的经营模式。

2. 企业对个人消费者模式（Business to Customer，B-to-C） 药品零售企业通过自建网站，向个人消费者销售药品及提供相关药学服务，并按照药品GSP要求配送至个人消费者的经营模式。

3. 药品网络交易第三方平台模式 药品网络交易第三方平台提供者，不直接从事药品网络销售活动，通过网络系统为在药品网络交易活动中的购销双方提供网络药品交易服务的经营模式。

4. 线上与线下联动模式（Online to Offline, O-to-O）

（1）"网订店取"，个人消费者通过网络下单购买药品，赴就近的药品零售企业经营场所获取药品和相关药学服务。

（2）"网订店送"，个人消费者通过网络下单购买药品，由药品零售企业的执业药师或其他药学技术人员按照药品GSP配送药品的要求，将购买的药品送递至个人消费者，并当面向其提供相关药学服务。

国家鼓励药品零售企业向个人消费者提供"网订店取""网订店送"的服务。

（二）药品网络销售与平台服务管理要求

为规范药品网络销售和药品网络交易平台服务活动，保障公众用药安全，国家市场监督管理总局发布《药品网络销售监督管理办法》（国家市场监督管理总局令第58号），它适用于在我国境内从事药品网络销售、提供药品网络交易平台服务及其监督管理。《药品网络销售监督管理办法》对药品网络销售活动主要做出以下要求，一是突出药品网络销售资质和主体责任；二是既明确"线上与线下一致"总体要求，又突出药品网络销售管理特色；三是严格处方药的网络零售；四是压实网络药品交易三方平台的责任；五是强化药品网络销售监管力度；六是对药品网络销售的违规行为实施最严厉的处罚。

1. 药品网络销售资质和主体责任

（1）药品网络销售资质要求 药品网络销售的主体，应当是具备保证网络销售药品安全能力（包括交易全程信息真实、准确、完整、可追溯以及对消费者个人信息保护等）的药品上市许可持有人（含中药饮片生产企业）或者药品经营企业。

（2）药品网络销售报告与平台备案管理 根据《国家药监局关于规范药品网络销售备案和报告工作的公告》（2022年第112号），药品网络销售企业应当填写"药品网络销售企业报告信息表"，向药品监督管理部门报告企业名称、药品生产许可证或者药品经营许可证、网站名称、应用程序名称、IP地址、域名等信息。通过多个自建网站、网络客户端应用程序（含小程序）等开展经营活动的，应当在报告内容中逐个列明；入驻同个或多个药品网络交易第三方平台开展经营活动的，应当将第三方平台名称、店铺名称、店铺首页链接在报告内容中逐个列明。信息发生变化的，应当在10个工作日内报告。其中，药品上市许可持有人、药品批发企业向所在地省级药品监督管理部门报告；

药品零售企业向所在地市县级药品监督管理部门报告。

第三方平台应当如实填写"药品网络交易第三方平台备案表",提交药品网络交易第三方平台备案材料清单,将企业名称、法定代表人、统一社会信用代码、网站名称以及域名等信息向平台所在地省级药品监督管理部门备案,平台备案信息由省级药品监督管理部门在备案7个工作日内向社会公示,公示信息内容包括企业名称、法定代表人、网站名称、应用程序名称、网站域名、网站IP地址、电信业务经营许可证和非经营性互联网信息服务备案编号、药品网络交易第三方平台备案编号等。公示备案信息发生变化的,应当在变化之日起10个工作日内向省级药品监督管理部门办理变更备案;其他备案信息发生变化的,应及时进行更新。第三方平台不再开展相关业务的,应当提前20个工作日在平台首页显著位置持续公示有关信息,主动向所在地省级药品监督管理部门办理取消备案;第三方平台的实际情况与备案信息不符且无法取得联系的,经省级药品监督管理部门公示10个工作日后,仍无法取得联系或无法开展现场检查的,予以取消备案。办理备案、变更备案和取消备案信息需同步推送至国家药品监管数据共享平台。

省级药品监督管理部门应当做好上述备案和报告信息的归集整理,及时掌握本行政区域内第三方平台和药品网络销售企业的情况。

(3)资质信息展示　药品网络销售企业应当在网站首页或者经营活动的主页显著位置,持续公示其药品生产或者经营许可证信息;药品网络零售企业还应当展示依法配备的药师或者其他药学技术人员的资格认定等信息,零售类别涵盖处方药或甲类非处方药的至少需展示其配备的执业药师注册证书等信息。上述信息发生变化的,应当在10个工作日内予以更新。

第三方平台应当在其网站首页或者从事药品经营活动的主页显著位置,持续公示营业执照、相关行政许可和备案、联系方式、投诉举报方式等信息或者上述信息的链接标识。

(4)主体责任　药品网络销售企业对存在质量问题(如假药、劣药等)或者安全隐患的药品,应当依法采取相应的风险控制措施,并及时在网站首页或者经营活动主页面公开相应信息。

药品网络销售企业应当对配送药品的质量与安全负责,保障药品储存运输过程持续符合药品GSP的相关要求。委托药品批发企业配送或者委托第三方物流企业递送的,应当对受托方药品质量保障和风险控制能力进行考核评估,与受托企业签订合同,明确保障药品质量安全的责任,落实药品GSP具体规定,约定现场审核方法,并接受药品监督管理部门监督检查。药品网络零售企业配送药品还应当符合药品GSP附录6:药品零售配送质量管理的规定。

2. 药品网络销售的总体要求和清单管理

(1)药品经营"线上与线下一致"的要求

药品经营企业通过网络销售药品,应当依据依法批准的经营方式和经营范围开展,与线下药品经营要求一致,不得擅自超经营方式、超经营范围销售药品;药品上市许可持有人仅能销售其取得药品注册证书的药品,通过网络自行批发药品无需取得药品经营许可证,通过网络零售药品时,须依法取得药品经营许可证(零售)。

药品售出时,药品零售企业均需向消费者开具销售凭证,线上销售的销售凭证可采用电子形式出具;药品经营企业购销等相关记录保存时限原则上均为至少5年,且不少于药品有效期后1年;药品与非药品、处方药与非处方药需分区陈列(区分网络展示);药品零售时,不得采取买药品赠商品、买商品赠药品等任何形式向消费者赠送或超出治疗需求诱导消费者购买处方药、甲类非处方药。

(2)药品网络销售的禁止清单　鉴于药品这一商品的特殊性,药品网络销售管理也有其不同于线下销售的管理要求。为此,2022年11月30日,国家药品监督管理局发布《药品网络销售禁止清单(第一版)》(2022年第111号),清单内的药品均不得通过网络销售或零售,但其中部分药品可以在线下依法销售。

政策法规明确规定禁止网络销售的药品:①《药品管理法》第六十一条明确禁止非法网络销售的:麻醉药品、精神药品、医疗用毒性药品、放射性药品、药品类易制毒化学品、血液制品、疫苗；②其他药品管理法规文件明确药品经营企业禁止经营的：医疗机构制剂、中药配方颗粒。

第二部分，禁止网络零售的药品：①注射剂（降糖类药物除外）；②含麻黄碱类复方制剂（不包括含麻黄的中成药）；③含麻醉药品口服复方制剂、含曲马多口服复方制剂、右美沙芬口服单方制剂；④《兴奋剂目录》所列的蛋白同化制剂和肽类激素（胰岛素除外）；⑤其他禁止网络零售的药品：地高辛、丙吡胺、奎尼丁、哌唑嗪、普鲁卡因胺、普罗帕酮、胺碘酮、奎宁、氨茶碱、胆茶碱、异丙肾上腺素；苯妥英钠、卡马西平、拉莫三嗪、水合氯醛、达比加群酯、华法林、替格瑞洛、西洛他唑、扑米酮、碳酸锂、异氟烷、七氟烷、恩氟烷、地氟烷、秋水仙碱；米非司酮、复方米非司酮、环丙孕酮、卡前列甲酯、雌二醇、米索前列醇、地诺前列酮；法罗培南、夫西地酸、伏立康唑、利奈唑胺、奈诺沙星、泊沙康唑、头孢地尼、伊曲康唑、左奥硝唑、头孢泊肟酯。第二部分⑤中所列品种为药品通用名（包括其盐和酯），除复方米非司酮外其他限于单方制剂，其中抗菌药不含外用剂型。

国家药品监督管理局将定期或根据监管实际对禁止网络销售的药品实施动态调整。2023年2月3日，国家药品监督管理局、公安部、国家邮政局联合发布《关于进一步加强复方地芬诺酯片等药品管理的通知》，明确规定复方地芬诺酯片、复方曲马多片、氨酚曲马多片、右美沙芬口服单方制剂、依托咪酯注射剂禁止网络销售。2023年7月6日，国家药品监督管理局综合司发布《关于＜药品网络销售禁止清单（第一版）＞有关问题的复函》（药监综药管函〔2023〕368号），明确《药品网络销售禁止清单（第一版）》第二项第（二）款"含麻醉药品口服复方制剂"，具体参照《食品药品监管总局办公厅关于进一步加强含麻醉药品和曲马多口服复方制剂购销管理的通知》（食药监办药化监〔2014〕111号）中所列产品名单执行。复合包装产品中包含《药品网络销售禁止清单（第一版）》中第二项第（四）款所列药品的单方制剂，应按照禁售清单要求执行。如：雌二醇片/雌二醇地屈孕酮片复合包装含有单方制剂雌二醇片，属于《药品网络销售禁止清单（第一版）》中禁止通过网络零售的品种。

3. 严格处方药的网络零售

（1）严格处方药信息展示 通过网络销售的药品，应当依法取得药品注册证书（未实施审批管理的中药饮片除外）。药品网络销售企业、第三方平台展示的药品相关信息应当真实、准确、合法，药品注册证书被依法撤销、注销的，不得展示相关药品的信息。

药品网络零售企业、第三方平台应当将处方药与非处方药区分展示，并在相关网页上显著标示处方药、非处方药区分标识，并在每个处方药展示页面下突出显示"处方药须凭处方在药师指导下购买和使用"等风险警示信息。药品网络零售企业首页面、处方药销售主页上不得直接公开展示处方药包装、标签等信息，第三方平台首页面、药品零售板块主页、入驻平台的药品网络零售企业首页面及其处方药销售主页上也不得直接公开展示处方药包装、标签等信息。2023年6月20日，国家药品监督管理局综合司发布《关于规范处方药网络销售信息展示的通知》（药监综药管函〔2023〕333号），进一步明确药品网络销售平台/网站（含应用程序）首页、医药健康行业板块首页、平台商家店铺主页，不得展示处方药包装、标签等信息。通过处方审核前，不得展示或提供药品说明书，页面中不得含有功能主治、适应症、用法用量等信息。

（2）规范处方药销售流程 药品网络零售企业销售处方药前，应当向消费者充分告知相关风险警示信息，并经消费者确认知情。零售处方药时，应当遵循"先方后药"原则，在未通过处方审核前，不得展示处方药药品说明书等信息，也不得提供与处方药购买有关的服务。网络零售处方药的处方审核应当由药品零售企业配备的执业药师真实开展，并留存审方原始痕迹，禁止无处方、不审方、先"看图选药销售"再"事后补方"、虚假审方以及采用智能程序（AI）替代执业药师审方等处方药违规销售行为。

（3）处方药销售实名制 药品网络零售企业销售处方药时，应当首先确保处方来源真实、可靠，并采取有效措施做到处方药的实名制销售（包括患者实名以及消费者实名），对真实性存疑、来源不可靠以及无法确认实名的处方应当拒绝销售，避免药物滥用和流入非法渠道。

（4）严格处方一次性使用 药品网络零售企业接收电子处方的，应当与电子处方提供单位（包括医疗机构以及专门从事电子处方流转的平台）签订协议，并严格按照有关规定进行处方审核调配，对已经使用的电子处方进行标记，避免处方重复使用；接收的处方为纸质处方影印版本（包括处方电子扫描件、处方照片电子版等）的，应当采取限期收回购药处方原件等有效措施，避免处方重复使用。

第三方平台承接电子处方的，应当对电子处方提供单位的情况进行核实，并签订协议。

4. 网络药品交易三方平台的义务

（1）平台条件 ①机构：第三方平台应当建立药品质量安全管理机构。②人员：第三方平台应当配备药学技术人员承担药品质量安全管理工作；接受药品网络零售企业入驻的第三方平台，需配备执业药师承担监督第三方平台内药品网络零售企业处方审核等管理制度的实施工作。③制度：第三方平台应当建立并实施药品质量安全、药品信息展示、处方审核、处方药实名购买、药品配送、交易记录保存、不良反应报告、投诉举报处理等管理制度。

（2）入驻审核义务 第三方平台应当对申请入驻本平台的药品网络销售企业（药品上市许可持有人、中药饮片生产企业、药品经营企业）资质、质量安全保证能力等进行审核；对审核通过同意入驻的药品网络销售企业建立登记档案，档案至少每半年核验更新一次，确保入驻的药品网络销售企业持续符合法定要求；第三方平台应当与入驻药品网络销售企业签订协议，明确入驻后双方药品质量安全责任。

（3）记录保存、监控处置与报告 ①记录保存：第三方平台应当保存本平台内的药品展示、交易记录与投诉举报等记录信息，相关记录信息保存期限至少5年，且不少于药品有效期满后1年，并确保有关资料、信息和数据的真实、完整。此外，第三方平台还应当为入驻药品网络销售企业自行保存数据提供便利。②监控处置：第三方平台应当对本平台内发生的药品网络销售活动建立检查监控制度，对入驻药品网络销售企业有效实施实时监控，发现入驻药品网络销售企业有违法行为的应当及时制止；发现有严重违法行为的，应当立即停止为其提供网络交易平台服务，停止展示药品相关信息。严重违法行为包括无资质销售药品的、违反规定销售药品网络销售禁止清单内规定禁止网络销售药品的、超出经营范围销售药品的、因违法行为被药品监督管理部门责令停止销售的、所售药品被吊销药品批准证明文件的、销售者被吊销药品经营许可证的，以及销售假药劣药和未经批准的药品、超出经营方式销售药品、药品经营许可证过期仍继续销售药品等其他严重违法行为的。③报告：第三方平台发现入驻药品网络销售企业有违法行为的，应当立即向所在地县级药品监督管理部门报告。

（4）配合监管、配合召回和追回与应急管理 ①配合监管：第三方平台应当积极配合药品监督管理部门开展的监督检查、案件查办和事件处置等工作，及时提供药品监督管理部门依法要求提供的有关平台内药品网络销售企业、销售记录、药学服务以及追溯等信息。药品监督管理部门发现入驻药品网络销售企业存在违法行为，依法要求第三方平台采取措施制止的，第三方平台应当及时履行相关义务。鼓励第三方平台与药品监督管理部门建立开放数据接口等形式的自动化信息报送机制。②配合召回和追回：药品上市许可持有人发起药品召回、药品批发企业发起药品追回的，第三方平台应当积极予以配合，并督促入驻的药品网络销售企业予以配合。③应急管理：出现突发公共卫生事件或者其他严重威胁公众健康的紧急事件时，第三方平台、药品网络销售企业应当遵守国家有关应急处置规定，依法采取相应的控制和处置措施。第三方平台还应当监督平台内药品网络销售企业将上述控制和处置措施落实到位。

5. 强化药品网络销售监管

（1）以网管网　药品监督管理部门通过药品网络销售监测平台的监测对药品网络销售行为实时监管，对实时监测发现的违法行为，应当依法按照职责进行调查处置。网络销售违法行为的技术监测记录资料，可依法作为药品监督管理部门实施行政处罚或者采取行政措施的电子数据证据。省级药品监督管理部门建立的药品网络销售监测平台，应当实现与国家药品网络销售监测平台的数据对接。

（2）网上网下同步检查　药品监督管理部门在"以网管网"线上监管的基础上，还应当依法对药品网络销售企业、第三方平台开展实地检查。省级药品监督管理部门应当在第三方平台完成备案后3个月内，组织对其开展现场检查，并确保之后每年不少于1次检查，引导其合法有序开展经营。县级以上药品监督管理部门对药品网络销售企业的药品销售活动纳入日常监督检查，督促企业持续合法合规开展经营活动。

药品监督管理部门对第三方平台和药品网络销售企业进行实时检查时，可依法采取下列措施：进入药品网络销售和第三方平台有关场所实施现场检查；对网络销售的药品进行抽样检验；现场询问有关人员，了解药品网络销售活动相关情况；依法查阅、复制交易数据、合同、票据、账簿以及其他相关资料；对有证据证明可能危害人体健康的药品及其有关材料，依法采取查封、扣押措施；对有证据证明可能存在安全隐患的，药品监督管理部门应当根据监督检查情况，对药品网络销售企业或者第三方平台等采取告诫、约谈、限期整改以及暂停生产、销售、使用、进口等法律法规规定可以采取的措施，并及时公布检查处理结果。

药品监督管理部门必要时还可以开展延伸检查，检查对象可延伸覆盖至为药品研制、生产、经营、使用提供产品或者服务的单位和个人。

药品监督管理部门应当对药品网络销售企业或者第三方平台提供的个人信息和商业秘密严格保密，不得泄露、出售或者非法向他人提供。

为指导药品监督管理部门开展药品网络交易第三方平台检查工作，督促企业履行法定义务，落实平台主体责任，根据《药品网络销售监督管理办法》，2024年1月5日国家药品监督管理局发布《药品网络交易第三方平台检查指南（试行）》，含检查项目16项，检查要点40个，用于指导药品监督管理部门对提供第三方平台服务的企业开展监督检查工作。有关检查组织实施、检查机构和人员、检查程序、常规检查、有因检查、检查与稽查的衔接、跨区域检查协作、检查结果的处理等工作，按照《药品检查管理办法（试行）》等有关要求执行。检查指南明确：①常规检查重点考虑因素为首次开展第三方平台业务的；开展第三方平台业务无药品流通专业背景的；第三方平台经营规模大、覆盖范围广、业务量较大的。②有因检查重点考虑因素为网络监测、群众信访、投诉举报、舆情信息、网络抽检等提示可能存在风险的；未能及时识别、发现、制止、报告相关风险的；未严格审核管理平台内药品信息、链接和药品销售活动的；既往多次检查不符合要求的；管理体系与关键岗位负责人发生重大调整的；未及时整改监督检查发现缺陷项的；药品监管部门认为需要开展检查的其他情况。③检查方式包括现场检查和非现场检查。现场检查指检查人员到企业开展第三方平台业务的经营场所进行检查。非现场检查指采用网络巡查、网络监测、视频电话等方式开展检查。检查组可根据工作需要采取现场检查和/或非现场检查方式。鼓励各地探索"线上线下相结合""交叉互查"等检查方式，运用"以网管网"的技术工具丰富检查手段。④检查地点主要为企业开展第三方平台业务的注册地址及其经营场所，必要时可对相关场所进行延伸检查。

（3）监管权限与分工　国家药品监督管理局主管全国药品网络销售的监督管理工作。省级药品监督管理部门负责本行政区域内药品网络销售的监督管理工作，负责监管第三方平台以及药品网络销售企业为药品上市许可持有人、药品批发企业的销售活动，对第三方平台、药品上市许可持有人、药品批发企业药品网络销售违法行为进行查处；设区的市级、县级药品监督管理部门负责本行政区域内药品网络销售的监督管理工作，负责监督管理药品网络零售企业的销售活动，对药品网络零售企业违法行为进行查处。

药品网络销售违法行为原则上由违法行为发生地的药品监督管理部门负责查处。因药品网络销售活动引发药品安全事件或者有证据证明可能危害人体健康的，也可以由违法行为结果地的药品监督管理部门负责。

药品的网络销售跨越多个部门的监管领域，药品监督管理部门需进一步加强与市场监督管理部门、卫生健康主管部门、互联网信息管理部门、工业和信息化部门、邮政主管部门、交通运输主管部门、医疗保障主管部门、商务部门、人力资源和社会保障部门、公安部门等的配合协作，共同做好药品网络销售的监督管理工作，同时充分发挥行业协会，积极引导行业自律，规范相关销售行为，保障公众消费权益和身体健康。

第二节　药品经营质量管理规范

《药品管理法》第五十三条规定，从事药品经营活动，应当遵守药品经营质量管理规范，建立健全药品经营质量管理体系，保证药品经营全过程持续符合法定要求。《药品经营质量管理规范》（Good Supply Practice，GSP）是药品经营管理和质量控制的基本准则，其目的是通过药品流通的全过程质量管理，规范药品经营行为，保障人体用药安全、有效。

一、药品经营质量管理规范总体要求

药品 GSP 是为保证药品在流通全过程中始终符合质量标准，依据《药品管理法》等法律法规制定的针对药品采购、收货验收、储存养护、运输配送、销售发货及售后服务等环节的质量管理规范，其核心是要求企业通过严格的质量管理制度来约束自身经营相关行为，对药

品流通全过程进行质量控制。药品上市许可持有人、药品经营企业应当严格执行药品 GSP，依法从事药品经营活动，拒绝任何虚假欺骗行为，在药品采购、储存、销售、运输等环节采取有效的质量控制措施，确保药品质量，并按照国家有关要求，建立药品追溯体系，实现药品可追溯。同时，药品流通过程中其他涉及储存与运输药品的参与方，也应当符合药品 GSP 的相关要求。

二、药品批发的经营质量管理规范主要内容

（一）质量管理体系

1. 质量管理体系的构建　药品批发企业应当建立质量管理体系，确定质量方针，制定质量管理体系文件，开展质量的策划、控制、保证、改进和风险管理等活动。企业建立的质量管理体系应当与其经营范围和规模相适应。

2. 质量方针　企业制定的质量方针文件应当明确企业总的质量目标和要求，并贯彻至其药品经营活动全过程。

3. 内审　企业应当定期及在质量管理体系关键要素发生重大变化时开展内审，并对内审情况进行分析，依据分析结论改进质量管理体系，提高质量控制水平，以期质量管理体系可持续有效运行。

4. 质量风险管理　企业应当采用前瞻或回顾方式，对质量风险进行评估、控制、沟通和审核。

5. 外审　企业应当评价确认上游供货单位、下游购货单位的质量管理能力和信誉，必要时对其进行实地考察。

6. 全员质量管理　企业应当全员参与质量管理。

（二）组织机构与质量管理职责

1. 企业负责人及质量负责人　企业负责人是药品质量的主要责任人，全面负责企业日常管理，并提供必要的条件以保证质量管理部门及人员有效履行职责，确保企业经营活动持续符合药品 GSP 的要求。

质量负责人应当由高层管理人员担任，全

面负责药品质量管理工作，独立履行职责，在企业内部对药品质量管理具有裁决权。企业不得擅自矮化质量负责人在企业经营管理层级的地位。

2. 质量管理部门 企业应当独立设置质量管理部门，有效开展质量管理工作。质量管理部门的职责不得由其他部门及人员代为履行。

质量管理部门应当履行的职责包括：督促药品经营活动中的相关部门和岗位人员执行药品管理的法律法规及药品 GSP；组织制订质量管理体系文件，并指导、监督文件的执行；负责对上下游单位及其授权人员合法性、经营药品合法性进行审核，对审核情况实施动态管理；负责质量信息的收集和管理，并建立药品质量档案；负责药品的验收，指导并监督药品经营环节质量管理工作；负责不合格药品的确认，对不合格药品的处理过程实施监督；负责药品质量投诉和质量事故的调查、处理及报告；负责假劣药品的报告；负责药品质量查询；负责指导设定计算机系统质量控制功能，审核计算机系统操作权限以及建立质量管理基础数据并动态更新；组织验证、校准相关设施设备；负责药品追回及配合药品召回的管理；负责药品

不良反应的报告；组织质量管理体系的内审和风险评估；组织考察和评价上下游单位质量管理能力和服务质量；组织审查受托运输企业的运输条件和质量保障能力；协助开展质量管理教育和培训以及其他应当由质量管理部门履行的职责。

（三）人员与培训

1. 相关人员资质要求 企业从事药品经营和质量管理工作的人员应当符合《药品管理法》的规定，不得有法律法规禁止从业的情形，同时药品 GSP 对企业的有关岗位的人员资质做出规定，具体见表4-1。

2. 人员培训 企业应当按照年度培训计划开展培训，使相关岗位人员能正确理解并履行职责，且做好记录、建立档案。培训分为岗前培训和继续培训，培训内容应当与职责和工作相关，包括相关法律法规、药品专业知识及技能、质量管理制度、职责及岗位操作规程等。

从事特殊管理的药品和冷藏、冷冻药品的储存、运输等工作的人员，应当接受相关法律法规和专业知识培训，且必须经考核合格后方可上岗参与相关工作。

表4-1 药品批发企业经营和质量管理人员的资质要求

人员		资质要求
企业负责人		具有大学专科以上学历或者中级以上专业技术职称，经过基本的药学专业知识培训，熟悉有关药品管理的法律法规及药品 GSP
企业质量负责人		具有大学本科以上学历、执业药师资格和3年以上药品经营质量管理工作经历，在质量管理工作中具备正确判断和保障实施的能力
企业质量管理部门负责人		具备执业药师资格和3年以上药品经营质量管理工作经历，能独立解决经营过程中的质量问题
质量管理工作人员		具备药学中专或者医学、生物、化学等相关专业大学专科以上学历或者具有药学初级以上专业技术职称
验收、养护工作人员		具有药学或者医学、生物、化学等相关专业中专以上学历或者具有药学初级以上专业技术职称
中药材、中药饮片批发企业	验收工作人员	具有中药学专业中专以上学历或者具有中药学中级以上专业技术职称
	养护工作人员	具有中药学专业中专以上学历或者具有中药学初级以上专业技术职称
	直接收购地产中药材验收人员	具有中药学中级以上专业技术职称

续表

人员	资质要求
负责疫苗质量管理和验收工作的专业技术人员	从事疫苗配送的企业应当配备至少 2 名专业技术人员专门负责疫苗质量管理和验收工作，专业技术人员应当具有预防医学、药学、微生物学或者医学等专业本科以上学历及中级以上专业技术职称，并有 3 年以上从事疫苗管理或者技术工作经历
药品采购工作人员	具有药学或者医学、生物、化学等相关专业中专以上学历，从事药品销售、储存等工作的人员应当具有高中以上文化程度
从事特殊管理的药品和冷藏冷冻药品的储存、运输等工作的人员	应当接受相关法律法规和专业知识培训，且必须经考核合格

3. 卫生健康管理与劳动保障　企业应当制定员工个人卫生管理制度：直接接触药品岗位的人员应当进行岗前及年度健康检查，并建立健康档案；患有传染病或者其他可能污染药品的疾病的，不得从事直接接触药品的工作；身体条件不符合相应岗位特定要求的，不得从事相关工作；储存、运输等岗位人员的着装应当符合劳动保护和产品防护的要求。

（四）质量管理体系文件

1. 文件管理　企业制定的质量管理体系文件应当包括质量管理制度、部门及岗位职责、操作规程、档案、报告、记录和凭证等。企业应当定期审核、修订文件，确保使用的文件为现行有效版本，同时保证各岗位可获得并严格按照文件相关规定开展工作。

2. 质量管理制度　企业的质量管理制度应当包括：质量管理体系内审的规定；质量否决权的规定；质量管理文件的管理；质量信息的管理；上、下游单位及其授权人员等资格审核的规定；药品采购、收货、验收、储存、养护、销售、出库、运输的管理；特殊管理的药品的规定；药品有效期的管理；不合格药品、药品销毁的管理；药品退货的管理；药品追回与配合召回的管理；质量查询的管理；质量事故、质量投诉的管理；药品不良反应报告的规定；环境卫生、人员健康的规定；人员培训及考核的规定；设施设备保管和维护的管理；设施设备验证和校准的管理；记录和凭证的管理；计算机系统的管理；执行药品追溯体系的规定等。

3. 部门及岗位职责　部门及岗位职责应当包括：质量管理、采购、储存、销售、运输、财务和信息管理等部门职责；企业负责人、质量负责人及上述部门负责人与上述部门岗位人员职责，以及与药品经营相关的其他岗位职责。

4. 操作规程和相关记录的建立与保存　企业应当制定覆盖其药品经营全环节及计算机系统的操作规程，并建立相关记录，做到真实、完整、准确、有效和可追溯。

书面记录及凭证应当及时填写，做到字迹清晰，不得随意涂改和撕毁。确需更改记录的，应当注明理由、日期并签名，保持原有信息清晰可辨。记录及凭证应当至少保存 5 年。疫苗、特殊管理的药品的记录及凭证按相关规定保存，但不得低于药品 GSP 的保存时限要求。

通过计算机系统记录数据时，有关人员应当按照操作规程，通过授权及密码登录后方可进行数据的录入或者复核；数据的更改应当经质量管理部门审核并在其监督下进行，更改过程应当留有记录。

（五）设施与设备

企业的经营场所和库房设置应当与其药品经营范围和规模相适应。

1. 仓库条件　库房的选址、设计、布局、建造、改造和维护应当符合药品储存的要求，防止药品的污染、交叉污染、混淆和差错。药品储存作业区、辅助作业区应当与办公区和生活区有效隔离。

库房的规模及条件应当满足药品储存的相应要求，便于开展储存作业：库房内外环境整洁，无污染源，库区地面硬化或者绿化；库房内墙、顶光洁，地面平整，门窗结构严密；库房有可靠的安全防护措施，能够对无关人员进入实行可控管理，防止药品被盗、替换或者混入假药；采取有效措施防止室外装卸、搬运、接收、发运等作业受异常天气影响。

经营中药材、中药饮片的，应当有专用的库房和养护工作场所，直接收购地产中药材的应当设置中药样品室（柜）。

2. 仓库设施设备　企业的库房应当配备以下设施设备：药品与地面之间有效隔离的设备；避光、通风、防潮、防虫、防鼠等设备；温湿度调控和换气设备；温湿度自动监测系统所需设备；符合储存作业要求的照明设备；用于零货拣选、拼箱发货操作及复核的作业区域和设备；包装物料的存放场所；验收、发货、退货的专用场所；不合格药品专用存放场所；经营特殊管理的药品有符合国家规定的储存设施。

3. 冷藏、冷冻药品储存运输的设施设备　储存运输冷藏、冷冻药品的企业，应当配备以下设施设备：与其经营规模和品种相适应的冷库；温湿度自动监测、调控、报警的设备；冷库制冷设备的备用发电机组或者双回路供电系统；对有特殊低温要求的药品，应当配备符合其储存要求的设施设备；冷藏车及车载冷藏箱或者保温箱等设备。

储存疫苗的企业应当配备两个以上独立冷库，并做到不可合并储存的每个储存温区疫苗冷库至少一用一备，且所有备用冷库处于可随时启用状态，确保某个冷库出现故障时可及时将库存疫苗转移至其他同温区冷库，杜绝疫苗脱离冷链。鼓励疫苗储存企业同时配备自动切换双回路供电系统和自动启动（停机）备用发电机组，具备全程无需人工干预，失压自动启动（切换线路）以及复压自动停机的功能，确保疫苗储存质量安全。

4. 运输与冷链运输要求　运输药品应当使用封闭式货物运输工具；运输冷藏、冷冻药品的冷藏车及车载冷藏箱、保温箱应当具备保证药品持续符合贮藏温度要求的能力；冷藏车具有自动调控温度、显示温度、存储和读取温度监测数据的功能，冷藏箱及保温箱具有外部显示和采集箱体内温度数据的功能。

储存、运输设施设备的定期检查、清洁和维护应当由专人负责，并建立记录和档案。

（六）校准与验证

1. 设施设备的校准验证　企业应当按照国

家有关规定，对计量器具、温湿度监测设备等定期进行校准或者检定。对冷库、储运温湿度监测系统以及冷藏运输等设施设备进行使用前验证、定期验证及停用时间超过规定时限的验证。

2. 验证控制文件与验证报告　企业应当按照验证管理制度要求，形成验证控制文件（包括验证方案、报告、评价、偏差处理和预防措施等）。验证工作应当按照验证方案实施，验证报告应当经过审核和批准，验证文件应当存档。企业应当根据验证确定的参数及条件，正确、合理使用相关设施设备。

（七）计算机系统

1. 系统建立　企业建立的计算机系统须符合全过程经营管理及质量控制的实际要求，实现药品可追溯。

2. 系统要求　企业计算机系统应当符合以下要求：有支持系统正常运行的服务器和终端机；有安全、稳定的网络环境，有固定接入互联网的方式和安全可靠的信息平台；有实现部门之间、岗位之间信息传输和数据共享的局域网；有药品经营业务票据生成、打印和管理功能；有符合药品 GSP 要求及企业管理实际需要的应用软件和相关数据库。

3. 系统运行　各类数据的录入、修改、保存等操作应当符合授权范围、操作规程和管理制度的要求，保证数据原始、真实、准确、安全和可追溯。

计算机系统运行中涉及企业经营和管理的数据应当采用安全、可靠的方式储存并按日备份，备份数据应当存放在安全场所，记录类数据的保存时限应当符合药品 GSP 有关记录保存时限的管理要求。

（八）采购

1. 药品采购的要求　企业采购活动应当确定供货单位、购入药品及供货单位销售人员的合法性，并与供货单位签订质量保证协议。

2. 首营企业与首营品种的审核　企业采购部门应当填写首营企业与品种相关申请表格，并经过质量管理部门和企业质量负责人的审核批准。必要时，企业应当组织实地考察，对供货单位质量管理体系进行评价。

审核首营企业时，应当查验加盖其公章原印章的以下材料：《药品生产许可证》或者《药品经营许可证》复印件；营业执照、税务登记、组织机构代码的证件复印件，以及上一年度企业年度报告公示情况；相关印章、随货同行单（票）样式；开户户名、开户银行及账号。

采购首营品种应当审核药品的合法性，索取并审核加盖供货单位公章原印章的药品生产或者进口批准证明文件复印件，确认无误后方可采购。

鼓励药品经营企业开展首营资料电子化交换与管理。加盖符合法律规定的电子签名或者电子印章的首营企业、首营品种、购货单位、检验报告等资质资料，与纸质资料具有同等效力。

以上资料应当归入药品质量档案。

3. 对销售人员的审核 企业应当核实、留存供货单位销售人员以下资料：加盖供货单位公章原印章的销售人员身份证复印件；加盖供货单位公章原印章和法定代表人印章或者签名的授权书，授权书应当载明被授权人姓名、身份证号码，以及授权销售的品种、地域、期限；供货单位及供货品种相关资料。

4. 质量保证协议 企业与供货单位签订的质量保证协议至少包括以下内容：明确双方质量责任；供货单位应当提供符合规定的资料且对其真实性、有效性负责；供货单位应当按照国家规定开具销售发票；药品质量符合药品标准等有关要求；药品包装、标签、说明书符合有关规定；药品运输的质量保证及责任；质量保证协议的有效期限。

5. 票据管理 企业索取的采购发票应当列明药品的通用名称、规格、单位、数量、单价、金额等；不能全部列明的，应当附《销售货物或者提供应税劳务清单》，并加盖供货单位发票专用章原印章、注明税票号码。发票上的购、销单位名称及金额、品名应当与付款流向及金额、品名一致，并与财务账目内容相对应。发票按有关规定保存。

6. 采购记录 企业建立的采购记录应当有药品的通用名称、剂型、规格、生产厂商、供货单位、数量、价格、购货日期等内容，采购中药材、中药饮片的还应当标明产地。

7. 药品直调 在无特殊情况的日常经营中，企业一律不得采用直调方式（即将本企业已采购的药品不入本企业仓库，而是从供货单位直接发送到购货单位的行为）购销药品。企业可采用直调方式购销药品的特殊情况包括发生灾情、疫情、突发事件或者临床紧急救治等。符合开展药品直调的，企业应当建立专门的采购记录，保证有效的质量跟踪和追溯。

药品GSP中涉及药品直调"其他符合国家有关规定的情形"，是指由国家药品监督管理部门另行制定的有关药品直调的管理规定，目前暂未制定出台。

8. 药品采购综合评审 企业应当定期对药品采购的整体情况进行综合质量评审，建立药品质量评审和供货单位质量档案，并进行动态跟踪管理。

9. 特殊管理药品的采购 采购特殊管理的药品应当严格按照国家有关规定进行。

（九）收货与验收

1. 收货程序 企业应当按照规定的程序和要求对到货药品逐批进行收货、验收，防止不合格药品入库。药品到货时，收货人员应当首先核实运输方式是否符合要求，对不符合运输方式的应当拒收。到货药品的随货同行单（票）应当包括供货单位、生产厂商、药品的通用名称、剂型、规格、批号、数量、收货单位、收货地址、发货日期等内容，并加盖供货单位药品出库专用章原印章。收货人员的收货操作须做到购进药品所涉票、账、货相符，符合要求的药品，应当按品种特性要求放于相应待验区域，或者设置状态标志，通知验收。

冷藏、冷冻药品到货时，应当对其运输方式及运输过程的温度记录、运输时间等质量控制状况进行重点检查并记录，不符合温度要求的应当拒收。冷藏、冷冻药品应当在冷库内待验。

2. 检验报告书 验收药品应当按照药品批号查验同批号的检验报告书。供货单位为批发企业的，检验报告书应当加盖其质量管理专用章原印章。检验报告书在确保其合法、有效的前提下可采用电子数据形式传递和保存。

3. 验收抽样　企业应当对每次到货的药品进行逐批抽样验收，抽取的样品应当具有代表性。同一批号的药品应当至少检查一个最小包装（有特殊质量控制要求或者打开最小包装可能影响药品质量的情形除外）；破损、污染、渗液、封条损坏等包装异常以及零货、拼箱的，应当开箱检查至最小包装；外包装及封签完整的原料药、实施批签发管理的生物制品，可不开箱检查。

验收人员应当对抽样药品的外观、包装、标签、说明书以及相关的证明文件等逐一进行检查、核对；验收结束后，应当将抽取的完好样品放回原包装箱，加封并标示。

特殊管理的药品应当按照相关规定在专库或者专区内验收。

4. 验收记录　药品验收记录包括药品的通用名称、剂型、规格、批准文号、批号、生产日期、有效期、生产厂商、供货单位、到货数量、到货日期、验收合格数量、验收结果等内容。验收人员应当在验收记录上签署姓名和验收日期。

中药材、中药饮片的验收记录还应当注明产地，实施批准文号管理的中药饮片应当记载批准文号。

验收不合格的还应当注明不合格事项及处置措施。

5. 库存记录　企业应当建立库存记录，验收合格的药品应当及时入库登记；验收不合格的，不得入库，并由质量管理部门处理。

6. 直调验收　企业在特殊情况下直调药品时，可委托购货单位进行药品验收，购货单位应当建立专门的直调药品验收记录，验收记录相关信息应当于验收当日传递给直调企业。

（十）储存与养护

1. 储存要求　企业应当根据药品的质量特性对药品进行储存，并符合以下要求：按包装标示的温度要求储存药品，包装上没有标示具体温度的，按照《中国药典》规定的贮藏要求进行储存；储存药品相对湿度（RH）为35%~75%；在人工作业的库房储存药品，按质量状态实行色标管理（合格药品为绿色，不合格药品为红色，待确定药品为黄色）；储存药品应当按照要求采取避光、遮光、通风、防潮、防虫、防鼠等措施；搬运和堆码药品应当严格按照外包装标示要求规范操作，堆码高度符合包装图示要求，避免损坏药品包装；药品按批号堆码，不同批号的药品不得混垛，垛间距≥5厘米，与库房内墙、顶、温度调控设备及管道等设施间距≥30厘米，与地面间距≥10厘米；药品与非药品、外用药与其他药品分开储存，中药材和中药饮片分库储存；特殊管理的药品应当按照国家有关规定储存；零货药品应当集中存放；货架、托盘等设施设备应当保持清洁，无破损和杂物堆放；未经批准的人员不得进入储存作业区，储存作业区内的人员不得有影响药品质量和安全的行为；药品储存作业区内不得存放与药品储存管理无关的物品。

2. 养护要求　养护人员应当根据库房条件、外部环境、药品质量特性等对药品进行养护，主要内容是：指导和督促储存人员对药品进行合理储存与作业；检查并改善储存条件、防护措施、卫生环境；对库房温湿度进行有效监测、调控；按照养护计划对库存药品的外观、包装等质量状况进行检查，并建立养护记录；对储存条件有特殊要求的或者有效期较短的品种应当进行重点养护；发现有问题的药品应当及时在计算机系统中锁定和记录，并通知质量管理部门处理；对中药材和中药饮片应当按其特性采取有效方法进行养护并记录，所采取的养护方法不得对药品造成污染；定期汇总、分析养护信息。

3. 有效期管理　企业对库存药品有效期的跟踪和控制措施（包括近效期预警及超有效期自动锁定等）应当通过计算机系统自动实施，防止过期药品销售。

4. 破损药品处理　药品因破损而导致液体、气体、粉末泄漏时，应当迅速采取安全处理措施，防止对储存环境和其他药品造成污染。

5. 质量可疑药品的处理　对质量可疑的药品应当立即采取停售措施，并在计算机系统中锁定，同时报告质量管理部门确认。对存在质量问题的药品应当采取以下措施：存放于标志明显的专用场所，并有效隔离，不得销售；怀疑为假药的，及时报告药品监督管理部门；属于特殊管理的药品，按照国家有关规定处理；不合格药品的处理过程应当有完整的手续和记录；对不合格药品应当查明并分析原因，及时采取预防措施。

6. 定期盘点 企业应当对库存药品定期盘点，做到账、货相符。

（十一）销售

1. 确认购货单位合法资质 企业应当对购货单位、采购人员及提货人员的合法性进行核实，确认购货单位的生产范围、经营范围或者诊疗范围符合药品销售要求，保证药品销售流向合法、真实。

2. 销售票据 销售药品应当如实开具发票，做到票、账、货、款一致。

3. 销售记录 销售记录包括药品的通用名称、规格、剂型、批号、有效期、生产厂商、购货单位、销售数量、单价、金额、销售日期等内容。按照药品 GSP 规定进行药品直调的，应当建立专门的销售记录。

中药材、中药饮片的销售记录还应当注明产地。

4. 特殊管理药品的销售 销售特殊管理的药品以及国家有专门管理要求的药品，应当严格按照国家有关规定执行。

（十二）出库

1. 不得出库情形 出库时应当对照销售记录进行复核。发现以下情况不得出库，并报告质量管理部门处理：药品包装出现破损、污染、封口不牢、衬垫不实、封条损坏等问题；包装内有异常响动或者液体渗漏；标签脱落、字迹模糊不清或者标识内容与实物不符；药品已超过有效期（包括药品在有效期内无法配送至收货单位）；其他异常情况的药品。

2. 出库记录 药品出库复核应当建立记录，包括购货单位、药品的通用名称、剂型、规格、数量、批号、有效期、生产厂商、出库日期、质量状况和复核人员等内容。药品出库时，应当附加盖企业药品出库专用章原印章的随货同行单（票）。

3. 药品和直调药品的出库要求 药品出库时，应当附加盖企业药品出库专用章原印章的随货同行单（票）。

直调药品出库时，由供货单位开具两份随货同行单（票），分别发往直调企业和购货单位。随货同行单（票）的内容应当标明直调企业名称。

4. 冷藏、冷冻药品发运 企业应当安排专人负责冷藏、冷冻药品的装箱、装车等项作业，并符合以下要求：车载冷藏箱或者保温箱在使用前应当预冷（热）至相应的温度要求；冷藏、冷冻药品的装箱、封箱工作应当在相应的温度要求下完成；装车前应当检查冷藏车辆的启动、运行状态，达到规定温度后方可装车；启运时应当做好运输记录，内容包括运输工具和启运时间等。

（十三）运输与配送

企业应当按照质量管理制度的要求，严格执行运输操作规程，并采取有效措施保证运输过程中的药品质量与安全。

1. 运输工具 运输药品应当根据药品的包装、质量特性并针对车况、道路、天气等因素，选用适宜的运输工具，采取相应措施防止出现破损、污染等问题。

发运药品时，应当检查运输工具，发现运输条件不符合规定的，不得发运。运输药品过程中，运载工具应当保持密闭。

搬运、装卸药品时，应当严格按照药品外包装标示的要求进行。

2. 运输温度控制 企业应当根据药品的温度控制要求，在运输过程中采取必要的保温或者冷藏、冷冻措施。运输过程中，药品不得直接接触蓄冷剂。

运输冷藏、冷冻药品应当实时监测并记录冷藏车、冷藏箱或者保温箱内的温度数据，并制定冷藏、冷冻药品运输应急预案，采取有效措施应对运输途中可能发生的设备故障、异常天气影响、交通拥堵等突发事件。

3. 委托运输 企业委托其他单位运输药品的，应当对承运方运输药品的质量保障能力进行审计，索取运输车辆的相关资料，符合相关运输设施设备条件和要求的方可委托；应当与承运方签订运输协议，明确药品质量责任、遵守运输操作规程和在途时限等内容。

4. 运输记录　企业运输药品应当有记录，实现运输过程的质量追溯，运输记录保存时限应当符合药品 GSP 有关记录保存时限的管理要求。委托运输记录至少包括发货时间、发货地址、收货单位、收货地址、货单号、药品件数、运输方式、委托经办人、承运单位，采用车辆运输的还应当载明车牌号，并留存驾驶人员的驾驶证复印件。

5. 运输时限　已装车的药品应当及时发运并尽快送达，防止因在途时间过长影响药品质量。委托运输的，企业应当要求并监督承运方严格履行委托运输协议。

6. 其他运输要求　企业应当采取安全管理措施，防止在运输过程中发生药品盗抢、遗失、调换等事故。

特殊管理的药品的运输应当符合国家有关规定。

（十四）　售后管理

1. 退货管理　企业应当采取有效措施保证退货环节药品的质量和安全，防止混入假冒药品。

2. 投诉管理　企业应当按照质量管理制度的要求，制定投诉管理操作规程，内容包括投诉渠道及方式、档案记录、调查与评估、处理措施、反馈和事后跟踪等。

企业应当配备专职或者兼职人员负责售后投诉管理，对投诉的质量问题查明原因，采取有效措施及时处理和反馈，并做好记录，必要时应当通知供货单位及药品上市许可持有人。企业应当及时将投诉及处理结果等信息记入档案，以便查询和跟踪。

3. 药品追回与配合召回管理　企业发现已售出药品有严重质量问题，应当立即通知购货单位停售、追回并做好记录，同时向药品监督管理部门报告。

企业应当协助药品上市许可持有人履行召回义务，根据《药品召回管理办法》的要求，按照召回计划及时传达、反馈药品召回信息，控制和收回存在安全隐患的药品，并建立药品召回记录。

4. 药品不良反应监测与报告　企业质量管理部门应当配备专职或者兼职人员，按照国家有关规定承担药品不良反应监测和报告工作。

三、药品零售的经营质量管理规范主要内容

（一）　质量管理与职责

1. 经营条件　从事药品零售活动的条件包括组织机构、人员、设施设备、质量管理文件，并按照规定设置计算机系统，并与其经营范围和规模相适应。

2. 质量管理文件　企业制定的质量管理文件应当符合有关法律法规及药品 GSP 的要求。

3. 企业负责人　企业负责人是药品质量的主要责任人，负责企业日常管理，为保证质量管理部门和质量管理人员有效履行职责提供必要的条件，确保企业按照要求经营药品。

4. 质量管理部门或人员　企业应当设置质量管理部门或者配备质量管理人员，履行以下职责：督促相关部门和岗位人员执行药品管理的法律法规及药品 GSP；组织制订质量管理文件，并指导、监督文件的执行；负责对供货单位及其销售人员资格证明的审核；负责对所采购药品合法性的审核；负责药品的验收，指导并监督药品采购、储存、陈列、销售等环节的质量管理工作；负责药品质量查询及质量信息管理；负责药品质量投诉和质量事故的调查、处理及报告；负责对不合格药品的确认及处理；负责假劣药品的报告；负责药品不良反应的报告；开展药品质量管理教育和培训；负责计算机系统操作权限的审核、控制及质量管理基础数据的维护；负责组织计量器具的校准及检定工作；指导并监督药学服务工作等。

（二）　人员管理

1. 相关人员的资质要求　药品零售企业从事药品经营和质量管理工作的人员，应当符合《药品管理法》的规定，不得有法律法规禁止从业的情形，并应接受相关法律法规及药品专业知识与技能的岗前培训和继续培训，且符合药品 GSP 关于人员资质的要求，具体见表 4 - 2。

表 4-2 药品零售企业经营和质量管理人员的资质要求

人 员	资质要求
企业法定代表人或者企业负责人	具备执业药师资格
处方审核人员	执业药师
质量管理、验收、采购人员	具有药学或者医学、生物、化学等相关专业学历或者具有药学专业技术职称
中药饮片质量管理、验收、采购人员	具有中药学中专以上学历或者具有中药学专业初级以上专业技术职称
营业员	具有高中以上文化程度或者符合省级药品监督管理部门规定的条件
中药饮片调剂人员	具有中药学中专以上学历或者具备中药调剂员资格

2. 人员培训 企业应当按照年度培训计划对各岗位人员开展相关法规及药品专业知识、技能的岗前培训和继续培训，使相关人员能正确理解并履行职责。培训工作应当做好记录并建立档案。

企业应当为销售特殊管理的药品、国家有专门管理要求的药品、冷藏药品的人员接受相应培训提供条件，使其掌握相关法律法规和专业知识。

3. 卫生及着装 在营业场所内，企业工作人员应当穿着整洁、卫生的工作服。

4. 健康管理 企业应当对直接接触药品岗位的人员进行岗前及年度健康检查，并建立健康档案。患有传染病或者其他可能污染药品的疾病的，不得从事直接接触药品的工作。

5. 工作人员行为管理 在药品储存、陈列等区域不得存放与经营活动无关的物品及私人用品，在工作区域内不得有影响药品质量和安全的行为。

（三）文件

1. 文件管理 企业应当制定符合企业实际的质量管理文件（包括质量管理制度、岗位职责、操作规程、档案、记录和凭证等），并定期审核、及时修订。

企业应当通过培训、实施奖惩制度等措施，确保各岗位人员正确理解质量管理文件的内容，保证质量管理文件有效执行。

2. 质量管理制度 药品零售质量管理制度应当包括以下内容：药品采购、验收、陈列、销售等环节的管理，设置库房的还应当包括储存、养护的管理；供货单位和采购品种的审核；处方药销售的管理；药品拆零的管理；特殊管理的药品和国家有专门管理要求的药品的管理；

记录和凭证的管理；收集和查询质量信息的管理；质量事故、质量投诉的管理；中药饮片处方审核、调配、核对的管理；药品有效期的管理；不合格药品、药品销毁的管理；环境卫生、人员健康的规定；提供用药咨询、指导合理用药等药学服务的管理；人员培训及考核的规定；药品不良反应报告的规定；计算机系统的管理；药品追溯的规定等。

3. 岗位职责 企业应当明确企业负责人、质量管理、采购、验收、营业员以及处方审核、调配等岗位的职责，设置库房的还应当包括储存、养护等岗位职责。

质量管理岗位、处方审核岗位的职责不得由其他岗位人员代为履行。

4. 操作规程和相关记录的建立与保存 药品零售操作规程应当包括：药品采购、验收、销售；处方审核、调配、核对；中药饮片处方审核、调配、核对；药品拆零销售；特殊管理的药品和国家有专门管理要求的药品的销售；营业场所药品陈列及检查；营业场所冷藏药品的存放；计算机系统的操作和管理；设置库房的还应当包括储存和养护的操作规程。

企业应当建立药品采购、验收、销售、陈列检查、温湿度监测、不合格药品处理等相关记录，做到真实、完整、准确、有效和可追溯。记录及相关凭证应当符合药品 GSP 有关记录保存时限的管理要求。特殊管理的药品的记录及凭证按相关规定保存，但不得低于药品 GSP 的保存时限要求。

通过计算机系统记录数据时，相关岗位人员应当按照操作规程，通过授权及密码登录计算机系统，进行数据的录入，保证数据原始、真实、准确、安全和可追溯。电子记录数据应当以安全、可靠方式定期备份。

（四）设施与设备

企业的营业场所应当与其药品经营范围、经营规模相适应，并与药品储存、办公、生活辅助及其他区域分开。

1. 经营场所设施设备 营业场所应当具有相应设施或者采取其他有效措施，避免药品受室外环境的影响，并做到宽敞、明亮、整洁、卫生。

营业场所应当配备以下设备：货架和柜台；监测、调控温度的设备；经营中药饮片的，有存放饮片和处方调配的设备；经营冷藏药品的，有专用冷藏设备；经营第二类精神药品、毒性中药品种和罂粟壳的，有符合安全规定的专用存放设备；药品拆零销售所需的调配工具、包装用品。

2. 仓库设施设备 设置仓库的企业，应当做到库房内墙、顶光洁，地面平整，门窗结构严密；有可靠的安全防护、防盗等措施。储存中药饮片应当设立专用库房。经营特殊管理的药品应当有符合国家规定的储存设施。

仓库应当有以下设施设备：药品与地面之间有效隔离的设备；避光、通风、防潮、防虫、防鼠等设备；有效监测和调控温湿度的设备；符合储存作业要求的照明设备；验收专用场所；不合格药品专用存放场所；经营冷藏药品的，有与其经营品种及经营规模相适应的专用设备。

企业应当按照国家有关规定，对计量器具、温湿度监测设备等定期进行校准或者检定。

3. 计算机系统 企业应当建立能够符合经营和质量管理要求的计算机系统，并满足药品追溯的实施条件。

（五）采购与验收

1. 药品采购 企业（不含药品零售连锁企业门店）应当从药品上市许可持有人（含中药饮片生产企业）、药品批发企业处购进药品，并参照药品批发企业采购药品的相关规定予以执行。药品零售连锁企业门店销售的药品应当通过连锁总部统一采购。

2. 收货与验收 药品到货时，收货人员的收货操作须做到购进药品所涉票、账、货相符。

企业应当按规定的程序和要求对到货药品逐批进行验收，查验药品检验报告书并做好验收记录。验收抽样应当具有代表性。

3. 冷藏药品验收 药品零售企业的冷藏药品验收参照批发企业的有关规定进行。

4. 验收结果处理 验收合格的药品应当及时入库或者上架，验收不合格的，不得入库或者上架，并报告质量管理人员处理。

（六）陈列与储存

1. 温湿度与卫生控制 企业应当对营业场所温度进行监测和调控，以使营业场所的温度符合常温要求。企业应当定期进行卫生检查，保持环境整洁。存放、陈列药品的设备应当保持清洁卫生，不得放置与销售活动无关的物品，并采取防虫、防鼠等措施，防止污染药品。

2. 陈列要求 药品的陈列应当符合以下要求：按剂型、用途以及储存要求分类陈列，并设置醒目标志，类别标签字迹清晰、放置准确；药品放置于货架（柜），摆放整齐有序，避免阳光直射；处方药、非处方药分区陈列，并有处方药、非处方药专用标识；处方药（包括小包装的直接口服中药饮片）不得采用开架自选的方式陈列和销售；外用药与其他药品分开摆放；拆零销售的药品集中存放于拆零专柜或者专区；第二类精神药品、毒性中药饮片和罂粟壳中药饮片不得陈列；冷藏药品放置在冷藏设备中，按规定对温度进行监测和记录，并保证存放温度符合要求；中药饮片柜斗谱的书写应当正名正字；装斗前应当复核，防止错斗、串斗；应当定期清斗，防止饮片生虫、发霉、变质；不同批号的饮片装斗前应当清斗并记录；经营非药品应当设置专区，与药品区域明显隔离，并有醒目标志。

3. 定期检查 企业应当定期对陈列、存放的药品进行检查，重点检查拆零药品和易变质、近效期、摆放时间较长的药品以及中药饮片。发现有质量疑问的药品应当及时下架，停止销售，由质量管理人员确认和处理，并保留相关记录。

4. 有效期管理 企业应当对药品的有效期进行跟踪管理，防止过期药品陈列、售出或近效期药品售出后可能发生的过期使用。

（七）销售管理

1. 资质展示 企业应当在营业场所的显著位置悬挂药品经营许可证、营业执照、执业药师注册证等。营业人员应当佩戴有照片、姓名、岗位等内容的工作牌，执业药师和药学技术人员的工作牌还应当标明执业资格或者药学专业技术职称，在岗执业的执业药师应当挂牌明示。

2. 销售管理 销售药品应当符合以下要求：处方经执业药师审核后方可调配；对处方所列药品不得擅自更改或者代用，对有配伍禁忌或者超剂量的处方，应当拒绝调配，但经处方医师更正或者重新签字确认的，可以调配；调配处方后经过核对方可销售；处方审核、调配、核对人员应当在处方上签字或者盖章，并按照有关规定保存处方或者其复印件；销售近效期药品应当向个人消费者告知有效期；销售中药饮片做到计量准确，并告知煎服方法及注意事项；提供中药饮片代煎服务，应当符合国家有关规定（国家中医药管理局 卫生部联合印发的《医疗机构中药煎药室管理规范》）。

企业销售药品应当开具销售凭证，内容包括药品名称、生产厂商、数量、价格、批号、规格等，并做好销售记录。药品售出时，应当执行追溯体系的规定。

3. 拆零销售管理 药品拆零销售应当符合以下要求：负责拆零销售的人员经过专门培训；拆零的工作台及工具保持清洁、卫生，防止交叉污染；做好拆零销售记录，内容包括拆零起始日期、药品的通用名称、规格、批号、生产厂商、有效期、销售数量、销售日期、分拆及复核人员等；拆零销售应当使用洁净、卫生的包装，包装上注明药品名称、规格、数量、用法、用量、批号、有效期以及药店名称等内容；提供药品说明书原件或者复印件；拆零销售期间，保留原包装和说明书。

4. 销售宣传 药品广告宣传应当严格执行国家有关广告管理的规定。

5. 其他销售管理 销售特殊管理的药品和国家有专门管理要求的药品，应当严格执行国家有关规定；非本企业在职人员不得在营业场所内从事药品销售相关活动。

（八）售后管理

1. 药品退换 药品是特殊的商品，非质量问题，一经售出，不得退换。

2. 投诉管理 企业应当在营业场所公布药品监督管理部门的监督电话，设置个人消费者意见簿，及时处理个人消费者对药品质量的投诉。

3. 药品追回与配合召回管理 企业发现已售出药品有严重质量问题，应当及时采取措施追回药品并做好记录，同时向药品监督管理部门报告。

企业应当按照《药品召回管理办法》的要求，协助药品上市许可持有人履行召回义务，控制和收回存在安全隐患的药品，并建立药品召回记录。

4. 药品不良反应监测与报告 企业应当按照国家有关药品不良反应报告制度的规定，收集、报告药品不良反应信息。

四、药品经营质量管理规范附录的主要内容

根据监管要求，国家药品监督管理局发布了《冷藏、冷冻药品的储存与运输管理》《药品经营企业计算机系统》《温湿度自动监测》《药品收货与验收》《验证管理》《药品零售配送质量管理》等6个药品GSP附录，作为正文的附加条款配套使用。药品GSP附录与正文条款具有同等效力。

附录1 冷藏、冷冻药品的储存与运输管理

冷藏、冷冻药品属于温度敏感性药品，在药品质量控制中具有高风险、专业化程度高、操作标准严格、监测数据追溯性强、设施设备专业等特点。多年的管理实践表明，这类药品在收货、验收、储存、养护、运输等环节以及各环节的衔接上，稍有疏漏都会导致产生严重的质量问题，必须采用最细致的制度、最先进的技术和最严格的标准进行管理。

药品GSP附录1对冷链药品的物流全过程包括收货、验收、储存、拣选、复核、装车及装箱、运输、温控做出了具体规定，对冷链药品的设施设备配置、人员条件、制度建设、质

量追溯提出了具体的工作要求，明确了冷库、冷藏车及冷藏箱的技术指标，要求对冷库、冷藏车、冷藏箱、保温箱以及冷藏储运温湿度自动监测系统进行验证，并依据验证确定的参数和条件，制定设施设备的操作、使用规程；对冷藏、冷冻药品的收货检查进行了细化；对储存、运输过程中，冷藏、冷冻药品的码放提出了具体的要求，对运输过程包括包装和装箱操作、冷藏车启运前的检查等都进行了严格规定，细化了操作规程，强调了人员培训，特别提出了对委托配送的具体要求，强化了高风险品种的质量保障能力，是药品经营企业开展冷链药品储存、运输管理的基本准则和操作标准。其主要规范内容如下：

（1）经营冷藏、冷冻药品的企业，应当按照药品 GSP 的要求，在药品物流操作环节，按照药品包装标示的贮藏要求，采用经过验证确认的设施设备、技术方法和操作规程，对冷藏、冷冻药品储存过程中的温湿度状况、运输过程中的温度状况，进行实时自动监测和控制，保证药品的储运环境温湿度控制在规定范围内。

（2）企业需配备并按要求使用冷藏、冷冻储运设施设备及温湿度自动监测系统，并定期对冷库、冷藏车以及冷藏箱、保温箱进行检查、维护并记录。

（3）企业需对冷库、冷藏车、冷藏箱、保温箱以及温湿度自动监测系统进行验证，并依据验证确定的参数和条件，制定冷藏、冷冻药品储运及监测设施设备的操作、使用规程。

（4）冷藏、冷冻药品到货时，企业应当按照药品 GSP 的要求进行收货检查，并做好记录。不符合规定的，应当拒收。拒收的药品应当隔离存放于符合该药品贮藏温度要求的环境中，报送质量管理部门处置。

（5）冷藏、冷冻药品在库储存和运输期间码放除符合药品 GSP 要求外，储存药品的冷库制冷风机出风口距离 100 厘米内、高于出风口的位置不得摆放药品，药品与冷藏车厢内前板距离不小于 10 厘米，与后板、侧板、底板间距不小于 5 厘米，药品码放高度不得超过制冷机组出风口下沿，确保气流正常循环和温度均匀分布。

（6）企业安排专人负责对在库储存的冷藏、冷冻药品进行重点养护检查。药品储存环境温湿度超出规定范围时，应当及时采取有效措施进行调控，防止温湿度超标持续时间过长、幅度过大导致药品质量受损。

（7）运输冷藏、冷冻药品，应当根据药品数量、运输距离、运输时间、温度要求、外部环境温度等情况，选择适宜的运输工具和温控方式，确保运输过程中温度控制符合要求。出现温度超标时，应及时查明原因，及时采取有效措施进行调控。

（8）使用冷藏箱、保温箱运送冷藏药品的，应当按照经过验证的标准操作规程，进行药品包装和装箱的操作；使用冷藏车运送冷藏、冷冻药品的，启运前应当按照经过验证的标准操作规程进行操作。

（9）企业应当制定冷藏、冷冻药品运输过程中温度控制的应急预案，并不断加以完善优化，做到出现状况能够及时采取措施有效应对，防止因异常情况造成的温度失控。

（10）从事冷藏、冷冻药品收货、验收、储存、养护、出库、运输等岗位工作的人员，应当接受相关法律法规、专业知识、相关制度和标准操作规程的培训，经考核合格后，方可上岗。

（11）企业委托其他单位运输冷藏、冷冻药品时，应当保证委托运输过程符合药品 GSP 及有关附录文件的规定。

附录2　药品经营企业计算机系统

药品 GSP 附录 2 对药品采购、储存、销售、运输各环节采用计算机管理的流程作业、功能设定、规范操作、质量控制进行的具体规定，在硬件、软件和人员职责等方面都做了细化，详细地规定了系统的硬件设施和网络环境的要求，对关键岗位人员职责进行了明确，对"购、销、储、运"四大环节在计算机中的控制提出了具体的要求，尤其是对销后退回、近效期预警提示、超有效期自动锁定及停销，以及经营过程中发现的质量有疑问药品的控制等，都做了具体的规定，通过采用符合药品 GSP 要求的计算机系统，实现企业质量管理的强制化、智能化和标准化，从而确保各环节人员严格按规范作业，杜绝违规操作，控制和防范质量风险，确保药品经营质量，并可以实现药品质量的全程有效追溯和企业经营行为的严格控制，对防止和打击目前流通领域存在的挂靠经营、虚开增值税发票、无票购进及无票销售等违法违规行为具有重要的作用。其主要规范内容如下：

（1）企业应当建立与经营范围和经营规模相适应的计算机系统，能够实时控制并记录药品经营各环节和质量管理全过程，符合药品追溯的实施条件，并根据有关法律法规、药品GSP以及质量管理体系内审要求，及时对系统进行升级，完善系统功能。

（2）企业应当按照药品GSP相关规定，在系统中设置各经营流程的质量控制功能，与采购、销售、收货、验收、储存、养护、出库复核、运输等系统功能形成内嵌式结构，确保药品经营活动中各项质量控制功能的实时和有效，并对经营过程中发现的质量有疑问药品进行控制。

（3）药品批发企业应当具有可支持系统运行的服务器，药品经营活动各涉及岗位配备专用的终端设备，有稳定、安全的网络环境，有固定接入互联网的方式和可靠的信息安全平台，可实现部门之间、岗位之间信息传输和数据共享的局域网，并配备符合药品GSP及企业实际的应用软件和数据库。

（4）药品批发企业负责信息管理的部门负责系统硬件和软件的安装、测试及网络维护，数据库管理和数据备份，培训、指导相关岗位人员使用系统，系统程序的运行及维护管理和网络及数据的安全管理，保证系统日志的完整性，以及建立硬件和软件管理档案。

（5）药品批发企业质量管理部门负责指导设定系统质量控制功能，系统操作权限的审核、定期跟踪检查，监督各岗位人员严格按规定流程及要求操作系统，基础数据的审核、确认生效及锁定，审核业务数据修改申请，符合规定要求的方可按程序修改，并处理系统中涉及药品质量的有关问题。

（6）药品批发企业系统数据的录入、修改和保存必须严格按照管理制度和操作规程进行，做到各类记录的原始、真实、准确、安全和可

追溯。药品批发企业应当根据计算机管理制度对系统各类记录和数据进行安全管理。做到采取安全可靠的方式按日备份，记录备份数据介质存放于安全场所，保存时限符合药品GSP第42条的规定。

（7）药品批发企业应当将审核合格的供货单位、购货单位及经营品种等信息录入系统，建立基础数据库并有效运用。

（8）药品采购订单中的基础数据应当依据数据库生成，采购订单确认后，系统自动生成采购记录。系统对各供货单位的合法资质，能够自动识别与审核，有效防止超方式、超范围采购。

（9）药品到货时，系统应当支持收货人员查询采购记录，对照随货同行单（票）及实物确认相关信息后，方可收货。验收人员按规定进行药品质量验收，对照药品实物在系统采购记录的基础上录入药品的其他有关信息，确认后系统自动生成验收记录。

（10）药品批发企业系统应当按照药品的管理类别及储存特性，自动提示相应的储存库区；依据基础数据和养护制度，对库存药品按期自动生成养护工作计划，提示养护人员对库存药品进行养护；应对库存药品的有效期进行自动跟踪和控制，具备近效期预警提示、超有效期自动锁定及停销等功能。

（11）药品批发企业系统应当依据基础数据及库存记录生成销售订单，系统拒绝无基础数据或无有效库存数据支持的任何销售订单的生成，对各购货单位的法定资质能够自动识别并审核，有效防止超方式、超范围销售。销售订单确认后，系统自动生成销售记录。

（12）药品批发企业系统应当将确认后的销售数据传输至仓储部门提示出库及复核，完成出库复核操作后，自动生成出库复核记录。

（13）药品批发企业系统处理销后退回药品时，能够调出原对应的销售、出库复核记录，记录与实物一致的可退货验收，生成销后退回验收记录，反之系统则自动拒绝销后退回，且系统不支持对原始销售数据修改。

（14）药品批发企业系统应当对药品运输的在途时间进行跟踪管理，对有运输时限要求的，

应当提示或警示相关部门及岗位人员。系统生成的药品运输记录符合药品 GSP 的有关规定。

（15）药品零售企业系统应建立包括供货单位、经营品种等相关内容的基础数据，自动识别处方药、特殊管理的药品以及其他国家有专门管理要求的药品，可自动拒绝国家有专门管理要求的药品超数量销售；系统与结算系统、开票系统对接，对每笔销售自动打印销售票据，并自动生成销售记录；系统对拆零药品实施安全、合理的销售控制，单独建立拆零药品销售记录；系统能定期自动生成陈列药品检查计划，对药品有效期进行跟踪，实现近效期预警、超有效期自动锁定及停销功能，各类数据的录入与保存符合药品 GSP 相关要求。

附录 3　温湿度自动监测

药品都具有或多或少的温度敏感性，尤其是生物制品类药品（如疫苗、细胞治疗类生物制品）、化学药中的部分药品（如胃蛋白酶）等品种，温度过高会导致加快变质、挥发减量、破坏剂型，温度过低会导致部分药品遇冷变质、冻破容器，多肽类药品冻结后甚至会导致效价降低影响疗效，疫苗反复冻融会直接导致免疫活性丧失。对于中药材、中药饮片而言，湿度过高会引起发霉、变质等。药品 GSP 借鉴和学习了国际先进、科学、有效的温湿度监测管理技术，要求企业对药品储存运输环境实施温湿度自动监测，确保药品储运温湿度控制的全程化、全天候、真实性。温湿度自动监测技术的应用，降低了之前普遍存在的冷链管理无要求、温湿度记录不真实、运输过程脱离控制等行为给药品流通质量管理带来的风险，也有效地提高了我国药品流通行业的企业自律性。

药品 GSP 附录 3 对这项新技术的监测功能、数据安全管理、风险预警与应急、系统安装与操作等进行了具体规定，明确了自动检测系统的硬件组成、测点精度和布点密度，强调了温湿度检测系统的独立性，防止因供电中断、计算机关闭或故障等因素影响系统正常运行或造成数据丢失。对于测点的安装位置、校准以及设施设备的维护也提出了具体的要求，规定了药品委托储存及配送的企业也必须达到要求。此附录确保了系统各项功能的有效实现和药品

温湿度数据的有效追溯。其主要规范内容如下：

（1）企业应当按照药品 GSP 要求，在储存药品的仓库中和运输冷藏、冷冻药品的设备中配备温湿度自动监测系统（以下简称系统），系统具备实时自动监测和记录功能，有效防范可能发生的影响药品质量安全的风险。

（2）系统由测点终端（监测探头）、管理主机、不间断电源（Uninterrupted Power Supply，UPS）以及相关软件等组成。测点终端能够对周边环境温湿度进行数据的实时采集、传送和报警；管理主机能够对监测的数据进行收集、处理和记录，并具备异常情况下报警管理功能。

（3）系统温湿度数据的测定值应当符合储存、运输药品的贮藏温湿度要求，且具备自动生成温湿度监测记录的功能。

（4）系统温湿度测量设备的最大允许误差应符合要求。测量范围在 0℃ ~ 40℃ 之间，温度的最大允许误差为 ±0.5℃；测量范围在 −25℃ ~ 0℃ 之间，温度的最大允许误差为 ±1.0℃；相对湿度的最大允许误差为 ±5% RH。

（5）系统应当自动对药品储存运输过程中的温湿度进行不间断监测和记录，测点温湿度数据每分钟至少更新采集 1 次。监测数据记录频次为：储存状态下每 30 分钟至少记录 1 次温湿度数据，运输状态下每 5 分钟至少记录 1 次温湿度数据；发生超温超湿状况时，系统变频至每 2 分钟至少记录 1 次监测数据。

（6）当发生供电中断等突发情况时，系统应当采用短信通讯的方式，向至少 3 名指定人员发出报警信息，其中，当监测的温湿度值达到或超出设定的临界值，系统还应当能够实现就地和在指定地点进行声光报警。

（7）系统测点终端采集的监测数据应当真实、完整、准确、有效。监测数据应采用安全、可靠的方式按日备份，并存放在安全场所，数据保存时限符合药品 GSP 第四十二条的要求。

（8）系统应当与企业计算机终端进行数据对接，自动在计算机终端中存储数据，通过计算机终端可进行实时和历史数据查询。

（9）系统应当独立地不间断运行，防止因供电中断、计算机关闭或故障等因素，影响系统正常运行或造成数据丢失，且不得与温湿度

调控设施设备联动。

（10）企业应当对储存、运输设施设备的测点终端布点方案进行测试和确认，保证药品仓库、运输设备中配备的测点终端数量（仓库、冷藏车内不得少于 2 个，冷藏箱、保温箱内不得少于 1 个）及位置，能够准确反映环境温湿度的实际状况。测点终端应当牢固安装在经过确认的合理位置，避免储运作业及人员活动对监测设备造成影响或损坏，一经安装不得随意变动测点终端位置。

（11）系统应当满足相关部门实施在线远程监管的条件。企业应当对测点终端每年至少进行一次校准，对系统设备应当进行定期检查、维修、保养，并建立档案。

附录4 药品收货与验收

药品收货与验收活动是药品经营企业确保所采购的药品已经实际到达，检查到达药品的数量和质量，确保与交接手续有关的文件都已经登记并交给有关人员的工作过程，是控制实物药品质量的第一关。药品 GSP 第九节对收货与验收的基本流程作了明确规定，但对于不同品种的药品进行质量验收的具体标准和方法并未做出具体要求，而验收标准和方法是确保对到货药品进行质量检查、防止购进不合格药品的关键手段和技术依据。

药品 GSP 附录4 明确了到货验收时检查的具体内容，以便于企业严格操作、标准化作业、确保药品质量。以外，附录还专门强调了冷藏、冷冻药品到货时应当检查的项目，明确了到货药品与采购记录不符等情况的处理办法，细化了退货药品的管理措施，使企业在实际操作中，能更好地掌握和实施药品 GSP。其主要规范内容如下：

（1）企业应当按照国家有关法律法规及药品 GSP 的要求，制定药品收货与验收标准。对收货、验收过程中出现的不符合质量标准或疑似假劣药情形，由企业质量管理部门按照有关规定进行处理，必要时上报药品监督管理部门。

（2）药品到货时，收货人员应当根据到货药品特性对运输工具和运输状况进行检查，不符合药品 GSP 要求的应当拒收。

（3）查验随货同行单（票）、药品采购记录及药品实物时，无随货同行单（票）或无采购记录的应当拒收；随货同行单（票）记载的内容，与采购记录、药品实物以及本企业实际情况不符的，应当拒收，并通知采购部门处理。

（4）收货过程中，对于随货同行单（票）或到货药品与采购记录有关内容不符的，由采购部门负责与供货单位核实和处理。

（5）收货人员应当拆除药品的运输防护包装，检查药品外包装是否完好，对出现破损、污染、标识不清等情况的药品，应当拒收；核对无误的药品应当放置于相应的待验区域，随货同行单（票）上收货人员签字后，移交验收人员。

（6）药品待验区有明显标识，并与其他区域有效隔离；该区域也需符合待验药品的储存温度要求；待验区保持验收设施设备清洁，不得污染药品；特殊管理的药品需设置专用待验区，并符合安全控制要求。

（7）企业应当根据不同类别和特性的药品，明确各待验药品的验收时限，验收合格的药品及时入库，验收发现问题应当尽快处理，防止对药品质量造成影响。

（8）到货药品应当按批号逐批抽样验收，抽样应具有代表性。验收时对抽样药品的外观、包装、标签、说明书等逐一进行检查、核对，对于相关证明文件不全或内容与到货药品不符的以及不符合验收标准的，不得入库，并交质量管理部门处理。

（9）在保证质量的前提下，如果药品上市许可持有人、药品生产企业有特殊质量控制要求或打开最小包装可能影响药品质量的，可不打开最小包装；外包装及封签完整的原料药、实施批签发管理的生物制品，可不开箱检查。

（10）验收地产中药材时，如到货中药材存在质量疑问，应当将实物与企业中药样品室（柜）中收集的相应样品进行比对，确认后方可收货；验收人员应当负责对中药材样品的更新和养护，防止样品出现质量变异导致比对结果误判；新收集样品放入中药样品室（柜）前，应当由质量管理人员进行确认。

（11）企业应当采取抽样比例加倍、检查至最小包装单位等方式加强对退货药品的收货、验收管理，保证退货环节药品的质量和安全，防止混入假冒药品。

（12）检查验收结束后，应当将检查后的完好样品放回原包装，并在抽样的整件包装上标明抽验标志，对已经检查验收的药品，及时调整药品质量状态标识或移入相应区域；对验收合格的药品，应当由验收人员与仓储部门办理入库手续，由仓储部门建立库存记录；验收药品应当做好验收记录。

（13）符合药品 GSP 的要求进行药品直调的，企业可委托购货单位进行药品验收；购货单位应当建立专门的直调药品验收记录，并在验收当日将记录相关信息传递给直调企业。

附录5 验证管理

验证是指对质量控制的关键设施设备或系统的性能及使用方法进行系列试验、测试，以确定其适宜的操作标准、条件和方法；对冷库、温湿度监测及冷藏运输设施设备进行使用前验证和使用过程中定期验证，根据验证结果确定的条件正确、合理使用，从而保证药品质量，减少质量风险。药品储运冷链验证已经是国际上通行并成熟应用的强制管理标准，也是冷链药品储运质量管理的前提条件和基本保障。

药品 GSP 附录5 对于验证的范围、验证参数标准、验证设备条件、验证实施项目、验证具体操作、验证数据分析、验证偏差处理及风险控制、质量控制文件编制、验证结果应用等都进行了具体规定。附录详细地提出了验证方案的制定，验证项目的确定，验证方案的实施等内容，并具体明确了冷库的验证项目、冷藏车的验证项目、冷藏箱（保温箱）的验证项目和温湿度监测系统验证的项目，对于设置验证测点的数量和位置也做出了具体规定，明确了数据有效持续采集时间和传感器的精度，要求验证使用的温湿度传感器应当经法定计量机构校准，并要求企业委托储存、运输冷藏或冷冻药品的企业，也必须经过验证。其主要规范内容如下：

（1）药品 GSP 中涉及的验证范围与内容，包括对冷库、冷藏车、冷藏箱、保温箱以及温湿度自动监测系统（以下简称系统）等进行的验证，确认相关设施、设备及监测系统能够符合规定的设计标准和要求，并能安全、有效地正常运行和使用，确保药品储存及冷藏、冷冻药品在运输过程中的质量安全。验证的结果，应当作为企业制定或修订质量管理体系文件相关内容的依据。

（2）企业质量负责人负责验证工作的监督、指导、协调与审批，质量管理部门负责组织企业有关部门共同实施验证工作。

（3）企业应当按照质量管理体系文件规定，按年度制定验证计划，根据计划确定的范围、日程、项目。在验证实施过程中，建立并形成验证控制文件，内容包括验证方案与标准、报告与评价、偏差处理和预防措施等，验证控制文件应当归入药品质量管理档案，并按规定保存。

（4）企业应当按照方案实施验证。相关设施设备及监测系统需定期验证（间隔不超过1年），以确认其符合要求。相关设施设备和监测系统超过最大停用时限的，在重新启用前，要评估风险并重新进行验证。

（5）企业应当根据验证的内容及目的，对不同的验证对象确定相应验证项目，合理设置验证测点实施验证，验证数据采集的间隔时间不得大于5分钟，并确保所有验证数据的真实、完整、有效、可追溯，并按规定保存。

（6）冷库的验证项目包括：库内温度分布特性（稳定性验证持续时长不得小于48小时），温控设备运行状况，测点终端参数与安装位置确认，开门作业对库内温度影响，冷库断电保护功能确认，极端温度保温性能，新库（含改造后重启）空载、满载验证，年度满载验证。

（7）冷藏车的验证项目包括：车厢内温度分布特性（稳定性验证持续时长不得小于5小时），温控设备运行状况，测点终端参数与安装位置确认，开门作业对车厢内温度影响，车厢断电保护功能确认，极端温度保温性能，新车空载、满载验证，年度满载验证。

（8）冷藏箱（保温箱）验证项目包括：箱内温度分布特性，蓄冷剂配备使用（蓄冷剂与保温箱采取摆列组合式捆绑验证），测点终端位置，开箱作业对箱内温度影响，极端温度保温性能，运输最长时限验证。

（9）系统验证项目包括：采集、传送、记录数据及报警功能确认，监测范围和精度确认，测点终端安装数量及位置确认，系统独立安全运行性能确认（不得与温湿度调控联动），系统在断电、计算机关机状态下的应急性能确认，防止用户修改、删除、反向导入数据等功能确认。

（10）验证使用的温度传感器应当适用被验证设备的测量范围，其最大允许误差为±0.5℃，并经法定计量机构校准，校准证书复印件为验证报告的必要附件。

（11）企业应当根据验证确定的参数及条件，正确、合理使用相关设施设备及监测系统，未经验证不得用于药品储存或冷藏、冷冻药品运输。

附录6 药品零售配送质量管理

药品零售配送是指根据消费者购药需求，对药品进行拣选、复核、包装、封签、发货、运输等作业，将药品送达消费者指定地点并签收的物流活动。药品零售相对于药品批发而言，由于是直接面向消费者，其配送环节的药品质量安全也更容易被公众关注。附录6的出台和实施，适时地填补了此前在药品零售环节没有药品售出后的配送质量规范这一空白，为规范药品零售配送行为，引导行业健康发展，完善药品供应链全程质量安全、可控、可追溯提供了制度保障。

药品GSP附录6适用于药品零售过程（含通过网络零售）所涉及的药品配送行为的质量管理。本附录在规范药品零售配送过程质量管理的基础上，突出要求零售冷链药品配送设施设备与配送操作行为需严格执行药品GSP以及附录1冷藏、冷冻药品储存与运输管理、附录3温湿度自动监测、附录5验证管理的规定，同时强调冷链药品配送中不得中转暂存；强化了药品零售配送车、配送箱对药品质量的保障能力；明确药品零售配送包装封签一次性使用破坏不可恢复的技术要求，以及与封签关联的售出药品的退货原则；要求配送企业的行为将纳入药品零售企业的质量管理；要求第三方平台加强对平台内发生的药品销售活动及后续配送服务提供方的监督。其主要规范内容如下：

（1）要求药品零售企业制定配送质量管理制度和评审制度（每年至少开展一次零售配送的内审，委托配送的开展外审），配备专职或兼职人员负责配送质量管理工作，不断完善提高配送质量管理水平，并采取有效控制措施确保配送全程质量可控、可追溯。

（2）明确包装物、寄递配送单、包装封签等技术指标。包装物及填充材料应当选取无毒、无污染的材料，有温湿度、避光等要求的药品其包装物还应当选取隔温、防潮、避光的包装材料；寄递配送单和配送包装封签的材料，应当不易损坏（人为因素造成的损坏除外），封签上应有与其他商品相区别的明显标示"药"的字样，使用的油墨不易被擦拭或造成字迹模糊不清；包装封签应当做到一经拆启，无法恢复至原状。

（3）提出开展配送活动的主体在包装等具体配送操作的流程要求：药品需独立包装，不得与除医疗器械、保健食品外的其他产品合并包装；根据药品体积、重量、储存条件等选取适宜的包装物及填充材料，保证配送过程中的药品质量安全；药品及销售单据装入包装物行外形固定后，使用封签在封口处或者其他适当位置进行封口操作；在包装件外部加贴寄递配送单，寄递配送单至少需载明药品零售企业名称及联系方式、配送企业名称及联系方式、药品储存要求（如常温、阴凉、冷藏、冷冻等）等信息，寄递配送单可做封签使用；包装件存放于药品零售企业专门设置的待配送区，待配送区符合所配送药品的贮藏条件。

（4）明确药品零售配送不得发货情形，如包装破损、发生污染、封条破坏、内部异常响动、包装渗液、标签脱落或字迹模糊、包装与内容物不符、药品过期或无法在有效期内送达等。

（5）要求药品零售企业根据不同需求配备和选择适宜的配送工具、配送设备和包装来完成药品配送活动，并对配送车辆、配送箱和配送过程提出具体技术要求。配送药品的车辆应当为封闭式运输工具，车厢内设置有带物理隔离的药品专门存放区域；配送药品的配送箱箱体应选用透气性低、防水性高、导热性低的材质，箱体内有药品专门存放区，并有物理隔离与之混箱配送的除医疗器械、保健食品外的其他产品；冷冻产品、高温熟食快餐等与药品储存要求有明显温度差异的商品同药品混箱、混车配送的，应当采取隔温封装等有效措施，且必须按照药品 GSP 附录 5 的有关要求予以验证，验证数据可确保配送过程中零售药品持续符合储存要求的方可混箱、混车配送，无隔温封装、无验证数据支持或验证结果无法确保在途时限内配送药品不受其他商品温度等影响的，不得混车或混箱配送；配送车辆和配送箱均需具有防替换、防丢失措施；配送过程中确需中转暂存的，储存场所应当符合药品贮藏要求。

（6）明确配送冷藏、冷冻药品的人员配备要求（接受相关法律法规和专业知识培训并经考核合格后方可上岗）、设施设备（冷藏车、保温箱、冷藏箱、温湿度自动监测系统等，专门配送冷藏、冷冻药品的车辆应当符合药品 GSP 对药品批发企业冷藏车的要求，配送冷藏、冷冻药品的配送箱应当符合药品 GSP 对药品批发企业保温箱或冷藏箱的要求）与配送过程应当符合 GSP 的相关规定（包括附录 1、附录 3 和附录 5 的有关规定），且冷藏、冷冻药品在配送途中严禁中转暂存。

（7）要求药品零售企业履行配送药品签收告知义务，明确售出药品送达后消费者是否可退回药品的情形及后续处置措施应当符合药品 GSP 的零售售后管理有关规定：①退回的药品包装件完好且包装封签未拆启，经药品零售企业质量管理人员确认符合要求的，可继续销售；②退回的药品包装件破损或包装封签被拆启，药品零售企业质量管理人员应当认定不符合要求，不得继续销售；③退回的药品存在质量问题（包括但不限于冷藏、冷冻药品配送温度记录超出规定的温度或温度记录出现缺失等），不得继续销售。

（8）对药品零售企业委托其他单位配送的情形提出要求，明确通过质量协议将受托方配送行为纳入药品零售企业质量管理，委托配送冷藏、冷冻药品的还需对相关设备开展验证。

（9）要求第三方平台按照药品信息化追溯要求，根据需要为接入的零售配送相关单位提供配送过程中有关信息数据共享的条件，同时落实第三方平台对入驻药品零售配送相关单位的管控责任，每年定期对配送企业开展评审，评审不合格的终止合作。

此外，本附录还明确了一些药品零售配送活动中的术语含义：

包装物，是指在配送过程中为保护药品、方便配送，按一定技术方法而采用的容器、包装材料及辅助物等的总称。

包装件，是指已将药品、销售单据等需配送的物品放置于包装物内，并经外形固定、封口封签、加贴寄递配送单后，可以进行配送的物件。

包装封签，是指在将药品等放入包装物后，为防止药品在配送过程中污染、丢失或被替换，在包装物上一次性使用的封口件。

寄递配送单，是指加贴在包装物外部的、记载着药品配送信息的标签。

五、药品经营质量管理规范现场检查指导原则的主要内容

为强化对药品经营活动的监督管理，细化分解药品 GSP 的具体实施要求，结合药品 GSP 监督检查实际，原国家食品药品监督管理总局修订了《关于印发药品经营质量管理规范现场检查指导原则的通知》（食药监药化监〔2014〕20 号），于 2016 年又以《关于修订印发〈药品经营质量管理规范现场检查指导原则〉有关事宜的通知》（食药监药化监〔2016〕160 号）的形式发布。修订的指导原则修改了说明部分内容，完善了第一部分《药品批发企业》、第二部分《药品零售企业》有关条款，新增第三部分《体外诊断试剂（药品）经营企业》的内容。各省级药品监督管理部门应当依据指导原则，制定本行政区域检查细则，作为药品经营企业许可检查和日常监督检查的实施标准。药品监督管理部门按照药品经营质量管理规范现场检查指导原则，对不同风险等级的企业依职责实施药品 GSP 情况的检查。检查频次为：①对麻醉药品和第一类精神药品、药品类易制毒化学品经营企业检查，每半年不少于 1 次；②对冷藏冷冻药品、血液制品、细胞治疗类生物制品、

第二类精神药品、医疗用毒性药品、放射性药品经营企业、疫苗仓储配送企业检查，每年不少于1次；③对经营上述药品之外的其他药品经营企业检查，每3年不少于1次。

指导原则分为说明、第一部分药品批发企业、第二部分药品零售企业、第三部分体外诊断试剂（药品）经营企业。

（一）关于药品经营质量管理规范现场检查的说明

明确了指导原则的制定目的和依据，以及指导原则包含药品GSP的检查项目和所对应的附录检查内容间的关联性。要求在检查有关项目时，需同时对应附录检查内容，如附录检查内容存在任何不符合要求的情形，则所对应的检查项目即判定不符合要求。同时，指导原则说明部分还指出药品零售连锁总部及配送中心按照药品批发企业检查项目检查；药品零售连锁企业门店按照药品零售企业检查项目检查；药品上市许可持有人、药品生产企业销售药品，以及药品流通过程中其他涉及药品储存运输的，参照指导原则有关检查项目检查。

指导原则还就许可检查、监督检查结果判定分别做了缺陷项目表格化细化情形说明，明确许可检查时通过检查、限期整改后复核检查、不通过检查等结果判定情形，监督检查时符合药品GSP、违反药品GSP限期整改、严重违反药品GSP等结果判定情形。上述判定情形对应《药品检查管理办法（试行）》的药品经营企业现场检查结论的评定标准为符合要求、待整改后评定和不符合要求。

指导原则检查项目分为三级，分别为：

（1）严重缺陷项目，备注为＊＊，又称为"一票否决项"，即绝对禁止违反的项目，出现时通常会影响质量管理体系的完整性，引发严重的药品经营质量安全风险。企业违反后没有整改的余地，一经发现将直接视为企业严重违反药品GSP，导致检查结果判定为《药品检查管理办法（试行）》的"不符合要求"，对应法律责任在《药品管理法》中通常有明确的处罚情形，或属于《药品管理法》第一百二十六条的违反药品GSP情节严重情形。

（2）主要缺陷项目，备注为＊，为相对重要的检查项目，通常会引发一定的药品经营质量安全风险，但独立出现暂不会影响质量管理体系的完整性。此类缺陷项目企业违反后必须整改到位，并按《药品检查管理办法（试行）》的规定，向药品监督管理部门提交整改措施与结果报告，整改不到位将导致企业不通过药品GSP检查。此外，检查中首次发现此类缺陷项目未超过一定数量，检查结果通常判定为《药品检查管理办法（试行）》的"待整改后评定"；检查首次发现的此类缺陷项目超过一定数量，或经整改后再次发现相同的此类缺陷项目，也可能判定企业严重违反药品GSP。

（3）一般缺陷项目，无备注符号，为相对一般的检查项目，引发质量安全轻微，单独出现不会影响质量管理体系的完整性，此类缺陷企业可自行整改。

（二）药品批发企业的严重缺陷项目

药品批发的质量管理有关检查项目共256项，含严重缺陷项目（＊＊）10项，主要缺陷项目（＊）103项，一般缺陷项目143项。其中，严重缺陷项目涉及＊＊00201药品追溯管理与实施、＊＊00401依法经营、＊＊00402诚实守信、＊＊03101质量管理体系文件"七要素"具备并符合企业实际、＊＊04902储存疫苗配备2个以上独立冷库、＊＊05805计算机系统软件与数据库、＊＊06101购进合法性审核、＊＊06601购进药品索取发票、＊＊06701发票内容与付款流向等一致、＊＊09101销售药品开具发票，并做到票、账、货、款一致。如药品批发企业经营范围包含体外诊断试剂（药品）的，严重缺陷项目还包括＊＊02101质量管理部门配备主管检验师。

（三）药品零售企业的严重缺陷项目

药品零售的质量管理有关检查项目共176项，含严重缺陷项目（＊＊）8项，主要缺陷项目（＊）53项，一般缺陷项目115项。其中，严重缺陷项目涉及＊＊00201药品追溯管理与实施、＊＊00401依法经营、＊＊00402诚实守信、＊＊12101经营条件与经营范围规模相适应、＊＊14504经营场所配备冷藏药品专用陈列设备、＊＊14807 仓库配备冷藏药品专用储存设备、＊＊15209 购进药品索取发票、＊＊15211 发票内容与付款流向等一致。

第三节　处方药与非处方药的经营管理

处方药、甲类非处方药和乙类非处方药属于不同的经营类别。在药品零售管理方面存在很大的不同。

一、药品上市许可持有人、批发企业实施处方药与非处方药分类管理的规定

药品上市许可持有人、药品批发企业销售药品时，应当严格审核购药药品零售企业或药品零售连锁企业的经营类别，不得超经营类别向药品零售企业或药品零售连锁企业销售药品。药品上市许可持有人、药品批发企业的计算机系统应当具备自动拦截向购进单位超经营类别的销售行为的功能。药品零售连锁企业总部计算机系统应当具备自动拦截向所属门店超经营类别的要货及配送行为的功能。

未依法获取药品经营许可证（零售）的药品上市许可持有人、药品批发企业不得直接向病患者推荐、销售处方药、非处方药。

二、药品零售企业实施处方药与非处方药分类管理的规定

（一）药品零售企业销售处方药的基本要求

药品零售企业销售处方药应当按照国家处方药与非处方药分类管理有关规定，凭处方销售处方药，处方保留不少于 5 年。处方应当经执业药师审核，调配处方应当经过核对，对处方所列药品不得擅自更改或代用。对有配伍禁忌或超剂量的处方，应当拒绝调配；必要时，经处方医师更正或确认重新签字后，方可调配销售。调配处方后，药学服务人员应当对照处方，核对药品名称、规格、剂型、数量、标签以及个人消费者姓名、性别、年龄等信息，正确无误后方可销售。

根据《关于做好处方药与非处方药分类管理实施工作的通知》（国食药监安〔2005〕409 号）的规定，对于部分滥用或超剂量使用会带来较大的安全性风险的药品，药品零售企业必须做到严格凭处方销售。此类药品包括所有注射剂、医疗用毒性药品、第二类精神药品、禁止零售的药品以外其他按兴奋剂管理的药品、精神障碍治疗药（抗精神病、抗焦虑、抗躁狂、抗抑郁药）、抗病毒药（逆转录酶抑制剂和蛋白酶抑制剂）、肿瘤治疗药、含麻醉药品的复方口服溶液和曲马多制剂、未列入非处方药目录的抗菌药物和激素，以及国家药品监督管理局公布的其他必须凭处方销售的药品。对需要长期使用固定药物控制和治疗的慢性疾病用药，以及急症、急救用药，各地药品监督管理部门在保证群众用药安全的前提下，可以采取一定措施方便群众用药，促进药品分类管理工作的开展。

药品零售企业对疑似假冒或不合法处方，除拒绝调配外，还应当向所在地药品监督管理部门报告。

（二）药品零售企业销售非处方药的基本要求

药品零售企业可不凭医师处方销售非处方药，但执业药师或其他药学技术人员应当向个人消费者提供必要的药学服务，指导其合理用药或提出寻求医师治疗的建议。销售甲类非处方药时，执业药师应当主动向个人消费者提供用药指导；销售乙类非处方药时，执业药师或其他药学技术人员应当根据个人消费者咨询需求，提供科学合理的用药指导。

药品零售企业不得采用开架自选的方式销售处方药，也不得采用"捆绑搭售""买商品赠药品""买 N 赠 1""满 N 减 1""药品满 N 元减×元""药品满 N 元包邮（免配送费）"等方式直接或变相赠送销售处方药、甲类非处方药（包括通过网络销售的渠道）。非人工自助售药设备禁止销售除乙类非处方药外的其他任何药品。

在特殊管理的药品销售方面，药品零售企业应当严格遵守国家相关规定。对于第二类精

神药品，必须做到严格凭处方销售；对于曲马多口服复方制剂以及单位剂量麻黄碱类药物含量大于 30mg（不含 30mg）的含麻黄碱类复方制剂，一律列入必须凭处方销售的药品范围，无医师处方严禁销售。药品零售企业销售上述药品应当查验购买者的身份证原件，并对其姓名和身份证号码予以登记。消费者持医师处方购买含麻黄碱类复方制剂时，药品零售企业执业药师应当认真审核处方，确认处方剂量在合理的治疗需求范围内，方可凭处方剂量销售。对于消费者无处方购买含麻黄碱类复方制剂（非处方药）时，药品零售企业一次销售不得超过 2 个最小包装。药品零售企业不得开架销售上述药品，应当设置专柜由专人管理、专册登记，登记内容包括药品名称、规格、销售数量、药品上市许可持有人、生产企业、生产批号、购买人姓名、身份证号码等。药品零售企业发现明显超过正常医疗需求，一次大量、反复多次短期内在多家药品零售企业购买上述药品的，应当立即向当地药品监督管理部门和公安机关报告。

第四节　药品进出口管理

一、药品进出口的基本情况

进出口药品管理是依照《药品管理法》、有关国际公约以及国家相关法规，加强对药品监督管理，保证药品质量，保障人体用药安全，维护人民身体健康和用药合法权益，对进出口药品实施监督管理的行政行为。

（一）药品进出口目录

我国进出口药品管理实行分类和目录管理，即将药品分为进出口麻醉药品、进出口精神药品以及进口一般药品。国家药品监督管理局会同国务院对外贸易主管部门对上述药品依法制定并调整管理目录，以签发许可证件的形式对其进出口加以管制。

我国公布的药品进出口管理目录有：《进口药品目录》《精神药品管制品种目录》《麻醉药品管制品种目录》和《生物制品目录》。

（二）药品进出口许可证管理系统

2019 年 12 月，国家药品监督管理局发布《关于启用药品进出口准许证管理系统的通知》（药监综药管函〔2019〕631 号），指出为落实《国务院关于印发优化口岸营商环境促进跨境贸易便利化工作方案的通知》（国发〔2018〕37 号）和国务院关于 2019 年底前进出口环节监管证件全部实现网上申报、网上办理的要求，国家药品监督管理局与海关总署国家口岸管理办公室共同在国际贸易"单一窗口"公共平台上建设了药品进出口准许证管理系统。药品进出口准许证管理系统自 2019 年 12 月 25 日起正式启用，用于在网上全程办理蛋白同化制剂和肽类激素进出口的申请、受理、审批和联网核查等业务。

2022 年 12 月 22 日，国家药监局 海关总署联合发布《关于麻醉药品和精神药品进出口管理有关事宜的公告》（2022 年第 115 号）规定，①国家对麻醉药品和精神药品实行进出口准许证管理，进、出口麻醉药品和精神药品的，应当取得国家药监局颁发的进口准许证、出口准许证，进口麻醉药品和精神药品无需办理进口药品通关单；②申请人在国家药监局网上办事大厅注册并实名认证后，按照《国家药监局关于启用药品业务应用系统的公告》（2019 年第 112 号）网上申请进出口准许证，或可通过中国国际贸易"单一窗口"网上申请进出口准许证；③国家药监局同步发放进出口电子准许证和纸质证件，电子证件和纸质证件具有同等法律效力，申请人可进入国家药监局网上办事大厅"我的证照"栏目或登录"中国药监 App"，查看下载进出口电子准许证；④海关通过联网核查验核准许证电子证件，不再进行纸面签注，海关总署及时将进出口准许证使用情况，药品名称、包装规格和进出口数量、进出口日期等核销数据反馈国家药监局；⑤进口准许证有效期 1 年（可以跨自然年使用），出口准许证有效期不超过 3 个月（有效期时限不跨自然年）；⑥进出口准许证实行"一证一关"（仅能在证面载明的口岸办理通关验放手续），且只能在有效期内一次性使用；⑦医务人员为医疗需要携带少量麻醉药品和精神药品出入境的，应当持所在地省级药品监管部门发放的携带麻醉药品和精神药品证明，海关凭携带麻醉药品和精神药品证明放行。

二、药品进口管理

（一）药品进口监督管理

根据《药品管理法》的有关规定，药品应当从允许药品进口的口岸进口，并由进口药品企业向口岸所在地药品监督管理部门备案，未按照规定报备的，责令改正给予警告，逾期不改正的，吊销药品注册证书。海关凭药品监督管理部门出具的进口药品通关单办理通关手续。无进口药品通关单的，海关将不予放行进口。口岸所在地药品监督管理部门应当通知药品检验机构按照国家药品监督管理局的规定对进口药品进行抽查检验。允许药品进口的口岸由国家药品监督管理局会同海关总署提出，报国务院批准。

《药品管理法》规定，禁止进口疗效不确切、不良反应大或者因其他原因危害人体健康的药品。国家药品监督管理局对首次在中国境内销售的药品、国务院药品监督管理部门规定的生物制品以及国务院规定的其他药品在销售前或者进口时，应当指定药品检验机构进行检验；未经检验或者检验不合格的，不得销售或者进口。

（二）特殊情形药品进口管理

1. 临床急需少量药品的批准进口要求　根据《药品管理法》的有关规定，医疗机构因临床急需进口少量药品的，经国家药品监督管理局或国务院授权的省级人民政府批准，可以进口。进口的药品应当在指定的医疗机构内用于特定医疗目的，不得擅自扩大使用单位或使用目的。为进一步完善药品供应保障政策，满足人民群众对于氯巴占等国外已上市、国内无供应的少量特定临床急需药品需求，并以此为契机形成一套较为完整的临床急需药品临时进口方案，国家卫生健康委、国家药品监督管理局依据《药品管理法》有关规定，于2022年6月23日联合制定印发《临床急需药品临时进口工作方案》和《氯巴占临时进口工作方案》（国卫药政发〔2022〕18号）。

（1）《临床急需药品临时进口工作方案》规定了适用药品范围、申请工作流程、药品使用管理以及相关方权责等内容，同时，明确国务院授权的省、自治区、直辖市人民政府可参照工作方案结合自身工作实际制定相应工作程序及要求。

适用药品范围：国内无注册上市、无企业生产或短时期内无法恢复生产的境外已上市临床急需少量药品。临床急需少量药品应当满足以下条件之一，①用于治疗罕见病的；②用于防治严重危及生命疾病且尚无有效治疗或预防手段的；③用于防治严重危及生命疾病且具明显临床优势的药品。

申请工作流程：①医疗机构应向国家药品监督管理局或国务院授权的省、自治区、直辖市人民政府提出临时进口申请，并按要求提供材料（资质证明材料、申请报告及承诺书、拟进口药品清单等）；②收到申请后，国家药品监督管理局与国家卫生健康委协商决定是否同意进口，国家卫生健康委可视情况征求医疗机构所在地省级卫生健康主管部门意见；同意进口的由国家药品监督管理局综合司函复申请单位；复函抄送国家卫生健康委、各省级药品监督管理部门及口岸药品监督管理部门，国家卫生健康委抄送各省级卫生健康主管部门；③收到复函后，医疗机构凭复函向口岸药品监督管理部门申请办理《进口药品通关单》（此类进口药品，无需进行口岸检验）；④进口药品若属于麻醉药品和国家规定范围内的精神药品，还需要向国家药品监督管理局申请进口准许证，符合规定的，国家药品监督管理局在3个工作日内出具进口准许证；⑤进口麻醉药品、国家规定范围内的精神药品的，凭进口准许证办理报关验放手续；⑥进口药品属于治疗罕见病的，原则上由全国罕见病诊疗协作网的一家医疗机构作为牵头进口机构来提出进口申请并做好管理。

相关方权责：医疗机构、经营企业依法对临时进口药品承担风险责任。医疗机构应当与药品经营企业签订协议，药品经营企业应当与境外药品生产企业签订协议，明确双方责任，保证药品质量。在用药前，医生应向患者明确说明病情、用药风险和其他需要告知的事项，并取得书面知情同意；不能或者不宜向患者说明的，应当向患者的近亲属说明，并取得其书面知情同意。

（2）鉴于氯巴占属于国家麻醉药品和精神药品品种目录中第二类精神药品，《氯巴占临时进口工作方案》是在《临床急需药品临时进口工作方案》的有关规定的基础上，结合现有氯巴占临床用药需求量和相关医疗机构资质，明确了氯巴占临时进口的申请工作流程、药品使用管理、处方医师的资质条件和管理要求、相关方权责等内容，作为临时进口药品使用管理的个体方案。

申请工作流程：①国家卫生健康委组织提出氯巴占临床需求量，确定使用医疗机构名单，选定牵头进口的医疗机构，组织拟订药品使用规范和处方资质要求，明确患者知情同意和医生免责要求；②牵头进口的医疗机构应向国家药品监督管理局提出临时进口申请，并按要求提供材料（资质证明材料、申请报告及承诺书、拟进口药品清单等）；③国家药品监督管理局收到医疗机构相关申请后，对符合要求的，在3个工作日内以国家药品监督管理局综合司函形式作出同意进口的复函，同时出具进口准许证；④进口单位持进口准许证直接向海关办理通关手续（此类进口药品，无需进行口岸检验）。

相关方权责：牵头的医疗机构、经营企业依法对临时进口药品承担风险责任。医疗机构应当与经营企业签订协议，经营企业应当与境外生产企业签订协议，明确双方责任，保证药品质量。

2. 个人自用少量药品的进出境管理 进出境人员随身携带的个人自用的少量药品，应当以自用、合理数量为限，并接受海关监管。进出境人员随身携带第一类中的药品类易制毒化学品单方制剂和高锰酸钾，应当以自用且数量合理为限，并接受海关监管；进出境人员不得随身携带前款规定以外的易制毒化学品。在个人药品进出境过程中，应尽量携带好正规医疗机构出具的医疗诊断书，以证明其确因身体需要携带，方便海关凭医师有效处方原件确定携带药品的合理数量。除医师专门注明理由外，处方一般不得超过7日用量；麻醉药品与第一类精神药品注射剂处方为1次用量，其他剂型一般不超过3日用量。超过自用合理数量范围的药品应通过货物渠道进行报关处置。

根据《药品管理法》，未经批准进口少量境外已合法上市的药品，且情节较轻的，可以依法减轻或免予处罚。

（谭　刚）

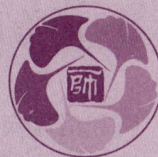

第五章　医疗机构药事管理

医疗机构药事管理是保证医疗机构药品质量、保障公众用药安全、维护公众身体健康相关的活动。《医疗机构药事管理规定》第二条规定，医疗机构药事管理，是指医疗机构以患者为中心，以临床药学为基础，对临床用药全过程进行有效的组织实施与管理，促进临床科学、合理用药的药学技术服务和相关的药品管理工作。医疗机构药事管理是药品全生命周期中药品使用环节的管理，包括药事管理、药品管理、处方管理、制剂管理、药物临床应用管理等一系列活动。

医疗机构是药品使用环节的主体，药品使用是指药品使用单位以预防、诊断、治疗疾病，以及其他调节人的生理机能为目的，向患者提供药品过程的一系列活动。加强医疗机构用药管理，是建立健全现代医院管理制度的重要内容，是加强医疗卫生服务综合监管的重要举措，对保证药品质量与合理用药具有重要影响。

为保证公众用药安全、有效、经济，保障公众身体健康，规范药品使用环节的有关行为，我国《药品管理法》和《药品管理法实施条例》都有专门章节对医疗机构的药事管理作出相关规定。除此之外，有关药品使用的管理规定还包括《二、三级综合医院药学部门基本标准（试行）》（卫医政发〔2010〕99号）、《医疗机构药事管理规定》（卫医政发〔2011〕11号）、《医疗机构药品监督管理办法（试行）》（国食药监安〔2011〕442号）、《处方管理办法》（卫生部令第53号）、《医疗机构制剂注册管理办法（试行）》（局令第20号）、《医疗机构制剂配制质量管理规范（试行）》（局令第27号）、《医疗机构制剂配制监督管理办法（试行）》（局令第18号）、《抗菌药物临床应用管理办法》（卫生部令第84号）、《国务院办公厅关于进一步改革完善药品生产流通使用政策的若干意见》（国办发〔2017〕13号）、《关于加快药学服务高质量发展的意见》（国卫医发〔2018〕45号）、《关于加强医疗机构药事管理促进合理用药的意见》（国卫医发〔2020〕2号）、《关于印发药事管理和护理专业医疗质量控制指标（2020年版）的通知》（国卫办医函〔2020〕654号）。2021年10月13日，国家卫生健康委办公厅发布《关于印发医疗机构药学门诊服务规范等5项规范的通知》（国卫办医函〔2021〕520号），制定了医疗机构药学门诊服务规范、医疗机构药物重整服务规范、医疗机构用药教育服务规范、医疗机构药学监护服务规范、居家药学服务规范等5项规范，以进一步规范发展药学服务，提升药学服务水平，促进合理用药。2022年3月4日，国家卫生健康委员会办公厅发布《关于成立国家卫生健康委药事管理与药物治疗学委员会的通知》（国卫办医函〔2022〕59号），对委员会的职责及名单进行了公布，以进一步加强医疗机构药事管理，促进合理用药，发挥专家技术支持作用。

第一节　医疗机构药事管理机构和职责

一、医疗机构药事管理机构职能的转变

传统的医疗机构药事管理主要职责是对药品采购、储存、配制、调剂、分发的管理以及药品的经济管理，即以物——药品为中心的管理；主要包括四大方面：①组织机构管理。针对医疗机构药事管理组织和药学部门的组织体制、人员配备、职责范围等方面的管理。②药物临床应用管理。是对医疗机构临床诊断、预

防和治疗疾病用药全过程实施的监督管理，包括临床药师的临床药学服务工作，药物使用的安全性、有效性、经济学评价与管理等。③药剂管理。包括药品供应管理（采购、储存与保管）、静脉用药集中调配、制剂管理以及处方调剂、处方管理等内容。④药学专业技术人员配置与管理。主要指医疗机构药学专业技术人员的配备、资质、职责、培训等方面的管理。

2017年7月，原国家卫生计生委办公厅国家中医药管理局办公室发布《关于加强药事管理转变药学服务模式的通知》（国卫办医发〔2017〕26号），要求各地进一步加强药事管理，促进药学服务模式转变，推进药学服务从"以药品为中心"转变为"以患者为中心"，从"以保障药品供应为中心"转变为"在保障药品供应的基础上，以重点加强药学专业技术服务、参与临床用药为中心"。促进药学工作更加贴近临床，努力提供优质、安全、人性化的药学专业技术服务。

同时，随着医药卫生体制改革的不断推进，自2010年以来，各地陆续出台规定，要求公立医院在向患者调配药品时实行"零差率"政策。"药品零差率"是指医疗机构调配的药品（中药饮片除外），按药品购进价格为基础，不加任何"批零差"销售给患者。通过药品零差率销售，医院不再加价，旨在破除以药补医机制，打破药品使用环节中的利益链条，医师的收入不再与药品使用量挂钩，减少了大处方和过度用药现象，降低了药品价格，使患者能够以更为合理的价格获得所需药品，达到科学诊疗、合理用药的目的。

由于医疗机构药学部门由"盈利部门"转变为"成本部门"，医疗机构药学服务工作面临新的任务和挑战。

二、医疗机构药事管理的组织机构

（一）机构设置与组织架构

《医疗机构药事管理规定》明确二级以上医院应当设立药事管理与药物治疗学委员会，其他医疗机构应当成立药事管理与药物治疗学组。药事管理与药物治疗学委员会（组）应当建立健全相应工作制度，日常工作由药学部门负责。

药事管理组织是促进临床合理用药、科学管理医疗机构药事工作、具有学术研究性质的内部咨询机构，既不是行政管理部门，也不属于常设机构。

药事管理与药物治疗学委员会委员由具有高级技术职务任职资格的药学、临床医学、护理和医院感染管理、医疗行政管理等人员组成；药事管理与药物治疗学组由药学、医务、护理、医院感染、临床科室等部门负责人和具有药师、医师以上专业技术职务任职资格人员组成。

药事管理与药物治疗学委员会（组）设主任委员1名，由医疗机构负责人担任，要求医疗机构负责人承担该医疗机构用药管理的责任；设副主任委员若干，由药学和医务部门负责人担任。医疗机构医务部门应当指定专人，负责与医疗机构药物治疗相关的行政事务管理工作。

地市级以上卫生健康主管部门组建药师专家库。医疗机构药事管理与药物治疗学委员会在确定采购目录和采购工作中，应当在卫生健康主管部门指导下，从药师专家库中随机抽取一定数量的药学专家参加，并加大药学专家意见的权重。卫生健康主管部门成立国家级、省级、地市级药事管理与药物治疗学委员会，分别为全国和本地区药事管理和药学服务提供技术支持。鼓励有条件的地区试点建立总药师制度，并将总药师纳入药师专家库管理。

（二）药事管理组织职责

药事管理与药物治疗学委员会（组）的职责包括：①贯彻执行医疗卫生及药事管理等有关法律、法规、规章。审核制定本医疗机构药事管理和药学工作规章制度，并监督实施；②制定本医疗机构药品处方集和基本用药供应目录；③推动药物治疗相关临床诊疗指南和药物临床应用指导原则的制定与实施，监测、评估本医疗机构药物使用情况，提出干预和改进措施，指导临床合理用药；④分析、评估用药风险和药品不良反应、药品损害事件，并提供咨询与指导；⑤建立药品遴选制度，审核本临床科室申请的新购入药品、调整药品品种或者供应企业和申报医院制剂等事宜；⑥监督、指导麻醉药品、精神药品、医疗用毒性药品及放射性药品的临床使用与规范化管理；⑦对医务人员进行有关药事管理法律法规、规章制度和合理用药知识教育培训；⑧向公众宣传安全用药知识等。

三、医疗机构药学部门管理

（一）药学部门的设置与人员要求

医疗机构应当根据本医疗机构功能、任务、规模设置相应的药学部门，配备和提供与药学部门工作任务相适应的专业技术人员、设备和设施。三级医院设置药学部，并可根据实际情况设置二级科室；二级医院设置药剂科；其他医疗机构设置药房。

《药品管理法》规定，医疗机构应当配备依法经过资格认定的药师或者其他药学技术人员，负责本单位的药品管理、处方审核和调配、合理用药指导等工作。非药学技术人员不得直接从事药剂技术工作。

1. 药学专业技术人员配备比例　《医疗机构药事管理规定》要求，医疗机构药学专业技术人员不得少于本医疗机构卫生专业技术人员的8%。二级综合医院药剂科的药学人员中，具有高等医药院校临床药学专业或者药学专业全日制本科毕业以上学历的，应当不低于药学专业技术人员总数的20%，药学专业技术人员中具有副高级以上药学专业技术职务任职资格的应当不低于6%；三级综合医院药学部药学人员中具有高等医药院校临床药学专业或者药学专业全日制本科毕业以上学历的，应当不低于药学专业技术人员的30%，药学专业技术人员中具有副高级以上药学专业技术职务任职资格的，应当不低于13%，教学医院应当不低于15%。

2. 药学部门负责人的要求　二级以上医院药学部门负责人应当具有高等学校药学专业或者临床药学专业本科以上学历，及本专业高级技术职务任职资格；除诊所、卫生所、医务室、卫生保健所、卫生站以外的其他医疗机构药学部门负责人应当具有高等学校药学专业专科以上或者中等学校药学专业毕业学历，及药师以上专业技术职务任职资格。

3. 医疗机构药师职责　医疗机构药师的工作职责包括：①负责药品采购供应、处方或者用药医嘱审核、药品调剂、静脉用药集中调配

和医院制剂配制，指导病房（区）护士请领、使用与管理药品；②参与临床药物治疗，进行个体化药物治疗方案的设计与实施，开展药学查房，为患者提供药学专业技术服务；③参加查房、会诊、病例讨论和疑难、危重患者的医疗救治，协同医师做好药物使用遴选，对临床药物治疗提出意见或调整建议，与医师共同对药物治疗负责；④开展抗菌药物临床应用监测，实施处方点评与超常预警，促进药物合理使用；⑤开展药品质量监测，药品严重不良反应和药品损害的收集、整理、报告等工作；⑥掌握与临床用药相关的药物信息，提供用药信息与药学咨询服务，向公众宣传合理用药知识；结合临床药物治疗实践，进行药学临床应用研究；⑦开展药物利用评价和药物临床应用研究；⑧参与新药临床试验和新药上市后安全性与有效性监测等。

（二）药学部门的职责

药学部门具体负责药品管理、药学专业技术服务和药事管理工作，开展以患者为中心、以合理用药为核心的临床药学工作，组织药师参与临床药物治疗，提供药学专业技术服务。我国医疗机构药学部门的名称有"药房""药局""药械科""药剂科""药学部"等，二级以上医院多称为药学部或药剂科。

医疗机构的药学部门与临床科室不同，药学部门关注的重点是药品质量、用药合理性和药品供应保障。专业技术性是药学部门最重要的性质，主要体现在要求医院药师能解释和调配处方，评价处方和处方中的药物，掌握配制制剂的技术，承担药物治疗监护工作，回答患者、医师、护士有关处方中药品的各方面问题等。

第二节　医疗机构药品供应管理

一、医疗机构药品采购管理

医疗机构药品采购管理，是指对医疗机构的医疗服务所需药品的供应渠道、采购方式及程序、采购计划及采购合同的综合管理。医疗机构临床使用的药品采购工作由药学部门承担。

采购药品的品种、规格以医疗机构药事管理与药物治疗学委员会制定的本机构用药目录为依据，目录以外的药品一律不得采购。公立医疗机构应当认真落实国家和省（区、市）药品集中采购要求，切实做好药品集中采购和使用相关工作；依托省（区、市）药品集中采购平台，积极参与建设全国统一开放的药品公共采购市场。鼓励医疗联合体探索药品统一采购。研究医疗联合体内临床急需的医疗机构制剂调剂和使用管理制度，合理促进在医疗联合体内共享使用。根据省（区、市）药品集中采购结果，采购中标的药品。

医疗机构药学部门负责本机构药品统一采购，严格执行药品购入检查、验收等制度。医疗机构应当坚持以临床需求为导向，坚持合理用药，严格执行通用名处方规定。

（一）医疗机构用药目录的制定

根据《关于加强医疗机构药事管理 促进合理用药的意见》（国卫医发〔2020〕2号），医疗机构要依据安全、有效、经济的用药原则和本机构疾病治疗特点，及时优化本机构用药目录。为此，医疗机构药事管理与药物治疗学委员会应当根据临床实际需要，优先选择国家基本药物、国家医疗保险用药目录中的药品，以及国家药品集中采购中选药品作为本机构的用药。鼓励城市医疗集团、县域医疗共同体等建立药品联动管理机制，规范各级医疗机构用药目录。各级卫生健康主管部门要加强医疗机构药品使用监测，定期分析辖区内医疗机构药品配备使用情况，指导督促公立医疗机构不断优化用药目录，形成科学合理的用药结构。

根据《关于改革完善基层药品联动管理机制 扩大基层药品种类的意见》（国卫药政发〔2024〕38号），为规范和优化基层用药种类，要求紧密型医联体牵头医院根据遴选和调整规则统筹确定紧密型医联体（包括紧密型县域医共体和紧密型城市医疗集团）用药目录，注重上下转诊用药需求，做好县（市、区）、乡镇（街道）、村（社区）用药种类衔接，规范扩展基层联动药品种类，切实增强慢性病、常见病患者用药可及性。紧密型医联体用药目录应当根据临床用药需求变化、国家基本药物目录和

国家医保药品目录调整等情况实行动态调整，调整周期不超过1年。

（二）药品采购管理

1. 药品采购品种限制 医疗机构应当按照经药品监督管理部门批准并公布的药品通用名称购进药品。同一通用名称药品的品种，注射剂型和口服剂型各不得超过2种，处方组成类同的复方制剂1~2种。因特殊诊疗需要使用其他剂型和剂量规格药品的情况除外。即按照规定，除特殊情况外，医疗机构采购同一通用名称药品，即只允许同一药品，两种规格的存在。对于医疗机构采购品种的限制，称之为"一品两规"。在该项制度要求下，医疗机构应当加强对购进药品品种的管理，选择优质优价的药品。

2. 急（抢）救药品采购供应 各省级卫生健康主管部门、中医药管理部门根据本地区临床急（抢）救用药需求现状，按照急（抢）救必需、安全有效、中西药并重、个人和医保可承受等原则，组织专家合理确定本省（区、市）各级医疗机构的急（抢）救药品遴选标准和范围，相关药品具体到通用名称、剂型、规格，并实行动态管理。各省（区、市）药品集中采购管理机构将本省（区、市）确定的急（抢）救药品直接挂网采购，公立医院通过该平台直接与企业议价采购。基层医疗卫生机构需要的急（抢）救药品委托省（区、市）药品采购机构集中议价采购。

3. 医疗机构儿童用药配备使用 遴选儿童用药（仅限于药品说明书中有明确儿童适应症和儿童用法用量的药品）时，可不受"一品两规"和药品总品种数限制，进一步拓宽儿童用药范围。儿童用药应当满足不同年龄层次患儿需求，属于因特殊诊疗需要使用其他剂型和剂量规格药品的情况，各医疗机构要放宽对儿童适宜品种、剂型、规格的配备限制。在采购供应方面，对妇儿专科非专利药品等暂不列入招标采购的药品，各地可参照国家卫生健康委员会委托行业协会、学术团体公布的妇儿专科非专利药品遴选原则和示范药品，合理确定本地区药品的范围和具体剂型、规格，直接挂网采购，以满足妇儿专科临床需求。

4. 医疗机构短缺药品管理 省级卫生健康

主管部门要高度重视医疗机构短缺药品管理工作，充分发挥省（区、市）短缺药品供应保障工作会商联动机制作用，及时通报短缺信息和工作进展，加强协作配合，增强综合应对能力。省级卫生健康主管部门应当加强对市县级卫生健康主管部门和医疗机构的短缺药品管理工作指导，根据工作需要，委托辖区内药学服务能力较强的医疗机构，开展短缺药品信息分析评估和替代使用工作。医疗机构应当制订院内短缺药品管理规范，科学评估、合理选择替代药品，保障临床药品供应。地方卫生健康主管部门应当加强对医疗机构药品库存管理指导。医疗机构应当根据医院功能定位，合理设置临床必需急（抢）救药品库存警戒线，及时采购补充，原则上库存不少于 3 个月的用量。

（三）公立医疗机构药品集中带量采购

医院用药具有品种多、规格全、周转快的特点，因此，应当适时购进质量合格、价格合理的药品。目前，我国医疗机构最常用的药品采购方式是药品集中带量采购。2021 年 1 月 28 日，国务院办公厅发布《关于推动药品集中带量采购工作常态化制度化开展的意见》（国办发〔2021〕2 号），从明确覆盖范围、完善采购规则、强化保障措施、完善配套政策、健全运行机制等五个方面提出了推动药品集中带量采购工作常态化制度化开展的具体举措。2021 年 8 月 25 日，国家医疗保障局医药价格和招标采购指导中心发布《关于印发药品和医用耗材集中采购公共服务事项清单的通知》（医保价采中心发〔2021〕2 号），要求各省级集采机构在省级医保局领导下，根据清单制定办事指南，推动药品和医用耗材集中采购公共服务质量和水平不断提升。2024 年 5 月 20 日，国家医疗保障局办公室发布《关于加强区域协同 做好 2024 年医药集中采购提质扩面的通知》（医保办发〔2024〕8 号），在联盟范围上要求省级采购联盟要进一步加强全国面上协同，形成全国联盟集中采购，在集采品种选择上将加强统筹协调，加大扩围力度，减少国家和地方集采品种间交叉重叠，做到互为补充。

1. 合理确定采购范围和采购量　遵循临床常用必需、剂型规格适宜、包装使用方便的原则，医院要按照不低于上年度药品实际使用量的 80% 制定采购计划，具体到通用名称、剂型和规格，每种药品采购的剂型原则上不超过 3 种，每种剂型对应的规格原则上不超过 2 种。药品采购预算一般不高于医院业务支出的 25%~30%。省（区、市）药品采购机构应及时汇总分析医院药品采购计划和采购预算，合理确定药品采购范围，编制公开招标采购的药品清单，落实带量采购，优先选择符合临床路径、纳入重大疾病保障、重大新药创制专项、重大公共卫生项目的药品，兼顾妇女、老年和儿童等特殊人群的用药需要，并与医疗保险报销政策做好衔接。

2. 实行药品分类采购

（1）招标采购药品　对临床用量大、采购金额高、多家企业生产的基本药物和非专利药品，发挥省（区、市）集中批量采购优势，由省（区、市）药品采购机构采取双信封制公开招标采购，医院作为采购主体，按中标价格采购药品。可根据上一年度药品采购总金额中各类药品的品规采购金额百分比排序，将占比排序累计不低于 80%，且有 3 家及以上企业生产的基本药物和非专利药品纳入招标采购范围。对于只有 1 家或 2 家企业投标的品规，可组织专门议价，公开议价规则，同品种议价品规的价格要参照竞价品规中标价格，尽量避免和减少人为因素影响，做到公开透明、公平公正。优先采购达到国际水平的仿制药。

（2）谈判采购药品　对部分专利药品、独家生产药品，建立公开透明、多方参与的价格谈判机制。谈判结果在国家药品供应保障综合管理信息平台上公布，医院按谈判结果采购药品。

（3）直接挂网采购药品　包括妇儿专科非专利药品、急（抢）救药品、基础输液、临床用量小的药品（上述药品的具体范围由各省、区、市确定）和常用低价药品以及暂不列入招标采购的药品，实行集中挂网，由医院直接采购。

（4）国家定点生产的药品　对临床必需、用量小、市场供应短缺的药品，由国家招标定点生产、议价采购。根据《关于 2016 年临床必需、用量小、市场供应短缺药品定点生产试点有关事项的通知》（国卫药政函〔2016〕365号），国家卫生健康委员会目前已组织完成地高辛口服溶液、复方磺胺甲噁唑注射液、注射用对氨基水杨酸钠等3个药品品种的定点生产企业招标工作。定点生产企业按照所划分的区域，直接在省（区、市）集中采购平台上挂网销售相应品种。政府办基层医疗卫生机构使用的定点生产品种，应当委托省（区、市）药品采购机构按照统一价格，从定点生产企业集中采购、集中支付货款；公立医院也应当按照统一价格从定点生产企业采购相应品种；鼓励其他医疗卫生机构采购使用定点生产品种。

（5）仍按现行规定采购的药品 麻醉药品和第一类精神药品、防治传染病和寄生虫病的免费用药、国家免疫规划疫苗、中药饮片。麻醉药品和第一类精神药品仍暂时实行最高出厂价格和最高零售价格管理。

医院使用的所有药品（不含中药饮片）均应通过省（区、市）药品集中采购平台采购。采购周期原则上一年一次。对采购周期内新批准上市的药品，各地可根据疾病防治需要，经过药物经济学和循证医学评价，另行组织以省（区、市）为单位的集中采购。

3. 改进药款结算方式 医院签订药品采购合同时应当明确采购品种、剂型、规格、价格、数量、配送批量和时限、结算方式和结算时间等内容。合同约定的采购数量应是采购计划申报的一个采购周期的全部采购量。医院应将药品收支纳入预算管理，严格按照合同约定的时间支付货款，从交货验收合格到付款不得超过30天。

4. 完善药品配送管理 药品可由中标产品的药品上市许可持有人直接配送或委托有配送能力的药品经营企业配送到指定医院。药品上市许可持有人委托的药品经营企业应在省（区、市）药品集中采购平台上备案，备案情况向社会公开。公立医院药品配送要兼顾基层供应，特别是向广大农村地区倾斜。鼓励县乡村一体化配送，重点保障偏远、交通不便地区药品供应。进一步强化短缺药品监测和预警，按区域选择若干医院和基层医疗卫生机构作为短缺药品监测点，及时掌握分析短缺原因，理顺供需衔接，探索多种方式，保障患者基层用药需求。

5. 加强药品购销合同履约管理 《国务院办公厅关于进一步改革完善药品生产流通使用政策的若干意见》（国办发〔2017〕13号）规定，卫生健康、商务等部门要制定购销合同范本，督促购销双方依法签订合同并严格履行。药品生产、流通企业要履行社会责任，保证药品及时生产、配送，医疗机构等采购方要及时结算货款。对违反合同约定、配送不及时影响临床用药或拒绝提供偏远地区配送服务的企业，省（区、市）药品采购机构应督促其限期整改；逾期不改正的，取消中标资格，记入药品采购不良记录并向社会公布，公立医院2年内不得采购其药品。对违反合同约定，无正当理由不按期回款或变相延长货款支付周期的医疗机构，卫生健康主管部门要及时纠正并予以通报批评，记入企事业单位信用记录。将药品按期回款情况作为公立医院年度考核和院长年终考评的重要内容。

6. 完善药品集中带量采购协议期满后的接续工作 2021年11月4日，国家医疗保障局办公室发布《国家医疗保障局办公室关于做好国家组织药品集中带量采购协议期满后接续工作的通知》（医保办发〔2021〕44号），通知指出，对于集中带量采购协议期满的药品，应坚持分类接续带量采购，由医疗机构结合上年度实际使用量、临床使用状况和医疗技术进步等因素报送拟采购药品的需求量。医保部门汇总医疗机构报送的需求总量，结合带量比例确定约定采购量，原则上不少于上一年度约定采购量。对于报送需求量明显低于上年度采购量的医疗机构，应要求其作出说明，并加大对其采购行为的监管。

二、医疗机构药品质量管理

（一）药品购进渠道与质量管理

1. 药品购进渠道 医疗机构使用的药品，除少部分是自制制剂外，绝大部分都是从市场上购进的。医疗机构应当从药品上市许可持有人或者具有药品生产、经营资格的企业购进药品；但是，购进未实施审批管理的中药饮片除外。

医疗机构在签订药品采购合同之前，要逐一查验供货商的许可文件和供应品种的许可文件，并核实销售人员持有的授权书原件和身份证原件，授权书原件应当载明授权销售的品种、地域、期限，注明销售人员的身份证号码，并加盖本企业原印章和企业法定代表人印章（或者签名），确保进货渠道的合法性。

2. 采购药品质量管理和进货检查验收制度
采购合格的药品是医疗机构药品管理的首要环节。因此，医疗机构应当建立健全药品采购管理制度，在采购中加强计划性，确保药品质量，严格执行药品采购的相关规定。

（1）建立并执行进货检查验收制度，验明药品合格证明和其他标识。药品必须要有批准文号和生产批号，应有产品合格证。中药材和中药饮片应有包装并附有质量合格的标志，特殊管理药品和外用药品包装的标签或说明书上应有规定的标识和警示说明，处方药和非处方药的标签、说明书上应有相应的警示语或忠告语，非处方药的包装要有国家规定的专有标识，进口药品要有中文包装和说明书等。不符合规定要求的，不得购进和使用。

购进药品应当逐批验收，并建立真实、完整的药品验收记录；药品验收记录应当包括药品通用名称、生产厂商、规格、剂型、批号、生产日期、有效期、批准文号、供货单位、数量、价格、购进日期、验收日期、验收结论等内容；验收记录必须按规定保存至超过药品有效期1年，但不得少于3年。妥善保存首次购进药品加盖供货单位原印章的前述证明文件的复印件，保存期不得少于5年。

《关于在公立医疗机构药品采购中推行"两票制"的实施意见（试行）》（国医改办发〔2016〕4号）中规定，公立医疗机构在药品验收入库时，必须验明票、货、账三者一致方可入库、使用，不仅要向配送药品的流通企业索要、验证发票，还应当要求流通企业出具加盖印章的由生产企业提供的进货发票复印件，两张发票的药品流通企业名称、药品批号等相关内容互相印证，且作为公立医疗机构支付药品货款凭证，纳入财务档案管理。每个药品品种的进货

发票复印件至少提供一次。鼓励有条件的地区使用电子发票，通过信息化手段验证"两票制"。

"两票制"是指药品生产企业到流通企业开一次发票，流通企业到医疗机构开一次发票。药品生产企业或科工贸一体化的集团型企业设立的仅销售本企业（集团）药品的全资或控股商业公司（全国仅限1家商业公司）、境外药品国内总代理（全国仅限1家国内总代理）可视同生产企业。药品流通集团型企业内部向全资（控股）子公司或全资（控股）子公司之间调拨药品可不视为一票，但最多允许开一次发票。

（2）真实、完整的药品购进记录。药品购进记录必须注明药品的通用名称、剂型、规格、批号、有效期、生产厂商、供货单位、购货数量、购进价格、购货日期以及国务院药品监督管理部门规定的其他内容。从药品生产企业、药品批发企业采购药品时，供货企业开具的票据应标明供货单位名称、药品名称、生产厂商、批号、数量、价格等内容的销售凭证。对留存的资料、销售凭证、购进（验收）记录等，应当按规定保存至超过药品有效期1年，但不得少于3年。

（3）个人设置的门诊部、诊所等医疗机构不得配备常用药品和急救药品以外的其他药品。

（4）医疗机构应当制订本医疗机构药品采购工作流程；建立健全药品成本核算和账务管理制度。

（5）医疗机构临床使用的药品应当由药学部门统一采购供应。经药事管理与药物治疗学委员会（组）审核同意，核医学科可以购用、调剂本专业所需的放射性药品。其他科室或者部门不得从事药品的采购、调剂活动，不得在临床使用非药学部门采购供应的药品。因临床急需进口少量药品的，应当按照《药品管理法》及其实施条例的有关规定办理。

（二）药品保管养护制度
医疗机构设置的药房，应当具有与所使用药品相适应的场所、设备、仓储设施和卫生环境，配备相应的药学技术人员，并设立药品质量管理机构或者配备质量管理人员，建立药品保管制度。定期对库存药品进行养护与质量检

查，并采取必要的冷藏、防冻、控温、防潮、避光、通风、防火、防虫、防鼠、防污染等措施，保证药品质量。应当配备药品养护人员，定期对储存药品进行检查和养护，监测和记录储存区域的温湿度，维护储存设施设备，并建立相应的养护档案。

医疗机构应当建立药品效期管理制度。药品发放应当遵循"近效期先出"的原则。

（三）药品储存管理

药品有不同的理化性质，在储存过程中，受内在因素和外在因素的影响，可能会产生质量变化。要做好药品储存和保管工作就应根据药品本身的性质，提供适宜的储存条件，采取有效措施以确保药品质量、降低药品损耗，最大限度地实现药品的使用价值。另外，我国《药品管理法》《药品管理法实施条例》《医疗机构药事管理规定》《医疗机构药品监督管理办法（试行）》对医疗机构库存管理进一步细化规定。

1. 药品分类储存　医疗机构应当有专用的场所和设施、设备储存药品。药品的存放应当符合药品说明书标明的条件。在急诊室、病区护士站等场所需要临时存放药品的，应当配备符合药品存放条件的专柜。有特殊存放要求的，应当配备相应设备。

医疗机构储存药品，应当按照药品属性和类别分库、分区、分仓存放，并实行色标管理。药品与非药品分开存放；化学药品、生物制品、中药饮片、中成药应当分别储存，分类定位存放；过期、变质、被污染等药品应当放置在不合格库（区）；易燃、易爆、强腐蚀性等危险性药品应当另设仓库单独储存，并设置必要的安全设施，制订相关的工作制度和应急预案。药品库的仓储条件和管理应当符合药品采购供应质量管理规范的有关规定。

2. 特殊药品专库或专柜储存　麻醉药品、精神药品、医疗用毒性药品、放射性药品等特殊管理的药品，应当专库或专柜存放，并具有相应的安全保障措施。

（四）不合格药品处置

医疗机构发现使用的药品存在质量问题或者其他安全隐患的，应当立即停止使用，向供货单位反馈并及时向所在地市县级药品监督管理部门报告。市县级药品监督管理部门应当按照有关规定进行监督检查，必要时开展抽样检验。医疗机构应当积极协助药品上市许可持有人、中药饮片生产企业、药品批发企业履行药品召回、追回义务。

第三节　处方管理

一、处方与处方开具

（一）处方的一般规定

1. 处方的界定　《处方管理办法》（卫生部令第 53 号）第二条规定，本办法所称处方，是指由注册的执业医师和执业助理医师（以下简称医师）在诊疗活动中为患者开具的、由取得药学专业技术职务任职资格的药学专业技术人员（以下简称药师）审核、调配、核对，并作为患者用药凭证的医疗文书。处方包括医疗机构病区用药医嘱单。

2. 处方内容　按照卫生健康主管部门统一规定的处方标准，处方由前记、正文和后记三部分组成。

（1）前记　包括医疗机构名称、患者姓名、性别、年龄、门诊或住院病历号、科别或病区和床位号、临床诊断、开具日期等，可添列特殊要求的项目。麻醉药品和第一类精神药品处方还应当包括患者身份证明编号，代办人姓名、身份证明编号。

（2）正文　以 R、Rp 或 Rx（拉丁文 Recipe "请取"的缩写）标示，分列药品名称、剂型、规格、数量、用法用量。此部分是处方的核心内容，直接关系到患者用药的安全有效。

（3）后记　医师签名或者加盖专用签章，药品金额以及审核、调配，核对、发药药师签名或者加盖专用签章。

3. 处方颜色　普通处方的印刷用纸为白色；急诊处方印刷用纸为淡黄色，右上角标注"急诊"；儿科处方印刷用纸为淡绿色，右上角标注"儿科"；麻醉药品和第一类精神药品处方印刷用纸为淡红色，右上角标注"麻、精一"；第二类精神药品处方印刷用纸为白色，右上角标注

"精二"。

4. 处方书写 处方书写应当符合的规则列举如下：患者一般情况、临床诊断填写清晰、完整，并与病历记载相一致；每张处方限于一名患者的用药。处方应当字迹清楚，不得涂改；如需修改，应当在修改处签名并注明修改日期；药品名称应当使用规范的中文名称书写，没有中文名称的可以使用规范的英文名称书写；医疗机构或者医师、药师不得自行编制药品缩写名称或者使用代号；书写药品名称、剂量、规格、用法、用量要准确规范，药品用法可用规范的中文、英文、拉丁文或者缩写体书写，但不得使用"遵医嘱""自用"等含糊不清字句；药品用法用量应当按照药品说明书规定的常规用法用量使用，特殊情况需要超剂量使用时，应当注明原因并再次签名；处方医师的签名式样和专用签章应当与院内药学部门留样备查的式样相一致，不得任意改动，否则应当重新登记留样备案。

5. 处方保存 处方由调剂处方药品的医疗机构妥善保存。普通处方、急诊处方、儿科处方保存期限为 1 年，医疗用毒性药品处方保存期限为 2 年。麻醉药品、精神药品等特殊药品处方保存期限按照特别规定。处方保存期满后，经医疗机构主要负责人批准、登记备案，方可销毁。一般来说，处方销毁申请由处方保管人向药剂科主任提出，药剂科主任填写医院《处方销毁申请表》，报医务处、业务主管院长审批，由药剂科与医务处执行销毁。处方在销毁时，必须由两位药学专业技术人员核对销毁，并建立销毁记录，销毁后要及时做好销毁登记，监销人要进行双签字。

（二）处方权和处方的开具要求

1. 处方权的获得 经注册的执业医师在执业地点取得相应的处方权。经注册的执业助理医师在乡、民族乡、镇、村的医疗机构独立从事一般的执业活动，可以在注册的执业地点取得相应的处方权。经注册的执业助理医师在医疗机构开具的处方，应当经所在执业地点执业医师签名或加盖专用签章后方有效。试用期人员开具处方，应当经所在医疗机构有处方权的执业医师审核并签名或加盖专用签章后方有效。

医师应当在注册的医疗机构签名留样或者专用签章备案后，方可开具处方。

执业医师应当经过麻醉药品和精神药品使用知识和规范化管理的培训，并考核合格后取得麻醉药品和第一类精神药品的处方权，医师取得麻醉药品和第一类精神药品处方权后，方可在本医疗机构开具麻醉药品和第一类精神药品处方，但不得为自己开具该类药品处方。

2. 处方开具

（1）药品名称 医师开具处方应当使用经药品监督管理部门批准并公布的药品通用名称、新活性化合物的专利药品名称和复方制剂药品名称；医师开具院内制剂处方时应当使用经省级卫生健康主管部门审核、药品监督管理部门批准的名称；医师可以使用由卫生健康主管部门公布的药品习惯名称开具处方。

（2）处方限量 处方一般不得超过 7 日用量；急诊处方一般不得超过 3 日用量；对于某些慢性病、老年病或特殊情况，处方用量可适当延长，但医师应当注明理由。麻醉药品、精神药品、医疗用毒性药品、放射性药品的处方用量应当严格按照国家有关规定执行。

为门（急）诊一般患者开具的麻醉药品注射剂，每张处方为一次常用量；控缓释制剂，每张处方不得超过 7 日常用量；其他剂型，每张处方不得超过 3 日常用量。第一类精神药品处方限量同麻醉药品；哌醋甲酯用于治疗儿童多动症时，每张处方不得超过 15 日常用量。第二类精神药品一般每张处方不得超过 7 日常用量；对于慢性病或某些特殊情况的患者，处方用量可以适当延长，医师应当注明理由。

为门（急）诊癌症疼痛患者和中、重度慢性疼痛患者开具的麻醉药品、第一类精神药品注射剂，每张处方不得超过 3 日常用量；控缓释制剂，每张处方不得超过 15 日常用量；其他剂型，每张处方不得超过 7 日常用量。

为住院患者开具的麻醉药品和第一类精神药品处方应当逐日开具，每张处方为 1 日常用量。

对于需要特别加强管制的麻醉药品，盐酸二氢埃托啡处方为一次常用量，仅限于二级以上医院内使用；盐酸哌替啶处方为一次常用量，仅限于医疗机构内使用。

（3）利用计算机开具、传递、调剂处方的要求　医师利用计算机开具、传递普通处方时，应当同时打印出纸质处方，其格式与手写处方一致；打印的纸质处方经签名或者加盖签章后有效。药师核发药品时，应当核对打印的纸质处方，无误后发给药品，并将打印的纸质处方与计算机传递处方同时收存备查。

（4）网上处方　医疗机构开展互联网诊疗活动应当严格遵守《处方管理办法》等规定，加强药品管理。处方应由接诊医师本人开具，严禁使用人工智能等自动生成处方。处方药应当凭医师处方销售、调剂和使用。严禁在处方开具前，向患者提供药品。严禁以商业目的进行统方。

（5）处方有效期　处方开具当日有效。特殊情况下需延长有效期的，由开具处方的医师注明有效期限，最长不得超过3天。

3. 慢性病长期药品处方　2021年8月13日，《国家卫生健康委办公厅 国家医保局办公室关于印发长期处方管理规范（试行）的通知》（国卫办医发〔2021〕17号）明确了长期处方的适用对象、开具长期处方的医疗机构等实施主体、长期处方的组织管理、长期处方开具与终止的主要流程、长期处方调剂、长期处方用药管理、长期处方医保支付等相关事项。根据患者诊疗需要，长期处方的处方量一般在4周内；根据慢性病特点，病情稳定的患者适当延长，最长不超过12周。超过4周的长期处方，医师应当严格评估，强化患者教育，并在病历中记录，患者通过签字等方式确认。

二、处方审核和调剂

（一）处方审核

1. 处方审核的界定　处方审核是指药学专业技术人员运用专业知识与实践技能，根据相关法律法规、规章制度与技术规范等，对医师在诊疗活动中为患者开具的处方，进行合法性、规范性和适宜性审核，并作出是否同意调配发药决定的药学技术服务。审核的处方包括纸质处方、电子处方和医疗机构病区用药医嘱单。《药品管理法》规定，医疗机构应当坚持安全有效、经济合理的用药原则，遵循药品临床应用指导原则、临床诊疗指南和药品说明书等合理用药，对医师处方、用药医嘱的适宜性进行审核。

为规范医疗机构处方审核工作，促进临床合理用药，保障患者用药安全，国家卫生健康委员会、国家中医药管理局、中央军委后勤保障部3部门于2018年6月29日制定并发布了《关于印发医疗机构处方审核规范的通知》（国卫办医发〔2018〕14号），对处方审核的基本要求、审核依据和流程、审核内容、审核质量管理、培训等作出规定，二级以上医院、妇幼保健院和专科疾病防治机构应当遵照执行。

2. 处方审核的基本要求　药师是处方审核工作的第一责任人。依法经过资格认定的药师或者其他药学技术人员调配处方，应当进行核对，对处方所列药品不得擅自更改或者代用。对有配伍禁忌或者超剂量的处方，应当拒绝调配；必要时，经处方医师更正或者重新签字，方可调配。

医疗机构应当强化药师对处方的审核，规范和引导医师用药行为，并在药师薪酬中体现其技术劳务价值。医疗保障主管部门应将药师审核处方情况纳入医保定点医疗机构绩效考核体系。

3. 处方审核的依据和流程　处方审核常用临床用药依据：国家药品管理相关法律法规和规范性文件，药品临床应用指导原则、临床诊疗指南和药品说明书等依据。

医疗机构可以结合实际，由药事管理与药物治疗学委员会充分考虑患者用药安全性、有效性、经济性、依从性等综合因素，参考专业学（协）会及临床专家认可的临床规范、指南等，制订适合本医疗机构的临床用药规范、指南，为处方审核提供依据。

处方审核流程：①药师接收待审核处方，对处方进行合法性、规范性、适宜性审核。②若经审核判定为合理处方，药师在纸质处方上手写签名（或加盖专用印章）、在电子处方上进行电子签名，处方经药师签名后进入收费和调配环节。③若经审核判定为不合理处方，由药师负责联系处方医师，请其确认或重新开具处方，并再次进入处方审核流程。

4. 审核内容 处方审核内容包括合法性审核、规范性审核和适宜性审核。

（1）合法性审核 包括：①处方开具人是否根据《执业医师法》取得医师资格，并执业注册。②处方开具时，处方医师是否根据《处方管理办法》在执业地点取得处方权。③麻醉药品、第一类精神药品、医疗用毒性药品、放射性药品、抗菌药物等药品处方，是否由具有相应处方权的医师开具。

（2）规范性审核 包括：①处方是否符合规定的标准和格式，处方医师签名或加盖的专用签章有无备案，电子处方是否有处方医师的电子签名。②处方前记、正文和后记是否符合《处方管理办法》等有关规定，文字是否正确、清晰、完整。③条目是否规范。年龄应当为实足年龄，新生儿、婴幼儿应当写日、月龄，必要时要注明体重；中药饮片、中药注射剂要单独开具处方；开具西药、中成药处方，每一种药品应当另起一行，每张处方不得超过 5 种药品；药品名称应当使用经药品监督管理部门批准并公布的药品通用名称、新活性化合物的专利药品名称和复方制剂药品名称，或使用由原卫生部公布的药品习惯名称；医院制剂应当使用药品监督管理部门正式批准的名称；药品剂量、规格、用法、用量准确清楚，符合《处方管理办法》规定，不得使用"遵医嘱""自用"等含糊不清字句；普通药品处方量及处方效期符合《处方管理办法》的规定，抗菌药物、麻醉药品、精神药品、医疗用毒性药品、放射性药品、易制毒化学品等的使用符合相关管理规定；中药饮片、中成药的处方书写应当符合《中药处方格式及书写规范》。

（3）适宜性审核 包括：①西药及中成药处方，应当审核以下项目：处方用药与诊断是否相符；规定必须做皮试的药品，是否注明过敏试验及结果的判定；处方剂量、用法是否正确，单次处方总量是否符合规定；选用剂型与给药途径是否适宜；是否有重复给药和相互作用情况，包括西药、中成药、中成药与西药、中成药与中药饮片之间是否存在重复给药和有临床意义的相互作用；是否存在配伍禁忌；是

否有用药禁忌：儿童、老年人、孕妇及哺乳期妇女、脏器功能不全患者用药是否有禁忌使用的药物，患者用药是否有食物及药物过敏史禁忌证、诊断禁忌证、疾病史禁忌证与性别禁忌证；溶媒的选择、用法用量是否适宜，静脉输注的药品给药速度是否适宜；是否存在其他用药不适宜情况。②中药饮片处方，应当审核以下项目：中药饮片处方用药与中医诊断（病名和证型）是否相符；饮片的名称、炮制品选用是否正确，煎法、用法、脚注等是否完整、准确；毒麻贵细饮片是否按规定开方；特殊人群如儿童、老年人、孕妇及哺乳期妇女、脏器功能不全患者用药是否有禁忌使用的药物；是否存在其他用药不适宜情况。

（二）处方调剂

1. 处方调剂的界定 处方调剂俗称配药、配方、发药，又称调配处方，是医院药学的重要工作。处方调剂是指从接受处方至给患者（或护士）发药，并交代和答复询问的全过程，也是药师、医师、护士、患者（或其家属）等协同的活动。药师根据医师处方或科室请领单，按照配方制度，及时、准确地调配和分发药剂。调配处方必须严格按照处方调配操作规程，仔细审查处方，认真调配操作，严格监督检查，耐心讲解药物用法、用量和注意事项。

药品调剂工作是医院药学部门的常规业务之一，调剂业务不仅是直接面对患者的服务窗口，也是联系病患与医护人员的纽带，最终目的是保障临床用药安全、有效。因此，调剂工作管理对药品使用过程的质量保证、医疗质量的优劣十分重要。

2. 调剂人员资格要求 医疗机构审核和调配处方的药剂人员必须是依法经资格认定的药师或者其他药学技术人员，非药学技术人员不得直接从事药剂技术工作。

对于麻醉药品和第一类精神药品的调剂，医疗机构应当对本医疗机构药师进行麻醉药品和精神药品使用知识和规范化管理的培训，药师经考核合格后取得麻醉药品和第一类精神药品调剂资格，方可在本医疗机构调剂麻醉药品和第一类精神药品。

3. 调剂流程 在处方调剂中，由药剂人员

完成的主要技术环节包括以下6个方面：①收方：从患者处接收由医师开具的处方，或从病房医护人员处接收处方或药品请领单。②审查处方：药师应当认真逐项检查处方前记、正文和后记书写是否清晰、完整，并确认处方的合法性。药师应当对处方用药适宜性进行审核，重点审查药品名称、用药剂量、用药方法、药物配伍变化和合理用药等。③调配处方：根据审查后的正确处方调配药品或取出药品。④包装与贴标签：正确书写药袋或粘贴标签，注明患者姓名和药品名称、用法、用量。⑤核对处方：核对处方与调配的药品、规格、剂量、用法、用量是否一致，逐个检查药品的外观质量是否合格，有效期等均应正确无误，检查人员签字。⑥发药与指导用药：发药时应呼唤患者全名，向患者交付药品时，按照药品说明书或者处方用法，进行发药交代与用药指导，包括每种药品的用法、用量、注意事项等，并答复询问。

药师应当凭医师处方调剂处方药品，非经医师处方不得调剂。药师在完成处方调剂后，应当在处方上签名或者加盖专用签章。除药品质量原因外，药品一经发出，不得退换。

4. "四查十对" 原则 药师调剂处方时必须做到"四查十对"：查处方，对科别、姓名、年龄；查药品，对药名、剂型、规格、数量；查配伍禁忌，对药品性状、用法用量；查用药合理性，对临床诊断。

5. 急诊调剂和住院调剂 医疗机构门急诊药品调剂室应当实行大窗口或者柜台式发药。住院（病房）药品调剂室对注射剂按日剂量配发，对口服制剂药品实行单剂量调剂配发。

6. 静脉用药集中调配 肠外营养液、危害药品和其他静脉用药应当实行集中调配供应，医疗机构根据临床需要建立静脉用药调配中心（室），实行集中调配供应。静脉用药调配中心（室）应当符合《静脉用药集中调配质量管理规范》（卫办医政发〔2010〕62号），由所在地设区的市级以上卫生健康主管部门组织技术审核、验收，合格后方可集中调配静脉用药。在静脉用药调配中心（室）以外调配静脉用药，参照静脉用药集中调配质量管理规范执行。医疗机构建立的静脉用药调配中心（室）应当报省级卫生健康主管部门备案。

危害药品是指能产生职业暴露危险或者危害的药品，即具有遗传毒性、致癌性、致畸性，或者对生育有损害作用以及在低剂量下可产生严重的器官或其他方面毒性的药品，包括肿瘤化疗药物和细胞毒药物。

7. 处方外流规定 除麻醉药品、精神药品、医疗用毒性药品和儿科处方外，医疗机构不得限制门诊就诊人员持处方到药品零售企业购药。根据《国家医疗保障局办公室关于规范医保药品外配处方管理的通知》（医保办函〔2024〕86号），各地医保部门要指导定点医疗机构按照相关要求和医保协议约定配备诊疗所需药品，暂时无法配备但确需使用的，应当为参保人提供必要的处方外配服务并加强管理。已上线医保电子处方中心的统筹地区，定点医疗机构应通过电子处方中心提供处方外配服务。支持将电子处方打印成纸质处方，方便老年人等有需求的参保人持纸质处方前往定点零售药店购药。暂未上线医保电子处方中心的统筹地区，定点医疗机构开具的纸质处方须经本院医保医师签名并加盖外配处方专用章后有效。定点医疗机构要将涉及参保人的所有外配处方（纸质处方复印）留存备查，保存期限不少于2年。纸质处方应由定点医疗机构按照相关部门规定的标准和格式印刷，并在前记部分进行连续编号，保证处方编号的唯一性、可识别性。定点医疗机构要定期汇总分析涉及参保人的外配处方情况，发现医务人员处方行为不规范的予以提醒、批评和教育，发现参保人冒名开药、重复开药、超量开药或利用医保报销待遇转卖药品的，及时向当地医保部门举报。

三、处方点评

（一）处方点评的界定

处方点评是根据相关法规、技术规范，对处方书写的规范性及药物临床使用的适宜性（用药适应症、药物选择、给药途径、用法用量、药物相互作用、配伍禁忌等）进行评价，发现存在或潜在的问题，制定并实施干预和改进措施，促进临床药物合理应用的过程。

《医院处方点评管理规范（试行）》（卫医管发〔2010〕28号）第四条规定，医院应当加强处方质量和药物临床应用管理，规范医师处方行为，落实处方审核、发药、核对与用药交待等相关规定；定期对医务人员进行合理用药知识培训与教育；制定并落实持续质量改进措施。

（二）　处方点评的基本要求

医院处方点评工作在医院药事管理与药物治疗学委员会（组）和医疗质量管理委员会领导下，由医院医疗管理部门和药学部门共同组织实施。医院应当根据本医院的性质、功能、任务、科室设置等情况，在药事管理与药物治疗学委员会（组）下建立由医院药学、临床医学、临床微生物学、医疗管理等多学科专家组成的处方点评专家组，为处方点评工作提供专业技术咨询。

医院药学部门成立处方点评工作小组，负责处方点评的具体工作。处方点评工作小组成员应当具备以下条件：①具有较丰富的临床用药经验和合理用药知识；②具备相应的专业技术任职资格；二级及以上医院处方点评工作小组成员应当具有中级以上药学专业技术职务任职资格，其他医院处方点评工作小组成员应当具有药师以上药学专业技术职务任职资格。

（三）　处方点评的实施

处方点评工作应坚持科学、公正、务实的原则，有完整、准确的书面记录，并通报临床科室和当事人。

医院药学部门应当会同医疗管理部门，根据医院诊疗科目、科室设置、技术水平、诊疗量等实际情况，确定具体抽样方法和抽样率，其中门急诊处方的抽样率不应少于总处方量的1‰，且每月点评处方绝对数不应少于100张；病房（区）医嘱单的抽样率（按出院病历数计）不应少于1%，且每月点评出院病历绝对数不应少于30份。

医院处方点评小组应当按照确定的处方抽样方法随机抽取处方，并按照《处方点评工作表》对门急诊处方进行点评；病房（区）用药医嘱的点评应当以患者住院病历为依据，实施

综合点评，点评表格由医院根据本院实际情况自行制定。处方点评小组在处方点评工作过程中发现不合理处方，应当及时通知医疗管理部门和药学部门。

三级以上医院应当逐步建立健全专项处方点评制度。专项处方点评是医院根据药事管理和药物临床应用管理的现状和存在的问题，确定点评的范围和内容，对特定的药物或特定疾病的药物（如国家基本药物、血液制品、中药注射剂、肠外营养制剂、抗菌药物、辅助治疗药物、激素等临床使用及超说明书用药、肿瘤患者和围手术期用药等）使用情况进行的处方点评。

（四）　处方点评的结果与结果应用

1. 处方点评的结果　处方点评结果分为合理处方和不合理处方。不合理处方包括不规范处方、用药不适宜处方及超常处方。

（1）有下列情况之一的，应当判定为不规范处方　①处方的前记、正文、后记内容缺项，书写不规范或者字迹难以辨认的；②医师签名、签章不规范或者与签名、签章的留样不一致的；③药师未对处方进行适宜性审核的（处方后记的审核、调配、核对、发药栏目无审核调配药师及核对发药药师签名，或者单人值班调剂未执行双签名规定）；④新生儿、婴幼儿处方未写明日、月龄的；⑤西药、中成药与中药饮片未分别开具处方的；⑥未使用药品规范名称开具处方的；⑦药品的剂量、规格、数量、单位等书写不规范或不清楚的；⑧用法、用量使用"遵医嘱""自用"等含糊不清字句的；⑨处方修改未签名并注明修改日期，或药品超剂量使用未注明原因和再次签名的；⑩开具处方未写临床诊断或临床诊断书写不全的；⑪单张门急诊处方超过五种药品的；⑫无特殊情况下，门诊处方超过7日用量，急诊处方超过3日用量，慢性病、老年病或特殊情况下需要适当延长处方用量未注明理由的；⑬开具麻醉药品、精神药品、医疗用毒性药品、放射性药品等特殊管理药品处方未执行国家有关规定的；⑭医师未按照抗菌药物临床应用管理规定开具抗菌药物处方的；⑮中药饮片处方药物未按照"君、臣、佐、使"的顺序排列，或未按要求标注药物调

剂、煎煮等特殊要求的。

（2）有下列情况之一的，应当判定为用药不适宜处方　①适应症不适宜的；②遴选的药品不适宜的；③药品剂型或给药途径不适宜的；④无正当理由不首选国家基本药物的；⑤用法、用量不适宜的；⑥联合用药不适宜的；⑦重复给药的；⑧有配伍禁忌或者不良相互作用的；⑨其他用药不适宜情况的。

（3）有下列情况之一的，应当判定为超常处方　①无适应症用药；②无正当理由开具高价药的；③无正当理由超说明书用药的；④无正当理由为同一患者同时开具2种以上药理作用相同药物的。

2. 处方结果的应用　医院药学部门应当会同医疗管理部门对处方点评小组提交的点评结果进行审核，定期公布处方点评结果，通报不合理处方；根据处方点评结果，对医院在药事管理、处方管理和临床用药方面存在的问题，进行汇总和综合分析评价，提出质量改进建议，并向医院药事管理与药物治疗学委员会（组）和医疗质量管理委员会报告；发现可能造成患者损害的，应当及时采取措施，防止损害发生。

医院药事管理与药物治疗学委员会（组）和医疗质量管理委员会应当根据药学部门会同医疗管理部门提交的质量改进建议，研究制定有针对性的临床用药质量管理和药事管理改进措施，并责成相关部门和科室落实质量改进措施，提高合理用药水平，保证患者用药安全。

各级卫生行政部门和医师定期考核机构，应当将处方点评结果作为重要指标纳入医院评审评价和医师定期考核指标体系。

第四节　医疗机构制剂管理

医疗机构自配制剂，在我国医疗健康事业中发挥着重要的补充作用，在一定程度上缓解无药可用的问题。《药品管理法》《药品管理法实施条例》对医疗机构制剂管理提出具体要求。同时，国家药品监督管理部门发布了一系列的规章和规范性文件，对医疗机构制剂配制条件和配制过程等进行审查、许可、监督管理活动进行规范。

一、医疗机构制剂的界定和许可管理

（一）医疗机构制剂的界定

《医疗机构制剂注册管理办法（试行）》第三条规定，医疗机构制剂，是指医疗机构根据本单位临床需要经批准而配制、自用的固定处方制剂。《药品管理法》规定，医疗机构配制制剂，应当经所在地省级药品监督管理部门批准，取得医疗机构制剂许可证。无医疗机构制剂许可证的，不得配制制剂。医疗机构配制的制剂，应当是本单位临床需要而市场上没有供应的品种，并应当经所在地省级药品监督管理部门批准；但是，法律对配制中药制剂另有规定的除外。

（二）医疗机构制剂许可

1. 医疗机构制剂室的设立条件　《药品管理法》规定，医疗机构配制制剂，应当有能够保证制剂质量的设施、管理制度、检验仪器和卫生环境；应当按照经核准的工艺进行，所需的原料、辅料和包装材料等应当符合药用要求。《中医药法》规定，医疗机构对其配制的中药制剂的质量负责；委托配制中药制剂的，委托方和受托方对所配制的中药制剂的质量分别承担相应责任。医疗机构设立制剂室，应当向所在地省级药品监督管理部门申请，取得医疗机构制剂许可证。申请时应明确拟配制剂型、配制能力、品种、规格，配制剂型的工艺流程图、质量标准（或草案），主要配制设备、检测仪器目录，制剂配制管理、质量管理文件目录。制剂室负责人、药检室负责人、制剂质量管理组织负责人应当为本单位在职药学专业人员，且制剂室负责人和药检室负责人不得互相兼任。医疗机构不得与其他单位共用配制场所、配制设备及检验设施等。

2. 《医疗机构制剂许可证》的管理

（1）制剂许可证的核发　省级药品监督管理部门应当自收到申请之后，按照《医疗机构制剂许可证验收标准》组织验收。验收合格的，予以批准，向申请人核发《医疗机构制剂许可证》，并将有关情况报国家药品监督管理局备案。

《医疗机构制剂许可证》是医疗机构配制制剂的法定凭证，应当载明证号、医疗机构名称、医疗机构类别、法定代表人、统一社会信用代码、制剂室负责人、配制范围、注册地址、配制地址、发证机关、发证日期、有效期限、举报电话等信息，并加附了防伪二维码全息图片等项目。证号和配制范围按国家药品监督管理部门规定的编号方法和制剂类别填写。《医疗机构制剂许可证》有效期为 5 年，分正本和副本，具有同等法律效力。

（2）制剂许可证的变更 《医疗机构制剂许可证》变更分为许可事项变更和登记事项变更。许可事项变更是指制剂室负责人、配制地址、配制范围的变更；登记事项变更是指医疗机构名称、医疗机构类别、法定代表人、注册地址等事项的变更。

医疗机构变更《医疗机构制剂许可证》许可事项的，在许可事项发生变更前 30 日，向原批准机关申请变更登记。原发证机关应当自收到变更申请之日起 15 个工作日内作出准予变更或者不予变更的决定。医疗机构增加配制范围或者改变配制地址的，应当经省级药品监督管理部门验收合格后，依照规定办理《医疗机构制剂许可证》变更登记。医疗机构变更登记事项的，应当在有关部门核准变更后 30 日内，向原发证机关申请《医疗机构制剂许可证》变更登记，原发证机关应当在收到变更申请之日起 15 个工作日内办理变更手续。

（3）制剂许可证的换发 《医疗机构制剂许可证》有效期届满，需要继续配制制剂的，医疗机构应当在许可证有效期届满前 6 个月，向所在地省级药品监督管理部门提出换证申请。

（4）制剂许可证的缴销 医疗机构终止配制制剂或者关闭的，由原发证机关缴销《医疗机构制剂许可证》，同时报国家药品监督管理部门备案。

二、医疗机构制剂注册管理

（一）医疗机构制剂的注册制度和品种范围

1. 医疗机构制剂注册制度 获得《医疗机构制剂许可证》的医疗机构，如果需要进行某种制剂的配制，应当向所在地省级药品监督管理部门申请，并报送有关资料和样品，经所在地省级药品监督管理部门批准，发给制剂批准文号后，方可配制。医疗机构制剂的申请人应当是持有《医疗机构执业许可证》并取得《医疗机构制剂许可证》的医疗机构。医疗机构配制制剂，应当按照经核准的工艺进行，所需的原料、辅料和包装材料等应当符合药用要求，不得擅自变更工艺、处方、配制地点和委托配制单位。需要变更的，申请人应当提出补充申请，报送相关资料，经批准后方可执行。

医疗机构制剂批准文号的有效期为 3 年。有效期届满需要继续配制的，申请人应当在有效期届满前 3 个月按照原申请配制程序提出再注册申请，报送有关资料。

医疗机构制剂的批准文号格式为：×药制字 H（Z）+4 位年号 +4 位流水号。其中，×－省、自治区、直辖市简称，H－化学制剂，Z－中药制剂。

《中医药法》规定，医疗机构配制中药制剂，应当依照《药品管理法》的规定取得医疗机构制剂许可证，或者委托取得药品生产许可证的药品生产企业、取得医疗机构制剂许可证的其他医疗机构配制中药制剂。委托配制中药制剂，应当向委托方所在地省级药品监督管理部门备案。医疗机构配制的中药制剂品种，应当依法取得制剂批准文号。但是，仅应用传统工艺配制的中药制剂品种，向医疗机构所在地省级药品监督管理部门备案后即可配制，不需要取得制剂批准文号。相关内容见本节第三部分（三、医疗机构中药制剂管理）。

2. 医疗机构制剂品种范围 医疗机构配制的制剂，应当是本单位临床需要而市场上没有供应的品种。这里的"市场上没有供应的品种"包括国内尚未批准上市及虽批准上市但某些性质不稳定或有效期短的制剂，市场上不能满足的不同规格、剂量的制剂，临床常用而疗效确切的协定处方制剂，其他临床需要的以及科研用的制剂等。

根据《医疗机构制剂注册管理办法（试行）》，有下列情形之一的，不得作为医疗机构制剂申报：市场上已有供应的品种；含有未经国家药品监督管理部门批准的活性成分的品种；除变态反应原外的生物制品；中药注射剂；中药、化学药组成的复方制剂；医疗用毒性药品、放射性药品；其他不符合国家有关规定的制剂。

《麻醉药品和精神药品管理条例》第四十三条规定，对临床需要而市场无供应的麻醉药品和精神药品，持有医疗机构制剂许可证和印鉴卡的医疗机构需要配制制剂的，应当经所在地省级药品监督管理部门批准。

（二）医疗机构制剂的质量管理和调剂使用

1. 医疗机构制剂的质量管理 为加强医疗机构的制剂配制和质量管理，原国家药品监督管理局于 2001 年 3 月发布并施行了《医疗机构制剂配制质量管理规范（试行）》（局令第 27 号），该规范是制剂配制和质量管理的基本准则，适用于制剂配制的全过程。

（1）人员管理 制剂室和药检室的负责人应具有大专以上药学或相关专业学历，具有相应管理的实践经验，有对工作中出现的问题作出正确判断和处理的能力。制剂室和药检室的负责人不得互相兼任。从事制剂配制操作及药检人员，应经专业技术培训，具有基础理论知识和实际操作技能。凡有特殊要求的制剂配制操作和药检人员还应经相应的专业技术培训。

（2）质量检验 合格医疗机构制剂需按规定进行质量检验，质量检验一般由医疗机构的药检室负责，检验合格后，凭医师处方使用。

（3）使用管理 制剂配发必须有完整的记录或凭据。内容包括：领用部门、制剂名称、批号、规格、数量等。制剂在使用过程中出现质量问题时，制剂质量管理组织应及时进行处理，出现质量问题的制剂应立即收回，并填写收回记录。收回记录应包括：制剂名称、批号、规格、数量、收回部门、收回原因、处理意见及日期等。制剂使用过程中发现的不良反应，应按《药品不良反应报告和监测管理办法》的规定予以记录，填表上报。保留病历和有关检验、检查报告单等原始记录至少一年备查。

2. 医疗机构制剂的调剂使用 医疗机构制剂一般只能是本医院自用，不得调剂使用。在特殊情况下，经国家或者省级药品监督管理部门批准，医疗机构配制的制剂可以在规定的期限内、在指定的医疗机构之间调剂使用，其中的"特殊情况"是指：发生灾情、疫情、突发事件或者临床急需而市场没有供应时。在省内进行调剂是由省级药品监督管理部门批准；在各省之间进行调剂或者国家药品监督管理局规定的特殊制剂的调剂必须经国家药品监督管理局批准。医疗机构制剂的调剂使用，不得超出规定的期限、数量和范围。

取得制剂批准文号的医疗机构应当对调剂使用的医疗机构制剂的质量负责。接受调剂的医疗机构应当严格按照制剂的说明书使用，并对超范围使用或者使用不当造成的不良后果承担责任。

三、医疗机构中药制剂管理

（一）医疗机构中药制剂配制和使用要求

医疗机构中药制剂是医疗机构根据本单位临床需要经批准而配制、自用的固定的中药处方制剂。国家鼓励医疗机构根据本医疗机构临床用药需要配制和使用中药制剂，支持应用传统工艺配制中药制剂，支持以中药制剂为基础研制中药新药。

医疗机构配制的中药制剂品种，应当依法取得制剂批准文号。但是，仅应用传统工艺配制的中药制剂品种，向医疗机构所在地省级药品监督管理部门备案后即可配制，不需要取得制剂批准文号。

传统中药制剂备案号格式为：×药制备字 Z＋4 位年号＋4 位顺序号＋3 位变更顺序号（首次备案 3 位变更顺序号为 000）。×为省、自治区、直辖市简称。

2018 年 2 月 9 日，国家药品监督管理部门发布《关于对医疗机构应用传统工艺配制中药制剂实施备案管理的公告》（2018 年第 19 号），对传统中药制剂的备案管理事项进一步明确。备案管理的传统中药制剂包括：①由中药饮片经粉碎或仅经水或油提取制成的固体（丸剂、散剂、丹剂、锭剂等）、半固体（膏滋、膏药等）和液体（汤剂等）传统剂型；②由中药饮片经水提取制成的颗粒剂以及由中药饮片经粉碎后制成的胶囊剂；③由中药饮片用传统方法提取制成的酒剂、酊剂。医疗机构所备案的传统中药制剂应与其《医疗机构执业许可证》所载明的诊疗范围一致。属于下列情形之一的，不得备案：①《医疗机构制剂注册管理办法（试行）》中规定的不得作为医疗机构制剂申报的情形；②与市场上已有供应品种相同处方的不同剂型品种；③中药配方颗粒；④其他不符合国家有关规定的制剂。另外，根据原卫生部、国家中医药管理局、原国家食品药品监督管理局2010年8月24日发布的《关于加强医疗机构中药制剂管理的意见》规定，下列情况不纳入医疗机构中药制剂管理范围：①中药加工成细粉，临用时加水、酒、醋、蜜、麻油等中药传统基质调配、外用，在医疗机构内由医务人员调配使用；②鲜药榨汁；③受患者委托，按医师处方（一人一方）应用中药传统工艺加工而成的制品。

医疗机构应严格论证中药制剂立题依据的科学性、合理性和必要性，并对其配制的中药制剂实施全过程的质量管理，对制剂安全、有效负总责。医疗机构应当进一步积累临床使用中的有效性数据，严格履行不良反应报告责任，建立不良反应监测及风险控制体系。

传统中药制剂不得在市场上销售或者变相销售，不得发布医疗机构制剂广告。传统中药制剂限于取得该制剂品种备案号的医疗机构使用，一般不得调剂使用，需要调剂使用的，按照国家相关规定执行。

（二）　医疗机构中药制剂委托生产要求

医疗机构配制中药制剂，应当依照《药品管理法》的规定取得医疗机构制剂许可证，或者委托取得药品生产许可证的药品生产企业、取得医疗机构制剂许可证的其他医疗机构配制中药制剂。委托配制中药制剂，应当向委托方所在地省级药品监督管理部门备案。医疗机构对其配制的中药制剂的质量负责；委托配制中药制剂的，委托方和受托方对所配制的中药制剂的质量分别承担相应责任。

（三）　"医院"类别医疗机构中药制剂委托配制

经省级药品监督管理部门批准，具有《医疗机构制剂许可证》且取得制剂批准文号，并属于"医院"类别的医疗机构的中药制剂，可以委托本省内取得《医疗机构制剂许可证》的医疗机构或者药品生产企业配制。委托配制的制剂剂型应当与受托方持有的《医疗机构制剂许可证》或者《药品生产许可证》所载明的范围一致。未取得《医疗机构制剂许可证》的"医院"类别的医疗机构，在申请中药制剂批准文号时申请委托配制的，应当按照《医疗机构制剂注册管理办法（试行）》的相关规定办理。《中医药法》明确规定，委托配制中药制剂，应当向委托方所在地省级药品监督管理部门备案。从2017年7月1日起，医疗机构无需再就委托配制中药制剂行为向药品监督管理部门单独申请许可，只需向省级药品监督管理部门办理备案。根据《中医药法》规定，办理备案的主体应当是委托方，即委托配制中药制剂的医疗机构。对委托配制中药制剂应当备案而未备案的处罚，其处罚对象应当是委托方。

委托方向所在地省级药品监督管理部门提交中药制剂委托配制的申请材料，包括：《医疗机构中药制剂委托配制申请表》；委托方的《医疗机构制剂许可证》、制剂批准证明文件复印件；受托方的《药品生产许可证》或者《医疗机构制剂许可证》复印件；委托配制的制剂质量标准、配制工艺；委托配制的制剂原最小包装、标签和使用说明书实样；委托配制的制剂拟采用的包装、标签和说明书式样及色标；委托配制合同；受托方所在地药品监督管理机构组织对受托方技术人员，厂房（制剂室）、设施、设备等生产条件和能力，以及质检机构、检测设备等质量保证体系考核的意见。省级药品监督管理部门依法进行受理。

在配制中药制剂过程中，委托方或者受托方违反《中医药法》《药品管理法》及其实施条例或者相关规章和质量管理规范的，可以依据相关法律法规或者规章予以处罚。

第五节　药物临床应用管理

一、临床用药管理

（一）合理用药的基本要求

合理用药是指安全、有效、经济地使用药物。医疗机构应当遵循有关药物临床应用指导原则、临床路径、临床诊疗指南和药品说明书等合理使用药物；对医师处方、用药医嘱的适宜性进行审核。

2019年12月20日，国家卫生健康委员会发布《国家卫生健康委办公厅关于做好医疗机构合理用药考核工作的通知》（国卫办医函〔2019〕903号），要求取得《医疗机构执业许可证》，且使用药物的医疗机构均应当接受考核，合理用药考核的重点内容，应当至少包括：①麻醉药品和精神药品、放射性药品、医疗用毒性药品、药品类易制毒化学品、含兴奋剂药品等特殊管理药品的使用和管理情况；②抗菌药物、抗肿瘤药物、重点监控药物的使用和管理情况；③公立医疗机构国家基本药物配备使用情况；④公立医疗机构国家组织药品集中采购中选品种配备使用情况；⑤医保定点医疗机构国家医保谈判准入药品配备使用情况。

考核采取医疗机构自查自评和卫生健康主管部门数据信息考核的方式进行。医疗机构按照考核内容和指标对本医疗机构合理用药情况进行自查自评，并将结果报送省级卫生健康主管部门。省级卫生健康主管部门根据医疗机构报送的自查自评情况，通过信息化平台在线采集医疗机构考核指标关键数据，组织或委托第三方进行核查分析。省级卫生健康主管部门应当在考核结束后20个工作日内将医疗机构考核结果在行业内部公开。医疗机构应当根据考核中发现的问题持续改进工作，不断提高合理用药水平。

2022年7月27日，国家卫生健康委发布《关于进一步加强用药安全管理提升合理用药水平的通知》（国卫医函〔2022〕122号），在降低用药错误风险，提高用药安全水平；加强监测报告和分析，积极应对药品不良反应；加强用药安全监管，促进合理用药水平提高等三方面提出了工作要求以进一步加强用药安全管理，提升合理用药水平，保障医疗质量安全和人民健康权益。

（二）药物临床应用管理规定

1. 药物临床应用管理的界定　药物临床应用管理是对医疗机构临床诊断、预防和治疗疾病用药全过程实施监督管理。医疗机构应当遵循安全、有效、经济的合理用药原则，尊重患者对药品使用的知情权和隐私权。

《医疗机构药事管理规定》第十六条明确指出："医疗机构应当依据国家基本药物制度，抗菌药物临床应用指导原则和中成药临床应用指导原则，制定本医疗机构基本药物临床应用管理办法，建立并落实抗菌药物临床应用分级管理制度"。

2. 具体规定

（1）加强医疗机构药品安全管理。医疗机构应当建立覆盖药品采购、贮存、发放、调配、使用等全过程的监测系统，加强药品使用情况动态监测分析，对药品使用数量进行科学预估，并实现药品来源、去向可追溯。按照药品贮存相关规定，配备与药品贮存条件相一致的场所和设施设备，定期对库存药品进行养护与质量检查。遵循近效期先出的原则，避免出现过期药品。严格规范特殊管理药品和高警示药品的管理，防止流入非法渠道。

（2）提高医师临床合理用药水平。医师要遵循合理用药原则，能口服不肌注，能肌注不输液，依据相关疾病诊疗规范、用药指南和临床路径合理开具处方，优先选用国家基本药物、国家组织集中采购和使用药品及国家医保目录药品。充分发挥各级药事质量控制中心作用，加强对药品不良反应、用药错误和药害事件的监测，按规定及时上报，提高应急处置能力，保证用药安全。医疗联合体内上级医疗机构要加强对下级医疗机构的指导，推动提高基层药学服务水平和医疗服务质量。各级卫生健康主管部门要将药品合理使用培训作为继续教育重要内容，将药物临床应用指南、处方集纳入继续医学教育项目，重点加强对基本药物临床合理使用的培训，实现医疗机构医师药师培训全覆盖。

（3）强化药师或其他药学技术人员对处方的审核。建立处方点评和医师约谈制度，重点跟踪监控辅助用药、医院超常使用的药品。明确医师处方权限，处方涉及贵重药品时，应主动与患者沟通，规范用量，努力减轻急性、长期用药患者药品费用负担。加大培养培训力度，完善管理制度，提高药师或其他药学技术人员参与药物治疗管理的能力。药师或其他药学技术人员负责处方的审核、调剂等药学服务，所有处方均应当经审核通过后方可进入划价收费和调配环节。要加大处方审核和点评力度，重点对处方的合法性、规范性、适宜性进行审核，对于不规范处方、用药不适宜处方及超常处方等，应当及时与处方医师沟通并督促修改，确保实现安全、有效、经济、适宜用药。建立健全以基本药物为重点的临床用药综合评价体系，推进药品剂型、规格、包装标准化。

（4）加强合理用药管理和绩效考核。卫生健康主管部门要将医疗机构药物合理使用等相关指标纳入医疗机构及医务人员绩效考核体系，并细化实化基本药物采购和使用等相关考核指标及内容。药师或其他药学技术人员发现不合理处方应当及时按有关规定进行处置。医保部门发现可能会对医疗保障基金支出造成影响或损失的处方，应当及时按有关规定和协议进行处理，并做好与医疗机构的沟通。

（5）开展药品使用监测和临床综合评价。建立覆盖各级公立医疗卫生机构的国家、省、地市、县药品使用监测信息网络，推广应用统一的药品编码。建立健全药品使用监测与临床综合评价工作机制和标准规范，突出药品临床价值，提升药品供应保障能力。各级医疗机构要充分利用药品使用监测数据，对药品临床使用的安全性、有效性、经济性等开展综合评价，加强评价结果的分析应用，作为医疗机构用药目录遴选、药品临床合理使用、提供药学服务、控制不合理药品费用支出等的重要依据。

（6）规范药品推广和公立医疗机构药房管理。医疗机构要加强对参加涉及药品耗材推广的学术活动的管理，由企业举办或赞助的学术会议、培训项目等邀请由医疗机构统筹安排，并公示、备案备查。坚持公立医疗机构药房的公益性，公立医疗机构不得承包、出租药房，不得向营利性企业托管药房，不得以任何形式开设营利性药店。公立医疗机构与企业合作开展物流延伸服务的，应当按企业所提供的服务向企业支付相关费用，企业不得以任何形式参与医疗机构的药事管理工作。

（7）医疗机构应当建立药品不良反应、用药错误和药品损害事件监测报告制度。医疗机构临床科室发现药品不良反应、用药错误和药品损害事件后，应当积极救治患者，立即向药学部门报告，并做好观察与记录。医疗机构应当按照国家有关规定向相关部门报告药品不良反应，用药错误和药品损害事件应当立即向所在地县级卫生健康主管部门报告。

2019年4月9日，国家卫生健康委员会发布《国家卫生健康委关于开展药品使用监测和临床综合评价工作的通知》（国卫药政函〔2019〕80号），明确建立国家、省两级药品使用监测平台和国家、省、地市、县四级药品使用监测网络，实现药品使用信息采集、统计分析、信息共享等功能，覆盖各级公立医疗卫生机构，各级卫生健康主管部门和医疗卫生机构可以对监测信息加以分析利用，针对医疗机构药品实际配备和使用情况，分析用药类别结构、基本药物和非基本药物使用、仿制药和原研药使用、采购价格变动、药品支付报销等情况，为临床综合评价提供基础信息，并指导医疗机构药品采购和上下级医疗机构用药衔接。同时推进药品临床综合评价，在充分运用卫生技术评估方法及药品常规监测工具的基础上，融合循证医学、流行病学、临床医学、临床药学、循证药学、药物经济学、卫生技术评估等知识体系，综合利用药品上市准入、大规模多中心临床试验结果、不良反应监测、医疗卫生机构药品使用监测、药品临床实践"真实世界"数据以及国内外文献等资料，围绕药品的安全性、有效性、经济性、创新性、适宜性、可及性等进行定性、定量数据整合分析。

为持续稳定推进药品使用监测工作、提升药品使用监测管理水平、规范药品使用监测信息化建设标准，2024年5月13日，国家卫生健康委发布《全国公立医疗卫生机构药品使用监测管理标准》（国卫通〔2024〕7号），对药品使用监测的管理机构、工作程序、系统建设和安全管理要求、监测数据全流程管理要求等方面作出规定，便于监测人员熟悉掌握相关工作流程和要求。

二、抗菌药物临床应用管理

为加强对医疗机构抗菌药物临床应用的管理、提高抗菌药物的临床应用水平，原卫生部于2012年4月发布了《抗菌药物临床应用管理办法》（卫生部令第84号），实施对抗菌药物的临床应用的分级管理。2017年3月，原国家卫生计生委办公厅发布《关于进一步加强抗菌药物临床应用管理遏制细菌耐药的通知》（国卫办医发〔2017〕10号），对进一步加强抗菌药物临床应用管理、遏制细菌耐药提出新要求。2018年5月9日，国家卫生健康委员会办公厅发布《关于持续做好抗菌药物临床应用管理有关工作的通知》（国卫办医发〔2018〕9号），要求继续加强抗菌药物临床应用重点环节管理。2019年3月29日，国家卫生健康委员会办公厅发布《关于持续做好抗菌药物临床应用管理工作的通知》（国卫办医发〔2019〕12号），提出优化抗菌药物管理模式与提高抗菌药物合理应用能力，提升抗菌药物管理水平。2020年7月23日，国家卫生健康委员会办公厅发布《关于持续做好抗菌药物临床应用管理工作的通知》（国卫办医发〔2020〕8号），明确规定持续提高感染性疾病诊疗水平；落实药事管理相关要求；强化感染防控；加强检验支撑，促进抗菌药物精准使用；依托信息化建设，助力抗菌药物科学管理；加强培训考核，全面推进抗菌药物管理。2021年4月7日，国家卫生健康委员会印发了《关于进一步加强抗微生物药物管理遏制耐药工作的通知》（国卫医函〔2021〕73号），从五个方面提出了具体要求：一是充分认识做好抗微生物药物管理的重要性；二是统筹部署推进，全面加强抗微生物药物管理；三是完善管理措施，进一步提高合理用药水平；四是立足多学科协作，提高感染性疾病诊疗能力；五是加强宣传引导，提高全民合理用药意识。

为积极应对微生物耐药带来的挑战，贯彻落实《生物安全法》，更好地保护人民健康，2022年10月28日，国家卫生健康委员会发布了《关于印发遏制微生物耐药国家行动计划（2022—2025年）的通知》（国卫医函〔2022〕185号），其中，在总体要求方面，确立了预防为主、防治结合、综合施策的原则，聚焦微生物耐药存在的突出问题，创新体制机制和工作模式。主要任务有，一是坚持预防为主，降低感染发生率。二是加强公众健康教育，提高耐药认识水平。三是加强培养培训，提高专业人员防控能力。四是强化行业监管，合理应用抗微生物药物。五是完善监测评价体系，为科学决策提供依据。六是加强相关药物器械的供应保障。七是加强微生物耐药防控的科技研发。八是广泛开展国际交流与合作。

（一）抗菌药物管理组织机构和职责

医疗机构主要负责人是本医疗机构抗菌药物临床应用管理的第一责任人。

医疗机构应当设立抗菌药物管理工作机构或者配备专（兼）职人员负责本医疗机构的抗菌药物管理工作；二级以上的医院、妇幼保健院及专科疾病防治机构应当在药事管理与药物治疗学委员会下设立抗菌药物管理工作组。抗菌药物管理工作组由医务、药学、感染性疾病、临床微生物、护理、医院感染管理等部门负责人和具有相关专业高级技术职务任职资格的人员组成，医务、药学等部门共同负责日常管理工作；其他医疗机构设立抗菌药物管理工作小组或者指定专（兼）职人员，负责具体管理工作。

医疗机构抗菌药物管理工作机构或者专（兼）职人员的主要职责是：贯彻执行抗菌药物管理相关的法律、法规、规章，制定本医疗机构抗菌药物管理制度并组织实施；审议本医疗机构抗菌药物供应目录，制定抗菌药物临床应用相关技术性文件，并组织实施；对本医疗机构抗菌药物临床应用与细菌耐药情况进行监测，定期分析、评估、上报监测数据并发布相关信息，提出干预和改进措施；对医务人员进行抗菌药物管理相关法律、法规、规章制度和技术规范培训，组织对患者合理使用抗菌药物的宣传教育。

（二）抗菌药物分级管理

1. 抗菌药物的界定 《抗菌药物临床应用管理办法》所称抗菌药物是指治疗细菌、支原体、衣原体、立克次体、螺旋体、真菌等病原微生物所致感染性疾病病原的药物，不包括治疗结核病、寄生虫病和各种病毒所致感染性疾病的药物以及具有抗菌作用的中药制剂。

2. 抗菌药物分级和分级标准 抗菌药物临床应用应当遵循安全、有效、经济的原则。抗菌药物临床应用实行分级管理。根据安全性、疗效、细菌耐药性、价格等因素，将抗菌药物分为三级：非限制使用级、限制使用级与特殊使用级。

（1）非限制使用级。经长期临床应用证明安全、有效，对细菌耐药性影响较小，价格相对较低的抗菌药物。

（2）限制使用级。经长期临床应用证明安全、有效，对细菌耐药性影响较大，或者价格相对较高的抗菌药物。

（3）特殊使用级。主要包括以下几类：①具有明显或者严重不良反应，不宜随意使用的抗菌药物；②需要严格控制使用，避免细菌过快产生耐药的抗菌药物；③疗效、安全性方面的临床资料较少的抗菌药物；④价格昂贵的抗菌药物。

（三）抗菌药物的购进、使用和评估

1. 抗菌药物分级管理目录及采购 医疗机构应当按照省级卫生健康主管部门制定的抗菌药物分级管理目录，制定本医疗机构抗菌药物供应目录，并向核发其《医疗机构执业许可证》的卫生健康主管部门备案。医疗机构抗菌药物供应目录包括采购抗菌药物的品种、品规。未经备案的抗菌药物品种、品规，医疗机构不得采购。医疗机构应当严格控制本医疗机构抗菌药物供应目录的品种数量。同一通用名称抗菌药物品种，注射剂型和口服剂型各不得超过2种。具有相似或者相同药理学特征的抗菌药物不得重复列入供应目录。其中碳青霉烯类抗菌药物注射剂型严格控制在3个品规内。要按照规定调整抗菌药物供应目录，调整周期原则上为2年，最短不少于1年，并在目录调整后

15日内报核发其《医疗机构许可证》的卫生健康主管部门备案。

医疗机构应当按照国家药品监督管理部门批准并公布的药品通用名称购进抗菌药物，优先选用《国家基本药物目录》《国家处方集》和《国家基本医疗保险、工伤保险和生育保险药品目录》收录的抗菌药物品种。基层医疗卫生机构只能选用基本药物中的抗菌药物品种。

因特殊治疗需要，医疗机构需使用本医疗机构抗菌药物供应目录以外抗菌药物的，可以启动临时采购程序。临时采购应当由临床科室提出申请，说明申请购入抗菌药物名称、剂型、规格、数量、使用对象和使用理由，经本医疗机构抗菌药物管理工作组审核同意后，由药学部门临时一次性购入使用。医疗机构应当严格控制临时采购抗菌药物的品种和数量，同一通用名抗菌药物品种启动临时采购程序原则上每年不得超过5例次。如果超过5例次，应当讨论是否列入本医疗机构抗菌药物供应目录。调整后的抗菌药物供应目录总品种数不得增加。

2. 抗菌药物遴选和定期评估制度 医疗机构遴选和新引进抗菌药物品种，应当由临床科室提交申请报告，经药学部门提出意见后，由抗菌药物管理工作组审议。

抗菌药物管理工作组三分之二以上成员审议同意，并经药事管理与药物治疗学委员会三分之二以上委员审核同意后方可列入采购供应目录。抗菌药物品种或者品规存在安全隐患、疗效不确定、耐药率高、性价比差或者违规使用等情况的，临床科室、药学部门、抗菌药物管理工作组可以提出清退或者更换意见。清退意见经抗菌药物管理工作组二分之一以上成员同意后执行，并报药事管理与药物治疗学委员会备案，更换意见经药事管理与药物治疗学委员会讨论通过后执行。清退或者更换的抗菌药物品种或者品规原则上12个月内不得重新进入本医疗机构抗菌药物供应目录。

（四）抗菌药物处方权、调剂资格的授予

二级以上医院应当定期对医师和药师进行抗菌药物临床应用知识和规范化管理的培训。医师经本医疗机构培训并考核合格后，方可获得相应的处方权。其他医疗机构依法享有处方

权的医师、乡村医生和从事处方调剂工作的药师，由县级以上地方卫生健康主管部门组织相关培训、考核。经考核合格的，授予相应的抗菌药物处方权或者抗菌药物调剂资格。

具有高级专业技术职务任职资格的医师，可授予特殊使用级抗菌药物处方权；具有中级以上专业技术职务任职资格的医师，可授予限制使用级抗菌药物处方权；具有初级专业技术职务任职资格的医师，在乡、民族乡、镇、村的医疗机构独立从事一般执业活动的执业助理医师以及乡村医生，可授予非限制使用级抗菌药物处方权。

（五）抗菌药物应用监测和细菌耐药监测

1. 抗菌药物的应用监测　医疗机构和医务人员应当严格掌握使用抗菌药物预防感染的指征。预防感染、治疗轻度或者局部感染应当首选非限制使用级抗菌药物；严重感染、免疫功能低下合并感染或者病原菌只对限制使用级抗菌药物敏感时，方可选用限制使用级抗菌药物；特殊使用级抗菌药物不得在门诊使用，临床应用特殊使用级抗菌药物应当严格掌握用药指征，经抗菌药物管理工作组指定的专业技术人员会诊同意后，由具有相应处方权医师开具处方。特殊使用级抗菌药物会诊人员由具有抗菌药物临床应用经验的感染性疾病科、呼吸科、重症医学科、微生物检验科、药学部门等具有高级专业技术职务任职资格的医师、药师或具有高级专业技术职务任职资格的抗菌药物专业临床药师担任。

《关于进一步加强抗菌药物临床应用管理遏制细菌耐药的通知》强调医疗机构要重点加强预防使用、联合使用和静脉输注抗菌药物管理，要强化碳青霉烯类抗菌药物以及替加环素等特殊使用级抗菌药物管理。特殊使用级抗菌药物紧急情况下未经会诊同意或确需越处方权限使用的，处方量不得超过1日用量，并做好相关病历记录。接受特殊使用级抗菌药物治疗的住院患者抗菌药物使用前微生物送检率不低于80%。对碳青霉烯类抗菌药物及替加环素等特殊使用级抗菌药物先行实施专档管理。各临床科室使用碳青霉烯类抗菌药物及替加环素时，要按照要求及时填报有关信息。医疗机构要指定专人定期收集、汇总本单位碳青霉烯类抗菌药物及替加环素使用情况信息表，并进行分析，采取针对性措施，有效控制碳青霉烯类抗菌药物和替加环素耐药。对基层医疗机构以及二级以上医疗机构中，抗菌药物临床使用量大、使用级别高、容易产生问题的重症监护病房（ICU）、新生儿室、血液科病房、呼吸科病房、神经科病房、烧伤病房等科室，要重点加强抗菌药物管理。

因抢救生命垂危的患者等紧急情况，医师可以越级使用抗菌药物。越级使用抗菌药物应当详细记录用药指征，并应当于24小时内补办越级使用抗菌药物的必要手续。

2. 细菌耐药预警　医疗机构应当开展细菌耐药监测工作，建立细菌耐药预警机制，并采取下列相应措施：①主要目标细菌耐药率超过30%的抗菌药物，应当及时将预警信息通报本医疗机构医务人员；②主要目标细菌耐药率超过40%的抗菌药物，应当慎重经验用药；③主要目标细菌耐药率超过50%的抗菌药物，应当参照药敏试验结果选用；④主要目标细菌耐药率超过75%的抗菌药物，应当暂停针对此目标细菌的临床应用，根据追踪细菌耐药监测结果，再决定是否恢复临床应用。

（六）抗菌药物临床应用异常情况及处理

1. 抗菌药物应用的公示与报告　医疗机构应当建立本医疗机构抗菌药物临床应用情况排名、内部公示和报告制度。医疗机构应当对临床科室和医务人员抗菌药物使用量、使用率和使用强度等情况进行排名并予以内部公示；对排名后位或者发现严重问题的医师进行批评教育，情况严重的予以通报。医疗机构应当按照要求对临床科室和医务人员抗菌药物临床应用情况进行汇总，并向核发其《医疗机构执业许可证》的卫生健康主管部门报告。非限制使用级抗菌药物临床应用情况，每年报告一次；限制使用级和特殊使用级抗菌药物临床应用情况，每半年报告一次。

2. 抗菌药物应用异常情况调查　医疗机构应当对以下抗菌药物临床应用异常情况开展调查，并根据不同情况作出处理：使用量异常增长的抗菌药物；半年内使用量始终居于前列的抗菌药物；经常超适应症、超剂量使用的抗菌药物；企业违规销售的抗菌药物；频繁发生严重不良事件的抗菌药物。

3. 抗菌药物的监督管理 县级以上卫生健康主管部门应当加强对本行政区域内医疗机构抗菌药物临床应用情况的监督检查，建立医疗机构抗菌药物临床应用管理评估制度，建立抗菌药物临床应用情况排名、公布和诫勉谈话制度。对本行政区域内医疗机构抗菌药物使用量、使用率和使用强度等情况进行排名，将排名情况向本行政区域内医疗机构公布，并报上级卫生健康主管部门备案；对发生重大、特大医疗质量安全事件或者存在严重医疗质量安全隐患的各级各类医疗机构的负责人进行诫勉谈话，情况严重的予以通报。

卫生健康主管部门建立全国抗菌药物临床应用监测网和全国细菌耐药监测网，对全国抗菌药物临床应用和细菌耐药情况进行监测；根据监测情况定期公布抗菌药物临床应用控制指标，开展抗菌药物临床应用质量管理与控制工作。省级卫生健康主管部门应当建立本行政区域的抗菌药物临床应用监测网和细菌耐药监测网，对医疗机构抗菌药物临床应用和细菌耐药情况进行监测，开展抗菌药物临床应用质量管理与控制工作。

卫生健康主管部门应当将医疗机构抗菌药物临床应用情况纳入医疗机构考核指标体系；将抗菌药物临床应用情况作为医疗机构定级、评审、评价重要指标，考核不合格的，视情况对医疗机构作出低等级、不合格评价等处理。

医疗机构应当对出现抗菌药物超常处方3次以上且无正当理由的医师提出警告，限制其特殊使用级和限制使用级抗菌药物处方权。医师出现下列情形之一的，医疗机构应当取消其处方权：抗菌药物考核不合格的；限制处方权后，仍出现超常处方且无正当理由的；未按照规定开具抗菌药物处方，造成严重后果的；未按照规定使用抗菌药物，造成严重后果的；开具抗菌药物处方牟取不正当利益的。药师未按照规定审核抗菌药物处方与用药医嘱，造成严重后果的，或者发现处方不适宜、超常处方等情况未进行干预且无正当理由的，二级以上医院药师由医疗机构取消其药物调剂资格，基层医疗卫生机构药师由县级卫生部门取消其药物调剂资格。医师处方权和药师药物调剂资格取消后，在6个月内不得恢复其处方权和药物调剂资格。

三、抗肿瘤药物临床应用管理

为加强医疗机构抗肿瘤药物临床应用管理，提高抗肿瘤药物临床应用水平，保障医疗质量和医疗安全，国家卫生健康委员会于2020年12月发布了《抗肿瘤药物临床应用管理办法（试行）》（国卫医函〔2020〕487号），对医疗机构内抗肿瘤药物的遴选、采购、储存、处方、调配、临床应用和药物评价等，进行全过程管理。

《抗肿瘤药物临床应用管理办法（试行）》所称抗肿瘤药物，是指通过细胞杀伤、免疫调控、内分泌调节等途径，在细胞、分子水平进行作用，达到抑制肿瘤生长或消除肿瘤的药物，一般包括化学治疗药物、分子靶向治疗药物、免疫治疗药物、内分泌治疗药物等。

（一）抗肿瘤药物管理组织机构和职责

医疗机构主要负责人是本机构抗肿瘤药物临床应用管理的第一责任人。

医疗机构应当建立抗肿瘤药物管理组织或由专（兼）职人员负责本机构的抗肿瘤药物管理工作，建立健全本机构抗肿瘤药物管理工作制度；开展肿瘤诊疗服务的二级以上医疗机构，应当在药事管理与药物治疗学委员会下设立抗肿瘤药物管理工作组。抗肿瘤药物管理工作组由医务、药学、临床科室、医学影像、病理、护理、检验、信息管理、质控等部门负责人或具有相关专业高级技术职务任职资格的人员组成，共同管理抗肿瘤药物临床应用，医务、药学等部门共同负责日常管理工作。开展肿瘤诊疗服务的其他医疗机构，如不具备设立抗肿瘤药物管理工作组条件，可由专（兼）职人员负责具体管理工作。

医疗机构抗肿瘤药物管理组织的主要职责是：贯彻执行抗肿瘤药物管理相关的法律、法规、规章，制订本机构抗肿瘤药物管理制度并组织实施；审议本机构抗肿瘤药物分级管理目录，制订抗肿瘤药物临床应用相关技术性文件，并组织实施；对本机构抗肿瘤药物临床应用情况进行监测，定期分析、评估、上报监测数据并发布相关信息，提出干预和改进措施；对医务人员进行抗肿瘤药物管理相关法律、法规、规章制度和技术规范培训，组织对患者合理使用抗肿瘤药物的宣传教育。

医疗机构开展肿瘤多学科诊疗的，应当将肿瘤科、药学、病理、影像、检验等相关专业人员纳入多学科诊疗团队，落实抗肿瘤药物管理要求，保障合理用药，提高肿瘤综合管理水平；医疗机构应当加强药学人员配备，培养临床药师，参与患者抗肿瘤药物治疗方案的制订与调整，开展抗肿瘤药物处方和用药医嘱的审核与干预，提供药学监护与用药教育等；各级卫生健康行政部门和医疗机构加强涉及抗肿瘤药物临床应用管理的相关学科建设，建立专业人才培养和考核制度，充分发挥相关专业技术人员在抗肿瘤药物临床应用管理工作中的作用。

（二）抗肿瘤药物的用药管理

医疗机构应当严格执行《药品管理法》及其实施条例、《处方管理办法》《医疗机构药事管理规定》《医疗机构处方审核规范》等相关规定及技术规范，加强抗肿瘤药物遴选、采购、储存、处方、调配、临床应用和药物评价的全过程管理。

1. 抗肿瘤药物分级管理　抗肿瘤药物临床应用实行分级管理。根据安全性、可及性、经济性等因素，将抗肿瘤药物分为限制使用级和普通使用级。具体划分标准如下：

（1）限制使用级抗肿瘤药物　是指具有下列特点之一的抗肿瘤药物：①药物毒副作用大，纳入毒性药品管理，适应症严格，禁忌证多，须由具有丰富临床经验的医务人员使用，使用不当可能对人体造成严重损害的抗肿瘤药物；②上市时间短、用药经验少的新型抗肿瘤药物；③价格昂贵、经济负担沉重的抗肿瘤药物。

（2）普通使用级抗肿瘤药物　是指除限制使用级抗肿瘤药物外的其他抗肿瘤药物。

抗肿瘤药物分级管理目录由医疗机构制订，并结合药品上市后评价工作，进行动态调整。地方卫生健康行政部门对抗肿瘤药物分级管理目录的制订和调整工作进行指导。

2. 抗肿瘤药物遴选和评估管理　医疗机构应当建立抗肿瘤药物遴选和评估制度，根据本机构肿瘤疾病诊疗需求制订抗肿瘤药物供应目录，并定期调整。

医疗机构抗肿瘤药物品种遴选应当以临床需求为目标，鼓励优先选用国家基本药物目录、国家基本医疗保险药品目录中收录、国家集中谈判或招标采购，以及国家卫生健康委员会公布的诊疗规范、临床诊疗指南、临床路径涉及的药品。医疗机构遴选和新引进抗肿瘤药物品种，应当由临床科室提交申请报告，由抗肿瘤药物管理工作组出具初步意见，经药事管理与药物治疗学委员会讨论通过后执行。

对于临床优势明显、安全性高或临床急需、无可替代的创新药物，医疗机构应当在充分评估的基础上，简化引进流程，及时纳入抗肿瘤药物供应目录；对于存在重大安全隐患、疗效不确定、成本–效果比差或者严重违规使用等情况的抗肿瘤药物，临床科室、药学部门、抗肿瘤药物管理工作组应当提出清退或者更换意见，经药事管理与药物治疗学委员会讨论通过后执行。清退或者更换的抗肿瘤药物品种或者品规原则上12个月内不得重新进入抗肿瘤药物供应目录。

3. 抗肿瘤药物的采购和供应管理　医疗机构抗肿瘤药物应当由药学部门统一采购供应，其他科室或部门不得从事抗肿瘤药物的采购、调剂活动。因特殊治疗需要，医疗机构确需使用本机构抗肿瘤药物供应目录以外抗肿瘤药物的，可以启动临时采购程序，由临床科室提出申请，经本机构抗肿瘤药物管理工作组审核同意后，由药学部门临时一次性购入使用。

医联体内开展肿瘤诊疗的医疗机构之间应当加强抗肿瘤药物供应目录衔接，建立联动管理机制，做好抗肿瘤药物供应保障，逐步实现区域内药品资源共享，保障双向转诊用药需求。

4. 抗肿瘤药物相关人员培训和考核　二级以上医疗机构应当定期对本机构抗肿瘤药物相关的医师、药师、护士进行抗肿瘤药物临床应用知识培训并进行考核。其他医疗机构的医师、药师、护士，由县级以上地方卫生健康行政部门或其指定的医疗机构组织相关培训并考核。

抗肿瘤药物临床应用知识培训内容应当包括：①《处方管理办法》《抗肿瘤药物临床应用管理办法（试行）》《医疗机构处方审核规范》《医院处方点评管理规范（试行）》等；②诊疗规范、临床诊疗指南、临床路径和药品说明书等；③有关临床用药指南、新型抗肿瘤药物临床应用指导原则；④肿瘤综合治疗的理念和知识；⑤抗肿瘤药物临床应用管理制度；⑥抗肿瘤药物的药理学特点与注意事项；⑦抗肿瘤药物不良反应及其处理相关知识；⑧肿瘤耐药发生机制及其对策等。

5. 抗肿瘤药物的处方和调配管理　医疗机构应当加强对本机构医师处方权的授予、考核等管理，明确可以开具限制使用级和普通使用级抗肿瘤药物处方的医师应当满足的条件，包括医师的专业、职称、培训及考核情况、技术水平和医疗质量等。医师按照被授予的处方权开具相应级别的抗肿瘤药物。

抗肿瘤药物处方应当由经过抗肿瘤药物临床应用知识培训并考核合格的药师审核和调配。抗肿瘤药物的调配应当设置专门区域，实行相对集中调配，并做好医务人员职业防护。设有静脉用药调配中心的医疗机构，应当按照《静脉用药集中调配质量管理规范》进行集中调配；静脉用药调配人员应当经过相应培训并考核合格。

6. 抗肿瘤药物的循证使用管理　医师应当根据组织或细胞学病理诊断结果，或特殊分子病理诊断结果，合理选用抗肿瘤药物。原则上，在病理确诊结果出具前，医师不得开具抗肿瘤药物进行治疗。国家卫生健康委员会发布的诊疗规范、临床诊疗指南、临床路径或药品说明书规定需进行基因靶点检测的靶向药物，使用前需经靶点基因检测，确认患者适用后方可开具。加强对肿瘤细胞耐药发生机制及其对策的研究，针对不同耐药机制采取相应的应对策略，增加患者获益可能。

医疗机构应当遵循诊疗规范、临床诊疗指南、临床路径和药品说明书等，合理使用抗肿瘤药物。在尚无更好治疗手段等特殊情况下，应当制订相应管理制度、技术规范，对药品说明书中未明确但具有循证医学证据的药品用法

进行严格管理。特殊情况下抗肿瘤药物使用采纳的循证医学证据，依次是其他国家或地区药品说明书中已注明的用法，国际权威学协会或组织发布的诊疗规范、临床诊疗指南，国家级学协会发布的诊疗规范、临床诊疗指南和临床路径等。

首次抗肿瘤药物治疗方案应当由肿瘤诊疗能力强的医疗机构或省级卫生健康行政部门按照相应标准和程序遴选的其他医疗机构制订并实施。鼓励由三级医疗机构制订并实施首次抗肿瘤药物治疗方案。对于诊断明确、病情相对稳定的肿瘤患者，其他医疗机构可以执行上述医疗机构制订的治疗方案，进行肿瘤患者的常规治疗和长期管理。相关遴选标准和程序由省级卫生健康行政部门制订并公布。

（三）抗肿瘤药物应用监测与监督管理

1. 抗肿瘤药物临床应用监测　医疗机构应当开展抗肿瘤药物临床应用监测工作，分析本机构和各临床科室抗肿瘤药物使用情况，评估抗肿瘤药物使用适宜性；对抗肿瘤药物使用趋势进行分析，对抗肿瘤药物不合理使用情况应当及时采取有效干预措施。

医疗机构应当充分利用信息化手段，加强抗肿瘤药物临床应用的全过程管理，促进合理应用；积极参加卫生健康行政部门组织的抗肿瘤药物临床应用监测，明确负责监测工作的具体部门和负责人，为监测工作创造条件，做好相关数据上报工作并保证数据规范、真实、可靠。

医疗机构应当通过治疗效果评估、处方点评等方式加强抗肿瘤药物临床应用的日常管理，并每半年至少开展一次专项处方点评，评价抗肿瘤药物处方的适宜性、合理性。

医疗机构应当加强抗肿瘤药物不良反应、不良事件监测工作，并按照国家有关规定向相关部门报告；制订抗肿瘤药物使用应急预案，对出现外漏或严重不良反应的，要及时启动应急预案；加强行风建设，规范抗肿瘤药物采购，对存在不正当销售行为或违规销售的企业，依法依规及时采取暂停进药、清退等措施。

抗肿瘤治疗相关的医疗废物管理应当遵守《固体废物污染环境防治法》《医疗废物管理条

例》《医疗卫生机构医疗废物管理办法》等法律法规规定，做好分类收集、运送、暂存及机构内处置工作，并做好相关工作人员的职业卫生安全防护。

医疗机构应当根据各临床科室专业特点，科学设定抗肿瘤药物临床合理应用管理指标，定期评估抗肿瘤药物合理应用管理情况。为贯彻落实《抗肿瘤药物临床应用管理办法（试行）》（国卫医函〔2020〕487号），进一步指导医疗机构科学设定抗肿瘤药物临床应用管理指标，国家卫生健康委员会于2021年6月组织制定了《抗肿瘤药物临床合理应用管理指标（2021年版）》，提高抗肿瘤药物临床合理应用水平。抗肿瘤药物临床合理应用管理指标应当包括：①限制使用级和普通使用级抗肿瘤药物的使用率；②抗肿瘤药物使用金额占比；③抗肿瘤药物处方合理率；④抗肿瘤药物不良反应报告数量及报告率；⑤使用抗肿瘤药物患者的病理诊断和检测率；⑥住院患者抗肿瘤药物拓展性临床使用比例。

2. 抗肿瘤药物的监督管理　国家卫生健康委员会建立全国抗肿瘤药物临床应用监测网，对全国抗肿瘤药物临床应用情况进行监测，定期发布全国抗肿瘤药物临床应用监测报告。县级以上地方卫生健康行政部门应当加强对本行政区域内医疗机构抗肿瘤药物临床应用情况的监督检查。被检查医疗机构应当予以配合，提供必要的资料，不得拒绝、阻碍和隐瞒。

各级卫生健康行政部门应当将医疗机构抗肿瘤药物临床应用情况纳入医疗机构考核指标体系；将抗肿瘤药物临床应用情况作为医疗机构合理用药评价考核重要内容，纳入医疗机构评审、评价；将抗肿瘤药物处方点评和用药医嘱审核结果纳入医师定期考核、临床科室和医务人员业务考核。

医疗机构应当对出现超常处方3次以上且无正当理由的医师提出警告，限制其处方权；限制处方权后，仍连续2次以上出现超常处方且无正当理由的，取消其处方权。医师出现下列情形之一的，医疗机构应当取消处方权：①被责令暂停执业；②考核不合格离岗培训期间；③被注销、吊销执业证书；④未按照规定

开具抗肿瘤药物处方，造成严重后果的；⑤未按照规定使用抗肿瘤药物，造成严重后果的；⑥开具抗肿瘤药物处方牟取不正当利益的。

医疗机构有下列情形之一的，由县级以上卫生健康行政部门依法依规作出处理：①未建立抗肿瘤药物管理组织或者无专（兼）职技术人员负责具体管理工作的；②未建立抗肿瘤药物管理规章制度的；③抗肿瘤药物临床应用管理混乱的；④不配合卫生健康行政部门组织的抗肿瘤药物临床应用监测工作，未按照抗肿瘤药物临床应用监测要求上报相关信息的。

医疗机构的负责人、药品采购人员、医师等有关人员索取、收受药品生产企业、药品经营企业或者其代理人给予的财物或者通过开具抗肿瘤药物牟取不正当利益的，依据国家有关法律法规进行处理；县级以上地方卫生健康行政部门未按照《抗肿瘤药物临床应用管理办法（试行）》规定履行监管职责，造成严重后果的，对直接负责的主管人员和其他直接责任人员依法依规作出处理。

四、重点监控药品临床应用管理

2019年7月1日，国家卫生健康委员会发布《关于印发第一批国家重点监控合理用药药品目录（化药及生物制品）的通知》（国卫办医函〔2019〕558号），各省级卫生健康主管部门要会同中医药主管部门在《目录》基础上，形成省（区、市）重点监控合理用药药品目录并公布。各级各类医疗机构在省（区、市）目录基础上，形成本医疗机构重点监控合理用药药品目录。通知要求各医疗机构要建立重点监控合理用药药品管理制度，加强目录内药品临床应用的全程管理。进一步规范医师处方行为，对纳入目录中的药品制订用药指南或技术规范，明确规定临床应用的条件和原则。同时加强目录外药品的处方管理。各级卫生健康主管部门、中医药主管部门和各医疗机构要建立完善药品临床使用监测和超常预警制度。

为加强我国临床合理用药管理，促进国家重点监控合理用药药品目录的制订调整更加科学合理，不断规范临床用药行为，维护人民群众健康权益，2021年9月3日，国家卫生健康

委办公厅发布《关于印发国家重点监控合理用药药品目录调整工作规程的通知》（国卫办医函〔2021〕474号），明确纳入目录管理的药品应当是临床使用不合理问题较多、使用金额异常偏高、对用药合理性影响较大的化学药品和生物制品。重点包括辅助用药、抗肿瘤药物、抗微生物药物、质子泵抑制剂、糖皮质激素、肠外营养药物等。目录更新调整的时间原则上不短于3年，纳入目录管理的药品品种一般为30个。目录的调整共包括启动调整、地方遴选推荐、专家汇总、公布结果4个阶段。对于调整出原目录的药品，地方卫生健康行政部门应当继续监控至少满1年，掌握其处方点评、使用量、使用金额等情况，促进临床合理用药水平的持续提高。

2023年1月13日，国家卫生健康委员会办公厅发布《关于印发第二批国家重点监控合理用药药品目录的通知》（国卫办医政函〔2023〕9号），供各地在加强合理用药管理、开展公立医院绩效考核等工作中使用。通知指出各地要以规范临床用药行为、促进合理用药为工作目标，对纳入本《目录》的药品制定完善临床应用指南，明确临床应用的条件和原则，加强合理用药监管。《第一批国家重点监控合理用药药品目录》（国卫办医函〔2019〕558号）中的药品纳入本《目录》的，按照要求加强重点监控；未纳入本《目录》的，应当持续监控至少满1年后可不再监控，以促进临床合理用药水平持续提高。

（颜建周）

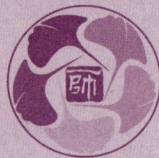

第六章 中药管理

中医药，是包括汉族和少数民族医药在内的我国各民族医药的统称，是反映中华民族对生命、健康和疾病的认识，具有悠久历史传统和独特理论及技术方法的医药学体系。中医药作为中华文明的杰出代表，是中国各族人民在几千年生产生活实践和与疾病作斗争中逐步形成并不断丰富发展的医学科学，不仅为中华民族繁衍昌盛作出了卓越贡献，也对世界文明进步产生了积极影响。

党和政府一直关注和重视中医药工作，通过中医药立法和制定一系列方针、政策，保护和促进了中医药事业的发展。特别是改革开放以来，有关中医药的各项政策和法规得到进一步落实，中药现代化、中医药创新体系等一系列新措施陆续出台，为中药治病救人、康复保健奠定了坚实的基础。

第一节 中药与中药传承创新发展

一、中药与中药分类

（一）中药的概念

中药是指在我国中医药理论指导下使用的药用物质及其制剂。中药具有独特的理论体系和形式，充分反映了我国历史、文化、自然资源等方面的特点，在人们防病治病中具有不可替代的作用。中药的资源优势、疗效优势、预防保健优势及市场前景越来越被国际社会认可，对促进世界医药科学的发展和生命健康的维护发挥了重要作用。

中药宝贵资源的开发与有效利用，已有悠久的历史，也是中国医药学发展的物质基础。几千年来，中药作为防治疾病的主要武器，对保障人民健康和民族繁衍起着不可忽视的作用。

（二）中药分类

中药包括中药材、中药饮片和中成药等。

1. 中药材 中药材是指来源于药用植物、药用动物等资源，经规范化的种植（含生态种植、野生抚育和仿野生栽培）、养殖、采收和产地加工后，用于生产中药饮片、中药制剂的药用原料。国家制定中药材种植养殖、采集、贮存和初加工的技术规范、标准，加强对中药材生产流通全过程的质量监督管理，保障中药材质量安全。

通常，中药材根据产地，可分为道地中药材和一般药材。

除毒性中药材和罂粟壳之外，通常情况下的中药材是农副产品，不能直接用于药品生产或入药配伍使用。只有当其经过适当加工处理，符合中药饮片生产的投料要求后，才能列为进入药用渠道的中药材，即药品概念下的中药材。

2. 中药饮片 中药饮片是指在中医药理论指导下，根据辨证施治和调剂、制剂的需要，对产地初加工的中药材进行特殊加工炮制后形成的制成品。中药饮片的炮制是药品生产行为，生产者必须取得药品生产许可证，且必须按照法定的药品 GMP 标准组织生产。只有中药饮片才可直接用于临床配方或制剂生产，中医处方调配和中成药生产投料均应为中药饮片，中药材不可直接入药。国家保护中药饮片传统炮制技术和工艺，支持应用传统工艺炮制中药饮片，鼓励运用现代科学技术开展中药饮片炮制技术研究。

中药配方颗粒是由单味中药饮片经水提、分离、浓缩、干燥、制粒而成的颗粒，在中医药理论指导下，按照中医临床处方调配后，供患者冲服使用。中药配方颗粒的质量监管纳入中药饮片管理范畴。

3. 中成药　"成药"一词的发明系晋代葛洪（约公元283～363年——《晋书》）。葛洪在《肘后备急方》中第一次提出"成药剂"的名词。主张药物按处方配好，加工成一定剂型备临床急需。所以说，"成药"是根据疗效确切、应用范围广泛的处方、验方或秘方，具备一定质量规格，批量生产供应的药物。为了有别于"西药"，这类"成药"称之为"中成药"。如丸、散、膏、丹、露、酒、锭、片剂、冲剂、糖浆等。现代中成药是指以中药饮片为原料，在中医药理论指导下，按规定的处方和方法，加工制成一定的剂型，标明药物作用、规格、功能主治、剂量、服法、注意事项等，以供医师、患者直接选用。中成药的原料是中药饮片，并非中药材。中成药应由依法取得药品生产许可证的企业生产，质量符合国家药品标准，包装、标签、说明书符合《药品管理法》规定。

《中医药法》规定，国家鼓励和支持中药新药的研制和生产；保护传统中药加工技术和工艺，支持传统剂型中成药的生产，鼓励运用现代科学技术研究开发传统中成药。

二、国家关于中药传承创新发展的相关政策

2019年10月，中共中央 国务院发布《关于促进中医药传承创新发展的意见》，从健全中医药服务体系、发挥中医药在维护和促进人民健康中的独特作用、大力推动中药质量提升和产业高质量发展、加强中医药人才队伍建设、促进中医药传承与开放创新发展、改革完善中医药管理体制机制等六个方面提出了20条意见。在大力推动中药质量提升和产业高质量发展方面，要求：①加强中药材质量控制。强化中药材道地产区环境保护，修订中药材生产质量管理规范，推行中药材生态种植、野生抚育和仿生栽培。②促进中药饮片和中成药质量提升。加快修订《中国药典》中药标准（一部），由国务院药品监督管理部门会同中医药主管部门组织专家承担有关工作，建立最严谨标准。健全中药饮片标准体系，制定实施全国中药饮片炮制规范。③改革完善中药注册管理。建立

健全符合中医药特点的中药安全、疗效评价方法和技术标准。及时完善中药注册分类，制定中药审评审批管理规定，实施基于临床价值的优先审评审批制度。④加强中药质量安全监管。以中药饮片监管为抓手，向上下游延伸，落实中药生产企业主体责任，建立多部门协同监管机制，探索建立中药材、中药饮片、中成药生产流通使用全过程追溯体系，用5年左右时间，逐步实现中药重点品种来源可查、去向可追、责任可究。

2020年12月，国家药品监督管理局发布《关于促进中药传承创新发展的实施意见》（国药监药注〔2020〕27号），从促进中药守正创新、健全符合中药特点的审评审批体系、强化中药质量安全监管、注重多方协调联动、推进中药监管体系和监管能力现代化等方面提出了20条具体措施，涵盖了中药审评审批、研制创新、安全性研究、质量源头管理、生产全过程质量控制、上市后监管、品种保护等以及中药的法规标准体系、技术支撑体系、人才队伍、监管科学、国际合作等内容。该意见在推进实施调整中药注册分类、开辟具有中医药特色的注册申报路径、构建"三结合"的审评证据体系等创新举措基础上，进一步加大鼓励开展以临床价值为导向的中药创新研制力度，要求：①遵循中药研制规律，鼓励医疗机构制剂向中药新药创制转化，支持以病证结合、专病专药或证候类中药等多种方式研制中药复方制剂。②推动开展中药多区域临床试验规范性研究能力与体系建设，鼓励开展以患者为中心的疗效评价，探索引入真实世界证据用于支持中药新药注册上市。③支持以提升临床应用优势和特点为目的，运用符合产品特点的新技术、新工艺研制中药新剂型、改进已上市中药剂型。④鼓励挖掘已上市中药的临床治疗潜力，促进已上市中药同品种质量竞争，推动质量提升。⑤建立以中医临床为导向的中药安全性分类分级评价策略，研究制定具有人用经验中药新药的安全性评价技术标准。⑥结合中药临床应用特殊情形，明确实施优先审评审批、附条件批准和特别审批的具体情形，鼓励有明显临床价

值中药新药的研制，并加快其上市进程。

2021年1月，国务院办公厅发布《关于加快中医药特色发展的若干政策措施》（国办发〔2021〕3号），明确提高中药产业发展活力，要求：①优化中药审评审批管理。加快推进中药审评审批机制改革，加强技术支撑能力建设，提升中药注册申请技术指导水平和注册服务能力，强化部门横向联动，建立科技、医疗、中医药等部门推荐符合条件的中药新药进入快速审评审批通道的有效机制。以中医临床需求为导向，加快推进国家重大科技项目成果转化。统筹内外部技术评估力量，探索授予第三方中医药研究平台专业资质、承担国家级中医药技术评估工作。增加第三方中药新药注册检验机构数量。②完善中药分类注册管理。尊重中药研发规律，完善中药注册分类和申报要求。优化具有人用经验的中药新药审评审批，对符合条件的中药创新药、中药改良型新药、古代经典名方、同名同方药等，研究依法依规实施豁免非临床安全性研究及部分临床试验的管理机制。充分利用数据科学等现代技术手段，建立中医药理论、人用经验、临床试验"三结合"的中药注册审评证据体系，积极探索建立中药真实世界研究证据体系。优化古代经典名方中药复方制剂注册审批。完善中药新药全过程质量控制的技术研究指导原则体系。

2022年3月，国务院办公厅印发《"十四五"中医药发展规划》（国办发〔2022〕5号），提出推动中药产业高质量发展，要求：①加强中药资源保护与利用。支持珍稀濒危中药材人工繁育。公布实施中药材种子管理办法。制定中药材采收、产地加工、野生抚育及仿野生栽培技术规范和标准。完成第四次全国中药资源普查，建立全国中药资源共享数据集和实物库，并利用实物样本建立中药材质量数据库，编纂中国中药资源大典。②加强道地药材生产管理。制定发布全国道地药材目录，构建中药材良种繁育体系。加强道地药材良种繁育基地和生产基地建设，鼓励利用山地、林地推行中药材生态种植，优化生产区域布局和产品结构，开展道地药材产地和品质快速检测技术研发，集成

创新、示范推广一批以稳定提升中药材质量为目标的绿色生产技术和种植模式，制定技术规范，形成全国道地药材生产技术服务网络，加强对道地药材的地理标志保护，培育一批道地药材知名品牌。③提升中药产业发展水平。健全中药材种植养殖、仓储、物流、初加工规范标准体系。鼓励中药材产业化、商品化和适度规模化发展，推进中药材规范化种植、养殖。鼓励创建以中药材为主的优势特色产业集群和以中药材为主导的农业产业强镇。制定实施全国中药饮片炮制规范，继续推进中药炮制技术传承基地建设，探索将具有独特炮制方法的中药饮片纳入中药品种保护范围。加强中药材第三方质量检测平台建设。研究推进中药材、中药饮片信息化追溯体系建设，强化多部门协同监管。加快中药制造业数字化、网络化、智能化建设，加强技术集成和工艺创新，提升中药装备制造水平，加速中药生产工艺、流程的标准化和现代化。④加强中药安全监管。提升药品检验机构的中药质量评价能力，建立健全中药质量全链条安全监管机制，建设中药外源性有害残留物监测体系。加强中药饮片源头监管，严厉打击生产销售假劣中药饮片、中成药等违法违规行为。建立中成药监测、预警、应急、召回、撤市、淘汰的风险管理长效机制。加强中药说明书和标签管理，提升说明书临床使用指导效果。

2023年1月，国家药品监督管理局发布《关于进一步加强中药科学监管促进中药传承创新发展的若干措施》（国药监药注〔2023〕1号），要求：加强中药材质量管理，强化中药饮片、中药配方颗粒监管，优化医疗机构中药制剂管理，完善中药审评审批机制，重视中药上市后管理，提升中药标准管理水平，加大中药安全监管力度等。

2023年2月，国务院办公厅印发《中医药振兴发展重大工程实施方案》（国办发〔2023〕3号，提出"中药质量提升及产业促进工程"，要求：围绕中药种植、生产、使用全过程，充分发挥科技支撑引领作用，加快促进中药材种业发展，大力推进中药材规范种植，提升中药饮片和中成药质量，推动中药产业高质量发展。

2024 年 7 月，国家中医药管理局发布《中医药标准化行动计划（2024—2026 年）》（国中医药法监函〔2024〕116 号），提出完善中药质量提升和产业高质量发展标准。健全中药全产业链标准体系建设，推进中药材种子种苗、种植养殖、仓储、物流、初加工规范以及中药饮片炮制规范的制定。综合考虑中药材道地性、生长年份、炮制工艺等方面因素，研究制定中药材等级标准，推动优质优价。建立中医理论指导下，以患者为中心，以临床价值为导向，涵盖安全性评价、临床疗效评价、生产标准规范性评价等多维度的中成药综合评价体系和标准。

三、中医药立法

《药品管理法》涵盖了中药的管理，其中第四条规定，国家发展现代药和传统药，充分发挥其在预防、医疗和保健中的作用。国家保护野生药材资源和中药品种，鼓励培育道地中药材。同时，还提出国家鼓励运用现代科学技术和传统中药研究方法开展中药科学技术研究和药物开发，建立和完善符合中药特点的技术评价体系，促进中药传承创新。

2016 年 12 月 25 日，第十二届全国人大常委会第二十五次会议审议通过了《中医药法》，自 2017 年 7 月 1 日起施行。《中医药法》以继承和弘扬中医药，保障和促进中医药事业发展，保护人民健康为宗旨，遵循中医药发展规律，坚持继承和创新相结合，保持和发挥中医药特色和优势，运用现代科学技术，促进中医药理论和实践的发展，从法律层面明确了中医药的重要地位、发展方针和扶持措施，为中医药事业发展提供了法律保障。

2019 年 12 月 28 日，第十三届全国人民代表大会常务委员会第十五次会议通过《基本医疗卫生与健康促进法》，该法第九条规定，国家大力发展中医药事业，坚持中西医并重、传承与创新相结合，发挥中医药在医疗卫生与健康事业中的独特作用；第六十六条规定，国家加强中药的保护与发展，充分体现中药的特色和优势，发挥其在预防、保健、医疗、康复中的作用。

第二节 中药材管理

一、中药材生产和质量管理

根据《中医药法》，国务院药品监督管理部门应当组织并加强对中药材质量的监测，定期向社会公布监测结果。国务院有关部门应当协助做好中药材质量监测有关工作。国家制定中药材种植养殖、采集、贮存和初加工的技术规范、标准，加强对中药材生产流通全过程的质量监督管理，建立追溯体系，保障中药材质量安全。中药材经营者应当建立进货查验和购销记录制度，并标明中药材产地。国家鼓励发展中药材现代流通体系，提高中药材包装、仓储等技术水平，建立中药材流通追溯体系。药品生产企业购进中药材应当建立进货查验记录制度。

（一）中药材生产质量管理规范

《中药材生产质量管理规范》（Good Agricultural Practice，GAP）是中药材规范化生产和质量管理的基本要求，适用于中药材生产企业采用种植（含生态种植、野生抚育和仿野生栽培）、养殖方式规范生产中药材的全过程管理，野生中药材的采收加工可参考该规范。2002 年 4 月 17 日，国家药品监督管理局发布《中药材生产质量管理规范（试行）》（局令第 32 号）。2022 年 3 月 17 日，国家药品监督管理局、国家农业农村部、国家林业和草原局、国家中医药管理局联合发布《中药材生产质量管理规范》。

《中药材生产质量管理规范》对中药材的种植技术规程、种植管理、养殖技术规程、养殖管理等作了明确规定。

1. 质量管理 企业应当根据中药材生产特点，明确影响中药材质量的关键环节，开展质量风险评估，制定有效的生产管理与质量控制、预防措施。企业应当按照 GAP 规范要求，结合生产实践和科学研究情况，制定如下主要环节的生产技术规程：①生产基地选址；②种子种苗或其他繁殖材料要求；③种植（含生态种植、野生抚育和仿野生栽培）、养殖；④采收与产地加工；⑤包装、放行与储运。

2. 机构与人员 企业负责人对中药材质量负责；企业应当配备足够数量并具有和岗位职责相对应资质的生产和质量管理人员；生产、质量的管理负责人应当有中药学、药学或者农学等相关专业大专及以上学历并有中药材生产、质量管理三年以上实践经验，或者有中药材生产、质量管理五年以上的实践经验，且均须经过本规范的培训。

生产管理负责人负责种子种苗或其他繁殖材料繁育、田间管理或者药用动物饲养、农业投入品使用、采收与加工、包装与贮存等生产活动；质量管理负责人负责质量标准与技术规程制定及监督执行、检验和产品放行。

企业应当对管理和生产人员的健康进行管理；患有可能污染药材疾病的人员不得直接从事养殖、产地加工、包装等工作；无关人员不得进入中药材养殖控制区域，如确需进入，应当确认个人健康状况无污染风险。

3. 设施、设备与工具 企业应当建设必要的设施，包括种植或者养殖设施、产地加工设施、中药材贮存仓库、包装设施等。生产设备、工具的选用与配置应当符合预定用途，便于操作、清洁、维护，并符合以下要求：①肥料、农药施用的设备、工具使用前应仔细检查，使用后及时清洁；②采收和清洁、干燥及特殊加工等设备不得对中药材质量产生不利影响；③大型生产设备应当有明显的状态标识，应当建立维护保养制度。

4. 基地选址 生产基地选址和建设应当符合国家和地方生态环境保护要求。中药材生产基地一般应当选址于道地产区，在非道地产区选址，应当提供充分文献或者科学数据证明其适宜性。生产基地周围应当无污染源；生产基地环境应当持续符合国家标准：①空气符合国家《环境空气质量标准》二类区要求；②土壤符合国家《土壤环境质量农用地污染风险管控标准（试行）》的要求；③灌溉水符合国家《农田灌溉水质标准》，产地加工用水和药用动物饮用水符合国家《生活饮用水卫生标准》。

基地选址范围内，企业至少完成一个生产周期中药材种植或者养殖，并有两个收获期中药材质量检测数据且符合企业内控质量标准。

5. 种子种苗或其他繁殖材料 企业应当明确使用种子种苗或其他繁殖材料的基原及种质，包括种、亚种、变种或者变型、农家品种或者选育品种；使用的种植或者养殖物种的基原应当符合相关标准、法规。使用列入《国家重点保护野生植物名录》的药用野生植物资源的，应当符合相关法律法规规定。企业在一个中药材生产基地应当只使用一种经鉴定符合要求的物种，防止与其他种质混杂；鼓励企业提纯复壮种质，优先采用经国家有关部门鉴定，性状整齐、稳定、优良的选育新品种。

6. 种植与养殖

（1）种植技术规程。企业应当根据药用植物生长发育习性和对环境条件的要求等制定种植技术规程，主要包括：①种植制度要求：前茬、间套种、轮作等；②基础设施建设与维护要求：维护结构、灌排水设施、遮阴设施等；③土地整理要求：土地平整、耕地、做畦等；④繁殖方法要求：繁殖方式、种子种苗处理、育苗定植等；⑤田间管理要求：间苗、中耕除草、灌排水等；⑥病虫草害等的防治要求：针对主要病虫草害等的种类、危害规律等采取的防治方法；⑦肥料、农药使用要求。

企业应当根据种植中药材营养需求特性和土壤肥力，科学制定肥料使用技术规程：①合理确定肥料品种、用量、施肥时期和施用方法，避免过量施用化肥造成土壤退化；②以有机肥为主，化学肥料有限度使用，鼓励使用经国家批准的微生物肥料及中药材专用肥；③自积自用的有机肥须经充分腐熟达到无害化标准，避免掺入杂草、有害物质等；④禁止直接施用城市生活垃圾、工业垃圾、医院垃圾和人粪便。

企业应当根据种植的中药材实际情况，结合基地的管理模式，优先选用符合国家有关规定的高效、低毒生物农药；尽量减少或避免使用除草剂、杀虫剂和杀菌剂等化学农药；并尽可能使用最低剂量、降低使用次数；禁止使用国务院农业农村行政主管部门禁止使用的剧毒、高毒、高残留农药，以及限制在中药材上使用的其他农药；禁止使用壮根灵、膨大素等生长调节剂调节中药材收获器官生长。

（2）种植管理。企业应当按照制定的技术

规程有序开展中药材种植，根据气候变化、药用植物生长、病虫草害等情况，及时采取措施。企业应当按技术规程管理野生抚育和仿野生栽培中药材，坚持"保护优先、遵循自然"原则，有计划地做好投入品管控、过程管控和产地环境管控，避免对周边野生植物造成不利影响。

（3）养殖技术规程。企业应当根据药用动物生长发育习性和对环境条件的要求等制定养殖技术规程。按国务院农业农村行政主管部门有关规定使用饲料和饲料添加剂；禁止使用国务院农业农村行政主管部门公布禁用的物质以及对人体具有直接或潜在危害的其他物质；不得使用未经登记的进口饲料和饲料添加剂。

（4）养殖管理。企业应当按照制定的技术规程，根据药用动物生长、疾病发生等情况，及时实施养殖措施。

7. 采收与产地加工

（1）技术规程制定。企业应当制定种植、养殖、野生抚育或仿野生栽培中药材的采收与产地加工技术规程，明确采收的部位、采收过程中需除去的部分、采收规格等质量要求。坚持"质量优先、兼顾产量"原则，参照传统采收经验和现代研究，明确采收年限范围，确定基于物候期的适宜采收时间。应当采用适宜方法保存鲜用药材，如冷藏、砂藏、罐贮、生物保鲜等，并明确保存条件和保存时限；原则上不使用保鲜剂和防腐剂，如必须使用应当符合国家相关规定。禁止使用有毒、有害物质用于防霉、防腐、防蛀；禁止染色增重、漂白、掺杂使假等。

（2）采收管理。企业应当单独采收、处置受病虫草害等或者气象灾害等影响严重、生长发育不正常的中药材。采收过程应当除去非药用部位和异物，及时剔除破损、腐烂变质部分。不清洗直接干燥使用的中药材，采收过程中应当保证清洁，不受外源物质的污染或者破坏。

（3）产地加工管理。企业应当保证加工过程方法的一致性，避免品质下降或者外源污染；避免造成生态环境污染。应当及时进行中药材晾晒，防止晾晒过程雨水、动物等对中药材的污染，控制环境尘土等污染；应当阴干药材不得暴晒。产地加工过程中品质受到严重影响的，

原则上不得作为中药材销售。

8. 包装、放行与储运

（1）技术规程制定。企业应当制定包装、放行和储运技术规程。包装材料应当符合国家相关标准和药材特点，能够保持中药材质量；禁止采用肥料、农药等包装袋包装药材；毒性、易制毒、按麻醉药品管理中药材应当使用有专门标记的特殊包装；鼓励使用绿色循环可追溯周转筐。明确贮存的避光、遮光、通风、防潮、防虫、防鼠等养护管理措施；使用的熏蒸剂不能带来质量和安全风险，不得使用国家禁用的高毒性熏蒸剂；禁止贮存过程使用硫黄熏蒸。

（2）包装管理。包装袋应当有清晰标签，不易脱落或者损坏；标示内容包括品名、基原、批号、规格、产地、数量或重量、采收日期、包装日期、保质期、追溯标志、企业名称等信息。

（3）放行与储运管理。企业应当执行中药材放行制度，对每批药材进行质量评价，审核生产、检验等相关记录；由质量管理负责人签名批准放行，确保每批中药材生产、检验符合标准和技术规程要求；不合格药材应当单独处理，并有记录。应当分区存放中药材，不同品种、不同批中药材不得混乱交叉存放；保证贮存所需要的条件，如洁净度、温度、湿度、光照和通风等。

9. 文件
企业应当建立文件管理系统，全过程关键环节记录完整。文件包括管理制度、标准、技术规程、记录、标准操作规程等。记录保存至该批中药材销售后至少3年以上。

10. 质量检验
企业应当建立质量控制系统，包括相应的组织机构、文件系统以及取样、检验。企业应当制定质量检验规程，对自己繁育并在生产基地使用的种子种苗或其他繁殖材料、生产的中药材实行按批检验。购买的种子种苗、农药、商品肥料、兽药或生物制品、饲料和饲料添加剂等，企业可不检测，但应当向供应商索取合格证或质量检验报告。

用于检验用的中药材、种子种苗或其他繁殖材料，应当按批取样和留样：①保证取样和留样的代表性；②中药材留样包装和存放环境应当与中药材贮存条件一致，并保存至该批中

药材保质期届满后 3 年；③中药材种子留样环境应当能够保持其活力，保存至生产基地中药材收获后 3 年；种苗或药用动物繁殖材料依实际情况确定留样时间；④检验记录应当保留至该批中药材保质期届满后 3 年。

11. 内审　企业应当定期组织对本规范实施情况的内审，对影响中药材质量的关键数据定期进行趋势分析和风险评估，确认是否符合本规范要求，采取必要改进措施。

12. 投诉、退货与召回　企业应当建立投诉处理、退货处理和召回制度。召回应当有召回记录，并有最终报告；报告应对产品发运数量、已召回数量以及数量平衡情况予以说明。

（二）产地趁鲜切制中药材管理

2021 年 7 月 5 日，国家药品监督管理局综合司发布《关于中药饮片生产企业采购产地加工（趁鲜切制）中药材有关问题的复函》（药监综药管函〔2021〕367 号），对产地趁鲜切制中药材作了规定，要求：①产地加工属于中药材来源范畴，趁鲜切制是产地加工的方式之一，是按照传统加工方法将采收的新鲜中药材切制成片、块、段、瓣等，虽改变了中药材形态，但未改变中药材性质，且减少了中药材经干燥、浸润、切制、再干燥的加工环节，一定程度上有利于保障中药材质量。中药饮片生产企业可以采购具备健全质量管理体系的产地加工企业生产的产地趁鲜切制中药材用于中药饮片生产。②采购鲜切药材的中药饮片生产企业，应当将质量管理体系延伸到该药材的种植、采收、加工等环节，应当与产地加工企业签订购买合同和质量协议并妥善保存，应当严格审核产地加工企业的质量管理体系。③中药饮片生产企业对采购的鲜切药材承担质量管理责任，对鲜切药材应当入库验收，按照中药饮片 GMP 要求和国家药品标准或者省（自治区、直辖市）中药饮片炮制规范进行净制、炮炙等生产加工，并经检验合格后，方可销售。中药饮片生产企业应当在产地加工企业质量追溯基础上进一步完善信息化追溯体系，保证采购的鲜切药材在种植、采收、加工、干燥、包装、仓储及生产的中药饮片炮制、销售等全过程可追溯。④中药饮片生产企业不得从各类中药材市场或个人等

处购进鲜切药材用于中药饮片生产；也不得从质量管理体系不健全或者不具备质量管理体系的产地加工企业购进鲜切药材用于中药饮片生产；不得将采购的鲜切药材直接包装后作为中药饮片销售。

（三）自种、自采、自用中药材管理

自种、自采、自用中草药是指乡村中医药技术人员自己种植、采收、使用，不需特殊加工炮制的植物中草药。《中共中央 国务院关于进一步加强农村卫生工作的决定》提出了在规范农村中医药管理和服务的基础上，允许乡村中医药技术人员自种、自采、自用中草药的要求。《中医药法》规定，在村医疗机构执业的中医医师、具备中药材知识和识别能力的乡村医生，按照国家有关规定可以自种、自采地产中药材并在其执业活动中使用。

为了加强乡村中医药技术人员自种自采自用中草药的管理，规范其服务行为，切实减轻农民医药负担，保障农民用药安全有效，2006 年 7 月 31 日，原卫生部、国家中医药管理局发布《关于加强乡村中医药技术人员自种自采自用中草药管理的通知》。通知要求自种自采自用中草药的人员应同时具备以下条件：①熟悉中草药知识和栽培技术、具有中草药辨识能力；②熟练掌握中医基本理论、技能和自种自采中草药的性味功用、临床疗效、用法用量、配伍禁忌、毒副反应、注意事项等。

乡村中医药技术人员不得自种自采自用下列中草药：①国家规定需特殊管理的医疗用毒性中草药；②国家规定需特殊管理的麻醉药品原植物；③国家规定需特殊管理的濒稀野生植物药材。

根据当地实际工作需要，乡村中医药技术人员自种自采自用的中草药，只限于其所在的村医疗机构内使用，不得上市流通，不得加工成中药制剂。自种自采自用的中草药应当保证药材质量，不得使用变质、被污染等影响人体安全、药效的药材。对有毒副反应的中草药，乡村中医药技术人员应严格掌握其用法用量，并熟悉其中毒的预防和救治。发现可能与用药有关的毒副反应，应按规定及时向当地主管部门报告。乡村民族医药技术人员自种自采自用

民族草药的管理参照上述要求执行。

二、野生药材资源保护

国家重视中药材资源的保护、利用和可持续发展。为了保护和合理利用野生药材资源，适应人民医疗保健事业的需要，1987年10月30日，国务院发布《野生药材资源保护管理条例》。国家对野生药材资源实行保护、采猎相结合的原则，加强中药材野生资源的采集和抚育管理，并创造条件开展人工种养。在我国境内采集使用国家保护品种的任何单位或个人，都要严格按规定履行审批手续国家保护野生中药材资源，严禁非法贩卖野生动物和非法采挖野生中药材资源。另外，《中医药法》对药用野生动植物资源保护进行特别规定，明确国家保护药用野生动植物资源，对药用野生动植物资源实行动态监测和定期普查，建立药用野生动植物资源种质基因库，鼓励发展人工种植养殖，支持依法开展珍贵、濒危药用野生动植物的保护、繁育及其相关研究，扶持濒危动植物中药材人工代用品的研究和开发利用。

（一）国家重点保护野生药材物种的分级

1. 国家重点保护的野生药材物种分为三级管理

一级保护野生药材物种系指濒临灭绝状态的稀有珍贵野生药材物种。

二级保护野生药材物种系指分布区域缩小，资源处于衰竭状态的重要野生药材物种。

三级保护野生药材物种系指资源严重减少的主要常用野生药材物种。

国家重点保护的野生药材物种名录共收载了野生药材物种76种，中药材42种。其中一级保护的野生药材物种有4种，中药材4种；二级保护的野生药材物种27种，中药材17种；三级保护的野生药材物种45种，中药材21种。

2. 国家重点保护的野生药材名录

（1）一级保护药材名称 虎骨、豹骨、羚羊角、鹿茸（梅花鹿）。1993年5月，国务院发出《关于禁止犀牛角和虎骨贸易的通知》（国发〔1993〕39号），禁止犀牛角和虎骨的一切贸易活动，取消犀牛角和虎骨药用标准，今后不得再用犀牛角和虎骨制药。2006年3月，

原国家食品药品监督管理局发布《关于豹骨使用有关事宜的通知》（国食药监注〔2006〕118号），对非内服中成药处方中含豹骨的品种，一律将豹骨去掉，不用代用品；对内服中成药处方中含豹骨的品种，可根据具体品种的有关情况，替代或减去豹骨。

（2）二级保护药材名称 鹿茸（马鹿）、麝香（3个品种）、熊胆（2个品种）、穿山甲、蟾酥（2个品种）、哈蟆油、金钱白花蛇、乌梢蛇、蕲蛇、蛤蚧、甘草（3个品种）、黄连（3个品种）、人参、杜仲、厚朴（2个品种）、黄柏（2个品种）、血竭。

（3）三级保护药材名称 川贝母（4个品种）、伊贝母（2个品种）、刺五加、黄芩、天冬、猪苓、龙胆（4个品种）、防风、远志（2个品种）、胡黄连、肉苁蓉、秦艽（4个品种）、细辛（3个品种）、紫草、五味子（2个品种）、蔓荆子（2个品种）、诃子（2个品种）、山茱萸、石斛（5个品种）、阿魏（2个品种）、连翘（2个品种）、羌活（2个品种）。

（二）国家重点保护野生药材物种的管理

国家药品监督管理局会同野生动物、植物管理部门负责制定国家重点保护的野生药材物种名录的工作。县级以上药品监督管理部门会同同级野生动物、植物管理部门制定采猎、收购二、三级保护野生药材物种的计划，报上一级药品监督管理部门批准。县级以上药品监督管理部门会同同级野生动物、植物管理部门确定禁止采猎区、禁止采猎期和禁止使用采猎的工具。国家药品监督管理局负责确定采药证的格式，县级以上药品监督管理部门会同同级野生动物、植物管理部门负责采药证的核发。国家药品监督管理局会同国务院有关部门负责确定实行限量出口和出口许可证制度的品种，确定野生药材的规格、等级标准。

1. 国家重点保护野生药材采猎管理 《野生药材资源保护管理条例》规定，禁止采猎一级保护野生药材物种。采猎、收购二、三级保护野生药材物种必须按照批准的计划执行。采猎者必须持有采药证，需要进行采伐或狩猎的，必须申请采伐证或狩猎证。不得在禁止采猎期、禁止采猎区采猎二、三级保护野生药材物种，

并不得使用禁用工具进行采猎。二、三级保护野生药材物种属于国家计划管理的品种，由中国药材公司统一经营管理，其余品种由产地县药材公司或其他单位按照计划收购。

2. 国家对穿山甲野外种群及其栖息地实施高强度保护 2020 年，国务院批准将穿山甲调整为国家一级保护野生动物。为切实加强穿山甲保护管理，履行《濒危野生动植物种国际贸易公约》，根据《野生动物保护法》等规定，2024 年 11 月 14 日，国家林业和草原局 国家中医药管理局 国家药品监督管理局发布《关于切实加强穿山甲保护管理的通知》（林护发〔2024〕67 号），按照职责分工，林草部门负责穿山甲资源保护管理，中医药主管部门负责中医医院临床使用穿山甲甲片管理，药品监管部门负责使用穿山甲甲片的药品生产销售监管。

《通知》要求，进一步加大穿山甲及其栖息地保护管护力度，强化穿山甲栖息地保护修复，科学开展穿山甲救护，及时放归野外救护穿山甲个体，全力保持穿山甲野外种群稳中有升良好势头。建立穿山甲人工繁育基地和种质资源库，联合开展穿山甲人工繁育关键技术科研攻关，着力推动穿山甲人工繁育种群取得实质性进展。鼓励支持科研院所、医院、制药企业联合开展穿山甲甲片替代品研究攻关。

加大监管力度，严格穿山甲甲片入药。本着"节约资源，从严从紧"原则，严格穿山甲甲片入药管理，合理压缩消耗用量。

3. 国家重点保护野生药材出口管理 一级保护野生药材物种属于自然淘汰的，其药用部分由各级药材公司负责经营管理，但不得出口。二、三级保护野生药材物种的药用部分，除国家另有规定外，实行限量出口。违反保护野生药材物种出口管理的，由工商行政管理部门或者有关部门没收其野生药材和全部违法所得，并处以罚款。

4. 国家支持珍稀濒危中药材替代品研制 2024 年 10 月，国家药品监督管理局、国家中医药管理局发布《关于支持珍稀濒危中药材替代品研制有关事项的公告》（2024 年第 129 号），提出根据临床用药需求，结合中药资源和具体品种情况，现阶段重点支持穿山甲、羚羊角、

牛黄、熊胆粉、冬虫夏草等珍稀濒危中药材用于中药生产的替代品的研制。珍稀濒危中药材替代品上市许可申请，除已有国家药品标准的珍稀濒危中药材替代品研制，按照中药注册分类中"其他情形"进行申报外，新研制的珍稀濒危中药材替代品，按照"1.3 新药材及其制剂"注册类别进行申报。

三、道地中药材保护

（一）道地中药材的概念与特点

根据《中医药法》，道地中药材，是指经过中医临床长期应用优选出来的，产在特定地域，与其他地区所产同种中药材相比，品质和疗效更好，且质量稳定，具有较高知名度的中药材。

道地中药材具有以下特点：①品种优良。优良品种是指在一定区域范围内表现出品质好、有效成分含量高等优良特性的品种。②有适宜的生长环境与采收时间。我国土地辽阔，地形错综复杂，气候条件多种多样。不同地区的地形、土壤、气候等条件，形成了不同的道地药材。如内蒙古黄芪、甘肃当归、青海大黄、四川黄连等。另外，生长年限和采收时间也是道地中药材的重要指标，与药材外观性状、有效成分的积累有密切的关系，道地药材都有严格的生长年限和采收时间，没有达到一定年限的药材不可药用。③具有在中医理论指导下良好的疗效。中药治病是在中医理论的指导下进行的，古代医药学家通过尝百草、通过临床辨证施治，知晓了哪些药材疗效好，哪些药材疗效差，久而久之就形成了药材的道地性，并获得了公众的认可。

因其受到土壤、空气、水、环境等因素的影响，同样的药材在不同的地方种植，其中含有的成分就会不同，所产生的疗效也有所不同。因此，古代通常在道地药材的药名前多冠以地名，以示道地性。本草中对药材的产地有详细的记载，很多中药名都带有产地，如川芎、云木香、广藿香、浙贝母、秦皮等说明了道地药材的重要性。

（二）道地中药材管理

《中医药法》第二十三条要求，国家建立道

地中药材评价体系，支持道地中药材品种选育，扶持道地中药材生产基地建设，加强道地中药材生产基地生态环境保护，鼓励采取地理标志产品保护等措施保护道地中药材。

1. 道地中药材生产基地建设　2018 年 12 月 18 日，农业农村部联合国家药品监督管理局、国家中医药管理局印发了《全国道地药材生产基地建设规划（2018—2025 年）》，该规划提出 2025 年的发展目标是，健全道地药材资源保护与监测体系，构建完善的道地药材生产和流通体系，建设涵盖主要道地药材品种的标准化生产基地，全面加强道地药材质量管理，良种覆盖率达到 50% 以上，绿色防控实现全覆盖，全国建成道地药材生产基地总面积达到 2500 万亩以上。为实现上述发展目标，该规划要求在全国中药材资源普查的基础上结合本地中药材资源分布、自然环境条件、传统种植养殖历史和道地药材特性，加强中药材种植养殖的科学管理，按品种逐一制定并严格实施种植养殖和采集技术规范，统一建立种子种苗繁育基地，合理使用农药和化肥，按年限、季节和药用部位采收中药材，提高中药材种植养殖的科学化、规范化水平。建设濒危稀缺道地药材生产基地，开展野生资源保护和抚育，加强野生抚育与人工种植驯化技术研究。

2. 地理标志产品保护　地理标志，是指示某商品来源于某地区，该商品的特定质量、信誉或者其他特征，主要由该地区的自然因素或者人文因素所决定的标志。地理标志产品是优良品质的代表。道地药材与地理标志均强调产品原产于某一区域，且其主要品质、特征与该地理原产地密切相关，这使得道地药材具有地理标志的特性，目前被批准为地理标志的中药材主要为道地药材。采取地理标志产品保护有助于保护中药材的产品质量和传统生产工艺。

四、地区性民间习用药材

1987 年 6 月 13 日，原卫生部制定《地区性民间习用药材管理办法（试行）》。为加强地区性民间习用药材管理，满足临床的地区性用药特色需求，保障公众用药安全，2024 年 5 月 9 日，国家药品监督管理局、国家中医药管理局制定《地区性民间习用药材管理办法》（2024 年第 61 号）。

（一）地区性民间习用药材的概念

地区性民间习用药材是指被本草、医籍、方志等记载，且国家药品标准未收载、不具有药品注册标准，而在局部地区有多年药用习惯的中药材。地区性民间习用药材兼顾"地区性民间习用"和"药用"的特点。从标准角度，基于地区性民间习用药材的概念，包括具有省级中药材标准的和尚不具有法定标准的品种。

（二）地区性民间习用药材管理

1. 标准管理　省级药品监督管理部门制定修订地区性民间习用药材的省级中药材标准。省级中药材标准中记载的道地产区、生产方式、生长年限、采收时间、产地加工方法以及质量评价等应当尊重传统经验，符合地区性民间习用药材生产加工实际。省级中药材标准新增加品种，应当对其历史应用、基原、药用部位、采收加工、性味归经、功能主治、用法用量以及安全性等进行考证或者研究。对具有安全性风险品种的收载应当慎重。

省级中药材标准收载的药材应当参照现行版国家药品标准工作技术规范中的中药材命名原则命名。原地区习用名称可以在标准中收载。对与国家药品标准或者药品注册标准中的基原以及药用部位相同的药材，省级中药材标准不得通过另起他名（包括原地区习用名称）而收载；对与国家药品标准或者药品注册标准中的基原或者药用部位不相同的药材，省级中药材标准不得采用国家药品标准或者药品注册标准中已有的名称予以收载。

2. 生产使用管理　地区性民间习用药材应当按照合理确定的生长年限、最佳采收期和产地加工方式采收加工，确保药材质量。城乡集市贸易市场可以出售地区性民间习用药材，《医疗用毒性药品管理办法》中收载的毒性中药品种以及省级中药材标准中明确记载具有剧毒、大毒的中药材除外。

地区性民间习用药材原则上在产地所在地省级药品监督管理部门行政区域内使用，确有临床使用需求的，可以跨省（自治区、直辖市）

使用。跨省（自治区、直辖市）使用的，药品上市许可持有人、药品生产企业应当落实追溯制度，确保地区性民间习用药材相关的中药饮片、制剂等可追溯。

使用地所在地省级药品监督管理部门已制定省级中药材标准的，地区性民间习用药材应当符合使用地所在地的省级中药材标准。使用地所在地省级药品监督管理部门未制定相应标准的，地区性民间习用药材应当符合生产地所在地的省级中药材标准。

3. 监督管理 地方各级药品监督管理部门应当加强本行政区域内进入药品流通、生产领域的地区性民间习用药材的监管，必要时对本行政区域内药品上市许可持有人、药品生产企业、医疗机构所购进使用的地区性民间习用药材进行延伸检查，保障药品质量和用药安全。药品上市许可持有人、药品生产企业、医疗机构所购进使用的地区性民间习用药材不符合相应省级中药材标准的，应当按照《药品管理法》有关规定处理。省级药品监督管理部门应当加强辖区内地区性民间习用药材相关的中药饮片、制剂等的不良反应监测，对发现的风险信号及时组织处置。

五、进口药材管理

为加强进口药材监督管理，保证进口药材质量，2019年5月24日，国家市场监督管理总局发布修订后的《进口药材管理办法》（国家市场监督管理总局令第9号）。该办法共7章35条，适用于进口药材申请、审批、备案、口岸检验以及监督管理。

（一）管理部门与管理要求

药材应当从国务院批准的允许药品进口的口岸或者允许药材进口的边境口岸进口。

国家药品监督管理局主管全国进口药材监督管理工作。国家药品监督管理局委托省级药品监督管理部门实施首次进口药材审批，并对委托实施首次进口药材审批的行为进行监督指导。

省级药品监督管理部门依法对进口药材进行监督管理，并在委托范围内以国家药品监督管理局的名义实施首次进口药材审批。

允许药品进口的口岸或者允许药材进口的边境口岸所在地的口岸药品监督管理部门负责进口药材的备案，组织口岸检验并进行监督管理。

药材进口单位是指办理首次进口药材审批的申请人或者办理进口药材备案的单位，应当是中国境内的中成药上市许可持有人、中药生产企业，以及具有中药材或者中药饮片经营范围的药品经营企业。

首次进口药材，应当按照规定取得进口药材批件后，向口岸药品监督管理部门办理备案。首次进口药材，是指非同一国家（地区）、非同一申请人、非同一药材基原的进口药材。

非首次进口药材，应当按照规定直接向口岸药品监督管理部门办理备案。非首次进口药材实行目录管理，具体目录由国家药品监督管理局制定并调整。尚未列入目录，但申请人、药材基原以及国家（地区）均未发生变更的，按照非首次进口药材管理。

进口的药材应当符合国家药品标准。中国药典现行版未收载的品种，应当执行进口药材标准；中国药典现行版、进口药材标准均未收载的品种，应当执行其他的国家药品标准。少数民族地区进口当地习用的少数民族药药材，尚无国家药品标准的，应当符合相应的省、自治区药材标准。

（二）首次进口药材申请与审批

首次进口药材，申请人应当通过国家药品监督管理局的信息系统填写进口药材申请表，并向所在地省级药品监督管理部门报送规定的资料，省级药品监督管理部门收到首次进口药材申报资料后，应当出具受理通知书；申请人收到首次进口药材受理通知书后，应当及时将检验样品报送所在地省级药品检验机构。省级药品检验机构完成样品检验，向申请人出具进口药材检验报告书，并报送省级药品监督管理部门。省级药品监督管理部门对符合要求的，发给一次性进口药材批件。

进口药材批件编号格式为：（省、自治区、直辖市简称）药材进字＋4位年号＋4位顺序号。

变更进口药材批件批准事项的，申请人应

当通过信息系统填写进口药材补充申请表，向原发出批件的省级药品监督管理部门提出补充申请。补充申请的申请人应当是原进口药材批件的持有者，并报送规定的资料，省级药品监督管理部门决定予以批准的，向申请人送达进口药材批件或者进口药材补充申请批件。

（三） 进口药材的备案

首次进口药材申请人应当在取得进口药材批件后 1 年内，从进口药材批件注明的到货口岸组织药材进口。药材进口时，进口单位应当向口岸药品监督管理部门备案，通过信息系统填报进口药材报验单，并报送规定的资料。办理首次进口药材备案的，还应当报送进口药材批件的复印件。办理非首次进口药材备案的，还应当报送进口单位的药品生产许可证或者药品经营许可证复印件、出口商主体登记证明文件复印件、购货合同及其公证文书复印件。进口单位为中成药上市许可持有人的，应当提供相关药品批准证明文件复印件。

口岸药品监督管理部门应当对备案资料的完整性、规范性进行形式审查，符合要求的，发给进口药品通关单，同时向口岸药品检验机构发出进口药材口岸检验通知书，并附备案资料一份。

药材经检验合格后，进口单位持进口药品通关单向海关办理报关验放手续。

（四） 口岸检验

口岸药品检验机构收到进口药材口岸检验通知书后，按时到规定的存货地点进行现场抽样。现场抽样时，进口单位应当出示产地证明原件。口岸药品检验机构应当对产地证明原件和药材实际到货情况与口岸药品监督管理部门提供的备案资料的一致性进行核查。符合要求的，予以抽样，填写进口药材抽样记录单，在进口单位持有的进口药品通关单原件上注明"已抽样"字样，并加盖抽样单位公章。

口岸药品检验机构完成检验工作，出具进口药材检验报告书。口岸药品检验机构应当将进口药材检验报告书报送口岸药品监督管理部门，并告知进口单位。

经口岸检验合格的进口药材方可销售使用。

已列入《非首次进口药材品种目录》的中药材进口品种主要有：西洋参、乳香、没药及血竭、西红花、高丽红参、甘草、石斛、豆蔻、沉香、砂仁、胖大海等。

六、中药材专业市场管理

我国现有的 17 个中药材专业市场，是 1996 年经国家中医药管理局、原医药管理局、原卫生部、原国家工商行政管理局审核批准设立，从设立之初就要求由地方政府直接领导的市场管理委员会进行管理，后来没有审批新的中药材专业市场。

《药品管理法》及其实施条例规定，城乡集市贸易市场可以出售中药材，国务院另有规定的除外。另外，2013 年 10 月 9 日，原国家食品药品监督管理总局等部门印发的《关于进一步加强中药材管理的通知》（食药监〔2013〕208 号）指出：除现有 17 个中药材专业市场外，各地一律不得开办新的中药材专业市场。中药材专业市场所在地人民政府要按照"谁开办，谁管理"的原则，承担管理责任，明确市场开办主体及其责任。中药材专业市场要建立健全交易管理部门和质量管理机构，完善市场交易和质量管理的规章制度，逐步建立起公司化的中药材经营模式。要构建中药材电子交易平台和市场信息平台，建设中药材流通追溯系统，配备使用具有药品现代物流水平的仓储设施设备，提高中药材仓储、养护技术水平，切实保障中药材质量。严禁销售假劣中药材，严禁未经批准以任何名义或方式经营中药饮片、中成药和其他药品，严禁销售国家规定的 27 种毒性药材，严禁非法销售国家规定的 42 种濒危物种的药材。

中药材市场经营者应完善购进记录、验收、储存、运输、调剂、临方炮制等过程的管理制度和措施。严禁从事饮片分包装、改换标签等活动。严禁从中药材市场或其他不具备饮片生产经营资质的单位或个人采购中药饮片，确保中药饮片安全。市场监督管理部门要指导市场开办单位建立各项市场管理制度，规范经营行为，严禁国家规定禁止进入市场的中成药及有关药品进入中药材市场，查处制售假冒伪劣药品的行为,维护市场经营秩序。

实践中,药品及市场监督管理部门发现个别中药材专业市场存在制假售假、掺杂掺假、增重染色、以劣充好等违法违规行为,假劣中药材质量风险问题不容忽视。中药材专业市场所在地的药品监督管理部门要制定该市场的质量检查制度,对该市场经营品种组织抽验。严厉打击经销假劣药材的行为;查清并阻断假劣中药材流向,严防假劣中药材进入正规生产流通领域;坚决查处中药材专业市场销售中药饮片、毒性药材、药品制剂等经营行为,规范中药材专业市场经营秩序。发现中药材质量有问题的,依据《药品管理法》进行处罚。对中药材专业市场存在超范围经营的问题,要按照《药品管理法》及有关规定,严格加强监督管理,加大惩处力度,限期整顿,整顿不合格的,坚决予以关闭。

17个中药材专业市场所在地:河北省保定市,黑龙江省哈尔滨市,安徽省亳州市,江西省宜春市,山东省菏泽市,河南省许昌市,湖北省黄冈市,湖南省长沙市、邵阳市,广东省广州市、揭阳市,广西壮族自治区玉林市,重庆市渝中区,四川省成都市,云南省昆明市,陕西省西安市,甘肃省兰州市。

七、食药物质的管理

按照传统既是食品又是中药材的物质(以下简称食药物质),是指传统作为食品,且列入《中国药典》的物质。在我国传统饮食文化中,一些中药材在民间往往作为食材广泛食用。我国《食品安全法》第三十八条规定,生产经营的食品中不得添加药品,但是可以添加食药物质。食药物质目录由国务院卫生健康主管部门会同国务院药品监督管理部门制定、公布。

2002年2月,原卫生部发布《关于进一步规范保健食品原料管理的通知》(卫法监发〔2002〕51号),明确《既是食品又是药品的物品名单》《可用于保健食品的物品名单》《保健食品禁用物品名单》,并分批发布了列入目录管理的品种。丁香、八角茴香、山药、山楂、乌梅、木瓜、龙眼肉(桂圆)、决明子、百合、阿胶、枣(大枣、酸枣、黑枣)、罗汉果、郁李仁、金银花、姜(生姜、干姜)、藿香、党参、铁皮石斛、西洋参、黄芪、灵芝、山茱萸、天麻、杜仲叶、当归等常见的中药材都被纳入食药物质目录管理。

2021年11月,国家卫生健康委员会发布《按照传统既是食品又是中药材的物质目录管理规定》(国卫食品发〔2021〕36号),对食药物质的概念、纳入标准、材料等作了明确规定。纳入食药物质目录的物质应当符合下列要求:有传统上作为食品食用的习惯;已经列入《中国药典》;安全性评估未发现食品安全问题;符合中药材资源保护、野生动植物保护、生态保护等相关法律法规规定。

2019年11月,国家卫生健康委员会、国家市场监督管理总局发布《当归等6种新增按照传统既是食品又是中药材的物质目录》,将当归、山奈、西红花、草果、姜黄、荜茇等6种物质纳入按照传统既是食品又是中药材的物质目录管理,但只能作为香辛料和调味品使用。按照传统既是食品又是中药材的物质作为食品生产经营时,其标签、说明书、广告、宣传信息等不得含有虚假宣传内容,不得涉及疾病预防、治疗功能。

2023年11月,国家卫生健康委员会、国家市场监督管理总局发布《党参等9种新增按照传统既是食品又是中药材的物质目录》,将党参、肉苁蓉(荒漠)、铁皮石斛、西洋参、黄芪、灵芝、山茱萸、天麻、杜仲叶等9种物质纳入按照传统既是食品又是中药材的物质目录。

2024年8月,国家卫生健康委员会、国家市场监督管理总局发布了《关于地黄等4种按照传统既是食品又是中药材的物质的公告》(2024年第4号),将地黄、麦冬、天冬、化橘红等4种物质纳入按照传统既是食品又是中药材的物质目录。

第三节 中药饮片管理

为加强中药饮片生产经营管理,2011年1月5日,原国家食品药品监督管理局、原卫生部、国家中医药管理局发布《关于加强中药饮片监督管理的通知》(国食药监安〔2011〕25号)。中药饮片生产经营必须依法取得许可证照,按照法律法规及有关规定组织开展生产经营活动。严禁未取得合法资质的企业和个人从事中药饮片生产、中药提取。各地要坚决取缔无证生产经营中药饮片的非法窝点，严厉打击私切滥制等非法加工、变相生产中药饮片的行为。要加强对药品生产经营企业的管理，严厉打击药品生产经营企业出租出借许可证照、将中药饮片生产转包给非法窝点或药农、购买非法中药饮片改换包装出售等违法行为。鼓励和引导中药饮片、中成药生产企业逐步使用可追溯的中药材为原料，在传统主产区建立中药材种植养殖和生产加工基地，保证中药材质量稳定。

一、中药饮片生产、经营管理

（一）中药饮片生产管理

中药饮片既可根据中药处方直接调配煎汤（剂）服用，又可作为中成药生产的原料供制药厂使用，其质量好坏，直接影响中医临床疗效，直接关系到公众用药安全和中药现代化的进程。

《药品管理法》规定，中药饮片应当按照国家药品标准炮制；国家药品标准没有规定的，应当按照省级药品监督管理部门制定的炮制规范炮制。在中国境内上市的药品，应当经国务院药品监督管理部门批准，取得药品注册证书；但是，未实施审批管理的中药材和中药饮片除外。实施审批管理的中药材、中药饮片品种目录由国务院药品监督管理部门会同国务院中医药主管部门制定。

《药品管理法实施条例》规定，生产中药饮片，应当选用与药品性质相适应的包装材料和容器；包装不符合规定的中药饮片，不得销售。中药饮片包装必须印有或贴有标签。中药饮片的标签必须注明品名、规格、产地、生产企业、产品批号、生产日期、实施批准文号管理的中药饮片还必须注明批准文号。

针对中药饮片存在无包装或包装不符合法定规定的情况，《关于加强中药饮片包装监督管理的通知》（国食药监办〔2003〕358号）指出：严禁选用与药品性质不相适应和对药品质量可能产生影响的包装材料。中药饮片在发运过程中必须要有包装。每件包装上必须注明品名、产地、日期、调出单位等，并附有质量合格的标志。对不符合上述要求的中药饮片，一律不准销售。生产中药饮片必须持有《药品生产许可证》，应当遵守药品生产质量管理规范；必须以中药材为起始原料，使用符合药用标准的中药材（购进未实施审批管理的中药材除外），并应尽量固定药材产地；必须严格执行国家药品标准和地方中药饮片炮制规范、工艺规程；必须在符合药品GMP条件下组织生产，出厂的中药饮片应检验合格，并随货附纸质或电子版的检验报告书。中药饮片应当按照国家药品标准炮制；国家药品标准没有规定的，应当按照省级药品监督管理部门制定的炮制规范炮制。省级药品监督管理部门制定的炮制规范应当报国务院药品监督管理部门备案。不符合国家药品标准或者不按照省级药品监督管理部门制定的炮制规范炮制的，不得出厂、销售。

中药饮片生产企业履行药品上市许可持有人的相关义务，对中药饮片生产、销售实行全过程管理，建立中药饮片追溯体系，保证中药饮片安全、有效、可追溯。

（二）中药饮片经营管理

批发零售中药饮片必须持有《药品经营许可证》，遵守药品经营质量管理规范，建立健全药品经营质量管理体系，保证药品经营全过程持续符合法定要求。应当从药品上市许可持有人或者具有药品生产、经营资格的企业购进药品；但是，购进未实施审批管理的中药材除外。批发企业销售给医疗机构、药品零售企业和使用单位的中药饮片，应随货附加盖单位公章的生产、经营企业资质证书及检验报告书（复印件）。

为保证中药饮片质量，《药品经营质量管理规范》对药品经营企业中影响中药饮片质量的关键环节及人员资质提出要求。

1. 药品批发企业　质量负责人应当具有大学本科以上学历、执业药师资格和3年以上药品经营质量管理工作经历，在质量管理工作中具备正确判断和保障实施的能力。

企业质量管理部门负责人应当具有执业药师资格和3年以上药品经营质量管理工作经历，能独立解决经营过程中的质量问题。

从事中药材、中药饮片验收工作的，应当具有中药学专业中专以上学历或者具有中药学中级以上专业技术职称。

从事中药材、中药饮片养护工作的，应当具有中药学专业中专以上学历或者具有中药学初级以上专业技术职称；直接收购地产中药材的，验收人员应当具有中药学中级以上专业技术职称。

经营中药材、中药饮片的，应当有专用的库房和养护工作场所，直接收购地产中药材的应当设置中药样品室（柜）。采购中药材、中药饮片的还应当标明产地。

中药材的验收记录应当包括品名、产地、供货单位、到货数量、验收合格数量等内容。中药饮片验收记录应当包括品名、规格、批号、产地、生产日期、生产厂商、供货单位、到货数量、验收合格数量等内容，实施批准文号管理的中药饮片还应当记录批准文号。

2. 药品零售企业　法定代表人或者企业负责人应当具备执业药师资格。企业应当按照国家有关规定配备执业药师，负责处方审核，指导合理用药。

从事中药饮片质量管理、验收、采购人员应当具有中药学中专以上学历或者具有中药学专业初级以上专业技术职称。中药饮片调剂人员应当具有中药学中专以上学历或者具备中药调剂员资格。

储存中药饮片应当设立专用库房。中药饮片柜斗谱的书写应当正名正字；装斗前应当复核，防止错斗、串斗；应当定期清斗，防止饮片生虫、发霉、变质；不同批号的饮片装斗前应当清斗并记录；企业应当定期对陈列、存放的药品进行检查，重点检查拆零药品和易变质、近效期、摆放时间较长的药品以及中药饮片。发现有质量疑问的药品应当及时撤柜，停止销售，由质量管理人员确认和处理，并保留相关记录。毒性中药品种和罂粟壳不得陈列。

销售中药饮片做到计量准确，并告知煎服方法及注意事项；提供中药饮片代煎服务，应当符合国家有关规定。

（三）毒性中药饮片定点生产和经营管理

1. 定点管理　国家药品监督管理部门对毒性中药材的饮片，实行统一规划，合理布局，定点生产。毒性中药材的饮片定点生产原则如下：

（1）对于市场需求量大，毒性药材生产较多的地区定点要合理布局，相对集中，按省区确定 2～3 个定点企业。

（2）对于一些产地集中的毒性中药材品种，如朱砂、雄黄、附子等，要全国集中统一定点生产，供全国使用。逐步实现以毒性中药材主产区为中心择优定点。

（3）毒性中药材的饮片定点生产企业，要符合《医疗用毒性药品管理办法》等规范要求。

2. 生产管理　建立健全毒性中药材的饮片的各项生产管理制度，包括生产管理、质量管理、仓储管理、营销管理等。强化和规范毒性中药材的饮片生产工艺技术管理，制定切实可行的工艺操作规程，建立批生产记录，保证生产过程的严肃性、规范性。

加强毒性中药材的饮片包装管理，毒性中药材的饮片严格执行《中药饮片包装管理办法》，包装要有突出、鲜明的毒药标志。

建立毒性中药材的饮片生产、技术经济指标统计报告制度。定点生产的毒性中药饮片，应销往具有经营毒性中药饮片资格的经营单位或直销到医疗单位。

3. 经营管理　具有经营毒性中药资格的企业采购毒性中药饮片，必须从持有毒性中药材的饮片定点生产证的中药饮片生产企业和具有经营毒性中药资格的批发企业购进，严禁从非法渠道购进毒性中药饮片。

毒性中药饮片必须按照国家有关规定，实行专人、专库（柜）、专账、专用衡器，双人双锁保管。做到账、货、卡相符。

毒性中药饮片的详细内容参见本指南第七章第四节。

（四）中药配方颗粒的监管

中药配方颗粒是由单味中药饮片经水提、分离、浓缩、干燥、制粒而成的颗粒，在中医药理论指导下，按照中医临床处方调配后，供患者冲服使用。国内以前称单味中药浓缩颗粒剂，商品名及民间称呼还有免煎中药饮片、新饮片、精制饮片、饮料型饮片、科学中药等。

中药配方颗粒实行单味定量包装，供药剂人员遵临床医嘱随证处方，按规定剂量调配给患者直接服用。应该说这是中药汤剂改革的一种尝试，提倡者大多强调其在生产、使用、调配、使用上的优越性，认为免去了中药煎煮、浓缩、醇沉等工序，缩短了制备时间，不受煎煮时间的限制，且提取工艺科学、先进，其推广应用不但可以节省中药材资源，而且能够推动中药饮片现代化以及有关标准的完善。

但中药配方颗粒在疗效、价格及包装规格方面还存在争议。有业内人士认为，中药配方颗粒作为传统饮片的代用品也存在一些值得探讨的问题：无论是从物理还是化学角度考虑，配方颗粒未经 pH、温度、不同性质成分共处等物理化学环境影响，不会有"群药共煎"的所有有效成分，或者说按此工艺制备的配方颗粒不会完全包含中医用药要求的有效成分。单味中药浓缩颗粒的简单混合使用与饮片合煎可能存在差别而影响疗效，价格亦高于饮片，包装规格较单一，因要迁就包装规格而影响临床使用。

2013 年 6 月 26 日，原国家食品药品监督管理总局办公厅发布《关于严格中药饮片炮制规范及中药配方颗粒试点研究管理等有关事宜的通知》（食药监办药化管〔2013〕28 号）。2021 年 1 月 26 日，国家药品监督管理局发布《中药配方颗粒质量控制与标准制定技术要求》。2021 年 2 月 1 日，国家药品监督管理局、国家中医药管理局、国家卫生健康委员会、国家医疗保障局发布《关于结束中药配方颗粒试点工作的公告》（2021 年第 22 号），决定结束中药配方颗粒试点工作，该公告自 2021 年 11 月 1 日起施行，《关于印发〈中药配方颗粒管理暂行规定〉的通知》（国药监注〔2001〕325 号）予以废止。

2021 年 1 月 26 日，国家药品监督管理局发布《中药配方颗粒质量控制与标准制定技术要求》（2021 年第 16 号）。2021 年 10 月 29 日，国家药品监督管理局综合司发布《关于中药配方颗粒备案工作有关事项的通知》（药监综药注〔2021〕94 号）。2021 年 11 月 16 日，国家卫生健康委办公厅国家中医药管理局办公室发布《关于规范医疗机构中药配方颗粒临床使用的通知》（国中医药办医政函〔2021〕290 号）。

1. 备案管理 中药配方颗粒品种实施备案管理，不实施批准文号管理，在上市前由生产企业报所在地省级药品监督管理部门备案。

2. 生产管理 生产中药配方颗粒的中药生产企业应当取得《药品生产许可证》，并同时具有中药饮片和颗粒剂生产范围。中药配方颗粒生产企业应当具备中药炮制、提取、分离、浓缩、干燥、制粒等完整的生产能力，并具备与其生产、销售的品种数量相应的生产规模。生产企业应当自行炮制用于中药配方颗粒生产的中药饮片。中药配方颗粒生产企业应当履行药品全生命周期的主体责任和相关义务，实施生产全过程管理，建立追溯体系，逐步实现来源可查、去向可追，加强风险管理。中药饮片炮制、水提、分离、浓缩、干燥、制粒等中药配方颗粒的生产过程应当符合药品 GMP 相关要求。生产中药配方颗粒所需中药材，能人工种植养殖的，应当优先使用来源于符合中药材生产质量管理规范要求的中药材种植养殖基地的中药材。提倡使用道地药材。中药配方颗粒应当按照备案的生产工艺进行生产，并符合国家药品标准。国家药品标准没有规定的，应当符合省级药品监督管理部门制定的标准。省级药品监督管理部门应当在其制定的标准发布后 30 日内将标准批准证明文件、标准文本及编制说明报国家药典委员会备案。不具有国家药品标准或省级药品监督管理部门制定标准的中药配方颗粒不得上市销售。

3. 销售要求 跨省销售使用中药配方颗粒的，生产企业应当报使用地省级药品监督管理部门备案。无国家药品标准的中药配方颗粒跨省使用的，应当符合使用地省级药品监督管理部门制定的标准。中药配方颗粒不得在医疗机构以外销售。医疗机构使用的中药配方颗粒应当通过省级药品集中采购平台阳光采购、网上交易。由生产企业直接配送，或者由生产企业委托具备储存、运输条件的药品经营企业配送。接受配送中药配方颗粒的企业不得委托配送。医疗机构应当与生产企业签订质量保证协议。

4. 医保支付 中药饮片品种已纳入医保支付范围的，各省级医保部门可综合考虑临床需要、基金支付能力和价格等因素，经专家评审后将与中药饮片对应的中药配方颗粒纳入支付范围，并参照乙类管理。

5. 调剂要求 中药配方颗粒调剂设备应当符合中医临床用药习惯，应当有效防止差错、污染及交叉污染，直接接触中药配方颗粒的材料应当符合药用要求。使用的调剂软件应对调剂过程实现可追溯。

6. 标签要求 直接接触中药配方颗粒包装的标签至少应当标注备案号、名称、中药饮片执行标准、中药配方颗粒执行标准、规格、生产日期、产品批号、保质期、贮藏、生产企业、生产地址、联系方式等内容。

二、医疗机构中药饮片的管理

为遵循中医药发展规律，发挥中医药特色优势，满足人民群众临床用药需求，《中医药法》中对医疗机构中药饮片炮制和使用进行特别规定。另外，国家中医药管理部门专门对医院中药饮片管理制定规范，加强医疗机构中药饮片管理。

（一）《中医药法》对医疗机构中药饮片管理的规定

对市场上没有供应的中药饮片，医疗机构可以根据本医疗机构医师处方的需要，在本医疗机构内炮制、使用。医疗机构应当遵守中药饮片炮制的有关规定，对其炮制的中药饮片的质量负责，保证药品安全。医疗机构炮制中药饮片，应当向所在地设区的市级药品监督管理部门备案。根据临床用药需要，医疗机构可以凭本医疗机构医师的处方对中药饮片进行再加工。

（二）医院中药饮片管理规范

2007年3月12日，国家中医药管理局、原卫生部印发《医院中药饮片管理规范》（国中医药发〔2007〕11号），明确对各级各类医院中药饮片的人员配备要求、采购、验收、保管、调剂、临方炮制、煎煮等管理进行了规定。

1. 人员要求 医院应配备与医院级别相适应的中药学技术人员。直接从事中药饮片技术工作的，应当是中药学专业技术人员。三级医院应当至少配备一名副主任中药师以上专业技术人员，二级医院应当至少配备一名主管中药师以上专业技术人员，一级医院应当至少配备一名中药师或相当于中药师以上专业技术水平的人员。

负责中药饮片验收的，在二级以上医院应当是具有中级以上专业技术职称和饮片鉴别经验的人员；在一级医院应当是具有初级以上专业技术职称和饮片鉴别经验的人员。

负责中药饮片临方炮制工作的，应当是具有三年以上炮制经验的中药学专业技术人员。

中药饮片煎煮工作应当由中药学专业技术人员负责，具体操作人员应当经过相应的专业技术培训。

2. 中药饮片的采购 医院应当建立健全中药饮片采购制度。医院采购中药饮片，由仓库管理人员依据本单位临床用药情况提出计划，经本单位主管中药饮片工作的负责人审批签字后，依照药品监督管理部门有关规定从合法的供应单位购进中药饮片。应当验证生产经营企业的《药品生产许可证》或《药品经营许可证》《企业法人营业执照》和销售人员的授权委托书、资格证明、身份证，并将复印件存档备查。购进国家实行批准文号管理的中药饮片，还应当验证注册证书并将复印件存档备查。医院与中药饮片供应单位应当签订"质量保证协议书"。医院应当定期对供应单位供应的中药饮片质量进行评估，并根据评估结果及时调整供应单位和供应方案。严禁擅自提高饮片等级、以次充好，为个人或单位谋取不正当利益。

3. 中药饮片的验收 医院对所购的中药饮片应按有关规定验收。医院对所购的中药饮片，应当按照国家药品标准和省级药品监督管理部门制定的标准和规范进行验收，验收不合格的不得入库。对购入的中药饮片质量有疑义需要鉴定的，应当委托国家认定的药检部门进行鉴定。有条件的医院，可以设置中药饮片检验室、标本室，并能掌握《中国药典》收载的中药饮片常规检验方法。购进中药饮片时，验收人员应当对品名、产地、生产企业、产品批号、生产日期、合格标识、质量检验报告书、数量、验收结果及验收日期逐一登记并签字。购进国家实行批准文号管理的中药饮片，还应当检查核对批准文号。发现假冒、劣质中药饮片，应当及时封存并报告当地药品监督管理部门。

4. 保管　医院对中药饮片的保管应符合要求。中药饮片仓库应当有与使用量相适应的面积，具备通风、调温、调湿、防潮、防虫、防鼠等条件及设施。中药饮片出入库应当有完整记录。中药饮片出库前，应当严格进行检查核对，不合格的不得出库使用。应当定期进行中药饮片养护检查并记录检查结果。养护中发现质量问题，应当及时上报本单位领导处理并采取相应措施。

5. 调剂与临方炮制　医院对中药饮片调剂和临方炮制要符合国家有关规定。中药饮片调剂室应当有与调剂量相适应的面积，配备通风、调温、调湿、防潮、防虫、防鼠、除尘设施，工作场地、操作台面应当保持清洁卫生。中药饮片调剂室的药斗等储存中药饮片的容器应当排列合理，有品名标签。药品名称应当符合《中国药典》或省级药品监督管理部门制定的规范名称。标签和药品要相符。

中药饮片装斗时要清斗，认真核对，装量适当，不得错斗、串斗。医院调剂用计量器具应当按照质量技术监督部门的规定定期校验，不合格的不得使用。

中药饮片调剂人员在调配处方时，应当按照《处方管理办法》和中药饮片调剂规程的有关规定进行审方和调剂。对存在"十八反""十九畏"、妊娠禁忌、超过常用剂量等可能引起用药安全问题的处方，应当由处方医师确认（"双签字"）或重新开具处方后方可调配。

中药饮片调配后，必须经复核后方可发出。二级以上医院应当由主管中药师以上专业技术人员负责调剂复核工作，复核率应当达到100%。医院应当定期对中药饮片调剂质量进行抽查并记录检查结果。中药饮片调配每剂重量误差应当在±5%以内。

罂粟壳不得单方发药，必须凭有麻醉药处方权的执业医师签名的淡红色处方方可调配，每张处方不得超过3日用量，连续使用不得超过7日，成人一次的常用量为每天3~6克。处方保存3年备查。

医院进行临方炮制，应当具备与之相适应的条件和设施，严格遵照国家药品标准和省级药品监督管理部门制定的炮制规范炮制，并填写"饮片炮制加工及验收记录"，经医院质量检验合格后方可投入临床使用。

6. 煎煮　医院开展中药饮片煎煮服务，应当有与之相适应的场地及设备，卫生状况良好，具有通风、调温、冷藏等设施。医院应当建立健全中药饮片煎煮的工作制度、操作规程和质量控制措施并严格执行。中药饮片煎煮液的包装材料和容器应当无毒、卫生、不易破损，并符合有关规定。

此外，加强对医疗机构中药饮片采购行为监管，严禁医疗机构从中药材市场或其他没有资质的单位和个人，违法采购中药饮片调剂使用。医疗机构如加工少量自用特殊规格饮片，应将品种、数量、加工理由和特殊性等情况向所在地市级以上药品监督管理部门备案。

第四节　中成药管理

一、中成药通用名称和生产经营管理

（一）中成药通用名称命名

中成药目前没有商品名，只有通用名。为规范中成药命名，体现中医药特色，2017年11月20日，原国家食品药品监督管理总局组织制定了《中成药通用名称命名技术指导原则》，中药新药应根据技术指导原则的要求进行命名。

1. 中成药通用名称命名基本原则

（1）"科学简明，避免重名"原则。中成药通用名称应科学、明确、简短、不易产生歧义和误导，避免使用生涩用语。一般字数不超过8个字（民族药除外，可采用约定俗成的汉译名）。不应采用低俗、迷信用语。名称中应明确剂型，且剂型应放在名称最后。名称中除剂型外，不应与已有中成药通用名重复，避免同名异方、同方异名的产生。

（2）"规范命名，避免夸大疗效"原则。中成药通用名称一般不应采用人名、地名、企业名称或濒危受保护动、植物名称命名。不应采用代号、固有特定含义名词的谐音命名。如：×0×、名人名字的谐音等。不应采用现代医学药理学、解剖学、生理学、病理学或治疗学的相关用语命名。如：癌、消炎、降糖、降压、降脂等。不应采用夸大、自诩、不切实际的用语。如：强力、速效、御制、秘制以及灵、宝、精等（名称中含药材名全称及中医术语的除外）。

（3）"体现传统文化特色"原则。将传统文化特色赋予中药方剂命名是中医药的文化特色之一，因此，中成药命名可借鉴古方命名充分结合美学观念的优点，使中成药的名称既科学规范，又体现一定的中华传统文化底蕴。但是，名称中所采用的具有文化特色的用语应当具有明确的文献依据或公认的文化渊源，并避免夸大疗效。

2. 已上市中成药通用名称　对于已上市中成药，如存在以下三种情形的，必须更名：明显夸大疗效，误导医师和患者的；名称不正确、不科学，有低俗用语和迷信色彩的；处方相同而药品名称不同，药品名称相同或相似而处方不同的。对于药品名称有地名、人名、姓氏，药品名称中有"宝""精""灵"等，但品种有一定的使用历史，已经形成品牌，公众普遍接受的，可不更名。来源于古代经典名方的各种中成药制剂也不予更名。

（二）中成药生产经营管理

国家鼓励和支持中药新药的研制和生产，国家保护传统中药加工技术和工艺，支持传统剂型中成药的生产，鼓励运用现代科学技术研究开发传统中成药。中成药生产经营与化学药的生产经营一样，药品生产企业必须获得相应的生产许可，实施《药品生产质量管理规范》，药品经营企业必须获得相应的经营许可，实施《药品经营质量管理规范》。对于具体的中成药品种，还应当注册成功，获得相应的药品批准文号。

根据中医药特点，《中医药法》适当放宽限制，进一步丰富中药制剂组方来源，简化程序。生产符合国家规定条件的来源于古代经典名方的中药复方制剂，在申请药品批准文号时，可以仅提供非临床安全性研究资料。另外，实施中药品种保护，加强中药注射剂生产和临床使用管理。对应用传统工艺配制中药制剂变审批制为备案制，弥补中药制剂新品种审批慢、供给不足的短板。对符合条件的中医诊疗项目、中药饮片、中成药和医疗机构中药制剂纳入基本医疗保险基金支付范围等，促进中药制剂的快速发展，充分体现中医药特色。

二、古代经典名方中药复方制剂的管理

《中医药法》规定，生产符合国家规定条件的来源于古代经典名方的中药复方制剂，在申请药品批准文号时，可以仅提供非临床安全性研究资料。所称古代经典名方，是指至今仍广泛应用、疗效确切、具有明显特色与优势的古代中医典籍所记载的方剂。具体目录由国务院中医药主管部门会同药品监督管理部门制定。

2018 年 4 月 16 日，国家中医药管理局会同国家药品监督管理局制定并发布了《古代经典名方目录（第一批）》。第一批古代经典名方目录中包含了桃核承气汤等 100 个名方，涉及汤剂、散剂、煮散和膏剂四种剂型。2022 年 9 月 14 日，国家中医药管理局会同国家药品监督管理局制定《古代经典名方目录（第二批儿科部分）》，包括泻黄散、白术散等七个方子。2023 年 8 月 23 日，国家中医药管理局会同国家药品监督管理局制定《古代经典名方目录（第二批）》，包括 93 个汉族医药名方、34 个藏医药名方、34 个蒙医药名方、38 个维医药名方和 18 个傣医药名方。

为传承发展中医药事业，推动来源于古代经典名方的中药复方制剂的发展，国家药品监督管理局会同国家中医药管理局发布《关于发布古代经典名方中药复方制剂简化注册审批管理规定的公告》（2018 年第 27 号），明确来源于国家公布目录中的古代经典名方且无上市品种（已按规定简化注册审批上市的品种除外）的中药复方制剂申请上市，符合以下条件的，实施简化注册审批：①处方中不含配伍禁忌或药品标准中标识有"剧毒""大毒"及经现代毒理学证明有毒性的药味；②处方中药味及所涉及的药材均有国家药品标准；③制备方法与

古代医籍记载基本一致；④除汤剂可制成颗粒剂外，剂型应当与古代医籍记载一致；⑤给药途径与古代医籍记载一致，日用饮片量与古代医籍记载相当；⑥功能主治应当采用中医术语表述，与古代医籍记载基本一致；⑦适用范围不包括传染病，不涉及孕妇、婴幼儿等特殊用药人群。

符合上述条件要求的经典名方制剂申请上市，可仅提供药学及非临床安全性研究资料，免报药效学研究及临床试验资料。申请人应当确保申报资料的数据真实、完整、可追溯。申请人应当按照古代经典名方目录公布的处方、制法研制"经典名方物质基准"，并根据"经典名方物质基准"开展经典名方制剂的研究，证明经典名方制剂的关键质量属性与"经典名方物质基准"确定的关键质量属性一致。

经典名方制剂的药品名称原则上应当与古代医籍中的方剂名称相同。经典名方制剂的药品说明书中须说明处方及功能主治的具体来源；注明处方药味日用剂量；明确本品仅作为处方药供中医临床使用。经典名方制剂上市后，生产企业应当按照国家药品不良反应监测相关法律法规开展药品不良反应监测，并向药品监督管理部门报告药品使用过程中发生的药品不良反应，提出风险控制措施，及时修订说明书。

三、中药品种保护

《药品管理法》规定国家保护中药品种。1992年10月14日，国务院颁布了《中药品种保护条例》，自1993年1月1日起施行。2018年9月28日，《国务院关于修改部分行政法规的决定》（国务院令第703号），对《中药品种保护条例》部分条款进行修改。《中药品种保护条例》规定，国家鼓励研制开发临床有效的中药品种，对质量稳定、疗效确切的中药品种实行分级保护制度。另外，《中医药法》规定国家建立中医药传统知识保护数据库、保护名录和保护制度。中医药传统知识持有人对其持有的中医药传统知识享有传承使用的权利，对他人获取、利用其持有的中医药传统知识享有知情同意和利益分享等权利。国家对经依法认定属

于国家秘密的传统中药处方组成和生产工艺实行特殊保护。

（一）中药品种保护的目的和意义

根据《中药品种保护条例》，实施中药品种保护的目的是提高中药品种的质量，保护中药生产企业的合法权益、促进中药事业的发展。中药品种保护制度的实施，促进了中药质量和信誉的提升，起到了保护先进、促进老药再提高的作用；保护了中药生产企业的合法权益，使一批传统名贵中成药和创新中药免除了被低水平仿制，调动了企业研究开发中药新药的积极性；维护了正常的生产秩序，促进了中药产业的集约化、规模化和规范化生产，促进了中药名牌产品的形成和科技进步。

（二）《中药品种保护条例》的适用范围

适用于中国境内生产制造的中药品种，包括中成药、天然药物的提取物及其制剂和中药人工制品。

申请专利的中药品种，依照专利法的规定办理，不适用《中药品种保护条例》。

国家药品监督管理部门负责全国中药品种保护的监督管理工作。

（三）中药保护品种的范围和等级划分

1. 中药保护品种的范围 依照《中药品种保护条例》，受保护的中药品种，必须是列入国家药品标准的品种。

2. 中药保护品种的等级划分 对受保护的中药品种分为一级和二级进行管理。中药一级保护品种的保护期限分别为30年、20年、10年，中药二级保护品种的保护期限为7年。

（1）申请中药一级保护品种应具备的条件。符合下列条件之一的中药品种，可以申请一级保护。①对特定疾病有特殊疗效的；②相当于国家一级保护野生药材物种的人工制成品；③用于预防和治疗特殊疾病的。

对特定疾病有特殊疗效，是指对某一疾病在治疗效果上取得重大突破性进展。

相当于国家一级保护野生药材物种的人工制成品是指列为国家一级保护物种药材的人工制成品；或目前虽属于二级保护物种，但其野

生资源已处于濒危状态物种药材的人工制成品。

"特殊疾病"，是指严重危害百姓身体健康和正常社会生活、经济秩序的重大疑难疾病、危急重症、烈性传染病和罕见病。用于预防和治疗特殊疾病的中药品种，其疗效应明显优于现有治疗方法。

（2）申请中药二级保护品种应具备的条件。符合下列条件之一的中药品种，可以申请二级保护。①符合上述一级保护的品种或者已经解除一级保护的品种；②对特定疾病有显著疗效的；③从天然药物中提取的有效物质及特殊制剂。

对特定疾病有显著疗效，是指能突出中医辨证施治、对症下药的理法特色，具有显著临床应用优势，或对主治的疾病、证候或症状的疗效优于同类品种。

从天然药物中提取的有效物质及特殊制剂，是指从中药、天然药物中提取的有效成分、有效部位制成的制剂，且具有临床应用优势。

（四）中药保护品种的保护措施

1. 中药一级保护品种的保护措施

（1）该品种的处方组成、工艺制法在保护期内由获得《中药保护品种证书》的生产企业和有关的药品监督管理部门、单位和个人负责保密，不得公开。负有保密责任的有关部门、企业和单位应按照国家有关规定，建立必要的保密制度。

（2）向国外转让中药一级保护品种的处方组成、工艺制法，应当按照国家有关保密的规定办理。

（3）因特殊情况需要延长保护期的，由生产企业在该品种保护期满前6个月，依照中药品种保护的申请办理程序申报。由国家药品监督管理部门确定延长的保护期限，不得超过第一次批准的保护期限。

2. 中药二级保护品种的保护措施　中药二级保护品种在保护期满后可以延长保护期限，时间为7年，由生产企业在该品种保护期满前6个月，依据条例规定的程序申报。

3. 其他规定　除临床用药紧张的中药保护品种另有规定外，被批准保护的中药品种在保护期内仅限于已获得《中药保护品种证书》的企业生产。

对已批准保护的中药品种，如果在批准前是由多家企业生产的，其中未申请《中药保护品种证书》的企业应当自公告发布之日起6个月内向国家药品监督管理部门申报，按规定提交完整的资料，经指定的药品检验机构对申报品种进行质量检验，达到国家药品标准的，经国家药品监督管理部门审批后，补发批准文件和《中药保护品种证书》，对未达到国家药品标准的，国家药品监督管理部门依照药品管理的法律、行政法规的规定，撤销该中药品种的批准文号。

中药保护品种在保护期内向国外申请注册时，必须经过国家药品监督管理部门批准同意。否则，不得办理。

对临床用药紧缺的中药保护品种的仿制，须经国务院药品监督管理部门批准并发给批准文号。仿制企业应当付给持有《中药保护品种证书》并转让该中药品种的处方组成、工艺制法的企业合理的使用费。

（五）申请中药品种保护的程序

1. 中药品种保护的申请　中药生产企业向所在地省级药品监督管理部门提出申请，经初审签署意见后，报国家药品监督管理部门。在特殊情况下，中药生产企业也可以直接向国家药品监督管理部门提出申请。

2. 中药品种保护的审评　国家药品监督管理部门委托国家中药品种保护审评委员会进行审评。

3. 中药品种保护的批准　国家药品监督管理部门根据审评结论，决定对申请的中药品种是否给予保护。

经批准保护的中药品种，由国家药品监督管理部门发给《中药保护品种证书》。

（六）中药品种保护指导原则

2009年2月3日，原国家药品监督管理局发布《关于印发中药品种保护指导原则的通知》（国食药监注〔2009〕57号），就加强中药品种保护管理工作，突出中医药特色，鼓励创新，促进提高，保护先进，保证中药品种保护工作的科学性、公正性和规范性，针对进一步做好中药品种保护管理工作的有关事项通知如下：

（1）对已受理的中药品种保护申请，将在国家药品监督管理局政府网站予以公示。自公示之日起至作出行政决定期间，各地一律暂停受理该品种的仿制申请。

（2）对批准保护的品种，国家药品监督管理局将在政府网站和《中国医药报》上予以公告。生产该品种的其他生产企业应自公告发布之日起6个月内向国家药品监督管理局受理中心提出同品种保护申请并提交完整资料；对逾期提出申请的，国家药品监督管理局受理中心将不予受理。申请延长保护期的生产企业，应当在该品种保护期届满6个月前向局受理中心提出申请并提交完整资料。

（3）有下列情形之一的，国家药品监督管理局将终止中药品种保护审评审批，予以退审：①在审评过程中发现申报资料不真实的，或在资料真实性核查中不能证明其申报资料真实性的。②未在规定时限内按要求提交资料的。③申报企业主动提出撤回申请的。④其他不符合国家法律、法规及有关规定的。

（4）未获得同品种保护的企业，应按《条例》规定停止该品种的生产，如继续生产的，将中止其该品种药品批准文号的效力，并按《条例》第23条的有关规定进行查处。

已受理同品种保护申请和延长保护期申请的企业，在该品种审批期间可继续生产、销售。

（5）在保护期内的品种，有下列情形之一的，国家药品监督管理局将提前终止保护，收回其保护审批件及证书：①保护品种生产企业的《药品生产许可证》被撤销、吊销或注销的。②保护品种的药品批准文号被撤销或注销的。③申请企业提供虚假的证明文件、资料、样品或者采取其他欺骗手段取得保护审批件及证书的。④保护品种生产企业主动提出终止保护的。⑤累计2年不缴纳保护品种年费的。⑥未按照规定完成改进提高工作的。⑦其他不符合法律、法规规定的。

（6）已被终止保护的品种的生产企业，不得再次申请该品种的中药品种保护。申请企业

对审批结论有异议的，可以在收到审批意见之日起60日内向国家药品监督管理局提出复审申请并说明复审理由。复审仅限于原申报资料，国家药品监督管理局应当在50日内做出结论，如需进行技术审查的，由国家中药品种保护审评委员会按照原申请时限组织审评。

四、中药注射剂管理

（一）中药注射剂的概念与组成概述

中药注射剂是指从药材中提取的有效物质制成的可供注入人体内，包括肌内、穴位、静脉注射和静脉滴注使用的灭菌溶液或乳状液、混悬液，以及供临用前配成溶液的无菌粉末或浓溶液等注入人体的制剂。

除植物药材以外，中药注射剂的处方组成还包括珍珠母（珍珠粉）、水牛角、山羊角、麝香、鹿茸、水蛭、没药（一种树脂）、地龙、明矾、斑蝥（一种昆虫）等动物及矿物材料。由于单味中药材的化学成分从几十种到几百种不等，难以分离、提纯，仅依靠目前所拥有的技术手段还不能完全弄清其中的有效和有害成分，且由于中药材受产地、气候、种植方式、储存方式等影响，其有效或有害成分相差很大。鉴于注射剂直接注入体内，质量要求很高，组成药味越多越难研制，因此其组成药味数宜少，最好不超过3味。

（二）加强中药注射剂生产管理

中药注射剂大多由成方加工或提取中药有效成分而成，因使用方便和起效快捷而逐渐得到广泛运用。但同时也出现了一些不良反应，严重者甚至危及生命。

针对中药注射剂在临床使用中出现的问题，2008年12月24日，原卫生部、原国家食品药品监督管理局、国家中医药管理局发布《进一步加强中药注射剂生产和临床使用管理的通知》（卫医政发〔2008〕71号）。《通知》指出：近年来，"鱼腥草注射液""刺五加注射液""炎毒清注射液""复方蒲公英注射液""鱼金注射液"等多个品种的中药注射剂因发生严重不良事件或存在严重不良反应被暂停销售使用。为保障医疗安全和患者用药安全，进一步加强中

药注射剂生产和临床使用管理。药品生产企业应严格按照《药品生产质量管理规范》组织生产，加强中药注射剂生产全过程的质量管理和检验，确保中药注射剂生产质量。

药品生产企业应加强中药注射剂销售管理，必要时应能及时全部召回售出药品。药品生产企业要建立健全药品不良反应报告、调查、分析、评价和处理的规章制度。指定专门机构或人员负责中药注射剂不良反应报告和监测工作；对药品质量投诉和药品不良反应应详细记录，并按照有关规定及时向当地药品监督管理部门报告；对收集的信息及时进行分析、组织调查，发现存在安全隐患的，主动召回。药品生产企业应制定药品退货和召回程序。因质量原因退货和召回的中药注射剂，应按照有关规定销毁，并有记录。

（三）　中药注射剂临床使用管理

中药注射剂应当在医疗机构内凭医师处方使用，医疗机构应当制定对过敏性休克等紧急情况进行抢救的规程。

医疗机构要加强对中药注射剂采购、验收、储存、调剂的管理。药学部门要严格执行药品进货检查验收制度，建立真实完整的购进记录，保证药品来源可追溯，坚决杜绝不合格药品进入临床；要严格按照药品说明书中规定的药品储存条件储存药品；在发放药品时严格按照《药品管理法》《处方管理办法》进行审核。

医疗机构要加强对中药注射剂临床使用的管理。要求医护人员按照《中药注射剂临床使用基本原则》，严格按照药品说明书使用，严格掌握功能主治和禁忌；加强用药监测，医护人员使用中药注射剂前，应严格执行用药查对制度，发现异常，立即停止使用，并按规定报告；临床药师要加强中药注射剂临床使用的指导，

确保用药安全。

医疗机构要加强中药注射剂不良反应（事件）的监测和报告工作。要准确掌握使用中药注射剂患者的情况，做好临床观察和病历记录，发现可疑不良事件要及时采取应对措施，对出现损害的患者及时救治，并按照规定报告；妥善保留相关药品、患者使用后的残存药液及输液器等，以备检验。

（四）　中药注射剂临床使用基本原则

1. 合理选择给药途径　凡是能口服给药的，不选用注射给药；能肌内注射给药的，不选用静脉注射或滴注给药。必须选用静脉注射或滴注给药的应加强监测。

2. 辨证施药，严格掌握功能主治　临床使用应辨证用药，严格按照药品说明书规定的功能主治使用，禁止超功能主治用药。

3. 严格掌握用法用量及疗程　按照药品说明书推荐剂量、调配要求、给药速度、疗程使用药品。不超剂量、过快滴注和长期连续用药。

4. 严禁混合配伍，谨慎联合用药　中药注射剂应单独使用，禁忌与其他药品混合配伍使用。谨慎联合用药，如确需联合使用其他药品时，应谨慎考虑与中药注射剂的间隔时间以及药物相互作用等问题。

5. 关注患者用药历史　用药前应仔细询问过敏史，对过敏体质者应慎用。

6. 严格控制特殊人群给药　对老人、儿童、肝肾功能异常患者等特殊人群和初次使用中药注射剂的患者应慎重使用，加强监测。对长期使用的在每疗程间要有一定的时间间隔。

7. 加强用药监护　用药过程中，应密切观察用药反应，特别是开始30分钟。发现异常，立即停药，采用积极救治措施，救治患者。

（喻小勇　田　侃）

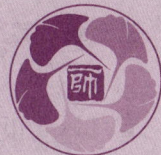

第七章　实行特殊管理的药品管理

《药品管理法》第一百一十二条明确，国务院对麻醉药品、精神药品、医疗用毒性药品、放射性药品、药品类易制毒化学品等有其他特殊管理规定的，依照其规定。这类药品通常具有特殊的药理、生理作用，疗效独特，没有其他的药品可以替代，或很少可以替代；但是，一旦稍有不慎，使用不当，就会导致巨大的药品安全风险，甚至引发犯罪。《药品管理法》以及相关行政法规、规章和规范性文件，对这类药品的研制、生产、经营、使用和监督管理都制定了严格的特殊管理规定，甚至专门另行立法予以特别规范，以保证药品合法、安全、合理使用。

具有特殊管理规定的药品，包括疫苗、血液制品、麻醉药品、精神药品、医疗用毒性药品、放射性药品、药品类易制毒化学品、部分含特殊药品复方制剂和兴奋剂等。《药品管理法》规定，疫苗、血液制品、麻醉药品、精神药品、医疗用毒性药品、放射性药品、药品类易制毒化学品等国家实行特殊管理的药品不得在网络上销售。

第一节　疫苗管理

疫苗作为用于健康人体预防和控制传染性疾病的预防性生物制品，国家对疫苗实行最严格的管理制度，坚持安全第一、风险管理、全程管控、科学监管、社会共治。国家坚持疫苗产品的战略性和公益性。

为了加强疫苗管理，保证疫苗质量和供应，规范预防接种，促进疫苗行业发展，保障公众健康，维护公共卫生安全，国家制定了《疫苗管理法》。《疫苗管理法》在总结以往实践经验的基础上，针对疫苗监管的特殊性，系统制定了疫苗研制、生产、流通、预防接种等方面的管理制度，旨在进一步加强疫苗管理，保证疫苗质量和供应，规范预防接种，促进疫苗行业发展，保障公众健康，维护公共卫生安全。该法共分十一章，除总则和附则外，详细规定了疫苗研制和注册、疫苗生产和批签发、疫苗流通、预防接种、异常反应监测和处理、疫苗上市后管理、保障措施、监督管理和法律责任。在中华人民共和国境内从事疫苗研制、生产、流通和预防接种及其监督管理活动，适用该法律。

一、疫苗分类和管理部门

（一）疫苗的分类和标识

1. 疫苗的界定　《疫苗管理法》所称疫苗，是指为预防、控制疾病的发生、流行，用于人体免疫接种的预防性生物制品。

2. 疫苗的分类　疫苗可有不同的分类。《疫苗管理法》规定，疫苗分为两类：免疫规划疫苗和非免疫规划疫苗。

（1）免疫规划疫苗，是指居民应当按照政府的规定接种的疫苗，包括国家免疫规划确定的疫苗，省（区、市）人民政府在执行国家免疫规划时增加的疫苗，以及县级以上人民政府或者其卫生健康主管部门组织的应急接种或者群体性预防接种所使用的疫苗。

居住在中国境内的居民，依法享有接种免疫规划疫苗的权利，履行接种免疫规划疫苗的义务。政府免费向居民提供免疫规划疫苗，接种单位接种免疫规划疫苗不得收取任何费用。

目前，国家免疫规划的疫苗包括：乙肝疫苗、卡介苗、脊灰疫苗、百白破疫苗、白破疫苗、麻疹疫苗、麻腮风疫苗、A群流脑疫苗、A＋C群流脑疫苗、乙脑疫苗、甲肝疫苗、出血热疫苗、炭疽疫苗、钩端螺旋体疫苗，以及各省（区、市）人民政府增加的免费向公民提供的疫苗。

（2）非免疫规划疫苗，是指由居民自愿接种的其他疫苗。接种单位接种非免疫规划疫苗，除收取疫苗费用外，还可以收取接种服务费。接种服务费的收费标准由省（区、市）人民政府价格主管部门会同财政部门制定。

3. 疫苗的包装标识管理　原国家食品药品监督管理局、卫生部于 2005 年 6 月 6 日发布《关于纳入国家免疫规划疫苗包装标注特殊标识的通知》（国食药监注〔2005〕257 号），决定自 2006 年 1 月 1 日起，凡纳入国家免疫规划的疫苗制品的最小外包装上，须标明"免费"字样以及"免疫规划"专用标识。

（1）"免费"字样应当标注在疫苗最小外包装的显著位置，字样颜色为红色，宋体字，大小可与疫苗通用名称相同。

（2）"免疫规划"专用标识应当印刷在疫苗最小外包装的顶面的正中处，标识样式如图 7 - 1 所示（颜色为宝石蓝色）。

（3）自 2006 年 1 月 1 日起上市的纳入国家免疫规划的疫苗，其包装必须标注"免费"字样以及"免疫规划"专用标识。

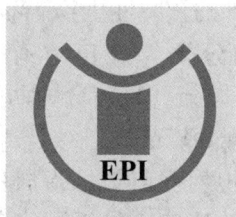

图 7 - 1　"免疫规划"专用标识
（颜色：宝石蓝色）

（二）　疫苗管理部门及职责

国务院药品监督管理部门负责全国疫苗监督管理工作。国务院卫生健康主管部门负责全国预防接种监督管理工作。国务院其他有关部门在各自职责范围内负责与疫苗有关的监督管理工作。

省级药品监督管理部门负责本行政区域疫苗监督管理工作。设区的市级、县级人民政府承担药品监督管理职责的部门负责本行政区域疫苗监督管理工作。县级以上地方人民政府卫生健康主管部门负责本行政区域预防接种监督管理工作。县级以上地方人民政府其他有关部门在各自职责范围内负责与疫苗有关的监督管理工作。

二、疫苗上市后管理

（一）　疫苗采购、配送和储存要求

1. 疫苗的采购规定　国家免疫规划疫苗由国务院卫生健康主管部门会同国务院财政部门等组织集中招标或者统一谈判，形成并公布中标价格或者成交价格，各省、自治区、直辖市实行统一采购。国家免疫规划疫苗以外的其他免疫规划疫苗、非免疫规划疫苗由各省、自治区、直辖市通过省（区、市）公共资源交易平台组织采购。

疫苗上市许可持有人应当按照采购合同约定，向疾病预防控制机构供应疫苗。疾病预防控制机构应当按照规定向接种单位供应疫苗。疾病预防控制机构以外的单位和个人不得向接种单位供应疫苗，接种单位不得接收该疫苗。

境外疫苗持有人原则上应当指定境内一家具备冷链药品质量保证能力的药品批发企业统一销售其同一品种疫苗，履行在销售环节的义务，并承担责任。

2. 疫苗的销售与配送规定　疫苗上市许可持有人在销售疫苗时，应当提供加盖其印章的批签发证明复印件或者电子文件；销售进口疫苗的，还应当同时提供加盖其印章的进口药品通关单复印件或者电子文件。疫苗上市许可持有人应当按照规定，建立真实、准确、完整的销售记录，销售记录应当至少包含产品通用名称、批准文号、批号、规格、有效期、购货单位、销售数量、单价、金额、销售日期和持有人信息等，委托储存、运输的，还应当包括受托储存、运输企业信息，并保存至疫苗有效期满后不少于 5 年备查。

疫苗上市许可持有人应当按照采购合同约定，向疾病预防控制机构或者疾病预防控制机构指定的接种单位配送疫苗。疫苗上市许可持有人、疾病预防控制机构可以自行配送疫苗，也可以委托符合条件的疫苗配送单位配送疫苗。疾病预防控制机构配送非免疫规划疫苗可以收

取储存、运输费用，具体办法由国务院财政部门会同国务院价格主管部门制定，收费标准由省（区、市）人民政府价格主管部门会同财政部门制定。

疫苗上市许可持有人、疾病预防控制机构自行配送疫苗，应当具备疫苗冷链储存、运输条件，应当符合药品经营质量管理规范的有关要求，并对配送的疫苗质量依法承担责任。疫苗上市许可持有人与疾病预防控制机构签订的采购合同中应当明确实施配送的单位、配送方式、配送时限和收货地点。

疫苗上市许可持有人可委托符合药品经营质量管理规范冷藏冷冻药品运输、储存条件的单位（包括受托方为疾病预防控制机构）配送、区域仓储疫苗。疫苗上市许可持有人应当对疫苗配送企业的配送能力进行评估，严格控制配送企业数量，保证配送过程持续符合法定要求。在同一省级行政区域内选取疫苗区域配送企业原则上不得超过2家。

疾病预防控制机构委托配送企业分发疫苗的，应当对疫苗配送企业的配送能力进行评估，保证疫苗冷链储存、运输条件符合药品经营质量管理规范的有关要求。

疫苗上市许可持有人委托配送疫苗的，应当及时将委托配送疫苗品种信息及受托储存、运输单位配送条件、配送能力及信息化追溯能力等评估情况分别向持有人所在地和接收疫苗所在地省级药品监督管理部门报告，省级药品监督管理部门应当及时进行公告。疾病预防控制机构委托配送企业配送疫苗的，应当向同级药品监督管理部门和卫生健康主管部门报告。接受委托配送的企业不得再次委托。

疫苗上市许可持有人应当按照规定，建立真实、准确、完整的销售记录，并保存至疫苗有效期满后不少于5年备查。疾病预防控制机构、接种单位、疫苗配送单位应当按照规定，建立真实、准确、完整的接收、购进、储存、配送、供应记录，并保存至疫苗有效期满后不少于5年备查。疾病预防控制机构、接种单位接收或者购进疫苗时，应当索取本次运输、储存全过程温度监测记录，并保存至疫苗有效期满后不少于5年备查；对不能提供本次运输、

储存全过程温度监测记录或者温度控制不符合要求的，不得接收或者购进，并应当立即向县级以上地方人民政府药品监督管理部门、卫生健康主管部门报告。

3. 特殊情形所需疫苗的采购 疫苗非临床研究、临床试验及血液制品生产等特殊情形所需的疫苗，相关使用单位向所在地省级药品监督管理部门报告后，可向疫苗上市许可持有人或者疾病预防控制机构采购，并做好相关记录，确保疫苗销售、使用可追溯。

（二）疫苗全程冷链储运管理制度

冷链，是指为保证疫苗从疫苗生产企业到接种单位运转过程中的质量而装备的储存、运输冷藏设施、设备。

《疫苗管理法》规定，疫苗上市许可持有人、疾病预防控制机构自行配送疫苗应当具备疫苗冷链储存、运输条件。疾病预防控制机构、接种单位、疫苗上市许可持有人、疫苗配送单位应当遵守疫苗储存、运输管理规范，保证疫苗质量。疫苗在储存、运输全过程中应当处于规定的温度环境，冷链储存、运输应当符合要求，并定时监测、记录温度。疫苗储存、运输管理规范由国务院药品监督管理部门、国务院卫生健康主管部门共同制定。

《疫苗储存和运输管理规范（2017年版）》（国卫疾控发〔2017〕60号）规定，本规范适用于疾病预防控制机构、接种单位、疫苗生产企业、疫苗配送企业、疫苗仓储企业的疫苗储存、运输管理，其中疫苗生产企业、疫苗配送企业、疫苗仓储企业的疫苗储存、运输管理还应当遵守《药品经营质量管理规范》。疾病预防控制机构、接种单位、疫苗生产企业、疫苗配送企业、疫苗仓储企业应当装备保障疫苗质量的储存、运输冷链设施设备。有条件的地区或单位应当建立自动温度监测系统。自动温度监测系统的测量范围、精度、误差等技术参数能够满足疫苗储存、运输管理需要，具有不间断监测、连续记录、数据存储、显示及报警功能。疾病预防控制机构、接种单位、疫苗生产企业、疫苗配送企业、疫苗仓储企业应当建立健全冷链设备档案，并对疫苗储存、运输设施设备运行状况进行记录。

（三）疫苗上市后风险管理

疫苗上市许可持有人应当建立健全疫苗全生命周期质量管理体系，制定并实施疫苗上市后风险管理计划，开展疫苗上市后研究，对疫苗的安全性、有效性和质量可控性进行进一步确证。

疫苗上市许可持有人应当对疫苗进行质量跟踪分析，持续提升质量控制标准，改进生产工艺，提高生产工艺稳定性。生产工艺、生产场地、关键设备等发生变更的，应当进行评估、验证，按照国务院药品监督管理部门有关变更管理的规定备案或者报告；变更可能影响疫苗安全性、有效性和质量可控性的，应当经国务院药品监督管理部门批准。

疫苗上市许可持有人应当根据疫苗上市后研究、预防接种异常反应等情况持续更新说明书、标签，并按照规定申请核准或者备案。国务院药品监督管理部门应当在其网站上及时公布更新后的疫苗说明书、标签内容。

疫苗上市许可持有人应当建立疫苗质量回顾分析和风险报告制度，每年将疫苗生产流通、上市后研究、风险管理等情况按照规定如实向国务院药品监督管理部门报告。

国务院药品监督管理部门可以根据实际情况，责令疫苗上市许可持有人开展上市后评价或者直接组织开展上市后评价。对预防接种异常反应严重或者其他原因危害人体健康的疫苗，国务院药品监督管理部门应当注销该疫苗的药品注册证书。

第二节　血液制品管理

一、血液制品的界定

血液制品，是特指各种人血浆蛋白制品，包括人血白蛋白、人胎盘血白蛋白、静脉注射用人免疫球蛋白、肌注人免疫球蛋白、组织胺人免疫球蛋白、特异性免疫球蛋白、免疫球蛋白（乙型肝炎、狂犬病、破伤风免疫球蛋白）、人凝血因子Ⅷ、人凝血酶原复合物、人纤维蛋白原、抗人淋巴细胞免疫球蛋白等。血液制品的原料是血浆，原料血浆是指由单采血浆站采集的专用于血液制品生产原料的血浆。单采血

浆站是采集供应血液制品生产用原料血浆的单位，是根据地区血源资源按照有关标准和要求并经严格审批而设立的。

二、血液制品生产管理

1. 血液制品的生产管理　新建、改建或者扩建血液制品生产单位，经国务院药品监督管理部门根据总体规划进行立项审查同意后，由省级药品监督管理部门依照《药品管理法》的规定审核批准。

血液制品生产单位必须达到《药品生产质量管理规范》规定的标准，经国务院药品监督管理部门审查合格，并依法向市场监督管理部门申领营业执照后，方可从事血液制品的生产活动。严禁血液制品生产单位出让、出租、出借以及与他人共用《药品生产许可证》和产品批准文号。

血液制品出厂前，必须经过质量检验；经检验不符合国家标准的，严禁出厂。

2. 血液制品的上市许可　血液制品生产单位应当积极开发新品种，提高血浆综合利用率。血液制品生产单位生产国内已经生产的品种，必须依法向国务院药品监督管理部门申请产品批准文号；国内尚未生产的品种，必须按照国家有关新药审批的程序和要求申报。

3. 血液制品的原料管理　血液制品生产单位不得向无《单采血浆许可证》的单采血浆站或者未与其签订质量责任书的单采血浆站及其他任何单位收集原料血浆。血液制品生产单位不得向其他任何单位供应原料血浆。

血液制品生产单位在原料血浆投料生产前，必须使用有产品批准文号并经国家药品生物制品检定机构逐批检定合格的体外诊断试剂，对每一人份血浆进行全面复检，并作检测记录。原料血浆经复检不合格的，不得投料生产，并必须在省级药品监督管理部门监督下按照规定程序和方法予以销毁，并作记录。原料血浆经复检发现有血液途径传播的疾病的，必须通知供应血浆的单采血浆站，并及时上报所在地省级卫生健康主管部门。

三、血液制品经营管理

开办血液制品经营单位，由省级药品监督

管理部门审核批准。

血液制品经营单位应当具备与所经营的产品相适应的冷藏条件和熟悉所经营品种的业务人员。

血液制品生产经营单位生产、包装、储存、运输、经营血液制品，应当符合国家规定的卫生标准和要求。

四、进出口血液制品的审批

国务院药品监督管理部门负责全国进出口血液制品的审批及监督管理。

违反相关规定，擅自进出口血液制品或者出口原料血浆的，由省级以上药品监督管理部门没收所进出口的血液制品或者所出口的原料血浆和违法所得，并处所进出口的血液制品或者所出口的原料血浆总值 3 倍以上 5 倍以下的罚款。

第三节 麻醉药品和精神药品管理

为加强麻醉药品和精神药品的管理，保证麻醉药品和精神药品的合法、安全、合理使用，防止流入非法渠道，国家对麻醉药品药用原植物以及麻醉药品和精神药品实行管制。除《麻醉药品和精神药品管理条例》另有规定外，任何单位、个人不得进行麻醉药品药用原植物的种植以及麻醉药品和精神药品的实验研究、生产、经营、使用、储存、运输等活动。根据《药品管理法》和其他有关法律的规定，2005年 8 月 3 日国务院发布《麻醉药品和精神药品管理条例》（国务院令第 442 号），此后，经历了两次修改。2024 年 12 月 6 日国务院发布《关于修改和废止部分行政法规的决定》（国务院令第 797 号），对《麻醉药品和精神药品管理条例》进行修改，并于 2025 年 1 月 20 日起施行。

一、麻醉药品和精神药品的界定和管理部门

（一）麻醉药品和精神药品的分类与界定

1. 麻醉药品和精神药品的分类 麻醉药品和精神药品按照药用类和非药用类分类列管。

2. 药用类麻醉药品和精神药品的界定

（1）药用类麻醉药品 是指列入药用类麻醉药品目录的药品和其他物质。这类药品连续使用易产生身体依赖性，能成瘾癖。

（2）药用类精神药品 是指列入药用类精神药品目录的药品和其他物质。这类药品直接作用于中枢神经系统，使之兴奋或抑制，连续使用可产生依赖性。

综合药物依赖性和滥用造成的危害等因素，药用类精神药品分为第一类精神药品和第二类精神药品。

3. 非药用类麻醉药品和精神药品 非药用类麻醉药品和精神药品，是指未作为药品生产和使用，具有成瘾性或者成瘾潜力且易被滥用的物质。

非药用类麻醉药品和精神药品目录由国务院公安部门会同国务院药品监督管理部门、国务院卫生主管部门制定、调整并公布。非药用类麻醉药品和精神药品发现药用用途的，调整列入药用类麻醉药品和精神药品目录，不再列入非药用类麻醉药品和精神药品目录。对非药用类麻醉药品和精神药品，可以依照《麻醉药品和精神药品管理条例》的规定进行实验研究，不得生产、经营、使用、储存、运输。因科研、实验需要使用非药用类麻醉药品和精神药品，在药品、医疗器械生产、检测中需要使用非药用类麻醉药品和精神药品标准品、对照品，以及药品生产过程中非药用类麻醉药品和精神药品中间体的管理，按照有关规定执行。各级公安机关和有关部门依法加强对非药用类麻醉药品和精神药品违法犯罪行为的打击处理。

（二）麻醉药品和精神药品的专用标志

根据《药品管理法》及相关规定，麻醉药品和精神药品的标签必须印有国务院药品监督管理部门规定的标志。国务院药品监督管理部门规定的麻醉药品专用标志样式如图 7-2 所示（颜色：天蓝色与白色相间），精神药品专用标志样式如图 7-3 所示（颜色：绿色与白色相间）。

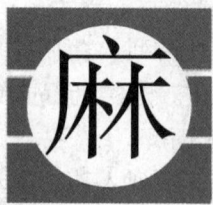

图7-2 麻醉药品专用标志 图7-3 精神药品专用标志
（颜色：天蓝色与白色相间） （颜色：绿色与白色相间）

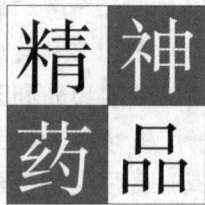

（三）麻醉药品和精神药品管理部门及职责

国务院药品监督管理部门负责全国麻醉药品和精神药品的监督管理工作，并会同国务院农业主管部门对麻醉药品药用原植物实施监督管理。省级药品监督管理部门负责本行政区域内麻醉药品和精神药品的监督管理工作。

国务院公安部门负责对造成麻醉药品药用原植物、麻醉药品和精神药品流入非法渠道的行为进行查处。县级以上地方公安机关负责对本行政区域内造成麻醉药品和精神药品流入非法渠道的行为进行查处。

国务院其他有关主管部门在各自的职责范围内负责与麻醉药品和精神药品有关的管理工作。

省、自治区、直辖市人民政府药品监督管理部门和设区的市级、县级人民政府承担药品监督管理职责的部门负责本行政区域内麻醉药品和精神药品的监督管理工作。

县级以上地方公安机关负责对本行政区域内造成麻醉药品和精神药品流入非法渠道的行为进行查处。

县级以上地方人民政府其他有关主管部门在各自的职责范围内负责与麻醉药品和精神药品有关的管理工作。

二、麻醉药品和精神药品目录

药用类麻醉药品和精神药品目录由国务院药品监督管理部门会同国务院公安部门、国务院卫生主管部门制定、调整并公布。对药用类麻醉药品和精神药品，可以依照《麻醉药品和精神药品管理条例》的规定进行实验研究、生产、经营、使用、储存、运输。国家建立麻醉药品和精神药品追溯管理体系。国务院药品监督管理部门应当制定统一的麻醉药品和精神药品追溯标准和规范，推进麻醉药品和精神药品追溯信息互通互享，实现麻醉药品和精神药品可追溯。

（一）我国生产和使用的麻醉药品

《麻醉药品品种目录（2013版）》共121个品种，其中我国生产及使用的品种及包括的制剂、提取物、提取物粉共有27个品种。

2023年4月14日，国家药品监督管理局、公安部、国家卫生健康委联合发布了《关于调整麻醉药品和精神药品目录的公告》（2023年第43号），将奥赛利定列入麻醉药品目录，公告自2023年7月1日起施行。

2023年9月6日，国家药品监督管理局、公安部、国家卫生健康委联合发布了《关于调整麻醉药品和精神药品目录的公告》（2023年第120号），将泰吉利定列入麻醉药品目录，公告自2023年10月1日起施行。

我国可以生产和使用的麻醉药品品种如下：

（1）可卡因

（2）罂粟浓缩物（包括罂粟果提取物、罂粟果提取物粉）

（3）二氢埃托啡

（4）地芬诺酯

（5）芬太尼

（6）氢可酮

（7）氢吗啡酮

（8）美沙酮

（9）吗啡（包括吗啡阿托品注射液）

（10）阿片（包括复方樟脑酊、阿桔片）

（11）羟考酮

（12）哌替啶

（13）瑞芬太尼

（14）舒芬太尼

（15）蒂巴因

（16）可待因

（17）右丙氧芬

（18）双氢可待因

（19）乙基吗啡

（20）福尔可定

（21）布桂嗪

（22）罂粟壳

（23）奥赛利定

（24）泰吉利定

（25）阿芬太尼

需要说明的有两点，一是上述品种包括其可能存在的盐和单方制剂（除非另有规定）；二是上述品种包括其可能存在的化学异构体及酯、醚（除非另有规定）。

《麻醉药品和精神药品管理条例》规定，药用类麻醉药品中的罂粟壳只能用于中药饮片和中成药的生产以及医疗配方使用。

（二）我国生产和使用的精神药品

《精神药品品种目录（2013版）》共有149个品种，其中第一类精神药品有68个品种，第二类精神药品有81个品种。

2015年4月3日，原国家食品药品监管总局、公安部、原国家卫生计生委联合发布了《关于将含可待因复方口服液体制剂列入第二类精神药品管理的公告》（2015年第10号）："根据《麻醉药品和精神药品管理条例》的有关规定，国家食品药品监管总局、公安部、国家卫生计生委决定将含可待因复方口服液体制剂（包括口服溶液剂、糖浆剂）列入第二类精神药品管理。"公告自2015年5月1日起施行。

2019年7月11日，国家药品监督管理局、公安部、国家卫生健康委联合发布了《关于含羟考酮复方制剂等品种列入精神药品管理的公告》（2019年第63号）："根据《麻醉药品和精神药品管理条例》有关规定，国家药品监督管理局、公安部、国家卫生健康委员会决定将含羟考酮复方制剂等品种列入精神药品管理：①口服固体制剂每剂量单位含羟考酮碱大于5毫克，且不含其它麻醉药品、精神药品或药品类易制毒化学品的复方制剂列入第一类精神药品管理；②口服固体制剂每剂量单位含羟考酮碱不超过5毫克，且不含其它麻醉药品、精神药品或药品类易制毒化学品的复方制剂列入第二类精神药品管理；③丁丙诺啡与纳洛酮的复方口服固体制剂列入第二类精神药品管理。"公告自2019年9月1日起施行。

2019年12月16日，国家药品监督管理局、公安部、国家卫生健康委联合发布了《关于将瑞马唑仑列入第二类精神药品管理的公告》（2019年第108号）："根据《麻醉药品和精神药品管理条例》有关规定，国家药品监督管理局、公安部、国家卫生健康委决定将瑞马唑仑（包括其可能存在的盐、单方制剂和异构体）列入第二类精神药品管理。"公告自2020年1月1日起施行。

2023年4月14日，国家药品监督管理局、公安部、国家卫生健康委联合发布了《关于调整麻醉药品和精神药品目录的公告》（2023年第43号）："根据《麻醉药品和精神药品管理条例》有关规定，国家药品监督管理局、公安部、国家卫生健康委决定：①将苏沃雷生、吡仑帕奈、依他佐辛、曲马多复方制剂列入第二类精神药品目录；②将每剂量单位含氢可酮碱大于5毫克，且不含其他麻醉药品、精神药品或药品类易制毒化学品的复方口服固体制剂列入第一类精神药品目录；③将每剂量单位含氢可酮碱不超过5毫克，且不含其他麻醉药品、精神药品或药品类易制毒化学品的复方口服固体制剂列入第二类精神药品目录。"公告自2023年7月1日起施行。

2023年9月6日，国家药品监督管理局、公安部、国家卫生健康委联合发布了《关于调整麻醉药品和精神药品目录的公告》（2023年第120号）："根据《麻醉药品和精神药品管理条例》有关规定，国家药品监督管理局、公安部、国家卫生健康委决定：①将地达西尼、依托咪酯（在中国境内批准上市的含依托咪酯的药品制剂除外）列入第二类精神药品目录；②将莫达非尼由第一类精神药品调整为第二类精神药品。"公告自2023年10月1日起施行。

2024年4月30日，国家药品监督管理局、公安部、国家卫生健康委联合发布了《关于调整麻醉药品和精神药品目录的公告》（2024年第54号）："根据《麻醉药品和精神药品管理条例》有关规定，国家药品监督管理局、公安部、国家卫生健康委决定：①将右美沙芬、含地芬诺酯复方制剂、纳呋拉啡、氯卡色林列入第二类精神药品目录；②将咪达唑仑原料药和注射剂由第二类精神药品调整为第一类精神药品，其他咪达唑仑单方制剂仍为第二类精神药品。"公告自2024年7月1日起施行。

我国可以生产和使用的第一类精神药品和第二类精神药品品种如下：

1. 第一类精神药品品种

（1）哌醋甲酯

（2）司可巴比妥

（3）丁丙诺啡

（4）γ－羟丁酸

（5）氯胺酮

（6）马吲哚

（7）三唑仑

（8）咪达唑仑原料药和注射剂

（9）口服固体制剂每剂量单位含羟考酮碱大于 5 毫克，且不含其他麻醉药品、精神药品或药品类易制毒化学品的复方制剂

（10）每剂量单位含氢可酮碱大于 5 毫克，且不含其他麻醉药品、精神药品或药品类易制毒化学品的复方口服固体制剂

2. 第二类精神药品品种

（1）异戊巴比妥

（2）格鲁米特

（3）喷他佐辛

（4）戊巴比妥

（5）阿普唑仑

（6）巴比妥

（7）氯硝西泮

（8）地西泮

（9）艾司唑仑

（10）氟西泮

（11）劳拉西泮

（12）甲丙氨酯

（13）咪达唑仑（除原料药、注射剂以外的其他单方制剂）

（14）硝西泮

（15）奥沙西泮

（16）匹莫林

（17）苯巴比妥

（18）唑吡坦

（19）丁丙诺啡透皮贴剂

（20）布托啡诺及其注射剂

（21）咖啡因

（22）安钠咖

（23）地佐辛及其注射剂

（24）麦角胺咖啡因片

（25）氨酚氢可酮片

（26）曲马多

（27）扎来普隆

（28）佐匹克隆（包括其盐、异构体和单方制剂）

（29）含可待因复方口服液体制剂（包括口服溶液剂、糖浆剂）

（30）口服固体制剂每剂量单位含羟考酮碱不超过 5 毫克，且不含其他麻醉药品、精神药品或药品类易制毒化学品的复方制剂

（31）丁丙诺啡与纳洛酮的复方口服固体制剂

（32）瑞马唑仑（包括其可能存在的盐、单方制剂和异构体）

（33）苏沃雷生

（34）吡仑帕奈

（35）依他佐辛

（36）曲马多复方制剂

（37）每剂量单位含氢可酮碱不超过 5 毫克，且不含其他麻醉药品、精神药品或药品类易制毒化学品的复方口服固体制剂

（38）地达西尼

（39）依托咪酯（在中国境内批准上市的含依托咪酯的药品制剂除外）

（40）莫达非尼

（41）右美沙芬

（42）含地芬诺酯复方制剂

（43）纳呋拉啡

（44）氯卡色林

需要说明的有两点，一是上述品种包括其可能存在的盐和单方制剂（除非另有规定）；二是上述品种包括其可能存在的异构体（除非另有规定）。

三、麻醉药品和精神药品生产

（一）麻醉药品和精神药品生产总量控制

国家根据麻醉药品和精神药品的医疗、国家储备和企业生产所需原料的需要确定需求总量，对麻醉药品药用原植物的种植、麻醉药品和精神药品的生产实行总量控制。

麻醉药品和精神药品的年度生产计划，是由国务院药品监督管理部门根据麻醉药品和精神药品的需求总量制定。

麻醉药品药用原植物年度种植计划，是由国务院药品监督管理部门和国务院农业主管部门根据麻醉药品年度生产计划共同制定。

麻醉药品药用原植物种植企业应当根据年度种植计划，种植麻醉药品药用原植物；并且应当向国务院药品监督管理部门和国务院农业主管部门定期报告种植情况。

麻醉药品药用原植物种植企业由国务院药品监督管理部门和国务院农业主管部门共同确定，其他单位和个人不得种植麻醉药品药用原植物。

（二）麻醉药品和精神药品定点生产管理

为严格麻醉药品和精神药品生产管理，国家对麻醉药品和精神药品实行定点生产制度。

国务院药品监督管理部门按照合理布局、总量控制的原则，根据麻醉药品和精神药品的需求总量，确定麻醉药品和精神药品定点生产企业的数量和布局，并根据年度需求总量对定点生产企业的数量和布局进行调整、公布。

麻醉药品、精神药品定点生产企业应当符合规定的条件，由省级药品监督管理部门审批。

定点生产企业应当严格按照麻醉药品和精神药品年度生产计划安排生产，并依照规定向所在地省级药品监督管理部门报告生产情况。

经批准定点生产的麻醉药品、精神药品不得委托加工。

四、麻醉药品和精神药品经营

（一）实行定点经营

国家对麻醉药品和精神药品实行定点经营制度，未经批准的任何单位和个人不得从事麻醉药品和精神药品经营活动。

国务院药品监督管理部门应当根据麻醉药品和第一类精神药品的需求总量，确定麻醉药品和第一类精神药品的定点批发企业布局，并应当根据年度需求总量对布局进行调整、公布。

药品经营企业不得经营麻醉药品原料药和第一类精神药品原料药。但是，供医疗、科学研究、教学使用的小包装的上述药品可以由国务院药品监督管理部门规定的药品批发企业经营。

（二）定点经营企业必备条件

麻醉药品和精神药品定点批发企业除应当具备《药品管理法》第五十二条规定的药品经营企业的开办条件外，还应当具备：①有符合《麻醉药品和精神药品管理条例》规定的麻醉药品和精神药品储存条件。②有通过网络实施企业安全管理和向药品监督管理部门报告经营信息的能力。③单位及其工作人员2年内没有违反有关禁毒的法律、行政法规规定的行为。④符合国务院药品监督管理部门公布的定点批发企业布局。

麻醉药品和第一类精神药品的定点批发企业，还应当具有保证供应责任区域内医疗机构所需麻醉药品和第一类精神药品的能力，并具有保证麻醉药品和第一类精神药品安全经营的管理制度。

（三）定点经营资格审批

跨省、自治区、直辖市从事麻醉药品和第一类精神药品批发业务的药品经营企业称为全国性批发企业，应当经国务院药品监督管理部门批准，并予以公布。

国务院药品监督管理部门在批准全国性批发企业时，应当明确其所承担供药责任的区域。

在本省、自治区、直辖市行政区域内从事麻醉药品和第一类精神药品批发业务的药品经营企业称为区域性批发企业，应当经所在地省级药品监督管理部门批准，并予以公布。

省级药品监督管理部门在批准区域性批发企业时，应当明确其所承担供药责任的区域。

专门从事第二类精神药品批发业务的药品经营企业，应当经所在地省级药品监督管理部门批准，并予以公布。

仅取得第二类精神药品经营资格的药品批发企业，只能从事第二类精神药品批发业务。

从事麻醉药品和第一类精神药品批发业务的全国性批发企业、区域性批发企业，可以从事第二类精神药品批发业务。

经所在地设区的市级药品监督管理部门批准，实行统一进货、统一配送、统一管理的药品零售连锁企业可以从事第二类精神药品零售业务。

各级药品监督管理部门应当及时将批准的全国性批发企业、区域性批发企业、专门从事第二类精神药品批发的企业和从事第二类精神药品零售的连锁企业（含相应门店）的名单在网上公布。

（四）麻醉药品和精神药品购销管理

1. 购进管理 全国性批发企业，应当从定点生产企业购进麻醉药品和第一类精神药品。

区域性批发企业，可以从全国性批发企业购进麻醉药品和第一类精神药品，区域性批发企业从定点生产企业购进麻醉药品和第一类精神药品制剂，须经所在地省级药品监督管理部门批准。

从事第二类精神药品批发业务的企业，可以从第二类精神药品定点生产企业、具有第二类精神药品经营资格的定点批发企业（全国性批发企业、区域性批发企业、其他专门从事第二类精神药品批发业务的企业）购进第二类精神药品。

2. 销售管理 全国性批发企业在确保责任区内区域性批发企业供药的基础上，可以在全国范围内向其他区域性批发企业销售麻醉药品和第一类精神药品。

全国性批发企业向取得麻醉药品和第一类精神药品使用资格的医疗机构销售麻醉药品和第一类精神药品，须经医疗机构所在地省级药品监督管理部门批准。

区域性批发企业在确保责任区内医疗机构供药的基础上，可以在本省行政区域内向其他医疗机构销售麻醉药品和第一类精神药品。

由于特殊地理位置的原因，区域性批发企业需要就近向其他省、自治区、直辖市行政区域内取得麻醉药品和第一类精神药品使用资格的医疗机构销售麻醉药品和第一类精神药品的，应当经企业所在地省级药品监督管理部门批准。

区域性批发企业之间因医疗急需、运输困难等特殊情况需要调剂麻醉药品和第一类精神药品的，应当在调剂后 2 日内将调剂情况分别报所在地省级药品监督管理部门备案。

从事第二类精神药品批发业务的企业，可以将第二类精神药品销售给定点生产企业、具有第二类精神药品经营资格的药品批发企业、医疗机构、从事第二类精神药品零售的药品零售连锁企业。

3. 销售配送要求 全国性批发企业和区域性批发企业向医疗机构销售麻醉药品和第一类精神药品，应当将药品送至医疗机构。医疗机

构不得自行提货。

药品零售连锁企业对其所属的经营第二类精神药品的门店，应当严格执行统一进货、统一配送和统一管理。药品零售连锁企业门店所零售的第二类精神药品，应当由本企业直接配送，不得委托配送。

企业、单位之间购销麻醉药品和精神药品一律禁止使用现金进行交易。

（五）麻醉药品和精神药品零售管理

麻醉药品和第一类精神药品不得零售。

除经批准的药品零售连锁企业外，其他药品零售企业不得从事第二类精神药品零售活动。

第二类精神药品零售企业应当凭执业医师开具的处方，按规定剂量销售。

零售第二类精神药品时，处方应经执业药师或其他依法经过资格认定的药学技术人员复核；第二类精神药品一般每张处方不得超过7 日常用量，禁止超剂量或者无处方销售第二类精神药品。

第二类精神药品零售企业不得向未成年人销售第二类精神药品。在难以确定购药者是否为未成年人的情况下，可查验购药者身份证明。

罂粟壳，必须凭盖有乡镇卫生院以上医疗机构公章的医师处方配方使用，不准生用，严禁单味零售。

五、麻醉药品和精神药品使用

（一）麻醉药品和精神药品使用审批

医疗机构需要使用麻醉药品和第一类精神药品的，应当经所在地设区的市级卫生健康主管部门批准，取得《麻醉药品、第一类精神药品购用印鉴卡》（以下简称《印鉴卡》）。

设区的市级卫生健康主管部门发给医疗机构《印鉴卡》时，应当将取得《印鉴卡》的医疗机构情况抄送所在地设区的市级药品监督管理部门，并报省级卫生健康主管部门备案。

省级卫生健康主管部门应当将取得《印鉴卡》的医疗机构名单向本行政区域内的定点批发企业通报。医疗机构应当凭《印鉴卡》向本省（区、市）行政区域内的定点批发企业购买麻醉药品和第一类精神药品。

（二）《印鉴卡》管理

1. 取得《印鉴卡》的必备条件

（1）有与使用麻醉药品和第一类精神药品相关的诊疗科目。

（2）具有经过麻醉药品和第一类精神药品培训的、专职从事麻醉药品和第一类精神药品管理的药学专业技术人员。

（3）有获得麻醉药品和第一类精神药品处方资格的执业医师。

（4）有保证麻醉药品和第一类精神药品安全储存的设施和管理制度。

2.《印鉴卡》的有效期 《印鉴卡》有效期为3年。《印鉴卡》有效期满前3个月，医疗机构应当向市级卫生健康主管部门重新提出申请。

《印鉴卡》有效期满需换领新卡的医疗机构，还应当提交原《印鉴卡》有效期期间内麻醉药品、第一类精神药品使用情况。

3.《印鉴卡》的变更 当《印鉴卡》中医疗机构名称、地址、医疗机构法人代表（负责人）、医疗管理部门负责人、药学部门负责人、采购人员等项目发生变更时，医疗机构应当在变更发生之日起3日内到市级卫生健康主管部门办理变更手续。

市级卫生健康主管部门自收到医疗机构变更申请之日起5日内完成《印鉴卡》变更手续，并将变更情况抄送所在地同级药品监督管理部门、公安机关，报省级卫生健康主管部门备案。

（三）麻醉药品和精神药品处方资格及处方管理

1. 处方权的获得 医疗机构应当按照国务院卫生健康主管部门的规定，对本单位执业医师进行有关麻醉药品和精神药品使用知识的培训、考核，经考核合格的，授予麻醉药品和第一类精神药品处方资格。

执业医师取得麻醉药品和第一类精神药品的处方资格后，方可在本医疗机构开具麻醉药品和第一类精神药品处方，但不得为自己开具该种处方。

医疗机构应当将具有麻醉药品和第一类精神药品处方资格的执业医师名单及其变更情况，定期报送所在地设区的市级卫生健康主管部门，并抄送同级药品监督管理部门。

2. 处方管理 执业医师应当使用专用处方开具麻醉药品和精神药品，单张处方的最大用量应当符合国务院卫生主管部门的规定。执业医师开具麻醉药品和精神药品处方，应当对患者的信息进行核对；因抢救患者等紧急情况，无法核对患者信息的，执业医师可以先行开具麻醉药品和精神药品处方。

对麻醉药品和第一类精神药品处方，处方的调配人、核对人应当仔细核对，签署姓名，并予以登记；对不符合处方管理规定的，处方的调配人、核对人应当拒绝发药。

医疗机构应当对麻醉药品和精神药品处方进行专册登记，加强管理。麻醉药品处方至少保存3年，精神药品处方至少保存2年。医疗机构应当按照国务院卫生主管部门的规定及时报送麻醉药品和精神药品处方信息。

（四）麻醉药品和第一类精神药品借用和配制规定

1. 借用规定 医疗机构抢救患者急需麻醉药品和第一类精神药品而本医疗机构无法提供时，可以从其他医疗机构或者定点批发企业紧急借用；抢救工作结束后，应当及时将借用情况报所在地设区的市级药品监督管理部门和卫生健康主管部门备案。

2. 配制规定 对临床需要而市场无供应的麻醉药品和精神药品，持有医疗机构制剂许可证和《印鉴卡》的医疗机构需要配制制剂的，应当经所在地省级药品监督管理部门批准。

医疗机构配制的麻醉药品和精神药品制剂只能在本医疗机构使用，不得对外销售。

乡镇卫生院以上医疗机构应加强对购进罂粟壳的管理，严格凭执业医师处方调配使用。

（五）关于加强医疗机构麻醉药品和第一类精神药品管理的规定

2020年9月11日国家卫生健康委办公厅下发了《关于加强医疗机构麻醉药品和第一类精神药品管理的通知》（国卫办医发〔2020〕13号）。

1. 明确管理责任 医疗机构是麻醉药品和第一类精神药品临床应用管理的责任主体。医疗机构主要负责人应当履行本机构麻醉药品和第一类精神药品管理第一责任人的职责。麻醉药品和第一类精神药品管理及使用相关人员要明确麻醉药品和第一类精神药品管理部门和各岗位人员的职责，全面加强麻醉药品和第一类精神药品的采购、储存、调配、使用以及安全管理。对于麻醉科、手术室等麻醉药品和第一类精神药品使用量大、使用管理环节较多的科室，要重点加强管理，成立以科室负责人为第一责任人的专门工作小组，强化麻醉药品和第一类精神药品日常管理。

2. 强化全流程各环节管理　各级卫生健康主管部门要强化麻醉药品和第一类精神药品开具和使用环节的管理，鼓励有条件的地区实现区域内处方信息联网，重点关注麻醉药品和第一类精神药品的处方用量和处方频次，避免同一患者在多个医疗机构、在同一医疗机构门诊和住院重复获取麻醉药品和第一类精神药品。医疗机构要全面落实麻醉药品和第一类精神药品管理各项要求，进一步加强全流程各环节管理。根据临床诊疗需求，采购适宜包装、规格的麻醉药品和第一类精神药品，减少剩余药液的产生。门急诊药房、住院药房、病房、手术室、内镜室等配备麻醉药品和第一类精神药品基数的重点部门，要采用双锁保险柜或麻醉药品和第一类精神药品智能调配柜储存，储存区域设有防盗设施和安全监控系统。加强手术室药品安全防范，安装视频监控装置，以监控取药及回收药品等行为。相关监控视频保存期限原则上不少于 180 天。麻醉药品和第一类精神药品的使用及回收管理要做到日清日结、账物相符。对癌痛等需长期门诊使用麻醉药品和第一类精神药品的慢性病患者，应当通过信息化或建立门诊病历等方式，详细记录每次取药的病情评估及处方情况。

3. 规范处方权限及使用操作　医师、药师应当按照有关规定，经过医疗机构组织的麻醉药品和第一类精神药品使用知识和规范化管理的培训并考核合格后，方可获得相应麻醉药品和第一类精神药品处方权或麻醉药品和第一类精神药品调配资格。鼓励将药师逐步纳入病房、手术室等重点部门麻醉药品和第一类精神药品管理团队中，开展麻醉药品和第一类精神药品处方医嘱审核、处方点评，参与麻醉药品和第一类精神药品管理、使用环节的核对和双人双签工作。参与双人双签的人员应当避免长期

由固定人员担任。医疗机构应当制定双人双签人员轮换管理办法，明确轮换周期。对于未使用完的注射液和镇痛泵中的剩余药液，由医师、药师或护士在视频监控下双人进行倾泻入下水道等处置，并逐条记录。

4. 满足临床合理需求　医疗机构要根据本机构临床用药需求，按照规定购入麻醉药品和第一类精神药品并保持合理库存。具有麻醉药品和第一类精神药品处方权的医师要依据临床诊疗规范、麻醉药品和精神药品临床应用指导原则、药品说明书等，合理使用麻醉药品和第一类精神药品。针对疼痛患者开具麻醉药品和第一类精神药品处方前，要对患者进行疼痛评估，遵循三阶梯镇痛治疗原则选择相应药物。加强癌痛、急性疼痛和中、重度疼痛的规范化治疗，合理使用麻醉药品和第一类精神药品，提高患者生活质量，避免过度控制麻醉药品和第一类精神药品影响患者合理用药需求。医疗机构要组织对麻醉药品和第一类精神药品处方和住院医嘱进行专项点评，并根据点评结果及时有效干预。药学部门要对本机构麻醉药品和第一类精神药品使用情况进行监测，对于使用量异常增高的，要立即报告本机构的麻醉药品和第一类精神药品管理机构，分析原因并提出管理建议。

5. 提高信息化管理水平　医疗机构要加大麻醉药品和第一类精神药品管理软硬件的投入力度，依托现代化院内物流系统和信息化平台，加强麻醉药品和第一类精神药品全流程管理，实现来源可查、去向可追、责任可究的全程闭环式可追溯管理。已实施电子印鉴卡管理的地区，要继续做好相关工作；尚未实施的地区，要加快信息化建设，尽早实现《印鉴卡》信息化管理。有条件的地区或医疗机构要积极探索麻醉药品和第一类精神药品智能存储柜、电子药柜等智能化设备的使用，结合实际开发麻醉药品和第一类精神药品智能管理系统，逐步实现精细化管理，提高工作效率和差错防范能力。

六、麻醉药品和精神药品储存与运输

（一）麻醉药品和第一类精神药品的储存要求

1. 专库储存　定点生产企业、全国性批发

企业和区域性批发企业应当设置储存麻醉药品和第一类精神药品的专库，严格执行专库储存管理规定，将麻醉药品与第一类精神药品储存在符合要求的专库中。

专库的要求是：安装专用防盗门，实行双人双锁管理；具有相应的防火设施；具有监控设施和报警装置，报警装置应当与公安机关报警系统联网。

麻醉药品和第一类精神药品的使用单位应当设立专库或者专柜储存麻醉药品和第一类精神药品。专库应当设有防盗设施并安装报警装置；专柜应当使用保险柜。专库和专柜应当实行双人双锁管理。

2. 专人专账管理 定点生产企业、全国性批发企业和区域性批发企业、麻醉药品和第一类精神药品的使用单位，应当配备专人负责管理工作，并建立储存麻醉药品和第一类精神药品的专用账册。

专用账册的保存期限应当自药品有效期期满之日起不少于5年。

3. 双人验收复核 麻醉药品和第一类精神药品入出库实行双人核查制度，药品入库须双人验收，出库须双人复核，做到账、物相符。

4. 不合格药品处理 对因破损、变质、过期而不能销售的麻醉药品和精神药品品种，应清点登记造册，单独妥善保管，并及时向所在地县级以上药品监督管理部门申请销毁。

药品销毁必须经所在地县级以上药品监督管理部门批准，并在其监督下销毁。药品销毁应有记录并由监销人员签字，存档备查，企业或使用单位不得擅自处理。

（二）第二类精神药品的储存要求

1. 专人专账专库（柜）管理 第二类精神药品经营企业，应当在药品库房中设立独立的专库或者专柜储存第二类精神药品，并建立专用账册，实行专人管理。

专用账册的保存期限应当自药品有效期期满之日起不少于5年。

2. 出入库管理 第二类精神药品的入库、出库，必须核查数量，做到准确无误。

3. 不合格药品处理 对因破损、变质、过期而不能销售的第二类精神药品品种，应清点

登记造册，单独妥善保管，并及时向所在地县级以上药品监督管理部门申请销毁。企业不得擅自销毁。

（三）麻醉药品和精神药品运输管理

1. 运输证明的办理 托运或自行运输麻醉药品和第一类精神药品的单位，应当向所在地设区的市级药品监督管理部门申请领取《麻醉药品、第一类精神药品运输证明》（简称运输证明）。运输第二类精神药品无需办理运输证明。

运输证明有正本和副本，正本1份，副本可根据实际需要申领若干份，必要时可增领副本。

运输证明有效期为1年（不跨年度）。运输证明应当由专人保管，不得涂改、转让、转借。

托运单位办理麻醉药品和第一类精神药品运输手续时，应当将运输证明副本交付承运单位。承运单位应当查验、收存运输证明副本，并检查货物包装。没有运输证明或者货物包装不符合规定的，承运单位不得承运。

运输证明副本应随货同行以备查验，在运输途中承运单位必须妥善保管运输证明副本，不得遗失。货物到达后，承运单位应将运输证明副本递交收货单位。收货单位应在收到货物后1个月内将运输证明副本交还发货单位。

2. 托运和运输管理 托运麻醉药品和精神药品的单位应确定托运经办人，选择相对固定的承运单位。托运经办人在运单货物名称栏内填写"麻醉药品""第一类精神药品"或"第二类精神药品"字样，运单上应当加盖托运单位公章或运输专用章。收货人只能为单位，不得为个人。

铁路运输应当采用集装箱或行李车运输麻醉药品和第一类精神药品。采用集装箱运输时，应确保箱体完好，施封有效。

道路运输麻醉药品和第一类精神药品必须采用封闭式车辆，有专人押运，中途不应停车过夜。水路运输麻醉药品和第一类精神药品时应有专人押运。

（四）麻醉药品和精神药品邮寄管理

邮寄麻醉药品和精神药品，寄件人应当提交所在地设区的市级药品监督管理部门出具的准予邮寄证明。

麻醉药品和精神药品的寄件单位应事先向所在地设区的市级药品监督管理部门申请办理《麻醉药品、精神药品邮寄证明》（简称邮寄证明）。邮寄证明一证一次有效。

省级邮政主管部门指定符合安全保障条件的邮政营业机构负责收寄麻醉药品和精神药品，并将指定的邮政营业机构名单报所在地省级药品监督管理部门和国家邮政局备案。

邮政营业机构收寄麻醉药品和精神药品时，应当查验、收存邮寄证明并与详情单相关联一并存档，依据邮寄证明办理收寄手续。没有邮寄证明的不得收寄。邮寄证明保存1年备查。

寄件人应当在详情单货品名称栏内填写"麻醉药品"或"精神药品"字样，详情单上加盖寄件单位运输专用章。邮寄物品的收件人必须是单位。

邮寄麻醉药品和精神药品应在窗口投交，邮政营业机构应当依法对收寄的麻醉药品和精神药品进行查验、核对。

（五）企业间药品运输信息管理要求

定点生产企业、全国性批发企业和区域性批发企业之间运输麻醉药品、第一类精神药品时，发货单位在发货前应当向所在地省级药品监督管理部门报送本次运输货物的相关信息。

属于跨省、自治区、直辖市运输的，发货单位还应事先向收货单位所在地省级药品监督管理部门报送发运货物信息（包括发货人、收货人、货物品名、数量）。发货单位所在地药品监督管理部门也应按规定向收货单位所在地的同级药品监督管理部门通报。

属于在本省、自治区、直辖市行政区域内运输的，发货单位还应事先向收货单位所在地设区的市级药品监督管理部门报送发运货物信息。发货单位所在地药品监督管理部门也应按规定向收货单位所在地设区的市级药品监督管理机构通报。

第四节　医疗用毒性药品管理

医疗用毒性药品因其毒性剧烈，使用不当会致人中毒或死亡，如果管理不严导致从药用渠道流失，将会对社会造成重大影响和危害。为此，《药品管理法》将医疗用毒性药品列为实行特殊管理的药品。

为加强医疗用毒性药品的管理，防止中毒或死亡等严重事件的发生，根据《药品管理法》，1988年12月27日国务院发布《医疗用毒性药品管理办法》（国务院令第23号），该办法自发布之日起施行。办法共14条，主要包括医疗用毒性药品的界定，医疗用毒性药品的生产、加工、收购、经营、配方使用等方面的管理规定，以及相应的法律责任。

为做好医疗用毒性药品监管工作，保证公众用药安全有效，防止发生中毒等严重事件，原国家药品监督管理局于2002年10月14日发布《关于切实加强医疗用毒性药品监管的通知》（国药监安〔2002〕368号），该通知进一步明确了对毒性药品的生产、经营、储运和使用进行严格监管的要求。

为了加强对A型肉毒毒素的监督管理，原国家食品药品监督管理局、卫生部于2008年7月21日发布《关于将A型肉毒毒素列入毒性药品管理的通知》（国食药监办〔2008〕405号），决定将A型肉毒毒素及其制剂列入毒性药品管理，并对进一步加强A型肉毒毒素及其制剂的生产、经营和使用提出了明确的管理规定。

一、医疗用毒性药品的界定、品种和分类

（一）医疗用毒性药品的界定

医疗用毒性药品（简称毒性药品），是指毒性剧烈，治疗剂量与中毒剂量相近，使用不当会致人中毒或死亡的药品。

（二）医疗用毒性药品的品种与分类

毒性药品的管理品种，由国务院药品监督管理部门会同国务院卫生健康主管部门、国务院中医药管理部门规定。毒性药品的品种目录应以国家有关部门确定并公布的品种目录为准，现已公布的毒性药品的管理品种分为中药品种和西药品种两大类。

1. 毒性药品中药品种　毒性药品中药品种共27种：砒石（红砒、白砒）、砒霜、水银、生马钱子、生川乌、生草乌、生白附子、生附子、生半夏、生南星、生巴豆、斑蝥、青娘虫、红娘子、生甘遂、生狼毒、生藤黄、生千金子、

生天仙子、闹羊花、雪上一枝蒿、白降丹、蟾酥、洋金花、红粉、轻粉、雄黄。

需要说明的是上述中药品种是指原药材和饮片，不含制剂。

2. 毒性药品西药品种 毒性药品西药品种共13种：去乙酰毛花苷丙、阿托品、洋地黄毒苷、氢溴酸后马托品、三氧化二砷、毛果芸香碱、升汞、水杨酸毒扁豆碱、氢溴酸东莨菪碱、亚砷酸钾、士的宁、亚砷酸注射液、A型肉毒毒素及其制剂。

需要说明的有两点，一是上述西药品种除亚砷酸注射液、A型肉毒毒素制剂以外的毒性西药品种是指原料药；二是上述西药品种士的宁、阿托品、毛果芸香碱等包括其盐类化合物。

（三）医疗用毒性药品的标志

根据《药品管理法》，特殊管理药品的包装和标签必须印有规定的标志。国务院药品监督管理部门规定的医疗用毒性药品的标志样式，如图7-4所示（颜色：黑白相间，黑底白字）。

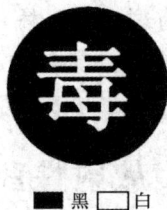

■黑 □白

图7-4 医疗用毒性药品专用标志

二、医疗用毒性药品的生产、经营管理

根据《医疗用毒性药品管理办法》《关于切实加强医疗用毒性药品监管的通知》的相关规定，医疗用毒性药品的管理要点主要体现在以下几方面。

（一）医疗用毒性药品生产管理要求

1. 生产资格管理 毒性药品的生产是由药品监督管理部门指定的药品生产企业承担，未取得毒性药品生产许可的企业，不得生产毒性药品。

2. 生产要求 毒性药品年度生产、收购、供应和配制计划，由省级药品监督管理部门根据医疗需要制定并下达。

毒性药品的生产企业须按审批的生产计划进行生产，不得擅自改变生产计划，自行销售。药品生产企业必须由医药专业人员负责生产、配制和质量检验，并建立严格的管理制度。严防毒性药品与其他药品混杂。

每次配料，必须经二人以上复核无误，并详细记录每次生产所用原料和成品数，经手人要签字备查。所有工具、容器要处理干净，以防污染其他药品。标示量要准确无误，包装容器要有毒药标志。

生产毒性药品及其制剂，必须严格执行生产工艺操作规程，投料应在本企业药品检验人员的监督下准确投料，并建立完整的生产记录，保存5年备查。

在生产毒性药品过程中产生的废弃物，必须妥善处理，不得污染环境。

加工炮制毒性中药，必须按照国家药品标准进行炮制；国家药品标准没有规定的，必须按照省级药品监督管理部门制定的炮制规范进行炮制。药材符合药用要求的，方可供应、配方和用于中成药生产。

（二）医疗用毒性药品经营管理要求

1. 经营资格管理 毒性药品的收购和经营，由药品监督管理部门指定的药品经营企业承担，其他任何单位或者个人均不得从事毒性药品的收购、经营业务。

2. 经营要求 零售药店供应和调配毒性药品，凭盖有医师所在的医疗单位公章的正式处方。每次处方剂量不得超过二日极量。

（三）医疗用毒性药品储存与运输要求

1. 毒性药品的储存 毒性药品的储存管理要求与麻醉药品的储存管理要求基本相同。收购、经营、加工、使用毒性药品的单位必须建立健全保管、验收、领发、核对等制度，严防收假、发错，严禁与其他药品混杂。

储存毒性药品的专库或专柜，其条件要求与储存麻醉药品的专库条件相同，专库或专柜加锁并由专人保管，做到双人双锁管理，专账记录。

2. 毒性药品的标识 包装容器上必须印有毒药标识，在运输毒性药品的过程中，应当采取有效措施，防止发生事故。

（四）　A 型肉毒毒素的生产、经营管理

为加强对 A 型肉毒毒素的监督管理，原国家食品药品监督管理局、原卫生部发布《关于将 A 型肉毒毒素列入毒性药品管理的通知》（国食药监办〔2008〕405 号），决定将 A 型肉毒毒素及其制剂列入毒性药品管理。2016 年 6 月 24 日，国家食品药品监督管理总局办公厅发布《关于加强注射用 A 型肉毒毒素管理的通知》（食药监办药化监〔2016〕88 号），要求药品生产经营企业切实加强注射用 A 型肉毒毒素购销管理，防止注射用 A 型肉毒毒素从合法渠道流入非法从事美容业务的机构，防止假药进入合法渠道。

药品生产企业应制定 A 型肉毒毒素制剂年度生产计划，严格按照年度生产计划和药品 GMP 要求进行生产。

注射用 A 型肉毒毒素生产（进口）企业应当指定具有医疗用毒性药品收购经营资质的药品批发企业作为本企业注射用 A 型肉毒毒素的经营企业，并且经指定的经营企业直接将注射用 A 型肉毒毒素销售至已取得《医疗机构执业许可证》的医疗机构或医疗美容机构。未经指定的药品经营企业不得购销注射用 A 型肉毒毒素。

生产经营企业不得向未取得《医疗机构执业许可证》的单位销售注射用 A 型肉毒毒素；药品零售企业不得经营注射用 A 型肉毒毒素。

注射用 A 型肉毒毒素生产（进口）企业和指定经营企业必须严格审核购买单位资质，建立客户档案，健全各项管理制度，加强购、销、存管理，保证来源清楚，流向可核查、可追溯。要建立注射用 A 型肉毒毒素购进、销售台账，并保存至超过药品有效期 2 年备查。

注射用 A 型肉毒毒素生产（进口）企业应当及时将指定经营企业情况报所在地省级药品监管部门备案。药品生产（进口）企业所在地省级药品监管部门要对生产（进口）企业指定的经营企业进行审核，经审核确认的经营企业名单应当予以公布。

三、医疗用毒性药品的使用管理

（一）　医疗用毒性药品使用和调配要求

配方用药由有关药品零售企业、医疗机构负责供应。其他任何单位或者个人均不得从事毒性药品的配方业务。

医疗机构供应和调配毒性药品，须凭执业医师签名的正式处方。调配处方时，必须认真负责，计量准确，按医嘱注明要求，并由配方人员及具有药师以上技术职称的复核人员签名盖章后方可发出。对处方未注明"生用"的毒性中药，应当付炮制品。如发现处方有疑问时，须经原处方医师重新审定后再行调配。处方一次有效，取药后处方保存 2 年备查。

（二）　医疗用毒性药品科研和教学使用要求

科研和教学单位所需的毒性药品，必须持本单位的证明信，经单位所在地县级以上药品监督管理部门批准后，供应单位方能发售。

（三）　A 型肉毒毒素的使用规定

医疗机构应当向经药品生产企业指定的 A 型肉毒毒素经销商采购 A 型肉毒毒素制剂；对购进的 A 型肉毒毒素制剂登记造册、专人管理，按规定储存，做到账物相符。

医师应当根据诊疗指南和规范、药品说明书中的适应症、药理作用、用法、用量、禁忌、不良反应和注意事项开具处方，每次处方剂量不得超过二日用量，处方按规定保存。

第五节　放射性药品管理

1989 年 1 月 13 日，国务院发布了《放射性药品管理办法》（国务院第 25 号令），随后分别在 2011 年、2017 年、2022 年和 2024 年经历了四次修订。凡在中华人民共和国领域内进行放射性药品的研究、生产、经营、运输、使用、检验、监督管理的单位和个人都必须遵守本办法。

一、放射性药品的界定和管理部门

（一）　放射性药品的界定

放射性药品是指用于临床诊断或者治疗的放射性核素制剂或者其标记药物。

（二）　放射性药品的标志

根据《药品管理法》，特殊管理药品的包装和标签必须印有规定的标志。国务院药品监督管理部门规定的放射性药品的标志样式，如图 7 - 5 所示（颜色：红黄组合）。

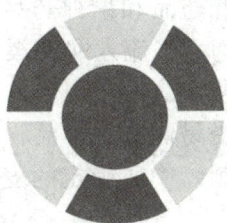

图 7 – 5 放射性药品的标志
（颜色：红黄组合）

（三） 放射性药品管理部门及职责

国务院药品监督管理部门负责全国放射性药品监督管理工作。国务院国防科技工业主管部门依据职责负责与放射性药品有关的管理工作。国务院环境保护主管部门负责与放射性药品有关的辐射安全与防护的监督管理工作。

二、放射性药品的生产、经营、包装、运输和使用

（一） 开办放射性药品生产、经营企业须具备的条件

开办放射性药品生产、经营企业，必须具备《药品管理法》规定的条件，符合国家有关放射性同位素安全和防护的规定与标准，并履行环境影响评价文件的审批手续；开办放射性药品生产企业，经所在省、自治区、直辖市国防科技工业主管部门审查同意，所在省、自治区、直辖市药品监督管理部门审核批准后，由所在省、自治区、直辖市药品监督管理部门发给《放射性药品生产企业许可证》；开办放射性药品经营企业，经所在省、自治区、直辖市药品监督管理部门审核并征求所在省、自治区、直辖市国防科技工业主管部门意见后批准的，由所在省、自治区、直辖市药品监督管理部门发给《放射性药品经营企业许可证》。无许可证的生产、经营企业，一律不准生产、销售放射性药品。

（二） 进出口放射性药品的管理

进口的放射性药品品种，必须符合我国的药品标准或者其他药用要求，并依照《药品管理法》的规定取得药品注册证书。进出口放射性药品，应当按照国家有关对外贸易、放射性同位素安全和防护的规定，办理进出口手续。进口放射性药品，必须经国务院药品监督管理部门指定的药品检验机构抽样检验；检验合格的，方准进口。

对于经国务院药品监督管理部门审核批准的含有短半衰期放射性核素的药品，在保证安全使用的情况下，可以采取边进口检验，边投入使用的办法。进口检验单位发现药品质量不符合要求时，应当立即通知使用单位停止使用，并报告国务院药品监督管理部门、卫生行政主管部门、国防科技工业主管部门。

（三） 放射性药品的包装和运输管理

1. 放射性药品的包装管理 放射性药品的包装必须安全实用，符合放射性药品质量要求，具有与放射性剂量相适应的防护装置。包装必须分内包装和外包装两部分，外包装必须贴有商标、标签、说明书和放射性药品标志，内包装必须贴有标签。

标签必须注明药品品名、放射性比活度、装量。说明书除注明前款内容外，还须注明生产单位、批准文号、批号、主要成分、出厂日期、放射性核素半衰期、适应症、用法、用量、禁忌症、有效期和注意事项等。

2. 放射性药品的运输管理 放射性药品的运输，按国家运输、邮政等部门制订的有关规定执行。严禁任何单位和个人随身携带放射性药品乘坐公共交通运输工具。

（四） 放射性药品的使用管理

医疗单位设置核医学科、室（同位素室），必须配备与其医疗任务相适应的并经核医学技术培训的技术人员。非核医学专业技术人员未经培训，不得从事放射性药品使用工作。

医疗单位使用放射性药品应当符合国家有关放射性同位素安全和防护的规定，具有与所使用放射性药品相适应的场所、设备、卫生环境和专用的仓储设施。

医疗单位配制放射性制剂，应当符合《药品管理法》及其实施条例的相关规定。医疗单位使用配制的放射性制剂，应当向所在地省、自治区、直辖市药品监督管理部门申请核发相应等级的《放射性药品使用许可证》。《放射性药品使用许可证》有效期为 5 年，期满前 6 个月，医疗单位应当向原发证的行政部门重新提出申请，经审核批准后，换发新证。

医疗单位负责对使用的放射性药品进行临床质量检验、收集药品不良反应等项工作，并定期向所在地药品监督管理、卫生行政部门报告。由省、自治区、直辖市药品监督管理部门和卫生行政部门汇总后分别报国务院药品监督管理、卫生行政部门。

放射性药品使用后的废物（包括患者排出物），必须按国家有关规定妥善处置。

三、放射性药品标准和检验

（一）　放射性药品国家标准的制定和修订

放射性药品的国家标准，由国务院药品监督管理部门药典委员会负责制定和修订，报国务院药品监督管理部门审批颁发。

（二）　放射性药品的检验

放射性药品的检验由国务院药品监督管理部门公布的药品检验机构承担。

第六节　药品类易制毒化学品的管理

为加强易制毒化学品管理，防止易制毒化学品被用于制造毒品，2005年8月26日国务院公布《易制毒化学品管理条例》（国务院令第445号），该条例自2005年11月1日起施行。2016年2月《国务院关于修改部分行政法规的决定》（国务院令第666号）对其中个别条款做了修改。2018年9月《国务院关于修改部分行政法规的决定》（国务院令第703号）对其中部分条款做了修改。明确了国家药品监督管理部门对第一类易制毒化学品中药品类易制毒化学品的监督管理职责，对药品类易制毒化学品实施一定的特殊管理。

根据《易制毒化学品管理条例》，原国家食品药品监督管理部门制定了《药品类易制毒化学品管理办法》，并于2010年3月18日发布，自2010年5月1日起施行。

一、药品类易制毒化学品的界定和管理部门

（一）　药品类易制毒化学品的界定

1. 易制毒化学品的界定

（1）易制毒化学品，是指国家规定管制的可用于制造麻醉药品和精神药品的前体、原料和化学配剂等物质，流入非法渠道又可用于制造毒品。

（2）药品类易制毒化学品，是指《易制毒化学品管理条例》中所确定的麦角酸、麻黄素等物质。

（3）小包装麻黄素，是指国家药品监督管理部门指定生产的供教学、科研和医疗机构配制制剂使用的特定包装的麻黄素原料药。

2. 品种与分类

易制毒化学品分为三类。第一类是可以用于制毒的主要原料，第二类、第三类是可以用于制毒的化学配剂。药品类易制毒化学品属于第一类易制毒化学品。

易制毒化学品分类和品种是由国务院批准调整，涉及药品类易制毒化学品的，是由国家药品监督管理部门负责及时调整并予公布。

目前，药品类易制毒化学品品种目录所列物质有：

（1）麦角酸；

（2）麦角胺；

（3）麦角新碱；

（4）麻黄素、伪麻黄素、消旋麻黄素、去甲麻黄素、甲基麻黄素、麻黄浸膏、麻黄浸膏粉等麻黄素类物质。（麻黄素也称为麻黄碱）

需要说明两点：一是上述所列物质包括可能存在的盐类；二是药品类易制毒化学品包括原料药及其单方制剂。

（二）　药品类易制毒化学品管理部门及职责

国家药品监督管理部门主管全国药品类易制毒化学品生产、经营、购买等方面的监督管理工作。县级以上地方人民政府药品监督管理部门负责本行政区域内的药品类易制毒化学品生产、经营、购买等方面的监督管理工作。

二、药品类易制毒化学品的管理规定

国家对药品类易制毒化学品实行定点生产、定点经营，以及购买许可制度。

（一）　药品类易制毒化学品生产、经营许可规定

生产、经营药品类易制毒化学品的企业，应当依照有关规定取得药品类易制毒化学品生产、经营许可。未取得生产许可或经营许可的

企业不得生产或经营药品类易制毒化学品。

药品类易制毒化学品的生产许可，由企业所在地省级药品监督管理部门审批。药品类易制毒化学品以及含有药品类易制毒化学品的制剂不得委托生产。

药品类易制毒化学品单方制剂和小包装麻黄素，纳入麻醉药品销售渠道经营，仅能由麻醉药品全国性批发企业和区域性批发企业经销，不得零售。

未实行药品批准文号管理的品种，纳入药品类易制毒化学品原料药渠道经营。

申请经营药品类易制毒化学品原料药的药品经营企业，应具有麻醉药品和第一类精神药品定点经营资格或者第二类精神药品定点经营资格。

（二）　药品类易制毒化学品购买许可规定

国家对药品类易制毒化学品实行购买许可制度。购买药品类易制毒化学品的，应当办理《药品类易制毒化学品购用证明》（以下简称《购用证明》）。

《购用证明》由国家药品监督管理部门统一印制，有效期为3个月。

申请《购用证明》的单位，向所在地省级药品监督管理部门或者省级药品监督管理部门确定并公布的设区的市级药品监督管理部门提出申请，经审查，符合规定的，由省级药品监督管理部门发给《购用证明》。

购买药品类易制毒化学品时必须使用《购用证明》原件，不得使用复印件、传真件。《购用证明》只能在有效期内一次使用。《购用证明》不得转借、转让。

（三）　药品类易制毒化学品购销管理规定

1. 药品类易制毒化学品原料药的购销要求

（1）购买药品类易制毒化学品原料药的，必须取得《购用证明》。

药品类易制毒化学品生产企业应当将药品类易制毒化学品原料药销售给已取得《购用证明》的药品生产企业、药品经营企业和外贸出口企业。

药品类易制毒化学品经营企业应当将药品类易制毒化学品原料药销售给本省、自治区、直辖市行政区域内取得《购用证明》的单位。

药品类易制毒化学品经营企业之间不得购销药品类易制毒化学品原料药。

（2）教学科研单位只能凭《购用证明》从麻醉药品全国性批发企业、区域性批发企业和药品类易制毒化学品经营企业购买药品类易制毒化学品。

2. 单方制剂和小包装麻黄素的购销要求

（1）药品类易制毒化学品生产企业应当将药品类易制毒化学品单方制剂（如盐酸麻黄碱片、盐酸麻黄碱注射液、盐酸麻黄碱滴鼻液等）和小包装麻黄素销售给麻醉药品全国性批发企业。

（2）麻醉药品全国性批发企业、区域性批发企业应当按照《麻醉药品和精神药品管理条例》第三章规定的渠道销售药品类易制毒化学品单方制剂和小包装麻黄素。

（3）麻醉药品区域性批发企业之间不得购销药品类易制毒化学品单方制剂和小包装麻黄素。

（4）麻醉药品区域性批发企业之间因医疗急需等特殊情况需要调剂药品类易制毒化学品单方制剂的，应当在调剂后2日内将调剂情况分别报所在地省级药品监督管理部门备案。

3. 购销的特别规定　药品类易制毒化学品禁止使用现金或者实物进行交易。

药品类易制毒化学品生产企业、经营企业销售药品类易制毒化学品，应当逐一建立购买方档案。

药品类易制毒化学品生产企业、经营企业销售药品类易制毒化学品时，应当核查采购人员身份证明和相关购买许可证明，经核查无误后方可销售，并保存核查记录。

发货应当严格执行出库复核制度，认真核对实物与药品销售出库单是否相符，并确保将药品类易制毒化学品送达购买方《药品生产许可证》或者《药品经营许可证》所载明的地址，或者医疗机构的药库。

在核查、发货、送货过程中发现可疑情况的，应当立即停止销售，并向所在地药品监督管理部门和公安机关报告。

（四）　药品类易制毒化学品安全管理规定

药品类易制毒化学品安全管理要求与麻醉药品和第一类精神药品经营管理要求基本相同。

药品类易制毒化学品生产企业、经营企业、使用药品类易制毒化学品的药品生产企业和教学科研单位，应当按规定配备相应仓储安全管理设施，制定相应的安全管理制度。

药品类易制毒化学品生产企业、经营企业和使用药品类易制毒化学品的药品生产企业，应建立药品类易制毒化学品专用账册。专用账册保存期限应当自药品类易制毒化学品有效期期满之日起不少于2年。

存放药品类易制毒化学品的专库或专柜实行双人双锁管理，药品类易制毒化学品入库应当双人验收，出库应当双人复核，做到账物相符。

第七节　含特殊药品复方制剂的管理

含特殊药品复方制剂，从分类管理的角度来看，既有按处方药管理的、也有按非处方药管理的。但是，部分含特殊药品复方制剂（如含麻黄碱类复方制剂、含可待因复方口服溶液、复方地芬诺酯片和复方甘草片），因其所含成分的特性使之具有不同于一般药品的管理风险，如果管理不善导致其从药用渠道流失，则会被滥用或用于提取制毒。

近年来，药品监督管理部门和公安部门始终对部分含特殊药品复方制剂的购销实行严格管控，严惩违法犯罪行为。为了加强对含特殊药品复方制剂的监管，国家药品监督管理部门连续发布了多个关于加强含特殊药品复方制剂管理的规范性文件。

一、部分含特殊药品复方制剂的生产管理

（一）部分含特殊药品复方制剂产量管理

药品监管部门审批生产复方地芬诺酯片、复方曲马多片、氨酚曲马多片所需盐酸地芬诺酯原料药、盐酸曲马多原料药需用计划时，应当认真审核申请单位资质证明文件，严格控制计划量，原则上相关企业本年度盐酸地芬诺酯原料药、盐酸曲马多原料药需用计划量不得高于上一年度。对在非法渠道查获数量较大的复方地芬诺酯片、复方曲马多片和氨酚曲马多片

的生产企业，适度削减其相应品种需用计划。涉案药品生产企业被公安机关立案侦查的，侦查期间暂停执行该企业相应品种的需用计划。

（二）部分含特殊药品复方制剂生产环节的监督管理

药品监管部门要督促药品上市许可持有人、药品生产企业严格按照经核准的药品注册标准和生产工艺进行生产，保证药品生产全过程持续符合法定要求。要加强复方地芬诺酯片、复方曲马多片、氨酚曲马多片生产所需原料药使用和储存的管理，严防流入非法渠道。复方地芬诺酯片、复方曲马多片、氨酚曲马多片等含麻醉药品复方制剂和含精神药品复方制剂不得委托生产。

二、部分含特殊药品复方制剂的经营管理

（一）部分含特殊药品复方制剂的品种范围

1. 口服固体制剂　每剂量单位：含可待因≤15mg的复方制剂；含双氢可待因≤10mg的复方制剂。

具体品种如下：

（1）阿司待因片

（2）阿司可咖胶囊

（3）阿司匹林可待因片

（4）氨酚待因片

（5）氨酚待因片（Ⅱ）

（6）氨酚双氢可待因片

（7）复方磷酸可待因片

（8）可待因桔梗片

（9）氯酚待因片

（10）洛芬待因缓释片

（11）洛芬待因片

（12）萘普待因片

（13）愈创罂粟待因片

2. 复方甘草片、复方甘草口服溶液

3. 含麻黄碱类复方制剂

4. 其他含麻醉药品口服复方制剂

（1）复方福尔可定口服溶液

（2）复方福尔可定糖浆

（3）复方枇杷喷托维林颗粒

（4）尿通卡克乃其片

（二）含特殊药品复方制剂的经营管理

具有《药品经营许可证》的企业均可经营含特殊药品复方制剂。药品上市许可持有人和药品批发企业可以将含特殊药品复方制剂销售给药品批发企业、药品零售企业和医疗机构（另有规定的除外）。

1. 合法资质审核　药品批发企业购销含特殊药品复方制剂时，应对供货单位和购货单位的资质进行严格审核，确认其合法性后，方可进行含特殊药品复方制剂购销活动。

药品批发企业应留存购销方合法资质证明复印件、采购人员（销售人员）法人委托书和身份证明复印件、核实记录等，并按 GSP 的要求建立客户档案。

2. 药品购销管理　药品批发企业从药品上市许可持有人直接购进的复方甘草片、复方地芬诺酯片等含特殊药品复方制剂，可以将此类药品销售给其他批发企业、零售企业和医疗机构；如果从药品批发企业购进的，只能销售给本省（区、市）的药品零售企业和医疗机构。

药品批发企业购进含特殊药品复方制剂时，应向供货单位索要符合规定的销售票据。销售票据、资金流和物流必须一致。

药品批发企业销售含特殊药品复方制剂时，必须按规定开具销售票据提供给购货单位。销售票据、资金流和物流必须一致。

3. 药品出库复核与配送管理　药品批发企业销售含特殊药品复方制剂时，应当严格执行出库复核制度，认真核对实物与销售出库单是否相符，并确保将药品送达购买方《药品经营许可证》所载明的仓库地址、药品零售企业注册地址，或者医疗机构的药库。

药品批发企业销售出库的含特殊药品复方制剂送达购买方后，购买方应查验货物，查验无误后收货人员应在销售方随货同行单的回执联上签字。销售方应查验返回的随货同行单回执联记载内容有无异常，并保存备查。

4. 药品零售管理　因为含特殊药品复方制剂不是特殊管理药品，所以公众在零售药店可以购买到。但是，根据国家药品监督管理部门的相关规定，部分含特殊药品复方制剂零售有一定的管理限制。

药品零售企业销售含麻精药品复方制剂时，对处方药要严格执行凭处方销售的规定，对非处方药一次销售不得超过 5 个最小包装。

自 2015 年 5 月 1 日起，含可待因复方口服液体制剂（包括口服溶液剂和糖浆剂）已列入第二类精神药品管理。具有经营资质的药品零售企业，销售含可待因复方口服液体制剂时，必须凭医疗机构使用精神药品专用处方开具的处方销售，单方处方量不得超过 7 日常用量。复方甘草片、复方地芬诺酯片应设置专柜由专人管理、专册登记，上述药品登记内容包括：药品名称、规格、销售数量、生产企业、生产批号。

药品零售企业销售含特殊药品复方制剂时，如发现超过正常医疗需求，大量、多次购买上述药品的，应当立即向当地药品监督管理部门报告。

5. 禁止事项及其他要求　药品上市许可持有人、药品生产企业和药品批发企业禁止使用现金进行含特殊药品复方制剂交易。

含麻黄碱类复方制剂不得委托生产。境内企业不得接受境外厂商委托生产含麻黄碱类复方制剂。

在含特殊药品复方制剂的销售过程中，企业如发现购买方资质可疑或采购人员身份可疑的，应请相关主管部门协助核实，若发现异常应及时报告并终止交易。

三、含麻黄碱类复方制剂的经营管理

（一）含麻黄碱类复方制剂经营资质管理

具有蛋白同化制剂、肽类激素定点批发资质的药品经营企业，方可从事含麻黄碱类复方制剂的批发业务。

严格审核含麻黄碱类复方制剂购买方资质，购买方是药品批发企业的必须具有蛋白同化制剂、肽类激素定点批发资质。药品零售企业应从具有经营资质的药品批发企业购进含麻黄碱类复方制剂。

药品批发企业销售含麻黄碱类复方制剂时，

应当核实购买方资质证明材料、采购人员身份证明等情况，核实无误后方可销售，并跟踪核实药品到货情况，核实记录保存至药品有效期后1年备查。

除个人合法购买外，禁止使用现金进行含麻黄碱类复方制剂交易。

发现含麻黄碱类复方制剂购买方存在异常情况时，应当立即停止销售，并向有关部门报告。

（二）含麻黄碱类复方制剂销售管理

2012年9月4日，原国家食品药品监督管理局、公安部、卫生部联合发布《关于加强含麻黄碱类复方制剂管理有关事宜的通知》（国食药监办〔2012〕260号），该通知对含麻黄碱类复方制剂的销售管理作出新的规定。主要包括以下几个方面。

（1）将单位剂量麻黄碱类药物含量大于30mg（不含30mg）的含麻黄碱类复方制剂，列入必须凭处方销售的处方药管理。医疗机构应当严格按照《处方管理办法》开具处方。药品零售企业必须凭执业医师开具的处方销售上述药品。

（2）含麻黄碱类复方制剂每个最小包装规格麻黄碱类药物含量口服固体制剂不得超过720mg，口服液体制剂不得超过800mg。

（3）药品零售企业销售含麻黄碱类复方制剂，应当查验购买者的身份证，并对其姓名和身份证号码予以登记。除处方药按处方剂量销售外，一次销售不得超过2个最小包装。

查验购买者的身份证，系指购买者合法有效的身份证件，包括居民身份证、军人证件、护照等。

（4）药品零售企业不得开架销售含麻黄碱类复方制剂，应当设置专柜由专人管理、专册登记，登记内容包括药品名称、规格、销售数量、生产企业、生产批号、购买人姓名、身份证号码。

（5）药品零售企业发现超过正常医疗需求，大量、多次购买含麻黄碱类复方制剂的，应当立即向当地药品监督管理部门和公安机关报告。

（6）含麻黄碱类复方制剂的生产企业应当切实加强销售管理，严格管控产品销售渠道，确保所生产的药品在药用渠道流通。

（7）国家药品监督管理部门于2013年10月29日印发《关于加强互联网药品销售管理的通知》（食药监药化监〔2013〕223号），明确规定含麻黄碱类复方制剂（含非处方药品种）一律不得通过互联网向个人消费者销售。

（三）含麻黄碱类复方制剂广告管理

对按处方药管理的含麻黄碱类复方制剂，其广告只能在医学、药学专业刊物上发布；不得在大众传播媒介发布广告或者以其他方式进行以公众为对象的广告宣传。

第八节　兴奋剂的管理

一、兴奋剂目录与分类

含兴奋剂药品，在医疗临床上应用广泛，有许多含兴奋剂药品品种在零售药店中就可以购买到，就其治疗作用和不良反应而言，并无特别的含义。对于普通患者，只要按药品说明书和医嘱使用含兴奋剂药品是相对安全的。加强含兴奋剂药品的管理，主要是针对运动员的职业特点及滥用兴奋剂对人体健康造成的危害。

为提高竞技能力而使用能够暂时性改变身体条件和精神状态的药物和技术，不仅损害奥林匹克精神，破坏运动竞赛的公平原则，而且严重危害运动员身体健康。为此，国际奥委会严禁运动员使用兴奋剂。我国政府对兴奋剂实行严格管理，禁止运动员使用兴奋剂。

为了防止在体育运动中使用兴奋剂，保护体育运动参加者的身心健康，维护体育竞赛的公平竞争，2004年1月13日国务院发布《反兴奋剂条例》（国务院令第398号），自2004年3月1日起施行。根据2011年1月8日《国务院关于废止和修改部分行政法规的决定》第一次修订，根据2014年7月29日《国务院关于修改部分行政法规的决定》第二次修订，根据2018年9月18日《国务院关于修改部分行政法规的决定》第三次修订。

（一）兴奋剂的界定

兴奋剂在英语中称"Dope"，原义为"供赛马使用的一种鸦片麻醉混合剂"。由于运动员为提高成绩而最早服用的药物大多属于兴奋剂药物——刺激剂类，所以尽管后来被禁用的其他类型药物并不都具有兴奋性（如利尿剂），甚至有的还具有抑制性（如β受体阻滞剂），国际上对禁用药物仍习惯沿用兴奋剂的称谓。因此，如今通常所说的兴奋剂不再是单指那些起兴奋作用的药物，而是对禁用药物和技术的统称。

《反兴奋剂条例》所称兴奋剂，是指兴奋剂目录所列的禁用物质等。

（二）兴奋剂目录

兴奋剂目录由国务院体育主管部门会同国务院商务主管部门、国务院卫生健康主管部门、海关总署和国务院药品监督管理部门制定、每年调整并公布。

通常，《兴奋剂目录》分为两个部分。第一部分是兴奋剂品种；第二部分为对运动员进行兴奋剂检查的有关规定。兴奋剂品种分为七大类，其中包括蛋白同化制剂品种、肽类激素品种、麻醉药品品种、刺激剂（含精神药品）品种、药品类易制毒化学品品种、医疗用毒性药品品种，以及其他品种（如β受体阻滞剂、利尿剂等）。

需要说明的有两点，一是目录所列物质包括其可能存在的盐及光学异构体，所列蛋白同化制剂品种包括其可能存在的盐、酯、醚及光学异构体；二是目录所列物质中属于药品的，还包括其原料药及单方制剂。

兴奋剂目录所列品种从药物作用方面而言，主要涉及心血管、呼吸、神经、内分泌、泌尿等系统用药；从药品管理方面来讲，主要是麻醉药品、精神药品、医疗用毒性药品等特殊管理药品和易制毒药品、激素等处方药药品。

（三）兴奋剂分类

1968 年反兴奋剂运动刚开始时，国际奥委会规定的违禁物质为四大类，随后逐渐增加，目前常见的兴奋剂及其他禁用药物主要包括以下类别。

1. 刺激剂　刺激剂是最早使用，也是最早禁用的一批兴奋剂，也是最原始意义上的兴奋剂，因为只有这一类兴奋剂对神经肌肉的药理作用才是真正的"兴奋作用"。这类药物按药理学特点和化学结构可分为以下几种：

（1）精神刺激药　包括苯丙胺和它的相关衍生物及其盐类。

（2）拟交感神经胺类药物　这是一类仿内源性儿茶酚胺的肾上腺素和去甲肾上腺素作用的物质，以麻黄碱和它们的衍生物及其盐类为代表。

（3）咖啡因类　此类又称为黄嘌呤类，因其带有黄嘌呤基团。

（4）杂类中枢神经刺激物质　如尼可刹米、胺苯唑和士的宁等。

2. 麻醉止痛剂　这类药物按药理学特点和化学结构可分为两大类：

（1）哌替啶类　杜冷丁、二苯哌己酮和美沙酮，以及它们的盐类和衍生物，其主要功能性化学基团是哌替啶。

（2）阿片生物碱类　包括吗啡、可待因、乙基吗啡（狄奥宁）、海洛因、喷他佐辛（镇痛新），以及它们的盐类和衍生物，化学核心基团是从阿片中提取出来的吗啡生物碱。

3. 蛋白同化制剂（合成类固醇）　蛋白同化制剂又称同化激素，俗称合成类固醇，是合成代谢类药物，具有促进蛋白质合成和减少氨基酸分解的特征，可促进肌肉增生，提高动作力度和增强男性的性特征。滥用这类药物会导致人生理、心理的不良后果，还会形成强烈的心理依赖。

作为兴奋剂使用的蛋白同化制剂（合成类固醇），其衍生物和商品剂型品种特别繁多，多数为雄性激素的衍生物。这是目前使用范围最广，使用频度最高的一类兴奋剂，也是药检中的重要对象。国际奥委会只是禁用了一些主要品种，但其禁用谱一直在不断扩大。

4. 肽类激素及类似物　这类物质大多以激素的形式存在于人体。肽类激素的作用是通过刺激肾上腺皮质生长、红细胞生成等实现促进人体的生长、发育，大量摄入会降低自身内分泌水平，损害身体健康，还可能引起心血管疾病、糖尿病等。滥用肽类激素也会形成较强的心理依赖。

肽类激素包括：

（1）人生长激素（HGH）及其类似物。

（2）红细胞生成素（EPO）及其类似物。

（3）胰岛素、胰岛素样生长因子及其类似物。

（4）促性腺激素。

（5）促皮质素类。

5. 利尿剂 此类药物的临床效应是通过影响肾脏的尿液生成过程，来增加尿量排出，从而缓解或消除水肿等症状。有的人滥用此类药物的目的：

（1）通过快速排除体内水分，减轻体重。

（2）增加尿量以尽快减少体液和排泄物中其他兴奋剂代谢产物，以此来造成药检的假阴性结果。

（3）加速其他兴奋剂及其他代谢产物的排泄过程，从而缓解某些副作用。

6. β 受体阻滞剂 此类药物以抑制性为主，在体育运动中运用比较少，是临床常用的治疗高血压与心律失常的药物。但是，这类药物可降低心律，使肌肉放松，减轻比赛前的紧张和焦虑，有时还用于帮助休息和睡眠。1988年国际奥委会决定将这类药物新增为禁用兴奋剂。

7. 血液兴奋剂 血液兴奋剂又称为血液红细胞回输技术，1988 年汉城奥运会正式被国际奥委会列入禁用范围。

二、含兴奋剂药品的管理

《反兴奋剂条例》规定，国家对兴奋剂目录所列禁用物质实行严格管理，任何单位和个人不得非法生产、销售、进出口。《反兴奋剂条例》对蛋白同化制剂、肽类激素的生产、经营、销售流向、进出口环节的管理作出严格规定，同时对含兴奋剂药品的警示语也作出明确规定。

（一）兴奋剂的管理层次

依照《反兴奋剂条例》的规定，我国对含兴奋剂药品的管理可体现为三个层次。

1. 实施特殊管理 兴奋剂目录所列禁用物质属于麻醉药品、精神药品、医疗用毒性药品和药品类易制毒化学品的，其生产、销售、进口、运输和使用，依照《药品管理法》和有关行政法规的规定实施特殊管理。

2. 实施严格管理 兴奋剂目录所列禁用物质属于我国尚未实施特殊管理的蛋白同化制剂、肽类激素的，依照《药品管理法》《反兴奋剂条例》的规定，参照我国有关特殊管理药品的管理措施和国际通行做法，其生产、销售、进口和使用环节实施严格管理。

3. 实施处方药管理 除上述实施特殊管理和严格管理的品种外，兴奋剂目录所列的其他禁用物质，实施处方药管理。

（二）含兴奋剂药品的标签和说明书管理

《反兴奋剂条例》第十七条规定，药品中含有兴奋剂目录所列禁用物质的，生产企业应当在包装标识或者产品说明书上注明"运动员慎用"字样。药品经营企业在验收含兴奋剂药品时，应检查药品标签或说明书上是否按规定标注"运动员慎用"字样。

根据《国家食品药品监督管理总局关于兴奋剂目录调整后有关药品管理的通告》（2015年第 54 号）的要求，兴奋剂目录发布执行后的第 9 个月首日起，药品生产企业所生产的含兴奋剂目录新列入物质的药品，必须在包装标识或产品说明书上标注"运动员慎用"字样。之前生产的，在有效期内可继续流通使用。

（三）蛋白同化制剂、肽类激素的经营管理

依法取得《药品经营许可证》的药品批发企业，具备一定条件并经所在地省级药品监督管理部门批准后，方可经营蛋白同化制剂、肽类激素；否则，不得经营蛋白同化制剂、肽类激素。

经营蛋白同化制剂、肽类激素时，应严格审核蛋白同化制剂、肽类激素供货单位和购货单位的合法资质证明材料，建立客户档案。对进口的蛋白同化制剂、肽类激素品种的审核，除查验《药品注册证书》复印件外，还应当查验药品《进口准许证》复印件和《进口药品检验报告书》复印件。上述复印件应盖有供货单位公章。蛋白同化制剂、肽类激素的验收、检查、保管、销售和出入库登记记录应当保存至超过

蛋白同化制剂、肽类激素有效期 2 年。蛋白同化制剂、肽类激素应储存在专库或专储药柜中，应有专人负责管理。除胰岛素外，药品零售企业不得经营蛋白同化制剂或者其他肽类激素。

国家对蛋白同化制剂、肽类激素实行进出口准许证管理。进口蛋白同化制剂、肽类激素，进口单位应当向所在地省、自治区、直辖市药品监督管理部门提出申请。进口供医疗使用，或因教学、科研需要的蛋白同化制剂、肽类激素，进口单位应当提交申请，符合相关的条件，发给《进口准许证》。进口单位持省级药品监督管理部门核发的药品《进口准许证》向海关办理报关手续。进口蛋白同化制剂、肽类激素无需办理《进口药品通关单》。出口蛋白同化制剂、肽类激素，出口单位应当向所在地省级药品监督管理部门提出申请，符合条件，发给《出口准许证》。个人因医疗需要携带或者邮寄进出境自用合理数量范围内的蛋白同化制剂、肽类激素的，海关按照卫生健康主管部门有关处方的管理规定凭医疗机构处方予以验放。药品《进口准许证》有效期 1 年。药品《出口准许证》有效期不超过 3 个月（有效期时限不跨年度）。药品《进口准许证》《出口准许证》实行"一证一关"，只能在有效期内一次性使用，证面内容不得更改。因故延期进出口的，可以持原进出口准许证办理一次延期换证手续。

（四）蛋白同化制剂、肽类激素的销售及使用管理

（1）蛋白同化制剂、肽类激素的生产企业只能向医疗机构、具有同类资质的生产企业、具有蛋白同化制剂、肽类激素经营资质的药品批发企业销售蛋白同化制剂、肽类激素。

（2）蛋白同化制剂、肽类激素的批发企业只能向医疗机构、蛋白同化制剂、肽类激素的生产企业和其他具有经营资质的药品批发企业销售蛋白同化制剂、肽类激素。

（3）蛋白同化制剂、肽类激素的生产企业或批发企业除按上述规定销售外，还可以向药品零售企业销售肽类激素中的胰岛素。

（4）医疗机构只能凭依法享有处方权的执业医师开具的处方向患者提供蛋白同化制剂、肽类激素。处方应当保存 2 年。

（5）严禁药品零售企业销售胰岛素以外的蛋白同化制剂或其他肽类激素。药品零售企业必须凭处方销售胰岛素以及其他按规定可以销售的含兴奋剂药品。零售药店的执业药师应对购买含兴奋剂药品的患者或消费者提供用药指导。

（6）根据《国家食品药品监督管理总局关于兴奋剂目录调整后有关药品管理的通告》（2015 年第 54 号）的要求，自兴奋剂目录发布执行之日起，不具备蛋白同化制剂和肽类激素经营资格的药品经营企业不得购进目录所列蛋白同化制剂和肽类激素，之前购进的新列入兴奋剂目录的蛋白同化制剂和肽类激素，应当按照《反兴奋剂条例》规定销售至医疗机构，蛋白同化制剂、肽类激素的生产企业或批发企业。药品零售企业已购进的新列入兴奋剂目录的蛋白同化制剂和肽类激素可以继续销售，但应当严格按照处方药管理，处方保存 2 年。

药师需要了解哪些常用的感冒药含有麻黄素类成分，哪些降血压药含有利尿剂成分，哪些中药制剂含有天然的违禁成分等，在调剂处方时要加强对处方的审核，发现处方中有含兴奋剂药品且患者为运动员时，须进一步核对并确认无误后，方可调剂该类药品，并提供详细的用药指导，严格防范含兴奋剂药品的使用疏漏。

（方　宇）

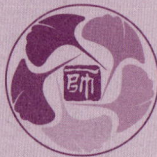

第八章 药品信息管理及消费者权益保护

第一节 药品说明书和包装标签管理

药品说明书及包装标签管理是药品监督管理的重要方面，为了规范药品说明书及包装标签，便于药品的运输、贮藏和使用，保证人民用药安全有效，《药品管理法》《药品管理法实施条例》、国家药品监督管理部门发布的《药品说明书和标签管理规定》（局令第24号）、《关于〈药品说明书和标签管理规定〉有关问题解释的通知》（国食药监注〔2007〕49号）、《关于印发化学药品和生物制品说明书规范细则的通知》（国食药监注〔2006〕202号）、《关于印发中药、天然药物处方药说明书格式内容书写要求及撰写指导原则》（国食药监注〔2006〕283号）、《关于印发非处方药说明书规范细则的通知》（国食药监注〔2006〕540号）、《关于发布〈中药饮片标签管理规定〉的公告》（2023年第90号），以及国家药品监督管理局药品审评中心发布的《关于发布〈古代经典名方中药复方制剂说明书撰写指导原则（试行）〉的通告》（2021年第42号）、《关于发布〈化学药品及生物制品说明书通用格式和撰写指南〉的通告》（2022年第28号）、《关于发布〈化学药品说明书及标签药学相关信息撰写指导原则（试行）〉的通告》（2023年第20号）、《关于发布〈药品说明书（简化版）及药品说明书（大字版）编写指南〉和〈电子药品说明书（完整版）格式要求〉的通告》（2023年第56号）、《关于发布〈抗肿瘤药物说明书安全性信息撰写技术指导原则〉的通告》（2024年第3号）等，对药品说明书和包装标签作出了详细的规定。

一、药品说明书管理规定

（一）药品说明书的界定和内容规定

药品说明书是指药品上市许可持有人印制并提供的与药品使用有关的信息文字，包含药理学、毒理学、药效学、医学等药品安全性、有效性重要科学数据和结论，用以指导临床正确使用药品的技术资料。药品说明书是指导医师、药师和患者选择和使用的主要依据，具有科学上、医学上和法律上的意义，是判定相关纠纷及事故的重要依据。

《药品管理法》第四十九条规定，药品包装应当按照规定印有或者贴有标签并附有说明书。标签或者说明书应当注明药品的通用名称、成分、规格、上市许可持有人及其地址、生产企业及其地址、批准文号、产品批号、生产日期、有效期、适应症或者功能主治、用法、用量、禁忌、不良反应和注意事项。标签、说明书中的文字应当清晰，生产日期、有效期等事项应当显著标注，容易辨识。

药品说明书由药品上市许可持有人依照国家规定的格式要求，以及批准的内容编写，上市销售药品的最小包装应附有药品说明书。药品说明书的具体格式、内容和书写要求由国家药品监督管理局制定并发布。

（二）药品说明书的编写和修改要求

1. 药品说明书的编写要求 药品说明书对疾病名称、药学专业名词、药品名称、临床检验名称和结果的表述，应当采用国家统一颁布或规范的专用词汇，度量衡单位应当符合国家标准的规定。药品说明书应当列出全部活性成分或者组方中的全部中药药味。注射剂和非处方药还应当列出所用的全部辅料名称。药品处方中含有可能引起严重不良反应的成分或者辅料的，应当予以说明。

2. 药品说明书的修改规定 药品上市许可持有人应当主动跟踪药品上市后在安全性和有效性方面出现的问题，需要对药品说明书进行修改的，应当及时提出修改申请。根据药品不良反应监测、药品再评价结果等信息，国家药品监督管理局也可以要求药品上市许可持有人修改药品说明书。药品说明书获准修改后，药品上市许可持有人应当将修改的内容立即通知相关药品经营企业、使用单位及其他部门，并按要求及时使用修改后的说明书和标签。

药品说明书应当充分包含药品不良反应信息，详细注明药品不良反应。药品上市许可持有人未根据药品上市后的安全性、有效性情况及时修改说明书或者未将药品不良反应在说明书中充分说明的，由此引起的不良后果由该持有人承担。

3. 药品说明书的编写要点 药品说明书可以帮助患者了解药品的主要成分、适应症、用法用量、副作用、贮藏条件及注意事项。但是，如果是处方药，仅凭说明书还难以全面了解、正确使用该药品，患者切不可凭借一份处方药说明书擅自"对号入座"、乱用药，必须在医务人员指导下使用。

（1）药品名称 有时一种药品可以有通用名、商品名。

（2）批准文号、生产批号、有效期或失效期 批准文号是鉴别假药、劣药的重要依据。目前药品批准文号为"国药准字"＋"字母"＋"八位数字"（如国药准字 H20050903），生产批号表示具体生产日期，有效期或失效期为药品质量可以保证的期限。

（3）药品成分 若是复方制剂则标明主要成分。

（4）适应症或功能主治 化学药品标"适应症"，中药标"功能主治"。它是药品上市许可持有人在充分的动物药效学实验及临床人体实验的基础上确定的，并经药品监督管理部门审核后才允许刊印，往往包含很多适应症或功能和主治，有的也标明药理作用和用途。

（5）用法用量 如果没有特别说明，一般标明的剂量为成年人的常用剂量，并以药品的含量为单位，若小儿或老人使用须按规定折算使用。

（6）药品不良反应及副作用 药品的各种不良反应包含在这一栏中。

（7）注意事项或禁忌 安全剂量范围小的药品必须标明此栏，注意事项还包括孕妇、哺乳期、慢性病等特殊患者应注意的内容，以及其他药品合用的禁忌等。

（8）贮存 若需特殊贮藏条件的药品，则在此栏标明，如避光、冷藏等。

（9）规格 包括药品最小计算单位的含量及每个包装所含药品的数量。

（三）药品说明书的格式、内容和书写要求

国家药品监督管理局将药品说明书分为五类：①化学药品和治疗用生物制品说明书；②预防用生物制品说明书；③中药、天然药物处方药说明书；④化学药品非处方药说明书；⑤中成药非处方药说明书。五类药品说明书的格式与书写要求综述如下。

1. "核准和修改日期" 核准日期为国家药品监督管理局批准该药品注册的时间。修改日期为此后历次修改的时间。核准和修改日期应当印制在说明书首页左上角。修改日期位于核准日期下方，按时间顺序逐行书写。

对于 2006 年 7 月 1 日之前批准注册的中药、天然药物，其"核准日期"应为按照《关于印发中药、天然药物处方药说明书格式内容书写要求及撰写指导原则的通知》要求提出补充申请后，国家药品监督管理局或省级药品监督管理部门予以核准的日期。

2. "特殊药品、非处方药、外用药品标识"等专用标识

（1）实行特殊管理的药品标识见第七章。

（2）非处方药专有标识的固定位置在药品说明书的右上角，应与药品说明书等一体化印刷，必须醒目、清晰。甲类非处方药为红色，乙类非处方药为绿色，药品说明书可以单色印刷，但在专有标识下方必须标示"甲类"或"乙类"。

（3）凡国家药品标准的用法项下规定只可外用，不可口服、注射、滴入或吸入，仅用于体表或某些特定黏膜部位的液体、半固体或固体中药、天然药物，均需在说明书首页右上方标注外用药品标识。对于既可内服，又可外用的中药、天然药物，可不标注外用药品标识。

非处方药和外用药品标识见本节末尾。

3. "说明书标题"药品名称和标注 "×××说明书"，其中的"×××"是指该药品的通用名称。

（1）如果是处方药，则必须标注 "请仔细阅读说明书并在医师指导下使用"，并印制在说明书标题下方。

（2）如果是非处方药，则必须标注 "请仔细阅读说明书并按说明使用或在药师指导下购买和使用"，并印制在说明书标题下方，该忠告语采用加粗字体印刷。

4. "警示语" "警示语"是指对药品严重不良反应及其潜在的安全性问题的警告，还可以包括药品禁忌、注意事项及剂量过量等需提示用药人群特别注意的事项。有该方面内容的，应当在说明书标题下以醒目的黑体字注明。无该方面内容的，不列该项。

含有化学药品（维生素类除外）的中药复方制剂，应注明本品含××（化学药品通用名称）。

5. 【药品名称】 按下列顺序列出

（1）通用名称 中国药典收载的品种，其通用名称应当与药典一致；或者与国家批准的该品种药品标准中的药品名称一致；药典未收载的品种，其名称应当符合药品通用名称命名原则。

（2）商品名称 未批准使用商品名称的药品不列该项。

（3）英文名称 无英文名称的药品不列该项。

（4）汉语拼音：

6. 【成分】

（1）化学药品和治疗用生物制品说明书①列出活性成分的化学名称、化学结构式、分子式、分子量。②复方制剂可以不列出每个活性成分化学名称、化学结构式、分子式、分子量内容。本项可以表达为"本品为复方制剂，

其组分为：×××"。组分按一个制剂单位（如每片、粒、支、瓶等）分别列出所含的全部活性成分及其量。③多组分或者化学结构尚不明确的化学药品或者治疗用生物制品，应当列出主要成分名称，简述活性成分来源。④处方中含有可能引起严重不良反应的辅料的，该项下应当列出该辅料名称。⑤注射剂应当列出全部辅料名称。

（2）预防用生物制品说明书 包括该制品的主要成分（如生产用毒株或基因表达提取物等）和辅料、生产用细胞、简述制备工艺、成品剂型和外观等。冻干制品还应增加冻干保护剂的主要成分。

（3）中药、天然药物处方药说明书 应列出处方中所有的药味或有效部位、有效成分等。注射剂还应列出所用的全部辅料名称；处方中含有可能引起严重不良反应的辅料的，在该项下也应列出该辅料名称。成分排序应与国家批准的该品种药品标准一致，辅料列于成分之后。对于处方已列入国家秘密技术项目的品种，以及获得中药一级保护的品种，可不列此项。

（4）化学药品非处方药说明书 处方组成及各成分含量应与该药品注册批准证明文件一致。成分含量按每一个制剂单位（如每片、粒、包、支、瓶等）计。单一成分的制剂须写明成分通用名称及含量，并注明所有辅料成分。表达为"本品每×含××××××。辅料为：××××××"。复方制剂须写明全部活性成分组成及各成分含量，并注明所有辅料成分。表达为"本品为复方制剂，每×含××××××××。辅料为：×××××××"。

（5）中成药非处方药说明书 除《中药品种保护条例》规定的情形外，必须列出全部处方组成和辅料，处方所含成分及药味排序应与药品标准一致。处方中所列药味其本身为多种药材制成的饮片，且该饮片为国家药品标准收载的，只需写出该饮片名称。

7. 【性状】 包括药品的外观、臭、味、溶解度以及物理常数等，依次规范描述；性状应符合国家药品标准。

8. 【作用类别】（仅化学药品非处方药说明书有此项） 按照国家药品监督管理局公布

的该药品非处方药类别书写，如"解热镇痛类"。

9.【适应症】（化学药）/【功能主治】（中成药）

（1）处方药应当根据该药品的用途，采用准确的表述方式，明确用于预防、治疗、诊断、缓解或者辅助治疗某种疾病（状态）或者症状；与国家批准的该品种药品标准中的功能主治或适应症一致。

（2）非处方药应按照国家药品监督管理局公布的非处方药功能主治内容书写，并不得超出国家药品监督管理局公布的该药品非处方药适应症（功能主治）范围。

（3）预防用生物制品说明书则标注为【接种对象】：注明适宜接种的易感人群、接种人群的年龄、接种的适宜季节等，以及【作用与用途】明确该制品的主要作用，如"用于×××疾病的预防"。

10.【规格】

（1）化学药品和治疗用生物制品指每支、每片或其他每一单位制剂中含有主药（或效价）的重量或含量或装量。生物制品应标明每支（瓶）有效成分的效价（或含量及效价）及装量（或冻干制剂的复溶后体积）。表示方法一般按照中国药典要求规范书写，有两种以上规格的应当分别列出。

（2）中药、天然药物处方药应与国家批准的该品种药品标准中的规格一致。同一药品上市许可持有人生产的同一品种，如规格或包装规格不同，应使用不同的说明书。

（3）化学药品非处方药指每支、每片或其他每一单位制剂中含有主药的重量、含量或装量。生物制品应标明每支（瓶）有效成分效价（或含量）及装量（或冻干制剂的复溶体积）。计量单位必须以中文表示。每一种说明书只能写一种规格。

（4）中成药非处方药应与药品标准一致。数字以阿拉伯数字表示，计量单位必须以汉字表示。每一种说明书只能写一种规格。

（5）预防用生物制品应明确该制品每1次人用剂量及有效成分的含量或效价单位，及装量（或冻干制剂的复溶后体积）。

11.【用法用量】

（1）化学药品和治疗用生物制品应当包括用法和用量两部分。需按疗程用药或者规定用药期限的，必须注明疗程、期限；详细列出该药品的用药方法，准确列出用药的剂量、计量方法、用药次数以及疗程期限，并应当特别注意与规格的关系。用法上有特殊要求的，应当按实际情况详细说明。

（2）中药、天然药物处方药应与国家批准的该品种药品标准中的用法用量一致。

（3）化学药品非处方药用量按照国家药品监督管理局公布的该药品非处方药用量书写。数字以阿拉伯数字表示，所有重量或容量单位必须以汉字表示。用法可根据药品的具体情况，在国家药品监督管理局公布的该药品非处方药用法用量和适应症范围内描述，用法不能对用药人有其他方面的误导或暗示；需提示患者注意的特殊用法用量应当在注意事项中说明。老年人或儿童等特殊人群的用法用量不得使用"儿童酌减"或"老年人酌减"等表述方法，可在【注意事项】中注明"儿童用量（或老年人用量）应咨询医师或药师"。

（4）中成药非处方药用量按照国家药品监督管理局公布的该药品非处方药用量书写。数字以阿拉伯数字表示，所有重量或容量单位必须以汉字表示。用法可根据药品的具体情况，在国家药品监督管理部门公布的该药品非处方药用法用量和功能主治范围内描述，用法不能对用药人有其他方面的误导或暗示，需提示用药人注意的特殊用法用量应当在注意事项中说明。

（5）预防用生物制品则标注【免疫程序和剂量】明确接种部位、接种途径（如肌内注射、皮下注射、划痕接种等）。特殊接种途径的应描述接种的方法、全程免疫程序和剂量（包括免疫针次、每次免疫的剂量、时间间隔、加强免疫的时间及剂量）。每次免疫程序因不同年龄段而不同的，应当分别作出规定。冻干制品应当规定复溶量及复溶所用的溶媒。

12.【不良反应】

（1）处方药应当实事求是地详细列出该药品不良反应，并按不良反应的严重程度、发生的频率或症状的系统性列出；尚不清楚有无不良反应的，可在该项下以"尚不明确"来表述。

（2）预防用生物制品应包括接种后可能出现的偶然或者一过性反应的描述，以及对于出现的不良反应是否需要特殊处理建议。

（3）非处方药在本项目下应当实事求是地详细列出该药品已知的或者可能发生的不良反应。并按不良反应的严重程度、发生的频率或症状的系统性列出。国家药品监督管理局公布的该药品不良反应内容不得删减。同时，标注"不良反应"的定义。

13.【禁忌】

（1）处方药应当列出该药品不能应用的各种情况，例如禁止应用该药品的人群、疾病等情况；尚不清楚有无禁忌的，可在该项下以"尚不明确"来表述。

（2）预防用生物制品列出禁止使用或者暂缓使用该制品的各种情况。

（3）非处方药应列出该药品不能应用的各种情况，如禁止应用该药品的人群或疾病等情况。国家药品监督管理局公布的该药品禁忌内容不得删减。【禁忌】内容应采用加重字体印刷。

14.【注意事项】

（1）处方药应当列出使用时必须注意的问题，包括需要慎用的情况（如肝、肾功能的问题），影响药物疗效的因素（如食物、烟、酒），用药过程中需观察的情况（如过敏反应，定期检查血象、肝功能、肾功能）及用药对于临床检验的影响等。如有药物滥用或者药物依赖性内容，应在该项下列出；如有与中医理论有关的证候、配伍、妊娠、饮食等注意事项，应在该项下列出；处方中如含有可能引起严重不良反应的成分或辅料，应在该项下列出；注射剂如需进行皮内敏感试验的，应在该项下列出；中药和化学药品组成的复方制剂，必须列出成分中化学药品的相关内容及注意事项。尚不清楚有无注意事项的，可在该项下以"尚不明确"来表述。

（2）非处方药应列出使用该药必须注意的问题，包括需要慎用的情况（如肝、肾功能的问题），影响药物疗效的因素（如食物、烟、酒

等），孕妇、哺乳期妇女、儿童、老人等特殊人群用药，用药对于临床检验的影响，滥用或药物依赖情况，以及其他保障用药人自我药疗安全用药的有关内容。必须注明"对本品过敏者禁用，过敏体质者慎用""本品性状发生改变时禁止使用""如正在使用其他药品，使用本品前请咨询医师或药师""请将本品放在儿童不能接触的地方"。对于可用于儿童的药品必须注明"儿童必须在成人监护下使用"。处方中含兴奋剂的品种应注明"运动员应在医师指导下使用"。对于是否适用于孕妇、哺乳期妇女、儿童、老人等特殊人群尚不明确的，必须注明相应人群应在医师指导下使用。如有与中医理论有关的证候、配伍、饮食等注意事项，应在该项下列出。中药和化学药品组成的复方制剂，应注明本品含××（化学药品通用名称），并列出成分中化学药品的相关内容及注意事项。国家药品监督管理局公布的该药品注意事项内容不得删减。【注意事项】内容应采用加重字体印刷。

（3）预防用生物制品列出使用的各种注意事项。以特殊接种途径进行免疫的制品，应明确接种途径，如注明"严禁皮下或肌内注射"。使用前检查包装容器、标签、外观、有效期是否符合要求。还包括疫苗包装容器开启时，对制品使用的要求（如需振摇），冻干制品的重溶时间等。疫苗开启后应在规定的时间内使用，以及由于接种该制品而出现的紧急情况的应急处理办法等。减毒活疫苗还需在该项下注明：本品为减毒活疫苗，不推荐在该疾病流行季节使用。

15.【孕妇及哺乳期妇女用药】（仅处方药有此项）　着重说明该药品对妊娠、分娩及哺乳期母婴的影响，并写明可否应用本品及用药注意事项。未进行该项实验且无可靠参考文献的，应当在该项下予以说明。如中成药未进行该项相关研究，可不列此项。如有该人群用药需注意的内容，应在【注意事项】项下予以说明。

16.【儿童用药】（仅处方药有此项）　主要包括儿童由于生长发育的关系而对于该药品在药理、毒理或药代动力学方面与成人的差

异，并写明可否应用本品及用药注意事项。未进行该项实验且无可靠参考文献的，应当在该项下予以说明。如中成药进行过该项相关研究，应说明儿童患者可否应用该药品。可应用者需应说明用药须注意的事项。如未进行该项相关研究，可不列此项。如有该人群用药需注意的内容，应在【注意事项】项下予以说明。

17.　【老年用药】（仅处方药有此项）

主要包括老年人由于机体各种功能衰退的关系而对于该药品在药理、毒理或药代动力学方面与成人的差异，并写明可否应用本品及用药注意事项。未进行该项实验且无可靠参考文献的，应当在该项下予以说明。如中成药进行过该项相关研究，应对老年患者使用该药品的特殊情况予以说明。包括使用限制、特定监护需要、与老年患者用药相关的危险性，以及其他与用药有关的安全性和有效性的信息。如未进行该项相关研究，可不列此项。如有该人群用药需注意的内容，应在【注意事项】项下予以说明。

18.　【药物相互作用】

（1）化学药品处方药应列出与该药产生相互作用的药品或者药品类别，并说明相互作用的结果及合并用药的注意事项。未进行该项实验且无可靠参考文献的，应当在该项下予以说明。

（2）中成药处方药如进行过该项相关研究，应详细说明哪些或哪类药物与本药品产生相互作用，并说明相互作用的结果。如未进行该项相关研究，可不列此项，但注射剂除外，注射剂必须以"尚无本品与其他药物相互作用的信息"来表述。

（3）应列出与该药产生相互作用的药物及合并用药的注意事项。未进行该项实验且无可靠参考文献的，应当在该项下予以说明。必须注明"如与其他药物同时使用可能会发生药物相互作用，详情请咨询医师或药师。"

19.　【药物过量】（仅化学药品和治疗用生物制品有此项）　详细列出过量应用该药品可能发生的毒性反应、剂量及处理方法。未进行该项实验且无可靠参考文献的，应当在该项下予以说明。

20.　【临床试验】（仅处方药具有）

（1）化学药　为本品临床试验概述，应当准确、客观地进行描述。包括临床试验的给药方法、研究对象、主要观察指标、临床试验的结果包括不良反应等。没有进行临床试验的药品不书写该项内容。

（2）中成药　对于2006年7月1日之前批准注册的中药、天然药物，如在申请药品注册时经国家药品监督管理部门批准进行过临床试验的应当描述为"本品于××××年经批准进行过例临床试验"。对于2006年7月1日之后批准注册的中药、天然药物，如申请药品注册时，经国家药品监督管理部门批准进行过临床试验的，应描述该药品临床试验的概况，包括研究对象、给药方法、主要观察指标、有效性和安全性结果等。未按规定进行过临床试验的，可不列此项。

21.　【药理毒理】（仅处方药具有）

（1）化学药包括药理作用和毒理研究两部分内容　药理作用为临床药理中药物对人体作用的有关信息。也可列出与临床适应症有关或有助于阐述临床药理作用的体外试验和（或）动物实验的结果。复方制剂的药理作用可以为每一组成成分的药理作用。毒理研究所涉及的内容是指与临床应用相关，有助于判断药物临床安全性的非临床毒理研究结果。应当描述动物种属类型，给药方法（剂量、给药周期、给药途径）和主要毒性表现等重要信息。复方制剂的毒理研究内容应当尽量包括复方给药的毒理研究结果，若无该信息，应当写入单药的相关毒理内容。未进行该项实验且无可靠参考文献的，应当在该项下予以说明。

（2）中成药申请药品注册时，按规定进行过系统相关研究的，应列出药理作用和毒理研究两部分内容：药理作用是指非临床药理试验结果，应分别列出与已明确的临床疗效密切相关的主要药效试验结果。毒理研究是指非临床安全性试验结果，应分别列出主要毒理试验结果。未进行相关研究的，可不列此项。

22.　【药代动力学】（仅处方药具有）

（1）化学药应当包括在体内吸收、分布、代谢和排泄的全过程及其主要的药代动力学参数，以及特殊人群的药代动力学参数或特征。说明药物是否通过乳汁分泌、是否通过胎盘屏障及血－脑屏障等。应以人体临床试验结果为主，如缺乏人体临床试验结果，可列出非临床试验的结果，并加以说明。未进行该项实验且无可靠参考文献的，应当在该项下予以说明。

（2）中成药应包括药物在体内的吸收、分布、代谢和排泄过程以及药代动力学的相关参数，一般应以人体临床试验结果为主，如缺乏人体临床试验结果，可列出非临床试验结果，并加以说明。未进行相关研究的，可不列此项。

23.【贮藏】 应与国家批准的该品种药品标准〔贮藏〕项下的内容一致。需要注明具体温度的，应按《中国药典》中的要求进行标注。如：置阴凉处（不超过20℃）。有特殊要求的应注明相应温度。生物制品应当同时注明制品保存和运输的环境条件，特别应明确具体温度。

24.【包装】 包括直接接触药品的包装材料和容器及包装规格，并按该顺序表述。包装规格一般是指上市销售的最小包装的规格。

25.【有效期】 有效期应以月为单位描述，可以表述为：××个月（×用阿拉伯数字表示）。

26.【执行标准】 应列出目前执行的国家药品标准的名称、版本及编号，或名称及版本，或名称及编号。如《中国药典》2005年版二部；或者药品标准编号，如 WS－10001（HD－0001）－2002。

27.【批准文号】 是指国家批准该药品上市的药品批准文号。麻醉药品、精神药品、蛋白同化制剂和肽类激素还需注明药品准许证号。

28.【药品上市许可持有人】 国产药品该项应当与《药品生产许可证》载明的内容一致，进口药品应当与提供的政府证明文件一致。按下列方式列出。

企业名称：

生产地址：

邮政编码：

电话号码：（须标明区号）

传真号码：（须标明区号）

网址：（如无网址可不写，此项不保留）

如有问题可与药品上市许可持有人联系，

非处方药该内容必须标注，并采用加重字体印刷在【药品上市许可持有人】项后。

（四）古代经典名方中药复方制剂说明书撰写指导原则

为体现古代经典名方的特点，规范古代经典名方中药复方制剂说明书撰写格式和内容，2021年10月，国家药品监督管理局药品审评中心《关于发布〈中药新药复方制剂中医药理论申报资料撰写指导原则（试行）〉〈古代经典名方中药复方制剂说明书撰写指导原则（试行）〉的通告》（2021年第42号）出台，其中《古代经典名方中药复方制剂说明书撰写指导原则（试行）》主要用于指导古代经典名方中药复方制剂说明书相关项目的撰写，未涉及说明书警示语、【药品名称】【性状】【规格】【贮藏】【包装】【有效期】【执行标准】【批准文号】【上市许可持有人】【生产企业】（如果有的话）等项目。

1.【处方组成】 应当包括完整的处方药味和每味药日用饮片量。处方药味的排列顺序应当符合中医药的组方原则。

2.【处方来源】 按古代经典名方目录管理的中药复方制剂，应当根据国家发布的古代经典名方目录中的"出处"撰写，包括古籍名称、朝代、作者和原文信息。还应列出：处方已列入《古代经典名方目录（第×批）》。示例如下：

处方来源于汉·张仲景《金匮要略》，已列入《古代经典名方目录（第×批)》。

汉·张仲景《金匮要略》原文："①心下有痰饮，胸胁支满，目眩，苓桂术甘汤主之。②夫短气有微饮，当从小便去之，苓桂术甘汤主之。"

未按古代经典名方目录管理的古代经典名方中药复方制剂，应当包括古代经典名方出处（包括古籍名称、朝代、作者）和处方来源的原文信息。

基于古代经典名方加减化裁的中药复方制剂，应当列出古代经典名方出处（包括古籍名称、朝代、作者）。

3.【功能主治】 应当符合中医药理论的一般认识，采用中医药术语规范表述。主治可以包括中医的病、证和症状。按古代经典名方目录管理的中药复方制剂应当与国家制定的《古代经典名方关键信息表》的功能主治内容表述一致。

4.【用法用量】 按古代经典名方目录管理的中药复方制剂应当以国家发布的《古代经典名方关键信息考证原则》和《古代经典名方关键信息表》中的用法用量为依据，确定合理的用药方法和剂量等，保证临床用药安全。

其他来源于古代经典名方的中药复方制剂应基于中医临床实践确定合理的用药方法、剂量、用药频次、疗程等。

5.【功能主治的理论依据】

（1）方解 应当以中医药理论为指导，围绕主治病证的病因病机和治则治法，用规范的中医药术语阐释组方原理，体现方证一致。方解中药味出现顺序应当与【处方组成】一致。

具体撰写内容可参照《中药新药复方制剂中医药理论申报资料撰写指导原则（试行）》的有关要求。

（2）化裁依据 基于古代经典名方加减化裁的中药复方制剂，应当列明在古代经典名方基础上增加和减去的药味等相关变化情况，并说明化裁依据。

按古代经典名方目录管理的中药复方制剂无需撰写该项内容。

（3）历代医评 按古代经典名方目录管理的中药复方制剂或未按古代经典名方目录管理的古代经典名方中药复方制剂，应当依据该处方来源，精选出该经典名方与功能主治直接相关、能有效指导临床应用、最具代表性的清代及以前的医籍对该方的评述，评述内容应当简明扼要，不能涉及夸大疗效的表述，一般不超过3条。所列评述应包括朝代、作者、医籍名称、书卷号、具体内容等信息，示例如下：

清·柯琴《伤寒来苏集·伤寒附翼》（卷上）："此为开表逐邪发汗之峻剂也……此汤入胃，行气于玄府，输精于皮毛，斯毛脉合精而溱溱汗出，在表之邪，其尽去而不留，痛止喘平，寒热顿解，不烦啜粥而藉汗于谷也。"

基于古代经典名方加减化裁的中药复方制剂无需撰写该项内容。

6.【中医临床实践】 按古代经典名方目录管理的中药复方制剂可表述为：本品符合《中医药法》对古代经典名方"至今仍广泛应用、疗效确切、具有明显特色与优势的古代中医典籍所记载的方剂"的规定。

其他来源于古代经典名方的中药复方制剂应当撰写支持拟定功能主治、高质量（设计良好，结果可靠、可溯源）的关键性中医临床实践情况，包括研究病例发生时间、单位/地点、病例数、研究设计或收集方法、获益人群特点等。

7.【毒理研究】 应当根据所进行的毒理研究资料进行撰写。列出非临床安全性研究结果，描述动物种属类型、给药方法（剂量、给药周期、给药途径）和主要试验结果。

8.【不良反应】 可依据在既往临床实践和文献报道中发现的不良反应撰写。

上市后，药品上市许可持有人应当根据上市后的不良反应监测数据及时更新此项内容。

9.【禁忌】 应当包括：古代医籍记载的相关禁忌内容（如有）；根据处方组成、配伍等提出的用药禁忌；中药说明书撰写有关要求的其他内容等。

10.【注意事项】 首先，应当关注古代医籍是否记载与使用注意相关的内容，如有，应当列入本项。其次，应当关注以下情形：在中医药理论及临床实践的指导下，根据处方组成、功能主治等，从中医证候、体质及合并用药等方面，明确需要慎用者。明确饮食、特殊人群（妊娠、哺乳期妇女、老年人、儿童、运动员等）等方面与药物有关的注意事项以及慎用、不可误用的内容等。此外，如需药后调护的，也应明确。

11.其他 为了更好地满足中医临床使用古代经典名方中药复方制剂的需要，有利于古代经典名方中药复方制剂的准确使用，按照相关要求，古代经典名方中药复方制剂的说明书标题下方应当注明"本品仅作为处方药供中医临床使用"。另有规定的除外。

（五）简化版和大字版药品说明书及电子药品说明书编写规定

根据《国家药监局关于发布药品说明书适

老化及无障碍改革试点工作方案的公告》（2023年第142号），国家药品监督管理局药品审评中心组织制定了《药品说明书（简化版）及药品说明书（大字版）编写指南》《电子药品说明书（完整版）格式要求》。

1. 药品说明书（简化版）及药品说明书（大字版）编写指南

（1）药品说明书（简化版）通用格式

条形码或二维码

特殊药品、外用药品、非处方药标识位置

×××说明书（简化版）

请仔细阅读说明书并在医师指导下使用（适用于处方药说明书）/请仔细阅读说明书并按说明使用或在药师指导下购买和使用（适用于非处方药说明书）/本品仅作为处方药供中医临床使用（适用于古代经典名方中药复方制剂）

本说明书为简化版说明书，如您想了解药物最新完整的信息，请详见电子版（可通过＊＊扫描左上方条形码或二维码）

警示语位置

【药品名称】

通用名称：

商品名称（如适用填写，不适用删除）：

【成分】（古代经典名方中药复方制剂无需保留）

活性成分和所有辅料：

【处方组成】（仅古代经典名方中药复方制剂保留）

【处方来源】（仅古代经典名方中药复方制剂保留）

【性状】

【适应症】/【功能主治】

【规格】

【用法用量】

【禁忌】

【贮藏】

【上市许可持有人】（仅境内生产药品保留本项）

名称：

电话和传真号码：

【境内联系人】（仅境外生产药品保留本项）

名称：

电话和传真号码：

如有问题可与药品上市许可持有人或境内联系人联系。

（2）药品说明书（简化版）格式要求

药品说明书（简化版）仅在药品监管部门核准的说明书完整版基础上进行删减，撰写内容及要求应与说明书完整版一致。为保证患者用药安全，满足不同情形的患者阅读需求，请根据药品说明书（简化版）具体内容及纸张大小，合理化安排，形成适用于患者阅读的说明书格式，鼓励选用四号及更大字体。药品说明书（简化版）标题、提示内容、警示语、项目名称等要醒目，可适当加大加粗。

（3）药品说明书（大字版）格式要求

药品说明书（大字版）应与药品说明书（完整版）内容一致，结合具体内容及纸张大小，按照药品说明书（简化版）相应内容进行适当加大加粗，满足不同患者阅读需求。

2. 电子药品说明书（完整版）格式要求

（1）电子药品说明书（完整版）应与药品监管部门核准的说明书完整版内容及格式一致，鼓励电子药品说明书（完整版）字体中文使用黑体或者宋体，英文及数字使用"Times New Roman"。

（2）电子药品说明书（完整版）应支持缩放功能，适用于不同的电子设备，不同电子设备之间不能有明显字体、版式的变化和差异。

（3）鼓励申请人电子药品说明书（完整版）使用大字体、大图标、高对比度文字，建议使用.pdf格式，不建议使用.jpg等图片格式简单转化。

（4）电子药品说明书（完整版）不应设有广告插件，特别是付款类操作，不应包含任何诱导式按键，以便患者和专业人士了解药品全面信息。

二、药品包装标签管理规定

（一）药品包装标签的管理

1. 药品标签的一般要求　药品标签指药品包装上印有或者贴有的内容，分为内标签和外标签。药品内标签指直接接触药品包装的标签，外标签指内标签以外其他包装的标签。内包装标签与外包装标签内容不得超出国家药品监督管理局批准的药品说明书所限定的内容；文字表达应与说明书保持一致。

《药品管理法》规定，包装标签应当注明药品的通用名称、成分、规格、上市许可持有人及其地址、生产企业及其地址、批准文号、产品批号、生产日期、有效期、适应症或者功能主治、用法、用量、禁忌、不良反应和注意事项。标签的文字应当清晰，生产日期、有效期等事项应当显著标注，容易辨识。

2. 同品种药品标签的规定　同一药品上市许可持有人生产的同一药品，药品规格和包装规格均相同的，其标签的内容、格式及颜色必须一致；药品规格或者包装规格不同的，其标签应当明显区别或者规格项明显标注。同一药品上市许可持有人生产的同一药品，分别按处方药与非处方药管理的，两者的包装颜色应当明显区别。

3. 药品标签中药品有效期的规定　药品标签中的有效期应当按照年、月、日的顺序标注，年份用四位数字表示，月、日各用两位数表示。其具体标注格式为"有效期至××××年××月"或者"有效期至××××年××月××日"；也可以用数字和其他符号表示为"有效期至××××.××."或者"有效期至××××/××/××"等。预防用生物制品有效期的标注按照国家药品监督管理局批准的注册标准执行，治疗用生物制品有效期的标注应自分装日期计算，其他药品有效期的标注以生产日期计算。有效期若标注到日，应当为起算日期对应年月日的前一天；若标注到月，应当为起算月份对应年月的前一月。

如果由于包装尺寸或者技术设备等原因有效期确难以标注为"有效期至某年某月"的，可以标注有效期实际期限，如"有效期24个月"。

（二）各种药品包装标签的管理要求

《药品说明书和标签管理规定》（局令第24号）分别对内标签，外标签，用于运输、储藏的包装标签，原料药标签等内容做出不同的规定。

（1）药品内标签是指直接接触药品包装的

标签。内包装标签可根据其尺寸的大小，应当尽可能包含药品通用名称、适应症或者功能主治、规格、用法用量、贮藏、生产日期、生产批号、有效期、药品上市许可持有人等内容。包装尺寸过小无法全部标明上述内容的，至少应当标注药品通用名称、规格、产品批号、有效期等内容。

（2）药品外标签应当注明药品通用名称、成分、性状、适应症或者功能主治、规格、用法用量、不良反应、禁忌、注意事项、贮藏、生产日期、产品批号、有效期、批准文号、药品上市许可持有人等内容。适应症或者功能主治、用法用量、不良反应、禁忌、注意事项不能全部注明的，应当标出主要内容并注明"详见说明书"字样。

（3）用于运输、储藏的药品包装的标签至少应当注明药品通用名称、规格、贮藏、生产日期、产品批号、有效期、批准文号、药品上市许可持有人、药品生产企业（如果有的话），也可以根据需要注明包装数量、运输注意事项或者其他标记等必要内容。

发运中药饮片应当有包装。用于运输的包装，至少应当标注产品属性、品名、药材产地、调出单位、生产日期，也可以根据需要注明包装数量、运输注意事项或者其他标记等内容。

对贮藏有特殊要求的药品，应当在标签的醒目位置注明。

（4）原料药的包装标签应当注明药品名称、贮藏、生产日期、产品批号、有效期、执行标准、生产企业，同时还需注明包装数量以及运输注意事项等必要内容。

（5）中药饮片的包装应当按照规定印有或者贴有标签，并附有质量合格标志。中药饮片标签应当标注"中药饮片"字样，明示产品属性。

为规范中药饮片标签管理，确保中药饮片使用安全，国家药品监督管理局制定了《中药饮片标签管理规定》，在中华人民共和国境内生产、经营的中药饮片，其标签应当符合本规定要求。药品上市许可持有人自行炮制的中药饮片直接用于药品生产的不适用本规定。中药饮片标签分为内标签和外标签两种。内标签系指直接接触中药饮片的包装的标签；外标签系指内标签以外的其他包装的标签。中药饮片的内、外标签应当标注产品属性、品名、规格、药材产地、生产企业、产品批号、生产日期、装量、保质期、执行标准等内容。实施审批管理的中药饮片还应当按规定注明药品批准文号。对需置阴凉处、冷处、避光或者密闭保存等贮藏有特殊要求的中药饮片，应当在标签的醒目位置注明。如国家药品标准或者省级中药饮片炮制规范对规格项没有规定的，可以不标注产品规格。中药饮片内标签因包装尺寸原因无法全部标注上述内容的，至少应当标注产品属性、品名、药材产地、规格或者装量、产品批号和保质期等内容。

中药饮片生产企业可以根据需要在标签上标注中药饮片的药材基原、炮制辅料、生产地址、生产许可证编号、药品信息化追溯体系中的追溯码、物流单元标识代码、医保信息业务编码、防伪标识、投诉服务电话等与药品使用相关的内容。对煎煮方法有特殊要求的，可以注明特殊煎煮方法或者遵医嘱。为保障临床用药安全，指导合理用药，中药饮片生产企业可以根据实际需要在标签上增加标注相关项目，如性味与归经、功能与主治、用法与用量和注意等，内容应当与其执行的国家药品标准或者省级中药饮片炮制规范相应内容一致。

使用符合《中药材生产质量管理规范》（GAP）要求的中药材生产的中药饮片，可以按有关规定在标签适当位置标示"药材符合GAP要求"。

三、药品说明书、标签、商标和专有标识的印刷规定

（一）说明书和标签的印刷和文字要求

1. 内容要求 药品说明书和标签的内容由国家药品监督管理局予以核准，药品上市许可持有人印制时，应当按照国家药品监督管理局规定的格式和要求、根据核准的内容印制说明书和标签，不得擅自增加或删改原批准的内容。药品的标签应当以说明书为依据，其内容不得超出说明书的范围，不得印有暗示疗效、误导使用和不适当宣传产品的文字和标识。

药品包装必须按照规定印有或者贴有标签，也不得夹带其他任何介绍或者宣传产品、企业的文字、音像及其他资料。

因此，药品标签不得印制"××省专销""原装正品""进口原料""驰名商标""专利药品""××监制""××总经销""××总代理"等字样。但是，"企业防伪标识""企业识别码""企业形象标志"等文字图案可以印制。以企业名称等作为标签底纹的，不得以突出显示某一名称来弱化药品通用名称。

"印刷企业""印刷批次"等与药品的使用无关的，不得在药品标签中标注。

2. 文字要求 药品说明书和标签应当使用国家语言文字工作委员会公布的规范化汉字，增加其他文字对照的，应当以汉字表述为准不能使用繁体字、异体字，如加汉语拼音或外文，必须以中文为主体；在国内销售的进口药品，必须附加中文使用说明。凡使用商品名的西药制剂，必须在商品名下方的括号内标明法定通用名称等。

3. 表述要求 药品说明书和标签的文字表述应当科学、规范、准确，并跟踪药品上市后的安全性和有效性情况，及时提出修改药品说明书的申请。非处方药说明书还应当使用容易理解的文字表述，以便患者自行判断、选择和使用。

4. 印刷要求 药品说明书和标签中的文字应当清晰易辨，标识应当清楚醒目，不得有印字脱落或者粘贴不牢等现象，不得以粘贴、剪切、涂改等方式进行修改或者补充。麻醉药品、精神药品、医疗用毒性药品、放射性药品、外用药品和非处方药品等国家规定有专用标识的，其说明书和标签必须印有规定的标识。

5. 警示语要求 为保护公众健康和指导正确合理用药的目的，药品上市许可持有人可以主动提出在药品说明书或者标签上加注警示语，国家药品监督管理部门也可以要求药品上市许可持有人在说明书或者标签上加注警示语。

根据《反兴奋剂条例》，药品中含有兴奋剂目录所列禁用物质的，其说明书或者标签应当注明"运动员慎用"字样。

（二）说明书、标签中药品名称的印刷要求

药品说明书和标签中标注的药品名称必须符合国家药品监督管理局公布的药品通用名称和商品名称的命名原则，并与药品批准证明文件的相应内容一致。

1. 药品通用名称的印刷要求 药品通用名称应当显著、突出，其字体、字号和颜色必须符合：①对于横版标签，必须在上三分之一范围内显著位置标出；对于竖版标签，必须在右三分之一范围内显著位置标出；除因包装尺寸的限制而无法同行书写的，不得分行书写。②不得选用草书、篆书等不易识别的字体，不得使用斜体、中空、阴影等形式对字体进行修饰。③字体颜色应当使用黑色或者白色，不得使用其他颜色。浅黑、灰黑、亮白、乳白等黑、白色号均可使用，但应与其背景形成强烈反差。

2. 药品商品名称的印刷要求 药品商品名称不得与通用名称同行书写，其字体和颜色不得比通用名称更突出和显著，其字体以单字面积计不得大于通用名称所用字体的二分之一。

自 2006 年 6 月 1 日起，①新化学结构、新活性成分且在保护期内的药品；②在我国具有化合物专利，且该专利在有效期内的药品，可以申请使用商品名称。2006 年 6 月 1 日前批准使用的商品名称可以继续使用。

（三）注册商标的印刷要求

药品说明书和标签中禁止使用未经注册的商标以及其他未经国家药品监督管理局批准的药品名称。药品标签使用注册商标的，应当印刷在药品标签的边角，含文字的注册商标，其字体以单字面积计不得大于通用名称所用字体的四分之一。

（四）药品包装标签中标识的印刷要求

实行特殊管理的麻醉药品、精神药品、医疗用毒性药品、放射性药品，以及非处方药和外用药品应当印有规定的标志。

（1）麻醉药品等实行特殊管理的药品标志详见相关的章节。

（2）非处方药专用标识应当一体化印刷，必须醒目、清晰。图案呈椭圆形，中间有

"OTC"的字样，甲类非处方药为红底白字，乙类非处方药为绿底白字，外包装标签可以单色印刷，但在专有标识下方必须标示"甲类"或"乙类"。样式见图 8 – 1。

（3）外用药专用标识为红色方框底色内标注白色"外"字，样式见图 8 – 2。药品标签中的外用药标识应当彩色印制，说明书中的外用药标识可以单色印制。

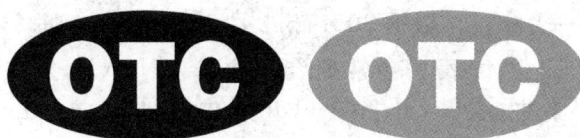

甲类非处方药专有标识（红色）　　乙类非处方药专有标识（绿色）

图 8 – 1　非处方药专用标识

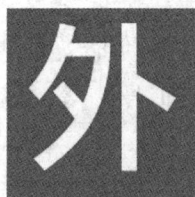

图 8 – 2　外用药专用标识

第二节　药品广告管理

一、药品广告管理法律和界定

（一）药品广告管理法律

药品广告是药品营销的重要手段，已经融入生产、流通、消费等各个环节，在引导消费、扩大内需、拉动经济增长等方面发挥着重要作用。近年来，随着互联网广告在广告形式、经营模式、投放方式等方面不断发展变化，特别是在新媒体、自媒体时代，互联网广告进一步从电脑端向移动端扩展，多样性、多元性、广泛性的特征更趋明显，对医药行业和消费者都带来一定影响。药品作为用于人民群众防病治病的特殊商品，直接关系到公众健康和生命安全。药品广告是药品的信息载体，它的内容对指导合理用药起着至关重要的作用，是药品监督管理的重要方面之一。

为加强药品广告监督管理，规范广告审查工作，维护广告市场秩序，保护消费者合法权

益，我国制定了一系列药品广告管理的法律法规，包括《广告法》（1994 年 10 月 27 日第八届全国人民代表大会常务委员会第十次会议通过，2015 年 4 月 24 日第十二届全国人民代表大会常务委员会第十四次会议修订，根据 2018 年 10 月 26 日第十三届全国人民代表大会常务委员会第六次会议《关于修改〈中华人民共和国野生动物保护法〉等十五部法律的决定》第一次修正，根据 2021 年 4 月 29 日第十三届全国人民代表大会常务委员会第二十八次会议《关于修改〈中华人民共和国道路交通安全法〉等八部法律的决定》第二次修正），《药品管理法》《药品管理法实施条例》，国家市场监督管理总局发布的《互联网广告管理办法》（局令第 72 号）、《药品、医疗器械、保健、特殊医学用途配方食品广告审查管理暂行办法》（局令第 21 号）等，以及药品广告相关的管理规定。

（二）药品广告的相关界定

根据《广告法》和相关规定，对若干基本定义作出了界定。

1. 广告主　广告主，是指为推销商品或者服务，自行或者委托他人设计、制作、发布广告的自然人、法人或者其他组织。

2. 广告经营者　广告经营者，是指接受委托提供广告设计、制作、代理服务的自然人、法人或者其他组织。即提供广告设计、制作、代理服务的广告商。

3. 广告发布者　广告发布者，是指为广告主或者广告主委托的广告经营者发布广告的自然人、法人或者其他组织。即发布公告的媒体。

4. 广告代言人　广告代言人，是指广告主以外的，在广告中以自己的名义或者形象对商品、服务作推荐、证明的自然人、法人或者其他组织。

5. 药品广告　凡利用各种媒介或者形式发布的广告含有药品名称、药品适应症（功能主治）或者与药品有关的其他内容的，为药品广告。药品广告就是药品上市许可持有人，或者药品生产经营者通过一定媒介和形式直接或者间接推销药品的信息。

二、药品广告的主管部门和申请审批

（一）主管部门

根据《广告法》，国务院市场监督管理部门主管全国的广告监督管理工作，国务院有关部门在各自的职责范围内负责广告管理相关工作。县级以上地方市场监督管理部门主管本行政区域的广告监督管理工作，县级以上地方人民政府有关部门在各自的职责范围内负责广告管理相关工作。

根据《药品、医疗器械、保健、特殊医学用途配方食品广告审查管理暂行办法》，国家市场监督管理总局负责组织指导药品、医疗器械、保健食品和特殊医学用途配方食品广告审查工作。各省级市场监督管理部门、药品监督管理部门（以下称广告审查机关）负责药品、医疗器械、保健食品和特殊医学用途配方食品广告审查，依法可以委托其他行政机关具体实施广告审查。

（二）申请和审批

《药品管理法》规定，药品广告应当经广告主所在地省级人民政府确定的广告审查机关批准；未经批准的，不得发布。

1. 药品广告的申请　药品、医疗器械、保健食品和特殊医学用途配方食品注册证明文件或者备案凭证持有人及其授权同意的生产、经营企业为广告申请人，可以委托代理人办理药品、医疗器械、保健食品和特殊医学用途配方食品广告审查申请。

药品、特殊医学用途配方食品广告审查申请应当依法向生产企业或者进口代理人等广告主所在地广告审查机关提出。

申请药品广告审查，应当依法提交《广告审查表》、与发布内容一致的广告样件，以及合法有效的材料，包括：①申请人的主体资格相关材料，或者合法有效的登记文件；②产品注册证明文件或者备案凭证、注册或者备案的产品标签和说明书，以及生产许可文件；③广告中涉及的知识产权相关有效证明材料。经授权同意作为申请人的生产、经营企业，还应当提交合法的授权文件；委托代理人进行申请的，还应当提交委托书和代理人的主体资格相关材料。

申请人可以到广告审查机关受理窗口提出申请，也可以通过信函、传真、电子邮件或者电子政务平台提交药品广告申请。广告审查机关收到申请人提交的申请后，应当在五个工作日内作出受理或者不予受理决定。申请材料齐全、符合法定形式的，应当予以受理，出具《广告审查受理通知书》。申请材料不齐全、不符合法定形式的，应当一次性告知申请人需要补正的全部内容。

2. 药品广告的审批 广告审查机关应当对申请人提交的材料进行审查，自受理之日起十个工作日内完成审查工作。经审查，对符合法律、行政法规和管理规定的广告，应当作出审查批准的决定，编发广告批准文号。对不符合法律、行政法规和管理规定的广告，应当作出不予批准的决定，送达申请人并说明理由，同时告知其享有依法申请行政复议或者提起行政诉讼的权利。

经审查批准的药品广告，广告审查机关应当通过本部门网站以及其他方便公众查询的方式，在十个工作日内向社会公开。公开的信息应当包括广告批准文号、申请人名称、广告发布内容、广告批准文号有效期、广告类别、产品名称、产品注册证明文件或者备案凭证编号等内容。

经广告审查机关审查通过并向社会公开的药品广告，可以依法在全国范围内发布。

广告主、广告经营者、广告发布者应当严格按照审查通过的内容发布药品广告，不得进行剪辑、拼接、修改。已经审查通过的广告内容需要改动的，应当重新申请广告审查。

药品广告中只宣传产品名称（含药品通用名称和药品商品名称）的，不再对其内容进行审查。

3. 药品广告的批准文号 2019 年，国家市场监督管理总局发布《药品、医疗器械、保健、特殊医学用途配方食品广告审查管理暂行办法》（局令第 21 号），对广告批准文号有效期和文号格式进行了调整。新的药品、医疗器械、保健、

食品和特殊医学用途配方食品广告批准文号的有效期与产品注册证明文件、备案凭证或者生产许可文件最短的有效期一致。产品注册证明文件、备案凭证或者生产许可文件未规定有效期的，广告批准文号有效期为两年。自 2020 年 3 月 1 日起，广告批准文号的文书格式为：×药/械/食健/食特广审（视/声/文）第 000000－00000 号。"×"为省、自治区、直辖市的简称；"药/械/食健/食特"分别代表药品、医疗器械、保健食品和特殊医学用途配方食品；（视/声/文）代表用于广告媒介形式的分类代号，"视"代表电视，"声"代表广播，"文"代表报刊；前 6 位数字是该广告的有效期截止日，第 1 位和第 2 位代表年份的后两位，第 3 位和第 4 位代表月份（如果月份是个位数，第 3 位为"0"），第 5 位，第 6 位代表日期（如果日期是个位数，第 5 位为"0"）；后 5 位数字是该省（区、市）广告审查机关当年的广告文号流水号。

（三） 药品广告的注销

广告审查机关发现申请人有下述情形的，应当依法注销其药品、医疗器械、保健食品和特殊医学用途配方食品广告批准文号：①主体资格证照被吊销、撤销、注销的；②产品注册证明文件、备案凭证或者生产许可文件被撤销、注销的；③法律、行政法规规定应当注销的其他情形的，不得继续发布审查批准的广告，并应当主动申请注销药品、医疗器械、保健食品和特殊医学用途配方食品广告批准文号。

三、药品广告发布的规定和要求

（一） 广告发布的基本准则

药品广告的内容应当以真实、合法为首要条件，以国家药品监督管理局核准的说明书为准，不得含有虚假或者引人误解的内容，不得欺骗、误导消费者。广告主应当对广告内容的真实性和合法性负责。药品广告涉及药品名称、药品适应症或者功能主治、药理作用等内容的，不得超出说明书范围，不得含有表示功效、安全性的断言或者保证。

非药品广告不得有涉及药品的宣传。

药品广告应当显著标明禁忌、不良反应，处方药广告还应当显著标明"本广告仅供医学药学专业人士阅读"，非处方药广告还应当显著标明非处方药专用标识（OTC）和"请按药品说明书或者在药师指导下购买和使用"。

处方药只准在国家卫生健康委员会和国家药品监督管理局共同指定的专业性医学、药学专业刊物上发布广告，不得在大众传播媒介发布广告或者以其他方式进行以公众为对象的广告宣传。非处方药经审批可以在大众传播媒介进行广告宣传。

药品广告应当显著标明广告批准文号。药品广告中应当显著标明的内容，其字体和颜色必须清晰可见、易于辨认，在视频广告中应当持续显示。

不得利用处方药的名称为各种活动冠名进行广告宣传。不得使用与处方药名称相同的商标、企业字号在医学、药学专业刊物以外的媒介变相发布广告，也不得利用该商标、企业字号为各种活动冠名进行广告宣传。

（二）广告中不得出现的情形和内容

1. 《广告法》中规定广告不得有的情形 ①使用或者变相使用中华人民共和国的国旗、国歌、国徽，军旗、军歌、军徽；②使用或者变相使用国家机关、国家机关工作人员的名义或者形象；③使用"国家级""最高级""最佳"等用语；④损害国家的尊严或者利益，泄露国家秘密；⑤妨碍社会安定，损害社会公共利益；⑥危害人身、财产安全，泄露个人隐私；⑦妨碍社会公共秩序或者违背社会良好风尚；⑧含有淫秽、色情、赌博、迷信、恐怖、暴力的内容；⑨含有民族、种族、宗教、性别歧视的内容；⑩妨碍环境、自然资源或者文化遗产保护；⑪法律、行政法规规定禁止的其他情形。

2. 《广告法》中规定药品广告不得有的内容 ①表示功效、安全性的断言或者保证；②说明治愈率或者有效率；③与其他药品、医疗器械的功效和安全性或者其他医疗机构比较；④利用广告代言人作推荐、证明；⑤法律、行政法规规定禁止的其他内容。

广告不得损害未成年人和残疾人的身心健康。

3. 《药品、医疗器械、保健、特殊医学用途配方食品广告审查管理暂行办法》中规定广告不得有的情形 ①使用或者变相使用国家机关、国家机关工作人员、军队单位或者军队人员的名义或者形象，或者利用军队装备、设施等从事广告宣传；②使用科研单位、学术机构、行业协会或者专家、学者、医师、药师、临床营养师、患者等的名义或者形象作推荐、证明；③违反科学规律，明示或者暗示可以治疗所有疾病、适应所有症状、适应所有人群，或者正常生活和治疗病症所必需等内容；④引起公众对所处健康状况和所患疾病产生不必要的担忧和恐惧，或者使公众误解不使用该产品会患某种疾病或者加重病情的内容；⑤含有"安全""安全无毒副作用""毒副作用小"；明示或者暗示成分为"天然"，因而安全性有保证等内容；⑥含有"热销、抢购、试用""家庭必备、免费治疗、免费赠送"等诱导性内容，"评比、排序、推荐、指定、选用、获奖"等综合性评价内容，"无效退款、保险公司保险"等保证性内容，怂恿消费者任意、过量使用药品的内容；⑦含有医疗机构的名称、地址、联系方式、诊疗项目、诊疗方法以及有关义诊、医疗咨询电话、开设特约门诊等医疗服务的内容；⑧法律、行政法规规定不得含有的其他内容。

（三）不得发布广告的产品

按照规定，不得做广告的产品包括：①麻醉药品、精神药品、医疗用毒性药品、放射性药品、药品类易制毒化学品，以及戒毒治疗的药品、医疗器械；②军队特需药品、军队医疗机构配制的制剂；③医疗机构配制的制剂；④依法停止或者禁止生产、销售或者使用的药品、医疗器械、保健食品和特殊医学用途配方食品；⑤法律、行政法规禁止发布广告的情形。

（四）互联网药品广告的发布规定

《互联网广告管理办法》适用于在中华人民共和国境内，利用网站、网页、互联网应用程序等互联网媒介，以文字、图片、音频、视频或者其他形式，直接或者间接地推销商品或者服务的商业广告活动。

《互联网广告管理办法》规定，禁止利用互联网发布处方药广告，法律、行政法规另有规定的，依照其规定。禁止以介绍健康、养生知识等形式，变相发布医疗、药品、医疗器械、保健食品、特殊医学用途配方食品广告。介绍健康、养生知识的，不得在同一页面或者同时出现相关医疗、药品、医疗器械、保健食品、特殊医学用途配方食品的商品经营者或者服务提供者地址、联系方式、购物链接等内容。

互联网广告应当具有可识别性，能够使消费者辨明其为广告。对于竞价排名的商品或者服务，广告发布者应当显著标明"广告"，与自然搜索结果明显区分。除法律、行政法规禁止发布或者变相发布广告的情形外，通过知识介绍、体验分享、消费测评等形式推销商品或者服务，并附加购物链接等购买方式的，广告发布者应当显著标明"广告"。

以弹出等形式发布互联网广告，广告主、广告发布者应当显著标明关闭标志，确保一键关闭，不得有出现的情形包括：①没有关闭标志或者计时结束才能关闭广告；②关闭标志虚假、不可清晰辨识或者难以定位等，为关闭广告设置障碍；③关闭广告须经两次以上点击；④在浏览同一页面、同一文档过程中，关闭后继续弹出广告，影响用户正常使用网络；⑤其他影响一键关闭的行为。

在针对未成年人的网站、网页、互联网应用程序、公众号等互联网媒介上不得发布医疗、药品、保健食品、特殊医学用途配方食品、医疗器械、化妆品、酒类、美容广告，以及不利于未成年人身心健康的网络游戏广告。

第三节　药品安全信息与品种档案管理

一、政府信息公开的一般规定

根据《政府信息公开条例》（2007 年 4 月 5 日国务院令第 492 号公布　2019 年 4 月 3 日国务院令第 711 号修订），为了保障公民、法人和其他组织依法获取政府信息，提高政府工作的透明度，建设法治政府，充分发挥政府信息对人民群众生产、生活和经济社会活动的服务作用，行政机关应当及时、准确地公开政府信息。公开政府信息应当坚持以公开为常态、不公开为例外，遵循公正、公平、合法、便民的原则。行政机关发现影响或者可能影响社会稳定、扰乱社会和经济管理秩序的虚假或者不完整信息的，应当及时发布准确的政府信息予以澄清。

行政机关公开政府信息，采取主动公开和依申请公开的方式。依法确定为国家秘密的政府信息，法律、行政法规禁止公开的政府信息，以及公开后可能危及国家安全、公共安全、经济安全、社会稳定的政府信息，不予公开。

随着人民群众对药品安全需求的不断提高，借助现代化信息化手段，及时、准确发布权威信息，积极回应群众的关切，方便、快捷地为公众提供药品信息服务显得尤为重要。国家药品监督管理局推出药品信息查询平台，在确保准确性、权威性、公正性的前提下，保障公众的知情权、参与权、表达权和监督权，推进药品安全社会共治，打造阳光政府部门。

二、药品安全信息

（一）上市药品信息公开与内容查询

药品安全信息公开应当遵循全面、及时、准确、客观、公正的原则。药品监督管理部门依职责建立药品安全监管信息公开清单和信息，并在其政府网站及时公布、更新，接受社会监督。药品安全监管信息公开清单包括公开事项、具体内容、公开时限、公开部门等。公开的内容包括，药品的产品注册、生产经营许可、监督检查、监督抽检、行政处罚以及其他监管活动中形成的以一定形式制作保存的信息的主动公开。

1. 主动公开的范围　根据《国家药品监督管理局政府信息主动公开基本目录》，主动公开政府信息包含以下内容：

（1）机构职能　领导信息、机构职责、内设机构、直属单位等。

（2）政策法规　法律行政法规、部门规章、行政规范性文件、征求意见、政策解读等。

（3）工作动态　领导活动、重要会议、重要活动、重要工作等。

（4）发展规划　发展规划等信息。

（5）统计信息　药品监管统计报告等。

（6）许可服务　行政许可事项的办事指南、行政审批事项办理情况等信息。

（7）行政处罚　行政处罚决定相关信息。

（8）行政事业性收费　收费项目及其依据、标准。

（9）财务信息　预算决算、政府集中采购等信息。

（10）重大项目信息　重大建设项目的批准和实施情况、招标中标等公示公告信息。

（11）定点帮扶工作信息　出台的政策、措施及其实施情况。

（12）警示信息　药品安全警示、医疗器械警戒等。

（13）监管信息　药品、医疗器械、化妆品注册备案、抽检检查、责令召回等信息。

（14）人事管理　公务员招考、直属单位管理等信息。

（15）综合管理信息　政府信息公开、建议提案、群众信访。

（16）新闻发布与舆情回应　新闻发布会、访谈、回应社会关切等信息。

（17）专项工作信息　药品医疗器械审评审批制度改革相关信息。

（18）标准公告　药品、医疗器械、化妆品等相关标准公告信息。

（19）数据库信息（查询形式）　药品、医疗器械、化妆品等数据库信息。

2. 查询途径和内容　国家药品监督管理局政府网站（www. nmpa. gov. cn）是信息公开的主渠道，同时还可以通过局政务微信（账号：中国药闻）、微博（账号：中国药品监管）等政务新媒体平台，以及新闻发布和其他媒体公开，公众可以登录国家药品监督管理局网站查询相关数据。

在数据查询中，可以查询到药品的批准文号、产品名称、上市许可持有人、生产单位、生产地址、药品本位码等上市药品信息。另外，还包括药物临床试验机构名单、药品生产企业、药品经营企业、中药保护品种、中国上市药品目录集、麻醉药品和精神药品品种目录等数据

库信息，以及执业药师注册信息。

（1）政府发布的信息　包括药品管理的法律法规、各项规章和规范性文件、政策解读、各类公告通告、中药保护品种目录、麻醉药品和精神药品品种目录、国家基本药物目录、非处方药目录等。

（2）行政审批信息　①药品审评审批服务指南，药品注册证书；②药品生产、经营许可服务指南，生产、经营许可证等。

（3）药品的备案信息　包括备案日期、备案企业（产品）、备案号等，常见有：境内生产药品备案信息公示、境外生产药品备案信息公示、中药提取物备案公示、中药配方颗粒备案信息公示、药物临床试验机构名单。

（4）药品日常监督检查和飞行检查等监督检查结果信息　通常以公告通告，或监管信息的形式发布。

（5）全国药品抽检信息　药品监督抽样检验结果中抽检产品名称、标示的生产单位、标示的产品生产日期或者批号及规格、检品来源、检验依据、检验结果、不合格项目、检验单位、抽检类别等信息（也可以药品质量公告的形式发布）。

（6）药品行政处罚决定的信息　①行政处罚案件名称、处罚决定书文号；②被处罚的自然人姓名、被处罚的企业或其他组织的名称、统一社会信用代码、法定代表人（负责人）姓名，企业地址；③违反法律、法规和规章的主要事实；④行政处罚的种类和依据；⑤行政处罚的履行方式和期限；⑥作出行政处罚决定的行政执法机关名称和日期。

（7）药品监督管理部门责令药品生产经营者召回相关药品的信息　①生产经营者的名称；②产品名称；③注册证书（批件）号、规格、生产日期或者批号等；④责令召回的原因、起始时间等；⑤法律、法规和规章的依据；⑥召回情况书面报告的截止日期；⑦联系电话、电子邮箱等。

（8）药品监督管理部门的各类统计信息　依据法律法规及时公开，供社会公众查询（包括药品监督管理统计年度报告、药品不良反应报告和药物警戒数据）。

同时，为了保障公众用药安全为目标，以落实企业主体责任为基础，以实现"一物一码，物码同追"为方向，加快推进药品信息化追溯体系建设，强化追溯信息互通共享，实现全品种、全过程追溯，促进药品质量安全综合治理，国家药品监督管理局建立全国药品信息化追溯协同服务平台，不断完善药品追溯数据交换、共享机制。鼓励药品上市许可持有人、生产企业、经营企业、使用单位、行业协会、第三方服务机构、行政管理部门通过药品追溯协同服务平台，实现药品信息化追溯各方互联互通。鼓励企业创新查询方式，面向社会公众提供药品追溯数据查询服务。

此外，为提高药品审评审批工作透明度，接受社会对药品审评审批工作的监督，服务药品注册申请人和公众，引导医药行业理性投资与研发，还可以通过药审中心门户网站（www.cde.org.cn）公开药品审评审批信息。药品审评审批信息公开的主要内容包括药品注册申请受理信息、审评审批过程信息、审评审批结果信息及其他审评审批信息。

3. 依申请公开 公民、法人和其他组织可以向国家药品监督管理局申请主动公开以外的政府信息。

为贯彻落实《政府信息公开条例》，提高政府工作透明度，为公民、法人和其他组织依法提供有关政府信息，国家药品监督管理局编制了《政府信息公开指南》，供需要获得国家药品监督管理局政府信息公开服务的公民、法人和其他组织阅读；其中包括依申请公开的受理机构及联系方式、办理程序（含提出申请和申请的办理及答复）。

（二）药品安全信用档案和安全信息统一公布制度

根据党中央、国务院关于加快社会信用体系建设的要求，充分运用监管手段，发挥各级药品监督管理部门在药品市场信用体系建设中的推动、规范、监督、服务作用，引导并推动药品市场信用体系建设健康发展，国家对药品、医疗器械生产、经营企业和研制单位实行药品安全信用档案管理。

《药品管理法》第一百零五条规定，药品监督管理部门建立药品上市许可持有人、药品生产企业、药品经营企业、药物非临床安全性评价研究机构、药物临床试验机构和医疗机构药品安全信用档案，记录许可颁发、日常监督检查结果、违法行为查处等情况，依法向社会公布并及时更新；对有不良信用记录的，增加监督检查频次，并可以按照国家规定实施联合惩戒。

各级药品监督管理部门记录的药品安全信用信息，以行政处罚决定书、文件通知、专项通知书等形式或者电子文档形式，按照药品安全信用等级评定工作的工作分工，及时告知药品、医疗器械生产、经营企业和研制单位所在地省级药品监督管理部门。

《药品管理法》第一百零七条规定，国家实行药品安全信息统一公布制度。国家药品安全总体情况、药品安全风险警示信息、重大药品安全事件及其调查处理信息和国务院确定需要统一公布的其他信息由国务院药品监督管理部门统一公布。药品安全风险警示信息和重大药品安全事件及其调查处理信息的影响限于特定区域的，也可以由有关省级药品监督管理部门公布。未经授权不得发布上述信息。

公布药品安全信息，应当及时、准确、全面，并进行必要的说明，避免误导。任何单位和个人不得编造、散布虚假药品安全信息。违反规定，编造、散布虚假药品安全信息，构成违反治安管理行为的，由公安机关依法给予治安管理处罚。

（三）药品投诉举报信息

1. 投诉、举报的概念 根据国家市场监督管理总局《市场监督管理投诉举报处理暂行办法》（总局令第20号），投诉，是指消费者为生活消费需要购买、使用商品或者接受服务，与经营者发生消费者权益争议，请求市场监督管理部门解决该争议的行为。

举报，是指自然人、法人或者其他组织向市场监督管理部门反映经营者涉嫌违反市场监督管理法律、法规、规章线索的行为。向市场监督管理部门同时提出投诉和举报，或者提供的材料同时包含投诉和举报内容的，市场监督管理部门应当按照规定的程序对投诉和举报予以分别处理。

国家市场监督管理总局主管全国投诉举报处理工作，指导地方市场监督管理部门投诉举报处理工作。县级以上地方市场监督管理部门负责本行政区域内的投诉举报处理工作。市场监督管理部门处理投诉举报，应当遵循公正、高效的原则，做到适用依据正确、程序合法。鼓励社会公众和新闻媒体对涉嫌违反市场监督管理法律、法规、规章的行为依法进行社会监督和舆论监督。鼓励消费者通过在线消费纠纷解决机制、消费维权服务站、消费维权绿色通道、第三方争议解决机制等方式与经营者协商解决消费者权益争议。

市场监督管理部门应当按照市场监督管理行政处罚等有关规定处理举报。举报人实名举报的，有处理权限的市场监督管理部门还应当自作出是否立案决定之日起五个工作日内告知举报人。法律、法规、规章规定市场监督管理部门应当将举报处理结果告知举报人或者对举报人实行奖励的，市场监督管理部门应当予以告知或者奖励。

2. 投诉举报的途径 投诉举报者可以通过四种途径进行药品投诉举报，一是电话，电话号码：12315（消费者投诉举报专线电话）；二是上网，互联网平台网址：www.12315.cn，平台支持电脑、微信及手机App多种途径进行登录（微信公众号名称是"全国12315互联网平台"，微信小程序名称是"12315"，手机App名称是"全国12315互联网平台"）；三是信件：地址为各级药品监督管理部门投诉举报机构；四是走访：各级药品监督管理部门投诉举报机构。各级药品监督管理部门应当畅通"12315"电话、网络、信件、走访等投诉举报渠道，建立健全一体化投诉举报信息管理系统，实现全国药品投诉举报信息互联互通。

3. 投诉举报的受理 投诉由被投诉人实际经营地或者住所地县级市场监督管理部门处理。对电子商务平台经营者以及通过自建网站、其他网络服务销售商品或者提供服务的电子商务经营者的投诉，由其住所地县级市场监督管理部门处理。对平台内经营者的投诉，由其实际经营地或者平台经营者住所地县级市场监督管理部门处理。上级市场监督管理部门认为有必要的，可以处理下级市场监督管理部门收到的投诉。下级市场监督管理部门认为需要由上级市场监督管理部门处理本行政机关收到的投诉的，可以报请上级市场监督管理部门决定。

投诉有下列情形之一的，市场监督管理部门不予受理：①投诉事项不属于市场监督管理部门职责，或者本行政机关不具有处理权限的；②法院、仲裁机构、市场监督管理部门或者其他行政机关、消费者协会或者依法成立的其他调解组织已经受理或者处理过同一消费者权益争议的；③不是为生活消费需要购买、使用商品或者接受服务，或者不能证明与被投诉人之间存在消费者权益争议的；④除法律另有规定外，投诉人知道或者应当知道自己的权益受到被投诉人侵害之日起超过三年的；⑤未提供投诉人的姓名、电话号码、通讯地址；被投诉人的名称（姓名）、地址；以及具体的投诉请求以及消费者权益争议事实；或者委托他人代为投诉的，还应当提供授权委托书原件以及受托人身份证明；⑥法律、法规、规章规定不予受理的其他情形。

4. 举报人信息的保密 市场监督管理部门应当对举报人的信息予以保密，不得将举报人个人信息、举报办理情况等泄露给被举报人或者与办理举报工作无关的人员，但提供的材料同时包含投诉和举报内容，并且需要向被举报人提供组织调解所必需信息的除外。市场监督管理部门应当加强对本行政区域投诉举报信息的统计、分析、应用，定期公布投诉举报统计分析报告，依法公示消费投诉信息。对投诉举报处理工作中获悉的国家秘密以及公开后可能危及国家安全、公共安全、经济安全、社会稳定的信息，市场监督管理部门应当严格保密。涉及商业秘密、个人隐私等信息，确需公开的，依照《政府信息公开条例》等有关规定执行。

三、药品品种档案管理

2019年6月24日，国家药品监督管理局发布了《关于加快推进药品智慧监管的行动计划》（国药监综〔2019〕26号），要求建立药品品种档案信息管理系统，将分散在不同单位和部门的产品品种信息汇集、关联、展示，实现对产品品种"一品一档"管理，进而实现对产品的全生命周期管理，方便业务协同与数据共享，为监管决策提供数据支持，为社会共治提供数据资源。

同时，基于药品数据全生命周期管理需求，建设一个面向全国、"采管用"一体的安全可靠可信的药品信息采集平台，并确保平台、数据和用户的安全防护符合要求，确保采集的药品信息合规使用。《药品注册管理办法》第一百零六条规定，国家药品监督管理局信息中心负责建立药品品种档案，对药品实行编码管理，汇集药品注册申报、临床试验期间安全性相关报告、审评、核查、检验、审批以及药品上市后变更的审批、备案、报告等信息，并持续更新。药品品种档案和编码管理的相关制度，由信息中心制定公布。

（一）药品品种档案的主要内容

药品品种档案是指每一个上市药品所建立的，内容包括药品处方、原辅料包材、质量标准、说明书、上市后安全性信息、生产工艺变化等信息的原始数据库。

2017年10月8日，中共中央办公厅 国务院办公厅印发了《关于深化审评审批制度改革鼓励药品医疗器械创新的意见》，其中明确提出要建立药品品种档案。作为提升技术支撑能力的一项措施，药品品种档案是关于每个药品审评、审批、上市后监管等全生命周期的完整信息档案，主要有受理、审评记录、药品处方、生产工艺、质量标准、标签和说明书、药品不良反应、监督检查、变更申请和审批、召回记录，以及其他重要内容。

为了切实保障药品质量，从源头防范药品生产质量风险，提高药品上市许可持有人和药品生产企业实施药品生产质量管理规范的水平，实施以品种为主线的药品监督管理活动，落实企业质量安全主体责任和诚信守法意识。药品上市许可持有人和药品生产企业也应当建立全面、完整的药品品种档案，包含药品品种的所有历史信息，即品种的简介及工艺流程图，药品注册批件（包括：批件和批准的质量标准、使用说明书等）、生产设备描述，制备工艺及其研究资料，理化性质研究及文献资料，成品质量标准及检验方法，成品质量标准的变更，原料、辅料、包装材料等供应商情况、质量规格、检验方法检验结果，产品内控质量标准及变更，逐年质量指标完成情况及历年产品质量情况统计，质量事故及报告资料，销售记录，产品回收及退货处理，产品质量改进资料，包装材料变更记载，药品监督检验的抽检情况和结果，留样观察总结，用户调查及用户访问，印刷性包装材料样稿，主要供户质量体系评估，等等。

（二）药品品种档案的管理方式

药品品种档案管理主要包括文件类别的设定、格式和装订要求、申报流程、审批授权流程、文件的保管和变更，以及终止。药品品种档案可以是纸质的，也可以是电子文本。建立药品品种档案涉及多个部门和多个系统，需要建立统一的药品品种档案信息管理系统，实现对药品全生命周期结果数据的汇聚、关联和共享。药品监督管理部门、药品上市许可持有人和药品生产企业应当将新增和变更的内容及时添加进药品品种档案，新增的文件应当编入附件目录。

建立药品品种档案可以作为药品监督管理部门品种审计的依据和现场核查的参考，逐品种逐环节落实保障药品质量。

（三）《中国上市药品目录集》简介

《中国上市药品目录集》是国家药品监督管理局发布批准上市药品信息的载体，收录批准上市的创新药、改良型新药、化学药品新注册分类的仿制药以及通过质量和疗效一致性评价药品的具体信息。指定仿制药的参比制剂和标准制剂，标示可以替代原研药品的具体仿制药品种等，供制药行业和医学界人员及社会公众了解和查询。

2017年12月29日，根据中共中央办公厅 国务院办公厅《关于深化审评审批制度改革鼓励药品医疗器械创新的意见》要求，为维护公众用药权益，提高药品质量，降低用药负担，鼓励药物研发创新，国家药品监督管理局发布公告（2017年第172号），《中国上市药品目录集》正式公布。它收录具有安全性、有效性和质量可控性的药品，以及有效成分、剂型、规格、上市许可持有人、取得的专利权、试验数据保护期等信息。这是我国首次发布上市药品目录集，第一批被收录进入目录集的药品有131个品种，203个品规，其中包括通过仿制药质量和疗效一致性评价的13个品种，17个品种规格。

《中国上市药品目录集》收录药品的范围包括：基于完整规范的安全性和有效性的研究数据获得批准的创新药、改良型新药及进口原研药品；按化学药品新注册分类批准的仿制药；通过质量和疗效一致性评价的药品；以及经评估确定具有安全性有效性的其他药品。对符合收录范围的药品，经评估认定后纳入此目录集。

《中国上市药品目录集》包括前言、使用指南、药品目录、附录和索引五个部分。药品目录具体列出纳入目录集的品种及其他信息，包括药品的活性成分（中英文）、药品名称（中英文）、商品名（中英文）、剂型、给药途径、规格、参比制剂、标准制剂、治疗等效性评价代码、解剖学治疗学及化学分类系统代码（ATC代码）、药品批准文号/药品注册证号、上市许可持有人、生产厂商、批准日期、上市销售状态、收录类别等。

为帮助使用者快速了解收录的药品是否与标准制剂具有治疗等效（兼具药学等效和生物等效的药品治疗等效），参照国际经验，《中国上市药品目录集》设定了治疗等效性评价代码（TE代码），标示为A类，医生和患者在临床上可以用仿制药替代原研药。

《中国上市药品目录集》在国家药品监督管理局政府网站以网络版形式发布，并链接药品审评报告、说明书、专利信息等数据库（含专利信息数据库、数据保护信息库、市场独占期数据库和审评审批/核查/检验报告数据库）。

国家药品监督管理局将对新批准上市的新注册分类药品以及通过仿制药质量和疗效一致性评价的药品直接纳入《中国上市药品目录集》，实时更新，每年年末发布年度电子版以便公众下载查询。

第四节　反不正当竞争

一、反不正当竞争立法简介

（一）法律体系

广义的反不正当竞争法是调整市场竞争过程中因规制不正当竞争行为而产生的社会关系的法律规范的总称。《反不正当竞争法》经1993年9月2日第八届全国人民代表大会常务委员会第三次会议通过，2017年11月4日第十二届全国人民代表大会常务委员会第三十次会议修订；并根据2019年4月23日第十三届全国人民代表大会常务委员会第十次会议《关于修改〈中华人民共和国建筑法〉等八部法律的决定》修正。同时，与之配套的司法解释、规章和规范性文件还包括，中央纪委国家监委与中央组织部、中央统战部、中央政法委、最高人民法院、最高人民检察院联合印发的《关于进一步推进受贿行贿一起查的意见》（中纪发〔2021〕6号），最高人民法院、最高人民检察院联合印发的《关于办理商业贿赂刑事案件适用法律若干问题的意见》，最高人民法院发布的《关于适用〈中华人民共和国反不正当竞争法〉若干问题的解释》（法释〔2022〕9号），最高人民检察院发布的《关于加强行贿犯罪案件办理工作的指导意见》，以及国家市场监督管理部门出台的《网络反不正当竞争暂行规定》（总局令第91号）、《规范促销行为暂行规定》（总局令第32号）、《关于禁止仿冒知名商品特有名称、包装、装潢的不正当竞争行为的若干规定》（国家工商行政管理局令第33号）、《关于禁止侵犯商业秘密行为的若干规定》（国家工商行政管理局令第41号）、《关于禁止商业贿赂行为的暂行规定》（国家工商行政管理局令第60号）等。

（二）立法宗旨和基本原则

1. 立法宗旨　《反不正当竞争法》是为了促进社会主义市场经济健康发展，鼓励和保护公平竞争，制止不正当竞争行为，保护经营者和消费者的合法权益制定的法律。

2. 基本原则　经营者在市场交易中，应当遵循自愿、平等、公平、诚实信用的原则，遵守公认的商业道德。

（1）自愿原则　当事人按自己的意愿设立、变更或终止商业关系，不得强买强卖。

（2）平等原则　参加交易的主体法律地位平等。

（3）公平原则　参加市场竞争主体按规则行事，不得非法获取竞争优势。

（4）诚实信用原则　善意、诚实、恪守信用、不得欺诈。

（5）遵守公认的商业道德原则　对于特定商业领域普遍遵循和认可的行为规范，也可以认定为《反不正当竞争法》中规定的"商业道德"。人民法院在受理案件时，应当结合案件具体情况，综合考虑行业规则或者商业惯例、经营者的主观状态、交易相对人的选择意愿、对消费者权益、市场竞争秩序、社会公共利益的影响等因素；也可以参考行业主管部门、行业协会或者自律组织制定的从业规范、技术规范、自律公约等，依法判断经营者是否违反商业道德。

3. 反不正当竞争的相关界定

（1）不正当竞争行为，是指经营者在生产经营活动中，违反《反不正当竞争法》规定，扰乱市场竞争秩序，损害其他经营者或者消费者合法权益的行为。

（2）反不正当竞争法所称的经营者，是指从事商品生产、经营或者提供服务的自然人、法人和非法人组织；包括一切从事商品市场经营或者服务活动的企业法人，从事营利活动的事业单位法人，参与商业、服务业竞争活动的其他经济组织，以及公民个人和合伙组织等。在市场中处于消费者地位的民事主体不属于经营者。

（三）　不正当竞争的构成要件

根据反不正当竞争法的规定，构成不正当竞争行为应当具备以下要件：

1. 不正当竞争行为的主体是市场经营者
按照《反不正当竞争法》的规定，只有市场经营者实施法律规定的不正当竞争行为的，才构成不正当竞争。

2. 不正当竞争行为侵害的对象主要是同业经营者　不正当竞争行为，通常发生在同行业经营者之间，主要是不法行为人对其同行业其他经营者权益的侵害。不正当竞争行为侵害的对象也同样是生产或经营同类商品或提供同类服务的企业。

3. 不正当竞争行为的违法性　不正当竞争行为的违法性，主要指这种行为直接违反《反不正当竞争法》的具体规定。不正当竞争的后果，是损害了其他经营者或者消费者的合法权益。这里的"损害消费者的合法权益"应理解为经营者实施不正当竞争行为，扰乱了公平竞争的市场秩序，增加了其他经营者的经营成本和消费者的选择成本，进而损害了消费者的权益。如果违反了其他法律而没有违反《反不正当竞争法》，则这种行为一般不属于不正当竞争行为。

4. 不正当竞争行为的危害性　实施不正当竞争行为，通常导致其他经营者权益的损害，也可能损害尚未发生，但同业经营者合法权益却已受到现实的危险。如果放任不正当竞争行为继续进行，必然会造成损害的结果。因此，不正当竞争行为的危害性包括对其他经营者权益的实际损害以及现实的侵权危险。

二、不正当竞争行为

（一）混淆行为

混淆行为是指经营者在生产经营活动中采取不实手段对自己的商品、服务做虚假表示、说明或者承诺，或者不当利用不同类别的商业标识制造市场混淆，使误认为是他人商品或者与他人存在特定联系。《反不正当竞争法》第六条规定，经营者不得实施下列混淆行为，引人误认为是他人商品或者与他人存在特定联系：①擅自使用与他人有一定影响的商品名称、包装、装潢等相同或者近似的标识；②擅自使用他人有一定影响的企业名称（包括简称、字号等）、社会组织名称（包括简称等）、姓名（包括笔名、艺名、译名等）；③擅自使用他人有一定影响的域名主体部分、网站名称、网页等；④其他足以引人误认为是他人商品或者与他人存在特定联系的混淆行为。

对于混淆行为中出现的相关情形，最高人民法院《关于适用〈中华人民共和国反不正当竞争法〉若干问题的解释》也作出了明确的补充规定。第一，认定具有一定的市场知名度并具有区别商品来源的显著特征的标识是否属于"有一定影响的"标识，应当综合考虑中国境内相关公众的知悉程度，商品销售的时间、区域、数额和对象，宣传的持续时间、程度和地域范围，标识受保护的情况等因素。第二，由经营者营业场所的装饰、营业用具的式样、营业人员的服饰等构成的具有独特风格的整体营业形象，也可以认定为"装潢"。第三，市场主体登记管理部门依法登记的企业名称，以及在中国境内进行商业使用的境外企业名称，可以认定为"企业名称"，包括有一定影响的个体工商户、农民专业合作社（联合社）以及法律、行政法规规定的其他市场主体的名称（包括简称、字号等）。第四，在中国境内将有一定影响的标识用于商品、商品包装或者容器以及商品交易文书上，或者广告宣传、展览以及其他商业活动中，用于识别商品来源的行为，可以认定为"使用"。第五，"引人误认为是他人商品或者与他人存在特定联系"，包括误认为与他人具有商业联合、许可使用、商业冠名、广告代言等特定联系。在相同商品上使用相同或者视觉上基本无差别的商品名称、包装、装潢等标识，应当视为足以造成与他人有一定影响的标识相混淆。

（二）商业贿赂

经营者不得采用财物或者其他手段贿赂下列单位或者个人，以谋取交易机会或者竞争优势：①交易相对方的工作人员；②受交易相对方委托办理相关事务的单位或者个人；③利用职权或者影响力影响交易的单位或者个人。

经营者在交易活动中，可以以明示方式向交易相对方支付折扣，或者向中间人支付佣金。经营者向交易相对方支付折扣、向中间人支付佣金的，应当如实入账。接受折扣、佣金的经营者也应当如实入账。经营者的工作人员进行贿赂的，应当认定为经营者的行为；但是，经营者有证据证明该工作人员的行为与为经营者谋取交易机会或者竞争优势无关的除外。

（三）虚假宣传

经营者不得对其商品的性能、功能、质量、销售状况、用户评价、曾获荣誉等作虚假或者引人误解的商业宣传，欺骗、误导消费者。经营者不得通过组织虚假交易等方式，帮助其他经营者进行虚假或者引人误解的商业宣传。通过虚假交易生成不真实的销量数据、用户好评的"刷单炒信"，会对消费者的购物决策产生严重误导的，应当定性为虚假商业宣传。

经营者在商业宣传过程中，提供不真实的商品相关信息，欺骗、误导相关公众的虚假商业宣传，还包括：①经营者对商品作片面的宣传或者对比；②经营者将科学上未定论的观点、现象等当作定论的事实用于商品宣传；③经营者使用歧义性语言进行商业宣传；④经营者其他足以引人误解的商业宣传行为欺骗、误导相关公众的，均可以认定为"引人误解的商业宣传"。人民法院应当根据日常生活经验、相关公众一般注意力、发生误解的事实和被宣传对象的实际情况等因素，对引人误解的商业宣传行为进行认定。

（四）侵犯商业秘密

所谓商业秘密，是指不为公众所知悉、具有商业价值并经权利人采取相应保密措施的技术信息、经营信息等商业信息。经营者不得实施下列侵犯商业秘密的行为：①以盗窃、贿赂、欺诈、胁迫、电子侵入或者其他不正当手段获取权利人的商业秘密；②披露、使用或者允许他人使用以前项手段获取的权利人的商业秘密；③违反保密义务或者违反权利人有关保守商业秘密的要求，披露、使用或者允许他人使用其所掌握的商业秘密；④教唆、引诱、帮助他人违反保密义务或者违反权利人有关保守商业秘密的要求，获取、披露、使用或者允许他人使用权利人的商业秘密。

经营者以外的其他自然人、法人和非法人组织实施上述所列违法行为的，视为侵犯商业秘密。

第三人明知或者应知商业秘密权利人的员工、前员工或者其他单位、个人以不正当手段获取权利人的商业秘密，仍获取、披露、使用或者允许他人使用该商业秘密的，视为侵犯商业秘密。

（五）不当有奖销售

经营者不得进行存在下列情形的有奖销售：①所设奖的种类、兑奖条件、奖金金额或者奖品等有奖销售信息不明确，影响兑奖；②采用谎称有奖或者故意让内定人员中奖的欺骗方式进行有奖销售；③抽奖式的有奖销售，最高奖的金额超过五万元。

（六）诋毁商誉

经营者不得编造、传播虚假信息或者误导性信息，损害竞争对手的商业信誉、商品声誉。经营者传播他人编造的虚假信息或者误导性信息，损害竞争对手的商业信誉、商品声誉的，也属于诋毁商誉。

（七）网络不正当竞争行为

经营者利用网络从事生产经营活动，应当遵守反不正当竞争法的各项规定。同时，经营者不得利用技术手段，通过影响用户选择或者其他方式，实施下列妨碍、破坏其他经营者合法提供的网络产品或者服务正常运行的行为：①未经其他经营者和用户同意，在其合法提供的网络产品或者服务中，插入链接、强制进行目标跳转；②误导、欺骗、强迫用户修改、关闭、卸载其他经营者合法提供的网络产品或者服务；③恶意对其他经营者合法提供的网络产品或者服务实施不兼容；④其他妨碍、破坏其他经营者合法提供的网络产品或者服务正常运行的行为。

三、对涉嫌不正当竞争行为的调查

监督检查部门调查涉嫌不正当竞争行为，经监督检查部门主要负责人批准，或上级部门主要负责人批准，可以采取下列措施：①进入涉嫌不正当竞争行为的经营场所进行检查；②询问被调查的经营者、利害关系人及其他有关单位、个人，要求其说明有关情况或者提供与被调查行为有关的其他资料；③查询、复制与涉嫌不正当竞争行为有关的协议、账簿、单据、文件、记录、业务函电和其他资料；④查封、扣押与涉嫌不正当竞争行为有关的财物；⑤查询涉嫌不正当竞争行为的经营者的银行账户。

监督检查部门调查涉嫌不正当竞争行为，被调查的经营者、利害关系人及其他有关单位、个人应当如实提供有关资料或者情况。监督检查部门调查涉嫌不正当竞争行为，应当遵守《行政强制法》和其他有关法律、行政法规的规定，并应当将查处结果及时向社会公开。

对涉嫌不正当竞争行为，任何单位和个人有权向监督检查部门举报，监督检查部门接到举报后应当依法及时处理。监督检查部门应当向社会公开受理举报的电话、信箱或者电子邮件地址，并为举报人保密。对实名举报并提供相关事实和证据的，监督检查部门应当将处理结果告知举报人。

四、网络反不正当竞争的规定

为预防和制止网络不正当竞争，维护公平竞争的市场秩序，鼓励创新，保护经营者和消费者的合法权益，促进数字经济规范健康持续发展，国家市场监管总局发布《网络反不正当竞争暂行规定》。

1. 坚持鼓励创新 保护企业创新成果，着力促进互联网行业发挥最大创新潜能。

2. 着力规范竞争 顺应我国数字经济发展新特点、新趋势、新要求，完善各类网络不正当竞争行为认定标准及规制要求。明确了仿冒混淆、虚假宣传等传统不正当竞争行为在网络环境下的新表现形式，列举了反向刷单、非法数据获取等新型网络不正当竞争行为。并设置兜底条款，为可能出现的新问题新行为提供监管依据。

3. 加强消费者权益保护 回应社会关切，对当前我国线上消费中侵害消费者权益的刷单炒信、好评返现、影响用户选择等焦点问题进行规制，为解决线上消费新场景新业态萌发的新问题提供政策支撑。

4. 强化平台责任 督促平台对平台内竞争行为加强规范管理，同时对滥用数据算法获取竞争优势等问题进行规制。

5. 优化执法办案 针对网络不正当竞争行为辐射面广、跨平台、跨地域等特点，对监督检查程序作出特别规定。创设专家观察员制度，为解决重点问题提供智力支撑和技术支持。

6. 明确法律责任　充分发挥市场监管领域法律法规"组合拳"作用，有效衔接反不正当竞争法、电子商务法、反垄断法、行政处罚法等法律。同时，明确了没收违法所得的法律责任，强化监管效果。

第五节　消费者权益保护

一、消费者权益保护立法简介

（一）法律体系

消费者权益保护立法是调整在保护公民消费权益过程中所产生的社会关系的法律规范的总称。它包括法律、行政法规和部门规章。

1993 年 10 月 31 日，第八届全国人民代表大会常务委员会第四次会议通过《消费者权益保护法》，2009 年和 2013 年《消费者权益保护法》经过两次修订。国家保护消费者的合法权益不受侵害，采取有效措施保障消费者依法行使权利，维护消费者的合法权益。倡导文明、健康、节约资源和保护环境的消费方式，反对浪费。保护消费者的合法权益是全社会的共同责任。国家鼓励、支持一切组织和个人对损害消费者合法权益的行为进行社会监督。大众传播媒介应当做好维护消费者合法权益的宣传，对损害消费者合法权益的行为进行舆论监督。

2024 年 3 月 19 日，国务院根据《消费者权益保护法》，制定了《消费者权益保护法实施条例》（国务院令第 778 号）。《消费者权益保护法》自施行以来，对于规范经营者的经营活动、保护消费者合法权益发挥了重要作用。随着近年来我国经济社会快速发展，尤其是平台经济等新业态、新模式不断发展，消费者权益保护工作出现一些新情况、新问题。为了进一步完善我国消费者权益保护法律制度体系，《消费者权益保护法实施条例》细化和补充了经营者义务相关规定；完善了网络消费相关规定；强化了预付式消费经营者义务；规范了消费索赔行为；明确了政府消费者权益保护工作职责，加

大了消费者合法权益保护力度。

2015 年 1 月 5 日，原国家工商总局公布了《侵害消费者权益行为处罚办法》（总局令第 73 号），对侵害消费者权益的行为处罚做出了更加详细的规定，有力保护了消费者权益。其中包括保障无因退货，网购享有"七日无理由退货"的权利；规定未经消费者同意，不得收集、使用消费者个人信息；以及对"霸王条款"实施处罚的规定，等等。

（二）立法宗旨

《消费者权益保护法》是调整在保护公民消费权益过程中所产生的社会关系的法律规范的基础。为保护消费者的合法权益，维护社会经济秩序，促进社会主义市场经济健康发展，国家制定了《消费者权益保护法》。

（三）消费者权益保护立法的适用对象

（1）消费者为生活消费需要购买、使用商品或者接受服务的，其权益保护适用《消费者权益保护法》。

所谓消费者，是指为个人生活消费需要购买、使用商品或者接受服务的自然人。国际标准化组织消费者政策委员会将消费者定义为：为了个人目的购买或者使用商品和接受服务的个体社会成员。自然人是分散的、单个的，在商品交易活动中往往处于弱者地位，需要法律给予特殊的保护。《消费者权益保护法》以保护消费者权益为核心。

（2）经营者为消费者提供其生产、销售的商品或者提供服务，适用《消费者权益保护法》。在处理消费者与经营者的关系上，经营者应当遵守《消费者权益保护法》的规定，该法未作规定的，应当遵守有关法律、法规的规定。

（3）农民购买、使用直接用于农业生产的生产资料的，参照《消费者权益保护法》执行。农民购买直接用于农业生产的生产资料，虽然不是为个人生活消费，但是作为经营者的相对方，其往往处于弱者的地位，所以，《消费者权益保护法》将其纳入保护范围。

二、消费者的权利

消费者的权利是消费者在消费活动中所依

法享有的各种权利的总称。《消费者权益保护法》为消费者设立了既相互独立又相互关联的多项重要权利。

（一）安全保障权

消费者在购买、使用商品和接受服务时享有人身、财产安全不受损害的权利。消费者有权要求经营者提供的商品和服务，符合保障人身、财产安全的要求。

消费者认为经营者提供的商品或者服务可能存在缺陷，有危及人身、财产安全危险的，可以向经营者或者有关行政部门反映情况或者提出建议。

（二）真相知悉权

消费者享有知悉其购买、使用的商品或者接受的服务的真实情况的权利。消费者有权根据商品或者服务的不同情况，要求经营者提供商品的价格、产地、生产者、用途、性能、规格、等级、主要成分、生产日期、有效期限、检验合格证明、使用方法说明书、售后服务，或者服务的内容、规格、费用等有关情况。

（三）自主选择权

消费者享有自主选择商品或者服务的权利。消费者有权自主选择提供商品或者服务的经营者，自主选择商品品种或者服务方式，自主决定购买或者不购买任何一种商品、接受或者不接受任何一项服务。消费者在自主选择商品或者服务时，有权进行比较、鉴别和挑选。

（四）公平交易权

消费者享有公平交易的权利。经营者与消费者进行交易，应当遵循自愿、平等、公平、诚实信用的原则。消费者在购买商品或者接受服务时，有权获得质量保障、价格合理、计量正确等公平交易条件，有权拒绝经营者的强制交易行为。

（五）获取赔偿权

消费者因购买、使用商品或者接受服务受到人身、财产损害的，享有依法获得赔偿的权利。消费者的求偿权，既包括人身损害的赔偿请求权，也包括财产损害的赔偿请求权。

（六）维权结社权

消费者享有依法成立维护自身合法权益的社会组织的权利。消费者协会和其他消费者组织是依法成立的对商品和服务进行社会监督的保护消费者合法权益的社会组织。消费者协会履行下列公益性职责：①向消费者提供消费信息和咨询服务，提高消费者维护自身合法权益的能力，引导文明、健康、节约资源和保护环境的消费方式；②参与制定有关消费者权益的法律、法规、规章和强制性标准；③参与有关行政部门对商品和服务的监督、检查；④就有关消费者合法权益的问题，向有关部门反映、查询，提出建议；⑤受理消费者的投诉，并对投诉事项进行调查、调解；⑥投诉事项涉及商品和服务质量问题的，可以委托具备资格的鉴定人鉴定，鉴定人应当告知鉴定意见；⑦就损害消费者合法权益的行为，支持受损害的消费者提起诉讼或者依照法律提起诉讼；⑧对损害消费者合法权益的行为，通过大众传播媒介予以揭露、批评。消费者协会应当认真履行保护消费者合法权益的职责，听取消费者的意见和建议，接受社会监督。各级人民政府对消费者协会履行职责应当予以必要的经费等支持。依法成立的其他消费者组织依照法律、法规及其章程的规定，开展保护消费者合法权益的活动。

（七）知识获取权

消费者享有获得有关消费和消费者权益保护方面的知识的权利。消费者应当努力掌握所需商品或者服务的知识和使用技能，正确使用商品，提高自我保护意识。

（八）隐私保护权

消费者在购买、使用商品和接受服务时，享有人格尊严、民族风俗习惯得到尊重的权利，享有个人信息依法得到保护的权利。

（九）监督举报权

消费者享有对商品和服务以及保护消费者权益工作进行监督的权利。消费者有权检举、控告侵害消费者权益的行为和国家机关及其工作人员在保护消费者权益工作中的违法失职行为，有权对保护消费者权益工作提出批评、建议。

三、经营者的义务

经营者的义务是消费者权利的重要保障。为了有效保障消费者的权益，约束经营者的经营行为，《消费者权益保护法》规定了经营者应当承担义务。

（一）　履行义务的义务

经营者向消费者提供商品或者服务，应当依照《消费者权益保护法》和其他有关法律、法规的规定履行义务。经营者和消费者有约定的，应当按照约定履行义务，但双方的约定不得违背法律、法规的规定。经营者向消费者提供商品或者服务，应当恪守社会公德，诚信经营，保障消费者的合法权益；不得设定不公平、不合理的交易条件，不得强制交易。

（二）　接受监督的义务

经营者应当听取消费者对其提供的商品或者服务的意见，接受消费者的监督。消费者的监督事项可能涉及消费者的各项权利。

（三）　保证安全的义务

经营者应当保证其提供的商品或者服务符合保障人身、财产安全的要求。对可能危及人身、财产安全的商品和服务，应当向消费者作出真实的说明和明确的警示，并说明和标明正确使用商品或者接受服务的方法以及防止危害发生的方法。

宾馆、商场、餐馆、银行、机场、车站、港口、影剧院等经营场所的经营者，应当对消费者尽到安全保障义务。

经营者发现其提供的商品或者服务存在缺陷，有危及人身、财产安全危险的，应当立即向有关行政部门报告和告知消费者，并采取停止销售、警示、召回、无害化处理、销毁、停止生产或者服务等措施。采取召回措施的，经营者应当承担消费者因商品被召回支出的必要费用。

（四）　提供准确信息的义务

经营者向消费者提供有关商品或者服务的质量、性能、用途、有效期限等信息，应当真实、全面，不得作虚假或者引人误解的宣传。经营者对消费者就其提供的商品或者服务的质量和使用方法等问题提出的询问，应当作出真实、明确的答复。经营者提供商品或者服务应当明码标价。经营者不得在消费者不知情的情况下，对同一商品或者服务在同等交易条件下设置不同的价格或者收费标准。

经营者不得通过虚假或者引人误解的宣传，虚构或者夸大商品或者服务的治疗、保健、养生等功效，诱导老年人等消费者购买明显不符合其实际需求的商品或者服务。

（五）　真实标记的义务

经营者应当标明其真实名称和标记。租赁他人柜台或者场地的经营者，应当标明其真实名称和标记。

经营者通过网络、电视、电话、邮购等方式提供商品或者服务的，应当在其首页、视频画面、语音、商品目录等处以显著方式标明或者说明其真实名称和标记。由其他经营者实际提供商品或者服务的，还应当向消费者提供该经营者的名称、经营地址、联系方式等信息。

经营者租赁他人柜台或者场地提供商品或者服务，或者通过宣讲、抽奖、集中式体验等方式提供商品或者服务的，应当以显著方式标明其真实名称和标记。柜台、场地的出租者应当建立场内经营管理制度，核验、更新、公示经营者的相关信息，供消费者查询。

经营者应当按照国家有关规定，以显著方式标明商品的品名、价格和计价单位或者服务的项目、内容、价格和计价方法等信息，做到价签价目齐全、内容真实准确、标识清晰醒目。

（六）　出具凭证的义务

经营者提供商品或者服务，应当按照国家有关规定或者商业惯例向消费者出具发票等购货凭证或者服务单据；消费者索要发票等购货凭证或者服务单据的，经营者必须出具。

（七）　保证质量的义务

经营者应当保证在正常使用商品或者接受服务的情况下其提供的商品或者服务应当具有的质量、性能、用途和有效期限；但消费者在购买该商品或者接受该服务前已经知道其存在瑕疵，且存在该瑕疵不违反法律强制性规定的除外。经营者以广告、产品说明、实物样品或者其他方式表明商品或者服务的质量状况的，应当保证其提供的商品或者服务的实际质量与表明的质量状况相符。

（八） 履行 "三包" 或其他责任的义务

经营者提供的商品或者服务不符合质量要求的，消费者可以依照国家规定、当事人约定退货，或者要求经营者履行更换、修理等义务。没有国家规定和当事人约定的，消费者可以自收到商品之日起七日内退货；七日后符合法定解除合同条件的，消费者可以及时退货，不符合法定解除合同条件的，可以要求经营者履行更换、修理等义务。依照规定进行退货、更换、修理的，经营者应当承担运输等必要费用。

经营者采用网络、电视、电话、邮购等方式销售商品，消费者有权自收到商品之日起七日内退货，除法律规定的情形外，无需说明理由。经营者应当自收到退回商品之日起七日内返还消费者支付的商品价款。退回商品的运费由消费者承担；经营者和消费者另有约定的，按照约定。

经营者以商业宣传、产品推荐、实物展示或者通知、声明、店堂告示等方式提供商品或者服务，对商品或者服务的数量、质量、价格、售后服务、责任承担等作出承诺的，应当向购买商品或者接受服务的消费者履行其所承诺的内容。

经营者与消费者约定承担退货、更换、修理等义务的有效期限不得低于国家有关规定的要求。有效期限自经营者向消费者交付商品或者提供服务完结之日起计算，需要经营者另行安装的商品，有效期限自商品安装完成之日起计算。经营者向消费者履行更换义务后，承担更换、修理等义务的有效期限自更换完成之日起重新计算。经营者修理的时间不计入上述有效期限。

经营者依照国家有关规定或者与消费者约定履行退货义务的，应当按照发票等购货凭证或者服务单据上显示的价格一次性退清相关款项。经营者能够证明消费者实际支付的价格与发票等购货凭证或者服务单据上显示的价格不一致的，按照消费者实际支付的价格退清相关款项。

（九） 不得单方作出对消费者不利规定的义务

经营者在经营活动中使用格式条款的，应当以显著方式提请消费者注意商品或者服务的数量和质量、价款或者费用、履行期限和方式、安全注意事项和风险警示、售后服务、民事责任等与消费者有重大利害关系的内容，并按照消费者的要求予以说明。经营者不得以格式条款、通知、声明、店堂告示等方式，作出排除或者限制消费者权利、减轻或者免除经营者责任、加重消费者责任等对消费者不公平、不合理的规定，不得利用格式条款并借助技术手段强制交易。格式条款、通知、声明、店堂告示等含有上述所列内容的，其内容无效。

经营者提供商品或者服务时收取押金的，应当事先与消费者约定退还押金的方式、程序和时限，不得对退还押金设置不合理条件。消费者要求退还押金，符合押金退还条件的，经营者应当及时退还。

经营者决定停业或者迁移服务场所的，应当提前 30 日在其经营场所、网站、网店首页等的醒目位置公告经营者的有效联系方式等信息。

（十） 不得侵犯消费者人身自由权利的义务

经营者不得对消费者进行侮辱、诽谤，不得搜查消费者的身体及其携带的物品，不得侵犯消费者的人身自由。经营者不得以暴力、胁迫、限制人身自由等方式或者利用技术手段，强制或者变相强制消费者购买商品或者接受服务，或者排除、限制消费者选择其他经营者提供的商品或者服务。经营者通过搭配、组合等方式提供商品或者服务的，应当以显著方式提请消费者注意。

（十一） 为消费者提供相关服务信息的义务

采用网络、电视、电话、邮购等方式提供商品或者服务的经营者，以及提供证券、保险、银行等金融服务的经营者，应当向消费者提供经营地址、联系方式、商品或者服务的数量和质量、价款或者费用、履行期限和方式、安全注意事项和风险警示、售后服务、民事责任等信息。

经营者通过网络直播等方式提供商品或者服务的，应当依法履行消费者权益保护相关义务。直播营销平台经营者应当建立健全消费者权益保护制度，明确消费争议解决机制。发生消费争议的，直播营销平台经营者应当根据消费者的要求提供直播间运营者、直播营销人员相关信息以及相关经营活动记录等必要信息。

直播间运营者、直播营销人员发布的直播内容构成商业广告的，应当依照《广告法》的有关规定履行广告发布者、广告经营者或者广告代言人的义务。

（十二）依法收集、使用、保护消费者个人信息的义务

经营者收集、使用消费者个人信息，应当遵循合法、正当、必要的原则，明示收集、使用信息的目的、方式和范围，并经消费者同意。经营者收集、使用消费者个人信息，应当公开其收集、使用规则，不得违反法律、法规的规定和双方的约定收集、使用信息。经营者及其工作人员对收集的消费者个人信息必须严格保密，不得泄露、出售或者非法向他人提供。经营者应当采取技术措施和其他必要措施，确保信息安全，防止消费者个人信息泄露、丢失。在发生或者可能发生信息泄露、丢失的情况时，应当立即采取补救措施。经营者未经消费者同意或者请求，或者消费者明确表示拒绝的，不得向其发送商业性信息。

经营者应当依法保护消费者的个人信息。经营者在提供商品或者服务时，不得过度收集消费者个人信息，不得采用一次概括授权、默认授权等方式，强制或者变相强制消费者同意收集、使用与经营活动无直接关系的个人信息。

经营者处理包含消费者的生物识别、宗教信仰、特定身份、医疗健康、金融账户、行踪轨迹等信息以及不满十四周岁未成年人的个人信息等敏感个人信息的，应当符合有关法律、行政法规的规定。

四、消费者权益的保护措施

国家应当采取措施，保障消费者各项权利的实现。各级政府应当加强对消费者权益保护

工作的指导，组织、协调、督促有关行政部门落实消费者权益保护工作职责，提升消费者权益保护工作的法治化水平。

（一）政府及其有关部门落实消费者权益保护的责任

（1）国家制定有关消费者权益的法律、法规、规章和强制性标准，应当听取消费者和消费者协会等组织的意见。

（2）各级政府应当加强领导，组织、协调、督促有关行政部门做好保护消费者合法权益的工作，落实保护消费者合法权益的职责。各级政府应当加强监督，预防危害消费者人身、财产安全行为的发生，及时制止危害消费者人身、财产安全的行为。

（3）各级市场监督管理部门和其他有关行政部门应当依照法律、法规的规定，在各自的职责范围内，采取措施，保护消费者的合法权益。有关行政部门应当听取消费者和消费者协会等组织对经营者交易行为、商品和服务质量问题的意见，及时调查处理。

（4）消费者与经营者发生消费者权益争议的，可以向市场监督管理部门或者其他有关行政部门投诉。自然人、法人或者其他组织可以向市场监督管理部门或者其他有关行政部门举报，反映经营者涉嫌违法的线索。市场监督管理部门或者其他有关行政部门应当畅通和规范消费者投诉、举报渠道，完善投诉、举报处理流程，依法及时受理和处理投诉、举报，加强对投诉、举报信息的分析应用，开展消费预警和风险提示。同时，投诉、举报应当遵守法律、法规和有关规定，不得利用投诉、举报牟取不正当利益，侵害经营者的合法权益，扰乱市场经济秩序。

（5）有关行政部门应当加强消费知识的宣传普及，倡导文明、健康、绿色消费，提高消费者依法、理性维权的意识和能力；加强对经营者的普法宣传、行政指导和合规指引，提高经营者依法经营的意识。

（二）抽查检验与控制缺陷产品

有关行政部门在各自的职责范围内，应当定期或者不定期对经营者提供的商品和服务进行抽查检验，并及时向社会公布抽查检验结果。有

关行政部门发现并认定经营者提供的商品或者服务存在缺陷，有危及人身、财产安全危险的，应当立即责令经营者采取停止销售、警示、召回、无害化处理、销毁、停止生产或者服务等措施。

（三） 惩处违法犯罪行为

有关国家机关应当依照法律、法规的规定，惩处经营者在提供商品和服务中侵害消费者合法权益的违法犯罪行为。

（四） 及时审理相关诉讼

人民法院应当采取措施，方便消费者提起诉讼。对符合《民事诉讼法》起诉条件的消费者权益争议，必须受理，及时审理。

（叶　桦）

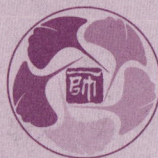

第九章　医疗器械、化妆品和特殊食品管理

第一节　医疗器械管理

医疗器械是医药产品的重要组成部分，其质量安全直接关系到公众的生命健康。为了保证医疗器械的安全、有效，保障人体健康和生命安全，促进医疗器械产业发展，2021年2月9日，国务院公布新修订《医疗器械监督管理条例》（国务院令第739号，以下简称《条例》），自2021年6月1日起施行，2024年12月6日《国务院关于修改和废止部分行政法规的决定》对《条例》个别条款进行修正。以《条例》为核心，《医疗器械注册与备案管理办法》（国家市场监督管理总局令第47号）、《体外诊断试剂注册与备案管理办法》（国家市场监督管理总局令第48号）、《医疗器械生产监督管理办法》（国家市场监督管理总局令第53号）、《医疗器械经营监督管理办法》（国家市场监督管理总局令第54号）、《医疗器械网络销售监督管理办法》（国家食品药品监督管理总局令第38号）、《医疗器械使用质量监督管理办法》（国家食品药品监督管理总局令第18号）、《医疗器械不良事件监测和再评价管理办法》（国家市场监督管理总局、国家卫生健康委员会令第1号）、《医疗器械召回管理办法》（国家食品药品监督管理总局令第29号）等规章以及一系列规范性文件为配套，形成了涵盖医疗器械研制、生产、经营、使用等各环节的完备法规体系。

一、医疗器械管理的基本概念

（一）医疗器械的界定

1. 医疗器械的界定和作用　医疗器械，是指直接或者间接用于人体的仪器、设备、器具、体外诊断试剂及校准物、材料以及其他类似或者相关的物品，包括所需要的计算机软件；其效用主要通过物理等方式获得，不是通过药理学、免疫学或者代谢的方式获得，或者虽然有这些方式参与但是只起辅助作用；其目的是：①疾病的诊断、预防、监护、治疗或者缓解；②损伤的诊断、监护、治疗、缓解或者功能补偿；③生理结构或者生理过程的检验、替代、调节或者支持；④生命的支持或者维持；⑤妊娠控制；⑥通过对来自人体的样本进行检查，为医疗或者诊断目的提供信息。

2. 体外诊断试剂的界定和分类　体外诊断试剂是一类比较特殊的医疗器械，包括在疾病的预测、预防、诊断、治疗监测、预后观察和健康状态评价的过程中，用于人体样本体外检测的试剂、试剂盒、校准品、质控品等产品，可以单独使用，也可以与仪器、器具、设备或者系统组合使用。需要注意的是，在体外诊断试剂中，有一类用于血源筛查和采用放射性核素标记的体外诊断试剂，目前国家按照药品管理，其上市需要按照《药品注册管理办法》规定的注册程序进行审评审批，符合要求的，发放药品注册证书；企业生产经营行为按照药品生产、经营等法规规定进行管理。

（二）医疗器械分类管理

医疗器械监督管理遵循风险管理、全程管控、科学监管、社会共治的原则。国家对医疗器械按照风险程度实行分类管理。评价医疗器械风险程度，应当考虑医疗器械的预期目的、结构特征、使用方法等因素。

1. 第一类医疗器械　第一类是风险程度低，实行常规管理可以保证其安全、有效的医疗器械。如非无菌外科用手术器械（刀、剪、钳、镊、针、钩）、听诊器（无电能）、反光镜、反光灯、医用放大镜、刮痧板（中医用）、橡皮膏、透气胶带等。

2. 第二类医疗器械　第二类是具有中度风险，需要严格控制管理以保证其安全、有效的医疗器械。如血压计、体温计、心电图机、脑电图机、手术显微镜、（中医用）针灸针、助听器（非植入式）、皮肤吻合器、避孕套、避孕帽、无菌医用手套、医学影像处理软件等。

3. 第三类医疗器械　第三类是具有较高风险，需要采取特别措施严格控制管理以保证其安全、有效的医疗器械。如心脏起搏器、体外反搏装置、超声肿瘤聚焦刀、高频电刀、微波手术刀、医用磁共振成像设备、钴 60 治疗机、正电子发射断层扫描装置（PECT）、植入器材、植入式人工器官、血管内导管、一次性使用输液器、输血器等。

国务院药品监督管理部门负责制定医疗器械的分类规则和分类目录，并根据医疗器械生产、经营、使用情况，及时对医疗器械的风险变化进行分析、评价，对分类规则和分类目录进行调整。

（三）医疗器械注册人、备案人

国家对医疗器械管理实行医疗器械注册人、备案人制度。医疗器械注册人、备案人，是指取得医疗器械注册证或者办理医疗器械备案的企业或者研制机构。

医疗器械注册人、备案人依法对医疗器械研制、生产、经营、使用全过程中医疗器械的安全性、有效性负责。医疗器械注册人、备案人的法定代表人、主要负责人对医疗器械质量全面负责。

医疗器械注册人、备案人应当履行建立与产品相适应的质量管理体系并保持有效运行、制定上市后研究和风险管控计划并保证有效实施、依法开展不良事件监测和再评价、建立并执行产品追溯和召回制度，以及国务院药品监督管理部门规定的其他义务。境外医疗器械注册人、备案人指定的我国境内企业法人应当协助注册人、备案人履行其义务。

（四）医疗器械管理部门

国务院药品监督管理部门负责全国医疗器械监督管理工作。国务院有关部门在各自的职责范围内负责与医疗器械有关的监督管理工作。

县级以上地方人民政府应当加强对本行政区域的医疗器械监督管理工作的领导，组织协调本行政区域内的医疗器械监督管理工作以及突发事件应对工作，加强医疗器械监督管理能力建设，为医疗器械安全工作提供保障。县级以上负责药品监督管理的部门负责本行政区域的医疗器械监督管理工作。县级以上有关部门在各自的职责范围内负责与医疗器械有关的监督管理工作。

医疗器械监督管理遵循风险管理、全程管控、科学监管、社会共治的原则。

二、医疗器械上市与生产管理

（一）产品注册与备案管理

1. 各类医疗器械注册与备案规定　国家对医疗器械实行产品准入管理。第一类医疗器械实行产品备案管理，第二类、第三类医疗器械实行产品注册管理，应当注册而未经注册，或者应当备案而未经备案的医疗器械不得上市。

境内第一类医疗器械备案，由备案人向所在地设区的市级药品监督管理部门提交备案资料，备案人提交符合规定的备案资料后即完成备案，药品监督管理部门自收到备案资料之日起 5 个工作日内，通过国务院药品监督管理部门在线政务服务平台向社会公布备案有关信息。境内第二类医疗器械由注册申请人所在地省级药品监督管理部门审查，批准后发给医疗器械注册证。境内第三类医疗器械由国务院药品监督管理部门审查，批准后发给医疗器械注册证。

境外医疗器械注册申请人或者备案人应当指定我国境内的企业法人作为代理人，申请注册或者办理备案。进口第一类医疗器械备案，向国务院药品监督管理部门提交备案资料和备案人所在国（地区）主管部门准许该医疗器械上市销售的证明文件。进口第二类、第三类医疗器械，由国务院药品监督管理部门审查，批准后发给医疗器械注册证。

香港、澳门、台湾地区医疗器械的注册、备案，参照进口医疗器械办理。

2. 医疗器械注册证格式与备案编号格式

（1）医疗器械注册证格式由国家药品监督

管理局统一制定。注册证编号的编排方式为：

×1 械注 ×2×××3×4××5×××6。其中：

×1 为注册审批部门所在地的简称：

境内第三类医疗器械、进口第二类、第三类医疗器械为"国"字；

境内第二类医疗器械为注册审批部门所在地省、自治区、直辖市简称；

×2 为注册形式：

"准"字适用于境内医疗器械；

"进"字适用于进口医疗器械；

"许"字适用于香港、澳门、台湾地区的医疗器械；

×××3 为首次注册年份；

×4 为产品管理类别；

××5 为产品分类编码；

×××6 为首次注册流水号。

（2）延续注册的，×××3 和 ×××6 数字不变。产品管理类别调整的，应当重新编号。

（3）第一类医疗器械备案编号的编排方式为：

×1 械备 ×××2×××3。其中：

×1 为备案部门所在地的简称：

进口第一类医疗器械为"国"字；

境内第一类医疗器械为备案部门所在地省、自治区、直辖市简称加所在地设区的市级行政区域的简称（无相应设区的市级行政区域时，仅为省、自治区、直辖市的简称）；

×××2 为备案年份；

×××3 为备案流水号。

3. 医疗器械加快审评审批的规定

国家制定医疗器械产业规划和政策，将医疗器械创新纳入发展重点，对创新医疗器械予以优先审评审批，支持创新医疗器械临床推广和使用，推动医疗器械产业高质量发展。国务院药品监督管理部门应当配合国务院有关部门，贯彻实施国家医疗器械产业规划和引导政策。国家完善医疗器械创新体系，支持医疗器械的基础研究和应用研究，促进医疗器械新技术的推广和应用，在科技立项、融资、信贷、招标采购、医疗保险等方面予以支持。支持企业设

立或者联合组建研制机构，鼓励企业与高等学校、科研院所、医疗机构等合作开展医疗器械的研究与创新，加强医疗器械知识产权保护，提高医疗器械自主创新能力。

对用于治疗罕见疾病、严重危及生命且尚无有效治疗手段的疾病和应对公共卫生事件等急需的医疗器械，受理注册申请的药品监督管理部门可以作出附条件批准决定，并在医疗器械注册证中载明相关事项。出现特别重大突发公共卫生事件或者其他严重威胁公众健康的紧急事件，国务院卫生主管部门、国务院疾病预防控制部门根据预防、控制事件的需要提出紧急使用医疗器械的建议，经国务院药品监督管理部门组织论证同意后可以在一定范围和期限内紧急使用。

（二）医疗器械标准管理

医疗器械标准是医疗器械研制、生产、经营、使用、监督管理等活动中遵循的统一的技术要求。

医疗器械标准按照其效力分为强制性标准和推荐性标准。对保障人体健康和生命安全的技术要求，应当制定为医疗器械强制性国家标准和强制性行业标准。对满足基础通用、与强制性标准配套、对医疗器械产业起引领作用等需要的技术要求，可以制定为医疗器械推荐性国家标准和推荐性行业标准。

医疗器械产品应当符合医疗器械强制性国家标准；尚无强制性国家标准的，应当符合医疗器械强制性行业标准。

医疗器械注册人、备案人、受托生产企业应当严格按照经注册或者备案的产品技术要求组织生产，保证出厂的医疗器械符合强制性标准以及经注册或者备案的产品技术要求。

（三）医疗器械说明书和标签管理

医疗器械说明书是指由医疗器械注册人或者备案人制作，随产品提供给用户，涵盖该产品安全有效的基本信息，用以指导正确安装、调试、操作、使用、维护、保养的技术文件。

医疗器械标签是指在医疗器械或者其包装上附有的用于识别产品特征和标明安全警示等信息的文字说明及图形、符号。

医疗器械应当有说明书、标签。说明书、标签的内容应当与经注册或者备案的相关内容一致，确保真实、准确。医疗器械的说明书、标签应当标明下列事项：①通用名称、型号、规格；②医疗器械注册人、备案人、受托生产企业的名称、地址以及联系方式；③生产日期、使用期限或者失效日期；④产品性能、主要结构、适用范围；⑤禁忌、注意事项以及其他需要警示或者提示的内容；⑥安装和使用说明或者图示；⑦维护和保养方法，特殊运输、贮存条件、方法；⑧产品技术要求规定应当标明的其他内容。

第二类、第三类医疗器械还应当标明医疗器械注册证编号。

由消费者个人自行使用的医疗器械还应当具有安全使用的特别说明。

医疗器械的产品名称应当使用通用名称，通用名称应当符合国家药品监督管理局制定的医疗器械命名规则。第二类、第三类医疗器械的产品名称应当与医疗器械注册证中的产品名称一致。

进口的医疗器械应当有中文说明书、中文标签。说明书、标签应当符合规定以及相关强制性标准的要求，并在说明书中载明医疗器械的原产地以及境外医疗器械注册人、备案人指定的我国境内企业法人的名称、地址、联系方式。没有中文说明书、中文标签或者说明书、标签不符合规定的，不得进口。

医疗器械说明书和标签不得有下列内容：①含有"疗效最佳""保证治愈""包治""根治""即刻见效""完全无毒副作用"等表示功效的断言或者保证的；②含有"最高技术""最科学""最先进""最佳"等绝对化语言和表示的；③说明治愈率或者有效率的；④与其他企业产品的功效和安全性相比较的；⑤含有"保险公司保险""无效退款"等承诺性语言的；⑥利用任何单位或者个人的名义、形象作证明或者推荐的；⑦含有误导性说明，使人感到已经患某种疾病，或者使人误解不使用该医疗器械会患某种疾病或者加重病情的表述，以及其他虚假、夸大、误导性的内容；⑧法律、法规规定禁止的其他内容。

（四） 医疗器械生产许可与备案管理

根据医疗器械风险程度，医疗器械生产实施分类管理。从事第二类、第三类医疗器械生产活动，应当经所在地省、自治区、直辖市药品监督管理部门批准，依法取得医疗器械生产许可证。从事第一类医疗器械生产活动，应当向所在地设区的市级药品监督管理部门办理医疗器械生产备案。在提交符合规定的相关材料后，即完成生产备案，获取备案编号。医疗器械备案人自行生产第一类医疗器械的，可以在办理产品备案时一并办理生产备案。

无论是从事第二类、第三类医疗器械生产活动，还是第一类医疗器械生产活动均应当具备下列条件：①有与生产的医疗器械相适应的生产场地、环境条件、生产设备以及专业技术人员；②有能对生产的医疗器械进行质量检验的机构或者专职检验人员以及检验设备；③有保证医疗器械质量的管理制度；④有与生产的医疗器械相适应的售后服务能力；⑤符合产品研制、生产工艺文件规定的要求。

申请医疗器械生产许可的，省、自治区、直辖市药品监督管理部门应当对申请资料进行审核，按照国家药品监督管理局制定的医疗器械生产质量管理规范的要求进行核查，并自受理申请之日起20个工作日内作出决定。现场核查可以与产品注册体系核查相结合，避免重复核查。医疗器械生产许可证分为正本和副本，有效期为5年。《医疗器械生产许可证》有效期届满延续的，医疗器械生产企业应当在有效期届满90个工作日至30个工作日期间，向原发证部门提出《医疗器械生产许可证》延续申请。

医疗器械注册人、备案人可以自行生产医疗器械，也可以委托符合规定、具备相应条件的企业生产医疗器械。具有高风险的植入性医疗器械不得委托生产，具体目录由国务院药品监督管理部门制定、调整并公布。

（五） 医疗器械生产质量管理

医疗器械注册人、备案人、受托生产企业应当按照医疗器械生产质量管理规范，建立健全与所生产医疗器械相适应的质量管理体系并保证其有效运行；严格按照经注册或者备案的产品技术要求组织生产，保证出厂的医疗器械符合强制性标准以及经注册或者备案的产品技术要求。医疗器械注册人、备案人、受托生产企业应当每年对质量管理体系的运行情况进行自查，并于次年3月31日前向所在地药品监督管理部门提交自查报告。

医疗器械生产质量管理规范是医疗器械注册人、备案人、受托生产企业在医疗器械设计开发、生产、销售和售后服务等过程中应当遵守的基本要求。医疗器械生产质量管理规范对医疗器械的设计开发、生产设备条件、原材料采购、生产过程控制、产品放行、企业的机构设置和人员配备等影响医疗器械安全、有效的事项都有明确规定。

医疗器械注册人、备案人的法定代表人、主要负责人对其生产的医疗器械质量安全全面负责。医疗器械注册人、备案人、受托生产企业应当配备管理者代表。管理者代表受法定代表人或者主要负责人委派，履行建立、实施并保持质量管理体系有效运行等责任。

医疗器械注册人、备案人委托生产的，应当对受托方的质量保证能力和风险管理能力进行评估，按照国家药品监督管理局制定的委托生产质量协议指南要求，与其签订质量协议以及委托协议，监督受托方履行有关协议约定的义务。受托生产企业应当按照法律、法规、规章、医疗器械生产质量管理规范、强制性标准、产品技术要求、委托生产质量协议等要求组织生产，对生产行为负责，并接受医疗器械注册人、备案人的监督。

医疗器械注册人、备案人、受托生产企业应当建立供应商审核制度、原材料采购验收记录制度、记录管理制度、纠正和预防措施程序等质量管理制度和质量控制措施，并落实不良事件监测、召回等责任。

产品的上市放行由医疗器械注册人、备案人负责，建立产品上市放行规程，明确放行标准、条件，并对医疗器械生产过程记录和质量检验结果进行审核，符合标准和条件的，经授权的放行人员签字后方可上市。委托生产的，由受托生产企业建立生产放行规程，明确生产放行的标准、条件，确认符合标准、条件的，

方可出厂；医疗器械注册人、备案人还应当对受托生产企业的生产放行文件进行审核。不符合法律、法规、规章、强制性标准以及经注册或者备案的产品技术要求的，不得放行出厂和上市。

医疗器械注册人、备案人应当建立并实施产品追溯制度，保证产品可追溯。受托生产企业应当协助注册人、备案人实施产品追溯。

医疗器械的生产条件发生变化，不再符合医疗器械质量管理体系要求的，医疗器械注册人、备案人、受托生产企业应当立即采取整改措施；可能影响医疗器械安全、有效的，应当立即停止生产活动，并向原生产许可或者生产备案部门报告。医疗器械注册人、备案人发现生产的医疗器械不符合强制性标准、经注册或者备案的产品技术要求，或者存在其他缺陷的，应当立即停止生产，通知相关经营企业、使用单位和消费者停止经营和使用，召回已经上市销售的医疗器械，采取补救、销毁等措施，记录相关情况，发布相关信息，并将医疗器械召回和处理情况向药品监督管理部门和卫生健康主管部门报告。生产的医疗器械对人体造成伤害或者有证据证明可能危害人体健康的，药品监督管理部门可以采取暂停生产、进口、经营、使用的紧急控制措施，并发布安全警示信息。

（六）医疗器械生产监督管理

1. 落实生产分级监管职责 国家药品监督管理局负责指导和检查全国医疗器械生产分级监管工作，制定医疗器械生产重点监管品种目录；省级药品监督管理部门负责制定本行政区域医疗器械生产重点监管品种目录，组织实施医疗器械生产分级监管工作；设区的市级药品监督管理部门依法按职责负责本行政区域第一类医疗器械生产分级监管的具体工作。

2. 监管级别划分和检查要求 按照以下原则：对风险程度高的企业实施四级监管，主要包括生产本行政区域重点监管品种目录产品，以及质量管理体系运行状况差、有严重不良监管信用记录的企业；对风险程度较高的企业实施三级监管，主要包括生产除本行政区域重点监管品种目录以外第三类医疗器械，以及质量管理体系运行状况较差、有不良监管信用记录

的企业；对风险程度一般的企业实施二级监管，主要包括生产除本行政区域重点监管品种目录以外第二类医疗器械的企业；对风险程度较低的企业实施一级监管，主要包括生产第一类医疗器械的企业。涉及多个监管级别的，按照最高级别进行监管。一般情况下，对实施四级监管的企业，每年全项目检查不少于一次；对实施三级监管的，每年检查不少于一次，其中每两年全项目检查不少于一次；对实施二级监管的，原则上每两年检查不少于一次；对实施一级监管的，原则上每年随机抽取本行政区域25%以上的企业进行监督检查。

三、医疗器械经营与使用管理

（一）医疗器械经营许可与备案管理

1. 医疗器械经营的分类管理 按照医疗器械风险程度，医疗器械经营实施分类管理。经营第三类医疗器械实行许可管理，经营第二类医疗器械实行备案管理，经营第一类医疗器械不需要许可和备案。

2. 医疗器械经营许可与备案的要求 从事第三类医疗器械经营的，向所在地设区的市级药品监督管理部门申请经营许可。从事第二类医疗器械经营的，向所在地设区的市级药品监督管理部门备案。对产品安全性、有效性不受流通过程影响的第二类医疗器械，可以免予经营备案，具体产品名录由国家药品监督管理局制定、调整并公布。医疗器械注册人、备案人可以自行销售，也可以委托医疗器械经营企业销售其注册、备案的医疗器械。医疗器械注册人、备案人在其住所或者生产地址销售其注册、备案的医疗器械，无需办理医疗器械经营许可或者备案，但应当符合规定的经营条件；在其他场所贮存并销售医疗器械的，应当按照规定办理医疗器械经营许可或者备案。

3. 医疗器械的经营条件 从事医疗器械经营活动，应当具备下列条件：①与经营范围和经营规模相适应的质量管理机构或者质量管理人员，质量管理人员应当具有相关专业学历或者职称；②与经营范围和经营规模相适应的经营场所；③与经营范围和经营规模相适应的贮存条件；④与经营的医疗器械相适应的质量管

理制度；⑤与经营的医疗器械相适应的专业指导、技术培训和售后服务的质量管理机构或者人员。从事第三类医疗器械经营的企业还应当具有符合医疗器械经营质量管理制度要求的计算机信息管理系统，保证经营的产品可追溯。鼓励从事第一类、第二类医疗器械经营的企业建立符合医疗器械经营质量管理制度要求的计算机信息管理系统。

4. 医疗器械的许可证管理 申请第三类医疗器械经营许可的，所在地设区的市级药品监督管理部门应当对申请资料进行审查，必要时按照医疗器械经营质量管理规范的要求开展现场核查，并自受理之日起20个工作日内作出决定。医疗器械经营许可证有效期为5年，载明许可证编号、企业名称、统一社会信用代码、法定代表人、企业负责人、住所、经营场所、经营方式、经营范围、库房地址、发证部门、发证日期和有效期限等事项。医疗器械经营许可证有效期届满需要延续的，医疗器械经营企业应当在有效期届满前90个工作日至30个工作日期间提出延续申请。需要整改的，整改时间不计入审核期限。《医疗器械经营许可证》由国家药品监督管理局统一样式，由设区的市级人民政府药品监督管理部门印制。药品监督管理部门制作的医疗器械经营许可电子证书与纸质证书具有同等法律效力。

根据《医疗器械经营监督管理办法》，《医疗器械经营许可证》编号的编排方式为：××药监械经营许×××××××号。其中：第一位×代表许可部门所在地省、自治区、直辖市的简称；第二位×代表所在地设区的市级行政区域的简称；第三到六位×代表4位数许可年份；第七到十位×代表4位数许可流水号。

（二）医疗器械经营质量管理

从事医疗器械经营，应当依照法律法规和国务院药品监督管理部门制定的医疗器械经营质量管理规范的要求，建立健全与所经营医疗器械相适应的质量管理体系并保证其有效运行，建立覆盖采购、验收、贮存、销售、运输、售后服务等全过程的质量管理制度和质量控制措施，并做好相关记录，保证经营条件和经营活动持续符合要求。医疗器械经营企业应当建立

质量管理自查制度，按照医疗器械经营质量管理规范要求进行自查，每年 3 月 31 日前向所在地市县级药品监督管理部门提交上一年度的自查报告。

医疗器械经营企业、使用单位应当从具备合法资质的医疗器械注册人、备案人、生产经营企业购进医疗器械。购进医疗器械时，应当查验供货者的资质和医疗器械的合格证明文件，建立进货查验记录制度。进货查验记录包括：①医疗器械的名称、型号、规格、数量；②医疗器械注册证编号或者备案编号；③医疗器械注册人、备案人和受托生产企业名称、生产许可证号或者备案编号；④医疗器械的生产批号或者序列号、使用期限或者失效日期、购货日期等；⑤供货者的名称、地址以及联系方式。

从事第二类、第三类医疗器械批发业务以及第三类医疗器械零售业务的经营企业应当建立销售记录制度。销售记录包括：①医疗器械的名称、型号、规格、注册证编号或者备案编号、数量、单价、金额；②医疗器械的生产批号或者序列号、使用期限或者失效日期、销售日期；③医疗器械注册人、备案人和受托生产企业名称、生产许可证编号或者备案编号。从事第二类、第三类医疗器械批发业务的企业，销售记录还应当包括购货者的名称、地址、联系方式、相关许可证明文件编号或者备案编号等。

进货查验记录和销售记录应当真实、准确、完整和可追溯，保存至医疗器械有效期满后 2 年；没有有效期的，不得少于 5 年。植入类医疗器械销售记录应当永久保存。

运输、贮存医疗器械，应当符合医疗器械说明书和标签标示的要求；对温度、湿度等环境条件有特殊要求的，应当采取相应措施，保证医疗器械的安全、有效。医疗器械注册人、备案人和经营企业委托其他单位运输、贮存医疗器械的，应当对受托方运输、贮存医疗器械的质量保障能力进行评估，并与其签订委托协议，明确运输、贮存过程中的质量责任，确保运输、贮存过程中的质量安全。为医疗器械注册人、备案人和经营企业专门提供运输、贮存服务的，应当与委托方签订书面协议，明确双方权利义务和质量责任，并具有与产品运输、

贮存条件和规模相适应的设备设施，具备与委托方开展实时电子数据交换和实现产品经营质量管理全过程可追溯的信息管理平台和技术手段。

不得经营未依法注册或者备案，无合格证明文件以及过期、失效、淘汰的医疗器械。禁止进口、销售过期、失效、淘汰等已使用过的医疗器械。

医疗器械经营企业发现其经营的医疗器械不符合强制性标准、经注册或者备案的产品技术要求，或者存在其他缺陷的，应当立即停止经营，通知医疗器械注册人、备案人等有关单位，并记录停止经营和通知情况。医疗器械注册人、备案人认为需要召回的，应当立即召回。经营的医疗器械对人体造成伤害或者有证据证明可能危害人体健康的，药品监督管理部门可以采取暂停进口、经营、使用的紧急控制措施，并发布安全警示信息。

（三）医疗器械经营监督管理

1. 落实经营分级监管职责 国家药品监督管理局负责指导和检查全国医疗器械经营分级监管工作，并制定医疗器械经营重点监管品种目录；省、自治区、直辖市药品监督管理部门负责指导和检查设区的市级药品监督管理部门实施医疗器械经营分级监管工作；设区的市级药品监督管理部门负责制定本行政区域医疗器械经营重点监管品种目录，组织实施医疗器械经营分级监管工作；县级药品监督管理部门负责本行政区域内医疗器械经营分级监管具体工作。对于跨设区的市增设库房的医疗器械经营企业，按照属地管理原则，由经营企业和仓库所在地设区的市级药品监督管理部门分别负责确定其监管级别并实施监管工作。

2. 监管级别划分和检查要求 按照以下原则进行：对风险程度高的企业实施四级监管，主要包括"为其他医疗器械注册人、备案人和生产经营企业专门提供贮存、运输服务的"经营企业和风险会商确定的重点检查企业；对风险程度较高的企业实施三级监管，主要包括本行政区域医疗器械经营重点监管品种目录产品涉及的批发企业，上年度存在行政处罚或者存在不良监管信用记录的经营企业；对风险程度

一般的企业实施二级监管，主要包括除三级、四级监管以外的经营第二、三类医疗器械的批发企业，本行政区域医疗器械经营重点监管品种目录产品涉及的零售企业；对风险程度较低的企业实施一级监管，主要包括除二、三、四级监管以外的其他医疗器械经营企业。涉及多个监管级别的，按最高级别对其进行监管。实施四级监管的企业，设区的市级药品监督管理部门每年组织全项目检查不少于一次；实施三级监管的企业，设区的市级药品监督管理部门每年组织检查不少于一次，其中每两年全项目检查不少于一次；实施二级监管的企业，县级药品监督管理部门每两年组织检查不少于一次，对角膜接触镜类和防护类产品零售企业可以根据监管需要确定检查频次；实施一级监管的企业，县级药品监督管理部门按照有关要求，每年随机抽取本行政区域25%以上的企业进行监督检查，4年内达到全覆盖。必要时，对新增经营业态的企业进行现场核查。

（四）医疗器械网络销售管理

从事医疗器械网络销售的，应当是医疗器械注册人、备案人或者医疗器械经营企业。注册人、备案人通过网络销售其医疗器械，不需要办理经营许可或者备案，其销售条件应当符合要求。

从事医疗器械网络销售的企业，应当通过自建网站或者医疗器械网络交易服务电子商务平台开展医疗器械网络销售活动。通过自建网站开展医疗器械网络销售的企业，应当向所在地省级药品监督管理部门办理备案，并具备与其规模相适应的办公场所以及数据备份、故障恢复等技术条件。从事医疗器械网络销售的企业，应当在其主页面显著位置展示其医疗器械生产经营许可证件或者备案编号，产品页面应当展示该产品的医疗器械注册证或者备案编号。

从事医疗器械网络销售的企业，经营范围不得超出其生产经营许可或者备案的范围。医疗器械批发企业从事医疗器械网络销售，应当销售给具有资质的医疗器械经营企业或者使用单位。医疗器械零售企业从事医疗器械网络销售，应当销售给消费者。销售给消费者个人的医疗器械，应当是可以由消费者个人自行使用的，其说明书应当符合医疗器械说明书和标签管理相关规定，标注安全使用的特别说明。

为医疗器械网络交易提供服务的电子商务平台经营者（以下简称"电子商务平台经营者"），是指在医疗器械网络交易中仅提供网页空间、虚拟交易场所、交易规则、交易撮合、电子订单等交易服务，供交易双方或者多方开展交易活动，不直接参与医疗器械销售的企业。电子商务平台经营者应当应当向所在地省级药品监督管理部门办理备案，具备与其规模相适应的办公场所以及数据备份、故障恢复等技术条件，设置专门的医疗器械网络质量安全管理机构或者配备医疗器械质量安全管理人员。电子商务平台经营者应当向所在地省级药品监督管理部门备案，在其网站主页面显著位置标注备案编号。

电子商务平台经营者应当对入网医疗器械经营者进行实名登记，审查其经营许可、备案情况和所经营医疗器械产品注册、备案情况，并对其经营行为进行管理。电子商务平台经营者发现入网医疗器械经营者有违法行为的，应当及时制止并立即报告医疗器械经营者所在地设区的市级人民政府药品监督管理部门；发现严重违法行为的，应当立即停止提供网络交易平台服务。

（五）医疗器械使用管理

医疗器械使用单位，是指使用医疗器械为他人提供医疗等技术服务的机构，包括取得医疗机构执业许可证的医疗机构，以及依法不需要取得医疗机构执业许可证的血站、单采血浆站、康复辅助器具适配机构等。

医疗器械使用单位应配备与其规模相适应的医疗器械质量管理机构或者质量管理人员，建立覆盖质量管理全过程的使用质量管理制度，承担本单位使用医疗器械的质量管理责任。

医疗器械使用单位应当有与在用医疗器械品种、数量相适应的贮存场所和条件。医疗器械使用单位应当加强对工作人员的技术培训，按照产品说明书、技术操作规范等要求使用医疗器械。医疗器械使用单位配置大型医用设备，应当符合国务院卫生健康主管部门制定的大型医用设备配置规划，与其功能定位、临床服务需求相适应，具有相应的技术条件、配套设施和具备相应资质、能力的专业技术人员，并经省级以上卫生健康主管部门批准，取得大型医用设备配置许可证。

医疗器械使用单位购进医疗器械，应当查验供货者的资质和医疗器械的合格证明文件，建立进货查验记录制度。进货查验记录应当保存至医疗器械规定使用期限届满后2年或者使用终止后2年。大型医疗器械进货查验记录应当保存至医疗器械规定使用期限届满后5年或者使用终止后5年；植入性医疗器械进货查验记录应当永久保存。医疗器械使用单位应当妥善保存购入第三类医疗器械的原始资料，确保信息具有可追溯性。医疗器械使用单位应当对医疗器械采购实行统一管理，由其指定的部门或者人员统一采购医疗器械，其他部门或者人员不得自行采购。不得购进和使用未依法注册或者备案、无合格证明文件以及过期、失效、淘汰的医疗器械。

医疗器械使用单位对需要定期检查、检验、校准、保养、维护的医疗器械，应当按照产品说明书的要求进行检查、检验、校准、保养、维护并予以记录，及时进行分析、评估，确保医疗器械处于良好状态，保障使用质量；对使用期限长的大型医疗器械，应当逐台建立使用档案，记录其使用、维护、转让、实际使用时间等事项。记录保存期限不得少于医疗器械规定使用期限终止后5年。

医疗器械使用单位之间转让在用医疗器械，转让方应当确保所转让的医疗器械安全、有效，不得转让过期、失效、淘汰以及检验不合格的医疗器械。

发现使用的医疗器械存在安全隐患的，医疗器械使用单位应当立即停止使用，并通知医疗器械注册人、备案人或者其他负责产品质量的机构进行检修；经检修仍不能达到使用安全标准的医疗器械，不得继续使用。

四、医疗器械不良事件处理与召回

（一）医疗器械不良事件监测及处理

医疗器械不良事件，是指已上市的医疗器械，在正常使用情况下发生的，导致或者可能导致人体伤害的各种有害事件。因医疗器械产品质量问题导致的伤害事件或者故障事件均属于医疗器械不良事件的范围。医疗器械不良事件报告应当遵循可疑即报的原则，即怀疑某事件为医疗器械不良事件时，均可以作为医疗器械不良事件进行报告。

国家建立医疗器械不良事件监测制度，对医疗器械不良事件及时进行收集、分析、评价、控制。医疗器械注册人、备案人应当建立医疗器械不良事件监测体系、配备与其产品相适应的不良事件监测机构和人员，对其产品主动开展不良事件监测，并按照国务院药品监督管理部门的规定，向医疗器械不良事件监测技术机构报告调查、分析、评价、产品风险控制等情况。医疗器械生产经营企业、使用单位应当协助医疗器械注册人、备案人对所生产经营或者使用的医疗器械开展不良事件监测；发现医疗器械不良事件或者可疑不良事件，应当按照国务院药品监督管理部门的规定，向医疗器械不良事件监测技术机构报告。其他单位和个人发现医疗器械不良事件或者可疑不良事件，有权向药品监督管理部门或者医疗器械不良事件监测技术机构报告。

国务院药品监督管理部门应当加强医疗器械不良事件监测信息网络建设。注册人、备案人、生产经营企业和二级以上医疗机构应当注册为系统用户，主动维护其用户信息，报告不良事件。

医疗器械不良事件监测技术机构应当加强医疗器械不良事件信息监测，主动收集不良事件信息；发现不良事件或者接到不良事件报告的，应当及时进行核实，必要时进行调查、分析、评估，向药品监督管理部门和卫生健康主管部门报告并提出处理建议。医疗器械不良事件监测技术机构应当公布联系方式，方便医疗器械注册人、备案人、生产经营企业、使用单位等报告医疗器械不良事件。

医疗器械注册人、备案人、生产经营企业、使用单位发现或获知导致死亡的可疑不良事件的，应当在7日内报告；导致严重伤害、可能导致严重伤害或死亡的，应当在20日内报告。境外医疗器械注册人、备案人和在境外销售国产医疗器械的注册人、备案人发现或获知在境外发生导致或可能导致严重伤害或者死亡的可疑不良事件的，应当在 30 日内报告。除报告义务外，注册人、备案人还应当按要求开展后续调查、分析和评价，导致死亡的事件应当在 30 日内，导致严重伤害、可能导致严重伤害或者死亡的事件应当在 45 日内，向注册人、备案人所在地省级监测机构报告评价结果。

医疗器械注册人、备案人、生产经营企业、使用单位发现或获知群体不良事件后，应当在 12 小时内报告不良事件发生地省级药品监督管理部门和卫生健康主管部门，必要时可越级报告，同时通过国家医疗器械不良事件监测信息网络报告群体不良事件基本信息，对每一事件还应当在 24 小时内按个例事件报告。同时，注册人、备案人应当立即暂停生产、销售，通知使用单位停止使用相关产品，同时开展调查及生产质量管理体系自查，于 7 日内向所在地及不良事件发生地省级药品监督管理部门和监测机构报告。生产经营企业、使用单位应当在 12 小时内告知注册人、备案人，迅速启动自查并配合注册人、备案人调查。

医疗器械注册人、备案人通过监测发现产品存在可能危及人体健康和生命安全的不合理风险时，应当根据情况采取风险控制措施，具体包括：①立即采取停止生产、销售相关产品；②通知经营企业、使用单位暂停销售和使用；③发布风险信息、召回产品；④对生产质量管理体系自查、整改；⑤修改说明书、标签、操作手册；⑥改进工艺、设计、产品技术要求；⑦开展再评价；⑧按规定进行变更注册或者备案等。及时向社会公布与用械安全相关的风险及处置情况。

药品监督管理部门认为注册人、备案人采取的控制措施不足以有效防范风险的，可以采取发布警示信息、暂停生产销售和使用、责令召回、要求其修改说明书和标签、组织开展再评价等措施，并组织对注册人、备案人开展监督检查。

省级以上药品监督管理部门应当会同同级卫生健康主管部门和相关部门组织对引起突发、群发的严重伤害或者死亡的医疗器械不良事件

及时进行调查和处理，并组织对同类医疗器械加强监测。医疗器械注册人、备案人、生产经营企业、使用单位应当对医疗器械不良事件监测技术机构、药品监督管理部门、卫生健康主管部门开展的医疗器械不良事件调查予以配合。

根据科学研究的发展，对医疗器械的安全、有效有认识上的改变，或者医疗器械不良事件监测、评估结果表明医疗器械可能存在缺陷的，医疗器械注册人、备案人应当主动开展已上市医疗器械再评价。医疗器械注册人、备案人应当根据再评价结果，采取相应控制措施，对已上市医疗器械进行改进，并按照规定进行注册变更或者备案变更。再评价结果表明已上市医疗器械不能保证安全、有效的，医疗器械注册人、备案人应当主动申请注销医疗器械注册证或者取消备案；医疗器械注册人、备案人未申请注销医疗器械注册证或者取消备案的，由药品监督管理部门注销医疗器械注册证或者取消备案。省级以上药品监督管理部门根据医疗器械不良事件监测、评估等情况，对已上市医疗器械开展再评价。再评价结果表明已上市医疗器械不能保证安全、有效的，应当注销医疗器械注册证或者取消备案。

（二）医疗器械召回管理

医疗器械召回，是指医疗器械注册人、备案人按照规定的程序对其已上市销售的某一类别、型号或者批次的存在缺陷的医疗器械产品，采取警示、检查、修理、重新标签、修改并完善说明书、软件更新、替换、收回、销毁等方式进行处理的行为。存在缺陷的医疗器械产品包括：①正常使用情况下存在可能危及人体健康和生命安全的不合理风险的产品；②不符合强制性标准、经注册或者备案的产品技术要求的产品；③不符合医疗器械生产、经营质量管理有关规定导致可能存在不合理风险的产品等。

医疗器械注册人、备案人是控制与消除产品缺陷的责任主体，应当主动对缺陷产品实施召回。医疗器械注册人、备案人发现生产的医疗器械不符合强制性标准、经注册或者备案的产品技术要求，或者存在其他缺陷的，应当立

即停止生产，通知相关经营企业、使用单位和消费者停止经营和使用，召回已经上市销售的医疗器械，采取补救、销毁等措施，记录相关情况，发布相关信息，并将医疗器械召回和处理情况向药品监督管理部门和卫生主管部门报告。

医疗器械受托生产企业、经营企业发现生产、经营的医疗器械存在缺陷的，应当立即停止生产、经营，及时通知医疗器械注册人、备案人，并记录停止生产、经营和通知情况。医疗器械注册人、备案人认为需要召回的医疗器械，应当立即召回。

医疗器械注册人、备案人、受托生产企业、经营企业未依照规定实施召回或者停止生产、经营的，药品监督管理部门可以责令其召回或者停止生产、经营。

根据医疗器械缺陷的严重程度，医疗器械召回分为：①一级召回：使用该医疗器械可能或者已经引起严重健康危害的；②二级召回：使用该医疗器械可能或者已经引起暂时的或者可逆的健康危害的；③三级召回：使用该医疗器械引起危害的可能性较小但仍需要召回的。

医疗器械注册人、备案人作出医疗器械召回决定的，一级召回在1日内，二级召回在3日内，三级召回在7日内，通知到有关医疗器械经营企业、使用单位或者告知使用者。

第二节　化妆品管理

2020年1月3日，国务院常务会议通过《化妆品监督管理条例》（国务院令第727号），按照"放管并重"要求，规定对化妆品产品和原料按风险高低分别实行注册和备案管理，简化流程，便利服务，优化产业发展营商环境；鼓励创新，推动产业高质量发展；加强生产经营全过程监管，落实企业主体责任；完善监管措施，建立高效监管体系；坚持"四个最严"，加大违法惩戒力度，大幅提高罚款数额，增加对相关责任人的罚款、行业禁入等罚则。《化妆品监督管理条例》自2021年1月1日起施行。

一、化妆品管理的基本概念

（一）化妆品的界定和分类

化妆品，是指以涂擦、喷洒或其他类似的方式，施用于皮肤、毛发、指甲、口唇等人体表面，以清洁、保护、美化、修饰为目的的日用化学工业产品。牙膏不属于化妆品的定义，但是参照普通化妆品管理。香皂符合化妆品定义，但是仅宣称具有特殊化妆品功效的按照化妆品管理。

国家按照风险程度对化妆品、化妆品原料实行分类管理。化妆品分为特殊化妆品和普通化妆品。国家对特殊化妆品实行注册管理，对普通化妆品实行备案管理。用于染发、烫发、祛斑美白、防晒、防脱发的化妆品以及宣称新功效的化妆品为特殊化妆品。特殊化妆品以外的化妆品为普通化妆品。

化妆品原料分为新原料和已使用的原料。在我国境内首次使用于化妆品的天然或者人工原料为化妆品新原料，国家对风险程度较高的化妆品新原料实行注册管理，对其他化妆品新原料实行备案管理。具有防腐、防晒、着色、染发、祛斑美白功能的化妆品新原料为风险程度较高的化妆品新原料。

（二）化妆品注册备案管理

1. 化妆品的管理　特殊化妆品经国务院药品监督管理部门注册后方可生产、进口。国产普通化妆品应当在上市销售前向备案人所在地省级药品监督管理部门备案。进口普通化妆品应当在进口前向国务院药品监督管理部门备案。

国务院药品监督管理部门对特殊化妆品注册申请进行审查。对符合要求的，准予注册并发给特殊化妆品注册证。普通化妆品上市或者进口前，备案人按照国务院药品监督管理部门的要求通过信息服务平台提交备案资料后即完成备案。省级以上药品监督管理部门应当自特殊化妆品准予注册之日起、普通化妆品备案人提交备案资料之日起5个工作日内向社会公布注册、备案有关信息。

2. 化妆品新原料的管理　具有防腐、防晒、着色、染发、祛斑美白功能的化妆品新原料，经国务院药品监督管理部门注册后方可使用；其他化妆品新原料应当在使用前向国务院药品监督管理部门备案。

国务院药品监督管理部门应当自受理化妆品新原料注册申请之日起 3 个工作日内将申请资料转交技术审评机构。技术审评机构应当自收到申请资料之日起 90 个工作日内完成技术审评，向国务院药品监督管理部门提交审评意见。国务院药品监督管理部门应当自收到审评意见之日起 20 个工作日内作出决定。对符合要求的，准予注册并发给化妆品新原料注册证。化妆品新原料备案人通过国务院药品监督管理部门在线政务服务平台提交符合规定的备案资料后即完成备案。国务院药品监督管理部门应当自化妆品新原料准予注册之日起、备案人提交备案资料之日起 5 个工作日内向社会公布注册、备案有关信息。

3. 普通化妆品备案编号规则

国产产品：省、自治区、直辖市简称 + G 妆网备字 + 四位年份数 + 本年度行政区域内备案产品顺序数；

进口产品：国妆网备进字（境内责任人所在省、自治区、直辖市简称）+ 四位年份数 + 本年度全国备案产品顺序数；

中国台湾、香港、澳门产品：国妆网备制字（境内责任人所在省、自治区、直辖市简称）+ 四位年份数 + 本年度全国备案产品顺序数。

4. 特殊化妆品注册编号规则

国产产品：国妆特字 + 四位年份数 + 本年度注册产品顺序数；

进口产品：国妆特进字 + 四位年份数 + 本年度注册产品顺序数；

中国台湾、香港、澳门产品：国妆特制字 + 四位年份数 + 本年度注册产品顺序数。

5. 延续注册与变更注册　特殊化妆品注册证有效期为 5 年。有效期届满需要延续注册的，应当在有效期届满 30 个工作日前提出延续注册的申请。已经注册的特殊化妆品在生产工艺、功效宣称等方面发生实质性变化的，注册人应当向原注册部门申请变更注册。

（三）化妆品的管理部门

国务院药品监督管理部门负责全国化妆品监督管理工作。国务院有关部门在各自职责范围内负责与化妆品有关的监督管理工作。县级以上地方人民政府负责药品监督管理的部门负责本行政区域的化妆品监督管理工作。县级以上地方人民政府有关部门在各自职责范围内负责与化妆品有关的监督管理工作。

二、化妆品生产经营管理

（一）化妆品生产许可与生产管理

化妆品注册人、备案人应当依法建立化妆品生产质量管理体系，履行产品不良反应监测、风险控制、产品召回等义务，对化妆品的质量安全和功效宣称负责。化妆品生产经营者应当依照法律、法规、规章、强制性国家标准、技术规范从事生产经营活动，加强管理，诚信自律，保证化妆品质量安全。

国家对化妆品生产实行许可管理。从事化妆品生产活动，应当依法取得化妆品生产许可证。化妆品生产许可申请人应当向所在地省级药品监督管理部门提出申请，药品监督管理部门应当对申请人提交的申请资料进行审核，对申请人的生产场所进行现场核查，对符合规定条件的，作出准予许可的决定，并自作出决定之日起 5 个工作日内向申请人颁发化妆品生产许可证，化妆品生产许可证有效期为 5 年。未取得化妆品生产许可证的化妆品生产企业，不得从事化妆品生产。

具备儿童护肤类、眼部护肤类化妆品生产条件的，应当在生产许可项目中特别标注。

化妆品注册人、备案人可以自行生产化妆品，也可以委托其他企业生产化妆品。委托生产化妆品的，化妆品注册人、备案人应当委托取得相应化妆品生产许可的企业，并对受委托企业（以下称受托生产企业）的生产活动进行监督，保证其按照法定要求进行生产。受托生产企业应当依照法律、法规、强制性国家标准、技术规范以及合同约定进行生产，对生产活动负责，并接受化妆品注册人、备案人的监督。

化妆品注册人、备案人、受托生产企业应当按照国务院药品监督管理部门制定的化妆品生产质量管理规范的要求组织生产化妆品，建立化妆品生产质量管理体系，建立并执行供应商遴选、原料验收、生产过程及质量控制、设备管理、产品检验及留样等管理制度。化妆品注册人、备案人、受托生产企业应当按照化妆品注册或者备案资料载明的技术要求生产化妆品。化妆品经出厂检验合格后方可上市销售。

化妆品注册人、备案人、受托生产企业应当建立化妆品质量安全责任制，落实化妆品质量安全主体责任。化妆品注册人、备案人、受托生产企业的法定代表人、主要负责人对化妆品质量安全工作全面负责。化妆品注册人、备案人、受托生产企业应当设质量安全负责人。质量安全负责人应当按照质量安全责任制的要求，协助法定代表人组织企业质量安全管理相关人员依法履行质量安全管理和产品放行职责。

化妆品注册人、备案人、受托生产企业应当建立并执行原料以及直接接触化妆品的包装材料进货查验记录制度、产品销售记录制度。进货查验记录和产品销售记录应当真实、完整，保证可追溯，保存期限不得少于产品使用期限期满后1年；产品使用期限不足1年的，记录保存期限不得少于2年。

（二）化妆品经营管理

化妆品经营者应当建立并执行进货查验记录制度，查验供货者的市场主体登记证明、化妆品注册或者备案信息、产品出厂检验合格证明，如实记录并保存相关凭证。

电子商务平台内化妆品经营者以及通过自建网站、其他网络服务经营化妆品的电子商务经营者应当在其经营活动主页面全面、真实、准确披露与化妆品注册或者备案资料一致的化妆品标签等信息。电子商务平台经营者应当对平台内化妆品经营者进行实名登记，承担平台内化妆品经营者管理责任，发现平台内化妆品经营者有违反法规规定行为的，应当及时制止并报告电子商务平台经营者所在地省级药品监督管理部门；发现严重违法行为的，应当立即停止向违法的化妆品经营者提供电子商务平台服务。

美容美发机构、宾馆等在经营中使用化妆品或者为消费者提供化妆品的，应当履行化妆品经营者义务。

（三）化妆品标签与广告管理

化妆品的最小销售单元应当有标签。标签应当符合相关法律、行政法规、强制性国家标准，内容真实、完整、准确。进口化妆品可以直接使用中文标签，也可以加贴中文标签；加贴中文标签的，中文标签内容应当与原标签内容一致。化妆品的名称、成分、功效等标签标注的事项应当真实、合法，不得含有明示或者暗示具有医疗作用，以及虚假或者引人误解、违背社会公序良俗等违反法律法规的内容。

儿童化妆品，是指适用于年龄在12岁以下（含12岁）儿童，具有清洁、保湿、爽身、防晒等功效的化妆品。儿童化妆品应当在销售包装展示面标注国务院药品监督管理部门规定的儿童化妆品标志，如图9-1（颜色为金色）。非儿童化妆品不得标注儿童化妆品标志。

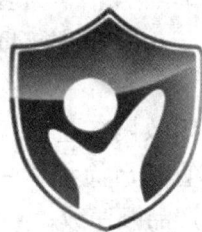

图9-1 儿童化妆品标志
（颜色：金色）

化妆品广告的内容应当真实、合法。化妆品广告不得明示或者暗示产品具有医疗作用，不得含有虚假或者引人误解的内容，不得欺骗、误导消费者。

第三节 特殊食品管理

2015年4月24日，第十二届全国人大常委会第十四次会议审议通过了新修订的《食品安全法》，自2015年10月1日起施行，2018年12月29日第十三届全国人民代表大会常务委员会第七次会议对其第一次修正，2021年4月29日第十三届全国人民代表大会常务委员会第二十八次会议对其第二次修正。2019 年 3 月 26 日国务院第 42 次常务会议修订通过《食品安全法实施条例》，自 2019 年 12 月 1 日起施行。食品安全法及其实施条例进一步改革完善国家食品安全监管体制，确保对保健食品、特殊医学用途配方食品和婴幼儿配方食品等特殊食品实行严格监督管理。生产保健食品、特殊医学用途配方食品、婴幼儿配方食品和其他专供特定人群的主辅食品的企业，应当按照良好生产规范的要求建立与所生产食品相适应的生产质量管理体系，定期对该体系的运行情况进行自查，保证其有效运行。

一、保健食品管理

（一）保健食品的界定与作用特点

1. 保健食品的界定 保健食品，是指声称具有特定保健功能或者以补充维生素、矿物质为目的的食品。即适宜于特定人群食用，具有调节机体功能，不以治疗疾病为目的，并且对人体不产生任何急性、亚急性或者慢性危害的食品。保健食品声称保健功能，应当具有科学依据，不得对人体产生急性、亚急性或者慢性危害。

2. 保健食品的作用特点 保健食品与食品、药品的区别见表 9 - 1。

（二）保健食品注册与备案管理

国务院食品安全监督管理部门会同国务院卫生行政部门、国家中医药管理部门制定保健食品原料目录。使用保健食品原料目录以外原料的保健食品和首次进口的保健食品应当经国务院食品安全监督管理部门注册。但是，首次进口的保健食品中属于补充维生素、矿物质等营养物质的，应当报国务院食品安全监督管理部门备案。其他保健食品应当报省级食品安全监督管理部门备案。

国产保健食品注册号格式为：国食健注 G + 4 位年代号 + 4 位顺序号；进口保健食品注册号格式为：国食健注 J + 4 位年代号 + 4 位顺序号。

国产保健食品备案号格式为：食健备 G + 4 位年代号 + 2 位省级行政区域代码 + 6 位顺序编号；进口保健食品备案号格式为：食健备 J + 4 位年代号 + 00 + 6 位顺序编号。

申请注册的保健食品，国务院食品安全监督管理部门经组织技术审评，对符合安全和功能声称要求的，准予注册。保健食品注册证书有效期为 5 年。对使用保健食品原料目录以外原料的保健食品作出准予注册决定的，应当及时将该原料纳入保健食品原料目录。列入保健食品原料目录的原料只能用于保健食品生产，不得用于其他食品生产。

表 9 - 1 保健食品与食品、药品的区别

项目	食品	保健食品	药品
概念	指各种供人食用或者饮用的成品和原料以及按照传统既是食品又是中药材的物品，但是不包括以治疗为目的的物品即声称具有特定保健功能的食品	指适用于特定人群食用，具有调节机体功能，不以治疗疾病为目的，对人体不产生任何急性、亚急性或者慢性危害的食品	指用于预防、治疗、诊断人的疾病，有目的地调节人的生理机能并规定有适应症或者功能主治、用法和用量的物质，包括中药、化学药和生物制品等
用途	提供营养，维持人体正常新陈代谢	主要用于特定人群调节机体功能	主要用于临床上治疗疾病，也用于疾病的预防和诊断
标签标识	营养成分含量	具有特定保健功能	适应症或功能主治
原料特点	富含营养成分，无毒副作用	富含活性成分，在规定的用量下无毒副作用	富含活性成分，允许在规定用量下有一定毒副作用
形态	普通食品的形态	普通食品的形态，也可以使用片剂、胶囊等特殊剂型	具有特定剂型：片剂、胶囊、针剂、微丸等
用法用量	食用、饮用，无规定用量	食用、饮用，有规定用量	多种给药途径，有规定用量
管理方式	一般食品不用审批，按照传统既是食品又是中药材的，由卫生健康主管部门发布目录	审批或备案	审批

保健食品不属于地方特色食品,不得对其制定食品安全地方标准。

保健食品不得与普通食品或者药品混放销售。

（三）　保健食品标签要求和广告发布内容

保健食品的标签、说明书不得涉及疾病预防、治疗功能,内容应当真实,与注册或者备案的内容相一致,载明适宜人群、不适宜人群、功效成分或者标志性成分及其含量等,并声明"本品不能代替药物"。保健食品的功能和成分应当与标签、说明书相一致。

保健食品广告内容应当真实合法,不得含有虚假内容,不得涉及疾病预防、治疗功能。食品生产经营者对食品广告内容的真实性、合法性负责。保健食品广告的内容应当以市场监督管理部门批准的注册证书或者备案凭证、注册或者备案的产品说明书内容为准,不得涉及疾病预防、治疗功能。保健食品广告涉及保健功能、产品功效成分或者标志性成分及含量、适宜人群或者食用量等内容的,不得超出注册证书或者备案凭证、注册或者备案的产品说明书范围。保健食品广告应当显著标明"保健食品不是药物,不能代替药物治疗疾病",声明本品不能代替药物,并显著标明保健食品标志、适宜人群和不适宜人群。

保健食品广告内容应当经生产企业所在地省级广告审查机关审查批准,取得保健食品广告批准文号。省级食品安全监督管理部门应当公布并及时更新已经批准的保健食品广告目录以及批准的广告内容。

二、特殊医学用途配方食品和婴幼儿配方食品管理

（一）　特殊医学用途配方食品和婴幼儿配方食品管理规定

1. 特殊医学用途配方食品的界定和注册证

特殊医学用途配方食品,是指为满足进食受限、消化吸收障碍、代谢紊乱或者特定疾病状态人群对营养素或者膳食的特殊需要,专门加工配制而成的配方食品,包括适用于 0 月龄至 12 月龄的特殊医学用途婴儿配方食品和适用于 1 岁以上人群的特殊医学用途配方食品。适用于 1 岁以上人群的特殊医学用途配方食品,包括全营养配方食品、特定全营养配方食品、非全营养配方食品。

特殊医学用途配方食品应当经国务院食品安全监督管理部门注册。特殊医学用途配方食品注册证书有效期限为 5 年。特殊医学用途配方食品注册号的格式为:国食注字 TY + 四位年代号 + 四位顺序号,其中 TY 代表特殊医学用途配方食品。

2. 婴幼儿配方乳粉产品配方的界定、注册与生产管理

婴幼儿配方乳粉产品配方,是指生产婴幼儿配方乳粉使用的食品原料、食品添加剂及其使用量,以及产品中营养成分的含量。婴幼儿配方乳粉的产品配方应当经国务院食品安全监督管理部门注册。婴幼儿配方乳粉产品配方注册证书有效期为 5 年。婴幼儿配方乳粉产品配方注册号格式为:国食注字 YP + 四位年代号 + 四位顺序号,其中 YP 代表婴幼儿配方乳粉产品配方。

婴幼儿配方食品生产企业应当实施从原料进厂到成品出厂的全过程质量控制,对出厂的婴幼儿配方食品实施逐批检验,保证食品安全。生产婴幼儿配方食品使用的生鲜乳、辅料等食品原料、食品添加剂等,应当符合法律、行政法规的规定和食品安全国家标准,保证婴幼儿生长发育所需的营养成分。婴幼儿配方食品生产企业应当将食品原料、食品添加剂、产品配方及标签等事项向省级食品安全监督管理部门备案。

（二）　特殊医学用途配方食品的标签和广告管理

特殊医学用途配方食品的标签应当符合法律、法规、规章和食品安全国家标准,对产品的配方特点或者营养学特征进行描述,并按照食品安全国家标准的规定标示"不适用于非目标人群使用""本品禁止用于肠外营养支持和静

脉注射"。标签和说明书的内容应当一致,涉及特殊医学用途配方食品注册证书内容的,应当与注册证书内容一致。

特殊医学用途配方食品标签的主要展示版面应当标示产品名称、特殊医学用途配方食品标志、注册号、适用人群,"请在医生或临床营养师的指导下使用"提示语,可标示产品口味(如香草味等),配符合食品安全国家标准要求且不会使消费者误解的图形,也可在主要展示版面的边角标示已注册商标,不得标示其他内容。特殊医学用途配方食品的标签应设置标志区域,位于销售包装标签主要展示版面左上角或右上角,主要展示版面方向同文字方向。特殊医学用途配方食品标志应清晰醒目、易于识别,可以按样式等比例变化,但不得变形、变色,如图9-2(颜色为蓝色)。非特殊医学用途配方食品不得冒用、盗用特殊医学用途配方食品标志。

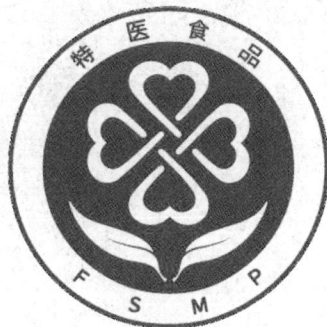

图9-2 特殊医学用途配方食品标志
(颜色:蓝色)

特殊医学用途配方食品广告内容应当经生产企业等广告主所在地省级广告审查机关审查批准,取得广告批准文号。特殊医学用途配方食品广告涉及产品名称、配方、营养学特征、适用人群等内容的,不得超出注册证书、产品标签、说明书范围。特殊医学用途配方食品广告应当显著标明适用人群、"不适用于非目标人群使用""请在医师或者临床营养师指导下使用"。

(李 璐 罗 杰)

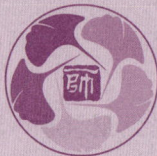

第十章　药品安全法律责任

药品安全直接关系人民群众身体健康和生命安全，切实保证药品质量，保障药品供应，落实药品安全法律责任，是维护社会稳定、促进社会和谐的现实要求。药品安全法律责任是法律、法规和部门规章的主要组成部分。《药品管理法》作为确保药品安全的主要法律，在法律责任设定上，强化了企业主体责任，细化了各种药品违法行为的惩戒形式，明确了首负责任制和惩罚性赔偿，体现了国家从严管理药品的态度。同时，《疫苗管理法》《刑法》《药品管理法实施条例》《药品注册管理办法》《药品生产监督管理办法》《药品经营和使用质量监督管理办法》等其他药品管理相关法律、法规、部门规章也对药品相关的违法行为设定了相应的法律责任。

在药品监督管理实践中，药品违法行为不尽相同，性质和危害性各有差异，因此对于违法性质和危害后果较轻、可以及时改正、影响范围较小且符合《行政处罚法》规定的从轻处罚、减轻处罚、不予处罚等情形，法规、规章可延续《行政处罚法》轻微不罚、首违不罚和无过错不罚的规定，体现过罚相当的原则。

第一节　药品安全法律责任概述

一、药品安全法律责任界定和分类

药品安全法律责任是指由于违反药品法律法规所应承担的法律后果。

根据违法行为所违反的法律的性质，可以把法律责任分为民事责任、行政责任、刑事责任等。

（一）民事责任

药品安全民事责任主要是产品责任，即生产者、销售者因生产、销售缺陷产品致使他人遭受人身伤害、财产损失，而应承担的赔偿损失、消除危险、停止侵害等责任的特殊侵权民事责任。

（二）刑事责任

药品安全刑事责任，是指行为人违反药品管理法律法规，侵犯了国家药品管理制度和不特定多数人的健康权利，构成犯罪时，由司法机关依照《刑法》规定，对其依法追究法律责任。根据《药品管理法》第一百一十三条第一款规定，药品监督管理部门发现药品违法行为涉嫌犯罪的，应当及时将案件移送公安机关。根据《药品管理法》第一百一十四条规定，违反药品管理法规定，构成犯罪的，依法追究刑事责任。

（三）行政责任

药品安全行政责任包括在药品监督管理行政法律关系中，当行政相对人实施了违反行政法律规范的行为，或不履行行政法律义务时，应依法承担的法律后果。

根据我国现行药品法律法规的规定，药品行政责任主要包括行政处罚和行政处分。

1. 行政处罚　指行政机关依法对违反行政管理秩序的公民、法人或者其他组织，以减损权益或者增加义务的方式予以惩戒的行为。药品领域的行政处罚是指药品监督管理部门依法在职权范围内对违反药品法律法规但尚未构成犯罪的行政相对人所实施的惩戒行为，种类有：①警告、通报批评；②罚款、没收违法所得、没收非法财物；③暂扣许可证件、降低资质等级、吊销许可证件；④限制开展生产经营活动、责令停产停业、责令关闭、限制从业；⑤行政拘留；⑥法律、行政法规规定的其他行政处罚。

2. 行政处分　指由有管辖权的国家机关或

企事业单位依据行政隶属关系对违法失职人员给予的一种行政制裁。其种类主要有警告、记过、记大过、降级、撤职、开除六种。

二、行政处罚裁量适用规则

2024年2月23日，国家药品监督管理局发布《关于印发药品监督管理行政处罚裁量适用规则的通知》（国药监法〔2024〕11号），从裁量情形、裁量程序、裁量基准制定原则、裁量监督四个方面对药品监督管理行政处罚裁量工作进行了完善。其中，针对从重、从轻、不予、免于处罚和情节严重的情形进行了细化和完善。

（一）从重行政处罚情形

从重行政处罚是指在依法可以选择的处罚种类和处罚幅度内，适用较重、较多的处罚种类或者较高的处罚幅度。

当事人有下列情形之一的，应当给予从重行政处罚：①以麻醉药品、精神药品、医疗用毒性药品、放射性药品、药品类易制毒化学品冒充其他药品，或者以其他药品冒充上述药品的。②生产、销售、使用假药、劣药、不符合强制性标准或者不符合经注册的产品技术要求的第三类医疗器械，以孕产妇、儿童、危重病人为主要使用对象的。③生产、销售、使用的生物制品、注射剂药品属于假药、劣药的。④生产、销售、使用假药、劣药，不符合强制性标准或者不符合经注册备案的产品技术要求的医疗器械，造成人身伤害后果的。⑤生产、销售、使用假药、劣药，经处理后再犯；生产、销售、使用不符合强制性标准或者经注册的产品技术要求的医疗器械，经处理后三年内再犯的。⑥在自然灾害、事故灾难、公共卫生事件、社会安全事件等突发事件发生时期，生产、销售、使用用于应对突发事件的药品系假药、劣药，或者用于应对突发事件的医疗器械不符合强制性标准或者不符合经注册备案的产品技术要求的。⑦因药品、医疗器械违法行为受过刑事处罚的。⑧法律、法规、规章规定的其他应当从重行政处罚情形。

当事人有下列情形之一的，可以依法从重行政处罚：①药品有效成分含量不符合规定，足以影响疗效的，或者药品检验无菌、热原

（如细菌内毒素）、微生物限度、降压物质不符合规定的；涉案医疗器械属于植入类医疗器械的。②生产、销售、使用的急救药品属于假药、劣药的。③涉案产品主要使用对象为孕产妇、儿童或者其他特定人群的。④生产经营未经注册或者备案的药品、医疗器械、化妆品或者未经许可从事生产经营活动，且涉案产品风险性高的。⑤教唆、胁迫、诱骗他人实施违法行为的。⑥明知属于违法产品仍销售、使用的。⑦一年内因同一性质违法行为受过行政处罚的。⑧违法行为持续六个月以上或者在两年内实施违法行为三次以上的。⑨拒绝、逃避监督检查，伪造、销毁、隐匿有关证据材料，或者擅自动用查封、扣押、先行登记保存物品的。⑩阻碍或者拒不配合行政执法人员依法执行公务或者对行政执法人员、举报人、证人、鉴定人打击报复的。⑪被药品监督管理部门依法责令停止或者限期改正违法行为，继续实施违法行为的。⑫其他可以从重行政处罚的。其中，第⑦项、第⑨项、第⑩项、第⑪项规定的情形，法律、法规、规章规定为应当单独进行处罚、应当从重处罚或者属于情节严重的，从其规定；当事人因前款第⑨项所涉行为已被行政处罚的，该行为不再作为从重行政处罚情节；同一违法行为同时符合应当从重行政处罚第③项至第⑥项和可以从重行政处罚第①项、第②项的，优先适用应当从重行政处罚相关条款；第⑦项、第⑧项规定的情形，自上一次违法行为终了之日起算。

（二）按照"情节严重"处罚的情形

除药品、医疗器械监管法律、法规、规章明确规定应当按照"情节严重"给予行政处罚的情形外，当事人有下列情形之一的，按照药品、医疗器械监管法律、法规、规章规定的"情节严重"给予行政处罚：①药品生产中非法添加药物成分或者违法使用原料、辅料，造成严重后果的；②医疗器械生产中非法添加药物成分或者非法添加已明确禁止添加的成分，造成严重后果的；③药品上市许可持有人、医疗器械注册人备案人、生产企业、经营企业、使用单位发现其生产、销售、使用的产品存在安全隐患，可能对人体健康和生命安全造成损害，不履行通知、告知、召回、停止销售、报告等

法定义务，造成严重后果的；④生产、经营企业不建立或者不执行进货检查验收制度，从非法渠道购进不合格产品或原料，或者生产、销售已禁止销售的产品，造成严重后果的；⑤故意隐瞒问题产品来源或者流向，导致无法追溯，造成严重后果的；⑥提供虚假的证明、数据、资料、样品或者采取其他手段骗取药品、医疗器械许可或者备案，社会影响恶劣或者造成人身伤害后果的；⑦在自然灾害、事故灾难、公共卫生事件、社会安全事件等突发事件期间，生产、销售专用于应对突发事件的药品、医疗器械不符合安全性、有效性强制标准的，或者违反相关管理规定实施违法行为且直接影响预防、处置突发事件的；⑧因涉案行为构成犯罪被人民法院作出有罪判决的；⑨其他违法行为，造成人身伤害、重大财产损失或者恶劣社会影响等严重后果的；⑩其他属于"情节严重"的情形。

当事人有《化妆品生产经营监督管理办法》第六十一条第一款规定情形的，应当按照化妆品监督管理法规、规章规定的"情节严重"给予行政处罚。

（三）从轻、减轻行政处罚情形

从轻行政处罚是指在依法可以选择的处罚种类和处罚幅度内，适用较轻、较少的处罚种类或者较低的处罚幅度。减轻行政处罚是指适用法定行政处罚最低限度以下的处罚种类或者处罚幅度，包括在违法行为应当受到的一种或者几种处罚种类之外选择更轻的处罚种类，或者在应当并处时不并处，也包括在法定最低罚款限值以下确定罚款数额。

当事人有下列情形之一的，应当从轻或者减轻行政处罚：①已满十四周岁不满十八周岁的未成年人有违法行为的；②主动消除或者减轻药品、医疗器械和化妆品违法行为危害后果的；③受他人胁迫或者诱骗实施药品、医疗器械和化妆品违法行为的；④主动供述药品监督管理部门尚未掌握的违法行为的；⑤配合药品监督管理部门查处药品、医疗器械和化妆品违法行为有立功表现的，包括但不限于当事人揭发药品、医疗器械、化妆品监管领域其他重大违法行为或者提供查处药品、医疗器械、化妆

品监管领域其他重大违法行为的关键线索或者证据，并经查证属实的；⑥其他依法应当从轻或者减轻行政处罚的。重大违法行为是指涉嫌犯罪或者依法被处以责令停产停业、责令关闭、吊销许可证件、较大数额罚没款等行政处罚的违法行为。地方性法规或者地方政府规章对重大违法行为有具体规定的，从其规定。

当事人有下列情形之一的，可以从轻或者减轻行政处罚：①尚未完全丧失辨认或者控制自己行为能力的精神病人、智力残疾人有违法行为的；②积极配合药品监督管理部门调查并主动提供证据材料的；③涉案产品尚未销售或者使用的；④违法行为情节轻微，社会危害后果较小的；⑤在共同违法行为中起次要或者辅助作用的；⑥当事人因残疾或者重大疾病等原因生活确有困难的；⑦其他依法可以从轻或者减轻行政处罚的。

（四）不予行政处罚情形

不予行政处罚是指因法定原因对符合处罚条件的违法行为不给予行政处罚。

当事人有下列情形之一的，不予行政处罚：①不满十四周岁的未成年人有违法行为的，不予行政处罚，但应当责令监护人加以管教；②精神病人、智力残疾人在不能辨认或者不能控制自己行为时有违法行为的，不予行政处罚，但应当责令其监护人严加看管和治疗；③违法行为轻微并及时改正，没有造成危害后果的，不予行政处罚；④当事人有证据足以证明没有主观过错的，不予行政处罚，法律、行政法规另有规定的从其规定；⑤违法行为在二年内未被发现的，不再给予行政处罚；涉及公民生命健康安全且有危害后果的，上述期限延长至五年。法律另有规定的除外；⑥依法应当不予行政处罚的其他情形。

初次违法且危害后果轻微并及时改正的，可以不予行政处罚。初次违法，是指当事人五年内在其全部生产经营地域范围内第一次实施同一性质违法行为。但当事人被处以五年以上职业禁止罚的除外。经询问当事人，并查询行政处罚案件信息等方式，未发现当事人五年内有同一性质违法行为的，可以认定为初次违法。危害后果轻微，是指违法行为造成的损害后果较

轻、较小，可以结合下列因素综合判定：①危害程度较轻；②危害范围较小；③危害后果易于消除或者减轻；④其他能够反映危害后果轻微的因素。及时改正，是指当事人在药品监督管理部门尚未立案调查且责令改正之前主动改正。国务院药品监督管理部门和省级药品监督管理部门可以依照有关规定制定轻微违法行为依法免予行政处罚清单并进行动态调整。

药品上市许可持有人、医疗器械注册人备案人、化妆品注册人备案人、生产企业生产依法获得批准或者备案的创新产品，并履行上市后研究和上市后评价等法定义务，当时科学技术水平尚不能发现产品存在质量安全缺陷的，不予行政处罚。经营、使用上述缺陷产品，不予行政处罚。但是发现缺陷后未履行依法召回产品义务和采取其他有效风险控制措施的除外。

第二节 违反药品监督管理的法律责任

一、无证生产、经营药品相关的法律责任

根据《药品管理法》第一百一十五条规定，未取得药品生产许可证、药品经营许可证或者医疗机构制剂许可证生产、销售药品的，责令关闭，没收违法生产、销售的药品和违法所得，并处违法生产、销售的药品（包括已售出和未售出的药品，下同）货值金额十五倍以上三十倍以下的罚款；货值金额不足十万元的，按十万元计算。

其他按照无证生产、经营处罚的情形，包括：①未经批准，擅自在城乡集市贸易市场设点销售药品或者在城乡集市贸易市场设点销售的药品超出批准经营的药品范围的（参见《药品管理法实施条例》第六十条）。②个人设置的门诊部、诊所等医疗机构向患者提供的药品超出规定的范围和品种的（参见《药品管理法实施条例》第六十二条）。③药品上市许可持有人、药品生产企业、药品经营企业和医疗机构变更药品生产、经营许可事项，应当办理变更登记手续而未办理的，由原发证部门给予警告，责令限期补办变更登记手续；逾期不补办的，宣布其《药品生产许可证》《药品经营许可证》和《医疗机构制剂许可证》无效；仍从事药品生产经营活动的，依照无证生产、经营处罚（参见《药品管理法实施条例》第六十九条）。④药品上市许可持有人和药品生产企业变更生产地址、生产范围应当经批准而未经批准的；药品生产许可证超过有效期限仍进行生产的（参见《药品生产监督管理办法》第六十八条）。

根据《药品经营和使用质量监督管理办法》第六十八条第一款规定，药品经营企业未经批准变更许可事项或者药品经营许可证超过有效期继续开展药品经营活动的，药品监督管理部门按照《药品管理法》第一百一十五条的规定给予处罚，但是，有下列情形之一，药品经营企业及时改正，不影响药品质量安全的，给予减轻处罚：①药品经营企业超出许可的经营方式、经营地址从事药品经营活动的；②超出经营范围经营的药品不属于疫苗、麻醉药品、精神药品、药品类易制毒化学品、医疗用毒性药品、血液制品、细胞治疗类生物制品的；③药品经营许可证超过有效期但符合申请办理药品经营许可证要求的；④依法可以减轻处罚的其他情形。

根据《药品经营和使用质量监督管理办法》第六十八条第二款规定，药品零售企业销售麻醉药品、第一类精神药品、放射性药品、药品类易制毒化学品、蛋白同化制剂、肽类激素（胰岛素除外）、终止妊娠药品等国家禁止零售的药品，法律、行政法规已有规定的，依照法律、行政法规的规定处罚。法律、行政法规未作规定的，责令限期改正，处五万元以上十万元以下罚款；造成危害后果的，处十万元以上二十万元以下罚款。

二、生产、销售、使用假药的法律责任

（一）假药的界定

根据《药品管理法》第九十八条第一款、第二款规定，禁止生产（包括配制，下同）、销售、使用假药。有下列情形之一的，为假药：①药品所含成分与国家药品标准规定的成分不符；②以非药品冒充药品或者以他种药品冒充

此种药品；③变质的药品；④药品所标明的适应症或者功能主治超出规定范围。

根据《药品管理法》第一百二十一条规定，对假药的处罚决定，应当依法载明药品检验机构的质量检验结论。在执法实践中，对于认定假药是否需要送药品检验机构检验，可根据具体情形确定。《国家药监局综合司关于进一步做好案件查办工作有关事项的通知》（药监综法〔2020〕63号）指出，对公安机关在办理危害药品安全犯罪案件中商请药品监督管理部门提供检验、认定意见的，对标明的适应症或者功能主治超出规定范围的药品、过期药品、未标明或者更改有效期、产品批号的药品，以及其他有充分证据证明其为假药或者劣药的，无需送药品检验机构检验，可以直接出具认定意见。同时，《国家药监局综合司关于假劣药认定有关问题的复函》（药监综法函〔2020〕431号）也指出，根据《药品管理法》第九十八条第二款第四项"药品所标明的适应症或者功能主治超出规定范围"认定为假药，只需要事实认定，不需要对涉案药品进行检验，处罚决定亦无需载明药品检验机构的质量检验结论。

（二）生产、销售、使用假药的行政处罚

1. 对单位的行政处罚 根据《药品管理法》第一百一十六条规定，生产、销售假药的，没收违法生产、销售的药品和违法所得，责令停产停业整顿，吊销药品批准证明文件，并处违法生产、销售的药品货值金额十五倍以上三十倍以下的罚款；货值金额不足十万元的，按十万元计算；情节严重的，吊销药品生产许可证、药品经营许可证或者医疗机构制剂许可证，十年内不受理其相应申请；药品上市许可持有人为境外企业的，十年内禁止其药品进口。

根据《药品管理法》第一百一十九条规定，药品使用单位使用假药的，按照销售假药的规定处罚。

2. 对相关人员的行政处罚 根据《药品管理法》第一百一十八条第一款规定，生产、销售假药，对法定代表人、主要负责人、直接负责的主管人员和其他责任人员，没收违法行为

发生期间自本单位所获收入，并处所获收入百分之三十以上三倍以下的罚款，终身禁止从事药品生产经营活动，并可以由公安机关处五日以上十五日以下的拘留。

同时，根据《药品管理法》第一百一十九条规定，药品使用单位使用假药情节严重的，法定代表人、主要负责人、直接负责的主管人员和其他责任人员有医疗卫生人员执业证书的，还应当吊销执业证书。

（三）生产、销售、使用假药的刑事责任

1. 刑事责任 根据《刑法》第一百四十一条规定，生产、销售假药的，处三年以下有期徒刑或者拘役，并处罚金；对人体健康造成严重危害或者有其他严重情节的，处三年以上十年以下有期徒刑，并处罚金；致人死亡或者有其他特别严重情节的，处十年以上有期徒刑、无期徒刑或者死刑，并处罚金或者没收财产。药品使用单位的人员明知是假药而提供给他人使用的，依照前款规定处罚。

根据《最高人民法院、最高人民检察院关于办理危害药品安全刑事案件适用法律若干问题的解释》（高检发释字〔2022〕1号）第二条规定，生产、销售、提供假药，具有下列情形之一的，应当认定为刑法第一百四十一条规定的"对人体健康造成严重危害"：①造成轻伤或者重伤的；②造成轻度残疾或者中度残疾的；③造成器官组织损伤导致一般功能障碍或者严重功能障碍的；④其他对人体健康造成严重危害的情形。

根据《最高人民法院、最高人民检察院关于办理危害药品安全刑事案件适用法律若干问题的解释》第三条规定，生产、销售、提供假药，具有下列情形之一的，应当认定为刑法第一百四十一条规定的"其他严重情节"：①引发较大突发公共卫生事件的；②生产、销售、提供假药的金额二十万元以上不满五十万元的；③生产、销售、提供假药的金额十万元以上不满二十万元，并具有本解释第一条规定情形（涉案药品以孕产妇、儿童或者危重病人为主要使用对象的；涉案药品属于麻醉药品、精神药

品、医疗用毒性药品、放射性药品、生物制品，或者以药品类易制毒化学品冒充其他药品的；涉案药品属于注射剂药品、急救药品的；涉案药品系用于应对自然灾害、事故灾难、公共卫生事件、社会安全事件等突发事件的；药品使用单位及其工作人员生产、销售假药的；其他应当酌情从重处罚的情形）之一的；④根据生产、销售、提供的时间、数量、假药种类、对人体健康危害程度等，应当认定为情节严重的。

根据《最高人民法院、最高人民检察院关于办理危害药品安全刑事案件适用法律若干问题的解释》第四条规定，生产、销售、提供假药，具有下列情形之一的，应当认定为刑法第一百四十一条规定的"其他特别严重情节"：①致人重度残疾以上的；②造成三人以上重伤、中度残疾或者器官组织损伤导致严重功能障碍的；③造成五人以上轻度残疾或者器官组织损伤导致一般功能障碍的；④造成十人以上轻伤的；⑤引发重大、特别重大突发公共卫生事件的；⑥生产、销售、提供假药的金额五十万元以上的；⑦生产、销售、提供假药的金额二十万元以上不满五十万元，并具有本解释第一条规定情形（涉案药品以孕产妇、儿童或者危重病人为主要使用对象的；涉案药品属于麻醉药品、精神药品、医疗用毒性药品、放射性药品、生物制品，或者以药品类易制毒化学品冒充其他药品的；涉案药品属于注射剂药品、急救药品的；涉案药品系用于应对自然灾害、事故灾难、公共卫生事件、社会安全事件等突发事件的；药品使用单位及其工作人员生产、销售假药的；其他应当酌情从重处罚的情形）之一的；⑧根据生产、销售、提供的时间、数量、假药种类、对人体健康危害程度等，应当认定为情节特别严重的。

根据《最高人民法院、最高人民检察院关于办理危害药品安全刑事案件适用法律若干问题的解释》第六条规定，以生产、销售、提供假药为目的，合成、精制、提取、储存、加工炮制药品原料，或者在将药品原料、辅料、包装材料制成成品过程中，进行配料、混合、制剂、储存、包装的，应当认定为刑法第一百四十一条规定的"生产"。药品使用单位及其工作

人员明知是假药而有偿提供给他人使用的，应当认定为刑法第一百四十一条规定的"销售"；无偿提供给他人使用的，应当认定为刑法第一百四十一条规定的"提供"。

2. 刑罚的适用　在刑罚的适用中，根据《刑法》第一百五十条规定，单位犯生产、销售假药罪的，对单位判处罚金，并对其直接负责的主管人员和其他直接责任人员，依照自然人犯生产、销售假药罪的定罪量刑标准处罚。

根据《最高人民法院、最高人民检察院关于办理危害药品安全刑事案件适用法律若干问题的解释》第一条规定，生产、销售、提供假药，具有下列情形之一的，应当酌情从重处罚：①涉案药品以孕产妇、儿童或者危重病人为主要使用对象的；②涉案药品属于麻醉药品、精神药品、医疗用毒性药品、放射性药品、生物制品，或者以药品类易制毒化学品冒充其他药品的；③涉案药品属于注射剂药品、急救药品的；④涉案药品系用于应对自然灾害、事故灾难、公共卫生事件、社会安全事件等突发事件的；⑤药品使用单位及其工作人员生产、销售假药的；⑥其他应当酌情从重处罚的情形。

三、生产、销售、使用劣药的法律责任

（一）劣药的界定

根据《药品管理法》第九十八条第三款规定，有下列情形之一的，为劣药：①药品成分的含量不符合国家药品标准；②被污染的药品；③未标明或者更改有效期的药品；④未注明或者更改产品批号的药品；⑤超过有效期的药品；⑥擅自添加防腐剂、辅料的药品；⑦其他不符合药品标准的药品。

根据《药品管理法》第一百二十一条规定，对劣药的处罚决定，应当依法载明药品检验机构的质量检验结论。在执法实践中，对于认定劣药是否需要送药品检验机构检验，可根据具体情形确定。《国家药监局综合司关于假劣药认定有关问题的复函》（药监综法函〔2020〕431号）指出，根据《药品管理法》第九十八条第三款第三项至第七项认定为劣药，只需要事实认定，不需要对涉案药品进行检验，处罚决定

亦无需载明药品检验机构的质量检验结论。

（二）生产、销售、使用劣药的行政处罚

1. 对单位的行政处罚　根据《药品管理法》第一百一十七条规定，生产、销售劣药的，没收违法生产、销售的药品和违法所得，并处违法生产、销售的药品货值金额十倍以上二十倍以下的罚款；违法生产、批发的药品货值金额不足十万元的，按十万元计算，违法零售的药品货值金额不足一万元的，按一万元计算；情节严重的，责令停产停业整顿直至吊销药品批准证明文件、药品生产许可证、药品经营许可证或者医疗机构制剂许可证。生产、销售的中药饮片不符合药品标准，尚不影响安全性、有效性的，责令限期改正，给予警告；可以处十万元以上五十万元以下的罚款。

为进一步规范中药饮片行政处罚案件办理，统一行政处罚裁量基准，依法开展中药饮片案件查处工作，保障公民、法人和其他组织的合法权益，国家药品监督管理局针对中药饮片不符合药品标准情形的法律责任适用问题，制定印发了《关于〈中华人民共和国药品管理法〉第一百一十七条第二款适用原则的指导意见》（药监综药注函〔2022〕87号），提出以下指导意见：①药品监督管理部门在中药饮片执法过程中，应当贯彻"四个最严"要求，强化生产、销售、使用各环节的监管，坚持"合法、合理、审慎、公正"原则，守牢药品安全底线。②适用本条款时，应当严格按照《行政处罚法》《药品管理法实施条例》关于适用从轻、减轻、不予行政处罚的有关情形规定，结合具体案情、质量风险等对处罚措施进行综合裁量，体现过罚相当原则。③药品生产经营企业应当在生产经营过程中加强质量管理，采取有效质量控制措施，确保中药饮片质量。④适用本条款的中药饮片由天然来源的植物、动物、矿物药材经炮制而成。中药配方颗粒及《医疗用毒性药品管理办法》中的相关毒性中药饮片不适用本条款。⑤适用本条款的前提是生产中药饮片所用中药材的来源（包括基原、药用部位、产地加工等）、饮片炮制工艺等符合规定，且仅限于

《药品管理法》第九十八条第三款第七项"其他不符合药品标准的药品"的以下情形：性状项中如大小、表面色泽等不符合药品标准；检查项中如水分、灰分、药屑杂质等不符合药品标准。其中，检查项不符合标准时，应当排除其他指标不符合标准的情形。⑥适用本条款的情形不改变中药饮片不符合药品标准的性质。生产经营企业应当按照有关规定召回不符合标准饮片，并查找分析原因，对其进行安全风险评估，根据评估结果进行处理。⑦药品监督管理部门应当进行客观、公正的调查，以确认是否适用本条款，当事人应当积极配合。对是否适用本条款的情形难以确定的，药品监督管理部门应当结合中药饮片不符合药品标准的具体情形和查明的相关事实进行风险研判，必要时通过专家论证或集体研究等机制对"尚不影响安全性、有效性"作出认定，并决定是否适用本条款。⑧药品监督管理部门在执法过程中，要注意收集整理相关典型案例，加强案例指导，确保本条款正确实施以及执法尺度的统一。

根据《药品管理法》第一百一十九条规定，药品使用单位使用劣药的，按照零售劣药的规定处罚。

2. 对相关人员的行政处罚　根据《药品管理法》第一百一十八条第一款规定，生产、销售劣药且情节严重的，对法定代表人、主要负责人、直接负责的主管人员和其他责任人员，没收违法行为发生期间自本单位所获收入，并处所获收入百分之三十以上三倍以下的罚款，终身禁止从事药品生产经营活动，并可以由公安机关处五日以上十五日以下的拘留。

同时，根据《药品管理法》第一百一十九条规定，药品使用单位使用劣药情节严重的，法定代表人、主要负责人、直接负责的主管人员和其他责任人员有医疗卫生人员执业证书的，还应当吊销执业证书。

（三）生产、销售、使用劣药的刑事责任

1. 刑事责任　根据《刑法》第一百四十二条规定，生产、销售劣药，对人体健康造成严重危害的，处三年以上十年以下有期徒刑，并处罚金；后果特别严重的，处十年以上有期徒刑或者无期徒刑，并处罚金或者没收财产。药

品使用单位的人员明知是劣药而提供给他人使用的，依照前款规定处罚。

根据《最高人民法院、最高人民检察院关于办理危害药品安全刑事案件适用法律若干问题的解释》第五条第二款规定，生产、销售、提供劣药，具有下列情形之一的，应当认定为刑法第一百四十二条规定的"对人体健康造成严重危害"：①造成轻伤或者重伤的；②造成轻度残疾或者中度残疾的；③造成器官组织损伤导致一般功能障碍或者严重功能障碍的；④其他对人体健康造成严重危害的情形。

根据《最高人民法院、最高人民检察院关于办理危害药品安全刑事案件适用法律若干问题的解释》第五条第三款规定，生产、销售、提供劣药，致人死亡，或者具有下列情形之一的，应当认定为刑法第一百四十二条规定的"后果特别严重"：①致人重度残疾以上的；②造成三人以上重伤、中度残疾或者器官组织损伤导致严重功能障碍的；③造成五人以上轻度残疾或者器官组织损伤导致一般功能障碍的；④造成十人以上轻伤的；⑤引发重大、特别重大突发公共卫生事件的。

根据《最高人民法院、最高人民检察院关于办理危害药品安全刑事案件适用法律若干问题的解释》第六条规定，以生产、销售、提供劣药为目的，合成、精制、提取、储存、加工炮制药品原料，或者在将药品原料、辅料、包装材料制成成品过程中，进行配料、混合、制剂、储存、包装的，应当认定为刑法第一百四十二条规定的"生产"。药品使用单位及其工作人员明知是劣药而有偿提供给他人使用的，应当认定为刑法第一百四十二条规定的"销售"；无偿提供给他人使用的，应当认定为刑法第一百四十二条规定的"提供"。

2. 刑罚的适用 生产、销售劣药还可能涉及《刑法》第一百四十条规定的生产、销售伪劣产品罪。在生产、销售劣药尚不足以认定为"对人体健康造成严重危害"时，可能因为销售金额或货值金额符合生产、销售伪劣产品罪的构成要件，而构成生产、销售伪劣产品罪。

根据最高人民检察院、公安部《关于公安机关管辖的刑事案件立案追诉标准的规定

（一）》（公通字〔2008〕36号），生产销售假冒、伪劣产品行为的立案标准为：①伪劣产品销售金额五万元以上的；②伪劣产品尚未销售，货值金额十五万元以上的；③伪劣产品销售金额不满五万元，但将已销售金额乘以三倍后，与尚未销售的伪劣产品货值金额合计十五万元以上的。

根据《最高人民法院、最高人民检察院关于办理危害药品安全刑事案件适用法律若干问题的解释》第五条第一款规定，生产、销售、提供劣药，具有下列情形之一的，应当酌情从重处罚：①涉案药品以孕产妇、儿童或者危重病人为主要使用对象的；②涉案药品属于麻醉药品、精神药品、医疗用毒性药品、放射性药品、生物制品的；③涉案药品属于注射剂药品、急救药品的；④涉案药品系用于应对自然灾害、事故灾难、公共卫生事件、社会安全事件等突发事件的；⑤其他应当酌情从重处罚的情形。

四、为假药、劣药等提供储存、运输等便利条件的法律责任

（一）提供便利条件的行政处罚

根据《药品管理法》第一百二十条规定，知道或者应当知道属于假药、劣药或者第一百二十四条第一款第一项至第五项的药品，而为其提供储存、运输等便利条件的，没收全部储存、运输收入，并处违法收入一倍以上五倍以下的罚款；情节严重的，并处违法收入五倍以上十五倍以下的罚款；违法收入不足五万元的，按五万元计算。该规定旨在发挥法律的威慑作用，打击与制售假劣药品有关的违法犯罪行为。

（二）提供便利条件的刑罚适用

根据最高人民法院、最高人民检察院《关于办理危害药品安全刑事案件适用法律若干问题的解释》第九条规定，明知他人生产、销售、提供假药、劣药，而提供生产、经营场所、设备或者运输、储存、保管、邮寄、网络销售渠道等便利条件的，以生产、销售、提供假药、劣药的共同犯罪论处。

以共同犯罪论处的情形还包括：明知他人生产、销售、提供假药、劣药，而提供资金、

贷款、账号、发票、证明、许可证件的；或者提供生产技术或者原料、辅料、包装材料、标签、说明书的；或者提供虚假药物非临床研究报告、药物临床试验报告及相关材料的；或者提供广告宣传；或者提供其他帮助的。

五、伪造、变造、买卖、出租、出借、骗取许可证或者批准证明文件的法律责任

（一）伪造、变造、买卖、出租、出借许可证或者药品批准证明文件的法律责任

行政许可是行政机关根据公民、法人或者其他组织的申请，经依法审查，准予其从事特定活动的行为。行政许可具有法律效力，它解除了行政相对人从事特定活动的禁止，赋予了行政相对人相应的权利。《行政许可法》第九条规定，依法取得的行政许可，除法律、法规规定依照法定条件和程序可以转让的外，不得转让。

根据《药品管理法》第一百二十二条规定，伪造、变造、出租、出借、非法买卖许可证或者药品批准证明文件的，没收违法所得，并处违法所得一倍以上五倍以下的罚款；情节严重的，并处违法所得五倍以上十五倍以下的罚款，吊销药品生产许可证、药品经营许可证、医疗机构制剂许可证或者药品批准证明文件，对法定代表人、主要负责人、直接负责的主管人员和其他责任人员，处二万元以上二十万元以下的罚款，十年内禁止从事药品生产经营活动，并可以由公安机关处五日以上十五日以下的拘留；违法所得不足十万元的，按十万元计算。

（二）骗取许可证或批准证明文件的法律责任

1. 骗取许可证或者批准证明文件的行政处罚
根据《药品管理法》第一百二十三条规定，提供虚假的证明、数据、资料、样品或者采取其他手段骗取临床试验许可、药品生产许可、药品经营许可、医疗机构制剂许可或者药品注册等许可的，撤销相关许可，十年内不受理其相应申请，并处五十万元以上五百万元以下的罚款；情节严重的，对法定代表人、主要负责

人、直接负责的主管人员和其他责任人员，处二万元以上二十万元以下的罚款，十年内禁止从事药品生产经营活动，并可以由公安机关处五日以上十五日以下的拘留。

根据《疫苗管理法》第八十一条和《药品注册管理办法》第一百一十二条规定，申请疫苗临床试验、注册、批签发提供虚假数据、资料、样品或者有其他欺骗行为的，由省级以上药品监督管理部门没收违法所得和违法生产、销售的疫苗以及专门用于违法生产疫苗的原料、辅料、包装材料、设备等物品，责令停产停业整顿，并处违法生产、销售疫苗货值金额十五倍以上五十倍以下的罚款，货值金额不足五十万元的，按五十万元计算；情节严重的，吊销药品相关批准证明文件，直至吊销药品生产许可证等，对法定代表人、主要负责人、直接负责的主管人员和关键岗位人员以及其他责任人员，没收违法行为发生期间自本单位所获收入，并处所获收入百分之五十以上十倍以下的罚款，十年内直至终身禁止从事药品生产经营活动，由公安机关处五日以上十五日以下拘留。

2. 骗取许可证或者批准证明文件的刑事责任
根据《刑法》第一百四十二条之一规定，违反药品管理法规，药品申请注册中提供虚假的证明、数据、资料、样品或者采取其他欺骗手段的，处三年以下有期徒刑或者拘役，并处或者单处罚金；对人体健康造成严重危害或者有其他严重情节的，处三年以上七年以下有期徒刑，并处罚金。

根据《最高人民法院、最高人民检察院关于办理危害药品安全刑事案件适用法律若干问题的解释》第七条第六项、第七项规定，具有下列情形之一的，应当认定为刑法第一百四十二条之一规定的"足以严重危害人体健康"：①在药物非临床研究或者药物临床试验过程中故意使用虚假试验用药品，或者瞒报与药物临床试验用药品相关的严重不良事件的；②故意损毁原始药物非临床研究数据或者药物临床试验数据，或者编造受试动物信息、受试者信息、主要试验过程记录、研究数据、检测数据等药物非临床研究数据或者药物临床试验数据，影响药品的安全性、有效性和质量可控性的。对于"足

以严重危害人体健康"难以确定的，根据地市级以上药品监督管理部门出具的认定意见，结合其他证据作出认定。

根据《最高人民法院、最高人民检察院关于办理危害药品安全刑事案件适用法律若干问题的解释》第八条第一款规定，违反药品管理法规，药品申请注册中提供虚假的证明、数据、资料、样品或者采取其他欺骗手段的，具有下列情形之一的，应当认定为刑法第一百四十二条之一规定的"对人体健康造成严重危害"：①造成轻伤或者重伤的；②造成轻度残疾或者中度残疾的；③造成器官组织损伤导致一般功能障碍或者严重功能障碍的；④其他对人体健康造成严重危害的情形。

根据《最高人民法院、最高人民检察院关于办理危害药品安全刑事案件适用法律若干问题的解释》第八条第二款第三项、第五项规定，违反药品管理法规，药品申请注册中提供虚假的证明、数据、资料、样品或者采取其他欺骗手段的，足以严重危害人体健康，并具有下列情形之一的，应当认定为刑法第一百四十二条之一规定的"有其他严重情节"：①造成严重后果的；②造成恶劣社会影响或者具有其他严重情节的情形。

六、违反药品研制、注册、生产管理要求的法律责任

（一）未取得药品批准证明文件生产、进口药品的法律责任

1. 未取得批准证明文件生产、进口药品的行政处罚　根据《药品管理法》第一百二十四条第一款第一项规定，未取得药品批准证明文件生产、进口药品的，没收违法生产、进口、销售的药品和违法所得以及专门用于违法生产的原料、辅料、包装材料和生产设备，责令停产停业整顿，并处违法生产、进口、销售的药品货值金额十五倍以上三十倍以下的罚款；货值金额不足十万元的，按十万元计算；情节严重的，吊销药品批准证明文件直至吊销药品生产许可证、药品经营许可证或者医疗机构制剂许可证，对法定代表人、主要负责人、直接负责的主管人员和其他责任人员，没收违法行为发生期间自本单位所获收入，并处所获收入百分之三十以上三倍以下的罚款，十年直至终身禁止从事药品生产经营活动，并可以由公安机关处五日以上十五日以下的拘留。

2. 未取得批准证明文件生产、进口药品的刑事责任　根据《刑法》第一百四十二条之一规定，违反药品管理法规，未取得药品相关批准证明文件生产、进口药品或者明知是上述药品而销售的，足以严重危害人体健康的，处三年以下有期徒刑或者拘役，并处或者单处罚金；对人体健康造成严重危害或者有其他严重情节的，处三年以上七年以下有期徒刑，并处罚金。

根据《最高人民法院、最高人民检察院关于办理危害药品安全刑事案件适用法律若干问题的解释》第七条第二项、第三项、第四项、第五项、第九项规定，具有下列情形之一的，应当认定为刑法第一百四十二条之一规定的"足以严重危害人体健康"：①未取得药品相关批准证明文件生产药品或者明知是上述药品而销售，涉案药品属于本解释第一条第一项至第三项规定情形（涉案药品以孕产妇、儿童或者危重病人为主要使用对象的；涉案药品属于麻醉药品、精神药品、医疗用毒性药品、放射性药品、生物制品的；涉案药品属于注射剂药品、急救药品的）的；②未取得药品相关批准证明文件生产药品或者明知是上述药品而销售，涉案药品的适应症、功能主治或者成分不明的；③未取得药品相关批准证明文件生产药品或者明知是上述药品而销售，涉案药品没有国家药品标准，且无核准的药品质量标准，但检出化学药成分的；④未取得药品相关批准证明文件进口药品或者明知是上述药品而销售，涉案药品在境外也未合法上市的；⑤其他足以严重危害人体健康的情形。对于涉案药品是否在境外合法上市，应当根据境外药品监督管理部门或者权利人的证明等证据，结合犯罪嫌疑人、被告人及其辩护人提供的证据材料综合审查，依法作出认定。对于"足以严重危害人体健康"难以确定的，根据地市级以上药品监督管理部门出具的认定意见，结合其他证据作出认定。

根据《最高人民法院、最高人民检察院关

于办理危害药品安全刑事案件适用法律若干问题的解释》第八条第一款规定，未取得批准证明文件生产、进口药品，具有下列情形之一的，应当认定为刑法第一百四十二条之一规定的"对人体健康造成严重危害"：①造成轻伤或者重伤的；②造成轻度残疾或者中度残疾的；③造成器官组织损伤导致一般功能障碍或者严重功能障碍的；④其他对人体健康造成严重危害的情形。

根据《最高人民法院、最高人民检察院关于办理危害药品安全刑事案件适用法律若干问题的解释》第八条第二款第二项、第五项规定，未取得批准证明文件生产、进口药品，足以严重危害人体健康，并具有下列情形之一的，应当认定为刑法第一百四十二条之一规定的"有其他严重情节"：①未取得药品相关批准证明文件生产、进口药品或者明知是上述药品而销售，生产、销售的金额五十万元以上的；②造成恶劣社会影响或者具有其他严重情节的情形。

（二）使用欺骗手段取得药品批准证明文件生产、进口药品的法律责任

根据《药品管理法》第一百二十四条第一款第二项规定，使用采取欺骗手段取得的药品批准证明文件生产、进口药品的，没收违法生产、进口、销售的药品和违法所得以及专门用于违法生产的原料、辅料、包装材料和生产设备，责令停产停业整顿，并处违法生产、进口、销售的药品货值金额十五倍以上三十倍以下的罚款；货值金额不足十万元的，按十万元计算；情节严重的，吊销药品批准证明文件直至吊销药品生产许可证、药品经营许可证或者医疗机构制剂许可证，对法定代表人、主要负责人、直接负责的主管人员和其他责任人员，没收违法行为发生期间自本单位所获收入，并处所获收入百分之三十以上三倍以下的罚款，十年直至终身禁止从事药品生产经营活动，并可以由公安机关处五日以上十五日以下的拘留。

（三）未依法开展药物临床试验和生物等效性试验的法律责任

根据《药品管理法》第一百二十五条第一款第一项规定，未经批准开展药物临床试验的，没收违法生产、销售的药品和违法所得以及包

装材料、容器，责令停产停业整顿，并处五十万元以上五百万元以下的罚款；情节严重的，吊销药品批准证明文件、药品生产许可证、药品经营许可证，对法定代表人、主要负责人、直接负责的主管人员和其他责任人员处二万元以上二十万元以下的罚款，十年直至终身禁止从事药品生产经营活动。

根据《药品管理法》第一百二十七条第一款第二项和《药品注册管理办法》第一百一十五条规定，药物临床试验期间，发现存在安全性问题或者其他风险，临床试验申办者未及时调整临床试验方案、暂停或者终止临床试验，或者未向国家药品监督管理局报告的，责令限期改正，给予警告；逾期不改正的，处十万元以上五十万元以下的罚款。

根据《药品注册管理办法》第一百一十六条规定，申办者有下列情形之一的，责令限期改正；逾期不改正的，处一万元以上三万元以下罚款：①开展药物临床试验前未按规定在药物临床试验登记与信息公示平台进行登记；②未按规定提交研发期间安全性更新报告；③药物临床试验结束后未登记临床试验结果等信息。

（四）未依法实施药品生产管理的法律责任

1. 未依法实施药品生产管理的行政处罚
根据《药品管理法》第一百二十四条第一款第三至七项规定，有下列行为之一的，没收违法生产药品和违法所得以及专门用于违法生产的原料、辅料、包装材料和生产设备，责令停产停业整顿，并处违法生产药品货值金额十五倍以上三十倍以下的罚款；货值金额不足十万元的，按十万元计算；情节严重的，吊销药品批准证明文件直至吊销药品生产许可证或者医疗机构制剂许可证，对法定代表人、主要负责人、直接负责的主管人员和其他责任人员，没收违法行为发生期间自本单位所获收入，并处所获收入百分之三十以上三倍以下的罚款，十年直至终身禁止从事药品生产经营活动，并可以由公安机关处五日以上十五日以下的拘留：①使用未经审评审批的原料药生产药品；②应当检验而未经检验即销售药品；③生产、销售国务

院药品监督管理部门禁止使用的药品；④编造生产、检验记录；⑤未经批准在药品生产过程中进行重大变更。

根据《药品生产监督管理办法》第七十一条规定，药品上市许可持有人和药品生产企业有下列情形之一的，由所在地省级药品监督管理部门处一万元以上三万元以下的罚款：①企业名称、住所（经营场所）、法定代表人未按规定办理登记事项变更；②未按照规定每年对直接接触药品的工作人员进行健康检查并建立健康档案；③未按照规定对列入国家实施停产报告的短缺药品清单的药品进行停产报告。

2. 未依法实施药品生产管理的刑事责任 根据《刑法》第一百四十二条之一规定，违反药品管理法规，编造生产、检验记录，足以严重危害人体健康的，处三年以下有期徒刑或者拘役，并处或者单处罚金；对人体健康造成严重危害或者有其他严重情节的，处三年以上七年以下有期徒刑，并处罚金。有上述行为，同时又构成《刑法》第一百四十一条、第一百四十二条规定之罪或者其他犯罪的，依照处罚较重的规定定罪处罚。

根据《最高人民法院、最高人民检察院关于办理危害药品安全刑事案件适用法律若干问题的解释》第七条第八项规定，编造生产、检验记录，影响药品的安全性、有效性和质量可控性的，应当认定为刑法第一百四十二条之一规定的"足以严重危害人体健康"。对于"足以严重危害人体健康"难以确定的，根据地市级以上药品监督管理部门出具的认定意见，结合其他证据作出认定。

根据《最高人民法院、最高人民检察院关于办理危害药品安全刑事案件适用法律若干问题的解释》第八条第一款规定，编造生产、检验记录，具有下列情形之一的，应当认定为刑法第一百四十二条之一规定的"对人体健康造成严重危害"：①造成轻伤或者重伤的；②造成轻度残疾或者中度残疾的；③造成器官组织损伤导致一般功能障碍或者严重功能障碍的；④其他对人体健康造成严重危害的情形。

根据《最高人民法院、最高人民检察院关

于办理危害药品安全刑事案件适用法律若干问题的解释》第八条第二款第四项、第五项规定，编造生产、检验记录，足以严重危害人体健康，并具有下列情形之一的，应当认定为刑法第一百四十二条之一规定的"有其他严重情节"：①造成严重后果的；②造成恶劣社会影响或者具有其他严重情节的情形。

（五） 使用未经审评的药包材或未经核准的标签、 说明书的法律责任

根据《药品管理法》第一百二十五条第一款第二至三项规定，有下列情形之一的，没收违法生产、销售的药品和违法所得以及包装材料、容器，责令停产停业整顿，并处五十万元以上五百万元以下的罚款；情节严重的，吊销药品批准证明文件、药品生产许可证、药品经营许可证，对法定代表人、主要负责人、直接负责的主管人员和其他责任人员处二万元以上二十万元以下的罚款，十年直至终身禁止从事药品生产经营活动：①使用未经审评的直接接触药品的包装材料或者容器生产药品，或者销售该类药品；②使用未经核准的标签、说明书。

（六） 未按照规定建立并实施药品追溯制度的法律责任

根据《药品管理法》第一百二十七第一款第三项规定，有未按照规定建立并实施药品追溯制度行为的，责令限期改正，给予警告；逾期不改正的，处十万元以上五十万元以下的罚款。

（七） 未依法履行报告义务的法律责任

根据《药品管理法》第一百二十七条第一款第二项、第四项、第五项规定，有下列行为之一的，责令限期改正，给予警告；逾期不改正的，处十万元以上五十万元以下的罚款：①药物临床试验期间，发现存在安全性问题或者其他风险，临床试验申办者未及时调整临床试验方案、暂停或者终止临床试验，或者未向国家药品监督管理局报告；②未按照规定提交年度报告；③未按照规定对药品生产过程中的变更进行备案或者报告。

七、违反药品质量管理规范的法律责任

药品属于特殊商品，药品相关活动的从业者应当在从业过程中健全完善质量管理体系，恪守质量管理规范。质量管理规范是对药品质量管理提出的最低要求，例如《药物非临床研究质量管理规范》《药物临床试验质量管理规范》《药品生产质量管理规范》《药品经营质量管理规范》均由国家药品监督管理局制定，药物非临床研究、药物临床试验活动、药品生产、药品经营都应遵守，违反则构成违法。

根据《药品管理法》第一百二十六条规定，除该法另有规定的情形外，药品上市许可持有人、药品生产企业、药品经营企业、药物非临床安全性评价研究机构、药物临床试验机构等未遵守药品生产质量管理规范、药品经营质量管理规范、药物非临床研究质量管理规范、药物临床试验质量管理规范等的，责令限期改正，给予警告；逾期不改正的，处十万元以上五十万元以下的罚款；情节严重的，处五十万元以上二百万元以下的罚款，责令停产停业整顿直至吊销药品批准证明文件、药品生产许可证、药品经营许可证等，药物非临床安全性评价研究机构、药物临床试验机构等五年内不得开展药物非临床安全性评价研究、药物临床试验，对法定代表人、主要负责人、直接负责的主管人员和其他责任人员，没收违法行为发生期间自本单位所获收入，并处所获收入百分之十以上百分之五十以下的罚款，十年直至终身禁止从事药品生产经营等活动。

根据《药品生产监督管理办法》第六十九条规定，药品上市许可持有人和药品生产企业未按照药品生产质量管理规范的要求生产，有下列情形之一，属于《药品管理法》第一百二十六条规定的情节严重情形的，依法予以处罚：①未配备专门质量负责人独立负责药品质量管理、监督质量管理规范执行；②药品上市许可持有人未配备专门质量受权人履行药品上市放行责任；③药品生产企业未配备专门质量受权

人履行药品出厂放行责任；④质量管理体系不能正常运行，药品生产过程控制、质量控制的记录和数据不真实；⑤对已识别的风险未及时采取有效的风险控制措施，无法保证产品质量；⑥其他严重违反药品生产质量管理规范的情形。

根据《药品生产监督管理办法》第七十条规定，辅料、直接接触药品的包装材料和容器的生产企业及供应商未遵守国家药品监督管理局制定的质量管理规范等相关要求，不能确保质量保证体系持续合规的，由所在地省、自治区、直辖市药品监督管理部门按照《药品管理法》第一百二十六条规定给予处罚。

根据《药品经营和使用质量监督管理办法》第六十九条规定，有下列情形之一的，药品监督管理部门可以依据《药品管理法》第一百二十六条规定的情节严重的情形给予处罚：①药品上市许可持有人委托不具备相应资质条件的企业销售药品的；②药品上市许可持有人、药品批发企业将国家有专门管理要求的药品销售给个人或者不具备相应资质的单位，导致相关药品流入非法渠道或者去向不明，或者知道、应当知道购进单位将相关药品流入非法渠道仍销售药品的；③药品经营质量管理和质量控制过程中，记录或者票据不真实，存在虚假欺骗行为的；④对已识别的风险未及时采取有效的风险控制措施，造成严重后果的；⑤知道或者应当知道他人从事非法药品生产、经营和使用活动，依然为其提供药品的；⑥其他情节严重的情形。

根据《药品经营和使用质量监督管理办法》第七十一条规定，药品上市许可持有人、药品经营企业未按该办法规定履行购销查验义务或者开具销售凭证，违反药品经营质量管理规范的，药品监督管理部门按照《药品管理法》第一百二十六条给予处罚。

根据《药品网络销售监督管理办法》第三十七条规定，药品网络销售企业违反药品配送、出具销售凭证、保存相关记录等要求，未遵守药品经营质量管理规范的，依照药品管理法第一百二十六条的规定进行处罚。

八、违反药品经营管理要求的法律责任

（一）从无证生产、经营企业购进药品的法律责任

根据《药品管理法》第一百二十九条规定，药品上市许可持有人、药品生产企业、药品经营企业或者医疗机构未从药品上市许可持有人或者具有药品生产、经营资格的企业购进药品的，责令改正，没收违法购进的药品和违法所得，并处违法购进药品货值金额二倍以上十倍以下的罚款；情节严重的，并处货值金额十倍以上三十倍以下的罚款，吊销药品批准证明文件、药品生产许可证、药品经营许可证或者医疗机构执业许可证；货值金额不足五万元的，按五万元计算。

（二）违反药品零售管理要求的法律责任

根据《药品管理法》第一百三十条规定，药品经营企业购销药品未按照规定进行记录，零售药品未正确说明用法、用量等事项，或者未按照规定调配处方的，责令改正，给予警告；情节严重的，吊销药品经营许可证。

根据《药品经营和使用质量监督管理办法》第七十二条规定，药品零售企业有以下情形之一的，由药品监督管理部门责令限期改正；逾期不改正的，处五千元以上五万元以下罚款；造成危害后果的，处五万元以上二十万元以下罚款：①未按规定凭处方销售处方药的；②以买药品赠药品或者买商品赠药品等方式向公众直接或者变相赠送处方药、甲类非处方药的；③违反该办法第四十二条第五款规定的药师或者药学技术人员管理要求的，即依法经过资格认定的药师或者其他药学技术人员在企业营业时间内不在岗时，未挂牌告知，或未经依法经过资格认定的药师或者其他药学技术人员审核即销售处方药的。

（三）医疗机构向市场销售制剂的法律责任

根据《药品管理法》第一百三十三条规定，医疗机构将其配制的制剂在市场上销售的，责令改正，没收违法销售的制剂和违法所得，并处违法销售制剂货值金额二倍以上五倍以下的罚款；情节严重的，并处货值金额五倍以上十五倍以下的罚款；货值金额不足五万元的，按五万元计算。

（四）违反药品经营许可登记事项变更管理要求的法律责任

根据《药品经营和使用质量监督管理办法》第六十七条规定，药品经营企业未按规定办理药品经营许可证登记事项变更的，由药品监督管理部门责令限期改正；逾期不改正的，处五千元以上五万元以下罚款。

（五）违反委托销售、储存、运输管理要求的法律责任

根据《药品经营和使用质量监督管理办法》第七十条规定，有下列情形之一的，由药品监督管理部门责令限期改正；逾期不改正的，处五千元以上三万元以下罚款：①接受药品上市许可持有人委托销售的药品经营企业违反该办法规定再次委托销售的；②药品上市许可持有人未按该办法规定对委托销售行为进行管理的；③药品上市许可持有人、药品经营企业未按该办法规定对委托储存、运输行为进行管理的；④药品上市许可持有人、药品经营企业未按该办法规定报告委托销售、储存情况的；⑤接受委托储存药品的受托方违反该办法规定再次委托储存药品的；⑥接受委托运输药品的受托方违反该办法规定运输药品的；⑦接受委托储存、运输的受托方未按该办法规定向委托方所在地和受托方所在地药品监督管理部门报告药品重大质量问题的。

（六）违反药品网络销售监督管理要求的法律责任

1. 药品网络交易第三方平台违反相关管理要求的法律责任 根据《药品管理法》第一百三十一条规定，药品网络交易第三方平台提供者未履行资质审核、报告、停止提供网络交易平台服务等义务的，责令改正，没收违法所得，并处二十万元以上二百万元以下的罚款；情节严重的，责令停业整顿，并处二百万元以上五百万元以下的罚款。

根据《药品网络销售监督管理办法》第三

十八条规定，药品网络交易第三方平台违反第十七条要求，未履行建立质量管理体系义务的，责令限期改正，处 3 万元以上 10 万元以下罚款；造成危害后果的，处 10 万元以上 20 万元以下罚款。

根据《药品网络销售监督管理办法》第三十九条规定，药品网络交易第三方平台违反第十八条要求，未依法办理备案手续、公示备案信息的，责令限期改正；逾期不改正的，处 5 万元以上 10 万元以下罚款；造成危害后果的，处 10 万元以上 20 万元以下罚款。

根据《药品网络销售监督管理办法》第四十条规定，药品网络交易第三方平台违反第二十条、第二十二条、第二十三条要求，未履行资质审核、报告、停止提供网络交易平台服务等义务的，依照药品管理法第一百三十一条的规定处罚。

2. 通过网络销售实行特殊管理药品的法律责任　根据《药品网络销售监督管理办法》第三十三条规定，通过网络销售国家实行特殊管理的药品，法律、行政法规已有规定的，依照法律、行政法规的规定处罚。法律、行政法规未作规定的，责令限期改正，处 5 万元以上 10 万元以下罚款；造成危害后果的，处 10 万元以上 20 万元以下罚款。

3. 违反网络零售处方药要求的法律责任　根据《药品网络销售监督管理办法》第三十四条第一款规定，药品网络零售企业违反第九条第一款、第二款要求，未履行处方审核、调配和标记管理等义务的，责令限期改正，处 3 万元以上 5 万元以下罚款；情节严重的，处 5 万元以上 10 万元以下罚款。

根据《药品网络销售监督管理办法》第三十四条第二款规定，药品网络交易第三方平台违反第九条第三款要求，未履行电子处方管理相关义务的，责令限期改正，处 5 万元以上 10 万元以下罚款；造成危害后果的，处 10 万元以上 20 万元以下罚款。

根据《药品网络销售监督管理办法》第三十四条第三款规定，药品网络零售企业违反第九条第四款要求，未履行纸质处方管理义务的，责令限期改正，处 1 万元以上 3 万元以下罚款；

情节严重的，处 3 万元以上 5 万元以下罚款。

4. 药品网络销售企业未依法履行报告义务的法律责任　根据《药品网络销售监督管理办法》第三十五条规定，药品网络销售企业违反第十一条要求，未依法履行报告义务的，责令限期改正；逾期不改正的，处 1 万元以上 3 万元以下罚款；情节严重的，处 3 万元以上 5 万元以下罚款。

5. 药品网络销售企业违反信息展示要求的法律责任　根据《药品网络销售监督管理办法》第三十六条规定，药品网络销售企业、药品网络交易第三方平台违反第十三条、第十九条第二款要求，未依法履行信息展示要求的，责令限期改正；逾期不改正的，处 5 万元以上 10 万元以下罚款。

九、医疗机构违反药品使用质量管理要求的法律责任

根据《药品经营和使用质量监督管理办法》第七十三条规定，医疗机构未按规定设置专门质量管理部门或者人员、未按规定履行进货查验、药品储存和养护、停止使用、报告等义务的，由药品监督管理部门责令限期改正，并通报卫生健康主管部门；逾期不改正或者情节严重的，处五千元以上五万元以下罚款；造成严重后果的，处五万元以上二十万元以下罚款。

十、违反药品不良反应报告和监测规定的法律责任

根据《药品管理法》第一百三十四条规定，药品上市许可持有人未按照规定开展药品不良反应监测或者报告疑似药品不良反应的，责令限期改正，给予警告；逾期不改正的，责令停产停业整顿，并处十万元以上一百万元以下的罚款。

药品经营企业未按照规定报告疑似药品不良反应的，责令限期改正，给予警告；逾期不改正的，责令停产停业整顿，并处五万元以上五十万元以下的罚款。

医疗机构未按照规定报告疑似药品不良反应的，责令限期改正，给予警告；逾期不改正的，处五万元以上五十万元以下的罚款。

十一、违反药品召回管理规定的法律责任

根据《药品管理法》第一百三十五条规定，药品上市许可持有人在省级药品监督管理部门责令其召回后，拒不召回的，处应召回药品货值金额五倍以上十倍以下的罚款；货值金额不足十万元的，按十万元计算；情节严重的，吊销药品批准证明文件、药品生产许可证、药品经营许可证，对法定代表人、主要负责人、直接负责的主管人员和其他责任人员，处二万元以上二十万元以下的罚款。药品生产企业、药品经营企业、医疗机构拒不配合召回的，处十万元以上五十万元以下的罚款。

十二、药品购销中商业贿赂行为的法律责任

（一）药品购销活动中暗中给予、收受回扣或者其他利益的法律责任

《药品管理法》第八十八条是关于药品上市许可持有人、药品生产企业、药品经营企业和医疗机构在药品购销中给予、收受回扣或者其他不正当利益的规定。根据《药品管理法》第八十八条规定，禁止药品上市许可持有人、药品生产企业、药品经营企业或者代理人以任何名义给予使用其药品的医疗机构的负责人、药品采购人员、医师、药师等有关人员财物或者其他不正当利益。禁止医疗机构的负责人、药品采购人员、医师、药师等有关人员以任何名义收受药品上市许可持有人、药品生产企业、药品经营企业或者代理人给予的财物或者其他不正当利益。

《药品管理法》第一百四十一条则针对第八十八条的禁止性行为设定了相应法律责任。根据《药品管理法》第一百四十一条规定，药品上市许可持有人、药品生产企业、药品经营企业或者医疗机构在药品购销中给予、收受回扣或者其他不正当利益的，药品上市许可持有人、药品生产企业、药品经营企业或者代理人给予使用其药品的医疗机构的负责人、药品采购人员、医师、药师等有关人员财物或者其他不正

当利益的，由市场监督管理部门没收违法所得，并处三十万元以上三百万元以下的罚款；情节严重的，吊销药品上市许可持有人、药品生产企业、药品经营企业营业执照，并由药品监督管理部门吊销药品批准证明文件、药品生产许可证、药品经营许可证。

（二）药品购销活动中收受财物或者其他利益的法律责任

1. 药品购销活动中收受财物或者其他利益的行政处罚　《药品管理法》第一百四十二条是关于药品上市许可持有人、药品生产企业、药品经营企业的负责人、采购人员等有关人员在药品购销中收受其他药品上市许可持有人、药品生产企业、药品经营企业或者代理人给予的财物或者其他不正当利益的行为应当承担法律责任的规定。

《药品管理法》第一百四十二条第一款规定了对药品上市许可持有人、药品生产企业、药品经营企业的负责人、采购人员等有关人员的处罚。该条款规定，药品上市许可持有人、药品生产企业、药品经营企业的负责人、采购人员等有关人员在药品购销中收受其他药品上市许可持有人、药品生产企业、药品经营企业或者代理人给予的财物或者其他不正当利益的，没收违法所得，依法给予处罚；情节严重的，五年内禁止从事药品生产经营活动。

《药品管理法》第一百四十二条第二款规定了对医疗机构的负责人、药品采购人员、医师、药师等人员的处罚。该条款规定：医疗机构的负责人、药品采购人员、医师、药师等有关人员收受药品上市许可持有人、药品生产企业、药品经营企业或者代理人给予的财物或者其他不正当利益的，由卫生健康主管部门或者本单位给予处分，没收违法所得；情节严重的，还应当吊销其执业证书。

2. 药品购销活动中收受财物或者其他利益的刑罚适用　根据《最高人民法院、最高人民检察院关于办理商业贿赂刑事案件适用法律若干问题的意见》（法发〔2008〕33号）规定，医疗机构中的国家工作人员，在药品、医疗器械、医用卫生材料等医药产品采购活动中，利

用职务上的便利，索取销售方财物，或者非法收受销售方财物，为销售方谋取利益，构成犯罪的，依照《刑法》第三百八十五条规定，以受贿罪定罪处罚。医疗机构中的非国家工作人员，有前款行为，数额较大的，依照刑法第一百六十三条规定，以非国家工作人员受贿罪定罪处罚。医疗机构中的医务人员，利用开处方的职务便利，以各种名义非法收受药品、医疗器械、医用卫生材料等医药产品销售方财物，为医药产品销售方谋取利益，数额较大的，依照刑法第一百六十三条规定，以非国家工作人员受贿罪定罪处罚。

十三、违反疫苗管理规定的法律责任

（一）生产、销售的疫苗属于假药、劣药的法律责任

根据《疫苗管理法》第八十条规定，生产、销售的疫苗属于假药的，由省级以上药品监督管理部门没收违法所得和违法生产、销售的疫苗以及专门用于违法生产疫苗的原料、辅料、包装材料、设备等物品，责令停产停业整顿，吊销药品注册证书，直至吊销药品生产许可证等，并处违法生产、销售疫苗货值金额十五倍以上五十倍以下的罚款，货值金额不足五十万元的，按五十万元计算。

生产、销售的疫苗属于劣药的，由省级以上药品监督管理部门没收违法所得和违法生产、销售的疫苗以及专门用于违法生产疫苗的原料、辅料、包装材料、设备等物品，责令停产停业整顿，并处违法生产、销售疫苗货值金额十倍以上三十倍以下的罚款，货值金额不足五十万元的，按五十万元计算；情节严重的，吊销药品注册证书，直至吊销药品生产许可证等。

生产、销售的疫苗属于假药，或者生产、销售的疫苗属于劣药且情节严重的，由省级以上药品监督管理部门对法定代表人、主要负责人、直接负责的主管人员和关键岗位人员以及其他责任人员，没收违法行为发生期间自本单位所获收入，并处所获收入一倍以上十倍以下的罚款，终身禁止从事药品生产经营活动，由公安机关处五日以上十五日以下拘留。

（二）违反质量管理规范的法律责任

根据《疫苗管理法》第八十二条规定，除另有规定的情形外，疫苗上市许可持有人或者其他单位违反药品相关质量管理规范的，由县级以上人民政府药品监督管理部门责令改正，给予警告；拒不改正的，处二十万元以上五十万元以下的罚款；情节严重的，处五十万元以上三百万元以下的罚款，责令停产停业整顿，直至吊销药品相关批准证明文件、药品生产许可证等，对法定代表人、主要负责人、直接负责的主管人员和关键岗位人员以及其他责任人员，没收违法行为发生期间自本单位所获收入，并处所获收入百分之五十以上五倍以下的罚款，十年内直至终身禁止从事药品生产经营活动。

（三）违反疫苗储存、运输要求的法律责任

根据《疫苗管理法》第八十五条第一款规定，疾病预防控制机构、接种单位、疫苗上市许可持有人、疫苗配送单位违反疫苗储存、运输管理规范有关冷链储存、运输要求的，由县级以上人民政府药品监督管理部门责令改正，给予警告，对违法储存、运输的疫苗予以销毁，没收违法所得；拒不改正的，对接种单位、疫苗上市许可持有人、疫苗配送单位处二十万元以上一百万元以下的罚款；情节严重的，对接种单位、疫苗上市许可持有人、疫苗配送单位处违法储存、运输疫苗货值金额十倍以上三十倍以下的罚款，货值金额不足十万元的，按十万元计算，责令疫苗上市许可持有人、疫苗配送单位停产停业整顿，直至吊销药品相关批准证明文件、药品生产许可证等，对疫苗上市许可持有人、疫苗配送单位的法定代表人、主要负责人、直接负责的主管人员和关键岗位人员以及其他责任人员依照《疫苗管理法》第八十二条规定给予处罚，即没收违法行为发生期间自本单位所获收入，并处所获收入百分之五十以上五倍以下的罚款，十年内直至终身禁止从事药品生产经营活动。

根据《疫苗管理法》第八十六条第一款规定，疾病预防控制机构、接种单位、疫苗上市许可持有人、疫苗配送单位有《疫苗管理法》

第八十五条规定以外的违反疫苗储存、运输管理规范行为的，由县级以上人民政府药品监督管理部门责令改正，给予警告，没收违法所得；拒不改正的，对接种单位、疫苗上市许可持有人、疫苗配送单位处十万元以上三十万元以下的罚款；情节严重的，对接种单位、疫苗上市许可持有人、疫苗配送单位处违法储存、运输疫苗货值金额三倍以上十倍以下的罚款，货值金额不足十万元的，按十万元计算。

十四、其他违反药品管理规定的法律责任

（一）违反药品说明书、标签管理的法律责任

根据《药品管理法》第一百二十八条规定，除依法应当按照假药、劣药处罚外，药品包装未按照规定印有、贴有标签或者附有说明书，标签、说明书未按照规定注明相关信息或者印有规定标志的，责令改正，给予警告；情节严重的，吊销药品注册证书。

（二）违反药品广告管理的法律责任

根据《广告法》第五十七条规定，有下列行为之一的，由市场监督管理部门责令停止发布广告，对广告主处二十万元以上一百万元以下的罚款，情节严重的，并可以吊销营业执照，由广告审查机关撤销广告审查批准文件、一年内不受理其广告审查申请；对广告经营者、广告发布者，由市场监督管理部门没收广告费用，处二十万元以上一百万元以下的罚款，情节严重的，并可以吊销营业执照：①发布有《广告法》第九条、第十条规定的禁止情形的广告的；②违反《广告法》第十五条规定发布麻醉药品、精神药品、医疗用毒性药品、放射性药品等特殊药品、药品类易制毒化学品、戒毒治疗的药品、医疗器械和治疗方法广告，或在不符合规定的媒体发布处方药广告的；③违反《广告法》第四十条第一款规定，在针对未成年人的大众传播媒介上发布药品、保健食品、医疗器械、化妆品广告的。

根据《广告法》第五十八条规定，违反

《广告法》第十六条规定发布医疗、药品、医疗器械广告的，由市场监督管理部门责令停止发布广告，责令广告主在相应范围内消除影响，处广告费用一倍以上三倍以下的罚款，广告费用无法计算或者明显偏低的，处十万元以上二十万元以下的罚款；情节严重的，处广告费用三倍以上五倍以下的罚款，广告费用无法计算或者明显偏低的，处二十万元以上一百万元以下的罚款，可以吊销营业执照，并由广告审查机关撤销广告审查批准文件、一年内不受理其广告审查申请。

（三）违反特殊管理药品管理规定的刑事责任

1. 非法提供麻醉药品、精神药品的刑事责任 根据《刑法》第三百五十五条规定，依法从事生产、运输、管理、使用国家管制的麻醉药品、精神药品的人员，违反国家规定，向吸食、注射毒品的人提供国家规定管制的能够使人形成瘾癖的麻醉药品、精神药品的，处三年以下有期徒刑或者拘役，并处罚金；情节严重的，处三年以上七年以下有期徒刑，并处罚金。向走私、贩卖毒品的犯罪分子或者以牟利为目的，向吸食、注射毒品的人提供国家规定管制的能够使人形成瘾癖的麻醉药品、精神药品的，依照《刑法》第三百四十七条的规定定罪处罚。

2. 走私、非法买卖麻黄碱类复方制剂等行为的刑事责任 在《关于办理走私、非法买卖麻黄碱类复方制剂等刑事案件适用法律若干问题的意见》（法释〔2014〕10号）中，就办理走私、非法买卖麻黄碱类复方制剂等行为的刑事责任，作出相应规定。

（1）关于走私、非法买卖麻黄碱类复方制剂等行为的定性。①以加工、提炼制毒物品制造毒品为目的，购买麻黄碱类复方制剂，或者运输、携带、寄递麻黄碱类复方制剂进出境的，依照《刑法》第三百四十七条规定，以制造毒品罪定罪处罚。②以加工、提炼制毒物品为目的，购买麻黄碱类复方制剂，或者运输、携带、寄递麻黄碱类复方制剂进出境的，依照《刑法》

三百五十条第一款、第三款规定，分别以非法买卖制毒物品罪、走私制毒物品罪定罪处罚。③将麻黄碱类复方制剂拆除包装、改变形态后进行走私或者非法买卖，或者明知是已拆除包装、改变形态的麻黄碱类复方制剂而进行走私或者非法买卖的，依照《刑法》第三百五十条第一款、第三款规定，分别以走私制毒物品罪、非法买卖制毒物品罪定罪处罚。④非法买卖麻黄碱类复方制剂或者运输、携带、寄递麻黄碱类复方制剂进出境，没有证据证明系用于制造毒品或者走私、非法买卖制毒物品，或者未达到走私制毒物品罪、非法买卖制毒物品罪的定罪数量标准，构成非法经营罪、走私普通货物、物品罪等其他犯罪的，依法定罪处罚。实施①、②规定的行为，同时构成其他犯罪的，依照处罚较重的规定定罪处罚。

（2）关于利用麻黄碱类复方制剂加工、提炼制毒物品行为的定性。①以制造毒品为目的，利用麻黄碱类复方制剂加工、提炼制毒物品的，依照刑法第三百四十七条的规定，以制造毒品罪定罪处罚。②以走私或者非法买卖为目的，利用麻黄碱类复方制剂加工、提炼制毒物品的，依照《刑法》第三百五十条第一款、第三款规定，分别以走私制毒物品罪、非法买卖制毒物品罪定罪处罚。

（3）关于制毒物品数量的认定。①以走私制毒物品罪、非法买卖制毒物品罪定罪处罚的，应当以涉案麻黄碱类复方制剂中麻黄碱类物质的含量作为涉案制毒物品的数量。②以制造毒品罪定罪处罚的，应当将涉案麻黄碱类复方制剂所含的麻黄碱类物质可以制成的毒品数量作为量刑情节考虑。③多次实施的行为未经处理的，涉案制毒物品的数量累计计算。

第三节　违反中医药法相关规定的法律责任

2016年12月25日，十二届全国人大常委会第二十五次会议审议通过了《中医药法》。其中，在加大对中医药事业的扶持力度、加强对中医医疗服务和中药生产经营的监管的同时，加大对中医药违法行为的处罚力度。

一、违反炮制中药饮片、委托配制中药制剂备案管理规定的法律责任

（一）应备案而未备案，或者备案时提供虚假材料的法律责任

根据《中医药法》第五十六条第一款规定，医疗机构炮制中药饮片、委托配制中药制剂应当备案而未备案，或者备案时提供虚假材料的，由中医药主管部门和药品监督管理部门按照各自职责分工责令改正，没收违法所得，并处三万元以下罚款，向社会公告相关信息；拒不改正的，责令停止执业活动或者责令停止炮制中药饮片、委托配制中药制剂活动，其直接责任人员五年内不得从事中医药相关活动。

（二）应用传统工艺配制中药制剂未依照规定备案或未按照备案材料载明的要求配制中药制剂的法律责任

根据《中医药法》第五十六条第二款规定，医疗机构应用传统工艺配制中药制剂未依照规定备案，或者未按照备案材料载明的要求配制中药制剂的，按生产假药给予处罚。

二、中药材种植过程中使用剧毒、高毒农药的法律责任

根据《中医药法》第五十八条规定，在中药材种植过程中使用剧毒、高毒农药的，依照有关法律、法规规定给予处罚；情节严重的，可以由公安机关对其直接负责的主管人员和其他直接责任人员处五日以上十五日以下拘留。

第四节　缺陷药品侵权损害赔偿责任

一、《民法典》相关规定

根据《民法典》第一千二百零二条规定，因产品存在缺陷造成他人损害的，生产者应当承担侵权责任。

根据《民法典》第一千二百二十三条规定，因药品的缺陷造成患者损害的，患者可以向药品上市许可持有人、生产者请求赔偿，也可以向医疗机构请求赔偿。患者向医疗机构请求赔

偿的，医疗机构赔偿后，有权向负有责任的药品上市许可持有人、生产者追偿。

二、《药品管理法》相关规定

（一）首负责任制

根据《药品管理法》第一百四十四条第一款、第二款规定，药品上市许可持有人、药品生产企业、药品经营企业或者医疗机构违反《药品管理法》规定，给用药者造成损害的，依法承担赔偿责任。因药品质量问题受到损害的，受害人可以向药品上市许可持有人、药品生产企业请求赔偿损失，也可以向药品经营企业、医疗机构请求赔偿损失。接到受害人赔偿请求的，应当实行首负责任制，先行赔付；先行赔付后，可以依法追偿。

（二）惩罚性赔偿

对生产假劣药或者明知假劣药仍销售使用的，受害人可以要求惩罚性赔偿等。根据《药品管理法》第一百四十四条第三款规定，生产假药、劣药或者明知是假药、劣药仍然销售、使用的，受害人或者其近亲属除请求赔偿损失外，还可以请求支付价款十倍或者损失三倍的赔偿金；增加赔偿的金额不足一千元的，为一千元。

第五节 违反医疗器械监督管理规定的法律责任

一、未依法实施医疗器械生产、经营许可的法律责任

根据《医疗器械监督管理条例》第八十一条规定，有下列情形之一的，由负责药品监督管理的部门没收违法所得、违法生产经营的医疗器械和用于违法生产经营的工具、设备、原材料等物品；违法生产经营的医疗器械货值金额不足1万元的，并处5万元以上15万元以下罚款；货值金额1万元以上的，并处货值金额15倍以上30倍以下罚款；情节严重的，责令停产停业，10年内不受理相关责任人及单位提出的医疗器械许可申请，对违法单位的法定代表人、主要负责人、直接负责的主管人员和其他责任人员，没收违法行为发生期间自本单位所获收入，并处所获收入30%以上3倍以下罚款，终身禁止其从事医疗器械生产经营活动：①生产、经营未取得医疗器械注册证的第二类、第三类医疗器械的；②未经生产许可从事第二类、第三类医疗器械生产活动的；③未经经营许可从事第三类医疗器械经营活动的。

有前款第一项情形、情节严重的，由原发证部门吊销医疗器械生产许可证或者医疗器械经营许可证。

根据《医疗器械生产监督管理办法》第七十四条规定，有下列情形之一的，依照医疗器械监督管理条例第八十一条的规定处罚：①超出医疗器械生产许可证载明的生产范围生产第二类、第三类医疗器械；②在未经许可的生产场地生产第二类、第三类医疗器械；③医疗器械生产许可证有效期届满后，未依法办理延续手续，仍继续从事第二类、第三类医疗器械生产；④医疗器械生产企业增加生产产品品种，应当依法办理许可变更而未办理的。

二、骗取、伪造、变造、买卖、出租、出借许可证或批准证明文件的法律责任

（一）骗取医疗器械相关许可证或注册证的法律责任

根据《医疗器械监督管理条例》第八十三条第一款规定，在申请医疗器械行政许可时，提供虚假资料或者采取其他欺骗手段的，不予行政许可，已经取得行政许可的，由作出行政许可决定的部门撤销行政许可，没收违法所得、违法生产经营使用的医疗器械，10年内不受理相关责任人及单位提出的医疗器械许可申请；已经进行生产、经营或者使用的，违法生产经营的医疗器械货值金额不足1万元的，并处5万元以上15万元以下罚款；货值金额1万元以上的，并处货值金额15倍以上30倍以下罚款；情节严重的，责令停产停业，对违法单位的法定代表人、主要负责人、直接责任人员，没收违法行为发生期间自本单位所获收入，并处所获收入30%以上3倍以下罚款，终身禁止其从事医疗器械生产经营活动。

（二）伪造、变造、买卖、出租、出借相关医疗器械许可证件的法律责任

根据《医疗器械监督管理条例》第八十三条第二款规定，伪造、变造、买卖、出租、出借相关医疗器械许可证件的，由原发证部门予以收缴或者吊销，没收违法所得；违法所得不足 1 万元的，处 5 万元以上 10 万元以下罚款；违法所得 1 万元以上的，并处违法所得 10 倍以上 20 倍以下罚款；构成违反治安管理行为的，由公安机关依法予以治安管理处罚。

三、未依法实施医疗器械生产、经营备案的法律责任

根据《医疗器械监督管理条例》第八十四条规定，有下列情形之一的，由负责药品监督管理的部门向社会公告单位和产品名称，责令限期改正；逾期不改正的，没收违法所得、违法生产经营的医疗器械；违法生产经营的医疗器械货值金额不足 1 万元的，并处 1 万元以上 5 万元以下罚款；货值金额 1 万元以上的，并处货值金额 5 倍以上 20 倍以下罚款；情节严重的，对违法单位的法定代表人、主要负责人、直接负责的主管人员和其他责任人员，没收违法行为发生期间自本单位所获收入，并处所获收入 30% 以上 2 倍以下罚款，5 年内禁止其从事医疗器械生产经营活动：①生产、经营未经备案的第一类医疗器械；②未经备案从事第一类医疗器械生产；③经营第二类医疗器械，应当备案但未备案；④已经备案的资料不符合要求。

根据《医疗器械监督管理条例》第八十五条规定，备案时提供虚假资料的，由负责药品监督管理的部门向社会公告备案单位和产品名称，没收违法所得、违法生产经营的医疗器械；违法生产经营的医疗器械货值金额不足 1 万元的，并处 2 万元以上 5 万元以下罚款；货值金额 1 万元以上的，并处货值金额 5 倍以上 20 倍以下罚款；情节严重的，责令停产停业，对违法单位的法定代表人、主要负责人、直接负责的主管人员和其他责任人员，没收违法行为发生期间自本单位所获收入，并处所获收入 30%

以上 3 倍以下罚款，10 年内禁止其从事医疗器械生产经营活动。

根据《医疗器械注册与备案管理办法》第一百零七条规定，违反该办法第七十九条，未按照要求对医疗器械发生变化进行备案的，责令限期改正；逾期不改正的，处 1 万元以上 3 万元以下罚款。

四、不符合医疗器械生产、经营、使用管理要求的法律责任

根据《医疗器械监督管理条例》第八十六条规定，有下列情形之一的，由负责药品监督管理的部门责令改正，没收违法生产经营使用的医疗器械；违法生产经营使用的医疗器械货值金额不足 1 万元的，并处 2 万元以上 5 万元以下罚款；货值金额 1 万元以上的，并处货值金额 5 倍以上 20 倍以下罚款；情节严重的，责令停产停业，直至由原发证部门吊销医疗器械注册证、医疗器械生产许可证、医疗器械经营许可证，对违法单位的法定代表人、主要负责人、直接负责的主管人员和其他责任人员，没收违法行为发生期间自本单位所获收入，并处所获收入 30% 以上 3 倍以下罚款，10 年内禁止其从事医疗器械生产经营活动：①生产、经营、使用不符合强制性标准或者不符合经注册或者备案的产品技术要求的医疗器械；②未按照经注册或者备案的产品技术要求组织生产，或者未依照条例规定建立质量管理体系并保持有效运行，影响产品安全、有效；③经营、使用无合格证明文件、过期、失效、淘汰的医疗器械，或者使用未依法注册的医疗器械；④在负责药品监督管理的部门责令召回后仍拒不召回，或者在负责药品监督管理的部门责令停止或者暂停生产、进口、经营后，仍拒不停止生产、进口、经营医疗器械；⑤委托不具备该条例规定条件的企业生产医疗器械，或者未对受托生产企业的生产行为进行管理；⑥进口过期、失效、淘汰等已使用过的医疗器械。

根据《医疗器械监督管理条例》第八十七条规定，医疗器械经营企业、使用单位履行了条例规定的进货查验等义务，有充分证据证明其不知道所经营、使用的医疗器械为条例第八

十一条第一款第一项、第八十四条第一项、第八十六条第一项和第三项规定情形的医疗器械，并能如实说明其进货来源的，收缴其经营、使用的不符合法定要求的医疗器械，可以免予行政处罚。

根据《医疗器械监督管理条例》第八十八条规定，有下列情形之一的，由负责药品监督管理的部门责令改正，处1万元以上5万元以下罚款；情节严重的，责令停产停业，直至由原发证部门吊销医疗器械生产许可证、医疗器械经营许可证，对违法单位的法定代表人、主要负责人、直接负责的主管人员和其他责任人员，没收违法行为发生期间自本单位所获收入，并处所获收入30%以上2倍以下罚款，5年内禁止其从事医疗器械生产经营活动：①生产条件发生变化、不再符合医疗器械质量管理体系要求，未依照该条例规定整改、停止生产、报告；②生产、经营说明书、标签不符合该条例规定的医疗器械；③未按照医疗器械说明书和标签标示要求运输、贮存医疗器械；④转让过期、失效、淘汰或者检验不合格的在用医疗器械的。

根据《医疗器械监督管理条例》第八十九条规定，有下列情形之一的，由负责药品监督管理的部门和卫生主管部门依据各自职责责令改正，给予警告；拒不改正的，处1万元以上10万元以下罚款；情节严重的，责令停产停业，直至由原发证部门吊销医疗器械注册证、医疗

器械经营许可证，对违法单位的法定代表人、主要负责人、直接负责的主管人员和其他责任人员处1万元以上3万元以下罚款：①未按照要求提交质量管理体系自查报告；②从不具备合法资质的供货者购进医疗器械；③医疗器械经营企业、使用单位未依照该条例规定建立并执行医疗器械进货查验记录制度；④从事第二类、第三类医疗器械批发业务以及第三类医疗器械零售业务的经营企业未依照该条例规定建立并执行销售记录制度；⑤医疗器械注册人、备案人、生产经营企业、使用单位未依照条例规定开展医疗器械不良事件监测，未按照要求报告不良事件，或者对医疗器械不良事件监测技术机构、药品监督管理部门、卫生健康主管部门开展的不良事件调查不予配合；⑥医疗器械注册人、备案人未依照规定制定上市后研究和风险管控计划并保证有效实施；⑦医疗器械注册人、备案人未依照规定建立并执行产品追溯制度；⑧医疗器械注册人、备案人、经营企业从事医疗器械网络销售未按照规定告知负责药品监督管理的部门；⑨对需要定期检查、检验、校准、保养、维护的医疗器械，医疗器械使用单位未按照产品说明书要求进行检查、检验、校准、保养、维护并予以记录，及时进行分析、评估，确保医疗器械处于良好状态；⑩医疗器械使用单位未妥善保存购入第三类医疗器械的原始资料。

（蒋 蓉）

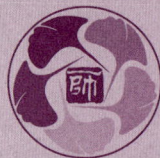

一、综合

中华人民共和国药品管理法

（1984年9月20日第六届全国人民代表大会常务委员会第七次会议通过　2001年2月
28日第九届全国人民代表大会常务委员会第二十次会议第一次修订
根据2013年12月28日第十二届全国人民代表大会常务委员会第六次会议
《关于修改〈中华人民共和国海洋环境保护法〉等七部法律的决定》第一次修正
根据2015年4月24日第十二届全国人民代表大会常务委员会第十四次会议
《关于修改〈中华人民共和国药品管理法〉的决定》第二次修正　2019年8月26日
第十三届全国人民代表大会常务委员会第十二次会议第二次修订）

第一章　总　则

第一条　为了加强药品管理，保证药品质量，保障公众用药安全和合法权益，保护和促进公众健康，制定本法。

第二条　在中华人民共和国境内从事药品研制、生产、经营、使用和监督管理活动，适用本法。

本法所称药品，是指用于预防、治疗、诊断人的疾病，有目的地调节人的生理机能并规定有适应症或者功能主治、用法和用量的物质，包括中药、化学药和生物制品等。

第三条　药品管理应当以人民健康为中心，坚持风险管理、全程管控、社会共治的原则，建立科学、严格的监督管理制度，全面提升药品质量，保障药品的安全、有效、可及。

第四条　国家发展现代药和传统药，充分发挥其在预防、医疗和保健中的作用。

国家保护野生药材资源和中药品种，鼓励培育道地中药材。

第五条　国家鼓励研究和创制新药，保护公民、法人和其他组织研究、开发新药的合法权益。

第六条　国家对药品管理实行药品上市许可持有人制度。药品上市许可持有人依法对药品研制、生产、经营、使用全过程中药品的安全性、有效性和质量可控性负责。

第七条　从事药品研制、生产、经营、使用活动，应当遵守法律、法规、规章、标准和规范，保证全过程信息真实、准确、完整和可追溯。

第八条　国务院药品监督管理部门主管全国药品监督管理工作。国务院有关部门在各自职责范围内负责与药品有关的监督管理工作。国务院药品监督管理部门配合国务院有关部门，执行国家药品行业发展规划和产业政策。

省、自治区、直辖市人民政府药品监督管理部门负责本行政区域内的药品监督管理工作。设区的市级、县级人民政府承担药品监督管理职责的部门（以下称药品监督管理部门）负责本行政区域内的药品监督管理工作。县级以上地方人民政府有关部门在各自职责范围内负责与药品有关的监督管理工作。

第九条　县级以上地方人民政府对本行政区域内的药品监督管理工作负责，统一领导、组织、协调本行政区域内的药品监督管理工作以及药品安全突发事件应对工作，建立健全药品监督管理工作机制和信息共享机制。

第十条　县级以上人民政府应当将药品安全工作纳入本级国民经济和社会发展规划，将药品安全工作经费列入本级政府预算，加强药品监督管理能力建设，为药品安全工作提供保障。

第十一条　药品监督管理部门设置或者指定的药品专业技术机构，承担依法实施药品监督管理所需的审评、检验、核查、监测与评价等工作。

第十二条 国家建立健全药品追溯制度。国务院药品监督管理部门应当制定统一的药品追溯标准和规范，推进药品追溯信息互通互享，实现药品可追溯。

国家建立药物警戒制度，对药品不良反应及其他与用药有关的有害反应进行监测、识别、评估和控制。

第十三条 各级人民政府及其有关部门、药品行业协会等应当加强药品安全宣传教育，开展药品安全法律法规等知识的普及工作。

新闻媒体应当开展药品安全法律法规等知识的公益宣传，并对药品违法行为进行舆论监督。有关药品的宣传报道应当全面、科学、客观、公正。

第十四条 药品行业协会应当加强行业自律，建立健全行业规范，推动行业诚信体系建设，引导和督促会员依法开展药品生产经营等活动。

第十五条 县级以上人民政府及其有关部门对在药品研制、生产、经营、使用和监督管理工作中做出突出贡献的单位和个人，按照国家有关规定给予表彰、奖励。

第二章 药品研制和注册

第十六条 国家支持以临床价值为导向、对人的疾病具有明确或者特殊疗效的药物创新，鼓励具有新的治疗机理、治疗严重危及生命的疾病或者罕见病、对人体具有多靶向系统性调节干预功能等的新药研制，推动药品技术进步。

国家鼓励运用现代科学技术和传统中药研究方法开展中药科学技术研究和药物开发，建立和完善符合中药特点的技术评价体系，促进中药传承创新。

国家采取有效措施，鼓励儿童用药品的研制和创新，支持开发符合儿童生理特征的儿童用药品新品种、剂型和规格，对儿童用药品予以优先审评审批。

第十七条 从事药品研制活动，应当遵守药物非临床研究质量管理规范、药物临床试验质量管理规范，保证药品研制全过程持续符合法定要求。

药物非临床研究质量管理规范、药物临床试验质量管理规范由国务院药品监督管理部门会同国务院有关部门制定。

第十八条 开展药物非临床研究，应当符合国家有关规定，有与研究项目相适应的人员、场地、设备、仪器和管理制度，保证有关数据、资料和样品的真实性。

第十九条 开展药物临床试验，应当按照国务院药品监督管理部门的规定如实报送研制方法、质量指标、药理及毒理试验结果等有关数据、资料和样品，经国务院药品监督管理部门批准。国务院药品监督管理部门应当自受理临床试验申请之日起六十个工作日内决定是否同意并通知临床试验申办者，逾期未通知的，视为同意。其中，开展生物等效性试验的，报国务院药品监督管理部门备案。

开展药物临床试验，应当在具备相应条件的临床试验机构进行。药物临床试验机构实行备案管理，具体办法由国务院药品监督管理部门、国务院卫生健康主管部门共同制定。

第二十条 开展药物临床试验，应当符合伦理原则，制定临床试验方案，经伦理委员会审查同意。

伦理委员会应当建立伦理审查工作制度，保证伦理审查过程独立、客观、公正，监督规范开展药物临床试验，保障受试者合法权益，维护社会公共利益。

第二十一条 实施药物临床试验，应当向受试者或者其监护人如实说明和解释临床试验的目的和风险等详细情况，取得受试者或者其监护人自愿签署的知情同意书，并采取有效措施保护受试者合法权益。

第二十二条 药物临床试验期间，发现存在安全性问题或者其他风险的，临床试验申办者应当及时调整临床试验方案、暂停或者终止临床试验，并向国务院药品监督管理部门报告。必要时，国务院药品监督管理部门可以责令调整临床试验方案、暂停或者终止临床试验。

第二十三条 对正在开展临床试验的用于治疗严重危及生命且尚无有效治疗手段的疾病的药物，经医学观察可能获益，并且符合伦理原则的，经审查、知情同意后可以在开展临床试验的机构内用于其他病情相同的患者。

第二十四条 在中国境内上市的药品，应当经国务院药品监督管理部门批准，取得药品注册证书；但是，未实施审批管理的中药材和中药饮片除外。实施审批管理的中药材、中药饮片品种目录由国务院药品监督管理部门会同国务院中医药主管部门制定。

申请药品注册，应当提供真实、充分、可靠的数据、资料和样品，证明药品的安全性、有效性和质量可控性。

第二十五条 对申请注册的药品，国务院药品监督管理部门应当组织药学、医学和其他技术人员进行审评，对药品的安全性、有效性和质量可控性以及申请人的质量管理、风险防控和责任赔偿等能力进行审查；符合条件的，颁发药品注册证书。

国务院药品监督管理部门在审批药品时，对化学原料药一并审评审批，对相关辅料、直接接触药品的包装材料和容器一并审评，对药品的质量标准、生产工艺、标签和说明书一并核准。

本法所称辅料，是指生产药品和调配处方时所用的赋形剂和附加剂。

第二十六条 对治疗严重危及生命且尚无有效治疗手段的疾病以及公共卫生方面急需的药品，药物临床试验已有数据显示疗效并能预测其临床价值的，可以附条件批准，并在药品注册证书中载明相关事项。

第二十七条　国务院药品监督管理部门应当完善药品审评审批工作制度，加强能力建设，建立健全沟通交流、专家咨询等机制，优化审评审批流程，提高审评审批效率。

批准上市药品的审评结论和依据应当依法公开，接受社会监督。对审评审批中知悉的商业秘密应当保密。

第二十八条　药品应当符合国家药品标准。经国务院药品监督管理部门核准的药品质量标准高于国家药品标准的，按照经核准的药品质量标准执行；没有国家药品标准的，应当符合经核准的药品质量标准。

国务院药品监督管理部门颁布的《中华人民共和国药典》和药品标准为国家药品标准。

国务院药品监督管理部门会同国务院卫生健康主管部门组织药典委员会，负责国家药品标准的制定和修订。

国务院药品监督管理部门设置或者指定的药品检验机构负责标定国家药品标准品、对照品。

第二十九条　列入国家药品标准的药品名称为药品通用名称。已经作为药品通用名称的，该名称不得作为药品商标使用。

第三章　药品上市许可持有人

第三十条　药品上市许可持有人是指取得药品注册证书的企业或者药品研制机构等。

药品上市许可持有人应当依照本法规定，对药品的非临床研究、临床试验、生产经营、上市后研究、不良反应监测及报告与处理等承担责任。其他从事药品研制、生产、经营、储存、运输、使用等活动的单位和个人依法承担相应责任。

药品上市许可持有人的法定代表人、主要负责人对药品质量全面负责。

第三十一条　药品上市许可持有人应当建立药品质量保证体系，配备专门人员独立负责药品质量管理。

药品上市许可持有人应当对受托药品生产企业、药品经营企业的质量管理体系进行定期审核，监督其持续具备质量保证和控制能力。

第三十二条　药品上市许可持有人可以自行生产药品，也可以委托药品生产企业生产。

药品上市许可持有人自行生产药品的，应当依照本法规定取得药品生产许可证；委托生产的，应当委托符合条件的药品生产企业。药品上市许可持有人和受托生产企业应当签订委托协议和质量协议，并严格履行协议约定的义务。

国务院药品监督管理部门制定药品委托生产质量协议指南，指导、监督药品上市许可持有人和受托生产企

业履行药品质量保证义务。

血液制品、麻醉药品、精神药品、医疗用毒性药品、药品类易制毒化学品不得委托生产；但是，国务院药品监督管理部门另有规定的除外。

第三十三条　药品上市许可持有人应当建立药品上市放行规程，对药品生产企业出厂放行的药品进行审核，经质量受权人签字后方可放行。不符合国家药品标准的，不得放行。

第三十四条　药品上市许可持有人可以自行销售其取得药品注册证书的药品，也可以委托药品经营企业销售。药品上市许可持有人从事药品零售活动的，应当取得药品经营许可证。

药品上市许可持有人自行销售药品的，应当具备本法第五十二条规定的条件；委托销售的，应当委托符合条件的药品经营企业。药品上市许可持有人和受托经营企业应当签订委托协议，并严格履行协议约定的义务。

第三十五条　药品上市许可持有人、药品生产企业、药品经营企业委托储存、运输药品的，应当对受托方的质量保证能力和风险管理能力进行评估，与其签订委托协议，约定药品质量责任、操作规程等内容，并对受托方进行监督。

第三十六条　药品上市许可持有人、药品生产企业、药品经营企业和医疗机构应当建立并实施药品追溯制度，按照规定提供追溯信息，保证药品可追溯。

第三十七条　药品上市许可持有人应当建立年度报告制度，每年将药品生产销售、上市后研究、风险管理等情况按照规定向省、自治区、直辖市人民政府药品监督管理部门报告。

第三十八条　药品上市许可持有人为境外企业的，应当由其指定的在中国境内的企业法人履行药品上市许可持有人义务，与药品上市许可持有人承担连带责任。

第三十九条　中药饮片生产企业履行药品上市许可持有人的相关义务，对中药饮片生产、销售实行全过程管理，建立中药饮片追溯体系，保证中药饮片安全、有效、可追溯。

第四十条　经国务院药品监督管理部门批准，药品上市许可持有人可以转让药品上市许可。受让方应当具备保障药品安全性、有效性和质量可控性的质量管理、风险防控和责任赔偿等能力，履行药品上市许可持有人义务。

第四章　药品生产

第四十一条　从事药品生产活动，应当经所在地省、自治区、直辖市人民政府药品监督管理部门批准，取得药品生产许可证。无药品生产许可证的，不得生产药品。

药品生产许可证应当标明有效期和生产范围，到期

重新审查发证。

第四十二条 从事药品生产活动，应当具备以下条件：

（一）有依法经过资格认定的药学技术人员、工程技术人员及相应的技术工人；

（二）有与药品生产相适应的厂房、设施和卫生环境；

（三）有能对所生产药品进行质量管理和质量检验的机构、人员及必要的仪器设备；

（四）有保证药品质量的规章制度，并符合国务院药品监督管理部门依据本法制定的药品生产质量管理规范要求。

第四十三条 从事药品生产活动，应当遵守药品生产质量管理规范，建立健全药品生产质量管理体系，保证药品生产全过程持续符合法定要求。

药品生产企业的法定代表人、主要负责人对本企业的药品生产活动全面负责。

第四十四条 药品应当按照国家药品标准和经药品监督管理部门核准的生产工艺进行生产。生产、检验记录应当完整准确，不得编造。

中药饮片应当按照国家药品标准炮制；国家药品标准没有规定的，应当按照省、自治区、直辖市人民政府药品监督管理部门制定的炮制规范炮制。省、自治区、直辖市人民政府药品监督管理部门制定的炮制规范应当报国务院药品监督管理部门备案。不符合国家药品标准或者不按照省、自治区、直辖市人民政府药品监督管理部门制定的炮制规范炮制的，不得出厂、销售。

第四十五条 生产药品所需的原料、辅料，应当符合药用要求、药品生产质量管理规范的有关要求。

生产药品，应当按照规定对供应原料、辅料等的供应商进行审核，保证购进、使用的原料、辅料等符合前款规定要求。

第四十六条 直接接触药品的包装材料和容器，应当符合药用要求，符合保障人体健康、安全的标准。

对不合格的直接接触药品的包装材料和容器，由药品监督管理部门责令停止使用。

第四十七条 药品生产企业应当对药品进行质量检验。不符合国家药品标准的，不得出厂。

药品生产企业应当建立药品出厂放行规程，明确出厂放行的标准、条件。符合标准、条件的，经质量受权人签字后方可放行。

第四十八条 药品包装应当适合药品质量的要求，方便储存、运输和医疗使用。

发运中药材应当有包装。在每件包装上，应当注明品名、产地、日期、供货单位，并附有质量合格的标志。

第四十九条 药品包装应当按照规定印有或者贴有标签并附有说明书。

标签或者说明书应当注明药品的通用名称、成份、规格、上市许可持有人及其地址、生产企业及其地址、批准文号、产品批号、生产日期、有效期、适应症或者功能主治、用法、用量、禁忌、不良反应和注意事项。标签、说明书中的文字应当清晰，生产日期、有效期等事项应当显著标注，容易辨识。

麻醉药品、精神药品、医疗用毒性药品、放射性药品、外用药品和非处方药的标签、说明书，应当印有规定的标志。

第五十条 药品上市许可持有人、药品生产企业、药品经营企业和医疗机构中直接接触药品的工作人员，应当每年进行健康检查。患有传染病或者其他可能污染药品的疾病的，不得从事直接接触药品的工作。

第五章　药品经营

第五十一条 从事药品批发活动，应当经所在地省、自治区、直辖市人民政府药品监督管理部门批准，取得药品经营许可证。从事药品零售活动，应当经所在地县级以上地方人民政府药品监督管理部门批准，取得药品经营许可证。无药品经营许可证的，不得经营药品。

药品经营许可证应当标明有效期和经营范围，到期重新审查发证。

药品监督管理部门实施药品经营许可，除依据本法第五十二条规定的条件外，还应当遵循方便群众购药的原则。

第五十二条 从事药品经营活动应当具备以下条件：

（一）有依法经过资格认定的药师或者其他药学技术人员；

（二）有与所经营药品相适应的营业场所、设备、仓储设施和卫生环境；

（三）有与所经营药品相适应的质量管理机构或者人员；

（四）有保证药品质量的规章制度，并符合国务院药品监督管理部门依据本法制定的药品经营质量管理规范要求。

第五十三条 从事药品经营活动，应当遵守药品经营质量管理规范，建立健全药品经营质量管理体系，保证药品经营全过程持续符合法定要求。

国家鼓励、引导药品零售连锁经营。从事药品零售连锁经营活动的企业总部，应当建立统一的质量管理制度，对所属零售企业的经营活动履行管理责任。

药品经营企业的法定代表人、主要负责人对本企业的药品经营活动全面负责。

第五十四条　国家对药品实行处方药与非处方药分类管理制度。具体办法由国务院药品监督管理部门会同国务院卫生健康主管部门制定。

第五十五条　药品上市许可持有人、药品生产企业、药品经营企业和医疗机构应当从药品上市许可持有人或者具有药品生产、经营资格的企业购进药品；但是，购进未实施审批管理的中药材除外。

第五十六条　药品经营企业购进药品，应当建立并执行进货检查验收制度，验明药品合格证明和其他标识；不符合规定要求的，不得购进和销售。

第五十七条　药品经营企业购销药品，应当有真实、完整的购销记录。购销记录应当注明药品的通用名称、剂型、规格、产品批号、有效期、上市许可持有人、生产企业、购销单位、购销数量、购销价格、购销日期及国务院药品监督管理部门规定的其他内容。

第五十八条　药品经营企业零售药品应当准确无误，并正确说明用法、用量和注意事项；调配处方应当经过核对，对处方所列药品不得擅自更改或者代用。对有配伍禁忌或者超剂量的处方，应当拒绝调配；必要时，经处方医师更正或者重新签字，方可调配。

药品经营企业销售中药材，应当标明产地。

依法经过资格认定的药师或者其他药学技术人员负责本企业的药品管理、处方审核和调配、合理用药指导等工作。

第五十九条　药品经营企业应当制定和执行药品保管制度，采取必要的冷藏、防冻、防潮、防虫、防鼠等措施，保证药品质量。

药品入库和出库应当执行检查制度。

第六十条　城乡集市贸易市场可以出售中药材，国务院另有规定的除外。

第六十一条　药品上市许可持有人、药品经营企业通过网络销售药品，应当遵守本法药品经营的有关规定。具体管理办法由国务院药品监督管理部门会同国务院卫生健康主管部门等部门制定。

疫苗、血液制品、麻醉药品、精神药品、医疗用毒性药品、放射性药品、药品类易制毒化学品等国家实行特殊管理的药品不得在网络上销售。

第六十二条　药品网络交易第三方平台提供者应当按照国务院药品监督管理部门的规定，向所在地省、自治区、直辖市人民政府药品监督管理部门备案。

第三方平台提供者应当依法对申请进入平台经营的药品上市许可持有人、药品经营企业的资质等进行审核，保证其符合法定要求，并对发生在平台的药品经营行为进行管理。

第三方平台提供者发现进入平台经营的药品上市许可持有人、药品经营企业有违反本法规定行为的，应当及时制止并立即报告所在地县级人民政府药品监督管理部门；发现严重违法行为的，应当立即停止提供网络交易平台服务。

第六十三条　新发现和从境外引种的药材，经国务院药品监督管理部门批准后，方可销售。

第六十四条　药品应当从允许药品进口的口岸进口，并由进口药品的企业向口岸所在地药品监督管理部门备案。海关凭药品监督管理部门出具的进口药品通关单办理通关手续。无进口药品通关单的，海关不得放行。

口岸所在地药品监督管理部门应当通知药品检验机构按照国务院药品监督管理部门的规定对进口药品进行抽查检验。

允许药品进口的口岸由国务院药品监督管理部门会同海关总署提出，报国务院批准。

第六十五条　医疗机构因临床急需进口少量药品的，经国务院药品监督管理部门或者国务院授权的省、自治区、直辖市人民政府批准，可以进口。进口的药品应当在指定医疗机构内用于特定医疗目的。

个人自用携带入境少量药品，按照国家有关规定办理。

第六十六条　进口、出口麻醉药品和国家规定范围内的精神药品，应当持有国务院药品监督管理部门颁发的进口准许证、出口准许证。

第六十七条　禁止进口疗效不确切、不良反应大或者因其他原因危害人体健康的药品。

第六十八条　国务院药品监督管理部门对下列药品在销售前或者进口时，应当指定药品检验机构进行检验；未经检验或者检验不合格的，不得销售或者进口：

（一）首次在中国境内销售的药品；

（二）国务院药品监督管理部门规定的生物制品；

（三）国务院规定的其他药品。

第六章　医疗机构药事管理

第六十九条　医疗机构应当配备依法经过资格认定的药师或者其他药学技术人员，负责本单位的药品管理、处方审核和调配、合理用药指导等工作。非药学技术人员不得直接从事药剂技术工作。

第七十条　医疗机构购进药品，应当建立并执行进货检查验收制度，验明药品合格证明和其他标识；不符合规定要求的，不得购进和使用。

第七十一条　医疗机构应当有与所使用药品相适应的场所、设备、仓储设施和卫生环境，制定和执行药品保管制度，采取必要的冷藏、防冻、防潮、防虫、防鼠等措施，保证药品质量。

第七十二条　医疗机构应当坚持安全有效、经济合理的用药原则，遵循药品临床应用指导原则、临床诊疗指南和药品说明书等合理用药，对医师处方、用药医嘱的适宜性进行审核。

医疗机构以外的其他药品使用单位，应当遵守本法有关医疗机构使用药品的规定。

第七十三条　依法经过资格认定的药师或者其他药学技术人员调配处方，应当进行核对，对处方所列药品不得擅自更改或者代用。对有配伍禁忌或者超剂量的处方，应当拒绝调配；必要时，经处方医师更正或者重新签字，方可调配。

第七十四条　医疗机构配制制剂，应当经所在地省、自治区、直辖市人民政府药品监督管理部门批准，取得医疗机构制剂许可证。无医疗机构制剂许可证的，不得配制制剂。

医疗机构制剂许可证应当标明有效期，到期重新审查发证。

第七十五条　医疗机构配制制剂，应当有能够保证制剂质量的设施、管理制度、检验仪器和卫生环境。

医疗机构配制制剂，应当按照经核准的工艺进行，所需的原料、辅料和包装材料等应当符合药用要求。

第七十六条　医疗机构配制的制剂，应当是本单位临床需要而市场上没有供应的品种，并应当经所在地省、自治区、直辖市人民政府药品监督管理部门批准；但是，法律对配制中药制剂另有规定的除外。

医疗机构配制的制剂应当按照规定进行质量检验；合格的，凭医师处方在本单位使用。经国务院药品监督管理部门或者省、自治区、直辖市人民政府药品监督管理部门批准，医疗机构配制的制剂可以在指定的医疗机构之间调剂使用。

医疗机构配制的制剂不得在市场上销售。

第七章　药品上市后管理

第七十七条　药品上市许可持有人应当制定药品上市后风险管理计划，主动开展药品上市后研究，对药品的安全性、有效性和质量可控性进行进一步确证，加强对已上市药品的持续管理。

第七十八条　对附条件批准的药品，药品上市许可持有人应当采取相应风险管理措施，并在规定期限内按照要求完成相关研究；逾期未按照要求完成研究或者不能证明其获益大于风险的，国务院药品监督管理部门应当依法处理，直至注销药品注册证书。

第七十九条　对药品生产过程中的变更，按照其对药品安全性、有效性和质量可控性的风险和产生影响的程度，实行分类管理。属于重大变更的，应当经国务院药品监督管理部门批准，其他变更应当按照国务院药品监督管理部门的规定备案或者报告。

药品上市许可持有人应当按照国务院药品监督管理部门的规定，全面评估、验证变更事项对药品安全性、有效性和质量可控性的影响。

第八十条　药品上市许可持有人应当开展药品上市后不良反应监测，主动收集、跟踪分析疑似药品不良反应信息，对已识别风险的药品及时采取风险控制措施。

第八十一条　药品上市许可持有人、药品生产企业、药品经营企业和医疗机构应当经常考察本单位所生产、经营、使用的药品质量、疗效和不良反应。发现疑似不良反应的，应当及时向药品监督管理部门和卫生健康主管部门报告。具体办法由国务院药品监督管理部门会同国务院卫生健康主管部门制定。

对已确认发生严重不良反应的药品，由国务院药品监督管理部门或者省、自治区、直辖市人民政府药品监督管理部门根据实际情况采取停止生产、销售、使用等紧急控制措施，并应当在五日内组织鉴定，自鉴定结论作出之日起十五日内依法作出行政处理决定。

第八十二条　药品存在质量问题或者其他安全隐患的，药品上市许可持有人应当立即停止销售，告知相关药品经营企业和医疗机构停止销售和使用，召回已销售的药品，及时公开召回信息，必要时应当立即停止生产，并将药品召回和处理情况向省、自治区、直辖市人民政府药品监督管理部门和卫生健康主管部门报告。药品生产企业、药品经营企业和医疗机构应当配合。

药品上市许可持有人依法应当召回药品而未召回的，省、自治区、直辖市人民政府药品监督管理部门应当责令其召回。

第八十三条　药品上市许可持有人应当对已上市药品的安全性、有效性和质量可控性定期开展上市后评价。必要时，国务院药品监督管理部门可以责令药品上市许可持有人开展上市后评价或者直接组织开展上市后评价。

经评价，对疗效不确切、不良反应大或者因其他原因危害人体健康的药品，应当注销药品注册证书。

已被注销药品注册证书的药品，不得生产或者进口、销售和使用。

已被注销药品注册证书、超过有效期等的药品，应当由药品监督管理部门监督销毁或者依法采取其他无害化处理等措施。

第八章　药品价格和广告

第八十四条　国家完善药品采购管理制度，对药品价格进行监测，开展成本价格调查，加强药品价格监督检查，依法查处价格垄断、哄抬价格等药品价格违法行为，维护药品价格秩序。

第八十五条　依法实行市场调节价的药品，药品上市许可持有人、药品生产企业、药品经营企业和医疗机构应当按照公平、合理和诚实信用、质价相符的原则制定价格，为用药者提供价格合理的药品。

药品上市许可持有人、药品生产企业、药品经营企业和医疗机构应当遵守国务院药品价格主管部门关于药品价格管理的规定，制定和标明药品零售价格，禁止暴利、价格垄断和价格欺诈等行为。

第八十六条 药品上市许可持有人、药品生产企业、药品经营企业和医疗机构应当依法向药品价格主管部门提供其药品的实际购销价格和购销数量等资料。

第八十七条 医疗机构应当向患者提供所用药品的价格清单，按照规定如实公布其常用药品的价格，加强合理用药管理。具体办法由国务院卫生健康主管部门制定。

第八十八条 禁止药品上市许可持有人、药品生产企业、药品经营企业和医疗机构在药品购销中给予、收受回扣或者其他不正当利益。

禁止药品上市许可持有人、药品生产企业、药品经营企业或者代理人以任何名义给予使用其药品的医疗机构的负责人、药品采购人员、医师、药师等有关人员财物或者其他不正当利益。禁止医疗机构的负责人、药品采购人员、医师、药师等有关人员以任何名义收受药品上市许可持有人、药品生产企业、药品经营企业或者代理人给予的财物或者其他不正当利益。

第八十九条 药品广告应当经广告主所在地省、自治区、直辖市人民政府确定的广告审查机关批准；未经批准的，不得发布。

第九十条 药品广告的内容应当真实、合法，以国务院药品监督管理部门核准的药品说明书为准，不得含有虚假的内容。

药品广告不得含有表示功效、安全性的断言或者保证；不得利用国家机关、科研单位、学术机构、行业协会或者专家、学者、医师、药师、患者等的名义或者形象作推荐、证明。

非药品广告不得有涉及药品的宣传。

第九十一条 药品价格和广告，本法未作规定的，适用《中华人民共和国价格法》、《中华人民共和国反垄断法》、《中华人民共和国反不正当竞争法》、《中华人民共和国广告法》等的规定。

第九章 药品储备和供应

第九十二条 国家实行药品储备制度，建立中央和地方两级药品储备。

发生重大灾情、疫情或者其他突发事件时，依照《中华人民共和国突发事件应对法》的规定，可以紧急调用药品。

第九十三条 国家实行基本药物制度，遴选适当数量的基本药物品种，加强组织生产和储备，提高基本药物的供给能力，满足疾病防治基本用药需求。

第九十四条 国家建立药品供求监测体系，及时收集和汇总分析短缺药品供求信息，对短缺药品实行预警，采取应对措施。

第九十五条 国家实行短缺药品清单管理制度。具体办法由国务院卫生健康主管部门会同国务院药品监督管理部门等部门制定。

药品上市许可持有人停止生产短缺药品的，应当按照规定向国务院药品监督管理部门或者省、自治区、直辖市人民政府药品监督管理部门报告。

第九十六条 国家鼓励短缺药品的研制和生产，对临床急需的短缺药品、防治重大传染病和罕见病等疾病的新药予以优先审评审批。

第九十七条 对短缺药品，国务院可以限制或者禁止出口。必要时，国务院有关部门可以采取组织生产、价格干预和扩大进口等措施，保障药品供应。

药品上市许可持有人、药品生产企业、药品经营企业应当按照规定保障药品的生产和供应。

第十章 监督管理

第九十八条 禁止生产（包括配制，下同）、销售、使用假药、劣药。

有下列情形之一的，为假药：

（一）药品所含成份与国家药品标准规定的成份不符；

（二）以非药品冒充药品或者以他种药品冒充此种药品；

（三）变质的药品；

（四）药品所标明的适应症或者功能主治超出规定范围。

有下列情形之一的，为劣药：

（一）药品成份的含量不符合国家药品标准；

（二）被污染的药品；

（三）未标明或者更改有效期的药品；

（四）未注明或者更改产品批号的药品；

（五）超过有效期的药品；

（六）擅自添加防腐剂、辅料的药品；

（七）其他不符合药品标准的药品。

禁止未取得药品批准证明文件生产、进口药品；禁止使用未按照规定审评、审批的原料药、包装材料和容器生产药品。

第九十九条 药品监督管理部门应当依照法律、法规的规定对药品研制、生产、经营和药品使用单位使用药品等活动进行监督检查，必要时可以对为药品研制、生产、经营、使用提供产品或者服务的单位和个人进行延伸检查，有关单位和个人应当予以配合，不得拒绝和隐瞒。

药品监督管理部门应当对高风险的药品实施重点监督检查。

对有证据证明可能存在安全隐患的，药品监督管理部门根据监督检查情况，应当采取告诫、约谈、限期整改以及暂停生产、销售、使用、进口等措施，并及时公布检查处理结果。

药品监督管理部门进行监督检查时，应当出示证明文件，对监督检查中知悉的商业秘密应当保密。

第一百条 药品监督管理部门根据监督管理的需要，可以对药品质量进行抽查检验。抽查检验应当按照规定抽样，并不得收取任何费用；抽样应当购买样品。所需费用按照国务院规定列支。

对有证据证明可能危害人体健康的药品及其有关材料，药品监督管理部门可以查封、扣押，并在七日内作出行政处理决定；药品需要检验的，应当自检验报告书发出之日起十五日内作出行政处理决定。

第一百零一条 国务院和省、自治区、直辖市人民政府的药品监督管理部门应当定期公告药品质量抽查检验结果；公告不当的，应当在原公告范围内予以更正。

第一百零二条 当事人对药品检验结果有异议的，可以自收到药品检验结果之日起七日内向原药品检验机构或者上一级药品监督管理部门设置或者指定的药品检验机构申请复验，也可以直接向国务院药品监督管理部门设置或者指定的药品检验机构申请复验。受理复验的药品检验机构应当在国务院药品监督管理部门规定的时间内作出复验结论。

第一百零三条 药品监督管理部门应当对药品上市许可持有人、药品生产企业、药品经营企业和药物非临床安全性评价研究机构、药物临床试验机构等遵守药品生产质量管理规范、药品经营质量管理规范、药物非临床研究质量管理规范、药物临床试验质量管理规范等情况进行检查，监督其持续符合法定要求。

第一百零四条 国家建立职业化、专业化药品检查员队伍。检查员应当熟悉药品法律法规，具备药品专业知识。

第一百零五条 药品监督管理部门建立药品上市许可持有人、药品生产企业、药品经营企业、药物非临床安全性评价研究机构、药物临床试验机构和医疗机构药品安全信用档案，记录许可颁发、日常监督检查结果、违法行为查处等情况，依法向社会公布并及时更新；对有不良信用记录的，增加监督检查频次，并可以按照国家规定实施联合惩戒。

第一百零六条 药品监督管理部门应当公布本部门的电子邮件地址、电话，接受咨询、投诉、举报，并依法及时答复、核实、处理。对查证属实的举报，按照有关规定给予举报人奖励。

药品监督管理部门应当对举报人的信息予以保密，保护举报人的合法权益。举报人举报所在单位的，该单位不得以解除、变更劳动合同或者其他方式对举报人进行打击报复。

第一百零七条 国家实行药品安全信息统一公布制度。国家药品安全总体情况、药品安全风险警示信息、重大药品安全事件及其调查处理信息和国务院确定需要统一公布的其他信息由国务院药品监督管理部门统一公布。药品安全风险警示信息和重大药品安全事件及其调查处理信息的影响限于特定区域的，也可以由有关省、自治区、直辖市人民政府药品监督管理部门公布。未经授权不得发布上述信息。

公布药品安全信息，应当及时、准确、全面，并进行必要的说明，避免误导。

任何单位和个人不得编造、散布虚假药品安全信息。

第一百零八条 县级以上人民政府应当制定药品安全事件应急预案。药品上市许可持有人、药品生产企业、药品经营企业和医疗机构等应当制定本单位的药品安全事件处置方案，并组织开展培训和应急演练。

发生药品安全事件，县级以上人民政府应当按照应急预案立即组织开展应对工作；有关单位应当立即采取有效措施进行处置，防止危害扩大。

第一百零九条 药品监督管理部门未及时发现药品安全系统性风险，未及时消除监督管理区域内药品安全隐患的，本级人民政府或者上级人民政府药品监督管理部门应当对其主要负责人进行约谈。

地方人民政府未履行药品安全职责，未及时消除区域性重大药品安全隐患的，上级人民政府或者上级人民政府药品监督管理部门应当对其主要负责人进行约谈。

被约谈的部门和地方人民政府应当立即采取措施，对药品监督管理工作进行整改。

约谈情况和整改情况应当纳入有关部门和地方人民政府药品监督管理工作评议、考核记录。

第一百一十条 地方人民政府及其药品监督管理部门不得以要求实施药品检验、审批等手段限制或者排斥非本地区药品上市许可持有人、药品生产企业生产的药品进入本地区。

第一百一十一条 药品监督管理部门及其设置或者指定的药品专业技术机构不得参与药品生产经营活动，不得以其名义推荐或者监制、监销药品。

药品监督管理部门及其设置或者指定的药品专业技术机构的工作人员不得参与药品生产经营活动。

第一百一十二条 国务院对麻醉药品、精神药品、医疗用毒性药品、放射性药品、药品类易制毒化学品等有其他特殊管理规定的，依照其规定。

第一百一十三条 药品监督管理部门发现药品违法行为涉嫌犯罪的，应当及时将案件移送公安机关。

对依法不需要追究刑事责任或者免予刑事处罚，但应当追究行政责任的，公安机关、人民检察院、人民法院应当及时将案件移送药品监督管理部门。

公安机关、人民检察院、人民法院商请药品监督管理部门、生态环境主管部门等部门提供检验结论、认定意见以及对涉案药品进行无害化处理等协助的，有关部门应当及时提供，予以协助。

第十一章 法律责任

第一百一十四条 违反本法规定，构成犯罪的，依法追究刑事责任。

第一百一十五条 未取得药品生产许可证、药品经营许可证或者医疗机构制剂许可证生产、销售药品的，责令关闭，没收违法生产、销售的药品和违法所得，并处违法生产、销售的药品（包括已售出和未售出的药品，下同）货值金额十五倍以上三十倍以下的罚款；货值金额不足十万元的，按十万元计算。

第一百一十六条 生产、销售假药的，没收违法生产、销售的药品和违法所得，责令停产停业整顿，吊销药品批准证明文件，并处违法生产、销售的药品货值金额十五倍以上三十倍以下的罚款；货值金额不足十万元的，按十万元计算；情节严重的，吊销药品生产许可证、药品经营许可证或者医疗机构制剂许可证，十年内不受理其相应申请；药品上市许可持有人为境外企业的，十年内禁止其药品进口。

第一百一十七条 生产、销售劣药的，没收违法生产、销售的药品和违法所得，并处违法生产、销售的药品货值金额十倍以上二十倍以下的罚款；违法生产、批发的药品货值金额不足十万元的，按十万元计算，违法零售的药品货值金额不足一万元的，按一万元计算；情节严重的，责令停产停业整顿直至吊销药品批准证明文件、药品生产许可证、药品经营许可证或者医疗机构制剂许可证。

生产、销售的中药饮片不符合药品标准，尚不影响安全性、有效性的，责令限期改正，给予警告；可以处十万元以上五十万元以下的罚款。

第一百一十八条 生产、销售假药，或者生产、销售劣药且情节严重的，对法定代表人、主要负责人、直接负责的主管人员和其他责任人员，没收违法行为发生期间自本单位所获收入，并处所获收入百分之三十以上三倍以下的罚款，终身禁止从事药品生产经营活动，并可以由公安机关处五日以上十五日以下的拘留。

对生产者专门用于生产假药、劣药的原料、辅料、包装材料、生产设备予以没收。

第一百一十九条 药品使用单位使用假药、劣药的，按照销售假药、零售劣药的规定处罚；情节严重的，法定代表人、主要负责人、直接负责的主管人员和其他责任人员有医疗卫生人员执业证书的，还应当吊销执业证书。

第一百二十条 知道或者应当知道属于假药、劣药或者本法第一百二十四条第一款第一项至第五项规定的药品，而为其提供储存、运输等便利条件的，没收全部储存、运输收入，并处违法收入一倍以上五倍以下的罚款；情节严重的，并处违法收入五倍以上十五倍以下的罚款；违法收入不足五万元的，按五万元计算。

第一百二十一条 对假药、劣药的处罚决定，应当依法载明药品检验机构的质量检验结论。

第一百二十二条 伪造、变造、出租、出借、非法买卖许可证或者药品批准证明文件的，没收违法所得，并处违法所得一倍以上五倍以下的罚款；情节严重的，并处违法所得五倍以上十五倍以下的罚款，吊销药品生产许可证、药品经营许可证、医疗机构制剂许可证或者药品批准证明文件，对法定代表人、主要负责人、直接负责的主管人员和其他责任人员，处二万元以上二十万元以下的罚款，十年内禁止从事药品生产经营活动，并可以由公安机关处五日以上十五日以下的拘留；违法所得不足十万元的，按十万元计算。

第一百二十三条 提供虚假的证明、数据、资料、样品或者采取其他手段骗取临床试验许可、药品生产许可、药品经营许可、医疗机构制剂许可或者药品注册等许可的，撤销相关许可，十年内不受理其相应申请，并处五十万元以上五百万元以下的罚款；情节严重的，对法定代表人、主要负责人、直接负责的主管人员和其他责任人员，处二万元以上二十万元以下的罚款，十年内禁止从事药品生产经营活动，并可以由公安机关处五日以上十五日以下的拘留。

第一百二十四条 违反本法规定，有下列行为之一的，没收违法生产、进口、销售的药品和违法所得以及专门用于违法生产的原料、辅料、包装材料和生产设备，责令停产停业整顿，并处违法生产、进口、销售的药品货值金额十五倍以上三十倍以下的罚款；货值金额不足十万元的，按十万元计算；情节严重的，吊销药品批准证明文件直至吊销药品生产许可证、药品经营许可证或者医疗机构制剂许可证，对法定代表人、主要负责人、直接负责的主管人员和其他责任人员，没收违法行为发生期间自本单位所获收入，并处所获收入百分之三十以上三倍以下的罚款，十年直至终身禁止从事药品生产经营活动，并可以由公安机关处五日以上十五日以下的拘留：

（一）未取得药品批准证明文件生产、进口药品；

（二）使用采取欺骗手段取得的药品批准证明文件生产、进口药品；

（三）使用未经审评审批的原料药生产药品；

（四）应当检验而未经检验即销售药品；

（五）生产、销售国务院药品监督管理部门禁止使用的药品；

（六）编造生产、检验记录；

（七）未经批准在药品生产过程中进行重大变更。

销售前款第一项至第三项规定的药品，或者药品使用单位使用前款第一项至第五项规定的药品的，依照前款规定处罚；情节严重的，药品使用单位的法定代表人、主要负责人、直接负责的主管人员和其他责任人员有医疗卫生人员执业证书的，还应当吊销执业证书。

未经批准进口少量境外已合法上市的药品，情节较轻的，可以依法减轻或者免予处罚。

第一百二十五条　违反本法规定，有下列行为之一的，没收违法生产、销售的药品和违法所得以及包装材料、容器，责令停产停业整顿，并处五十万元以上五百万元以下的罚款；情节严重的，吊销药品批准证明文件、药品生产许可证、药品经营许可证，对法定代表人、主要负责人、直接负责的主管人员和其他责任人员处二万元以上二十万元以下的罚款，十年直至终身禁止从事药品生产经营活动：

（一）未经批准开展药物临床试验；

（二）使用未经审评的直接接触药品的包装材料或者容器生产药品，或者销售该类药品；

（三）使用未经核准的标签、说明书。

第一百二十六条　除本法另有规定的情形外，药品上市许可持有人、药品生产企业、药品经营企业、药物非临床安全性评价研究机构、药物临床试验机构等未遵守药品生产质量管理规范、药品经营质量管理规范、药物非临床研究质量管理规范、药物临床试验质量管理规范等的，责令限期改正，给予警告；逾期不改正的，处十万元以上五十万元以下的罚款；情节严重的，处五十万元以上二百万元以下的罚款，责令停产停业整顿直至吊销药品批准证明文件、药品生产许可证、药品经营许可证等，药物非临床安全性评价研究机构、药物临床试验机构等五年内不得开展药物非临床安全性评价研究、药物临床试验，对法定代表人、主要负责人、直接负责的主管人员和其他责任人员，没收违法行为发生期间自本单位所获收入，并处所获收入百分之十以上百分之五十以下的罚款，十年直至终身禁止从事药品生产经营等活动。

第一百二十七条　违反本法规定，有下列行为之一的，责令限期改正，给予警告；逾期不改正的，处十万元以上五十万元以下的罚款：

（一）开展生物等效性试验未备案；

（二）药物临床试验期间，发现存在安全性问题或者其他风险，临床试验申办者未及时调整临床试验方案、暂停或者终止临床试验，或者未向国务院药品监督管理部门报告；

（三）未按照规定建立并实施药品追溯制度；

（四）未按照规定提交年度报告；

（五）未按照规定对药品生产过程中的变更进行备案或者报告；

（六）未制定药品上市后风险管理计划；

（七）未按照规定开展药品上市后研究或者上市后评价。

第一百二十八条　除依法应当按照假药、劣药处罚的外，药品包装未按照规定印有、贴有标签或者附有说明书，标签、说明书未按照规定注明相关信息或者印有规定标志的，责令改正，给予警告；情节严重的，吊销药品注册证书。

第一百二十九条　违反本法规定，药品上市许可持有人、药品生产企业、药品经营企业或者医疗机构未从药品上市许可持有人或者具有药品生产、经营资格的企业购进药品的，责令改正，没收违法购进的药品和违法所得，并处违法购进药品货值金额二倍以上十倍以下的罚款；情节严重的，并处货值金额十倍以上三十倍以下的罚款，吊销药品批准证明文件、药品生产许可证、药品经营许可证或者医疗机构执业许可证；货值金额不足五万元的，按五万元计算。

第一百三十条　违反本法规定，药品经营企业购销药品未按照规定进行记录，零售药品未正确说明用法、用量等事项，或者未按照规定调配处方的，责令改正，给予警告；情节严重的，吊销药品经营许可证。

第一百三十一条　违反本法规定，药品网络交易第三方平台提供者未履行资质审核、报告、停止提供网络交易平台服务等义务的，责令改正，没收违法所得，并处二十万元以上二百万元以下的罚款；情节严重的，责令停业整顿，并处二百万元以上五百万元以下的罚款。

第一百三十二条　进口已获得药品注册证书的药品，未按照规定向允许药品进口的口岸所在地药品监督管理部门备案的，责令限期改正，给予警告；逾期不改正的，吊销药品注册证书。

第一百三十三条　违反本法规定，医疗机构将其配制的制剂在市场上销售的，责令改正，没收违法销售的制剂和违法所得，并处违法销售制剂货值金额二倍以上五倍以下的罚款；情节严重的，并处货值金额五倍以上十五倍以下的罚款；货值金额不足五万元的，按五万元计算。

第一百三十四条　药品上市许可持有人未按照规定开展药品不良反应监测或者报告疑似药品不良反应的，责令限期改正，给予警告；逾期不改正的，责令停产停业整顿，并处十万元以上一百万元以下的罚款。

药品经营企业未按照规定报告疑似药品不良反应的，责令限期改正，给予警告；逾期不改正的，责令停产停业整顿，并处五万元以上五十万元以下的罚款。

医疗机构未按照规定报告疑似药品不良反应的，责令限期改正，给予警告；逾期不改正的，处五万元以上五十万元以下的罚款。

第一百三十五条 药品上市许可持有人在省、自治区、直辖市人民政府药品监督管理部门责令其召回后，拒不召回的，处应召回药品货值金额五倍以上十倍以下的罚款；货值金额不足十万元的，按十万元计算；情节严重的，吊销药品批准证明文件、药品生产许可证、药品经营许可证，对法定代表人、主要负责人、直接负责的主管人员和其他责任人员，处二万元以上二十万元以下的罚款。药品生产企业、药品经营企业、医疗机构拒不配合召回的，处十万元以上五十万元以下的罚款。

第一百三十六条 药品上市许可持有人为境外企业的，其指定的在中国境内的企业法人未依照本法规定履行相关义务的，适用本法有关药品上市许可持有人法律责任的规定。

第一百三十七条 有下列行为之一的，在本法规定的处罚幅度内从重处罚：

（一）以麻醉药品、精神药品、医疗用毒性药品、放射性药品、药品类易制毒化学品冒充其他药品，或者以其他药品冒充上述药品；

（二）生产、销售以孕产妇、儿童为主要使用对象的假药、劣药；

（三）生产、销售的生物制品属于假药、劣药；

（四）生产、销售假药、劣药，造成人身伤害后果；

（五）生产、销售假药、劣药，经处理后再犯；

（六）拒绝、逃避监督检查，伪造、销毁、隐匿有关证据材料，或者擅自动用查封、扣押物品。

第一百三十八条 药品检验机构出具虚假检验报告的，责令改正，给予警告，对单位并处二十万元以上一百万元以下的罚款；对直接负责的主管人员和其他直接责任人员依法给予降级、撤职、开除处分，没收违法所得，并处五万元以下的罚款；情节严重的，撤销其检验资格。药品检验机构出具的检验结果不实，造成损失的，应当承担相应的赔偿责任。

第一百三十九条 本法第一百一十五条至第一百三十八条规定的行政处罚，由县级以上人民政府药品监督管理部门按照职责分工决定；撤销许可、吊销许可证件的，由原批准、发证的部门决定。

第一百四十条 药品上市许可持有人、药品生产企业、药品经营企业或者医疗机构违反本法规定聘用人员的，由药品监督管理部门或者卫生健康主管部门责令解聘，处五万元以上二十万元以下的罚款。

第一百四十一条 药品上市许可持有人、药品生产企业、药品经营企业或者医疗机构在药品购销中给予、收受回扣或者其他不正当利益的，药品上市许可持有人、药品生产企业、药品经营企业或者代理人给予使用其药品的医疗机构的负责人、药品采购人员、医师、药师等有关人员财物或者其他不正当利益的，由市场监督管理部门没收违法所得，并处三十万元以上三百万元以下的罚款；情节严重的，吊销药品上市许可持有人、药品生产企业、药品经营企业营业执照，并由药品监督管理部门吊销药品批准证明文件、药品生产许可证、药品经营许可证。

药品上市许可持有人、药品生产企业、药品经营企业在药品研制、生产、经营中向国家工作人员行贿的，对法定代表人、主要负责人、直接负责的主管人员和其他责任人员终身禁止从事药品生产经营活动。

第一百四十二条 药品上市许可持有人、药品生产企业、药品经营企业的负责人、采购人员等有关人员在药品购销中收受其他药品上市许可持有人、药品生产企业、药品经营企业或者代理人给予的财物或者其他不正当利益的，没收违法所得，依法给予处罚；情节严重的，五年内禁止从事药品生产经营活动。

医疗机构的负责人、药品采购人员、医师、药师等有关人员收受药品上市许可持有人、药品生产企业、药品经营企业或者代理人给予的财物或者其他不正当利益的，由卫生健康主管部门或者本单位给予处分，没收违法所得；情节严重的，还应当吊销其执业证书。

第一百四十三条 违反本法规定，编造、散布虚假药品安全信息，构成违反治安管理行为的，由公安机关依法给予治安管理处罚。

第一百四十四条 药品上市许可持有人、药品生产企业、药品经营企业或者医疗机构违反本法规定，给用药者造成损害的，依法承担赔偿责任。

因药品质量问题受到损害的，受害人可以向药品上市许可持有人、药品生产企业请求赔偿损失，也可以向药品经营企业、医疗机构请求赔偿损失。接到受害人赔偿请求的，应当实行首负责任制，先行赔付；先行赔付后，可以依法追偿。

生产假药、劣药或者明知是假药、劣药仍然销售、使用的，受害人或者其近亲属除请求赔偿损失外，还可以请求支付价款十倍或者损失三倍的赔偿金；增加赔偿的金额不足一千元的，为一千元。

第一百四十五条 药品监督管理部门或者其设置、指定的药品专业技术机构参与药品生产经营活动的，由其上级主管机关责令改正，没收违法收入；情节严重的，对直接负责的主管人员和其他直接责任人员依法给予处分。

药品监督管理部门或者其设置、指定的药品专业技术机构的工作人员参与药品生产经营活动的，依法给予处分。

第一百四十六条　药品监督管理部门或者其设置、指定的药品检验机构在药品监督检验中违法收取检验费用的，由政府有关部门责令退还，对直接负责的主管人员和其他直接责任人员依法给予处分；情节严重的，撤销其检验资格。

第一百四十七条　违反本法规定，药品监督管理部门有下列行为之一的，应当撤销相关许可，对直接负责的主管人员和其他直接责任人员依法给予处分：

（一）不符合条件而批准进行药物临床试验；

（二）对不符合条件的药品颁发药品注册证书；

（三）对不符合条件的单位颁发药品生产许可证、药品经营许可证或者医疗机构制剂许可证。

第一百四十八条　违反本法规定，县级以上地方人民政府有下列行为之一的，对直接负责的主管人员和其他直接责任人员给予记过或者记大过处分；情节严重的，给予降级、撤职或者开除处分：

（一）瞒报、谎报、缓报、漏报药品安全事件；

（二）未及时消除区域性重大药品安全隐患，造成本行政区域内发生特别重大药品安全事件，或者连续发生重大药品安全事件；

（三）履行职责不力，造成严重不良影响或者重大损失。

第一百四十九条　违反本法规定，药品监督管理等部门有下列行为之一的，对直接负责的主管人员和其他直接责任人员给予记过或者记大过处分；情节较重的，给予降级或者撤职处分；情节严重的，给予开除处分：

（一）瞒报、谎报、缓报、漏报药品安全事件；

（二）对发现的药品安全违法行为未及时查处；

（三）未及时发现药品安全系统性风险，或者未及时消除监督管理区域内药品安全隐患，造成严重影响；

（四）其他不履行药品监督管理职责，造成严重不良影响或者重大损失。

第一百五十条　药品监督管理人员滥用职权、徇私舞弊、玩忽职守的，依法给予处分。

查处假药、劣药违法行为有失职、渎职行为的，对药品监督管理部门直接负责的主管人员和其他直接责任人员依法从重给予处分。

第一百五十一条　本章规定的货值金额以违法生产、销售药品的标价计算；没有标价的，按照同类药品的市场价格计算。

第十二章　附　则

第一百五十二条　中药材种植、采集和饲养的管理，依照有关法律、法规的规定执行。

第一百五十三条　地区性民间习用药材的管理办法，由国务院药品监督管理部门会同国务院中医药主管部门制定。

第一百五十四条　中国人民解放军和中国人民武装警察部队执行本法的具体办法，由国务院、中央军事委员会依据本法制定。

第一百五十五条　本法自 2019 年 12 月 1 日起施行。

中华人民共和国疫苗管理法

（2019 年 6 月 29 日第十三届全国人民代表大会常务委员会第十一次会议通过）

第一章　总　则

第一条　为了加强疫苗管理，保证疫苗质量和供应，规范预防接种，促进疫苗行业发展，保障公众健康，维护公共卫生安全，制定本法。

第二条　在中华人民共和国境内从事疫苗研制、生产、流通和预防接种及其监督管理活动，适用本法。本法未作规定的，适用《中华人民共和国药品管理法》、《中华人民共和国传染病防治法》等法律、行政法规的规定。

本法所称疫苗，是指为预防、控制疾病的发生、流行，用于人体免疫接种的预防性生物制品，包括免疫规划疫苗和非免疫规划疫苗。

第三条　国家对疫苗实行最严格的管理制度，坚持安全第一、风险管理、全程管控、科学监管、社会共治。

第四条　国家坚持疫苗产品的战略性和公益性。

国家支持疫苗基础研究和应用研究，促进疫苗研制和创新，将预防、控制重大疾病的疫苗研制、生产和储备纳入国家战略。

国家制定疫苗行业发展规划和产业政策，支持疫苗产业发展和结构优化，鼓励疫苗生产规模化、集约化，不断提升疫苗生产工艺和质量水平。

第五条　疫苗上市许可持有人应当加强疫苗全生命周期质量管理，对疫苗的安全性、有效性和质量可控性负责。

从事疫苗研制、生产、流通和预防接种活动的单位和个人，应当遵守法律、法规、规章、标准和规范，保证全过程信息真实、准确、完整和可追溯，依法承担责任，接受社会监督。

第六条　国家实行免疫规划制度。

居住在中国境内的居民，依法享有接种免疫规划疫苗的权利，履行接种免疫规划疫苗的义务。政府免费向居民提供免疫规划疫苗。

县级以上人民政府及其有关部门应当保障适龄儿童接种免疫规划疫苗。监护人应当依法保证适龄儿童按时接种免疫规划疫苗。

第七条　县级以上人民政府应当将疫苗安全工作和预防接种工作纳入本级国民经济和社会发展规划，加强疫苗监督管理能力建设，建立健全疫苗监督管理工作机制。

县级以上地方人民政府对本行政区域疫苗监督管理工作负责，统一领导、组织、协调本行政区域疫苗监督管理工作。

第八条　国务院药品监督管理部门负责全国疫苗监督管理工作。国务院卫生健康主管部门负责全国预防接种监督管理工作。国务院其他有关部门在各自职责范围内负责与疫苗有关的监督管理工作。

省、自治区、直辖市人民政府药品监督管理部门负责本行政区域疫苗监督管理工作。设区的市级、县级人民政府承担药品监督管理职责的部门（以下称药品监督管理部门）负责本行政区域疫苗监督管理工作。县级以上地方人民政府卫生健康主管部门负责本行政区域预防接种监督管理工作。县级以上地方人民政府其他有关部门在各自职责范围内负责与疫苗有关的监督管理工作。

第九条　国务院和省、自治区、直辖市人民政府建立部门协调机制，统筹协调疫苗监督管理有关工作，定期分析疫苗安全形势，加强疫苗监督管理，保障疫苗供应。

第十条　国家实行疫苗全程电子追溯制度。

国务院药品监督管理部门会同国务院卫生健康主管部门制定统一的疫苗追溯标准和规范，建立全国疫苗电子追溯协同平台，整合疫苗生产、流通和预防接种全过程追溯信息，实现疫苗可追溯。

疫苗上市许可持有人应当建立疫苗电子追溯系统，与全国疫苗电子追溯协同平台相衔接，实现生产、流通和预防接种全过程最小包装单位疫苗可追溯、可核查。

疾病预防控制机构、接种单位应当依法如实记录疫苗流通、预防接种等情况，并按照规定向全国疫苗电子追溯协同平台提供追溯信息。

第十一条　疫苗研制、生产、检验等过程中应当建立健全生物安全管理制度，严格控制生物安全风险，加强菌毒株等病原微生物的生物安全管理，保护操作人员和公众的健康，保证菌毒株等病原微生物用途合法、正当。

疫苗研制、生产、检验等使用的菌毒株和细胞株，应当明确历史、生物学特征、代次，建立详细档案，保证来源合法、清晰、可追溯；来源不明的，不得使用。

第十二条　各级人民政府及其有关部门、疾病预防控制机构、接种单位、疫苗上市许可持有人和疫苗行业协会等应当通过全国儿童预防接种日等活动定期开展疫苗安全法律、法规以及预防接种知识等的宣传教育、普及工作。

新闻媒体应当开展疫苗安全法律、法规以及预防接种知识等的公益宣传，并对疫苗违法行为进行舆论监督。有关疫苗的宣传报道应当全面、科学、客观、公正。

第十三条　疫苗行业协会应当加强行业自律，建立健全行业规范，推动行业诚信体系建设，引导和督促会员依法开展生产经营等活动。

第二章　疫苗研制和注册

第十四条　国家根据疾病流行情况、人群免疫状况等因素，制定相关研制规划，安排必要资金，支持多联多价等新型疫苗的研制。

国家组织疫苗上市许可持有人、科研单位、医疗卫生机构联合攻关，研制疾病预防、控制急需的疫苗。

第十五条　国家鼓励疫苗上市许可持有人加大研制和创新资金投入，优化生产工艺，提升质量控制水平，推动疫苗技术进步。

第十六条　开展疫苗临床试验，应当经国务院药品监督管理部门依法批准。

疫苗临床试验应当由符合国务院药品监督管理部门和国务院卫生健康主管部门规定条件的三级医疗机构或者省级以上疾病预防控制机构实施或者组织实施。

国家鼓励符合条件的医疗机构、疾病预防控制机构等依法开展疫苗临床试验。

第十七条　疫苗临床试验申办者应当制定临床试验方案，建立临床试验安全监测与评价制度，审慎选择受试者，合理设置受试者群体和年龄组，并根据风险程度采取有效措施，保护受试者合法权益。

第十八条　开展疫苗临床试验，应当取得受试者的书面知情同意；受试者为无民事行为能力人的，应当取得其监护人的书面知情同意；受试者为限制民事行为能力人的，应当取得本人及其监护人的书面知情同意。

第十九条　在中国境内上市的疫苗应当经国务院药品监督管理部门批准，取得药品注册证书；申请疫苗注册，应当提供真实、充分、可靠的数据、资料和样品。

对疾病预防、控制急需的疫苗和创新疫苗，国务院药品监督管理部门应当予以优先审评审批。

第二十条　应对重大突发公共卫生事件急需的疫苗或者国务院卫生健康主管部门认定急需的其他疫苗，经评估获益大于风险的，国务院药品监督管理部门可以附条件批准疫苗注册申请。

出现特别重大突发公共卫生事件或者其他严重威胁公众健康的紧急事件，国务院卫生健康主管部门根据传染病预防、控制需要提出紧急使用疫苗的建议，经国务院药品监督管理部门组织论证同意后可以在一定范围和期限内紧急使用。

第二十一条　国务院药品监督管理部门在批准疫苗注册申请时，对疫苗的生产工艺、质量控制标准和说明书、标签予以核准。

国务院药品监督管理部门应当在其网站上及时公布疫苗说明书、标签内容。

第三章　疫苗生产和批签发

第二十二条　国家对疫苗生产实行严格准入制度。

从事疫苗生产活动，应当经省级以上人民政府药品监督管理部门批准，取得药品生产许可证。

从事疫苗生产活动，除符合《中华人民共和国药品管理法》规定的从事药品生产活动的条件外，还应当具备下列条件：

（一）具备适度规模和足够的产能储备；

（二）具有保证生物安全的制度和设施、设备；

（三）符合疾病预防、控制需要。

疫苗上市许可持有人应当具备疫苗生产能力；超出疫苗生产能力确需委托生产的，应当经国务院药品监督管理部门批准。接受委托生产的，应当遵守本法规定和国家有关规定，保证疫苗质量。

第二十三条　疫苗上市许可持有人的法定代表人、主要负责人应当具有良好的信用记录，生产管理负责人、质量管理负责人、质量受权人等关键岗位人员应当具有相关专业背景和从业经历。

疫苗上市许可持有人应当加强对前款规定人员的培训和考核，及时将其任职和变更情况向省、自治区、直辖市人民政府药品监督管理部门报告。

第二十四条　疫苗应当按照经核准的生产工艺和质量控制标准进行生产和检验，生产全过程应当符合药品生产质量管理规范的要求。

疫苗上市许可持有人应当按照规定对疫苗生产全过程和疫苗质量进行审核、检验。

第二十五条　疫苗上市许可持有人应当建立完整的生产质量管理体系，持续加强偏差管理，采用信息化手段如实记录生产、检验过程中形成的所有数据，确保生产全过程持续符合法定要求。

第二十六条　国家实行疫苗批签发制度。

每批疫苗销售前或者进口时，应当经国务院药品监督管理部门指定的批签发机构按照相关技术要求进行审核、检验。符合要求的，发给批签发证明；不符合要求的，发给不予批签发通知书。

不予批签发的疫苗不得销售，并应当由省、自治区、直辖市人民政府药品监督管理部门监督销毁；不予批签发的进口疫苗应当由口岸所在地药品监督管理部门监督销毁或者依法进行其他处理。

国务院药品监督管理部门、批签发机构应当及时公布上市疫苗批签发结果，供公众查询。

第二十七条　申请疫苗批签发应当按照规定向批签发机构提供批生产及检验记录摘要等资料和同批号产品等样品。进口疫苗还应当提供原产地证明、批签发证明；在原产地免予批签发的，应当提供免予批签发证明。

第二十八条 预防、控制传染病疫情或者应对突发事件急需的疫苗，经国务院药品监督管理部门批准，免予批签发。

第二十九条 疫苗批签发应当逐批进行资料审核和抽样检验。疫苗批签发检验项目和检验频次应当根据疫苗质量风险评估情况进行动态调整。

对疫苗批签发申请资料或者样品的真实性有疑问，或者存在其他需要进一步核实的情况的，批签发机构应当予以核实，必要时应当采用现场抽样检验等方式组织开展现场核实。

第三十条 批签发机构在批签发过程中发现疫苗存在重大质量风险的，应当及时向国务院药品监督管理部门和省、自治区、直辖市人民政府药品监督管理部门报告。

接到报告的部门应当立即对疫苗上市许可持有人进行现场检查，根据检查结果通知批签发机构对疫苗上市许可持有人的相关产品或者所有产品不予批签发或者暂停批签发，并责令疫苗上市许可持有人整改。疫苗上市许可持有人应当立即整改，并及时将整改情况向责令其整改的部门报告。

第三十一条 对生产工艺偏差、质量差异、生产过程中的故障和事故以及采取的措施，疫苗上市许可持有人应当如实记录，并在相应批产品申请批签发的文件中载明；可能影响疫苗质量的，疫苗上市许可持有人应当立即采取措施，并向省、自治区、直辖市人民政府药品监督管理部门报告。

第四章 疫苗流通

第三十二条 国家免疫规划疫苗由国务院卫生健康主管部门会同国务院财政部门等组织集中招标或者统一谈判，形成并公布中标价格或者成交价格，各省、自治区、直辖市实行统一采购。

国家免疫规划疫苗以外的其他免疫规划疫苗、非免疫规划疫苗由各省、自治区、直辖市通过省级公共资源交易平台组织采购。

第三十三条 疫苗的价格由疫苗上市许可持有人依法自主合理制定。疫苗的价格水平、差价率、利润率应当保持在合理幅度。

第三十四条 省级疾病预防控制机构应当根据国家免疫规划和本行政区域疾病预防、控制需要，制定本行政区域免疫规划疫苗使用计划，并按照国家有关规定向组织采购疫苗的部门报告，同时报省、自治区、直辖市人民政府卫生健康主管部门备案。

第三十五条 疫苗上市许可持有人应当按照采购合同约定，向疾病预防控制机构供应疫苗。

疾病预防控制机构应当按照规定向接种单位供应疫苗。

疾病预防控制机构以外的单位和个人不得向接种单位供应疫苗，接种单位不得接收该疫苗。

第三十六条 疫苗上市许可持有人应当按照采购合同约定，向疾病预防控制机构或者疾病预防控制机构指定的接种单位配送疫苗。

疫苗上市许可持有人、疾病预防控制机构自行配送疫苗应当具备疫苗冷链储存、运输条件，也可以委托符合条件的疫苗配送单位配送疫苗。

疾病预防控制机构配送非免疫规划疫苗可以收取储存、运输费用，具体办法由国务院财政部门会同国务院价格主管部门制定，收费标准由省、自治区、直辖市人民政府价格主管部门会同财政部门制定。

第三十七条 疾病预防控制机构、接种单位、疫苗上市许可持有人、疫苗配送单位应当遵守疫苗储存、运输管理规范，保证疫苗质量。

疫苗在储存、运输全过程中应当处于规定的温度环境，冷链储存、运输应当符合要求，并定时监测、记录温度。

疫苗储存、运输管理规范由国务院药品监督管理部门、国务院卫生健康主管部门共同制定。

第三十八条 疫苗上市许可持有人在销售疫苗时，应当提供加盖其印章的批签发证明复印件或者电子文件；销售进口疫苗的，还应当提供加盖其印章的进口药品通关单复印件或者电子文件。

疾病预防控制机构、接种单位在接收或者购进疫苗时，应当索取前款规定的证明文件，并保存至疫苗有效期满后不少于五年备查。

第三十九条 疫苗上市许可持有人应当按照规定，建立真实、准确、完整的销售记录，并保存至疫苗有效期满后不少于五年备查。

疾病预防控制机构、接种单位、疫苗配送单位应当按照规定，建立真实、准确、完整的接收、购进、储存、配送、供应记录，并保存至疫苗有效期满后不少于五年备查。

疾病预防控制机构、接种单位接收或者购进疫苗时，应当索取本次运输、储存全过程温度监测记录，并保存至疫苗有效期满后不少于五年备查；对不能提供本次运输、储存全过程温度监测记录或者温度控制不符合要求的，不得接收或者购进，并应当立即向县级以上地方人民政府药品监督管理部门、卫生健康主管部门报告。

第四十条 疾病预防控制机构、接种单位应当建立疫苗定期检查制度，对存在包装无法识别、储存温度不符合要求、超过有效期等问题的疫苗，采取隔离存放、设置警示标志等措施，并按照国务院药品监督管理部门、卫生健康主管部门、生态环境主管部门的规定处置。疾病预防控制机构、接种单位应当如实记录处置情况，处置记录应当保存至疫苗有效期满后不少于五年备查。

第五章　预防接种

第四十一条　国务院卫生健康主管部门制定国家免疫规划；国家免疫规划疫苗种类由国务院卫生健康主管部门会同国务院财政部门拟订，报国务院批准后公布。

国务院卫生健康主管部门建立国家免疫规划专家咨询委员会，并会同国务院财政部门建立国家免疫规划疫苗种类动态调整机制。

省、自治区、直辖市人民政府在执行国家免疫规划时，可以根据本行政区域疾病预防、控制需要，增加免疫规划疫苗种类，报国务院卫生健康主管部门备案并公布。

第四十二条　国务院卫生健康主管部门应当制定、公布预防接种工作规范，强化预防接种规范化管理。

国务院卫生健康主管部门应当制定、公布国家免疫规划疫苗的免疫程序和非免疫规划疫苗的使用指导原则。

省、自治区、直辖市人民政府卫生健康主管部门应当结合本行政区域实际情况制定接种方案，并报国务院卫生健康主管部门备案。

第四十三条　各级疾病预防控制机构应当按照各自职责，开展与预防接种相关的宣传、培训、技术指导、监测、评价、流行病学调查、应急处置等工作。

第四十四条　接种单位应当具备下列条件：

（一）取得医疗机构执业许可证；

（二）具有经过县级人民政府卫生健康主管部门组织的预防接种专业培训并考核合格的医师、护士或者乡村医生；

（三）具有符合疫苗储存、运输管理规范的冷藏设施、设备和冷藏保管制度。

县级以上地方人民政府卫生健康主管部门指定符合条件的医疗机构承担责任区域内免疫规划疫苗接种工作。符合条件的医疗机构可以承担非免疫规划疫苗接种工作，并应当报颁发其医疗机构执业许可证的卫生健康主管部门备案。

接种单位应当加强内部管理，开展预防接种工作应当遵守预防接种工作规范、免疫程序、疫苗使用指导原则和接种方案。

各级疾病预防控制机构应当加强对接种单位预防接种工作的技术指导和疫苗使用的管理。

第四十五条　医疗卫生人员实施接种，应当告知受种者或者其监护人所接种疫苗的品种、作用、禁忌、不良反应以及现场留观等注意事项，询问受种者的健康状况以及是否有接种禁忌等情况，并如实记录告知和询问情况。受种者或者其监护人应当如实提供受种者的健康状况和接种禁忌等情况。有接种禁忌不能接种的，医疗卫生人员应当向受种者或者其监护人提出医学建议，并如实记录提出医学建议情况。

医疗卫生人员在实施接种前，应当按照预防接种工作规范的要求，检查受种者健康状况、核查接种禁忌，查对预防接种证，检查疫苗、注射器的外观、批号、有效期，核对受种者的姓名、年龄和疫苗的品名、规格、剂量、接种部位、接种途径，做到受种者、预防接种证和疫苗信息相一致，确认无误后方可实施接种。

医疗卫生人员应当对符合接种条件的受种者实施接种。受种者在现场留观期间出现不良反应的，医疗卫生人员应当按照预防接种工作规范的要求，及时采取救治等措施。

第四十六条　医疗卫生人员应当按照国务院卫生健康主管部门的规定，真实、准确、完整记录疫苗的品种、上市许可持有人、最小包装单位的识别信息、有效期、接种时间、实施接种的医疗卫生人员、受种者等接种信息，确保接种信息可追溯、可查询。接种记录应当保存至疫苗有效期满后不少于五年备查。

第四十七条　国家对儿童实行预防接种证制度。在儿童出生后一个月内，其监护人应当到儿童居住地承担预防接种工作的接种单位或者出生医院为其办理预防接种证。接种单位或者出生医院不得拒绝办理。监护人应当妥善保管预防接种证。

预防接种实行居住地管理，儿童离开原居住地期间，由现居住地承担预防接种工作的接种单位负责对其实施接种。

预防接种证的格式由国务院卫生健康主管部门规定。

第四十八条　儿童入托、入学时，托幼机构、学校应当查验预防接种证，发现未按照规定接种免疫规划疫苗的，应当向儿童居住地或者托幼机构、学校所在地承担预防接种工作的接种单位报告，并配合接种单位督促其监护人按照规定补种。疾病预防控制机构应当为托幼机构、学校查验预防接种证等提供技术指导。

儿童入托、入学预防接种证查验办法由国务院卫生健康主管部门会同国务院教育行政部门制定。

第四十九条　接种单位接种免疫规划疫苗不得收取任何费用。

接种单位接种非免疫规划疫苗，除收取疫苗费用外，还可以收取接种服务费。接种服务费的收费标准由省、自治区、直辖市人民政府价格主管部门会同财政部门制定。

第五十条 县级以上地方人民政府卫生健康主管部门根据传染病监测和预警信息，为预防、控制传染病暴发、流行，报经本级人民政府决定，并报省级以上人民政府卫生健康主管部门备案，可以在本行政区域进行群体性预防接种。

需要在全国范围或者跨省、自治区、直辖市范围内进行群体性预防接种的，应当由国务院卫生健康主管部门决定。

作出群体性预防接种决定的县级以上地方人民政府或者国务院卫生健康主管部门应当组织有关部门做好人员培训、宣传教育、物资调用等工作。

任何单位和个人不得擅自进行群体性预防接种。

第五十一条 传染病暴发、流行时，县级以上地方人民政府或者其卫生健康主管部门需要采取应急接种措施的，依照法律、行政法规的规定执行。

第六章 异常反应监测和处理

第五十二条 预防接种异常反应，是指合格的疫苗在实施规范接种过程中或者实施规范接种后造成受种者机体组织器官、功能损害，相关各方均无过错的药品不良反应。

下列情形不属于预防接种异常反应：

（一）因疫苗本身特性引起的接种后一般反应；

（二）因疫苗质量问题给受种者造成的损害；

（三）因接种单位违反预防接种工作规范、免疫程序、疫苗使用指导原则、接种方案给受种者造成的损害；

（四）受种者在接种时正处于某种疾病的潜伏期或者前驱期，接种后偶合发病；

（五）受种者有疫苗说明书规定的接种禁忌，在接种前受种者或者其监护人未如实提供受种者的健康状况和接种禁忌等情况，接种后受种者原有疾病急性复发或者病情加重；

（六）因心理因素发生的个体或者群体的心因性反应。

第五十三条 国家加强预防接种异常反应监测。预防接种异常反应监测方案由国务院卫生健康主管部门会同国务院药品监督管理部门制定。

第五十四条 接种单位、医疗机构等发现疑似预防接种异常反应的，应当按照规定向疾病预防控制机构报告。

疫苗上市许可持有人应当设立专门机构，配备专职人员，主动收集、跟踪分析疑似预防接种异常反应，及时采取风险控制措施，将疑似预防接种异常反应向疾病预防控制机构报告，将质量分析报告提交省、自治区、直辖市人民政府药品监督管理部门。

第五十五条 对疑似预防接种异常反应，疾病预防控制机构应当按照规定及时报告，组织调查、诊断，并将调查、诊断结论告知受种者或者其监护人。对调查、诊断结论有争议的，可以根据国务院卫生健康主管部门制定的鉴定办法申请鉴定。

因预防接种导致受种者死亡、严重残疾，或者群体性疑似预防接种异常反应等对社会有重大影响的疑似预防接种异常反应，由设区的市级以上人民政府卫生健康主管部门、药品监督管理部门按照各自职责组织调查、处理。

第五十六条 国家实行预防接种异常反应补偿制度。实施接种过程中或者实施接种后出现受种者死亡、严重残疾、器官组织损伤等损害，属于预防接种异常反应或者不能排除的，应当给予补偿。补偿范围实行目录管理，并根据实际情况进行动态调整。

接种免疫规划疫苗所需的补偿费用，由省、自治区、直辖市人民政府财政部门在预防接种经费中安排；接种非免疫规划疫苗所需的补偿费用，由相关疫苗上市许可持有人承担。国家鼓励通过商业保险等多种形式对预防接种异常反应受种者予以补偿。

预防接种异常反应补偿应当及时、便民、合理。预防接种异常反应补偿范围、标准、程序由国务院规定，省、自治区、直辖市制定具体实施办法。

第七章 疫苗上市后管理

第五十七条 疫苗上市许可持有人应当建立健全疫苗全生命周期质量管理体系，制定并实施疫苗上市后风险管理计划，开展疫苗上市后研究，对疫苗的安全性、有效性和质量可控性进行进一步确证。

对批准疫苗注册申请时提出进一步研究要求的疫苗，疫苗上市许可持有人应当在规定期限内完成研究；逾期未完成研究或者不能证明其获益大于风险的，国务院药品监督管理部门应当依法处理，直至注销该疫苗的药品注册证书。

第五十八条 疫苗上市许可持有人应当对疫苗进行质量跟踪分析，持续提升质量控制标准，改进生产工艺，提高生产工艺稳定性。

生产工艺、生产场地、关键设备等发生变更的，应当进行评估、验证，按照国务院药品监督管理部门有关变更管理的规定备案或者报告；变更可能影响疫苗安全性、有效性和质量可控性的，应当经国务院药品监督管理部门批准。

第五十九条 疫苗上市许可持有人应当根据疫苗上市后研究、预防接种异常反应等情况持续更新说明书、标签，并按照规定申请核准或者备案。

国务院药品监督管理部门应当在其网站上及时公布更新后的疫苗说明书、标签内容。

第六十条 疫苗上市许可持有人应当建立疫苗质量

回顾分析和风险报告制度，每年将疫苗生产流通、上市后研究、风险管理等情况按照规定如实向国务院药品监督管理部门报告。

第六十一条 国务院药品监督管理部门可以根据实际情况，责令疫苗上市许可持有人开展上市后评价或者直接组织开展上市后评价。

对预防接种异常反应严重或者其他原因危害人体健康的疫苗，国务院药品监督管理部门应当注销该疫苗的药品注册证书。

第六十二条 国务院药品监督管理部门可以根据疾病预防、控制需要和疫苗行业发展情况，组织对疫苗品种开展上市后评价，发现该疫苗品种的产品设计、生产工艺、安全性、有效性或者质量可控性明显劣于预防、控制同种疾病的其他疫苗品种的，应当注销该品种所有疫苗的药品注册证书并废止相应的国家药品标准。

第八章　保障措施

第六十三条 县级以上人民政府应当将疫苗安全工作、购买免疫规划疫苗和预防接种工作以及信息化建设等所需经费纳入本级政府预算，保证免疫规划制度的实施。

县级人民政府按照国家有关规定对从事预防接种工作的乡村医生和其他基层医疗卫生人员给予补助。

国家根据需要对经济欠发达地区的预防接种工作给予支持。省、自治区、直辖市人民政府和设区的市级人民政府应当对经济欠发达地区的县级人民政府开展与预防接种相关的工作给予必要的经费补助。

第六十四条 省、自治区、直辖市人民政府根据本行政区域传染病流行趋势，在国务院卫生健康主管部门确定的传染病预防、控制项目范围内，确定本行政区域与预防接种相关的项目，并保证项目的实施。

第六十五条 国务院卫生健康主管部门根据各省、自治区、直辖市国家免疫规划疫苗使用计划，向疫苗上市许可持有人提供国家免疫规划疫苗需求信息，疫苗上市许可持有人根据疫苗需求信息合理安排生产。

疫苗存在供应短缺风险时，国务院卫生健康主管部门、国务院药品监督管理部门提出建议，国务院工业和信息化主管部门、国务院财政部门应当采取有效措施，保障疫苗生产、供应。

疫苗上市许可持有人应当依法组织生产，保障疫苗供应；疫苗上市许可持有人停止疫苗生产的，应当及时向国务院药品监督管理部门或者省、自治区、直辖市人民政府药品监督管理部门报告。

第六十六条 国家将疫苗纳入战略物资储备，实行中央和省级两级储备。

国务院工业和信息化主管部门、财政部门会同国务院卫生健康主管部门、公安部门、市场监督管理部门和

药品监督管理部门，根据疾病预防、控制和公共卫生应急准备的需要，加强储备疫苗的产能、产品管理，建立动态调整机制。

第六十七条 各级财政安排用于预防接种的经费应当专款专用，任何单位和个人不得挪用、挤占。

有关单位和个人使用预防接种的经费应当依法接受审计机关的审计监督。

第六十八条 国家实行疫苗责任强制保险制度。

疫苗上市许可持有人应当按照规定投保疫苗责任强制保险。因疫苗质量问题造成受种者损害的，保险公司在承保的责任限额内予以赔付。

疫苗责任强制保险制度的具体实施办法，由国务院药品监督管理部门会同国务院卫生健康主管部门、保险监督管理机构等制定。

第六十九条 传染病暴发、流行时，相关疫苗上市许可持有人应当及时生产和供应预防、控制传染病的疫苗。交通运输单位应当优先运输预防、控制传染病的疫苗。县级以上人民政府及其有关部门应当做好组织、协调、保障工作。

第九章　监督管理

第七十条 药品监督管理部门、卫生健康主管部门按照各自职责对疫苗研制、生产、流通和预防接种全过程进行监督管理，监督疫苗上市许可持有人、疾病预防控制机构、接种单位等依法履行义务。

药品监督管理部门依法对疫苗研制、生产、储存、运输以及预防接种中的疫苗质量进行监督检查。卫生健康主管部门依法对免疫规划制度的实施、预防接种活动进行监督检查。

药品监督管理部门应当加强对疫苗上市许可持有人的现场检查；必要时，可以对为疫苗研制、生产、流通等活动提供产品或者服务的单位和个人进行延伸检查；有关单位和个人应当予以配合，不得拒绝和隐瞒。

第七十一条 国家建设中央和省级两级职业化、专业化药品检查员队伍，加强对疫苗的监督检查。

省、自治区、直辖市人民政府药品监督管理部门选派检查员入驻疫苗上市许可持有人。检查员负责监督检查药品生产质量管理规范执行情况，收集疫苗质量风险和违法违规线索，向省、自治区、直辖市人民政府药品监督管理部门报告情况并提出建议，对派驻期间的行为负责。

第七十二条 疫苗质量管理存在安全隐患，疫苗上市许可持有人等未及时采取措施消除的，药品监督管理部门可以采取责任约谈、限期整改等措施。

严重违反药品相关质量管理规范的，药品监督管理部门应当责令暂停疫苗生产、销售、配送，立即整改；整改完成后，经药品监督管理部门检查符合要求的，方

可恢复生产、销售、配送。

药品监督管理部门应当建立疫苗上市许可持有人及其相关人员信用记录制度，纳入全国信用信息共享平台，按照规定公示其严重失信信息，实施联合惩戒。

第七十三条　疫苗存在或者疑似存在质量问题的，疫苗上市许可持有人、疾病预防控制机构、接种单位应当立即停止销售、配送、使用，必要时立即停止生产，按照规定向县级以上人民政府药品监督管理部门、卫生健康主管部门报告。卫生健康主管部门应当立即组织疾病预防控制机构和接种单位采取必要的应急处置措施，同时向上级人民政府卫生健康主管部门报告。药品监督管理部门应当依法采取查封、扣押等措施。对已经销售的疫苗，疫苗上市许可持有人应当及时通知相关疾病预防控制机构、疫苗配送单位、接种单位，按照规定召回，如实记录召回和通知情况，疾病预防控制机构、疫苗配送单位、接种单位应当予以配合。

未依照前款规定停止生产、销售、配送、使用或者召回疫苗的，县级以上人民政府药品监督管理部门、卫生健康主管部门应当按照各自职责责令停止生产、销售、配送、使用或者召回疫苗。

疫苗上市许可持有人、疾病预防控制机构、接种单位发现存在或者疑似存在质量问题的疫苗，不得瞒报、谎报、缓报、漏报，不得隐匿、伪造、毁灭有关证据。

第七十四条　疫苗上市许可持有人应当建立信息公开制度，按照规定在其网站上及时公开疫苗产品信息、说明书和标签、药品相关质量管理规范执行情况、批签发情况、召回情况、接受检查和处罚情况以及投保疫苗责任强制保险情况等信息。

第七十五条　国务院药品监督管理部门会同国务院卫生健康主管部门等建立疫苗质量、预防接种等信息共享机制。

省级以上人民政府药品监督管理部门、卫生健康主管部门等应当按照科学、客观、及时、公开的原则，组织疫苗上市许可持有人、疾病预防控制机构、接种单位、新闻媒体、科研单位等，就疫苗质量和预防接种等信息进行交流沟通。

第七十六条　国家实行疫苗安全信息统一公布制度。

疫苗安全风险警示信息、重大疫苗安全事故及其调查处理信息和国务院确定需要统一公布的其他疫苗安全信息，由国务院药品监督管理部门会同有关部门公布。全国预防接种异常反应报告情况，由国务院卫生健康主管部门会同国务院药品监督管理部门统一公布。未经授权不得发布上述信息。公布重大疫苗安全信息，应当及时、准确、全面，并按照规定进行科学评估，作出必要的解释说明。

县级以上人民政府药品监督管理部门发现可能误导公众和社会舆论的疫苗安全信息，应当立即会同卫生健康主管部门及其他有关部门、专业机构、相关疫苗上市许可持有人等进行核实、分析，并及时公布结果。

任何单位和个人不得编造、散布虚假疫苗安全信息。

第七十七条　任何单位和个人有权依法了解疫苗信息，对疫苗监督管理工作提出意见、建议。

任何单位和个人有权向卫生健康主管部门、药品监督管理部门等部门举报疫苗违法行为，对卫生健康主管部门、药品监督管理部门等部门及其工作人员未依法履行监督管理职责的情况有权向本级或者上级人民政府及其有关部门、监察机关举报。有关部门、机关应当及时核实、处理；对查证属实的举报，按照规定给予举报人奖励；举报人举报所在单位严重违法行为，查证属实的，给予重奖。

第七十八条　县级以上人民政府应当制定疫苗安全事件应急预案，对疫苗安全事件分级、处置组织指挥体系与职责、预防预警机制、处置程序、应急保障措施等作出规定。

疫苗上市许可持有人应当制定疫苗安全事件处置方案，定期检查各项防范措施的落实情况，及时消除安全隐患。

发生疫苗安全事件，疫苗上市许可持有人应当立即向国务院药品监督管理部门或者省、自治区、直辖市人民政府药品监督管理部门报告；疾病预防控制机构、接种单位、医疗机构应当立即向县级以上人民政府卫生健康主管部门、药品监督管理部门报告。药品监督管理部门应当会同卫生健康主管部门按照应急预案的规定，成立疫苗安全事件处置指挥机构，开展医疗救治、风险控制、调查处理、信息发布、解释说明等工作，做好补种等善后处置工作。因质量问题造成的疫苗安全事件的补种费用由疫苗上市许可持有人承担。

有关单位和个人不得瞒报、谎报、缓报、漏报疫苗安全事件，不得隐匿、伪造、毁灭有关证据。

第十章　法律责任

第七十九条　违反本法规定，构成犯罪的，依法从重追究刑事责任。

第八十条　生产、销售的疫苗属于假药的，由省级以上人民政府药品监督管理部门没收违法所得和违法生产、销售的疫苗以及专门用于违法生产疫苗的原料、辅料、包装材料、设备等物品，责令停产停业整顿，吊销药品注册证书，直至吊销药品生产许可证等，并处违法生产、销售疫苗货值金额十五倍以上五十倍以下的罚款，货值金额不足五十万元的，按五十万元计算。

生产、销售的疫苗属于劣药的，由省级以上人民政府药品监督管理部门没收违法所得和违法生产、销售的疫苗以及专门用于违法生产疫苗的原料、辅料、包装材料、设备等物品，责令停产停业整顿，并处违法生产、销售疫苗货值金额十倍以上三十倍以下的罚款，货值金额不足五十万元的，按五十万元计算；情节严重的，吊销药品注册证书，直至吊销药品生产许可证等。

生产、销售的疫苗属于假药，或者生产、销售的疫苗属于劣药且情节严重的，由省级以上人民政府药品监督管理部门对法定代表人、主要负责人、直接负责的主管人员和关键岗位人员以及其他责任人员，没收违法行为发生期间自本单位所获收入，并处所获收入一倍以上十倍以下的罚款，终身禁止从事药品生产经营活动，由公安机关处五日以上十五日以下拘留。

第八十一条　有下列情形之一的，由省级以上人民政府药品监督管理部门没收违法所得和违法生产、销售的疫苗以及专门用于违法生产疫苗的原料、辅料、包装材料、设备等物品，责令停产停业整顿，并处违法生产、销售疫苗货值金额十五倍以上五十倍以下的罚款，货值金额不足五十万元的，按五十万元计算；情节严重的，吊销药品相关批准证明文件，直至吊销药品生产许可证等，对法定代表人、主要负责人、直接负责的主管人员和关键岗位人员以及其他责任人员，没收违法行为发生期间自本单位所获收入，并处所获收入百分之五十以上十倍以下的罚款，十年内直至终身禁止从事药品生产经营活动，由公安机关处五日以上十五日以下拘留：

（一）申请疫苗临床试验、注册、批签发提供虚假数据、资料、样品或者有其他欺骗行为；

（二）编造生产、检验记录或者更改产品批号；

（三）疾病预防控制机构以外的单位或者个人向接种单位供应疫苗；

（四）委托生产疫苗未经批准；

（五）生产工艺、生产场地、关键设备等发生变更按照规定应当经批准而未经批准；

（六）更新疫苗说明书、标签按照规定应当经核准而未经核准。

第八十二条　除本法另有规定的情形外，疫苗上市许可持有人或者其他单位违反药品相关质量管理规范的，由县级以上人民政府药品监督管理部门责令改正，给予警告；拒不改正的，处二十万元以上五十万元以下的罚款；情节严重的，处五十万元以上三百万元以下的罚款，责令停产停业整顿，直至吊销药品相关批准证明文件、药品生产许可证等，对法定代表人、主要负责人、直接负责的主管人员和关键岗位人员以及其他责任人员，没收违法行为发生期间自本单位所获收入，并处所获收入百分之五十以上五倍以下的罚款，十年内直至终身禁止从事药品生产经营活动。

第八十三条　违反本法规定，疫苗上市许可持有人有下列情形之一的，由省级以上人民政府药品监督管理部门责令改正，给予警告；拒不改正的，处二十万元以上五十万元以下的罚款；情节严重的，责令停产停业整顿，并处五十万元以上二百万元以下的罚款：

（一）未按照规定建立疫苗电子追溯系统；

（二）法定代表人、主要负责人和生产管理负责人、质量管理负责人、质量受权人等关键岗位人员不符合规定条件或者未按照规定对其进行培训、考核；

（三）未按照规定报告或者备案；

（四）未按照规定开展上市后研究，或者未按照规定设立机构、配备人员主动收集、跟踪分析疑似预防接种异常反应；

（五）未按照规定投保疫苗责任强制保险；

（六）未按照规定建立信息公开制度。

第八十四条　违反本法规定，批签发机构有下列情形之一的，由国务院药品监督管理部门责令改正，给予警告，对主要负责人、直接负责的主管人员和其他直接责任人员依法给予警告直至降级处分：

（一）未按照规定进行审核和检验；

（二）未及时公布上市疫苗批签发结果；

（三）未按照规定进行核实；

（四）发现疫苗存在重大质量风险未按照规定报告。

违反本法规定，批签发机构未按照规定发给批签发证明或者不予批签发通知书的，由国务院药品监督管理部门责令改正，给予警告，对主要负责人、直接负责的主管人员和其他直接责任人员依法给予降级或者撤职处分；情节严重的，对主要负责人、直接负责的主管人员和其他直接责任人员依法给予开除处分。

第八十五条　疾病预防控制机构、接种单位、疫苗上市许可持有人、疫苗配送单位违反疫苗储存、运输管理规范有关冷链储存、运输要求的，由县级以上人民政府药品监督管理部门责令改正，给予警告，对违法储存、运输的疫苗予以销毁，没收违法所得；拒不改正的，对接种单位、疫苗上市许可持有人、疫苗配送单位处二十万元以上一百万元以下的罚款；情节严重的，对接种单位、疫苗上市许可持有人、疫苗配送单位处违法储存、运输疫苗货值金额十倍以上三十倍以下的罚款，货值金额不足十万元的，按十万元计算，责令疫苗上市许可持有人、疫苗配送单位停产停业整顿，直至吊销药品相关批准证明文件、药品生产许可证等，对疫苗上市许可持有人、疫苗配送单位的法定代表人、主要负责人、直接负责的主管人员和关键岗位人员以及其他责任人员依照本法第八十二条规定给予处罚。

疾病预防控制机构、接种单位有前款规定违法行为的,由县级以上人民政府卫生健康主管部门对主要负责人、直接负责的主管人员和其他直接责任人员依法给予警告直至撤职处分,责令负有责任的医疗卫生人员暂停一年以上十八个月以下执业活动;造成严重后果的,对主要负责人、直接负责的主管人员和其他直接责任人员依法给予开除处分,并可以吊销接种单位的接种资格,由原发证部门吊销负有责任的医疗卫生人员的执业证书。

第八十六条 疾病预防控制机构、接种单位、疫苗上市许可持有人、疫苗配送单位有本法第八十五条 规定以外的违反疫苗储存、运输管理规范行为的,由县级以上人民政府药品监督管理部门责令改正,给予警告,没收违法所得;拒不改正的,对接种单位、疫苗上市许可持有人、疫苗配送单位处十万元以上三十万元以下的罚款;情节严重的,对接种单位、疫苗上市许可持有人、疫苗配送单位处违法储存、运输疫苗货值金额三倍以上十倍以下的罚款,货值金额不足十万元的,按十万元计算。

疾病预防控制机构、接种单位有前款规定违法行为的,县级以上人民政府卫生健康主管部门可以对主要负责人、直接负责的主管人员和其他直接责任人员依法给予警告直至撤职处分,责令负有责任的医疗卫生人员暂停六个月以上一年以下执业活动;造成严重后果的,对主要负责人、直接负责的主管人员和其他直接责任人员依法给予开除处分,由原发证部门吊销负有责任的医疗卫生人员的执业证书。

第八十七条 违反本法规定,疾病预防控制机构、接种单位有下列情形之一的,由县级以上人民政府卫生健康主管部门责令改正,给予警告,没收违法所得;情节严重的,对主要负责人、直接负责的主管人员和其他直接责任人员依法给予警告直至撤职处分,责令负有责任的医疗卫生人员暂停一年以上十八个月以下执业活动;造成严重后果的,对主要负责人、直接负责的主管人员和其他直接责任人员依法给予开除处分,由原发证部门吊销负有责任的医疗卫生人员的执业证书:

(一)未按照规定供应、接收、采购疫苗;

(二)接种疫苗未遵守预防接种工作规范、免疫程序、疫苗使用指导原则、接种方案;

(三)擅自进行群体性预防接种。

第八十八条 违反本法规定,疾病预防控制机构、接种单位有下列情形之一的,由县级以上人民政府卫生健康主管部门责令改正,给予警告;情节严重的,对主要负责人、直接负责的主管人员和其他直接责任人员依法给予警告直至撤职处分,责令负有责任的医疗卫生人员暂停六个月以上一年以下执业活动;造成严重后果的,对主要负责人、直接负责的主管人员和其他直接责任人员依法给予开除处分,由原发证部门吊销负有责任的医疗卫生人员的执业证书:

(一)未按照规定提供追溯信息;

(二)接收或者购进疫苗时未按照规定索取并保存相关证明文件、温度监测记录;

(三)未按照规定建立并保存疫苗接收、购进、储存、配送、供应、接种、处置记录;

(四)未按照规定告知、询问受种者或者其监护人有关情况。

第八十九条 疾病预防控制机构、接种单位、医疗机构未按照规定报告疑似预防接种异常反应、疫苗安全事件等,或者未按照规定对疑似预防接种异常反应组织调查、诊断等的,由县级以上人民政府卫生健康主管部门责令改正,给予警告;情节严重的,对接种单位、医疗机构处五万元以上五十万元以下的罚款,对疾病预防控制机构、接种单位、医疗机构的主要负责人、直接负责的主管人员和其他直接责任人员依法给予警告直至撤职处分;造成严重后果的,对主要负责人、直接负责的主管人员和其他直接责任人员依法给予开除处分,由原发证部门吊销负有责任的医疗卫生人员的执业证书。

第九十条 疾病预防控制机构、接种单位违反本法规定收取费用的,由县级以上人民政府卫生健康主管部门监督其将违法收取的费用退还给原缴费的单位或者个人,并由县级以上人民政府市场监督管理部门依法给予处罚。

第九十一条 违反本法规定,未经县级以上地方人民政府卫生健康主管部门指定擅自从事免疫规划疫苗接种工作、从事非免疫规划疫苗接种工作不符合条件或者未备案的,由县级以上人民政府卫生健康主管部门责令改正,给予警告,没收违法所得和违法持有的疫苗,责令停业整顿,并处十万元以上一百万元以下的罚款,对主要负责人、直接负责的主管人员和其他直接责任人员依法给予处分。

违反本法规定,疾病预防控制机构、接种单位以外的单位或者个人擅自进行群体性预防接种的,由县级以上人民政府卫生健康主管部门责令改正,没收违法所得和违法持有的疫苗,并处违法持有的疫苗货值金额十倍以上三十倍以下的罚款,货值金额不足五万元的,按五万元计算。

第九十二条 监护人未依法保证适龄儿童按时接种免疫规划疫苗的,由县级人民政府卫生健康主管部门批评教育,责令改正。

托幼机构、学校在儿童入托、入学时未按照规定查验预防接种证,或者发现未按照规定接种的儿童后未向接种单位报告的,由县级以上地方人民政府教育行政部门责令改正,给予警告,对主要负责人、直接负责的主管人员和其他直接责任人员依法给予处分。

第九十三条　编造、散布虚假疫苗安全信息，或者在接种单位寻衅滋事，构成违反治安管理行为的，由公安机关依法给予治安管理处罚。

报纸、期刊、广播、电视、互联网站等传播媒介编造、散布虚假疫苗安全信息的，由有关部门依法给予处罚，对主要负责人、直接负责的主管人员和其他直接责任人员依法给予处分。

第九十四条　县级以上地方人民政府在疫苗监督管理工作中有下列情形之一的，对直接负责的主管人员和其他直接责任人员依法给予降级或者撤职处分；情节严重的，依法给予开除处分；造成严重后果的，其主要负责人应当引咎辞职：

（一）履行职责不力，造成严重不良影响或者重大损失；

（二）瞒报、谎报、缓报、漏报疫苗安全事件；

（三）干扰、阻碍对疫苗违法行为或者疫苗安全事件的调查；

（四）本行政区域发生特别重大疫苗安全事故，或者连续发生重大疫苗安全事故。

第九十五条　药品监督管理部门、卫生健康主管部门等部门在疫苗监督管理工作中有下列情形之一的，对直接负责的主管人员和其他直接责任人员依法给予降级或者撤职处分；情节严重的，依法给予开除处分；造成严重后果的，其主要负责人应当引咎辞职：

（一）未履行监督检查职责，或者发现违法行为不及时查处；

（二）擅自进行群体性预防接种；

（三）瞒报、谎报、缓报、漏报疫苗安全事件；

（四）干扰、阻碍对疫苗违法行为或者疫苗安全事

件的调查；

（五）泄露举报人的信息；

（六）接到疑似预防接种异常反应相关报告，未按照规定组织调查、处理；

（七）其他未履行疫苗监督管理职责的行为，造成严重不良影响或者重大损失。

第九十六条　因疫苗质量问题造成受种者损害的，疫苗上市许可持有人应当依法承担赔偿责任。

疾病预防控制机构、接种单位因违反预防接种工作规范、免疫程序、疫苗使用指导原则、接种方案，造成受种者损害的，应当依法承担赔偿责任。

第十一章　附　则

第九十七条　本法下列用语的含义是：

免疫规划疫苗，是指居民应当按照政府的规定接种的疫苗，包括国家免疫规划确定的疫苗，省、自治区、直辖市人民政府在执行国家免疫规划时增加的疫苗，以及县级以上人民政府或者其卫生健康主管部门组织的应急接种或者群体性预防接种所使用的疫苗。

非免疫规划疫苗，是指由居民自愿接种的其他疫苗。

疫苗上市许可持有人，是指依法取得疫苗药品注册证书和药品生产许可证的企业。

第九十八条　国家鼓励疫苗生产企业按照国际采购要求生产、出口疫苗。

出口的疫苗应当符合进口国（地区）的标准或者合同要求。

第九十九条　出入境预防接种及所需疫苗的采购，由国境卫生检疫机关商国务院财政部门另行规定。

第一百条　本法自 2019 年 12 月 1 日起施行。

中华人民共和国中医药法

(2016 年 12 月 25 日第十二届全国人民代表大会常务委员会第二十五次会议通过)

第一章 总 则

第一条 为了继承和弘扬中医药，保障和促进中医药事业发展，保护人民健康，制定本法。

第二条 本法所称中医药，是包括汉族和少数民族医药在内的我国各民族医药的统称，是反映中华民族对生命、健康和疾病的认识，具有悠久历史传统和独特理论及技术方法的医药学体系。

第三条 中医药事业是我国医药卫生事业的重要组成部分。国家大力发展中医药事业，实行中西医并重的方针，建立符合中医药特点的管理制度，充分发挥中医药在我国医药卫生事业中的作用。

发展中医药事业应当遵循中医药发展规律，坚持继承和创新相结合，保持和发挥中医药特色和优势，运用现代科学技术，促进中医药理论和实践的发展。

国家鼓励中医西医相互学习，相互补充，协调发展，发挥各自优势，促进中西医结合。

第四条 县级以上人民政府应当将中医药事业纳入国民经济和社会发展规划，建立健全中医药管理体系，统筹推进中医药事业发展。

第五条 国务院中医药主管部门负责全国的中医药管理工作。国务院其他有关部门在各自职责范围内负责与中医药管理有关的工作。

县级以上地方人民政府中医药主管部门负责本行政区域的中医药管理工作。县级以上地方人民政府其他有关部门在各自职责范围内负责与中医药管理有关的工作。

第六条 国家加强中医药服务体系建设，合理规划和配置中医药服务资源，为公民获得中医药服务提供保障。

国家支持社会力量投资中医药事业，支持组织和个人捐赠、资助中医药事业。

第七条 国家发展中医药教育，建立适应中医药事业发展需要、规模适宜、结构合理、形式多样的中医药教育体系，培养中医药人才。

第八条 国家支持中医药科学研究和技术开发，鼓励中医药科学技术创新，推广应用中医药科学技术成果，保护中医药知识产权，提高中医药科学技术水平。

第九条 国家支持中医药对外交流与合作，促进中医药的国际传播和应用。

第十条 对在中医药事业中做出突出贡献的组织和个人，按照国家有关规定给予表彰、奖励。

第二章 中医药服务

第十一条 县级以上人民政府应当将中医医疗机构建设纳入医疗机构设置规划，举办规模适宜的中医医疗机构，扶持有中医药特色和优势的医疗机构发展。

合并、撤销政府举办的中医医疗机构或者改变其中医医疗性质，应当征求上一级人民政府中医药主管部门的意见。

第十二条 政府举办的综合医院、妇幼保健机构和有条件的专科医院、社区卫生服务中心、乡镇卫生院，应当设置中医药科室。

县级以上人民政府应当采取措施，增强社区卫生服务站和村卫生室提供中医药服务的能力。

第十三条 国家支持社会力量举办中医医疗机构。

社会力量举办的中医医疗机构在准入、执业、基本医疗保险、科研教学、医务人员职称评定等方面享有与政府举办的中医医疗机构同等的权利。

第十四条 举办中医医疗机构应当按照国家有关医疗机构管理的规定办理审批手续，并遵守医疗机构管理的有关规定。

举办中医诊所的，将诊所的名称、地址、诊疗范围、人员配备情况等报所在地县级人民政府中医药主管部门备案后即可开展执业活动。

中医诊所应当将本诊所的诊疗范围、中医医师的姓名及其执业范围在诊所的明显位置公示，不得超出备案范围开展医疗活动。具体办法由国务院中医药主管部门拟订，报国务院卫生行政部门审核、发布。

第十五条 从事中医医疗活动的人员应当依照《中华人民共和国执业医师法》的规定，通过中医医师资格考试取得中医医师资格，并进行执业注册。中医医师资格考试的内容应当体现中医药特点。

以师承方式学习中医或者经多年实践，医术确有专长的人员，由至少两名中医医师推荐，经省、自治区、直辖市人民政府中医药主管部门组织实践技能和效果考核合格后，即可取得中医医师资格；按照考核内容进行执业注册后，即可在注册的执业范围内，以个人开业的方式或者在医疗机构内从事中医医疗活动。国务院中医药主管部门应当根据中医药技术方法的安全风险拟订本款规定人员的分类考核办法，报国务院卫生行政部门审核、发布。

第十六条 中医医疗机构配备医务人员应当以中医药专业技术人员为主，主要提供中医药服务；经考试取得医师资格的中医医师按照国家有关规定，经培训、考核合格后，可以在执业活动中采用与其专业相关的现代科学技术方法。在医疗活动中采用现代科学技术方法的，应当有利于保持和发挥中医药特色和优势。

社区卫生服务中心、乡镇卫生院、社区卫生服务站以及有条件的村卫生室应当合理配备中医药专业技术人员，并运用和推广适宜的中医药技术方法。

第十七条　开展中医药服务，应当以中医药理论为指导，运用中医药技术方法，并符合国务院中医药主管部门制定的中医药服务基本要求。

第十八条　县级以上人民政府应当发展中医药预防、保健服务，并按照国家有关规定将其纳入基本公共卫生服务项目统筹实施。

县级以上人民政府应当发挥中医药在突发公共卫生事件应急工作中的作用，加强中医药应急物资、设备、设施、技术与人才资源储备。

医疗卫生机构应当在疾病预防与控制中积极运用中医药理论和技术方法。

第十九条　医疗机构发布中医医疗广告，应当经所在地省、自治区、直辖市人民政府中医药主管部门审查批准；未经审查批准，不得发布。发布的中医医疗广告内容应当与经审查批准的内容相符合，并符合《中华人民共和国广告法》的有关规定。

第二十条　县级以上人民政府中医药主管部门应当加强对中医药服务的监督检查，并将下列事项作为监督检查的重点：

（一）中医医疗机构、中医医师是否超出规定的范围开展医疗活动；

（二）开展中医药服务是否符合国务院中医药主管部门制定的中医药服务基本要求；

（三）中医医疗广告发布行为是否符合本法的规定。

中医药主管部门依法开展监督检查，有关单位和个人应当予以配合，不得拒绝或者阻挠。

第三章　中药保护与发展

第二十一条　国家制定中药材种植养殖、采集、贮存和初加工的技术规范、标准，加强对中药材生产流通全过程的质量监督管理，保障中药材质量安全。

第二十二条　国家鼓励发展中药材规范化种植养殖，严格管理农药、肥料等农业投入品的使用，禁止在中药材种植过程中使用剧毒、高毒农药，支持中药材良种繁育，提高中药材质量。

第二十三条　国家建立道地中药材评价体系，支持道地中药材品种选育，扶持道地中药材生产基地建设，加强道地中药材生产基地生态环境保护，鼓励采取地理标志产品保护等措施保护道地中药材。

前款所称道地中药材，是指经过中医临床长期应用优选出来的，产在特定地域，与其他地区所产同种中药材相比，品质和疗效更好，且质量稳定，具有较高知名度的中药材。

第二十四条　国务院药品监督管理部门应当组织并加强对中药材质量的监测，定期向社会公布监测结果。国务院有关部门应当协助做好中药材质量监测有关工作。

采集、贮存中药材以及对中药材进行初加工，应当符合国家有关技术规范、标准和管理规定。

国家鼓励发展中药材现代流通体系，提高中药材包装、仓储等技术水平，建立中药材流通追溯体系。药品生产企业购进中药材应当建立进货查验记录制度。中药材经营者应当建立进货查验和购销记录制度，并标明中药材产地。

第二十五条　国家保护药用野生动植物资源，对药用野生动植物资源实行动态监测和定期普查，建立药用野生动植物资源种质基因库，鼓励发展人工种植养殖，支持依法开展珍贵、濒危药用野生动植物的保护、繁育及其相关研究。

第二十六条　在村医疗机构执业的中医医师、具备中药材知识和识别能力的乡村医生，按照国家有关规定可以自种、自采地产中药材并在其执业活动中使用。

第二十七条　国家保护中药饮片传统炮制技术和工艺，支持应用传统工艺炮制中药饮片，鼓励运用现代科学技术开展中药饮片炮制技术研究。

第二十八条　对市场上没有供应的中药饮片，医疗机构可以根据本医疗机构医师处方的需要，在本医疗机构内炮制、使用。医疗机构应当遵守中药饮片炮制的有关规定，对其炮制的中药饮片的质量负责，保证药品安全。医疗机构炮制中药饮片，应当向所在地设区的市级人民政府药品监督管理部门备案。

根据临床用药需要，医疗机构可以凭本医疗机构医师的处方对中药饮片进行再加工。

第二十九条　国家鼓励和支持中药新药的研制和生产。

国家保护传统中药加工技术和工艺，支持传统剂型中成药的生产，鼓励运用现代科学技术研究开发传统中成药。

第三十条　生产符合国家规定条件的来源于古代经典名方的中药复方制剂，在申请药品批准文号时，可以仅提供非临床安全性研究资料。具体管理办法由国务院药品监督管理部门会同中医药主管部门制定。

前款所称古代经典名方，是指至今仍广泛应用、疗效确切、具有明显特色与优势的古代中医典籍所记载的方剂。具体目录由国务院中医药主管部门会同药品监督管理部门制定。

第三十一条　国家鼓励医疗机构根据本医疗机构临

床用药需要配制和使用中药制剂，支持应用传统工艺配制中药制剂，支持以中药制剂为基础研制中药新药。

医疗机构配制中药制剂，应当依照《中华人民共和国药品管理法》的规定取得医疗机构制剂许可证，或者委托取得药品生产许可证的药品生产企业、取得医疗机构制剂许可证的其他医疗机构配制中药制剂。委托配制中药制剂，应当向委托方所在地省、自治区、直辖市人民政府药品监督管理部门备案。

医疗机构对其配制的中药制剂的质量负责；委托配制中药制剂的，委托方和受托方对所配制的中药制剂的质量分别承担相应责任。

第三十二条 医疗机构配制的中药制剂品种，应当依法取得制剂批准文号。但是，仅应用传统工艺配制的中药制剂品种，向医疗机构所在地省、自治区、直辖市人民政府药品监督管理部门备案后即可配制，不需要取得制剂批准文号。

医疗机构应当加强对备案的中药制剂品种的不良反应监测，并按照国家有关规定进行报告。药品监督管理部门应当加强对备案的中药制剂品种配制、使用的监督检查。

第四章 中医药人才培养

第三十三条 中医药教育应当遵循中医药人才成长规律，以中医药内容为主，体现中医药文化特色，注重中医药经典理论和中医药临床实践、现代教育方式和传统教育方式相结合。

第三十四条 国家完善中医药学校教育体系，支持专门实施中医药教育的高等学校、中等职业学校和其他教育机构的发展。

中医药学校教育的培养目标、修业年限、教学形式、教学内容、教学评价及学术水平评价标准等，应当体现中医药学科特色，符合中医药学科发展规律。

第三十五条 国家发展中医药师承教育，支持有丰富临床经验和技术专长的中医医师、中药专业技术人员在执业、业务活动中带徒授业，传授中医药理论和技术方法，培养中医药专业技术人员。

第三十六条 国家加强对中医医师和城乡基层中医药专业技术人员的培养和培训。

国家发展中西医结合教育，培养高层次的中西医结合人才。

第三十七条 县级以上地方人民政府中医药主管部门应当组织开展中医药继续教育，加强对医务人员、特别是城乡基层医务人员中医药基本知识和技能的培训。

中医药专业技术人员应当按照规定参加继续教育，所在机构应当为其接受继续教育创造条件。

第五章 中医药科学研究

第三十八条 国家鼓励科研机构、高等学校、医疗机构和药品生产企业等，运用现代科学技术和传统中医药研究方法，开展中医药科学研究，加强中西医结合研究，促进中医药理论和技术方法的继承和创新。

第三十九条 国家采取措施支持对中医药古籍文献、著名中医药专家的学术思想和诊疗经验以及民间中医药技术方法的整理、研究和利用。

国家鼓励组织和个人捐献有科学研究和临床应用价值的中医药文献、秘方、验方、诊疗方法和技术。

第四十条 国家建立和完善符合中医药特点的科学技术创新体系、评价体系和管理体制，推动中医药科学技术进步与创新。

第四十一条 国家采取措施，加强对中医药基础理论和辨证论治方法，常见病、多发病、慢性病和重大疑难疾病、重大传染病的中医药防治，以及其他对中医药理论和实践发展有重大促进作用的项目的科学研究。

第六章 中医药传承与文化传播

第四十二条 对具有重要学术价值的中医药理论和技术方法，省级以上人民政府中医药主管部门应当组织遴选本行政区域内的中医药学术传承项目和传承人，并为传承活动提供必要的条件。传承人应当开展传承活动，培养后继人才，收集整理并妥善保存相关的学术资料。

属于非物质文化遗产代表性项目的，依照《中华人民共和国非物质文化遗产法》的有关规定开展传承活动。

第四十三条 国家建立中医药传统知识保护数据库、保护名录和保护制度。

中医药传统知识持有人对其持有的中医药传统知识享有传承使用的权利，对他人获取、利用其持有的中医药传统知识享有知情同意和利益分享等权利。

国家对经依法认定属于国家秘密的传统中药处方组成和生产工艺实行特殊保护。

第四十四条 国家发展中医养生保健服务，支持社会力量举办规范的中医养生保健机构。

中医养生保健服务规范、标准由国务院中医药主管部门制定。

第四十五条 县级以上人民政府应当加强中医药文化宣传，普及中医药知识，鼓励组织和个人创作中医药文化和科普作品。

第四十六条 开展中医药文化宣传和知识普及活动，应当遵守国家有关规定。任何组织或者个人不得对中医药作虚假、夸大宣传，不得冒用中医药名义牟取不正当利益。

广播、电视、报刊、互联网等媒体开展中医药知识宣传，应当聘请中医药专业技术人员进行。

第七章　保护措施

第四十七条　县级以上人民政府应当为中医药事业发展提供政策支持和条件保障，将中医药事业发展经费纳入本级财政预算。

县级以上人民政府及其有关部门制定基本医疗保险支付政策、药物政策等医药卫生政策，应当有中医药主管部门参加，注重发挥中医药的优势，支持提供和利用中医药服务。

第四十八条　县级以上人民政府及其有关部门应当按照法定价格管理权限，合理确定中医医疗服务的收费项目和标准，体现中医医疗服务成本和专业技术价值。

第四十九条　县级以上地方人民政府有关部门应当按照国家规定，将符合条件的中医医疗机构纳入基本医疗保险定点医疗机构范围，将符合条件的中医诊疗项目、中药饮片、中成药和医疗机构中药制剂纳入基本医疗保险基金支付范围。

第五十条　国家加强中医药标准体系建设，根据中医药特点对需要统一的技术要求制定标准并及时修订。

中医药国家标准、行业标准由国务院有关部门依据职责制定或者修订，并在其网站上公布，供公众免费查阅。

国家推动建立中医药国际标准体系。

第五十一条　开展法律、行政法规规定的与中医药有关的评审、评估、鉴定活动，应当成立中医药评审、评估、鉴定的专门组织，或者有中医药专家参加。

第五十二条　国家采取措施，加大对少数民族医药传承创新、应用发展和人才培养的扶持力度，加强少数民族医疗机构和医师队伍建设，促进和规范少数民族医药事业发展。

第八章　法律责任

第五十三条　县级以上人民政府中医药主管部门及其他有关部门未履行本法规定的职责的，由本级人民政府或者上级人民政府有关部门责令改正；情节严重的，对直接负责的主管人员和其他直接责任人员，依法给予处分。

第五十四条　违反本法规定，中医诊所超出备案范围开展医疗活动的，由所在地县级人民政府中医药主管部门责令改正，没收违法所得，并处一万元以上三万元以下罚款；情节严重的，责令停止执业活动。

中医诊所被责令停止执业活动的，其直接负责的主管人员自处罚决定作出之日起五年内不得在医疗机构内从事管理工作。医疗机构聘用上述不得从事管理工作的人员从事管理工作的，由原发证部门吊销执业许可证或者由原备案部门责令停止执业活动。

第五十五条　违反本法规定，经考核取得医师资格的中医医师超出注册的执业范围从事医疗活动的，由县级以上人民政府中医药主管部门责令暂停六个月以上一年以下执业活动，并处一万元以上三万元以下罚款；情节严重的，吊销执业证书。

第五十六条　违反本法规定，举办中医诊所、炮制中药饮片、委托配制中药制剂应当备案而未备案，或者备案时提供虚假材料的，由中医药主管部门和药品监督管理部门按照各自职责分工责令改正，没收违法所得，并处三万元以下罚款，向社会公告相关信息；拒不改正的，责令停止执业活动或者责令停止炮制中药饮片、委托配制中药制剂活动，其直接责任人员五年内不得从事中医药相关活动。

医疗机构应用传统工艺配制中药制剂未依照本法规定备案，或者未按照备案材料载明的要求配制中药制剂的，按生产假药给予处罚。

第五十七条　违反本法规定，发布的中医医疗广告内容与经审查批准的内容不相符的，由原审查部门撤销该广告的审查批准文件，一年内不受理该医疗机构的广告审查申请。

违反本法规定，发布中医医疗广告有前款规定以外违法行为的，依照《中华人民共和国广告法》的规定给予处罚。

第五十八条　违反本法规定，在中药材种植过程中使用剧毒、高毒农药的，依照有关法律、法规规定给予处罚；情节严重的，可以由公安机关对其直接负责的主管人员和其他直接责任人员处五日以上十五日以下拘留。

第五十九条　违反本法规定，造成人身、财产损害的，依法承担民事责任；构成犯罪的，依法追究刑事责任。

第九章　附　则

第六十条　中医药的管理，本法未作规定的，适用《中华人民共和国执业医师法》、《中华人民共和国药品管理法》等相关法律、行政法规的规定。

军队的中医药管理，由军队卫生主管部门依照本法和军队有关规定组织实施。

第六十一条　民族自治地方可以根据《中华人民共和国民族区域自治法》和本法的有关规定，结合实际，制定促进和规范本地方少数民族医药事业发展的办法。

第六十二条　盲人按照国家有关规定取得盲人医疗按摩人员资格的，可以以个人开业的方式或者在医疗机构内提供医疗按摩服务。

第六十三条　本法自 2017 年 7 月 1 日起施行。

中华人民共和国基本医疗卫生与健康促进法

(2019 年 12 月 28 日第十三届全国人民代表大会常务委员会第十五次会议通过)

第一章 总 则

第一条 为了发展医疗卫生与健康事业，保障公民享有基本医疗卫生服务，提高公民健康水平，推进健康中国建设，根据宪法，制定本法。

第二条 从事医疗卫生、健康促进及其监督管理活动，适用本法。

第三条 医疗卫生与健康事业应当坚持以人民为中心，为人民健康服务。

医疗卫生事业应当坚持公益性原则。

第四条 国家和社会尊重、保护公民的健康权。

国家实施健康中国战略，普及健康生活，优化健康服务，完善健康保障，建设健康环境，发展健康产业，提升公民全生命周期健康水平。

国家建立健康教育制度，保障公民获得健康教育的权利，提高公民的健康素养。

第五条 公民依法享有从国家和社会获得基本医疗卫生服务的权利。

国家建立基本医疗卫生制度，建立健全医疗卫生服务体系，保护和实现公民获得基本医疗卫生服务的权利。

第六条 各级人民政府应当把人民健康放在优先发展的战略地位，将健康理念融入各项政策，坚持预防为主，完善健康促进工作体系，组织实施健康促进的规划和行动，推进全民健身，建立健康影响评估制度，将公民主要健康指标改善情况纳入政府目标责任考核。

全社会应当共同关心和支持医疗卫生与健康事业的发展。

第七条 国务院和地方各级人民政府领导医疗卫生与健康促进工作。

国务院卫生健康主管部门负责统筹协调全国医疗卫生与健康促进工作。国务院其他有关部门在各自职责范围内负责有关的医疗卫生与健康促进工作。

县级以上地方人民政府卫生健康主管部门负责统筹协调本行政区域医疗卫生与健康促进工作。县级以上地方人民政府其他有关部门在各自职责范围内负责有关的医疗卫生与健康促进工作。

第八条 国家加强医学基础科学研究，鼓励医学科学技术创新，支持临床医学发展，促进医学科技成果的转化和应用，推进医疗卫生与信息技术融合发展，推广医疗卫生适宜技术，提高医疗卫生服务质量。

国家发展医学教育，完善适应医疗卫生事业发展需要的医学教育体系，大力培养医疗卫生人才。

第九条 国家大力发展中医药事业，坚持中西医并重、传承与创新相结合，发挥中医药在医疗卫生与健康事业中的独特作用。

第十条 国家合理规划和配置医疗卫生资源，以基层为重点，采取多种措施优先支持县级以下医疗卫生机构发展，提高其医疗卫生服务能力。

第十一条 国家加大对医疗卫生与健康事业的财政投入，通过增加转移支付等方式重点扶持革命老区、民族地区、边疆地区和经济欠发达地区发展医疗卫生与健康事业。

第十二条 国家鼓励和支持公民、法人和其他组织通过依法举办机构和捐赠、资助等方式，参与医疗卫生与健康事业，满足公民多样化、差异化、个性化健康需求。

公民、法人和其他组织捐赠财产用于医疗卫生与健康事业的，依法享受税收优惠。

第十三条 对在医疗卫生与健康事业中做出突出贡献的组织和个人，按照国家规定给予表彰、奖励。

第十四条 国家鼓励和支持医疗卫生与健康促进领域的对外交流合作。

开展医疗卫生与健康促进对外交流合作活动，应当遵守法律、法规，维护国家主权、安全和社会公共利益。

第二章 基本医疗卫生服务

第十五条 基本医疗卫生服务，是指维护人体健康所必需、与经济社会发展水平相适应、公民可公平获得的，采用适宜药物、适宜技术、适宜设备提供的疾病预防、诊断、治疗、护理和康复等服务。

基本医疗卫生服务包括基本公共卫生服务和基本医疗服务。基本公共卫生服务由国家免费提供。

第十六条 国家采取措施，保障公民享有安全有效的基本公共卫生服务，控制影响健康的危险因素，提高疾病的预防控制水平。

国家基本公共卫生服务项目由国务院卫生健康主管部门会同国务院财政部门、中医药主管部门等共同确定。

省、自治区、直辖市人民政府可以在国家基本公共卫生服务项目基础上，补充确定本行政区域的基本公共卫生服务项目，并报国务院卫生健康主管部门备案。

第十七条 国务院和省、自治区、直辖市人民政府可以将针对重点地区、重点疾病和特定人群的服务内容纳入基本公共卫生服务项目并组织实施。

县级以上地方人民政府针对本行政区域重大疾病和主要健康危险因素，开展专项防控工作。

第十八条　县级以上人民政府通过举办专业公共卫生机构、基层医疗卫生机构和医院，或者从其他医疗卫生机构购买服务的方式提供基本公共卫生服务。

第十九条　国家建立健全突发事件卫生应急体系，制定和完善应急预案，组织开展突发事件的医疗救治、卫生学调查处置和心理援助等卫生应急工作，有效控制和消除危害。

第二十条　国家建立传染病防控制度，制定传染病防治规划并组织实施，加强传染病监测预警，坚持预防为主、防治结合、联防联控、群防群控、源头防控、综合治理，阻断传播途径，保护易感人群，降低传染病的危害。

任何组织和个人应当接受、配合医疗卫生机构为预防、控制、消除传染病危害依法采取的调查、检验、采集样本、隔离治疗、医学观察等措施。

第二十一条　国家实行预防接种制度，加强免疫规划工作。居民有依法接种免疫规划疫苗的权利和义务。政府向居民免费提供免疫规划疫苗。

第二十二条　国家建立慢性非传染性疾病防控与管理制度，对慢性非传染性疾病及其致病危险因素开展监测、调查和综合防控干预，及时发现高危人群，为患者和高危人群提供诊疗、早期干预、随访管理和健康教育等服务。

第二十三条　国家加强职业健康保护。县级以上人民政府应当制定职业病防治规划，建立健全职业健康工作机制，加强职业健康监督管理，提高职业病综合防治能力和水平。

用人单位应当控制职业病危害因素，采取工程技术、个体防护和健康管理等综合治理措施，改善工作环境和劳动条件。

第二十四条　国家发展妇幼保健事业，建立健全妇幼健康服务体系，为妇女、儿童提供保健及常见病防治服务，保障妇女、儿童健康。

国家采取措施，为公民提供婚前保健、孕产期保健等服务，促进生殖健康，预防出生缺陷。

第二十五条　国家发展老年人保健事业。国务院和省、自治区、直辖市人民政府应当将老年人健康管理和常见病预防等纳入基本公共卫生服务项目。

第二十六条　国家发展残疾预防和残疾人康复事业，完善残疾预防和残疾人康复及其保障体系，采取措施为残疾人提供基本康复服务。

县级以上人民政府应当优先开展残疾儿童康复工作，实行康复与教育相结合。

第二十七条　国家建立健全院前急救体系，为急危重症患者提供及时、规范、有效的急救服务。

卫生健康主管部门、红十字会等有关部门、组织应当积极开展急救培训，普及急救知识，鼓励医疗卫生人员、经过急救培训的人员积极参与公共场所急救服务。公共场所应当按照规定配备必要的急救设备、设施。

急救中心（站）不得以未付费为由拒绝或者拖延为急危重症患者提供急救服务。

第二十八条　国家发展精神卫生事业，建设完善精神卫生服务体系，维护和增进公民心理健康，预防、治疗精神障碍。

国家采取措施，加强心理健康服务体系和人才队伍建设，促进心理健康教育、心理评估、心理咨询与心理治疗服务的有效衔接，设立为公众提供公益服务的心理援助热线，加强未成年人、残疾人和老年人等重点人群心理健康服务。

第二十九条　基本医疗服务主要由政府举办的医疗卫生机构提供。鼓励社会力量举办的医疗卫生机构提供基本医疗服务。

第三十条　国家推进基本医疗服务实行分级诊疗制度，引导非急诊患者首先到基层医疗卫生机构就诊，实行首诊负责制和转诊审核责任制，逐步建立基层首诊、双向转诊、急慢分治、上下联动的机制，并与基本医疗保险制度相衔接。

县级以上地方人民政府根据本行政区域医疗卫生需求，整合区域内政府举办的医疗卫生资源，因地制宜建立医疗联合体等协同联动的医疗服务合作机制。鼓励社会力量举办的医疗卫生机构参与医疗服务合作机制。

第三十一条　国家推进基层医疗卫生机构实行家庭医生签约服务，建立家庭医生服务团队，与居民签订协议，根据居民健康状况和医疗需求提供基本医疗卫生服务。

第三十二条　公民接受医疗卫生服务，对病情、诊疗方案、医疗风险、医疗费用等事项依法享有知情同意的权利。

需要实施手术、特殊检查、特殊治疗的，医疗卫生人员应当及时向患者说明医疗风险、替代医疗方案等情况，并取得其同意；不能或者不宜向患者说明的，应当向患者的近亲属说明，并取得其同意。法律另有规定的，依照其规定。

开展药物、医疗器械临床试验和其他医学研究应当遵守医学伦理规范，依法通过伦理审查，取得知情同意。

第三十三条　公民接受医疗卫生服务，应当受到尊重。医疗卫生机构、医疗卫生人员应当关心爱护、平等对待患者，尊重患者人格尊严，保护患者隐私。

公民接受医疗卫生服务，应当遵守诊疗制度和医疗卫生服务秩序，尊重医疗卫生人员。

第三章　医疗卫生机构

第三十四条　国家建立健全由基层医疗卫生机构、医院、专业公共卫生机构等组成的城乡全覆盖、功能互补、连续协同的医疗卫生服务体系。

国家加强县级医院、乡镇卫生院、村卫生室、社区卫生服务中心（站）和专业公共卫生机构等的建设，建立健全农村医疗卫生服务网络和城市社区卫生服务网络。

第三十五条　基层医疗卫生机构主要提供预防、保健、健康教育、疾病管理，为居民建立健康档案，常见病、多发病的诊疗以及部分疾病的康复、护理，接收医院转诊患者，向医院转诊超出自身服务能力的患者等基本医疗卫生服务。

医院主要提供疾病诊治，特别是急危重症和疑难病症的诊疗，突发事件医疗处置和救援以及健康教育等医疗卫生服务，并开展医学教育、医疗卫生人员培训、医学科学研究和对基层医疗卫生机构的业务指导等工作。

专业公共卫生机构主要提供传染病、慢性非传染性疾病、职业病、地方病等疾病预防控制和健康教育、妇幼保健、精神卫生、院前急救、采供血、食品安全风险监测评估、出生缺陷防治等公共卫生服务。

第三十六条　各级各类医疗卫生机构应当分工合作，为公民提供预防、保健、治疗、护理、康复、安宁疗护等全方位全周期的医疗卫生服务。

各级人民政府采取措施支持医疗卫生机构与养老机构、儿童福利机构、社区组织建立协作机制，为老年人、孤残儿童提供安全、便捷的医疗和健康服务。

第三十七条　县级以上人民政府应当制定并落实医疗卫生服务体系规划，科学配置医疗卫生资源，举办医疗卫生机构，为公民获得基本医疗卫生服务提供保障。

政府举办医疗卫生机构，应当考虑本行政区域人口、经济社会发展状况、医疗卫生资源、健康危险因素、发病率、患病率以及紧急救治需求等情况。

第三十八条　举办医疗机构，应当具备下列条件，按照国家有关规定办理审批或者备案手续：

（一）有符合规定的名称、组织机构和场所；

（二）有与其开展的业务相适应的经费、设施、设备和医疗卫生人员；

（三）有相应的规章制度；

（四）能够独立承担民事责任；

（五）法律、行政法规规定的其他条件。

医疗机构依法取得执业许可证。禁止伪造、变造、买卖、出租、出借医疗机构执业许可证。

各级各类医疗卫生机构的具体条件和配置应当符合国务院卫生健康主管部门制定的医疗卫生机构标准。

第三十九条　国家对医疗卫生机构实行分类管理。

医疗卫生服务体系坚持以非营利性医疗卫生机构为主体、营利性医疗卫生机构为补充。政府举办非营利性医疗卫生机构，在基本医疗卫生事业中发挥主导作用，保障基本医疗卫生服务公平可及。

以政府资金、捐赠资产举办或者参与举办的医疗卫生机构不得设立为营利性医疗卫生机构。

医疗卫生机构不得对外出租、承包医疗科室。非营利性医疗卫生机构不得向出资人、举办者分配或者变相分配收益。

第四十条　政府举办的医疗卫生机构应当坚持公益性质，所有收支均纳入预算管理，按照医疗卫生服务体系规划合理设置并控制规模。

国家鼓励政府举办的医疗卫生机构与社会力量合作举办非营利性医疗卫生机构。

政府举办的医疗卫生机构不得与其他组织投资设立非独立法人资格的医疗卫生机构，不得与社会资本合作举办营利性医疗卫生机构。

第四十一条　国家采取多种措施，鼓励和引导社会力量依法举办医疗卫生机构，支持和规范社会力量举办的医疗卫生机构与政府举办的医疗卫生机构开展多种类型的医疗业务、学科建设、人才培养等合作。

社会力量举办的医疗卫生机构在基本医疗保险定点、重点专科建设、科研教学、等级评审、特定医疗技术准入、医疗卫生人员职称评定等方面享有与政府举办的医疗卫生机构同等的权利。

社会力量可以选择设立非营利性或者营利性医疗卫生机构。社会力量举办的非营利性医疗卫生机构按照规定享受与政府举办的医疗卫生机构同等的税收、财政补助、用地、用水、用电、用气、用热等政策，并依法接受监督管理。

第四十二条　国家以建成的医疗卫生机构为基础，合理规划与设置国家医学中心和国家、省级区域性医疗中心，诊治疑难重症，研究攻克重大医学难题，培养高层次医疗卫生人才。

第四十三条　医疗卫生机构应当遵守法律、法规、规章，建立健全内部质量管理和控制制度，对医疗卫生服务质量负责。

医疗卫生机构应当按照临床诊疗指南、临床技术操作规范和行业标准以及医学伦理规范等有关要求，合理进行检查、用药、诊疗，加强医疗卫生安全风险防范，优化服务流程，持续改进医疗卫生服务质量。

第四十四条　国家对医疗卫生技术的临床应用进行分类管理，对技术难度大、医疗风险高，服务能力、人员专业技术水平要求较高的医疗卫生技术实行严格管理。

医疗卫生机构开展医疗卫生技术临床应用，应当与其功能任务相适应，遵循科学、安全、规范、有效、经济的原则，并符合伦理。

第四十五条　国家建立权责清晰、管理科学、治理完善、运行高效、监督有力的现代医院管理制度。

医院应当制定章程，建立和完善法人治理结构，提高医疗卫生服务能力和运行效率。

第四十六条　医疗卫生机构执业场所是提供医疗卫生服务的公共场所，任何组织或者个人不得扰乱其秩序。

第四十七条　国家完善医疗风险分担机制，鼓励医疗机构参加医疗责任保险或者建立医疗风险基金，鼓励患者参加医疗意外保险。

第四十八条　国家鼓励医疗卫生机构不断改进预防、保健、诊断、治疗、护理和康复的技术、设备与服务，支持开发适合基层和边远地区应用的医疗卫生技术。

第四十九条　国家推进全民健康信息化，推动健康医疗大数据、人工智能等的应用发展，加快医疗卫生信息基础设施建设，制定健康医疗数据采集、存储、分析和应用的技术标准，运用信息技术促进优质医疗卫生资源的普及与共享。

县级以上人民政府及其有关部门应当采取措施，推进信息技术在医疗卫生领域和医学教育中的应用，支持探索发展医疗卫生服务新模式、新业态。

国家采取措施，推进医疗卫生机构建立健全医疗卫生信息交流和信息安全制度，应用信息技术开展远程医疗服务，构建线上线下一体化医疗服务模式。

第五十条　发生自然灾害、事故灾难、公共卫生事件和社会安全事件等严重威胁人民群众生命健康的突发事件时，医疗卫生机构、医疗卫生人员应当服从政府部门的调遣，参与卫生应急处置和医疗救治。对致病、致残、死亡的参与人员，按照规定给予工伤或者抚恤、烈士褒扬等相关待遇。

第四章　医疗卫生人员

第五十一条　医疗卫生人员应当弘扬敬佑生命、救死扶伤、甘于奉献、大爱无疆的崇高职业精神，遵守行业规范，恪守医德，努力提高专业水平和服务质量。

医疗卫生行业组织、医疗卫生机构、医学院校应当加强对医疗卫生人员的医德医风教育。

第五十二条　国家制定医疗卫生人员培养规划，建立适应行业特点和社会需求的医疗卫生人员培养机制和供需平衡机制，完善医学院校教育、毕业后教育和继续教育体系，建立健全住院医师、专科医师规范化培训制度，建立规模适宜、结构合理、分布均衡的医疗卫生队伍。

国家加强全科医生的培养和使用。全科医生主要提供常见病、多发病的诊疗和转诊、预防、保健、康复，以及慢性病管理、健康管理等服务。

第五十三条　国家对医师、护士等医疗卫生人员依法实行执业注册制度。医疗卫生人员应当依法取得相应的职业资格。

第五十四条　医疗卫生人员应当遵循医学科学规律，遵守有关临床诊疗技术规范和各项操作规范以及医学伦理规范，使用适宜技术和药物，合理诊疗，因病施治，不得对患者实施过度医疗。

医疗卫生人员不得利用职务之便索要、非法收受财物或者牟取其他不正当利益。

第五十五条　国家建立健全符合医疗卫生行业特点的人事、薪酬、奖励制度，体现医疗卫生人员职业特点和技术劳动价值。

对从事传染病防治、放射医学和精神卫生工作以及其他在特殊岗位工作的医疗卫生人员，应当按照国家规定给予适当的津贴。津贴标准应当定期调整。

第五十六条　国家建立医疗卫生人员定期到基层和艰苦边远地区从事医疗卫生工作制度。

国家采取定向免费培养、对口支援、退休返聘等措施，加强基层和艰苦边远地区医疗卫生队伍建设。

执业医师晋升为副高级技术职称的，应当有累计一年以上在县级以下或者对口支援的医疗卫生机构提供医疗卫生服务的经历。

对在基层和艰苦边远地区工作的医疗卫生人员，在薪酬津贴、职称评定、职业发展、教育培训和表彰奖励等方面实行优惠待遇。

国家加强乡村医疗卫生队伍建设，建立县乡村上下贯通的职业发展机制，完善对乡村医疗卫生人员的服务收入多渠道补助机制和养老政策。

第五十七条　全社会应当关心、尊重医疗卫生人员，维护良好安全的医疗卫生服务秩序，共同构建和谐医患关系。

医疗卫生人员的人身安全、人格尊严不受侵犯，其合法权益受法律保护。禁止任何组织或者个人威胁、危害医疗卫生人员人身安全，侵犯医疗卫生人员人格尊严。

国家采取措施，保障医疗卫生人员执业环境。

第五章　药品供应保障

第五十八条　国家完善药品供应保障制度，建立工作协调机制，保障药品的安全、有效、可及。

第五十九条　国家实施基本药物制度，遴选适当数量的基本药物品种，满足疾病防治基本用药需求。

国家公布基本药物目录，根据药品临床应用实践、药品标准变化、药品新上市情况等，对基本药物目录进行动态调整。

基本药物按照规定优先纳入基本医疗保险药品目录。

国家提高基本药物的供给能力,强化基本药物质量监管,确保基本药物公平可及、合理使用。

第六十条 国家建立健全以临床需求为导向的药品审评审批制度,支持临床急需药品、儿童用药品和防治罕见病、重大疾病等药品的研制、生产,满足疾病防治需求。

第六十一条 国家建立健全药品研制、生产、流通、使用全过程追溯制度,加强药品管理,保证药品质量。

第六十二条 国家建立健全药品价格监测体系,开展成本价格调查,加强药品价格监督检查,依法查处价格垄断、价格欺诈、不正当竞争等违法行为,维护药品价格秩序。

国家加强药品分类采购管理和指导。参加药品采购投标的投标人不得以低于成本的报价竞标,不得以欺诈、串通投标、滥用市场支配地位等方式竞标。

第六十三条 国家建立中央与地方两级医药储备,用于保障重大灾情、疫情及其他突发事件等应急需要。

第六十四条 国家建立健全药品供求监测体系,及时收集和汇总分析药品供求信息,定期公布药品生产、流通、使用等情况。

第六十五条 国家加强对医疗器械的管理,完善医疗器械的标准和规范,提高医疗器械的安全有效水平。

国务院卫生健康主管部门和省、自治区、直辖市人民政府卫生健康主管部门应当根据技术的先进性、适宜性和可及性,编制大型医用设备配置规划,促进区域内医用设备合理配置、充分共享。

第六十六条 国家加强中药的保护与发展,充分体现中药的特色和优势,发挥其在预防、保健、医疗、康复中的作用。

第六章 健康促进

第六十七条 各级人民政府应当加强健康教育工作及其专业人才培养,建立健康知识和技能核心信息发布制度,普及健康科学知识,向公众提供科学、准确的健康信息。

医疗卫生、教育、体育、宣传等机构、基层群众性自治组织和社会组织应当开展健康知识的宣传和普及。医疗卫生人员在提供医疗卫生服务时,应当对患者开展健康教育。新闻媒体应当开展健康知识的公益宣传。健康知识的宣传应当科学、准确。

第六十八条 国家将健康教育纳入国民教育体系。学校应当利用多种形式实施健康教育,普及健康知识、科学健身知识、急救知识和技能,提高学生主动防病的意识,培养学生良好的卫生习惯和健康的行为习惯,减少、改善学生近视、肥胖等不良健康状况。

学校应当按照规定开设体育与健康课程,组织学生开展广播体操、眼保健操、体能锻炼等活动。

学校按照规定配备校医,建立和完善卫生室、保健室等。

县级以上人民政府教育主管部门应当按照规定将学生体质健康水平纳入学校考核体系。

第六十九条 公民是自己健康的第一责任人,树立和践行对自己健康负责的健康管理理念,主动学习健康知识,提高健康素养,加强健康管理。倡导家庭成员相互关爱,形成符合自身和家庭特点的健康生活方式。

公民应当尊重他人的健康权利和利益,不得损害他人健康和社会公共利益。

第七十条 国家组织居民健康状况调查和统计,开展体质监测,对健康绩效进行评估,并根据评估结果制定、完善与健康相关的法律、法规、政策和规划。

第七十一条 国家建立疾病和健康危险因素监测、调查和风险评估制度。县级以上人民政府及其有关部门针对影响健康的主要问题,组织开展健康危险因素研究,制定综合防治措施。

国家加强影响健康的环境问题预防和治理,组织开展环境质量对健康影响的研究,采取措施预防和控制与环境问题有关的疾病。

第七十二条 国家大力开展爱国卫生运动,鼓励和支持开展爱国卫生月等群众性卫生与健康活动,依靠和动员群众控制和消除健康危险因素,改善环境卫生状况,建设健康城市、健康村镇、健康社区。

第七十三条 国家建立科学、严格的食品、饮用水安全监督管理制度,提高安全水平。

第七十四条 国家建立营养状况监测制度,实施经济欠发达地区、重点人群营养干预计划,开展未成年人和老年人营养改善行动,倡导健康饮食习惯,减少不健康饮食引起的疾病风险。

第七十五条 国家发展全民健身事业,完善覆盖城乡的全民健身公共服务体系,加强公共体育设施建设,组织开展和支持全民健身活动,加强全民健身指导服务,普及科学健身知识和方法。

国家鼓励单位的体育场地设施向公众开放。

第七十六条 国家制定并实施未成年人、妇女、老年人、残疾人等的健康工作计划,加强重点人群健康服务。

国家推动长期护理保障工作,鼓励发展长期护理保险。

第七十七条 国家完善公共场所卫生管理制度。县级以上人民政府卫生健康等主管部门应当加强对公共场所的卫生监督。公共场所卫生监督信息应当依法向社会公开。

公共场所经营单位应当建立健全并严格实施卫生管理制度，保证其经营活动持续符合国家对公共场所的卫生要求。

第七十八条 国家采取措施，减少吸烟对公民健康的危害。

公共场所控制吸烟，强化监督执法。

烟草制品包装应当印制带有说明吸烟危害的警示。

禁止向未成年人出售烟酒。

第七十九条 用人单位应当为职工创造有益于健康的环境和条件，严格执行劳动安全卫生等相关规定，积极组织职工开展健身活动，保护职工健康。

国家鼓励用人单位开展职工健康指导工作。

国家提倡用人单位为职工定期开展健康检查。法律、法规对健康检查有规定的，依照其规定。

第七章 资金保障

第八十条 各级人民政府应当切实履行发展医疗卫生与健康事业的职责，建立与经济社会发展、财政状况和健康指标相适应的医疗卫生与健康事业投入机制，将医疗卫生与健康促进经费纳入本级政府预算，按照规定主要用于保障基本医疗服务、公共卫生服务、基本医疗保障和政府举办的医疗卫生机构建设和运行发展。

第八十一条 县级以上人民政府通过预算、审计、监督执法、社会监督等方式，加强资金的监督管理。

第八十二条 基本医疗服务费用主要由基本医疗保险基金和个人支付。国家依法多渠道筹集基本医疗保险基金，逐步完善基本医疗保险可持续筹资和保障水平调整机制。

公民有依法参加基本医疗保险的权利和义务。用人单位和职工按照国家规定缴纳职工基本医疗保险费。城乡居民按照规定缴纳城乡居民基本医疗保险费。

第八十三条 国家建立以基本医疗保险为主体，商业健康保险、医疗救助、职工互助医疗和医疗慈善服务等为补充的、多层次的医疗保障体系。

国家鼓励发展商业健康保险，满足人民群众多样化健康保障需求。

国家完善医疗救助制度，保障符合条件的困难群众获得基本医疗服务。

第八十四条 国家建立健全基本医疗保险经办机构与协议定点医疗卫生机构之间的协商谈判机制，科学合理确定基本医疗保险基金支付标准和支付方式，引导医疗卫生机构合理诊疗，促进患者有序流动，提高基本医疗保险基金使用效益。

第八十五条 基本医疗保险基金支付范围由国务院医疗保障主管部门组织制定，并应当听取国务院卫生健康主管部门、中医药主管部门、药品监督管理部门、财政部门等的意见。

省、自治区、直辖市人民政府可以按照国家有关规定，补充确定本行政区域基本医疗保险基金支付的具体项目和标准，并报国务院医疗保障主管部门备案。

国务院医疗保障主管部门应当对纳入支付范围的基本医疗保险药品目录、诊疗项目、医疗服务设施标准等组织开展循证医学和经济性评价，并应当听取国务院卫生健康主管部门、中医药主管部门、药品监督管理部门、财政部门等有关方面的意见。评价结果应当作为调整基本医疗保险基金支付范围的依据。

第八章 监督管理

第八十六条 国家建立健全机构自治、行业自律、政府监管、社会监督相结合的医疗卫生综合监督管理体系。

县级以上人民政府卫生健康主管部门对医疗卫生行业实行属地化、全行业监督管理。

第八十七条 县级以上人民政府医疗保障主管部门应当提高医疗保障监管能力和水平，对纳入基本医疗保险基金支付范围的医疗服务行为和医疗费用加强监督管理，确保基本医疗保险基金合理使用、安全可控。

第八十八条 县级以上人民政府应当组织卫生健康、医疗保障、药品监督管理、发展改革、财政等部门建立沟通协商机制，加强制度衔接和工作配合，提高医疗卫生资源使用效率和保障水平。

第八十九条 县级以上人民政府应当定期向本级人民代表大会或者其常务委员会报告基本医疗卫生与健康促进工作，依法接受监督。

第九十条 县级以上人民政府有关部门未履行医疗卫生与健康促进工作相关职责的，本级人民政府或者上级人民政府有关部门应当对其主要负责人进行约谈。

地方人民政府未履行医疗卫生与健康促进工作相关职责的，上级人民政府应当对其主要负责人进行约谈。

被约谈的部门和地方人民政府应当立即采取措施，进行整改。

约谈情况和整改情况应当纳入有关部门和地方人民政府工作评议、考核记录。

第九十一条 县级以上地方人民政府卫生健康主管部门应当建立医疗卫生机构绩效评估制度，组织对医疗卫生机构的服务质量、医疗技术、药品和医用设备使用等情况进行评估。评估应当吸收行业组织和公众参与。评估结果应当以适当方式向社会公开，作为评价医疗卫生机构和卫生监管的重要依据。

第九十二条 国家保护公民个人健康信息，确保公民个人健康信息安全。任何组织或者个人不得非法收集、使用、加工、传输公民个人健康信息，不得非法买卖、提供或者公开公民个人健康信息。

第九十三条　县级以上人民政府卫生健康主管部门、医疗保障主管部门应当建立医疗卫生机构、人员等信用记录制度，纳入全国信用信息共享平台，按照国家规定实施联合惩戒。

第九十四条　县级以上地方人民政府卫生健康主管部门及其委托的卫生健康监督机构，依法开展本行政区域医疗卫生等行政执法工作。

第九十五条　县级以上人民政府卫生健康主管部门应当积极培育医疗卫生行业组织，发挥其在医疗卫生与健康促进工作中的作用，支持其参与行业管理规范、技术标准制定和医疗卫生评价、评估、评审等工作。

第九十六条　国家建立医疗纠纷预防和处理机制，妥善处理医疗纠纷，维护医疗秩序。

第九十七条　国家鼓励公民、法人和其他组织对医疗卫生与健康促进工作进行社会监督。

任何组织和个人对违反本法规定的行为，有权向县级以上人民政府卫生健康主管部门和其他有关部门投诉、举报。

第九章　法律责任

第九十八条　违反本法规定，地方各级人民政府、县级以上人民政府卫生健康主管部门和其他有关部门，滥用职权、玩忽职守、徇私舞弊的，对直接负责的主管人员和其他直接责任人员依法给予处分。

第九十九条　违反本法规定，未取得医疗机构执业许可证擅自执业的，由县级以上人民政府卫生健康主管部门责令停止执业活动，没收违法所得和药品、医疗器械，并处违法所得五倍以上二十倍以下的罚款，违法所得不足一万元的，按一万元计算。

违反本法规定，伪造、变造、买卖、出租、出借医疗机构执业许可证的，由县级以上人民政府卫生健康主管部门责令改正，没收违法所得，并处违法所得五倍以上十五倍以下的罚款，违法所得不足一万元的，按一万元计算；情节严重的，吊销医疗机构执业许可证。

第一百条　违反本法规定，有下列行为之一的，由县级以上人民政府卫生健康主管部门责令改正，没收违法所得，并处违法所得二倍以上十倍以下的罚款，违法所得不足一万元的，按一万元计算；对直接负责的主管人员和其他直接责任人员依法给予处分：

（一）政府举办的医疗卫生机构与其他组织投资设立非独立法人资格的医疗卫生机构；

（二）医疗卫生机构对外出租、承包医疗科室；

（三）非营利性医疗卫生机构向出资人、举办者分配或者变相分配收益。

第一百零一条　违反本法规定，医疗卫生机构等的医疗信息安全制度、保障措施不健全，导致医疗信息泄露，或者医疗质量管理和医疗技术管理制度、安全措施不健全的，由县级以上人民政府卫生健康等主管部门责令改正，给予警告，并处一万元以上五万元以下的罚款；情节严重的，可以责令停止相应执业活动，对直接负责的主管人员和其他直接责任人员依法追究法律责任。

第一百零二条　违反本法规定，医疗卫生人员有下列行为之一的，由县级以上人民政府卫生健康主管部门依照有关执业医师、护士管理和医疗纠纷预防处理等法律、行政法规的规定给予行政处罚：

（一）利用职务之便索要、非法收受财物或者牟取其他不正当利益；

（二）泄露公民个人健康信息；

（三）在开展医学研究或提供医疗卫生服务过程中未按照规定履行告知义务或者违反医学伦理规范。

前款规定的人员属于政府举办的医疗卫生机构中的人员的，依法给予处分。

第一百零三条　违反本法规定，参加药品采购投标的投标人以低于成本的报价竞标，或者以欺诈、串通投标、滥用市场支配地位等方式竞标的，由县级以上人民政府医疗保障主管部门责令改正，没收违法所得；中标的，中标无效，处中标项目金额千分之五以上千分之十以下的罚款，对法定代表人、主要负责人、直接负责的主管人员和其他责任人员处对单位罚款数额百分之五以上百分之十以下的罚款；情节严重的，取消其二年至五年内参加药品采购投标的资格并予以公告。

第一百零四条　违反本法规定，以欺诈、伪造证明材料或者其他手段骗取基本医疗保险待遇，或者基本医疗保险经办机构以及医疗机构、药品经营单位等以欺诈、伪造证明材料或者其他手段骗取基本医疗保险基金支出的，由县级以上人民政府医疗保障主管部门依照有关社会保险的法律、行政法规规定给予行政处罚。

第一百零五条　违反本法规定，扰乱医疗卫生机构执业场所秩序，威胁、危害医疗卫生人员人身安全，侵犯医疗卫生人员人格尊严，非法收集、使用、加工、传输公民个人健康信息，非法买卖、提供或者公开公民个人健康信息等，构成违反治安管理行为的，依法给予治安管理处罚。

第一百零六条　违反本法规定，构成犯罪的，依法追究刑事责任；造成人身、财产损害的，依法承担民事责任。

第十章　附　则

第一百零七条　本法中下列用语的含义：

（一）主要健康指标，是指人均预期寿命、孕产妇死亡率、婴儿死亡率、五岁以下儿童死亡率等。

（二）医疗卫生机构，是指基层医疗卫生机构、医院和专业公共卫生机构等。

（三）基层医疗卫生机构，是指乡镇卫生院、社区卫生服务中心（站）、村卫生室、医务室、门诊部和诊所等。

（四）专业公共卫生机构，是指疾病预防控制中心、专科疾病防治机构、健康教育机构、急救中心（站）和血站等。

（五）医疗卫生人员，是指执业医师、执业助理医师、注册护士、药师（士）、检验技师（士）、影像技师（士）和乡村医生等卫生专业人员。

（六）基本药物，是指满足疾病防治基本用药需求，适应现阶段基本国情和保障能力，剂型适宜，价格合理，能够保障供应，可公平获得的药品。

第一百零八条　省、自治区、直辖市和设区的市、自治州可以结合实际，制定本地方发展医疗卫生与健康事业的具体办法。

第一百零九条　中国人民解放军和中国人民武装警察部队的医疗卫生与健康促进工作，由国务院和中央军事委员会依照本法制定管理办法。

第一百一十条　本法自 2020 年 6 月 1 日起施行。

中华人民共和国药品管理法实施条例

(2002 年 8 月 4 日中华人民共和国国务院令第 360 号公布
根据 2016 年 2 月 6 日《国务院关于修改部分行政法规的决定》第一次修订
根据 2019 年 3 月 2 日《国务院关于修改部分行政法规的决定》第二次修订
根据 2024 年 12 月 6 日《国务院关于修改和废止部分行政法规的决定》第三次修订)

第一章 总 则

第一条 根据《中华人民共和国药品管理法》(以下简称《药品管理法》),制定本条例。

第二条 国务院药品监督管理部门设置国家药品检验机构。

省、自治区、直辖市人民政府药品监督管理部门可以在本行政区域内设置药品检验机构。地方药品检验机构的设置规划由省、自治区、直辖市人民政府药品监督管理部门提出,报省、自治区、直辖市人民政府批准。

国务院和省、自治区、直辖市人民政府的药品监督管理部门可以根据需要,确定符合药品检验条件的检验机构承担药品检验工作。

第二章 药品生产企业管理

第三条 开办药品生产企业,申办人应当向拟办企业所在地省、自治区、直辖市人民政府药品监督管理部门提出申请。省、自治区、直辖市人民政府药品监督管理部门应当自收到申请之日起 30 个工作日内,依据《药品管理法》第八条规定的开办条件组织验收;验收合格的,发给《药品生产许可证》。

第四条 药品生产企业变更《药品生产许可证》许可事项的,应当在许可事项发生变更 30 日前,向原发证机关申请《药品生产许可证》变更登记;未经批准,不得变更许可事项。原发证机关应当自收到申请之日起 15 个工作日内作出决定。

第五条 省级以上人民政府药品监督管理部门应当按照《药品生产质量管理规范》和国务院药品监督管理部门规定的实施办法和实施步骤,组织对药品生产企业的认证工作;符合《药品生产质量管理规范》的,发给认证证书。其中,生产注射剂、放射性药品和国务院药品监督管理部门规定的生物制品的药品生产企业的认证工作,由国务院药品监督管理部门负责。

《药品生产质量管理规范》认证证书的格式由国务院药品监督管理部门统一规定。

第六条 新开办药品生产企业、药品生产企业新建药品生产车间或者新增生产剂型的,应当自取得药品生产证明文件或者经批准正式生产之日起 30 日内,按照规定向药品监督管理部门申请《药品生产质量管理规范》认证。受理申请的药品监督管理部门应当自收到企业申请之日起 6 个月内,组织对申请企业是否符合《药品生产质量管理规范》进行认证;认证合格的,发给认证证书。

第七条 国务院药品监督管理部门应当设立《药品生产质量管理规范》认证检查员库。《药品生产质量管理规范》认证检查员必须符合国务院药品监督管理部门规定的条件。进行《药品生产质量管理规范》认证,必须按照国务院药品监督管理部门的规定,从《药品生产质量管理规范》认证检查员库中随机抽取认证检查员组成认证检查组进行认证检查。

第八条 《药品生产许可证》有效期为 5 年。有效期届满,需要继续生产药品的,持证企业应当在许可证有效期届满前 6 个月,按照国务院药品监督管理部门的规定申请换发《药品生产许可证》。

药品生产企业终止生产药品或者关闭的,《药品生产许可证》由原发证部门缴销。

第九条 药品生产企业生产药品所使用的原料药,必须具有国务院药品监督管理部门核发的药品批准文号或者进口药品注册证书、医药产品注册证书;但是,未实施批准文号管理的中药材、中药饮片除外。

第十条 依据《药品管理法》第十三条规定,接受委托生产药品的,受托方必须是持有与其受托生产的药品相适应的《药品生产质量管理规范》认证证书的药品生产企业。

疫苗、血液制品和国务院药品监督管理部门规定的其他药品,不得委托生产。

第三章 药品经营企业管理

第十一条 开办药品批发企业、药品零售企业,应当依据《药品管理法》的规定提出药品经营许可申请,并提交证明其符合《药品管理法》规定条件的资料。

第十二条 对药品经营许可申请,应当自受理申请之日起 20 个工作日内作出行政许可决定。对符合规定条件的,准予许可并发给《药品经营许可证》;对不符合规定条件的,不予许可并书面说明理由。

第十三条 省、自治区、直辖市人民政府药品监督管理部门和设区的市级药品监督管理机构负责组织药品经营企业的认证工作。药品经营企业应当按照国务院药品监督管理部门规定的实施办法和实施步骤,通过省、自治区、直辖市人民政府药品监督管理部门或者设区的市级药品监督管理机构组织的《药品经营质量管理规范》的认证，取得认证证书。《药品经营质量管理规范》认证证书的格式由国务院药品监督管理部门统一规定。

新开办药品批发企业和药品零售企业，应当自取得《药品经营许可证》之日起30日内，向发给其《药品经营许可证》的药品监督管理部门或者药品监督管理机构申请《药品经营质量管理规范》认证。受理申请的药品监督管理部门或者药品监督管理机构应当自收到申请之日起3个月内，按照国务院药品监督管理部门的规定，组织对申请认证的药品批发企业或者药品零售企业是否符合《药品经营质量管理规范》进行认证；认证合格的，发给认证证书。

第十四条　省、自治区、直辖市人民政府药品监督管理部门应当设立《药品经营质量管理规范》认证检查员库。《药品经营质量管理规范》认证检查员必须符合国务院药品监督管理部门规定的条件。进行《药品经营质量管理规范》认证，必须按照国务院药品监督管理部门的规定，从《药品经营质量管理规范》认证检查员库中随机抽取认证检查员组成认证检查组进行认证检查。

第十五条　国家实行处方药和非处方药分类管理制度。国家根据非处方药的安全性，将非处方药分为甲类非处方药和乙类非处方药。

经营处方药、甲类非处方药的药品零售企业，应当配备执业药师或者其他依法经资格认定的药学技术人员。经营乙类非处方药的药品零售企业，应当配备经设区的市级药品监督管理机构或者省、自治区、直辖市人民政府药品监督管理部门直接设置的县级药品监督管理机构组织考核合格的业务人员。

第十六条　药品经营企业变更《药品经营许可证》许可事项的，应当在许可事项发生变更30日前，向原发证机关申请《药品经营许可证》变更登记；未经批准，不得变更许可事项。原发证机关应当自收到企业申请之日起15个工作日内作出决定。

第十七条　《药品经营许可证》有效期为5年。有效期届满，需要继续经营药品的，持证企业应当在许可证有效期届满前6个月，按照国务院药品监督管理部门的规定申请换发《药品经营许可证》。

药品经营企业终止经营药品或者关闭的，《药品经营许可证》由原发证机关缴销。

第十八条　交通不便的边远地区城乡集市贸易市场没有药品零售企业的，当地药品零售企业经所在地县（市）药品监督管理机构批准并到工商行政管理部门办理登记注册后，可以在该城乡集市贸易市场内设点并在批准经营的药品范围内销售非处方药品。

第十九条　通过互联网进行药品交易的药品生产企业、药品经营企业、医疗机构及其交易的药品，必须符合《药品管理法》和本条例的规定。互联网药品交易服务的管理办法，由国务院药品监督管理部门会同国务院有关部门制定。

第四章　医疗机构的药剂管理

第二十条　医疗机构设立制剂室，应当向所在地省、自治区、直辖市人民政府卫生行政部门提出申请，经审核同意后，报同级人民政府药品监督管理部门审批；省、自治区、直辖市人民政府药品监督管理部门验收合格的，予以批准，发给《医疗机构制剂许可证》。

省、自治区、直辖市人民政府卫生行政部门和药品监督管理部门应当在各自收到申请之日起30个工作日内，作出是否同意或者批准的决定。

第二十一条　医疗机构变更《医疗机构制剂许可证》许可事项的，应当在许可事项发生变更30日前，依照本条例第二十条的规定向原审核、批准机关申请《医疗机构制剂许可证》变更登记；未经批准，不得变更许可事项。原审核、批准机关应当在各自收到申请之日起15个工作日内作出决定。

医疗机构新增配制剂型或者改变配制场所的，应当经所在地省、自治区、直辖市人民政府药品监督管理部门验收合格后，依照前款规定办理《医疗机构制剂许可证》变更登记。

第二十二条　《医疗机构制剂许可证》有效期为5年。有效期届满，需要继续配制制剂的，医疗机构应当在许可证有效期届满前6个月，按照国务院药品监督管理部门的规定申请换发《医疗机构制剂许可证》。

医疗机构终止配制制剂或者关闭的，《医疗机构制剂许可证》由原发证机关缴销。

第二十三条　医疗机构配制制剂，必须按照国务院药品监督管理部门的规定报送有关资料和样品，经所在地省、自治区、直辖市人民政府药品监督管理部门批准，并发给制剂批准文号后，方可配制。

第二十四条　医疗机构配制的制剂不得在市场上销售或者变相销售，不得发布医疗机构制剂广告。

发生灾情、疫情、突发事件或者临床急需而市场没有供应时，经国务院或者省、自治区、直辖市人民政府的药品监督管理部门批准，在规定期限内，医疗机构配制的制剂可以在指定的医疗机构之间调剂使用。

国务院药品监督管理部门规定的特殊制剂的调剂使用以及省、自治区、直辖市之间医疗机构制剂的调剂使用，必须经国务院药品监督管理部门批准。

第二十五条 医疗机构审核和调配处方的药剂人员必须是依法经资格认定的药学技术人员。

第二十六条 医疗机构购进药品,必须有真实、完整的药品购进记录。药品购进记录必须注明药品的通用名称、剂型、规格、批号、有效期、生产厂商、供货单位、购货数量、购进价格、购货日期以及国务院药品监督管理部门规定的其他内容。

第二十七条 医疗机构向患者提供的药品应当与诊疗范围相适应,并凭执业医师或者执业助理医师的处方调配。

计划生育技术服务机构采购和向患者提供药品,其范围应当与经批准的服务范围相一致,并凭执业医师或者执业助理医师的处方调配。

个人设置的门诊部、诊所等医疗机构不得配备常用药品和急救药品以外的其他药品。常用药品和急救药品的范围和品种,由所在地的省、自治区、直辖市人民政府卫生行政部门会同同级人民政府药品监督管理部门规定。

第五章 药品管理

第二十八条 药物非临床安全性评价研究机构必须执行《药物非临床研究质量管理规范》,药物临床试验机构必须执行《药物临床试验质量管理规范》。《药物非临床研究质量管理规范》、《药物临床试验质量管理规范》由国务院药品监督管理部门分别商国务院科学技术行政部门和国务院卫生行政部门制定。

第二十九条 药物临床试验、生产药品和进口药品,应当符合《药品管理法》及本条例的规定,经国务院药品监督管理部门审查批准;国务院药品监督管理部门可以委托省、自治区、直辖市人民政府药品监督管理部门对申报药物的研制情况及条件进行审查,对申报资料进行形式审查,并对试制的样品进行检验。具体办法由国务院药品监督管理部门制定。

第三十条 研制新药,需要进行临床试验的,应当依照《药品管理法》第二十九条的规定,经国务院药品监督管理部门批准。

药物临床试验申请经国务院药品监督管理部门批准后,申报人应当在经依法认定的具有药物临床试验资格的机构中选择承担药物临床试验的机构,并将该临床试验机构报国务院药品监督管理部门和国务院卫生行政部门备案。

药物临床试验机构进行药物临床试验,应当事先告知受试者或者其监护人真实情况,并取得其书面同意。

第三十一条 生产已有国家标准的药品,应当按照国务院药品监督管理部门的规定,向省、自治区、直辖市人民政府药品监督管理部门或者国务院药品监督管理

部门提出申请,报送有关技术资料并提供相关证明文件。省、自治区、直辖市人民政府药品监督管理部门应当自受理申请之日起30个工作日内进行审查,提出意见后报送国务院药品监督管理部门审核,并同时将审查意见通知申报方。国务院药品监督管理部门经审核符合规定的,发给药品批准文号。

第三十二条 变更研制新药、生产药品和进口药品已获批准证明文件及其附件中载明事项的,应当向国务院药品监督管理部门提出补充申请;国务院药品监督管理部门经审核符合规定的,应当予以批准。其中,不改变药品内在质量的,应当向省、自治区、直辖市人民政府药品监督管理部门提出补充申请;省、自治区、直辖市人民政府药品监督管理部门经审核符合规定的,应当予以批准,并报国务院药品监督管理部门备案。不改变药品内在质量的补充申请事项由国务院药品监督管理部门制定。

第三十三条 国务院药品监督管理部门根据保护公众健康的要求,可以对药品生产企业生产的新药品种设立不超过5年的监测期;在监测期内,不得批准其他企业生产和进口。

第三十四条 国家对获得生产或者销售含有新型化学成份药品许可的生产者或者销售者提交的自行取得且未披露的试验数据和其他数据实施保护,任何人不得对该未披露的试验数据和其他数据进行不正当的商业利用。

自药品生产者或者销售者获得生产、销售新型化学成份药品的许可证明文件之日起6年内,对其他申请人未经已获得许可的申请人同意,使用前款数据申请生产、销售新型化学成份药品许可的,药品监督管理部门不予许可;但是,其他申请人提交自行取得数据的除外。

除下列情形外,药品监督管理部门不得披露本条第一款规定的数据:

(一)公共利益需要;

(二)已采取措施确保该类数据不会被不正当地进行商业利用。

第三十五条 申请进口的药品,应当是在生产国家或者地区获得上市许可的药品;未在生产国家或者地区获得上市许可的,经国务院药品监督管理部门确认该药品品种安全、有效而且临床需要的,可以依照《药品管理法》及本条例的规定批准进口。

进口药品,应当按照国务院药品监督管理部门的规定申请注册。国外企业生产的药品取得《进口药品注册证》,中国香港、澳门和台湾地区企业生产的药品取得《医药产品注册证》后,方可进口。

第三十六条 医疗机构因临床急需进口少量药品的，应当持《医疗机构执业许可证》向国务院药品监督管理部门提出申请；经批准后，方可进口。进口的药品应当在指定医疗机构内用于特定医疗目的。

第三十七条 进口药品到岸后，进口单位应当持《进口药品注册证》或者《医药产品注册证》以及产地证明原件、购货合同副本、装箱单、运单、货运发票、出厂检验报告书、说明书等材料，向口岸所在地药品监督管理部门备案。口岸所在地药品监督管理部门经审查，提交的材料符合要求的，发给《进口药品通关单》。进口单位凭《进口药品通关单》向海关办理报关验放手续。

口岸所在地药品监督管理部门应当通知药品检验机构对进口药品逐批进行抽查检验；但是，有《药品管理法》第四十一条规定情形的除外。

第三十八条 疫苗类制品、血液制品、用于血源筛查的体外诊断试剂以及国务院药品监督管理部门规定的其他生物制品在销售前或者进口时，应当按照国务院药品监督管理部门的规定进行检验或者审核批准；检验不合格或者未获批准的，不得销售或者进口。

第三十九条 国家鼓励培育中药材。对集中规模化栽培养殖、质量可以控制并符合国务院药品监督管理部门规定条件的中药材品种，实行批准文号管理。

第四十条 国务院药品监督管理部门对已批准生产、销售的药品进行再评价，根据药品再评价结果，可以采取责令修改药品说明书，暂停生产、销售和使用的措施；对不良反应大或者其他原因危害人体健康的药品，应当撤销该药品批准证明文件。

第四十一条 国务院药品监督管理部门核发的药品批准文号、《进口药品注册证》、《医药产品注册证》的有效期为 5 年。有效期届满，需要继续生产或者进口的，应当在有效期届满前 6 个月申请再注册。药品再注册时，应当按照国务院药品监督管理部门的规定报送相关资料。有效期届满，未申请再注册或者经审查不符合国务院药品监督管理部门关于再注册的规定的，注销其药品批准文号、《进口药品注册证》或者《医药产品注册证》。

药品批准文号的再注册由省、自治区、直辖市人民政府药品监督管理部门审批，并报国务院药品监督管理部门备案；《进口药品注册证》、《医药产品注册证》的再注册由国务院药品监督管理部门审批。

第四十二条 非药品不得在其包装、标签、说明书及有关宣传资料上进行含有预防、治疗、诊断人体疾病等有关内容的宣传；但是，法律、行政法规另有规定的除外。

第六章　药品包装的管理

第四十三条 药品生产企业使用的直接接触药品的包装材料和容器，必须符合药用要求和保障人体健康、安全的标准。

直接接触药品的包装材料和容器的管理办法、产品目录和药用要求与标准，由国务院药品监督管理部门组织制定并公布。

第四十四条 生产中药饮片，应当选用与药品性质相适应的包装材料和容器；包装不符合规定的中药饮片，不得销售。中药饮片包装必须印有或者贴有标签。

中药饮片的标签必须注明品名、规格、产地、生产企业、产品批号、生产日期，实施批准文号管理的中药饮片还必须注明药品批准文号。

第四十五条 药品包装、标签、说明书必须依照《药品管理法》第五十四条和国务院药品监督管理部门的规定印制。

药品商品名称应当符合国务院药品监督管理部门的规定。

第四十六条 医疗机构配制制剂所使用的直接接触药品的包装材料和容器、制剂的标签和说明书应当符合《药品管理法》第六章和本条例的有关规定，并经省、自治区、直辖市人民政府药品监督管理部门批准。

第七章　药品价格和广告的管理

第四十七条 政府价格主管部门依照《价格法》第二十八条的规定实行药品价格监测时，为掌握、分析药品价格变动和趋势，可以指定部分药品生产企业、药品经营企业和医疗机构作为价格监测定点单位；定点单位应当给予配合、支持，如实提供有关信息资料。

第四十八条 发布药品广告，应当向药品生产企业所在地省、自治区、直辖市人民政府药品监督管理部门报送有关材料。省、自治区、直辖市人民政府药品监督管理部门应当自收到有关材料之日起 10 个工作日内作出是否核发药品广告批准文号的决定；核发药品广告批准文号的，应当同时报国务院药品监督管理部门备案。具体办法由国务院药品监督管理部门制定。

发布进口药品广告，应当依照前款规定向进口药品代理机构所在地省、自治区、直辖市人民政府药品监督管理部门申请药品广告批准文号。

在药品生产企业所在地和进口药品代理机构所在地以外的省、自治区、直辖市发布药品广告的，发布广告的企业应当在发布前向发布地省、自治区、直辖市人民政府药品监督管理部门备案。接受备案的省、自治区、直辖市人民政府药品监督管理部门发现药品广告批准内容不符合药品广告管理规定的，应当交由原核发部门处理。

第四十九条 经国务院或者省、自治区、直辖市人民政府的药品监督管理部门决定，责令暂停生产、销售和使用的药品，在暂停期间不得发布该品种药品广告；已经发布广告的，必须立即停止。

第五十条 未经省、自治区、直辖市人民政府药品监督管理部门批准的药品广告，使用伪造、冒用、失效的药品广告批准文号的广告，或者因其他广告违法活动被撤销药品广告批准文号的广告，发布广告的企业、广告经营者、广告发布者必须立即停止该药品广告的发布。

对违法发布药品广告，情节严重的，省、自治区、直辖市人民政府药品监督管理部门可以予以公告。

第八章 药品监督

第五十一条 药品监督管理部门（含省级人民政府药品监督管理部门依法设立的药品监督管理机构，下同）依法对药品的研制、生产、经营、使用实施监督检查。

第五十二条 药品抽样必须由两名以上药品监督检查人员实施，并按照国务院药品监督管理部门的规定进行抽样；被抽检方应当提供抽检样品，不得拒绝。

药品被抽检单位没有正当理由，拒绝抽查检验的，国务院药品监督管理部门和被抽检单位所在地省、自治区、直辖市人民政府药品监督管理部门可以宣布停止该单位拒绝抽检的药品上市销售和使用。

第五十三条 对有掺杂、掺假嫌疑的药品，在国家药品标准规定的检验方法和检验项目不能检验时，药品检验机构可以补充检验方法和检验项目进行药品检验；经国务院药品监督管理部门批准后，使用补充检验方法和检验项目所得出的检验结果，可以作为药品监督管理部门认定药品质量的依据。

第五十四条 国务院和省、自治区、直辖市人民政府的药品监督管理部门应当根据药品质量抽查检验结果，定期发布药品质量公告。药品质量公告应当包括抽验药品的品名、检品来源、生产企业、生产批号、药品规格、检验机构、检验依据、检验结果、不合格项目等内容。药品质量公告不当的，发布部门应当自确认公告不当之日起5日内，在原公告范围内予以更正。

当事人对药品检验机构的检验结果有异议，申请复验的，应当向负责复验的药品检验机构提交书面申请、原药品检验报告书。复验的样品从原药品检验机构留样中抽取。

第五十五条 药品监督管理部门依法对有证据证明可能危害人体健康的药品及其有关证据材料采取查封、扣押的行政强制措施的，应当自采取行政强制措施之日起7日内作出是否立案的决定；需要检验的，应当自检

验报告书发出之日起15日内作出是否立案的决定；不符合立案条件的，应当解除行政强制措施；需要暂停销售和使用的，应当由国务院或者省、自治区、直辖市人民政府的药品监督管理部门作出决定。

第五十六条 药品抽查检验，不得收取任何费用。

当事人对药品检验结果有异议，申请复验的，应当按照国务院有关部门或者省、自治区、直辖市人民政府有关部门的规定，向复验机构预先支付药品检验费用。复验结论与原检验结论不一致的，复验检验费用由原药品检验机构承担。

第五十七条 依据《药品管理法》和本条例的规定核发证书、进行药品注册、药品认证和实施药品审批检验及其强制性检验，可以收取费用。具体收费标准由国务院财政部门、国务院价格主管部门制定。

第九章 法律责任

第五十八条 药品生产企业、药品经营企业有下列情形之一的，由药品监督管理部门依照《药品管理法》第七十九条的规定给予处罚：

（一）开办药品生产企业、药品生产企业新建药品生产车间、新增生产剂型，在国务院药品监督管理部门规定的时间内未通过《药品生产质量管理规范》认证，仍进行药品生产的；

（二）开办药品经营企业，在国务院药品监督管理部门规定的时间内未通过《药品经营质量管理规范》认证，仍进行药品经营的。

第五十九条 违反《药品管理法》第十三条的规定，擅自委托或者接受委托生产药品的，对委托方和受托方均依照《药品管理法》第七十四条的规定给予处罚。

第六十条 未经批准，擅自在城乡集市贸易市场设点销售药品或者在城乡集市贸易市场设点销售的药品超出批准经营的药品范围的，依照《药品管理法》第七十三条的规定给予处罚。

第六十一条 未经批准，医疗机构擅自使用其他医疗机构配制的制剂的，依照《药品管理法》第八十条的规定给予处罚。

第六十二条 个人设置的门诊部、诊所等医疗机构向患者提供的药品超出规定的范围和品种的，依照《药品管理法》第七十三条的规定给予处罚。

第六十三条 医疗机构使用假药、劣药的，依照《药品管理法》第七十四条、第七十五条的规定给予处罚。

第六十四条 违反《药品管理法》第二十九条的规定，擅自进行临床试验的，对承担药物临床试验的机构，依照《药品管理法》第七十九条的规定给予处罚。

第六十五条　药品申报者在申报临床试验时，报送虚假研制方法、质量标准、药理及毒理试验结果等有关资料和样品的，国务院药品监督管理部门对该申报药品的临床试验不予批准，对药品申报者给予警告；情节严重的，3年内不受理该药品申报者申报该品种的临床试验申请。

第六十六条　生产没有国家药品标准的中药饮片，不符合省、自治区、直辖市人民政府药品监督管理部门制定的炮制规范的；医疗机构不按照省、自治区、直辖市人民政府药品监督管理部门批准的标准配制制剂的，依照《药品管理法》第七十五条的规定给予处罚。

第六十七条　药品监督管理部门及其工作人员违反规定，泄露生产者、销售者为获得生产、销售含有新型化学成份药品许可而提交的未披露试验数据或者其他数据，造成申请人损失的，由药品监督管理部门依法承担赔偿责任；药品监督管理部门赔偿损失后，应当责令故意或者有重大过失的工作人员承担部分或者全部赔偿费用，并对直接责任人员依法给予行政处分。

第六十八条　药品生产企业、药品经营企业生产、经营的药品及医疗机构配制的制剂，其包装、标签、说明书违反《药品管理法》及本条例规定的，依照《药品管理法》第八十六条的规定给予处罚。

第六十九条　药品生产企业、药品经营企业和医疗机构变更药品生产经营许可事项，应当办理变更登记手续而未办理的，由原发证部门给予警告，责令限期补办变更登记手续；逾期不补办的，宣布其《药品生产许可证》、《药品经营许可证》和《医疗机构制剂许可证》无效；仍从事药品生产经营活动的，依照《药品管理法》第七十三条的规定给予处罚。

第七十条　篡改经批准的药品广告内容的，由药品监督管理部门责令广告主立即停止该药品广告的发布，并由原审批的药品监督管理部门依照《药品管理法》第九十二条的规定给予处罚。

药品监督管理部门撤销药品广告批准文号后，应当自作出行政处理决定之日起5个工作日内通知广告监督管理机关。广告监督管理机关应当自收到药品监督管理部门通知之日起15个工作日内，依照《中华人民共和国广告法》的有关规定作出行政处理决定。

第七十一条　发布药品广告的企业在药品生产企业所在地或者进口药品代理机构所在地以外的省、自治区、直辖市发布药品广告，未按照规定向发布地省、自治区、直辖市人民政府药品监督管理部门备案的，由发布地的药品监督管理部门责令限期改正；逾期不改正的，停止该药品品种在发布地的广告发布活动。

第七十二条　未经省、自治区、直辖市人民政府药品监督管理部门批准，擅自发布药品广告的，药品监督管理部门发现后，应当通知广告监督管理部门依法查处。

第七十三条　违反《药品管理法》和本条例的规定，有下列行为之一的，由药品监督管理部门在《药品管理法》和本条例规定的处罚幅度内从重处罚：

（一）以麻醉药品、精神药品、医疗用毒性药品、放射性药品冒充其他药品，或者以其他药品冒充上述药品的；

（二）生产、销售以孕产妇、婴幼儿及儿童为主要使用对象的假药、劣药的；

（三）生产、销售的生物制品、血液制品属于假药、劣药的；

（四）生产、销售、使用假药、劣药，造成人员伤害后果的；

（五）生产、销售、使用假药、劣药，经处理后重犯的；

（六）拒绝、逃避监督检查，或者伪造、销毁、隐匿有关证据材料的，或者擅自动用查封、扣押物品的。

第七十四条　药品监督管理部门设置的派出机构，有权作出《药品管理法》和本条例规定的警告、罚款、没收违法生产、销售的药品和违法所得的行政处罚。

第七十五条　药品经营企业、医疗机构未违反《药品管理法》和本条例的有关规定，并有充分证据证明其不知道所销售或者使用的药品是假药、劣药的，应当没收其销售或者使用的假药、劣药和违法所得；但是，可以免除其他行政处罚。

第七十六条　依照《药品管理法》和本条例的规定没收的物品，由药品监督管理部门按照规定监督处理。

第十章　附　则

第七十七条　本条例下列用语的含义：

药品合格证明和其他标识，是指药品生产批准证明文件、药品检验报告书、药品的包装、标签和说明书。

新药，是指未曾在中国境内上市销售的药品。

处方药，是指凭执业医师和执业助理医师处方方可购买、调配和使用的药品。

非处方药，是指由国务院药品监督管理部门公布的，不需要凭执业医师和执业助理医师处方，消费者可以自行判断、购买和使用的药品。

医疗机构制剂，是指医疗机构根据本单位临床需要经批准而配制、自用的固定处方制剂。

药品认证，是指药品监督管理部门对药品研制、生产、经营、使用单位实施相应质量管理规范进行检查、评价并决定是否发给相应认证证书的过程。

药品经营方式,是指药品批发和药品零售。

药品经营范围,是指经药品监督管理部门核准经营药品的品种类别。

药品批发企业,是指将购进的药品销售给药品生产企业、药品经营企业、医疗机构的药品经营企业。

药品零售企业,是指将购进的药品直接销售给消费者的药品经营企业。

第七十八条 《药品管理法》第四十一条中"首次在中国销售的药品",是指国内或者国外药品生产企业第一次在中国销售的药品,包括不同药品生产企业生产的相同品种。

第七十九条 《药品管理法》第五十九条第二款"禁止药品的生产企业、经营企业或者其代理人以任何名义给予使用其药品的医疗机构的负责人、药品采购人员、医师等有关人员以财物或者其他利益"中的"财物或者其他利益",是指药品的生产企业、经营企业或者其代理人向医疗机构的负责人、药品采购人员、医师等有关人员提供的目的在于影响其药品采购或者药品处方行为的不正当利益。

第八十条 本条例自 2002 年 9 月 15 日起施行。

中华人民共和国刑法（节选）

[1979 年 7 月 1 日第五届全国人民代表大会第二次会议通过，1997 年 3 月 14 日第八届全国人大第二次会议修订。根据 1998 年 12 月 29 日《全国人民代表大会常务委员会关于惩治骗购外汇、逃汇和非法买卖外汇犯罪的决定》、1999 年 12 月 25 日《中华人民共和国刑法修正案》、2001 年 8 月 31 日《中华人民共和国刑法修正案（二）》、2001 年 12 月 29 日《中华人民共和国刑法修正案（三）》、2002 年 12 月 28 日《中华人民共和国刑法修正案（四）》、2005 年 2 月 28 日《中华人民共和国刑法修正案（五）》、2006 年 6 月 29 日《中华人民共和国刑法修正案（六）》、2009 年 2 月 28 日《中华人民共和国刑法修正案（七）》、2009 年 8 月 27 日《全国人民代表大会常务委员会关于修改部分法律的决定》、2011 年 2 月 25 日《中华人民共和国刑法修正案（八）》、2015 年 8 月 29 日《中华人民共和国刑法修正案（九）》、2017 年 11 月 4 日《中华人民共和国刑法修正案（十）》、2020 年 12 月 26 日《中华人民共和国刑法修正案（十一）》修正]

第三章　破坏社会主义市场经济秩序罪
第一节　生产、销售伪劣商品罪

第一百四十条　生产者、销售者在产品中掺杂、掺假，以假充真，以次充好或者以不合格产品冒充合格产品，销售金额五万元以上不满二十万元的，处二年以下有期徒刑或者拘役，并处或者单处销售金额百分之五十以上二倍以下罚金；销售金额二十万元以上不满五十万元的，处二年以上七年以下有期徒刑，并处销售金额百分之五十以上二倍以下罚金；销售金额五十万元以上不满二百万元的，处七年以上有期徒刑，并处销售金额百分之五十以上二倍以下罚金；销售金额二百万元以上的，处十五年有期徒刑或者无期徒刑，并处销售金额百分之五十以上二倍以下罚金或者没收财产。

第一百四十一条　生产、销售假药的，处三年以下有期徒刑或者拘役，并处罚金；对人体健康造成严重危害或者有其他严重情节的，处三年以上十年以下有期徒刑，并处罚金；致人死亡或者有其他特别严重情节的，处十年以上有期徒刑、无期徒刑或者死刑，并处罚金或者没收财产。

药品使用单位的人员明知是假药而提供给他人使用的，依照前款的规定处罚。

第一百四十二条　生产、销售劣药，对人体健康造成严重危害的，处三年以上十年以下有期徒刑，并处罚金；后果特别严重的，处十年以上有期徒刑或者无期徒刑，并处罚金或者没收财产。

药品使用单位的人员明知是劣药而提供给他人使用的，依照前款的规定处罚。

第一百四十二条之一　违反药品管理法规，有下列情形之一，足以严重危害人体健康的，处三年以下有期徒刑或者拘役，并处或者单处罚金；对人体健康造成严重危害或者有其他严重情节的，处三年以上七年以下有期徒刑，并处罚金：

（一）生产、销售国务院药品监督管理部门禁止使用的药品的；

（二）未取得药品相关批准证明文件生产、进口药品或者明知是上述药品而销售的；

（三）药品申请注册中提供虚假的证明、数据、资料、样品或者采取其他欺骗手段的；

（四）编造生产、检验记录的。

有前款行为，同时又构成本法第一百四十一条、第一百四十二条规定之罪或者其他犯罪的，依照处罚较重的规定定罪处罚。

第一百四十三条　生产、销售不符合食品安全标准的食品，足以造成严重食物中毒事故或者其他严重食源性疾病的，处三年以下有期徒刑或者拘役，并处罚金；对人体健康造成严重危害或者有其他严重情节的，处三年以上七年以下有期徒刑，并处罚金；后果特别严重的，处七年以上有期徒刑或者无期徒刑，并处罚金或者没收财产。

第一百四十四条　在生产、销售的食品中掺入有毒、有害的非食品原料的，或者销售明知掺有有毒、有害的非食品原料的食品的，处五年以下有期徒刑，并处罚金；对人体健康造成严重危害或者有其他严重情节的，处五年以上十年以下有期徒刑，并处罚金；致人死亡或者有其他特别严重情节的，依照本法第一百四十一条的规定处罚。

第一百四十五条　生产不符合保障人体健康的国家标准、行业标准的医疗器械、医用卫生材料，或者销售明知是不符合保障人体健康的国家标准、行业标准的医疗器械、医用卫生材料，足以严重危害人体健康的，处三年以下有期徒刑或者拘役，并处销售金额百分之五十以上二倍以下罚金；对人体健康造成严重危害的，处三年以上十年以下有期徒刑，并处销售金额百分之五十以上二倍以下罚金；后果特别严重的，处十年以上有期徒刑或者无期徒刑，并处销售金额百分之五十以上二倍以下罚金或者没收财产。

第一百四十六条 生产不符合保障人身、财产安全的国家标准、行业标准的电器、压力容器、易燃易爆产品或者其他不符合保障人身、财产安全的国家标准、行业标准的产品，或者销售明知是以上不符合保障人身、财产安全的国家标准、行业标准的产品，造成严重后果的，处五年以下有期徒刑，并处销售金额百分之五十以上二倍以下罚金；后果特别严重的，处五年以上有期徒刑，并处销售金额百分之五十以上二倍以下罚金。

第一百四十七条 生产假农药、假兽药、假化肥，销售明知是假的或者失去使用效能的农药、兽药、化肥、种子，或者生产者、销售者以不合格的农药、兽药、化肥、种子冒充合格的农药、兽药、化肥、种子，使生产遭受较大损失的，处三年以下有期徒刑或者拘役，并处或者单处销售金额百分之五十以上二倍以下罚金；使生产遭受重大损失的，处三年以上七年以下有期徒刑，并处销售金额百分之五十以上二倍以下罚金；使生产遭受特别重大损失的，处七年以上有期徒刑或者无期徒刑，并处销售金额百分之五十以上二倍以下罚金或者没收财产。

第一百四十八条 生产不符合卫生标准的化妆品，或者销售明知是不符合卫生标准的化妆品，造成严重后果的，处三年以下有期徒刑或者拘役，并处或者单处销售金额百分之五十以上二倍以下罚金。

第一百四十九条 生产、销售本节第一百四十一条至第一百四十八条所列产品，不构成各该条规定的犯罪，但是销售金额在五万元以上的，依照本节第一百四十条的规定定罪处罚。

生产、销售本节第一百四十一条至第一百四十八条所列产品，构成各该条规定的犯罪，同时又构成本节第一百四十条规定之罪的，依照处罚较重的规定定罪处罚。

第一百五十条 单位犯本节第一百四十条至第一百四十八条规定之罪的，对单位判处罚金，并对其直接负责的主管人员和其他直接责任人员，依照各该条的规定处罚。

第八节 扰乱市场秩序罪

第二百二十二条 广告主、广告经营者、广告发布者违反国家规定，利用广告对商品或者服务作虚假宣传，情节严重的，处二年以下有期徒刑或者拘役，并处或者单处罚金。

第二百二十五条 违反国家规定，有下列非法经营行为之一，扰乱市场秩序，情节严重的，处五年以下有期徒刑或者拘役，并处或者单处违法所得一倍以上五倍以下罚金；情节特别严重的，处五年以上有期徒刑，并处违法所得一倍以上五倍以下罚金或者没收财产：

（一）未经许可经营法律、行政法规规定的专营、专卖物品或者其他限制买卖的物品的；

（二）买卖进出口许可证、进出口原产地证明以及其他法律、行政法规规定的经营许可证或者批准文件的；

（三）未经国家有关主管部门批准非法经营证券、期货、保险业务的，或者非法从事资金支付结算业务的；

（四）其他严重扰乱市场秩序的非法经营行为。

第二百二十九条 承担资产评估、验资、验证、会计、审计、法律服务、保荐、安全评价、环境影响评价、环境监测等职责的中介组织的人员故意提供虚假证明文件，情节严重的，处五年以下有期徒刑或者拘役，并处罚金；有下列情形之一的，处五年以上十年以下有期徒刑，并处罚金：

（一）提供与证券发行相关的虚假的资产评估、会计、审计、法律服务、保荐等证明文件，情节特别严重的；

（二）提供与重大资产交易相关的虚假的资产评估、会计、审计等证明文件，情节特别严重的；

（三）在涉及公共安全的重大工程、项目中提供虚假的安全评价、环境影响评价等证明文件，致使公共财产、国家和人民利益遭受特别重大损失的。

有前款行为，同时索取他人财物或者非法收受他人财物构成犯罪的，依照处罚较重的规定定罪处罚。

第一款规定的人员，严重不负责任，出具的证明文件有重大失实，造成严重后果的，处三年以下有期徒刑或者拘役，并处或者单处罚金。

第二百三十一条 单位犯本节第二百二十一条至第二百三十条规定之罪的，对单位判处罚金，并对其直接负责的主管人员和其他直接责任人员，依照本节各该条的规定处罚。

第六章 妨害社会管理秩序罪
第七节 走私、贩卖、运输、制造毒品罪

第三百四十七条 走私、贩卖、运输、制造毒品，无论数量多少，都应当追究刑事责任，予以刑事处罚。

走私、贩卖、运输、制造毒品，有下列情形之一的，处十五年有期徒刑、无期徒刑或者死刑，并处没收财产：

（一）走私、贩卖、运输、制造鸦片一千克以上、海洛因或者甲基苯丙胺五十克以上或者其他毒品数量大的；

（二）走私、贩卖、运输、制造毒品集团的首要分子；

（三）武装掩护走私、贩卖、运输、制造毒品的；

（四）以暴力抗拒检查、拘留、逮捕，情节严重的；

（五）参与有组织的国际贩毒活动的。

走私、贩卖、运输、制造鸦片二百克以上不满一千克、海洛因或者甲基苯丙胺十克以上不满五十克或者其他毒品数量较大的，处七年以上有期徒刑，并处罚金。

走私、贩卖、运输、制造鸦片不满二百克、海洛因

或者甲基苯丙胺不满十克或者其他少量毒品的，处三年以下有期徒刑、拘役或者管制，并处罚金；情节严重的，处三年以上七年以下有期徒刑，并处罚金。

单位犯第二款、第三款、第四款罪的，对单位判处罚金，并对其直接负责的主管人员和其他直接责任人员，依照各该款的规定处罚。

利用、教唆未成年人走私、贩卖、运输、制造毒品，或者向未成年人出售毒品的，从重处罚。

对多次走私、贩卖、运输、制造毒品，未经处理的，毒品数量累计计算。

第三百四十八条　非法持有鸦片一千克以上、海洛因或者甲基苯丙胺五十克以上或者其他毒品数量大的，处七年以上有期徒刑或者无期徒刑，并处罚金；非法持有鸦片二百克以上不满一千克、海洛因或者甲基苯丙胺十克以上不满五十克或者其他毒品数量较大的，处三年以下有期徒刑、拘役或者管制，并处罚金；情节严重的，处三年以上七年以下有期徒刑，并处罚金。

第三百四十九条　包庇走私、贩卖、运输、制造毒品的犯罪分子的，为犯罪分子窝藏、转移、隐瞒毒品或者犯罪所得的财物的，处三年以下有期徒刑、拘役或者管制；情节严重的，处三年以上十年以下有期徒刑。

缉毒人员或者其他国家机关工作人员掩护、包庇走私、贩卖、运输、制造毒品的犯罪分子的，依照前款的规定从重处罚。

犯前两款罪，事先通谋的，以走私、贩卖、运输、制造毒品罪的共犯论处。

第三百五十条　违反国家规定，非法生产、买卖、运输醋酸酐、乙醚、三氯甲烷或者其他用于制造毒品的原料、配剂，或者携带上述物品进出境，情节较重的，处三年以下有期徒刑、拘役或者管制，并处罚金；情节严重的，处三年以上七年以下有期徒刑，并处罚金；情节特别严重的，处七年以上有期徒刑，并处罚金或者没收财产。

明知他人制造毒品而为其生产、买卖、运输前款规定的物品的，以制造毒品罪的共犯论处。

单位犯前两款罪的，对单位判处罚金，并对其直接负责的主管人员和其他直接责任人员，依照前两款的规定处罚。

第三百五十一条　非法种植罂粟、大麻等毒品原植物的，一律强制铲除。有下列情形之一的，处五年以下有期徒刑、拘役或者管制，并处罚金：

（一）种植罂粟五百株以上不满三千株或者其他毒品原植物数量较大的；

（二）经公安机关处理后又种植的；

（三）抗拒铲除的。

非法种植罂粟三千株以上或者其他毒品原植物数量大的，处五年以上有期徒刑，并处罚金或者没收财产。

非法种植罂粟或者其他毒品原植物，在收获前自动铲除的，可以免除处罚。

第三百五十二条　非法买卖、运输、携带、持有未经灭活的罂粟等毒品原植物种子或者幼苗，数量较大的，处三年以下有期徒刑、拘役或者管制，并处或者单处罚金。

第三百五十三条　引诱、教唆、欺骗他人吸食、注射毒品的，处三年以下有期徒刑、拘役或者管制，并处罚金；情节严重的，处三年以上七年以下有期徒刑，并处罚金。

强迫他人吸食、注射毒品的，处三年以上十年以下有期徒刑，并处罚金。

引诱、教唆、欺骗或者强迫未成年人吸食、注射毒品的，从重处罚。

第三百五十四条　容留他人吸食、注射毒品的，处三年以下有期徒刑、拘役或者管制，并处罚金。

第三百五十五条　依法从事生产、运输、管理、使用国家管制的麻醉药品、精神药品的人员，违反国家规定，向吸食、注射毒品的人提供国家规定管制的能够使人形成瘾癖的麻醉药品、精神药品的，处三年以下有期徒刑或者拘役，并处罚金；情节严重的，处三年以上七年以下有期徒刑，并处罚金。向走私、贩卖毒品的犯罪分子或者以牟利为目的，向吸食、注射毒品的人提供国家规定管制的能够使人形成瘾癖的麻醉药品、精神药品的，依照本法第三百四十七条的规定定罪处罚。

单位犯前款罪的，对单位判处罚金，并对其直接负责的主管人员和其他直接责任人员，依照前款的规定处罚。

第三百五十五条之一　引诱、教唆、欺骗运动员使用兴奋剂参加国内、国际重大体育竞赛，或者明知运动员参加上述竞赛而向其提供兴奋剂，情节严重的，处三年以下有期徒刑或者拘役，并处罚金。

组织、强迫运动员使用兴奋剂参加国内、国际重大体育竞赛的，依照前款的规定从重处罚。

第三百五十六条　因走私、贩卖、运输、制造、非法持有毒品罪被判过刑，又犯本节规定之罪的，从重处罚。

第三百五十七条　本法所称的毒品，是指鸦片、海洛因、甲基苯丙胺（冰毒）、吗啡、大麻、可卡因以及国家规定管制的其他能够使人形成瘾癖的麻醉药品和精神药品。

毒品的数量以查证属实的走私、贩卖、运输、制造、非法持有毒品的数量计算，不以纯度折算。

最高人民法院　最高人民检察院关于办理危害药品安全刑事案件适用法律若干问题的解释

高检发释字〔2022〕1号

（2022年2月28日最高人民法院审判委员会第1865次会议、2022年2月25日最高人民检察院第十三届检察委员会第九十二次会议通过，自2022年3月6日起施行）

为依法惩治危害药品安全犯罪，保障人民群众生命健康，维护药品管理秩序，根据《中华人民共和国刑法》《中华人民共和国刑事诉讼法》及《中华人民共和国药品管理法》等有关规定，现就办理此类刑事案件适用法律的若干问题解释如下：

第一条　生产、销售、提供假药，具有下列情形之一的，应当酌情从重处罚：

（一）涉案药品以孕产妇、儿童或者危重病人为主要使用对象的；

（二）涉案药品属于麻醉药品、精神药品、医疗用毒性药品、放射性药品、生物制品，或者以药品类易制毒化学品冒充其他药品的；

（三）涉案药品属于注射剂药品、急救药品的；

（四）涉案药品系用于应对自然灾害、事故灾难、公共卫生事件、社会安全事件等突发事件的；

（五）药品使用单位及其工作人员生产、销售假药的；

（六）其他应当酌情从重处罚的情形。

第二条　生产、销售、提供假药，具有下列情形之一的，应当认定为刑法第一百四十一条规定的"对人体健康造成严重危害"：

（一）造成轻伤或者重伤的；

（二）造成轻度残疾或者中度残疾的；

（三）造成器官组织损伤导致一般功能障碍或者严重功能障碍的；

（四）其他对人体健康造成严重危害的情形。

第三条　生产、销售、提供假药，具有下列情形之一的，应当认定为刑法第一百四十一条规定的"其他严重情节"：

（一）引发较大突发公共卫生事件的；

（二）生产、销售、提供假药的金额二十万元以上不满五十万元的；

（三）生产、销售、提供假药的金额十万元以上不满二十万元，并具有本解释第一条规定情形之一的；

（四）根据生产、销售、提供的时间、数量、假药种类、对人体健康危害程度等，应当认定为情节严重的。

第四条　生产、销售、提供假药，具有下列情形之一的，应当认定为刑法第一百四十一条规定的"其他特别严重情节"：

（一）致人重度残疾以上的；

（二）造成三人以上重伤、中度残疾或者器官组织损伤导致严重功能障碍的；

（三）造成五人以上轻度残疾或者器官组织损伤导致一般功能障碍的；

（四）造成十人以上轻伤的；

（五）引发重大、特别重大突发公共卫生事件的；

（六）生产、销售、提供假药的金额五十万元以上的；

（七）生产、销售、提供假药的金额二十万元以上不满五十万元，并具有本解释第一条规定情形之一的；

（八）根据生产、销售、提供的时间、数量、假药种类、对人体健康危害程度等，应当认定为情节特别严重的。

第五条　生产、销售、提供劣药，具有本解释第一条规定情形之一的，应当酌情从重处罚。

生产、销售、提供劣药，具有本解释第二条规定情形之一的，应当认定为刑法第一百四十二条规定的"对人体健康造成严重危害"。

生产、销售、提供劣药，致人死亡，或者具有本解释第四条第一项至第五项规定情形之一的，应当认定为刑法第一百四十二条规定的"后果特别严重"。

第六条　以生产、销售、提供假药、劣药为目的，合成、精制、提取、储存、加工炮制药品原料，或者在将药品原料、辅料、包装材料制成成品过程中，进行配料、混合、制剂、储存、包装的，应当认定为刑法第一百四十一条、第一百四十二条规定的"生产"。

药品使用单位及其工作人员明知是假药、劣药而有偿提供给他人使用的，应当认定为刑法第一百四十一条、第一百四十二条规定的"销售"；无偿提供给他人使用的，应当认定为刑法第一百四十一条、第一百四十二条规定的"提供"。

第七条　实施妨害药品管理的行为，具有下列情形之一的，应当认定为刑法第一百四十二条之一规定的"足以严重危害人体健康"：

（一）生产、销售国务院药品监督管理部门禁止使用的药品，综合生产、销售的时间、数量、禁止使用原因等情节，认为具有严重危害人体健康的现实危险的；

（二）未取得药品相关批准证明文件生产药品或者明知是上述药品而销售，涉案药品属于本解释第一条第一项至第三项规定情形的；

（三）未取得药品相关批准证明文件生产药品或者明知是上述药品而销售，涉案药品的适应症、功能主治或者成份不明的；

（四）未取得药品相关批准证明文件生产药品或者明知是上述药品而销售，涉案药品没有国家药品标准，且无核准的药品质量标准，但检出化学药成份的；

（五）未取得药品相关批准证明文件进口药品或者明知是上述药品而销售，涉案药品在境外也未合法上市的；

（六）在药物非临床研究或者药物临床试验过程中故意使用虚假试验用药品，或者瞒报与药物临床试验药品相关的严重不良事件的；

（七）故意损毁原始药物非临床研究数据或者药物临床试验数据，或者编造受试动物信息、受试者信息、主要试验过程记录、研究数据、检测数据等药物非临床研究数据或者药物临床试验数据，影响药品的安全性、有效性和质量可控性的；

（八）编造生产、检验记录，影响药品的安全性、有效性和质量可控性的；

（九）其他足以严重危害人体健康的情形。

对于涉案药品是否在境外合法上市，应当根据境外药品监督管理部门或者权利人的证明等证据，结合犯罪嫌疑人、被告人及其辩护人提供的证据材料综合审查，依法作出认定。

对于"足以严重危害人体健康"难以确定的，根据地市级以上药品监督管理部门出具的认定意见，结合其他证据作出认定。

第八条　实施妨害药品管理的行为，具有本解释第二条规定情形之一的，应当认定为刑法第一百四十二条之一规定的"对人体健康造成严重危害"。

实施妨害药品管理的行为，足以严重危害人体健康，并具有下列情形之一的，应当认定为刑法第一百四十二条之一规定的"有其他严重情节"：

（一）生产、销售国务院药品监督管理部门禁止使用的药品，生产、销售的金额五十万元以上的；

（二）未取得药品相关批准证明文件生产、进口药品或者明知是上述药品而销售，生产、销售的金额五十万元以上的；

（三）药品申请注册中提供虚假的证明、数据、资料、样品或者采取其他欺骗手段，造成严重后果的；

（四）编造生产、检验记录，造成严重后果的；

（五）造成恶劣社会影响或者具有其他严重情节的情形。

实施刑法第一百四十二条之一规定的行为，同时又构成生产、销售、提供假药罪、生产、销售、提供劣药罪或者其他犯罪的，依照处罚较重的规定定罪处罚。

第九条　明知他人实施危害药品安全犯罪，而有下列情形之一的，以共同犯罪论处：

（一）提供资金、贷款、账号、发票、证明、许可证件的；

（二）提供生产、经营场所、设备或者运输、储存、保管、邮寄、销售渠道等便利条件的；

（三）提供生产技术或者原料、辅料、包装材料、标签、说明书的；

（四）提供虚假药物非临床研究报告、药物临床试验报告及相关材料的；

（五）提供广告宣传的；

（六）提供其他帮助的。

第十条　办理生产、销售、提供假药、生产、销售、提供劣药、妨害药品管理等刑事案件，应当结合行为人的从业经历、认知能力、药品质量、进货渠道和价格、销售渠道和价格以及生产、销售方式等事实综合判断认定行为人的主观故意。具有下列情形之一的，可以认定行为人有实施相关犯罪的主观故意，但有证据证明确实不具有故意的除外：

（一）药品价格明显异于市场价格的；

（二）向不具有资质的生产者、销售者购买药品，且不能提供合法有效的来历证明的；

（三）逃避、抗拒监督检查的；

（四）转移、隐匿、销毁涉案药品、进销货记录的；

（五）曾因实施危害药品安全违法犯罪行为受过处罚，又实施同类行为的；

（六）其他足以认定行为人主观故意的情形。

第十一条　以提供给他人生产、销售、提供药品为目的，违反国家规定，生产、销售不符合药用要求的原料、辅料，符合刑法第一百四十条规定的，以生产、销售伪劣产品罪从重处罚；同时构成其他犯罪的，依照处罚较重的规定定罪处罚。

第十二条　广告主、广告经营者、广告发布者违反国家规定，利用广告对药品作虚假宣传，情节严重的，依照刑法第二百二十二条的规定，以虚假广告罪定罪处罚。

第十三条　明知系利用医保骗保购买的药品而非法收购、销售，金额五万元以上的，应当依照刑法第三百一十二条的规定，以掩饰、隐瞒犯罪所得罪定罪处罚；

指使、教唆、授意他人利用医保骗保购买药品，进而非法收购、销售，符合刑法第二百六十六条规定的，以诈骗罪定罪处罚。

对于利用医保骗保购买药品的行为人是否追究刑事责任，应当综合骗取医保基金的数额、手段、认罪悔罪态度等案件具体情节，依法妥当决定。利用医保骗保购买药品的行为人是否被追究刑事责任，不影响对非法收购、销售有关药品的行为人定罪处罚。

对于第一款规定的主观明知，应当根据药品标志、收购渠道、价格、规模及药品追溯信息等综合认定。

第十四条　负有药品安全监督管理职责的国家机关工作人员，滥用职权或者玩忽职守，构成药品监管渎职罪，同时构成商检徇私舞弊罪、商检失职罪等其他渎职犯罪的，依照处罚较重的规定定罪处罚。

负有药品安全监督管理职责的国家机关工作人员滥用职权或者玩忽职守，不构成药品监管渎职罪，但构成前款规定的其他渎职犯罪的，依照该其他犯罪定罪处罚。

负有药品安全监督管理职责的国家机关工作人员与他人共谋，利用其职务便利帮助他人实施危害药品安全犯罪行为，同时构成渎职犯罪和危害药品安全犯罪共犯的，依照处罚较重的规定定罪从重处罚。

第十五条　对于犯生产、销售、提供假药罪、生产、销售、提供劣药罪、妨害药品管理罪的，应当结合被告人的犯罪数额、违法所得，综合考虑被告人缴纳罚金的能力，依法判处罚金。罚金一般应当在生产、销售、提供的药品金额二倍以上；共同犯罪的，对各共同犯罪人合计判处的罚金一般应当在生产、销售、提供的药品金额二倍以上。

第十六条　对于犯生产、销售、提供假药罪、生产、销售、提供劣药罪、妨害药品管理罪的，应当依照刑法规定的条件，严格缓刑、免予刑事处罚的适用。对于被判处刑罚的，可以根据犯罪情况和预防再犯罪的需要，依法宣告职业禁止或者禁止令。《中华人民共和国药品管理法》等法律、行政法规另有规定的，从其规定。

对于被不起诉或者免予刑事处罚的行为人，需要给予行政处罚、政务处分或者其他处分的，依法移送有关主管机关处理。

第十七条　单位犯生产、销售、提供假药罪、生产、销售、提供劣药罪、妨害药品管理罪的，对单位判处罚金，并对直接负责的主管人员和其他直接责任人员，依照本解释规定的自然人犯罪的定罪量刑标准处罚。

单位犯罪的，对被告单位及其直接负责的主管人员、其他直接责任人员合计判处的罚金一般应当在生产、销售、提供的药品金额二倍以上。

第十八条　根据民间传统配方私自加工药品或者销售上述药品，数量不大，且未造成他人伤害后果或者延误诊治的，或者不以营利为目的实施带有自救、互助性质的生产、进口、销售药品的行为，不应当认定为犯罪。

对于是否属于民间传统配方难以确定的，根据地市级以上药品监督管理部门或者有关部门出具的认定意见，结合其他证据作出认定。

第十九条　刑法第一百四十一条、第一百四十二条规定的"假药""劣药"，依照《中华人民共和国药品管理法》的规定认定。

对于《中华人民共和国药品管理法》第九十八条第二款第二项、第四项及第三款第三项至第六项规定的假药、劣药，能够根据现场查获的原料、包装，结合犯罪嫌疑人、被告人供述等证据材料作出判断的，可以由地市级以上药品监督管理部门出具认定意见。对于依据《中华人民共和国药品管理法》第九十八条第二款、第三款的其他规定认定假药、劣药，或者是否属于第九十八条第二款第二项、第三款第六项规定的假药、劣药存在争议的，应当由省级以上药品监督管理部门设置或者确定的药品检验机构进行检验，出具质量检验结论。司法机关根据认定意见、检验结论，结合其他证据作出认定。

第二十条　对于生产、提供药品的金额，以药品的货值金额计算；销售药品的金额，以所得和可得的全部违法收入计算。

第二十一条　本解释自2022年3月6日起施行。本解释公布施行后，《最高人民法院、最高人民检察院关于办理危害药品安全刑事案件适用法律若干问题的解释》（法释〔2014〕14号）、《最高人民法院、最高人民检察院关于办理药品、医疗器械注册申请材料造假刑事案件适用法律若干问题的解释》（法释〔2017〕15号）同时废止。

国务院办公厅关于进一步改革完善
药品生产流通使用政策的若干意见

国办发〔2017〕13号

各省、自治区、直辖市人民政府，国务院各部委、各直属机构：

为深化医药卫生体制改革，提高药品质量疗效，规范药品流通和使用行为，更好地满足人民群众看病就医需求，推进健康中国建设，经国务院同意，现就进一步改革完善药品生产流通使用有关政策提出如下意见：

一、提高药品质量疗效，促进医药产业结构调整

（一）严格药品上市审评审批。新药审评突出临床价值。仿制药审评严格按照与原研药质量和疗效一致的原则进行。充实审评力量，加强对企业研发的指导，建立有效的与申请者事前沟通交流机制，加快解决药品注册申请积压问题。优化药品审评审批程序，对临床急需的新药和短缺药品加快审评审批。借鉴国际先进经验，探索按罕见病、儿童、老年人、急（抢）救用药及中医药（经典方）等分类审评审批，保障儿童、老年人等人群和重大疾病防治用药需求。对防治重大疾病所需专利药品，必要时可依法实施强制许可。加强临床试验数据核查，严惩数据造假行为。全面公开药品审评审批信息，强化社会监督。

（二）加快推进已上市仿制药质量和疗效一致性评价。鼓励药品生产企业按相关指导原则主动选购参比制剂，合理选用评价方法，开展研究和评价。对需进口的参比制剂，加快进口审批，提高通关效率。对生物等效性试验实行备案制管理，允许具备条件的医疗机构、高等院校、科研机构和其他社会办检验检测机构等依法开展一致性评价生物等效性试验，实施办法另行制定。食品药品监管等部门要加强对企业的指导，推动一致性评价工作任务按期完成。对通过一致性评价的药品，及时向社会公布相关信息，并将其纳入与原研药可相互替代药品目录。同品种药品通过一致性评价的生产企业达到3家以上的，在药品集中采购等方面不再选用未通过一致性评价的品种；未超过3家的，优先采购和使用已通过一致性评价的品种。加快按通用名制订医保药品支付标准，尽快形成有利于通过一致性评价仿制药使用的激励机制。

（三）有序推进药品上市许可持有人制度试点。优先对批准上市的新药和通过一致性评价的药品试行上市许可持有人制度，鼓励新药研发，促进新产品、新技术和已有产能对接。及时总结试点经验，完善相关政策措施，力争早日在全国推开。

（四）加强药品生产质量安全监管。督促企业严格执行药品生产质量管理规范（GMP），如实记录生产过程各项信息，确保数据真实、完整、准确、可追溯。加强对企业药品生产质量管理规范执行情况的监督检查，检查结果向社会公布，并及时采取措施控制风险。企业对药品原辅料变更、生产工艺调整等，应进行充分验证。严厉打击制售假劣药品的违法犯罪行为。

（五）加大医药产业结构调整力度。加强技术创新，实施重大新药创制科技重大专项等国家科技计划（专项、基金等），支持符合条件的企业和科研院所研发新药及关键技术，提升药物创新能力和质量疗效。推动落后企业退出，着力化解药品生产企业数量多、规模小、水平低等问题。支持药品生产企业兼并重组，简化集团内跨地区转移产品上市许可的审批手续，培育一批具有国际竞争力的大型企业集团，提高医药产业集中度。引导具有品牌、技术、特色资源和管理优势的中小型企业以产业联盟等多种方式做优做强。提高集约化生产水平，促进形成一批临床价值和质量水平高的品牌药。

（六）保障药品有效供应。卫生计生、工业和信息化、商务、食品药品监管等部门要密切协作，健全短缺药品、低价药品监测预警和分级应对机制，建立完善短缺药品信息采集、报送、分析、会商制度，动态掌握重点企业生产情况，统筹采取定点生产、药品储备、应急生产、协商调剂等措施确保药品市场供应。采取注册承诺、药价谈判、集中采购、医保支付等综合措施，推动实现专利药品和已过专利期药品在我国上市销售价格不高于原产国或我国周边可比价格，并实施动态管理。加强对麻醉药品和精神药品的管理。支持质量可靠、疗效确切的医疗机构中药制剂规范使用。

二、整顿药品流通秩序，推进药品流通体制改革

（七）推动药品流通企业转型升级。打破医药产品市场分割、地方保护，推动药品流通企业跨地区、跨所有制兼并重组，培育大型现代药品流通骨干企业。整合药品仓储和运输资源，实现多仓协同，支持药品流通企业跨区域配送，加快形成以大型骨干企业为主体、中小型企业为补充的城乡药品流通网络。鼓励中小型药品流通企业专业化经营，推动部分企业向分销配送模式转型。鼓励药品流通企业批发零售一体化经营。推进零售药店分级分类管理，提高零售连锁率。鼓励药品流通企

业参与国际药品采购和营销网络建设。

（八）推行药品购销"两票制"。综合医改试点省（区、市）和公立医院改革试点城市要率先推行"两票制"，鼓励其他地区实行"两票制"，争取到2018年在全国推开。药品流通企业、医疗机构购销药品要建立信息完备的购销记录，做到票据、账目、货物、货款相一致，随货同行单与药品同行。企业销售药品应按规定开具发票和销售凭证。积极推行药品购销票据管理规范化、电子化。

（九）完善药品采购机制。落实药品分类采购政策，按照公开透明、公平竞争的原则，科学设置评审因素，进一步提高医疗机构在药品集中采购中的参与度。鼓励跨区域和专科医院联合采购。在全面推行医保支付方式改革或已制定医保药品支付标准的地区，允许公立医院在省级药品集中采购平台（省级公共资源交易平台）上联合带量、带预算采购。完善国家药品价格谈判机制，逐步扩大谈判品种范围，做好与医保等政策衔接。加强国家药品供应保障综合管理信息平台和省级药品集中采购平台规范化建设，完善药品采购数据共享机制。

（十）加强药品购销合同管理。卫生计生、商务等部门要制定购销合同范本，督促购销双方依法签订合同并严格履行。药品生产、流通企业要履行社会责任，保证药品及时生产、配送，医疗机构等采购方要及时结算货款。对违反合同约定，配送不及时影响临床用药或拒绝提供偏远地区配送服务的企业，省级药品采购机构应督促其限期整改；逾期不改正的，取消中标资格，记入药品采购不良记录并向社会公布，公立医院2年内不得采购其药品。对违反合同约定，无正当理由不按期回款或变相延长货款支付周期的医疗机构，卫生计生部门要及时纠正并予以通报批评，记入企事业单位信用记录。将药品按期回款情况作为公立医院年度考核和院长年终考评的重要内容。

（十一）整治药品流通领域突出问题。食品药品监管、卫生计生、人力资源社会保障、价格、税务、工商管理、公安等部门要定期联合开展专项检查，严厉打击租借证照、虚假交易、伪造记录、非法渠道购销药品、商业贿赂、价格欺诈、价格垄断以及伪造、虚开发票等违法违规行为，依法严肃惩处违法违规企业和医疗机构，严肃追究相关负责人的责任；涉嫌犯罪的，及时移送司法机关处理。健全有关法律法规，对查实的违法违规行为，记入药品采购不良记录、企事业单位信用记录和个人信用记录并按规定公开，公立医院2年内不得购入相关企业药品；对累犯或情节较重的，依法进一步加大处罚力度，提高违法违规成本。实施办法另行制定。食品药品监管部门要加强对医药代表的管理，建立医药

代表登记备案制度，备案信息及时公开。医药代表只能从事学术推广、技术咨询等活动，不得承担药品销售任务，其失信行为记入个人信用记录。

（十二）强化价格信息监测。健全药品价格监测体系，促进药品市场价格信息透明。食品药品监管部门牵头启动建立药品出厂价格信息可追溯机制，建立统一的跨部门价格信息平台，做好与药品集中采购平台（公共资源交易平台）、医保支付审核平台的互联互通，加强与有关税务数据的共享。对虚报原材料价格和药品出厂价格的药品生产企业，价格、食品药品监管、税务等部门要依法严肃查处，清缴应收税款，追究相关责任人的责任。强化竞争不充分药品的出厂（口岸）价格、实际购销价格监测，对价格变动异常或与同品种价格差异过大的药品，要及时研究分析，必要时开展成本价格专项调查。

（十三）推进"互联网＋药品流通"。以满足群众安全便捷用药需求为中心，积极发挥"互联网＋药品流通"在减少交易成本、提高流通效率、促进信息公开、打破垄断等方面的优势和作用。引导"互联网＋药品流通"规范发展，支持药品流通企业与互联网企业加强合作，推进线上线下融合发展，培育新兴业态。规范零售药店互联网零售服务，推广"网订店取"、"网订店送"等新型配送方式。鼓励有条件的地区依托现有信息系统，开展药师网上处方审核、合理用药指导等药事服务。食品药品监管、商务等部门要建立完善互联网药品交易管理制度，加强日常监管。

三、规范医疗和用药行为，改革调整利益驱动机制

（十四）促进合理用药。优化调整基本药物目录。公立医院要全面配备、优先使用基本药物。国家卫生计生委要组织开展临床用药综合评价工作，探索将评价结果作为药品集中采购、制定临床用药指南的重要参考。扩大临床路径覆盖面，2020年底前实现二级以上医院全面开展临床路径管理。医疗机构要将药品采购使用情况作为院务公开的重要内容，每季度公开药品价格、用量、药占比等信息；落实处方点评、中医药辨证施治等规定，重点监控抗生素、辅助性药品、营养性药品的使用，对不合理用药的处方医生进行公示，并建立约谈制度。严格对临时采购药品行为的管理。卫生计生部门要对医疗机构药物合理使用情况进行考核排名，考核结果与院长评聘、绩效工资核定等挂钩，具体细则另行制定。

（十五）进一步破除以药补医机制。坚持医疗、医保、医药联动，统筹推进取消药品加成、调整医疗服务价格、鼓励到零售药店购药等改革，落实政府投入责任，加快建立公立医院补偿新机制。推进医药分开。医

疗机构应按药品通用名开具处方，并主动向患者提供处方。门诊患者可以自主选择在医疗机构或零售药店购药，医疗机构不得限制门诊患者凭处方到零售药店购药。具备条件的可探索将门诊药房从医疗机构剥离。探索医疗机构处方信息、医保结算信息与药品零售消费信息互联互通、实时共享。各级卫生计生等部门要结合实际，合理确定和量化区域医药费用增长幅度，并落实到医疗机构，严格控制医药费用不合理增长。定期对各地医药费用控制情况进行排名，并向社会公布，主动接受监督。将医药费用控制情况与公立医院财政补助、评先评优、绩效工资核定、院长评聘等挂钩，对达不到控费目标的医院，暂停其等级评审准入、新增床位审批和大型设备配备等资格，视情况核减或取消资金补助、项目安排，并追究医院院长相应的管理责任。

（十六）强化医保规范行为和控制费用的作用。充分发挥各类医疗保险对医疗服务行为、医药费用的控制和监督制约作用，逐步将医保对医疗机构的监管延伸到对医务人员医疗服务行为的监管。探索建立医保定点医疗机构信用等级管理和黑名单管理制度。及时修订医保药品目录。加强医保基金预算管理，大力推进医保支付方式改革，全面推行以按病种付费为主，按人头付费、按床日付费等多种付费方式相结合的复合型付费方式，合理确定医保支付标准，将药品耗材、检查化验等由医疗机构收入变为成本，促使医疗机构主动规范医疗行为、降低运行成本。

（十七）积极发挥药师作用。落实药师权利和责任，充分发挥药师在合理用药方面的作用。各地在推进医疗服务价格改革时，对药师开展的处方审核与调剂、临床用药指导、规范用药等工作，要结合实际统筹考虑，探索合理补偿途径，并做好与医保等政策的衔接。加强零售药店药师培训，提升药事服务能力和水平。加快药师法立法进程。探索药师多点执业。合理规划配置药学人才资源，强化数字身份管理，加强药师队伍建设。

药品生产流通使用改革涉及利益主体多，事关人民群众用药安全，事关医药产业健康发展，事关社会和谐稳定。各地、各部门要充分认识改革的重要性、紧迫性和艰巨性，投入更多精力抓好改革落实。要加强组织领导，结合实际细化工作方案和配套细则，完善抓落实的机制和办法，把责任压实、要求提实、考核抓实，增强改革定力，积极稳妥推进，确保改革措施落地生效。要及时评估总结工作进展，研究解决新情况、新问题，不断健全药品供应保障制度体系。要加强政策解读和舆论引导，及时回应社会关切，积极营造良好的舆论氛围。

国务院办公厅
2017 年 1 月 24 日

药品质量抽查检验管理办法

（国药监药管〔2019〕34号）

第一章　总　则

第一条　为规范药品质量抽查检验工作，根据《中华人民共和国药品管理法》和《中华人民共和国药品管理法实施条例》，制定本办法。

第二条　药品监督管理部门对在中华人民共和国境内依批准生产、经营、使用药品开展的质量抽查检验工作，适用本办法。

第三条　药品质量抽查检验是对上市后药品监管的技术手段，应当遵循科学、规范、合法、公正原则。

第四条　国务院药品监督管理部门负责组织实施国家药品质量抽查检验工作，在全国范围内对生产、经营、使用环节的药品质量开展抽查检验，并对地方药品质量抽查检验工作进行指导。

省级药品监督管理部门负责对本行政区域内生产环节以及批发、零售连锁总部和互联网销售第三方平台的药品质量开展抽查检验，组织市县级人民政府负责药品监督管理的部门对行政区域内零售和使用环节的药品质量进行抽查检验，承担上级药品监督管理部门部署的药品质量抽查检验任务。

第五条　药品监督管理部门设置或者确定的药品检验机构，承担药品质量抽查检验所需的检验任务。

第六条　从事药品生产、经营、使用活动的单位和相关人员应当依照本办法接受药品监督管理部门组织实施的药品质量抽查检验，不得干扰、阻挠或拒绝抽查检验工作，不得转移、藏匿药品，不得拒绝提供证明材料或故意提供虚假资料。

第七条　药品质量抽查检验根据监管目的一般可分为监督抽检和评价抽检。监督抽检是指药品监督管理部门根据监管需要对质量可疑药品进行的抽查检验，评价抽检是指药品监督管理部门为评价某类或一定区域药品质量状况而开展的抽查检验。

第二章　计划制定

第八条　国务院药品监督管理部门和省级药品监督管理部门应当制定年度药品质量抽查检验计划，按照目标明确、重点突出、统筹兼顾、有效覆盖的要求对药品质量抽查检验工作进行安排部署。

省级药品监督管理部门制定的药品质量抽查检验计划，应当与国家药品质量抽查检验计划相互衔接，各有侧重，在扩大覆盖面的同时，避免重复。

第九条　市县级人民政府负责药品监督管理的部门应当根据上级药品监督管理部门制定的计划，结合实际情况，制定本行政区域内药品质量抽查检验实施方案，

实施方案应当突出属地药品监管工作要求。

第十条　根据监管情况的变化，组织抽查检验的药品监督管理部门可对药品质量抽查检验计划进行调整。

第十一条　药品监督管理部门制定药品质量抽查检验计划，可以将下列药品作为抽查检验重点：

（一）本行政区域内生产企业生产的；

（二）既往抽查检验不符合规定的；

（三）日常监管发现问题的；

（四）不良反应报告较为集中的；

（五）投诉举报较多、舆情关注度高的；

（六）临床用量较大、使用范围较广的；

（七）质量标准发生重大变更的；

（八）储存要求高、效期短、有效成分易变化的；

（九）新批准注册、投入生产的；

（十）其他认为有必要列入抽查检验计划的。

第十二条　药品质量抽查检验所需费用由组织相应任务的药品监督管理部门从财政列支，并严格执行财务管理相关规定要求。

第三章　药品抽样

第十三条　药品监督管理部门可自行完成抽样工作，也可委托具有相应工作能力的药品监管技术机构进行抽样。

第十四条　承担药品抽样工作的单位（抽样单位，下同）应当按照药品监督管理部门下发的药品质量抽查检验计划制定具体的抽样工作实施方案，开展抽样工作应当按照国务院药品监督部门组织制定的《药品抽样原则及程序》进行。

第十五条　抽样单位应当配备具有抽样专业能力的抽样人员，抽样人员应当熟悉药品专业知识和药品管理相关法律法规。

第十六条　抽样人员执行现场抽样任务时不得少于2人，抽样时应当向被抽样单位出示相关证明文件，原则上同一人不应当同时承担当次抽样和检验工作。

第十七条　抽样场所应当由抽样人员根据被抽样单位类型确定。从药品生产环节抽样一般为成品仓库和药用原、辅料或包装材料仓库，从药品经营环节抽样一般为经营企业的药品仓库或零售企业的营业场所，从药品使用单位抽样一般为药品库房，从药品互联网交易环节抽样一般为与线上一致的线下药品仓库。

抽取的样品必须为已放行或验收入库的待销售（使用）的药品，对明确标识为待验产品或不符合规定（不合格）产品的，原则上不予抽取。

第十八条　抽样人员在履行抽样任务时，应当对储存条件和温湿度记录等开展必要的现场检查。检查发现影响药品质量的问题或存在其他违法违规行为的，应当固定相关证据，必要时可以继续抽取样品，并将相关证据或样品移交对被抽样单位具有管辖权的药品监督管理部门处置。

第十九条　抽样数量应当按照当次抽查检验计划或抽样工作实施方案执行，取样操作应当规范，不得影响所抽样品和被拆包装药品的质量。样品选择一般应当遵循随机原则；也可根据工作安排，以问题为导向，通过快速筛查等技术手段针对性抽取样品。

抽样人员应当使用专用封签现场签封样品，按要求填写《药品抽样记录及凭证》，并分别由抽样人员和被抽样单位有关人员签字、加盖抽样单位和被抽样单位有效印章；同时可根据需要向被抽样单位索取相应资料和证明性文件复印件，并加盖被抽样单位有效印章。

被抽样单位拒绝签字或盖章时，抽样人员应当在药品抽样记录及凭证上注明并签字。

第二十条　对近效期的药品应当满足检验、结果告知和复验等工作时限，方可抽样；组织抽查检验的药品监督管理部门有特殊要求的除外。

因特殊情况不能在规定时间内完成抽样任务时，抽样单位应当书面报告组织抽查检验工作的药品监督管理部门，并告知承担药品检验任务的药品检验机构。

第二十一条　抽样单位应当按规定时限将样品、药品抽样记录及凭证等相关资料送达或寄送至承担检验任务的药品检验机构。

抽取的样品应当按照其规定的贮藏条件进行储运，特殊管理药品的储运按照药品监督管理部门有关规定执行。

第二十二条　抽样人员在抽样过程中不得有下列行为：

（一）样品签封后擅自拆封或更换样品；

（二）泄露被抽样单位商业秘密；

（三）其他影响抽样公正性的行为。

第四章　药品检验

第二十三条　药品检验机构应当对检验工作负责，按照药品检验技术要求和科学、独立、客观、公正原则开展检验工作，并应符合实验室管理规定。

第二十四条　药品检验机构应当对送检样品的外观、状态、封签等可能影响检验结果的情况进行核对，并对药品抽样记录及凭证内容、药品封签签字盖章等情况进行核对，核对无误后予以签收。对需冷链保存等特殊储运条件的样品，应当检查其储运全过程的温湿度记录符合要求后方可签收。

有下列情形之一的，药品检验机构可拒绝接收：

（一）样品外观发生破损、污染的；

（二）样品封签包装不完整或未在规定签封部位签封、可能影响样品公正性的；

（三）药品抽样记录及凭证填写信息不准确、不完整，或药品抽样记录及凭证标识与样品实物明显不符的；

（四）样品批号或品种混淆的；

（五）包装容器不符合规定、可能影响检验结果的；

（六）有证据证明储运条件不符合规定、可能影响样品质量的；

（七）样品数量明显不符合计划要求的；

（八）品种类别与当次抽查检验工作计划不符的；

（九）超过抽样工作规定时限的；

（十）其他可能影响样品质量和检验结果情形的。

对拒绝接收样品的，药品检验机构应当按照组织抽查检验工作的药品监督管理部门要求，向抽样单位说明理由，退返样品，并向组织抽查检验工作的药品监督管理部门报告。

第二十五条　药品检验机构应当对签收样品逐一登记并加贴标识，分别用于检验或按贮藏要求留存。

除抽查检验计划另有规定外，药品检验机构应当自收到样品之日起 25 个工作日内出具检验报告书；特殊情况需延期的，应当报组织抽查检验工作的药品监督管理部门批准。

第二十六条　药品检验机构应当妥善留存复验备份样品，符合规定的样品留存期限应当为检验报告书发出之日起一年或者保存至有效期结束，不符合规定的样品应当保存至有效期结束，但最长不超过两年。

第二十七条　除组织抽查检验的药品监督管理部门做出特殊要求外，药品检验机构应当按照国家药品标准规定对抽取的样品进行全项目检验，对结果进行判定并出具检验报告书。必要时，可采用通过验证确认的其他检验方法进行检验，出具检验数据。

药品检验机构对不具备资质的检验项目或其他原因无法按时完成检验任务的，经组织抽查检验工作的药品监督管理部门同意，可委托具有相应资质的其他药品检验机构完成检验任务。

第二十八条　根据监管工作需要，对有掺杂、掺假嫌疑的药品，药品检验机构应当依据国务院药品监督管理部门批准的药品补充检验方法进行检验并出具检验报告书。

鼓励药品检验机构开展药品补充检验方法研究。药品补充检验方法的申报与审批按国务院药品监督管理部门有关规定执行。

第二十九条　药品检验机构应当对出具的药品检验报告书负责，检验报告书应当格式规范、内容真实齐全、数据准确、结论明确。

检验原始记录、检验报告书的保存期限不得少于5年。

第三十条 药品检验机构应当具备健全的质量管理体系；应当加强检验人员、仪器设备、实验物料、检测环境等质量要素的管理，强化检验质量过程控制；做到原始记录及时、准确、真实、完整，保证检验结果准确可追溯。

第三十一条 药品检验机构和检验人员在检验过程中，不得有下列行为：

（一）更换样品；

（二）隐瞒、篡改检验数据或出具虚假检验报告书；

（三）泄露当事人技术秘密；

（四）擅自发布抽查检验信息；

（五）其他影响检验结果公正性的行为。

第三十二条 药品检验机构在检验过程中发现下列情形时，应当立即向组织抽查检验工作的药品监督管理部门报告，不得迟报漏报：

（一）药品存在严重质量安全风险（如热原、细菌内毒素、无菌等项目不符合规定）需立即采取控制措施的；

（二）涉嫌存在掺杂、掺假的；

（三）涉嫌违法违规生产行为的；

（四）同一企业多批次产品检验不符合规定，涉嫌质量体系存在问题的；

（五）对既往承担检验任务的药品经后续分析研究发现可能存在严重风险隐患的。

第三十三条 药品检验机构应当按照规定时间上报或寄送检验报告书。除另有规定外，药品检验机构应当在报告书签发后及时将药品检验报告书和药品抽样及记录凭证等材料传递抽样单位，并完成结果上报工作。检验结果为不符合规定的，药品检验机构应当在2个工作日内将检验报告书和药品抽样记录及凭证等材料传递被抽样单位所在地省级药品监督管理部门和标示生产企业所在地省级药品监督管理部门，或对涉及的相关单位具有管辖权的药品监督管理部门。

第三十四条 药品检验机构可根据组织抽查检验工作的药品监督管理部门工作安排开展有针对性的探索性研究，开展探索性研究应当按照国务院药品监督管理部门制定的质量分析指导原则进行，鼓励药品检验机构开展提升药品质量的新技术、新方法研究。

第五章 复　验

第三十五条 被抽样单位或标示生产企业对药品检验机构的检验结果有异议的，可以自收到检验报告书之日起7个工作日内提出复验申请。逾期提出申请的，药品检验机构不再受理。

复验申请应当向原药品检验机构或者上一级药品监督管理部门设置或者确定的药品检验机构申请，也可以直接向中国食品药品检定研究院申请，其他药品检验机构不得受理复验申请。

第三十六条 申请复验应当提交以下资料：

（一）加盖申请复验单位公章的《复验申请表》；

（二）药品检验机构的药品检验报告书原件；

（三）经办人办理复验申请事宜的法人授权书原件；

（四）经办人身份证明；

（五）有效时限证明。

第三十七条 药品检验机构应当在收到复验申请之日起7个工作日内对资料进行审核，并开具《复验申请回执》，告知申请复验单位是否受理复验，并在2个工作日内报告组织抽查检验的药品监督管理部门。有下列情形之一的，不得受理复验申请：

（一）国家药品标准中规定不得复试的检验项目；

（二）重量差异、装量差异、无菌、热原、细菌内毒素等不宜复验的检验项目；

（三）未在规定期限内提出复验申请或已申请过复验的；

（四）样品不能满足复验需要量、超过效期或效期内不足以完成复验的；

（五）特殊原因导致留存样品无法实现复验目的等其他不能受理复验的情形。

当检出为明显可见异物时，相关企业或单位可自收到检验报告书之日起7个工作日内，前往原药品检验机构对该项目进行现场确认。

第三十八条 确定受理复验的药品检验机构应（复验机构，下同）当自出具复验申请回执之日起3个工作日内向原药品检验机构发出调样通知。原药品检验机构应当在收到调样通知后回复留样情况，并在7个工作日内提供其检验后的备份样品。所提供样品应符合留样要求，有抽样单位封签且封签完好，并按照规定的贮藏条件储运。

第三十九条 复验机构接到备份样品后，应当对备份样品数量及包装、封签的完整性等进行确认。

第四十条 复验机构应当在收到备份样品之日起25个工作日内做出复验结论，并自检验报告书签发之日起2个工作日内，将检验报告书传递申请复验单位、原药品检验机构和申请复验单位所在地省级药品监督管理部门，或对申请复验单位具有管辖权的药品监督管理部门。特殊情况需要延期的，应当报请组织抽查检验工作的药品监督管理部门批准。

复验机构出具的复验结论为最终检验结论。

第四十一条 申请复验单位应当按规定向复验机构预先支付药品检验费用。复验结论与原检验结论不一致的，复验费用由原药品检验机构承担。

国务院有关部门或者省级人民政府有关部门另有特殊规定的，从其规定。

第六章　监督管理

第四十二条　对涉及的相关单位具有管辖权的药品监督管理部门（药品监督管理部门，下同）应当对抽查检验中发现的不符合规定结果及其他问题进行调查处理。

第四十三条　药品监督管理部门应当自收到不符合规定报告书之日起5个工作日内组织将检验报告书转送被抽样单位和标示生产企业。

第四十四条　被抽样单位和标示生产企业收到不符合规定检验报告书后，应当对抽查检验情况予以确认。

标示生产企业否认为其生产的，应当出具充分准确的证明材料，标示生产企业所在地省级药品监督管理部门应当组织调查核实，调查核实情况应当通报被抽样单位所在地省级药品监督管理部门。对查实确系假药的，两地药品监督管理部门应当相互配合，共同核查问题产品来源。

第四十五条　被抽样单位和标示生产企业收到不符合规定检验报告书后，应当履行以下义务：

（一）召回已销售的不符合规定药品；

（二）立即深入进行自查，开展偏差调查，进行风险评估；

（三）根据调查评估情况采取必要的风险控制措施。

申请复验期间，对不符合规定药品的风险控制继续执行。

第四十六条　药品监督管理部门应当监督有关企业和单位做好问题药品处置、原因分析及内部整改等工作。必要时可组织对被抽样单位和标示生产企业开展检查，对整改情况进行跟踪检查。

第四十七条　药品监督管理部门应当对不符合规定药品涉及的相关企业或单位依法进行调查处理。符合立案条件的要按规定立案查处，并按要求公开查处结果。涉嫌犯罪的，依法移交司法机关处理。

第四十八条　对经检验不符合规定的药品，标示生产企业所在地省级药品监督管理部门应当对企业的排查整改情况进行调查评估。对有证据证明质量问题是由生产环节导致的，应当通知被抽样单位所在地省级药品监督管理部门。对被抽样单位具有管辖权的药品监督管理部门根据通报情况，可酌情减轻或免除对经营、使用环节的处罚。

第四十九条　对药品检验机构根据探索性研究报告的药品质量风险隐患，组织或实施抽查检验工作的药品监督管理部门应当组建技术研判机构或建立技术研判机制，组织开展技术分析和综合研判，并根据分析研判结果采取相应的风险控制和监管措施，必要时应当报告上级药品监督管理部门。

第五十条　药品监督管理部门应当对本部门和下一级药品监督管理部门组织的药品质量抽查检验工作进行督促指导。

国务院药品监督管理部门确定的药品检验机构应当对承担国家药品质量抽查检验工作的药品检验机构进行业务指导。各省级药品检验机构应当对本行政区域内承担药品质量抽查检验工作的下级药品检验机构进行业务指导。

第五十一条　药品生产、经营和使用单位没有正当理由，拒绝接受抽查检验的，国务院药品监督管理部门和省级药品监督管理部门可以宣布停止该单位拒绝抽查检验的药品上市销售和使用。

第七章　信息公开

第五十二条　组织抽查检验的国务院药品监督管理部门和省级药品监督管理部门应当按照有关规定公开药品质量抽查检验结果。

第五十三条　药品质量抽查检验结果公开内容应当包括抽查检验药品的品名、检品来源、标示生产企业、生产批号、药品规格、检验机构、检验依据、检验结果、不符合规定项目等。

有证据证实药品质量不符合规定原因的，可以适当方式备注说明。

药品质量抽查检验结果公开不当的，应当自确认公开内容不当之日起5个工作日内，在原公开范围内予以更正。

第五十四条　对可能产生重大影响的药品质量抽查检验信息，组织抽查检验的药品监督管理部门应当进行评估研判，并按照《中华人民共和国政府信息公开条例》等有关规定执行。

第五十五条　鼓励药品监督管理部门建立信息化管理系统，为抽查检验信息传输及查询等提供技术支持。

药品监督管理部门应当充分利用药品质量抽查检验信息系统，掌握本行政区域药品质量抽查检验信息，作为加强药品监督管理的数据支撑。

第八章　附　则

第五十六条　根据药品监管工作的实际需要，药品监督管理部门可适时组织开展专项抽查检验，相关工作内容可参照本办法执行。

第五十七条　因监督检查、监测评价、稽查执法等工作需要开展抽样、检验的，不受抽样数量、地点、样品状态等限制，具体程序可参考本办法。

第五十八条　本办法自发布之日起实施。《国家食品药品监督管理局关于印发药品质量抽查检验管理规定的通知》（国食药监市〔2006〕379号）自本办法发布之日起废止。

药品检查管理办法（试行）

国药监药管〔2023〕26号

第一章　总　则

第一条　为规范药品检查行为，根据《中华人民共和国药品管理法》《中华人民共和国疫苗管理法》《药品生产监督管理办法》等有关法律法规规章，制定本办法。

第二条　本办法适用于药品监督管理部门对中华人民共和国境内上市药品的生产、经营、使用环节实施的检查、调查、取证、处置等行为。

境外生产现场的检查按照《药品医疗器械境外检查管理规定》执行。

第三条　本办法所指药品检查是药品监督管理部门对药品生产、经营、使用环节相关单位遵守法律法规、执行相关质量管理规范和药品标准等情况进行检查的行为。

第四条　药品检查应当遵循依法、科学、公正的原则，加强源头治理，严格过程管理，围绕上市后药品的安全、有效和质量可控开展。

涉及跨区域的药品检查，相关药品监督管理部门应当落实属地监管责任，加强衔接配合和检查信息互相通报，可以采取联合检查等方式，协同处理。

第五条　国家药监局主管全国药品检查管理工作，监督指导省、自治区、直辖市药品监督管理部门（以下简称省级药品监督管理部门）开展药品生产、经营现场检查。国家药品监督管理局食品药品审核查验中心负责承担疫苗、血液制品巡查，分析评估检查发现风险、作出检查结论并提出处置建议，负责各省、自治区、直辖市药品检查机构质量管理体系的指导和评估以及承办国家药监局交办的其他事项。

省级药品监督管理部门负责组织对本行政区域内药品上市许可持有人、药品生产企业、药品批发企业、药品零售连锁总部、药品网络交易第三方平台等相关检查；指导市县级药品监督管理部门开展药品零售企业、使用单位的检查，组织查处区域内的重大违法违规行为。

市县级药品监督管理部门负责开展对本行政区域内药品零售企业、使用单位的检查，配合国家和省级药品监督管理部门组织的检查。

第六条　药品监督管理部门依法进行检查时，有关单位及个人应当接受检查，积极予以配合，并提供真实完整准确的记录、票据、数据、信息等相关资料，不得以任何理由拒绝、逃避、拖延或者阻碍检查。

第七条　根据检查性质和目的，药品检查分为许可检查、常规检查、有因检查、其他检查。

（一）许可检查是药品监督管理部门在开展药品生产经营许可申请审查过程中，对申请人是否具备从事药品生产经营活动条件开展的检查。

（二）常规检查是根据药品监督管理部门制定的年度检查计划，对药品上市许可持有人、药品生产企业、药品经营企业、药品使用单位遵守有关法律、法规、规章，执行相关质量管理规范以及有关标准情况开展的监督检查。

（三）有因检查是对药品上市许可持有人、药品生产企业、药品经营企业、药品使用单位可能存在的具体问题或者投诉举报等开展的针对性检查。

（四）其他检查是除许可检查、常规检查、有因检查外的检查。

第八条　上级药品监督管理部门组织实施的药品检查，必要时可以通知被检查单位所在地药品监督管理部门或者省级药品监督管理部门的派出机构派出人员参加检查。

第二章　检查机构和人员

第九条　各级药品监督管理部门依法设置或者指定的药品检查机构，依据国家药品监管的法律法规等开展相关的检查工作并出具《药品检查综合评定报告书》，负责职业化专业化检查员队伍的日常管理以及检查计划和任务的具体实施。药品监督管理部门设立或者指定的药品检验、审评、评价、不良反应监测等其他机构为药品检查提供技术支撑。

药品监督管理部门负责制定年度监督检查计划、布置检查任务或者自行组织检查，以及根据《药品检查综合评定报告书》及相关证据材料作出处理。

第十条　药品检查机构应当建立质量管理体系，不断完善和持续改进药品检查工作，保证药品检查质量。

第十一条　药品监督管理部门应当建立职业化专业化药品检查员队伍，实行检查员分级分类管理制度，制定不同层级检查员的岗位职责标准以及综合素质、检查能力要求，确立严格的岗位准入和任职条件。

第十二条　药品监督管理部门或者药品检查机构负责建立检查员库和检查员信息平台，实现国家级和省级、市县级检查员信息共享和检查工作协调联动。

药品监督管理部门根据工作需要统筹调配检查员开展检查工作。上级药品监督管理部门可以调配使用下级药品监督管理部门或者药品检查机构的检查员；下级药品监督管理部门在工作中遇到复杂疑难问题，可以申请上级药品监督管理部门派出检查员现场指导。

第十三条　药品检查有关人员应当严格遵守法律法规、廉洁纪律和工作要求，不得向被检查单位提出与检查无关的要求，不得与被检查单位有利害关系。

第十四条　药品检查有关人员应当严格遵守保密规定，严格管理涉密资料，严防泄密事件发生。不得泄露检查相关信息及被检查单位技术或者商业秘密等信息。

第三章　检查程序

第十五条　派出检查单位负责组建检查组实施检查。检查组一般由2名以上检查员组成，检查员应当具备与被检查品种相应的专业知识、培训经历或者从业经验。检查组实行组长负责制。必要时可以选派相关领域专家参加检查工作。

检查组在现场检查过程中，需要当场开展固定相关证据等行为时，检查组中执法人员不足2名的，应当由负责该被检查单位监管工作的药品监督管理部门派出2名以上执法人员负责相关工作。

第十六条　派出检查单位在实施检查前，应当根据检查任务制定检查方案。制定方案时应当结合被检查单位既往接受检查情况，生产企业的生产场地情况、剂型品种特点及生产工艺等情况，经营企业的经营范围、经营规模、经营方式等情况，明确检查事项、时间和检查方式等。必要时，参加检查的检查员应当参与检查方案的制定。检查员应当提前熟悉检查资料等内容。

第十七条　检查组到达被检查单位后，应当向被检查单位出示执法证明文件或者药品监督管理部门授权开展检查的证明文件。

第十八条　现场检查开始时，检查组应当召开首次会议，确认检查范围，告知检查纪律、廉政纪律、注意事项以及被检查单位享有陈述申辩的权利和应履行的义务。采取不预先告知检查方式的除外。

第十九条　检查组应当严格按照检查方案实施检查，被检查单位在检查过程中应当及时提供检查所需的相关资料，检查员应当如实做好检查记录。检查方案如需变更的，应当报经派出检查单位同意。检查期间发现被检查单位存在检查任务以外问题的，应当结合该问题对药品整体质量安全风险情况进行综合评估。

第二十条　检查过程中，检查组认为有必要时，可以对被检查单位的产品、中间体、原辅包等按照《药品抽样原则及程序》等要求抽样、送检。

第二十一条　检查中发现被检查单位可能存在药品质量安全风险的，执法人员应当立即固定相关证据，检查组应当将发现的问题和处理建议立即通报负责该被检查单位监管工作的药品监督管理部门和派出检查单位，

负责该被检查单位监管工作的药品监督管理部门应当在三日内进行风险评估，并根据评估结果作出是否暂停生产、销售、使用、进口等风险控制措施的决定，同时责令被检查单位对已上市药品的风险进行全面回顾分析，并依法依规采取召回等措施。

被检查单位是受托生产企业的，负责该被检查单位监管工作的药品监督管理部门应当责令该药品上市许可持有人对已上市药品采取相应措施。被检查单位是跨区域受托生产企业的，检查组应当将检查情况通报该药品上市许可持有人所在地省级药品监督管理部门，该药品上市许可持有人所在地省级药品监督管理部门应当在上述规定时限内进行风险评估，作出相关风险控制决定，并责令该药品上市许可持有人采取相应措施。

第二十二条　现场检查结束后，检查组应当对现场检查情况进行分析汇总，客观、公平、公正地对检查中发现的缺陷进行分级，并召开末次会议，向被检查单位通报现场检查情况。

第二十三条　被检查单位对现场检查通报的情况有异议的，可以陈述申辩，检查组应当如实记录，并结合陈述申辩内容确定缺陷项目。

检查组应当综合被检查单位质量管理体系运行情况以及品种特性、适应症或者功能主治、使用人群、市场销售状况等因素，评估缺陷造成危害的严重性及危害发生的可能性，提出采取相应风险控制措施的处理建议。

上述缺陷项目和处理建议应当以书面形式体现，并经检查组成员和被检查单位负责人签字确认，由双方各执一份。

第二十四条　检查组应当根据缺陷内容，按照相应的评定标准进行评定，提出现场检查结论，并将现场检查结论和处理建议列入现场检查报告，检查组应当及时将现场检查报告、检查员记录及相关资料报送派出检查单位。

第二十五条　缺陷分为严重缺陷、主要缺陷和一般缺陷，其风险等级依次降低。

对药品生产企业的检查，依据《药品生产现场检查风险评定指导原则》确定缺陷的风险等级。药品生产企业重复出现前次检查发现缺陷的，风险等级可以升级。

对药品经营企业的检查，依据《药品经营质量管理规范现场检查指导原则》确定缺陷的风险等级。药品经营企业重复出现前次检查发现缺陷的，风险等级可以升级。

第二十六条　现场检查结论分为符合要求、待整改后评定、不符合要求。综合评定结论分为符合要求、不符合要求。

第二十七条　药品生产企业现场检查结论的评定标准：

（一）未发现缺陷或者缺陷质量安全风险轻微、质量管理体系比较健全的，检查结论为符合要求。

（二）发现缺陷有一定质量安全风险，但质量管理体系基本健全，检查结论为待整改后评定，包含但不限于以下情形：

1. 与《药品生产质量管理规范》（以下简称 GMP）要求有偏离，可能给产品质量带来一定风险；

2. 发现主要缺陷或者多项关联一般缺陷，经综合分析表明质量管理体系中某一系统不完善。

（三）发现缺陷为严重质量安全风险，质量体系不能有效运行，检查结论为不符合要求，包含但不限于以下情形：

1. 对使用者造成危害或者存在健康风险；

2. 与 GMP 要求有严重偏离，给产品质量带来严重风险；

3. 有编造生产、检验记录，药品生产过程控制、质量控制的记录和数据不真实；

4. 发现严重缺陷或者多项关联主要缺陷，经综合分析表明质量管理体系中某一系统不能有效运行。

第二十八条　药品经营企业现场检查结论的评定标准：

（一）未发现缺陷或者缺陷质量安全风险轻微、质量管理体系比较健全的，检查结论为符合要求。

（二）发现一般缺陷、主要缺陷有一定质量安全风险，但质量管理体系基本健全，检查结论为待整改后评定，包含但不限于以下情形：

1. 与《药品经营质量管理规范》（以下简称 GSP）有偏离，会引发低等级质量安全风险，但不影响药品质量的行为；

2. 计算机系统、质量管理体系文件不完善，结合实际经综合分析判定只对药品质量管理体系运行产生一般影响。

（三）发现严重缺陷，或者发现的主要缺陷和一般缺陷涉及企业质量管理体系运行，可能引发较严重质量安全风险，检查结论为不符合要求，包含但不限于以下情形：

1. 储存、运输过程中存在对药品质量产生严重影响的行为；

2. 企业记录经营活动的数据不真实，经营活动过程不可核查；

3. 发现多项关联主要缺陷，分析表明质量管理体系不能有效运行。

第二十九条　综合评定结论的评定标准：

（一）未发现缺陷或者缺陷质量安全风险轻微、质量管理体系比较健全的，或者发现缺陷有一定质量安全风险经整改可以有效控制风险且质量管理体系能够有效

运行的，评定结论为符合要求。

（二）发现缺陷有严重质量安全风险，质量管理体系不能有效运行的，评定结论为不符合要求。

发现缺陷有一定质量安全风险经整改仍未有效控制风险，或者质量管理体系仍不能有效运行的，评定结论为不符合要求。

第三十条　派出检查单位应当自收到现场检查报告后 15 个工作日内审核现场检查报告，并形成审核意见。必要时派出检查单位可对缺陷项目和检查结论进行重新调整和认定，并及时将调整后的缺陷项目书面提供给被检查单位。

现场检查结论审核后为待整改后评定的，派出检查单位应当自收到整改报告后 20 个工作日内，形成综合评定结论，出具《药品检查综合评定报告书》，并报送药品监督管理部门。根据整改报告审核情况，必要时派出检查单位可进行现场复核或者要求被检查单位补充提交整改材料，相关时间不计入工作时限。

现场检查结论审核后为符合要求或者不符合要求的，派出检查单位应当自结论认定之日起 10 个工作日内，形成综合评定结论，出具《药品检查综合评定报告书》，并报送药品监督管理部门。

药品监督管理部门应当及时将综合评定结论告知被检查单位。

第三十一条　《药品检查综合评定报告书》应当包括药品上市许可持有人信息、企业名称、地址、实施单位、检查范围、任务来源、检查依据、检查人员、检查时间、问题或者缺陷、综合评定结论等内容。

《药品检查综合评定报告书》的格式由药品检查机构制定。

第三十二条　药品检查机构组织的检查按照本程序执行。

药品监督管理部门自行开展的检查，除本办法第十五条、第十六条、第十七条、第十九条、第二十一条、第二十三条程序外，根据实际需要可以简化其他程序。

第三十三条　现场检查结束后，被检查单位应当针对缺陷项目进行整改，于 30 个工作日内向派出检查单位提交整改报告；缺陷项目经派出检查单位审核后作出调整重新发放的，整改时限可延长 10 个工作日；无法按期完成整改的，应当制定切实可行的整改计划，整改完成后，应当补充提交相应的整改报告。被检查单位在整改期间应当主动结合发现的缺陷和风险，采取必要的风险控制措施。

整改报告应当至少包含缺陷描述、缺陷调查分析、风险评估、风险控制、整改审核、整改效果评价等内容，针对缺陷成因及风险评估情况，逐项描述风险控制措施及实施结果。

被检查单位按照整改计划完成整改后，应当及时将整改情况形成补充整改报告报送派出检查单位，必要时，派出检查单位可以对被检查单位整改落实情况进行现场检查。

第四章　许可检查
第一节　药品生产许可相关检查

第三十四条　药品监督管理部门或者药品检查机构实施现场检查前，应当制定现场检查工作方案，并组织实施现场检查。制定工作方案及实施现场检查工作时限为30个工作日。

第三十五条　首次申请《药品生产许可证》的，按照GMP有关内容开展现场检查。

申请《药品生产许可证》重新发放的，结合企业遵守药品管理法律法规，GMP和质量体系运行情况，根据风险管理原则进行审查，必要时可以开展GMP符合性检查。

原址或者异地新建、改建、扩建车间或者生产线的，应当开展GMP符合性检查。

申请药品上市的，按照《药品生产监督管理办法》第五十二条的规定，根据需要开展上市前的GMP符合性检查。

第二节　药品经营许可相关检查

第三十六条　省级药品监督管理部门或者药品检查机构实施药品批发企业、药品零售连锁总部现场检查前，应当制定现场检查工作方案，并组织实施现场检查。制定工作方案及实施现场检查工作时限为15个工作日。

市县级药品监督管理部门实施药品零售企业现场检查前，应当制定现场检查工作方案，并组织实施现场检查。制定工作方案及实施现场检查工作时限为10个工作日。

第三十七条　首次申请《药品经营许可证》和申请《药品经营许可证》许可事项变更且需进行现场检查的，依据GSP及其现场检查指导原则、许可检查细则等相关标准要求开展现场检查。

申请《药品经营许可证》重新发放的，结合企业遵守药品管理法律法规，GSP和质量体系运行情况，根据风险管理原则进行审查，必要时可以开展GSP符合性检查。

第三十八条　药品零售连锁企业的许可检查，药品零售连锁企业门店数量小于或者等于30家的，按照20%的比例抽查，但不得少于3家；大于30家的，按10%比例抽查，但不得少于6家。门店所在地市县级药品监督管理部门应当配合组织许可检查的省级药品监督管理部门或者药品检查机构开展检查。被抽查的药品零售连锁企业门店如属于跨省（自治区、直辖市）设立

的，必要时，组织许可检查的省级药品监督管理部门可以开展联合检查。

第五章　常规检查

第三十九条　药品监督管理部门依据风险原则制定药品检查计划，确定被检查单位名单、检查内容、检查重点、检查方式、检查要求等，实施风险分级管理，年度检查计划中应当确定对一定比例的被检查单位开展质量管理规范符合性检查。

风险评估重点考虑以下因素：

（一）药品特性以及药品本身存在的固有风险；

（二）药品上市许可持有人、药品生产企业、药品经营企业、药品使用单位药品抽检情况；

（三）药品上市许可持有人、药品生产企业、药品经营企业、药品使用单位违法违规情况；

（四）药品不良反应监测、探索性研究、投诉举报或者其他线索提示可能存在质量安全风险的。

第四十条　常规检查包含以下内容：

（一）遵守药品管理法律法规的合法性；

（二）执行相关药品质量管理规范和技术标准的规范性；

（三）药品生产、经营、使用资料和数据的真实性、完整性；

（四）药品上市许可持有人质量管理、风险防控能力；

（五）药品监督管理部门认为需要检查的其他内容。

药品监督管理部门或者药品检查机构进行常规检查时可以采取不预先告知的检查方式，可以对某一环节或者依据检查方案规定的内容进行检查，必要时开展全面检查。

第四十一条　检查频次按照药品生产经营相关规章要求执行。

对麻醉药品、精神药品、药品类易制毒化学品、放射性药品和医疗用毒性药品生产经营企业，还应当对企业保障药品管理安全、防止流入非法渠道等有关规定的执行情况进行检查：

（1）麻醉药品、第一类精神药品和药品类易制毒化学品生产企业每季度检查不少于一次；

（2）第二类精神药品生产企业、麻醉药品和第一类精神药品全国性批发企业、麻醉药品和第一类精神药品区域性批发企业以及药品类易制毒化学品原料药批发企业每半年检查不少于一次；

（3）放射性药品、医疗用毒性药品生产经营企业每年检查不少于一次。

市县级药品监督管理部门结合本行政区域内实际情况制定使用单位的检查频次。

第六章 有因检查

第四十二条 有下列情形之一的，药品监督管理部门经风险评估，可以开展有因检查：

（一）投诉举报或者其他来源的线索表明可能存在质量安全风险的；

（二）检验发现存在质量安全风险的；

（三）药品不良反应监测提示可能存在质量安全风险的；

（四）对申报资料真实性有疑问的；

（五）涉嫌严重违反相关质量管理规范要求的；

（六）企业有严重不守信记录的；

（七）企业频繁变更管理人员登记事项的；

（八）生物制品批签发中发现可能存在安全隐患的；

（九）检查发现存在特殊药品安全管理隐患的；

（十）特殊药品涉嫌流入非法渠道的；

（十一）其他需要开展有因检查的情形。

第四十三条 开展有因检查应当制定检查方案，明确检查事项、时间、人员构成和方式等。必要时，药品监督管理部门可以联合有关部门共同开展有因检查。

检查方案应当针对具体的问题或者线索明确检查内容，必要时开展全面检查。

第四十四条 检查组成员不得事先告知被检查单位检查行程和检查内容。

检查组在指定地点集中后，应当第一时间直接进入检查现场，直接针对可能存在的问题开展检查。

检查组成员不得向被检查单位透露检查过程中的进展情况、发现的违法违规线索等相关信息。

第四十五条 现场检查时间原则上按照检查方案要求执行。检查组根据检查情况，以能够查清查实问题为原则，认为有必要对检查时间进行调整的，报经组织有因检查的药品监督管理部门同意后予以调整。

第四十六条 上级药品监督管理部门组织实施有因检查的，可以适时通知被检查单位所在地药品监督管理部门。被检查单位所在地药品监督管理部门应当派员协助检查，协助检查的人员应当服从检查组的安排。

第四十七条 组织实施有因检查的药品监督管理部门应当加强对检查组的指挥，根据现场检查反馈的情况及时调整检查策略，必要时启动协调机制，并可以派相关人员赴现场协调和指挥。

第四十八条 检查结束后，检查组应当及时撰写现场检查报告，并于5个工作日内报送组织有因检查的药品监督管理部门。

现场检查报告的内容包括：检查过程、发现问题、相关证据、检查结论和处理建议等。

第七章 检查与稽查的衔接

第四十九条 在违法案件查处过程中，负责案件查办、药品检查、法制部门及检验检测等部门应当各司其职、各负其责，同时加强相互之间的协作衔接。

第五十条 检查中发现被检查单位涉嫌违法的，执法人员应当立即开展相关调查、取证工作，检查组应当将发现的违法线索和处理建议立即通报负责该被检查单位监管工作的药品监督管理部门和派出检查单位。负责被检查单位监管工作的药品监督管理部门应当立即派出案件查办人员到达检查现场，交接与违法行为相关的实物、资料、票据、数据存储介质等证据材料，全面负责后续案件查办工作；对需要检验的，应当立即组织监督抽检，并将样品及有关资料等寄送至相关药品检验机构检验或者进行补充检验方法和项目研究。

涉嫌违法行为可能存在药品质量安全风险的，负责被检查单位监管工作的药品监督管理部门应当在接收证据材料后，按照本办法第二十一条规定进行风险评估，作出风险控制决定，责令被检查单位或者药品上市许可持有人对已上市药品采取相应风险控制措施。

第五十一条 案件查办过程中发现被检查单位涉嫌犯罪的，药品监督管理部门应当按照相关规定，依法及时移送或通报公安机关。

第八章 跨区域检查的协作

第五十二条 药品上市许可持有人、批发企业、零售连锁总部（以下简称委托方）所在地省级药品监督管理部门对其跨区域委托生产、委托销售、委托储存、委托运输、药物警戒等质量管理责任落实情况可以开展联合检查或者延伸检查。

第五十三条 跨区域受托企业（以下简称受托方）所在地省级药品监督管理部门应当履行属地监管责任，对受托方遵守相关法律法规、规章，执行质量管理规范、技术标准情况开展检查，配合委托方所在地省级药品监督管理部门开展联合检查。

监督检查中发现可能属于委托方问题的，应当函告委托方所在地省级药品监督管理部门，委托方所在地省级药品监督管理部门决定是否开展检查。

第五十四条 委托方和受托方所在地省级药品监督管理部门应当建立工作协调、联合检查、行政执法等工作机制。

第五十五条 开展联合检查的，委托方所在地省级药品监督管理部门应当向受托方所在地省级药品监督管理部门发出书面联系函，成立联合检查组。联合检查组应当由双方各选派不少于2名检查人员组成，联合检查组的组长由委托方所在地省级药品监督管理部门选派。

第五十六条 检查过程中发现责任认定尚不清晰的，联合检查组应当立即先行共同开展调查、取证工作，受托方所在地省级药品监督管理部门应当就近提供行政执法和技术支撑，待责任认定清楚后移送相应省级药品监督管理部门组织处理。对存在管辖权争议的问题，报请国家药监局指定管辖。对跨省检查发现具有系统性、区域性风险等重大问题的，及时报国家药监局。

第五十七条　委托方和受托方所在地省级药品监督管理部门按照有关规定受理及办理药品相关投诉举报。

第五十八条　省级药品监督管理部门应当登录国家药监局建立的监管信息系统，依职责采集被检查单位基本信息和品种信息，以及药品上市许可持有人提交的年度报告信息、药品监督管理部门的监管信息，方便本行政区域内各级药品监督管理部门查询使用。

第五十九条　省级药品监督管理部门在依法查处委托方或者受托方的违法违规行为时，需要赴外省市进行调查、取证的，可以会同相关同级药品监督管理部门开展联合检查，也可出具协助调查函请相关同级药品监督管理部门协助调查、取证。协助调查取证时，协助单位应当在接到协助调查函之日起 15 个工作日内完成协查工作、函复调查结果；紧急情况下，承办单位应当在接到协助调查函之日起 7 个工作日或者根据办案期限要求，完成协查工作并复函；需要延期完成的，协助单位应当及时告知提出协查请求的部门并说明理由。

第六十条　市县级药品监督管理部门需要开展跨区域联合检查的，参照上述条款实施。发现重大问题的，及时报上一级药品监督管理部门。

第九章　检查结果的处理

第六十一条　药品监督管理部门根据《药品检查综合评定报告书》及相关证据材料，作出相应处理。

现场检查时发现缺陷有一定质量风险，经整改后综合评定结论为符合要求的，药品监督管理部门必要时依据风险采取告诫、约谈等风险控制措施。

综合评定结论为不符合要求的，药品监督管理部门应当依法采取暂停生产、销售、使用、进口等风险控制措施，消除安全隐患。除首次申请相关许可证的情形外，药品监督管理部门应当按照《中华人民共和国药品管理法》第一百二十六条等相关规定进行处理。

药品监督管理部门应当将现场检查报告、整改报告、《药品检查综合评定报告书》及相关证据材料、风险控制措施相关资料等进行整理归档保存。

第六十二条　被检查单位拒绝、逃避监督检查，伪造、销毁、隐匿有关证据材料的，视为其产品可能存在安全隐患，药品监督管理部门应当按照《中华人民共和国药品管理法》第九十九条的规定进行处理。

被检查单位有下列情形之一的，应当视为拒绝、逃避监督检查，伪造、销毁、隐匿记录、数据、信息等相关资料：

（一）拒绝、限制检查员进入被检查场所或者区域，限制检查时间，或者检查结束时限制检查员离开的；

（二）无正当理由不如实提供或者延迟提供与检查相关的文件、记录、票据、凭证、电子数据等材料的；

（三）拒绝或者限制拍摄、复印、抽样等取证工作的；

（四）以声称工作人员不在或者冒名顶替应付检查、故意停止生产经营活动等方式欺骗、误导、逃避检查的；

（五）其他不配合检查的情形。

第六十三条　安全隐患排除后，被检查单位可以向作出风险控制措施决定的药品监督管理部门提出解除风险控制措施的申请，并提交整改报告，药品监督管理部门对整改情况组织评估，必要时可以开展现场检查，确认整改符合要求后解除相关风险控制措施，并向社会及时公布结果。

第六十四条　药品监督管理部门发现药品上市许可持有人、药品生产、经营企业和使用单位违反法律、法规情节严重，所生产、经营、使用的产品足以或者已经造成严重危害、或者造成重大影响的，及时向上一级药品监督管理部门和本级地方人民政府报告。上级药品监督管理部门应当监督指导下级药品监督管理部门开展相应的风险处置工作。

第六十五条　派出检查单位和检查人员有下列行为之一的，对直接负责的主管人员、其他直接责任人员、检查人员给予党纪、政纪处分：

（一）检查人员未及时上报发现的重大风险隐患的；

（二）派出检查单位未及时对检查人员上报的重大风险隐患作出相应处置措施的；

（三）检查人员未及时移交涉嫌违法案件线索的；

（四）派出检查单位未及时协调案件查办部门开展收集线索、固定证据、调查和处理相关工作的。

第六十六条　药品监督管理部门应当依法公开监督检查结果。

第六十七条　药品监督管理部门应当按照《国务院办公厅关于进一步完善失信约束制度构建诚信建设长效机制的指导意见》，依法依规做好失信行为的认定、记录、归集、共享、公开、惩戒和信用修复等工作。

第十章　附　则

第六十八条　各省级药品监督管理部门结合各地实际情况，依据本办法制定相应的实施细则。

第六十九条　本办法自发布之日起施行。原国家食品药品监督管理局 2003 年 4 月 24 日发布的《药品经营质量管理规范认证管理办法》和 2011 年 8 月 2 日发布的《药品生产质量管理规范认证管理办法》同时废止。

药品标准管理办法

（国家药品监督管理局 2023 年第 86 号公告）

第一章 总 则

第一条 为规范和加强药品标准管理，建立最严谨的药品标准，保障药品安全、有效和质量可控，促进药品高质量发展，根据《中华人民共和国药品管理法》《中华人民共和国疫苗管理法》《中华人民共和国药品管理法实施条例》及《药品注册管理办法》等有关规定，制定本办法。

第二条 国家药品标准、药品注册标准和省级中药标准的管理适用本办法。

国务院药品监督管理部门颁布的《中华人民共和国药典》（以下简称《中国药典》）和药品标准为国家药品标准。《中国药典》增补本与其对应的现行版《中国药典》具有同等效力。

经药品注册申请人（以下简称申请人）提出，由国务院药品监督管理部门药品审评中心（以下简称药品审评中心）核定，国务院药品监督管理部门在批准药品上市许可、补充申请时发给药品上市许可持有人（以下简称持有人）的经核准的质量标准为药品注册标准。

省级中药标准包括省、自治区、直辖市人民政府药品监督管理部门（以下简称省级药品监督管理部门）制定的国家药品标准没有规定的中药材标准、中药饮片炮制规范和中药配方颗粒标准。

第三条 药品标准管理工作应当贯彻执行药品监督管理的有关法律、法规和方针政策，坚持科学规范、先进实用、公开透明的原则。

第四条 国家药品标准和省级中药标准管理工作实行政府主导、企业主体、社会参与的工作机制。

药品注册标准的制定和修订工作应当强化持有人的主体责任。

第五条 鼓励社会团体、企业事业组织以及公民积极参与药品标准研究和提高工作，加大信息、技术、人才和经费等投入，并对药品标准提出合理的制定和修订意见和建议。

在发布国家药品标准或者省级中药标准公示稿时，应当标注药品标准起草单位、复核单位和参与单位等信息。

鼓励持有人随着社会发展与科技进步以及对产品认知的不断提高，持续提升和完善药品注册标准。

鼓励行业或者团体相关标准的制定和修订，促进药品高质量发展。

第六条 国务院药品监督管理部门应当积极开展药品标准的国际交流与合作，加强药品标准的国际协调。

第七条 国务院药品监督管理部门和省级药品监督管理部门应当积极推进落实国家药品标准提高行动计划，持续加强药品标准体系建设；不断完善药品标准管理制度，加强药品标准信息化建设，畅通沟通交流渠道，做好药品标准宣传贯彻，提高公共服务水平。

第二章 各方职责

第八条 持有人应当落实药品质量主体责任，按照药品全生命周期管理的理念，持续提升和完善药品注册标准，提升药品的安全、有效与质量可控性。

国家药品标准制定和修订工作中需要持有人参与或者协助的，持有人应当予以配合。

持有人应当及时关注国家药品标准制定和修订进展，对其生产药品执行的药品标准进行适用性评估，并开展相关研究工作。

第九条 国务院药品监督管理部门履行下列职责：

（1）组织贯彻药品标准管理相关法律、法规，组织制定药品标准管理工作制度；

（2）依法组织制定、公布国家药品标准，核准和废止药品注册标准；

（3）指导、监督药品标准管理工作。

第十条 国家药典委员会主要履行下列职责：

（1）组织编制、修订和编译《中国药典》及配套标准，组织制定和修订其他的国家药品标准；

（2）参与拟订药品标准管理相关制度和工作机制；

（3）组织开展国家药品标准沟通交流。

第十一条 国务院药品监督管理部门设置或者指定的药品检验机构负责标定国家药品标准品、对照品。

国家药品标准物质管理办法由中国食品药品检定研究院（以下简称中检院）另行制定。

中检院和各省级药品检验机构负责药品注册标准复核，对申请人申报药品标准中设定项目的科学性、检验方法的可行性、质控指标的合理性等进行实验室评估，并提出复核意见。

第十二条 药品审评中心负责药品注册标准的技术审评和标准核定等工作。

药品审评中心结合药品注册申报资料和药品检验机构的复核意见，对药品注册标准的科学性、合理性等进行评价。

第十三条 省级药品监督管理部门主要履行本行政区域内下列职责：

（一）组织贯彻落实药品标准管理相关法律、法规、规章和规范性文件；

（二）组织制定和修订本行政区域内的省级中药标准；

（三）组织、参与药品标准的制定和修订相关工作；

（四）监督药品标准的实施。

第三章 国家药品标准

第十四条 政府部门、社会团体、企业事业组织以及公民均可提出国家药品标准制定和修订立项建议。

第十五条 国家药典委员会组织审议立项建议，公布拟立项课题目录，并征集课题承担单位。

根据征集情况，国家药典委员会组织进行审议，确定课题立项目录和承担单位，并予以公示。

公示期结束后，对符合要求的予以立项，并公布立项的课题目录和承担单位等内容。

第十六条 国家药品标准制定和修订应当按照起草、复核、审核、公示、批准、颁布的程序进行。

涉及药品安全或者公共卫生等重大突发事件以及其他需要的情形的，可以快速启动国家药品标准制定和修订程序，在保证国家药品标准制定和修订质量的前提下加快进行。

国家药品标准有关加快制定和修订程序由国家药典委员会另行制定。

第十七条 国家药品标准的起草应当符合国家药品标准技术规范等要求。

国家药品标准起草单位或者牵头单位负责组织开展研究工作，经复核后形成国家药品标准草案，并将相关研究资料一并提交国家药典委员会审核。

第十八条 国家药典委员会组织对国家药品标准草案及相关研究资料进行技术审核。

国家药典委员会根据审核意见和结论，拟定国家药品标准公示稿。国家药品标准公示稿中应当附标准制定或者修订说明。

第十九条 国家药品标准公示稿应当对外公示，广泛征求意见，公示期一般为一个月至三个月。

第二十条 反馈意见涉及技术内容的，国家药典委员会应当及时将意见反馈标准起草单位或者牵头单位，由起草单位或者牵头单位进行研究，提出处理意见报国家药典委员会，国家药典委员会组织技术审核，必要时应当再次公示。

第二十一条 对需要新增的国家药品标准物质，中检院应当会同国家药典委员会在有关国家药品标准颁布前完成相应准备工作。

第二十二条 国家药典委员会将拟颁布的国家药品标准草案以及起草说明上报国务院药品监督管理部门。

第二十三条 国务院药品监督管理部门对国家药典委员会上报的药品标准草案作出是否批准的决定。予以批准的，以《中国药典》或者国家药品标准颁布件形式颁布。

《中国药典》每五年颁布一版。期间，适时开展《中国药典》增补本制定工作。

第二十四条 新版《中国药典》未收载的历版《中国药典》品种，应当符合新版《中国药典》的通用技术要求。

第二十五条 新版国家药品标准颁布后，持有人经评估其执行的药品标准不适用新颁布的国家药品标准有关要求的，应当开展相关研究工作，按照药品上市后变更管理相关规定，向药品审评中心提出补充申请并提供充分的支持性证据。符合规定的，核准其药品注册标准。

第二十六条 属于下列情形的，相关国家药品标准应当予以废止：

（1）国家药品标准颁布实施后，同品种的原国家药品标准；

（2）上市许可终止品种的国家药品标准；

（3）药品安全性、有效性、质量可控性不符合要求的国家药品标准；

（4）其他应当予以废止的国家药品标准。

第四章 药品注册标准

第二十七条 药品注册标准的制定应当科学、合理，能够有效地控制产品质量，并充分考虑产品的特点、科技进步带来的新技术和新方法以及国际通用技术要求。

药品注册标准应当符合《中国药典》通用技术要求，不得低于《中国药典》的规定。

申报注册品种的检测项目或者指标不适用《中国药典》的，申请人应当提供充分的支持性数据。

第二十八条 申请人在申报药品上市许可注册申请或者涉及药品注册标准变更的补充申请时，提交拟定的药品注册标准。经药品检验机构标准复核和样品检验、药品审评中心标准核定，国务院药品监督管理部门在批准药品上市或者补充申请时发给持有人。

第二十九条 与国家药品标准收载的同品种药品使用的检验项目和检验方法一致的药品上市申请以及不改变药品注册标准的补充申请，可以不进行标准复核。其他情形应当进行标准复核。

第三十条 药品注册标准发生变更的，持有人应当根据药品上市后变更管理相关规定，进行充分的研究评估和必要的验证，按照变更的风险等级提出补充申请、备案或者报告，并按要求执行。

药品注册标准的变更，不得降低药品质量控制水平或者对药品质量产生不良影响。

第三十一条 新版国家药品标准颁布后，执行药品注册标准的，持有人应当及时开展相关对比研究工作，评估药品注册标准的项目、方法、限度是否符合新颁布的国家药品标准有关要求。对于需要变更药品注册标准的，持有人应当按照药品上市后变更管理相关规定提出补充申请、备案或者报告，并按要求执行。

第三十二条 持有人提出涉及药品注册标准变更的补充申请时，应当关注药品注册标准与国家药品标准以及现行技术要求的适用性与执行情况。

持有人提出药品再注册申请时，应当向药品审评中心或者省级药品监督管理部门说明药品标准适用性与执行情况。

对于药品注册证书中明确的涉及药品注册标准提升的要求，持有人应当及时按要求进行研究，提升药品注册标准。

第三十三条 药品注册证书注销的，该品种的药品注册标准同时废止。

第五章 省级中药标准

第三十四条 省级药品监督管理部门依据国家法律、法规和相关管理规定等组织制定和发布省级中药标准，并在省级中药标准发布前开展合规性审查。

第三十五条 省级药品监督管理部门应当在省级中药标准发布后三十日内将省级中药标准发布文件、标准文本及编制说明报国务院药品监督管理部门备案。

属于以下情形的，国务院药品监督管理部门不予备案，并及时将有关问题反馈相关省级药品监督管理部门；情节严重的，责令相关省级药品监督管理部门予以撤销或者纠正：

（一）收载有禁止收载品种的；

（二）与现行法律法规存在冲突的；

（三）其他不适宜备案的情形。

第三十六条 省级药品监督管理部门根据药品标准制定和修订工作需要，负责组织省级中药标准中收载使用的除国家药品标准物质以外的标准物质制备、标定、保管和分发工作，制备标定结果报中检院备案。

第三十七条 省级中药标准禁止收载以下品种：

（1）无本地区临床习用历史的药材、中药饮片；

（2）已有国家药品标准的药材、中药饮片、中药配方颗粒；

（3）国内新发现的药材；

（4）药材新的药用部位；

（5）从国外进口、引种或者引进养殖的非我国传统习用的动物、植物、矿物等产品；

（6）经基因修饰等生物技术处理的动植物产品；

（7）其他不适宜收载入省级中药标准的品种。

第三十八条 国家药品标准已收载的品种及规格涉及的省级中药标准，自国家药品标准实施后自行废止。

第六章 监督管理

第三十九条 药品标准管理相关部门应当根据本办法要求，建立和完善药品标准工作相关制度、程序和要求，及时公开国家药品标准与省级中药标准工作进展情况和相关信息。

第四十条 参与药品标准工作的相关单位和人员应当对药品标准工作中的技术秘密、商业秘密、未披露信息或者保密商务信息及数据负有保密义务。

第四十一条 药品标准起草单位或者牵头单位应当保存标准研究过程中的原始数据、原始记录和有关资料，并按档案管理规定的要求及时进行归档。

第四十二条 国家药品标准起草单位或者牵头单位应当将起草或者修订标准使用的中药标本送国务院药品监督管理部门设置或者指定的药品检验机构保藏。

第四十三条 药品监督管理部门在对药品标准实施情况进行监督管理时，被监督管理单位应当给予配合，不得拒绝和隐瞒情况。

第四十四条 国务院药品监督管理部门发现省级中药标准中存在不符合现行法律、法规及相关技术要求情形的，应当责令相关省级药品监督管理部门予以撤销或者纠正。

第四十五条 任何单位和个人均可以向药品监督管理部门举报或者反映违反药品标准管理相关规定的行为。收到举报或者反映的部门，应当及时按规定作出处理。

第四十六条 任何违反药品管理相关法律法规生产的药品，即使达到药品标准或者按照药品标准未检出其添加物质或者相关杂质，亦不能认为其符合规定。

第七章 附 则

第四十七条 本办法所称药品标准，是指根据药物自身的理化与生物学特性，按照来源、处方、制法和运输、贮藏等条件所制定的、用以评估药品质量在有效期内是否达到药用要求，并衡量其质量是否均一稳定的技术要求。

第四十八条 中药标准管理有特殊要求的，按照中药标准管理相关规定执行。中药标准管理专门规定由国务院药品监督管理部门另行制定。

第四十九条 化学原料药的标准管理按照本办法执行。

第五十条 省级药品监督管理部门在医疗机构制剂注册管理过程中核准的注册标准、应用传统工艺配制中药制剂的备案标准应当符合医疗机构制剂注册和备案的相关规定。

第五十一条 《中国药典》中药用辅料、直接接触药品的包装材料和容器标准的制定和修订，按照本办法中国家药品标准有关规定执行。药用辅料、直接接触药品的包装材料和容器标准的执行，应当符合关联审评和药品监督管理的有关规定。

第五十二条 本办法自2024年1月1日起施行。

二、基本医疗卫生政策

国家基本药物目录管理办法

国卫药政发〔2015〕52号

（2015年2月13日国家卫生计生委、国家发展改革委、工业和信息化部、财政部、
人力资源社会保障部、商务部、食品药品监管总局、国家中医药局、总后勤部卫生部印发）

根据《中共中央国务院关于深化医药卫生体制改革的意见》精神，为巩固完善基本药物制度，建立健全国家基本药物目录遴选调整管理机制，制定本办法。

第一条　基本药物是适应基本医疗卫生需求，剂型适宜，价格合理，能够保障供应，公众可公平获得的药品。政府举办的基层医疗卫生机构全部配备和使用基本药物，其他各类医疗机构也都必须按规定使用基本药物。

第二条　国家基本药物目录中的药品包括化学药品、生物制品、中成药和中药饮片。化学药品和生物制品主要依据临床药理学分类，中成药主要依据功能分类。

第三条　国家基本药物工作委员会负责协调解决制定和实施国家基本药物制度过程中各个环节的相关政策问题，确定国家基本药物制度框架，确定国家基本药物目录遴选和调整的原则、范围、程序和工作方案，审核国家基本药物目录，各有关部门在职责范围内做好国家基本药物遴选调整工作。委员会由国家卫生计生委、国家发展改革委、工业和信息化部、财政部、人力资源社会保障部、商务部、国家食品药品监管总局、国家中医药局、总后勤部卫生部组成。办公室设在国家卫生计生委，承担国家基本药物工作委员会的日常工作。

第四条　国家基本药物遴选应当按照防治必需、安全有效、价格合理、使用方便、中西药并重、基本保障、临床首选和基层能够配备的原则，结合我国用药特点，参照国际经验，合理确定品种（剂型）和数量。

国家基本药物目录的制定应当与基本公共卫生服务体系、基本医疗服务体系、基本医疗保障体系相衔接。

第五条　国家基本药物目录中的化学药品、生物制品、中成药，应当是《中华人民共和国药典》收载的，国家食品药品监管部门、原卫生部公布药品标准的品种。除急救、抢救用药外，独家生产品种纳入国家基本药物目录应当经过单独论证。

化学药品和生物制品名称采用中文通用名称和英文国际非专利药名中表达的化学成分的部分，剂型单列；中成药采用药品通用名称。

第六条　下列药品不纳入国家基本药物目录遴选范围：

（一）含有国家濒危野生动植物药材的；

（二）主要用于滋补保健作用，易滥用的；

（三）非临床治疗首选的；

（四）因严重不良反应，国家食品药品监管部门明确规定暂停生产、销售或使用的；

（五）违背国家法律、法规，或不符合伦理要求的；

（六）国家基本药物工作委员会规定的其他情况。

第七条　按照国家基本药物工作委员会确定的原则，国家卫生计生委负责组织建立国家基本药物专家库，报国家基本药物工作委员会审核。专家库主要由医学、药学、药物经济学、药品监管、药品生产供应管理、医疗保险管理、卫生管理和价格管理等方面专家组成，负责国家基本药物的咨询和评审工作。

第八条　国家卫生计生委会同有关部门起草国家基本药物目录遴选工作方案和具体的遴选原则，经国家基本药物工作委员会审核后组织实施。制定国家基本药物目录的程序：

（一）从国家基本药物专家库中，随机抽取专家成立目录咨询专家组和目录评审专家组，咨询专家不参加目录评审工作，评审专家不参加目录制订的咨询工作；

（二）咨询专家组根据循证医学、药物经济学对纳入遴选范围的药品进行技术评价，提出遴选意见，形成备选目录；

（三）评审专家组对备选目录进行审核投票，形成目录初稿；

（四）将目录初稿征求有关部门意见，修改完善后形成送审稿；

（五）送审稿经国家基本药物工作委员会审核后，授权国家卫生和计划生育委员会发布。

第九条　国家基本药物目录在保持数量相对稳定的基础上，实行动态管理，原则上3年调整一次。必要时，经国家基本药物工作委员会审核同意，可适时组织调整。调整的品种和数量应当根据以下因素确定：

（一）我国基本医疗卫生需求和基本医疗保障水平变化；

（二）我国疾病谱变化；

（三）药品不良反应监测评价；

（四）国家基本药物应用情况监测和评估；

（五）已上市药品循证医学、药物经济学评价；

（六）国家基本药物工作委员会规定的其他情况。

第十条　属于下列情形之一的品种，应当从国家基本药物目录中调出：

（一）药品标准被取消的；

（二）国家食品药品监管部门撤销其药品批准证明文件的；

（三）发生严重不良反应，经评估不宜再作为国家基本药物使用的；

（四）根据药物经济学评价，可被风险效益比或成本效益比更优的品种所替代的；

（五）国家基本药物工作委员会认为应当调出的其他情形。

第十一条　国家基本药物目录的调整应当遵循本办法第四条、第五条、第六条、第九条的规定，并按照本办法第八条规定的程序进行。属于第十条规定情形的品种，经国家基本药物工作委员会审核，调出目录。

第十二条　国家基本药物目录遴选调整应当坚持科学、公正、公开、透明。建立健全循证医学、药物经济学评价标准和工作机制，科学合理地制定目录。广泛听取社会各界的意见和建议，接受社会监督。

第十三条　中药饮片的基本药物管理暂按国务院有关部门关于中药饮片定价、采购、配送、使用和基本医疗保险给付等政策规定执行。

第十四条　鼓励科研机构、医药企业、社会团体等开展国家基本药物循证医学、药物经济学评价工作。

第十五条　本办法由国家卫生计生委负责解释。

第十六条　本办法自发布之日起施行。

零售药店医疗保障定点管理暂行办法

（2020 年 12 月 30 日国家医疗保障局令第 3 号公布）

第一章 总 则

第一条 为加强和规范零售药店医疗保障定点管理，提高医疗保障基金使用效率，更好地保障广大参保人员权益，根据《中华人民共和国社会保险法》《中华人民共和国基本医疗卫生与健康促进法》及《中华人民共和国药品管理法》等法律法规，制定本办法。

第二条 零售药店医疗保障定点管理应坚持以人民健康为中心，遵循保障基本、公平公正、权责明晰、动态平衡的原则，加强医疗保障精细化管理，发挥零售药店市场活力，为参保人员提供适宜的药品服务。

第三条 医疗保障行政部门负责制定零售药店定点管理政策，在定点申请、专业评估、协商谈判、协议订立、协议履行、协议解除等环节对医疗保障经办机构（以下简称"经办机构"）、定点零售药店进行监督。经办机构负责确定定点零售药店，并与定点零售药店签订医疗保障服务协议（以下简称"医保协议"），提供经办服务，开展医保协议管理、考核等。定点零售药店应当遵守医疗保障法律、法规、规章及有关政策，按照规定向参保人员提供药品服务。

第二章 定点零售药店的确定

第四条 统筹地区医疗保障行政部门根据公众健康需求、管理服务需要、医疗保障基金收支、参保人员用药需求等确定本统筹地区定点零售药店的资源配置。

第五条 取得药品经营许可证，并同时符合以下条件的零售药店均可申请医疗保障定点：

（一）在注册地址正式经营至少 3 个月；

（二）至少有 1 名取得执业药师资格证书或具有药学、临床药学、中药学专业技术资格证书的药师，且注册地在该零售药店所在地，药师须签订 1 年以上劳动合同且在合同期内；

（三）至少有 2 名熟悉医疗保障法律法规和相关制度规定的专（兼）职医保管理人员负责管理医保费用，并签订 1 年以上劳动合同且在合同期内；

（四）按药品经营质量管理规范要求，开展药品分类分区管理，并对所售药品设立明确的医保用药标识；

（五）具有符合医保协议管理要求的医保药品管理制度、财务管理制度、医保人员管理制度、统计信息管理制度和医保费用结算制度；

（六）具备符合医保协议管理要求的信息系统技术和接口标准，实现与医保信息系统有效对接，为参保人员提供直接联网结算，建立医保药品等基础数据库，按

规定使用国家统一医保编码；

（七）符合法律法规和省级及以上医疗保障行政部门规定的其他条件。

第六条 零售药店向统筹地区经办机构提出医疗保障定点申请，至少提供以下材料：

（一）定点零售药店申请表；

（二）药品经营许可证、营业执照和法定代表人、主要负责人或实际控制人身份证复印件；

（三）执业药师资格证书或药学技术人员相关证书及其劳动合同复印件；

（四）医保专（兼）职管理人员的劳动合同复印件；

（五）与医疗保障政策对应的内部管理制度和财务制度文本；

（六）与医保有关的信息系统相关材料；

（七）纳入定点后使用医疗保障基金的预测性分析报告；

（八）省级医疗保障行政部门按相关规定要求提供的其他材料。

第七条 零售药店提出定点申请，统筹地区经办机构应即时受理。对申请材料内容不全的，经办机构自收到材料之日起 5 个工作日内一次性告知零售药店补充。

第八条 统筹地区经办机构应组织评估小组或委托符合规定的第三方机构，以书面、现场等形式开展评估。评估小组成员由医疗保障、医药卫生、财务管理、信息技术等专业人员构成。自受理申请材料之日起，评估时间不超过 3 个月，零售药店补充材料时间不计入评估期限。评估内容包括：

（一）核查药品经营许可证、营业执照和法定代表人、企业负责人或实际控制人身份证；

（二）核查执业药师资格证书或药学技术人员资格证书及劳动合同；

（三）核查医保专（兼）职管理人员的劳动合同；

（四）核查与医疗保障政策对应的内部管理制度和财务制度；

（五）核查与医保有关的信息系统是否具备开展直接联网结算的条件；

（六）核查医保药品标识。

评估结果包括合格和不合格。统筹地区经办机构应将评估结果报同级医疗保障行政部门备案。对于评估合格的，纳入拟签订医保协议的零售药店名单向社会公示。对于评估不合格的应告知其理由，提出整改建议。

自结果告知送达之日起，整改 3 个月后可再次组织评估，评估仍不合格的，1 年内不得再次申请。

省级医疗保障行政部门可以在本办法基础上，根据实际情况，制定具体评估细则。

第九条 统筹地区经办机构与评估合格的零售药店协商谈判，达成一致的，双方自愿签订医保协议。原则上由地市级及以上的统筹地区经办机构与零售药店签订医保协议并向同级医疗保障行政部门备案。医保协议应明确双方的权利、义务和责任。签订医保协议的双方应当严格执行医保协议约定。医保协议期限一般为 1 年。

第十条 统筹地区经办机构向社会公布签订医保协议的定点零售药店信息，包括名称、地址等，供参保人员选择。

第十一条 零售药店有下列情形之一的，不予受理定点申请：

（一）未依法履行行政处罚责任的；

（二）以弄虚作假等不正当手段申请定点，自发现之日起未满 3 年的；

（三）因违法违规被解除医保协议未满 3 年或已满 3 年但未完全履行行政处罚法律责任的；

（四）因严重违反医保协议约定而被解除医保协议未满 1 年或已满 1 年但未完全履行违约责任的；

（五）法定代表人、企业负责人或实际控制人曾因严重违法违规导致原定点零售药店被解除医保协议，未满 5 年的；

（六）法定代表人、企业负责人或实际控制人被列入失信人名单的；

（七）法律法规规定的其他不予受理的情形。

第三章 定点零售药店运行管理

第十二条 定点零售药店具有为参保人员提供药品服务后获得医保结算费用，对经办机构履约情况进行监督，对完善医疗保障政策提出意见建议等权利。

第十三条 定点零售药店应当为参保人员提供药品咨询、用药安全、医保药品销售、医保费用结算等服务。符合规定条件的定点零售药店可以申请纳入门诊慢性病、特殊病购药定点机构，相关规定由统筹地区医疗保障部门另行制定。

经办机构不予支付的费用、定点零售药店按医保协议约定被扣除的质量保证金及其支付的违约金等，定点零售药店不得作为医保欠费处理。

第十四条 定点零售药店应当严格执行医保支付政策。鼓励在医疗保障行政部门规定的平台上采购药品，并真实记录"进、销、存"情况。

第十五条 定点零售药店要按照公平、合理、诚实信用和质价相符的原则制定价格，遵守医疗保障行政部门制定的药品价格政策。

第十六条 定点零售药店应当凭处方销售医保目录内处方药，药师应当对处方进行审核、签字后调剂配发药品。外配处方必须由定点医疗机构医师开具，有医师签章。定点零售药店可凭定点医疗机构开具的电子外配处方销售药品。

第十七条 定点零售药店应当组织医保管理人员参加由医疗保障行政部门或经办机构组织的宣传和培训。

定点零售药店应当组织开展医疗保障基金相关制度、政策的培训，定期检查本单位医疗保障基金使用情况，及时纠正医疗保障基金使用不规范的行为。

第十八条 定点零售药店在显著位置悬挂统一格式的定点零售药店标识。

第十九条 定点零售药店应按要求及时如实向统筹地区经办机构上传参保人员购买药品的品种、规格、价格及费用信息，定期向经办机构上报医保目录内药品的"进、销、存"数据，并对其真实性负责。

第二十条 定点零售药店应当配合经办机构开展医保费用审核、稽核检查、绩效考核等工作，接受医疗保障行政部门的监督检查，并按规定提供相关材料。

第二十一条 定点零售药店提供药品服务时应核对参保人员有效身份凭证，做到人证相符。特殊情况下为他人代购药品的应出示本人和被代购人身份证。为参保人员提供医保药品费用直接结算单据和相关资料，参保人员或购药人应在购药清单上签字确认。凭外配处方购药的，应核验处方使用人与参保人员身份是否一致。

第二十二条 定点零售药店应将参保人员医保目录内药品外配处方、购药清单等保存 2 年，以备医疗保障部门核查。

第二十三条 定点零售药店应做好与医保有关的信息系统安全保障工作，遵守数据安全有关制度，保护参保人员隐私。定点零售药店重新安装信息系统时，应当保持信息系统技术接口标准与医保信息系统有效对接，并按规定及时全面准确向医保信息系统传送医保结算和审核所需的有关数据。

第四章 经办管理服务

第二十四条 经办机构有权掌握定点零售药店的运行管理情况，从定点零售药店获得医保费用稽查审核、绩效考核和财务记账等所需要的信息数据等资料。

第二十五条 经办机构应当完善定点申请、组织评估、协议签订、协议履行、协议变更和解除等流程管理，制定经办规程，为定点零售药店和参保人员提供优质高效的经办服务。

第二十六条 经办机构应做好对定点零售药店医疗保障政策、管理制度、支付政策、操作流程的宣传培训，提供医疗保障咨询、查询服务。

第二十七条 经办机构应当落实医保支付政策，加强医疗保障基金管理。

第二十八条　经办机构应当建立完善的内部控制制度，明确对定点零售药店医保费用的审核、结算、拨付、稽核等岗位责任及风险防控机制。完善重大医保药品费用支出集体决策制度。

第二十九条　经办机构应当加强医疗保障基金支出管理，通过智能审核、实时监控、现场检查等方式及时审核医保药品费用。对定点零售药店进行定期和不定期稽查审核，按医保协议约定及时足额向定点零售药店拨付医保费用。原则上，应当在定点零售药店申报后 30 个工作日内拨付符合规定的医保费用。

第三十条　定点零售药店经审查核实的违规医保费用，经办机构不予支付。

第三十一条　经办机构应当依法依规支付参保人员在定点零售药店发生的药品费用。

参保人员应凭本人参保有效身份凭证在定点零售药店购药。不得出租（借）本人有效身份凭证给他人，不得套取医疗保障基金。在非定点零售药店发生的药品费用，医疗保障基金不予支付。

第三十二条　经办机构向社会公开医保信息系统数据集和接口标准。定点零售药店自主选择与医保对接的有关信息系统的运行和维护供应商。经办机构不得以任何名义收取任何费用及指定供应商。

第三十三条　经办机构应遵守数据安全有关制度，保护参保人员隐私，确保医疗保障基金安全。

第三十四条　经办机构或其委托的第三方机构，对定点零售药店开展绩效考核，建立动态管理机制。考核结果与年终清算、质量保证金退还、医保协议续签等挂钩。绩效考核办法由国家医疗保障部门制定，省级医疗保障部门可制定具体考核细则，经办机构负责组织实施。

第三十五条　经办机构发现定点零售药店存在违反医保协议约定情形的，可按医保协议约定相应采取以下处理方式：

（一）约谈法定代表人、主要负责人或实际控制人；

（二）暂停结算、不予支付或追回已支付的医保费用；

（三）要求定点零售药店按照医保协议约定支付违约金；

（四）中止或解除医保协议。

第三十六条　经办机构违反医保协议的，定点零售药店有权要求纠正或者提请医疗保障行政部门协调处理、督促整改，也可以依法申请行政复议或者提起行政诉讼。

医疗保障行政部门发现经办机构存在违反医保协议约定的，可视情节相应采取以下处理方式：约谈主要负责人、限期整改、通报批评，对相关责任人员依法依规给予处分。

医疗保障行政部门发现经办机构违反相关法律法规和规章的，依法依规进行处理。

第五章　定点零售药店的动态管理

第三十七条　定点零售药店的名称、法定代表人、企业负责人、实际控制人、注册地址和药品经营范围等重要信息发生变更的，应自有关部门批准之日起 30 个工作日内向统筹地区经办机构提出变更申请，其他一般信息变更应及时书面告知。

第三十八条　续签应由定点零售药店于医保协议期满前 3 个月向经办机构提出申请或由经办机构统一组织。统筹地区经办机构和定点零售药店就医保协议续签事宜进行协商谈判，双方根据医保协议履行情况和绩效考核情况等决定是否续签。协商一致的，可续签医保协议；未达成一致的，医保协议解除。

第三十九条　医保协议中止是指经办机构与定点零售药店暂停履行医保协议约定，中止期间发生的医保费用不予结算。中止期结束，未超过医保协议有效期的，医保协议可继续履行；超过医保协议有效期的，医保协议终止。

定点零售药店可提出中止医保协议申请，经经办机构同意，可以中止医保协议但中止时间原则上不得超过 180 日，定点零售药店在医保协议中止超过 180 日仍未提出继续履行医保协议申请的，原则上医保协议自动终止。定点零售药店有下列情形之一的，经办机构应中止医保协议：

（一）根据日常检查和绩效考核，发现对医疗保障基金安全和参保人员权益可能造成重大风险的；

（二）未按规定向医疗保障行政部门及经办机构提供有关数据或提供数据不真实的；

（三）根据医保协议约定应当中止医保协议的；

（四）法律法规和规章规定的应当中止的其他情形。

第四十条　医保协议解除是指经办机构与定点零售药店之间的医保协议解除，协议关系不再存续，医保协议解除后产生的医药费用，医疗保障基金不再结算。定点零售药店有下列情形之一的，经办机构应解除医保协议，并向社会公布解除医保协议的零售药店名单：

（一）医保协议有效期内累计 2 次及以上被中止医保协议或中止医保协议期间未按要求整改或整改不到位的；

（二）发生重大药品质量安全事件的；

（三）以弄虚作假等不正当手段申请取得定点的；

（四）以伪造、变造医保药品"进、销、存"票据和账目、伪造处方或参保人员费用清单等方式，骗取医疗保障基金的；

（五）将非医保药品或其他商品串换成医保药品，倒卖医保药品或套取医疗保障基金的；

（六）为非定点零售药店、中止医保协议期间的定点零售药店或其他机构进行医保费用结算的；

（七）将医保结算设备转借或赠与他人，改变使用场地的；

（八）拒绝、阻挠或不配合经办机构开展智能审核、绩效考核等，情节恶劣的；

（九）被发现重大信息发生变更但未办理变更的；

（十）医疗保障行政部门或有关执法机构在行政执法中，发现定点零售药店存在重大违法违规行为且可能造成医疗保障基金重大损失的；

（十一）被吊销、注销药品经营许可证或营业执照的；

（十二）未依法履行医疗保障行政部门作出的行政处罚决定的；

（十三）法定代表人、企业负责人或实际控制人不能履行医保协议约定，或有违法失信行为的；

（十四）因定点零售药店连锁经营企业总部法定代表人、企业负责人或实际控制人违法违规导致连锁零售药店其中一家分支零售药店被解除医保协议的，相同法定代表人、企业负责人或实际控制人的其他分支零售药店同时解除医保协议的；

（十五）定点零售药店主动提出解除医保协议且经办机构同意的；

（十六）根据医保协议约定应当解除协议的；

（十七）法律法规和规章规定的其他应当解除的情形。

第四十一条　定点零售药店主动提出中止医保协议、解除医保协议或不再续签的，应提前3个月向经办机构提出申请。地市级及以上的统筹地区经办机构与定点零售药店中止或解除医保协议，该零售药店在其他统筹区的医保协议也同时中止或解除。

第四十二条　定点零售药店与统筹地区经办机构就医保协议签订、履行、变更和解除发生争议的，可以自行协商解决或者请求同级医疗保障行政部门协调处理，也可提起行政复议或行政诉讼。

第六章　定点零售药店的监督

第四十三条　医疗保障行政部门对定点申请、申请受理、专业评估、协议订立、协议履行和解除等进行监督，对经办机构的内部控制制度建设、医保费用的审核和拨付等进行指导和监督。

医疗保障行政部门依法依规通过实地检查、抽查、智能监控、大数据分析等方式对定点零售药店的医保协议履行情况、医疗保障基金使用情况、药品服务等进行监督。

第四十四条　医疗保障行政部门和经办机构应拓宽监督途径、创新监督方式，通过满意度调查、第三方评价、聘请社会监督员等方式对定点零售药店进行社会监督，畅通举报投诉渠道，及时发现问题并进行处理。

第四十五条　医疗保障行政部门发现定点零售药店存在违约情形的，应当及时责令经办机构按照医保协议处理。定点零售药店违反法律法规规定的，依法依规处理。

第四十六条　经办机构发现违约行为，应当及时按照医保协议处理。

经办机构作出中止或解除医保协议处理时，要及时报告同级医疗保障行政部门。

医疗保障行政部门发现定点零售药店存在违约情形的，应当及时责令经办机构按照医保协议处理，经办机构应当及时按照协议处理。

医疗保障行政部门依法查处违法违规行为时，认为经办机构移交相关违法线索事实不清的，可组织补充调查或要求经办机构补充材料。

第七章　附　则

第四十七条　职工基本医疗保险、城乡居民基本医疗保险、生育保险、医疗救助、居民大病保险等医疗保障定点管理工作按照本办法执行。

第四十八条　本办法中的经办机构是具有法定授权，实施医疗保障管理服务的职能机构，是医疗保障经办的主体。

零售药店是符合《中华人民共和国药品管理法》规定，领取药品经营许可证的药品零售企业。

定点零售药店是指自愿与统筹地区经办机构签订医保协议，为参保人员提供药品服务的实体零售药店。

医保协议是指由经办机构与零售药店经协商谈判而签订的，用于规范双方权利、义务及责任等内容的协议。

第四十九条　国务院医疗保障行政部门制作并定期修订医保协议范本，国家医疗保障经办机构制定经办规程并指导各地加强和完善协议管理。地市级及以上的医疗保障行政部门及经办机构在此基础上，可根据实际情况分别细化制定本地区的协议范本及经办规程。协议内容应根据法律、法规、规章和医疗保障政策调整变化相一致，医疗保障行政部门予以调整医保协议内容时，应征求相关定点零售药店意见。

第五十条　本办法由国务院医疗保障行政部门负责解释，自2021年2月1日起施行。

基本医疗保险用药管理暂行办法

（2020 年 7 月 30 日国家医疗保障局令第 1 号公布）

第一章　总　则

第一条　为推进健康中国建设，保障参保人员基本用药需求，提升基本医疗保险用药科学化、精细化管理水平，提高基本医疗保险基金使用效益，推进治理体系和治理能力现代化，依据《中华人民共和国社会保险法》等法律法规和《中共中央国务院关于深化医疗保障制度改革的意见》，制定本暂行办法。

第二条　各级医疗保障部门对基本医疗保险用药范围的确定、调整，以及基本医疗保险用药的支付、管理和监督等，适用本办法。

第三条　基本医疗保险用药范围通过制定《基本医疗保险药品目录》（以下简称《药品目录》）进行管理，符合《药品目录》的药品费用，按照国家规定由基本医疗保险基金支付。《药品目录》实行通用名管理，《药品目录》内药品的同通用名药品自动属于基本医疗保险基金支付范围。

第四条　基本医疗保险用药管理坚持以人民为中心的发展思想，切实保障参保人员合理的用药需求；坚持"保基本"的功能定位，既尽力而为，又量力而行，用药保障水平与基本医疗保险基金和参保人承受能力相适应；坚持分级管理，明确各层级职责和权限；坚持专家评审，适应临床技术进步，实现科学、规范、精细、动态管理；坚持中西药并重，充分发挥中药和西药各自优势。

第五条　《药品目录》由凡例、西药、中成药、协议期内谈判药品和中药饮片五部分组成。省级医疗保障行政部门按国家规定增补的药品单列。为维护临床用药安全和提高基本医疗保险基金使用效益，《药品目录》对部分药品的医保支付条件进行限定。

第六条　国务院医疗保障行政部门负责建立基本医疗保险用药管理体系，制定和调整全国范围内基本医疗保险用药范围，使用和支付的原则、条件、标准及程序等，组织制定、调整和发布国家《药品目录》并编制统一的医保代码，对全国基本医疗保险用药工作进行管理和监督。国家医疗保障经办机构受国务院医疗保障行政部门委托承担国家《药品目录》调整的具体组织实施工作。

省级医疗保障行政部门负责本行政区域内的基本医疗保险用药管理，制定本地区基本医疗保险用药管理政策措施，负责《药品目录》的监督实施等工作。各省（自治区、直辖市）以国家《药品目录》为基础，按照国家规定的调整权限和程序将符合条件的民族药、医疗机构制剂、中药饮片纳入省级医保支付范围，按规定向国务院医疗保障行政部门备案后实施。

统筹地区医疗保障部门负责《药品目录》及相关政策的实施，按照医保协议对定点医药机构医保用药行为进行审核、监督和管理，按规定及时结算和支付医保费用，并承担相关的统计监测、信息报送等工作。

第二章　《药品目录》的制定和调整

第七条　纳入国家《药品目录》的药品应当是经国家药品监管部门批准，取得药品注册证书的化学药、生物制品、中成药（民族药），以及按国家标准炮制的中药饮片，并符合临床必需、安全有效、价格合理等基本条件。支持符合条件的基本药物按规定纳入《药品目录》。

第八条　以下药品不纳入《药品目录》：

（一）主要起滋补作用的药品；

（二）含国家珍贵、濒危野生动植物药材的药品；

（三）保健药品；

（四）预防性疫苗和避孕药品；

（五）主要起增强性功能、治疗脱发、减肥、美容、戒烟、戒酒等作用的药品；

（六）因被纳入诊疗项目等原因，无法单独收费的药品；

（七）酒制剂、茶制剂，各类果味制剂（特别情况下的儿童用药除外），口腔含服剂和口服泡腾剂（特别规定情形的除外）等；

（八）其他不符合基本医疗保险用药规定的药品。

第九条　《药品目录》内的药品，有下列情况之一的，经专家评审后，直接调出《药品目录》：

（一）被药品监管部门撤销、吊销或者注销药品批准证明文件的药品；

（二）被有关部门列入负面清单的药品；

（三）综合考虑临床价值、不良反应、药物经济性等因素，经评估认为风险大于收益的药品；

（四）通过弄虚作假等违规手段进入《药品目录》的药品；

（五）国家规定的应当直接调出的其他情形。

第十条　《药品目录》内的药品，符合以下情况之一的，经专家评审等规定程序后，可以调出《药品目录》：

（一）在同治疗领域中，价格或费用明显偏高且没有合理理由的药品；

（二）临床价值不确切，可以被更好替代的药品；

（三）其他不符合安全性、有效性、经济性等条件的药品。

第十一条　国务院医疗保障行政部门建立完善动态调整机制，原则上每年调整一次。

国务院医疗保障行政部门根据医保药品保障需求、基本医疗保险基金的收支情况、承受能力、目录管理重点等因素，确定当年《药品目录》调整的范围和具体条件，研究制定调整工作方案，依法征求相关部门和有关方面的意见并向社会公布。对企业申报且符合当年《药品目录》调整条件的药品纳入该年度调整范围。

第十二条　建立《药品目录》准入与医保药品支付标准（以下简称支付标准）衔接机制。除中药饮片外，原则上新纳入《药品目录》的药品同步确定支付标准。

独家药品通过准入谈判的方式确定支付标准。

非独家药品中，国家组织药品集中采购（以下简称集中采购）中选药品，按照集中采购有关规定确定支付标准；其他非独家药品根据准入竞价等方式确定支付标准。

执行政府定价的麻醉药品和第一类精神药品，支付标准按照政府定价确定。

第十三条　中药饮片采用专家评审方式进行调整，其他药品的调整程序主要包括企业申报、专家评审、谈判或准入竞价、公布结果。

第十四条　建立企业（药品上市许可持有人，以下统称企业）申报制度。根据当年调整的范围，符合条件的企业按规定向国家医疗保障经办机构提交必要的资料。提交资料的具体要求和办法另行制定。

第十五条　国家医疗保障经办机构按规定组织医学、药学、药物经济学、医保管理等方面专家，对符合当年《药品目录》调整条件的全部药品进行评审，并提出如下药品名单：

（一）建议新增纳入《药品目录》的药品。经专家评审后，符合条件的国家组织集中采购中选药品或政府定价药品，可直接纳入《药品目录》；其他药品按规定提交药物经济学等资料。

（二）原《药品目录》内建议直接调出的药品。该类药品直接从《药品目录》中调出。

（三）原《药品目录》内建议可以调出的药品。该类药品按规定提交药物经济学等资料。

（四）原《药品目录》内药品建议调整限定支付范围的。其中缩小限定支付范围或者扩大限定支付范围但对基本医疗保险基金影响较小的，可以直接调整；扩大限定支付范围且对基本医疗保险基金影响较大的，按规定提交药物经济学等资料。

第十六条　国家医疗保障经办机构按规定组织药物经济学、医保管理等方面专家开展谈判或准入竞价。其中独家药品进入谈判环节，非独家药品进入企业准入竞价环节。谈判或者准入竞价成功的，纳入《药品目录》或调整限定支付范围；谈判或者准入竞价不成功的，不纳入或调出《药品目录》，或者不予调整限定支付范围。

第十七条　国务院医疗保障行政部门负责确定并印发《药品目录》，公布调整结果。

第十八条　原则上谈判药品协议有效期为两年。协议期内，如有谈判药品的同通用名药物（仿制药）上市，医保部门可根据仿制药价格水平调整该药品的支付标准，也可以将该通用名纳入集中采购范围。协议期满后，如谈判药品仍为独家，周边国家及地区的价格等市场环境未发生重大变化且未调整限定支付范围或虽然调整了限定支付范围但对基本医疗保险基金影响较小的，根据协议期内基本医疗保险基金实际支出（以医保部门统计为准）与谈判前企业提交的预算影响分析进行对比，按相关规则调整支付标准，并续签协议。具体规则另行制定。

第十九条　对于因更名、异名等原因需要对药品的目录归属进行认定的，由国务院医疗保障行政部门按程序进行认定后发布。

第二十条　国务院医疗保障行政部门负责编制国家医保药品代码，按照医保药品分类和代码规则建立药品编码数据库。原则上每季度更新一次。

第三章　《药品目录》的使用

第二十一条　协议期内谈判药品原则上按照支付标准直接挂网采购。协议期内，谈判药品的同通用名药品在价格不高于谈判支付标准的情况下，按规定挂网采购。其他药品按照药品招采有关政策执行。

第二十二条　在满足临床需要的前提下，医保定点医疗机构须优先配备和使用《药品目录》内药品。逐步建立《药品目录》与定点医疗机构药品配备联动机制，定点医疗机构根据《药品目录》调整结果及时对本医疗机构用药目录进行调整和优化。

第四章　医保用药的支付

第二十三条　参保人使用《药品目录》内药品发生的费用，符合以下条件的，可由基本医疗保险基金支付：

（一）以疾病诊断或治疗为目的；

（二）诊断、治疗与病情相符，符合药品法定适应症及医保限定支付范围；

（三）由符合规定的定点医药机构提供，急救、抢救的除外；

（四）由统筹基金支付的药品费用，应当凭医生处方或住院医嘱；

（五）按规定程序经过药师或执业药师的审查。

第二十四条 国家《药品目录》中的西药和中成药分为"甲类药品"和"乙类药品"。"甲类药品"是临床治疗必需、使用广泛、疗效确切、同类药品中价格或治疗费用较低的药品。"乙类药品"是可供临床治疗选择使用，疗效确切、同类药品中比"甲类药品"价格或治疗费用略高的药品。协议期内谈判药品纳入"乙类药品"管理。

各省级医疗保障部门按国家规定纳入《药品目录》的民族药、医疗机构制剂纳入"乙类药品"管理。

中药饮片的"甲乙分类"由省级医疗保障行政部门确定。

第二十五条 参保人使用"甲类药品"按基本医疗保险规定的支付标准及分担办法支付；使用"乙类药品"按基本医疗保险规定的支付标准，先由参保人自付一定比例后，再按基本医疗保险规定的分担办法支付。

"乙类药品"个人先行自付的比例由省级或统筹地区医疗保障行政部门确定。

第二十六条 支付标准是基本医疗保险参保人员使用《药品目录》内药品时，基本医疗保险基金支付药品费用的基准。基本医疗保险基金依据药品的支付标准以及医保支付规定向定点医疗机构和定点零售药店支付药品费用。支付标准的制定和调整规则另行制定。

第五章 医保用药的管理与监督

第二十七条 综合运用协议、行政、司法等手段，加强《药品目录》及用药政策落实情况的监管，提升医保用药安全性、有效性、经济性。

第二十八条 定点医药机构应健全组织机构，完善内部制度规范，建立健全药品"进、销、存"全流程记录和管理制度，提高医保用药管理能力，确保医保用药安全合理。

第二十九条 将《药品目录》和相关政策落实责任纳入定点医药机构协议内容，强化用药合理性和费用审核，定期开展监督检查。将医保药品备药率、非医保药品使用率等与定点医疗机构的基金支付挂钩。加强定点医药机构落实医保用药管理政策，履行药品配备、使用、支付、管理等方面职责的监督检查。

第三十条 建立目录内药品企业监督机制，引导企业遵守相关规定。将企业在药品推广使用、协议遵守、信息报送等方面的行为与《药品目录》管理挂钩。

第三十一条 基本医疗保险用药管理工作主动接受纪检监察部门和社会各界监督。加强专家管理，完善专家产生、利益回避、责任追究等机制。加强内控制度建设，完善投诉举报处理、利益回避、保密等内部管理制度，落实合法性和公平竞争审查制度。

第三十二条 对于调入或调出《药品目录》的药品，专家应当提交评审结论和报告。逐步建立评审报告公开机制，接受社会监督。

第六章 附 则

第三十三条 凡例是对《药品目录》的编排格式、名称剂型规范、备注等内容的解释和说明。

西药部分，收载化学药品和生物制品。

中成药部分，收载中成药和民族药。

协议期内谈判药品部分，收载谈判协议有效期内的药品。

中药饮片部分，收载基本医疗保险基金予以支付的饮片，并规定不得纳入基本医疗保险基金支付的饮片。

第三十四条 各省（自治区、直辖市）医疗保障部门要参照本暂行办法，在国家规定的权限内，制定本省（自治区、直辖市）调整《药品目录》的具体办法。

第三十五条 发生严重危害群众健康的公共卫生事件或紧急情况时，国务院医疗保障行政部门可临时调整或授权省级医疗保障行政部门临时调整医保药品支付范围。

第三十六条 原则上《药品目录》不再新增OTC药品。

第三十七条 本办法由国务院医疗保障行政部门负责解释，自2020年9月1日起施行。

国家医保局　人力资源社会保障部
关于印发《国家基本医疗保险、工伤保险和
生育保险药品目录（2024年）》的通知

医保发〔2024〕33号

各省、自治区、直辖市及新疆生产建设兵团医保局、人力资源社会保障厅（局）：

为贯彻落实党中央、国务院决策部署，稳步提高参保人员用药保障水平，按照《基本医疗保险用药管理暂行办法》及《2024年国家基本医疗保险、工伤保险和生育保险药品目录调整工作方案》要求，国家医保局、人力资源社会保障部组织调整并制定了《国家基本医疗保险、工伤保险和生育保险药品目录（2024年）》（以下简称《2024年药品目录》）。现印发给你们，并就有关事项通知如下：

一、做好新版药品目录落地执行工作

（一）及时切换新版药品目录。

《2024年药品目录》自2025年1月1日起正式执行，《国家基本医疗保险、工伤保险和生育保险药品目录（2023年）》（医保发〔2023〕30号）同时废止。各地要严格执行《2024年药品目录》，不得自行调整目录内药品品种、备注、甲乙分类等内容。要及时更新信息系统和数据库，将新增的药品按规定纳入，调出的药品按规定删除，调整"备注"内容的药品要更新支付范围、支付标准等，同步做好药品编码数据库与智能监管子系统的对接，落实《2024年药品目录》管理要求，加强费用审核和基金监管。

对本次目录调整中续约失败被调出的协议期内谈判药品，为保障用药连续性，给予其6个月的过渡期，2025年6月底前医保基金可按原支付标准继续支付，过渡期内各统筹地区要采取有效措施做好衔接，指导定点医疗机构及时替换。

（二）规范药品医保支付标准管理。

协议期内谈判药品（以下简称谈判药品）和竞价药品执行全国统一的医保支付标准。谈判药品的支付标准包括基金和参保人员共同支付的全部费用，基金和参保人员分担比例由地方医保部门确定。新增的国家集中带量采购中选药品以本省（自治区、直辖市）中选价格作为支付标准。对于确定支付标准的竞价药品和国家集中带量采购中选药品，实际市场价格超出支付标准的，超出部分由参保人员承担；实际市场价格低于支付标准的，按照实际价格和医保规定报销。同一通用名药品有多家企业生产的，鼓励定点医疗机构和"双通道"药店优先配备价格不高于支付标准的药品，支持其临床

使用，减轻患者负担。

协议期内，若谈判药品或竞价药品存在《2024年药品目录》未载明的规格需纳入医保支付范围的，由相关企业向国家医保局提出申请，国家医保局确定相应支付标准后在全国执行。协议期内如有与谈判药品同通用名的药品上市，省级医保部门可根据市场竞争情况、同通用名药品价格等，调整该药品在本省（自治区、直辖市）的医保支付标准。谈判药品或竞价药品被纳入国家组织药品集中带量采购或政府定价的，省级医保部门可按相关规定调整支付标准。

《2024年药品目录》中支付标准有"＊"标识的，各地医保和人力资源社会保障部门不得在公开文件、新闻宣传等公开途径中公布其支付标准。

二、切实提升药品供应保障水平

（一）做好新增药品挂网工作。

各省（自治区、直辖市）医保局要指导相关药品企业于2024年12月底前完成目录新增药品在省级药品集中采购平台的挂网工作。谈判药品挂网价格不得高于《2024年药品目录》确定的支付标准；谈判药品协议期内如有同通用名药品上市，挂网价格不得高于《2024年药品目录》确定的支付标准。参与现场竞价的企业，在支付标准有效期内，挂网价格不得高于竞价时的报价（具体企业、药品及报价另行通知）。

（二）积极推进新增药品进院。

各省（自治区、直辖市）医保部门要会同有关部门，指导定点医疗机构合理配备、使用目录内药品。加强医保定点医疗机构、工伤保险协议医疗机构和工伤康复协议机构协议管理，将合理配备、使用目录内药品的有关要求纳入协议。各地确定2025年度基金支出预算时，应充分考虑目录调整因素。对目录内填补保障空白或大幅提高保障水平、历史数据难以反映实际费用的药品，相关病例可特例单议或暂不纳入DRG/DIP付费。鼓励地方医保部门组织医疗专家对目录调整情况进行解读，提高医疗机构、医务人员对目录内新增药品的了解。

医保定点医疗机构、工伤保险协议医疗机构和工伤康复协议机构原则上应于2025年2月底前召开药事会，根据《2024年药品目录》及时调整本机构用药目录，保证临床诊疗需求和参保患者合理用药权益。不得以医

保总额限制、医疗机构用药目录数量、药占比为由影响药品进院。

（三）完善"双通道"药品使用管理。

各省（自治区、直辖市）医保部门要按照《关于建立完善国家医保谈判药品"双通道"管理机制的指导意见》（医保发〔2021〕28号）和《关于适应国家医保谈判常态化持续做好谈判药品落地工作的通知》（医保函〔2021〕182号）要求，提升"双通道"工作管理的规范化、精细化水平。及时更新本省纳入"双通道"和单独支付的药品范围，与新版目录同步实施。要充分考虑患者用药延续性和待遇稳定性，原则上不得以谈判药品转为常规目录管理为由将其调出"双通道"和单独支付范围。

各省（自治区、直辖市）医保部门要进一步加强对"双通道"处方流转全流程监管，切实防范和打击欺诈骗保行为。严格按照《关于规范医保药品外配处方管理的通知》（医保办函〔2024〕86号）要求，自2025年1月1日起，配备"双通道"药品的定点零售药店均需通过电子处方中心流转"双通道"药品处方，不再接受纸质处方。特殊情况需要延长纸质处方使用时间的，由统筹地区报省级医保部门同意，并向国家医保局备案，延长不超过3个月。

（四）加强目录内药品配备使用情况监测。

各省（自治区、直辖市）医保部门和人力资源社会保障部门应建立目录内药品配备情况监测机制，要以《2024年药品目录》为基础，借助国家医保信息平台、药品追溯码、医保药品云平台等渠道，收集、完善、维护本行政区域内医保药品配备、流通、使用信息，加强对辖区内医保药品配备使用情况的精细化管理。按要求将相关信息定期上报国家医保局，协助建立国家、省、市三级医保目录药品运行监测、评估体系，并与医保药品目录调整衔接，对于临床价值不高，长期没有生产、使用，无法保障有效供应的药品，在今后目录调整中重点考虑调出。持续做好本地区谈判药品落地监测工作，定期向国家医保局反馈《2024年药品目录》中谈判药品使用、支付等方面情况，进一步加强数据报送的及时

性和规范性，确保数据全面、真实、准确。相关企业应当按照医保部门要求建立完善谈判药品调配机制，及时响应医疗机构药品采购和患者临床用药需求。

三、进一步推动商业健康保险与基本医保的有效衔接

各地医保部门要会同有关部门积极发展"惠民保"等商业健康保险，营造"惠民保"等商业健康保险与基本医保有效衔接的氛围。积极支持"惠民保"等商业健康保险根据《2024年药品目录》设计新产品或者更新赔付范围，与基本医保补充结合，更好满足患者用药需求，切实减轻患者医疗费用负担。鼓励有条件的地区探索开展"惠民保"等商业健康保险进医院，实现与基本医疗保险、大病保险、医疗救助"一站式"结算。

四、规范民族药、医疗机构制剂、中药饮片的管理

各省（自治区、直辖市）医保部门要按照《基本医疗保险用药管理暂行办法》要求，进一步优化规则，细化标准，完善民族药、医疗机构制剂、中药饮片等纳入医保支付范围的程序，严格把好准入关。要做好省级增补药品对基金支出影响测算和评估，加强对基金实际支付情况的监测，确保对基金影响在合理范围内，坚决维护基金安全。具备条件的地区，可同步确定医保支付标准。同时建立动态调整机制，及时将不符合条件的药品调出支付范围。

《2024年药品目录》落地过程中，各地医保部门和人力资源社会保障部门要及时做好新闻宣传和政策解读，加强对医务人员、经办人员培训，及时回应患者和社会关切，营造各方面理解、支持药品目录落地的良好氛围。各地遇有目录品种界定、说明书或支付范围理解等方面的问题，请及时反馈国家医保局、人力资源社会保障部。

附件：国家基本医疗保险、工伤保险和生育保险药品目录（2024年）（略）

药品不良反应报告和监测管理办法

(2011 年 5 月 4 日卫生部令第 81 号公布，自 2011 年 7 月 1 日起施行)

第一章 总 则

第一条 为加强药品的上市后监管，规范药品不良反应报告和监测，及时、有效控制药品风险，保障公众用药安全，依据《中华人民共和国药品管理法》等有关法律法规，制定本办法。

第二条 在中华人民共和国境内开展药品不良反应报告、监测以及监督管理，适用本办法。

第三条 国家实行药品不良反应报告制度。

药品生产企业（包括进口药品的境外制药厂商）、药品经营企业、医疗机构应当按照规定报告所发现的药品不良反应。

第四条 国家食品药品监督管理局主管全国药品不良反应报告和监测工作，地方各级药品监督管理部门主管本行政区域内的药品不良反应报告和监测工作。各级卫生行政部门负责本行政区域内医疗机构与实施药品不良反应报告制度有关的管理工作。

地方各级药品监督管理部门应当建立健全药品不良反应监测机构，负责本行政区域内药品不良反应报告和监测的技术工作。

第五条 国家鼓励公民、法人和其他组织报告药品不良反应。

第二章 职 责

第六条 国家食品药品监督管理局负责全国药品不良反应报告和监测的管理工作，并履行以下主要职责：

（一）与卫生部共同制定药品不良反应报告和监测的管理规定和政策，并监督实施；

（二）与卫生部联合组织开展全国范围内影响较大并造成严重后果的药品群体不良事件的调查和处理，并发布相关信息；

（三）对已确认发生严重药品不良反应或者药品群体不良事件的药品依法采取紧急控制措施，作出行政处理决定，并向社会公布；

（四）通报全国药品不良反应报告和监测情况；

（五）组织检查药品生产、经营企业的药品不良反应报告和监测工作的开展情况，并与卫生部联合组织检查医疗机构的药品不良反应报告和监测工作的开展情况。

第七条 省、自治区、直辖市药品监督管理部门负责本行政区域内药品不良反应报告和监测的管理工作，并履行以下主要职责：

（一）根据本办法与同级卫生行政部门共同制定本行政区域内药品不良反应报告和监测的管理规定，并监督实施；

（二）与同级卫生行政部门联合组织开展本行政区域内发生的影响较大的药品群体不良事件的调查和处理，并发布相关信息；

（三）对已确认发生严重药品不良反应或者药品群体不良事件的药品依法采取紧急控制措施，作出行政处理决定，并向社会公布；

（四）通报本行政区域内药品不良反应报告和监测情况；

（五）组织检查本行政区域内药品生产、经营企业的药品不良反应报告和监测工作的开展情况，并与同级卫生行政部门联合组织检查本行政区域内医疗机构的药品不良反应报告和监测工作的开展情况；

（六）组织开展本行政区域内药品不良反应报告和监测的宣传、培训工作。

第八条 设区的市级、县级药品监督管理部门负责本行政区域内药品不良反应报告和监测的管理工作；与同级卫生行政部门联合组织开展本行政区域内发生的药品群体不良事件的调查，并采取必要控制措施；组织开展本行政区域内药品不良反应报告和监测的宣传、培训工作。

第九条 县级以上卫生行政部门应当加强对医疗机构临床用药的监督管理，在职责范围内依法对已确认的严重药品不良反应或者药品群体不良事件采取相关的紧急控制措施。

第十条 国家药品不良反应监测中心负责全国药品不良反应报告和监测的技术工作，并履行以下主要职责：

（一）承担国家药品不良反应报告和监测资料的收集、评价、反馈和上报，以及全国药品不良反应监测信息网络的建设和维护；

（二）制定药品不良反应报告和监测的技术标准和规范，对地方各级药品不良反应监测机构进行技术指导；

（三）组织开展严重药品不良反应的调查和评价，协助有关部门开展药品群体不良事件的调查；

（四）发布药品不良反应警示信息；

（五）承担药品不良反应报告和监测的宣传、培训、研究和国际交流工作。

第十一条 省级药品不良反应监测机构负责本行政区域内的药品不良反应报告和监测的技术工作，并履行以下主要职责：

（一）承担本行政区域内药品不良反应报告和监测资料的收集、评价、反馈和上报，以及药品不良反应监测信息网络的维护和管理；

（二）对设区的市级、县级药品不良反应监测机构进行技术指导；

（三）组织开展本行政区域内严重药品不良反应的调查和评价，协助有关部门开展药品群体不良事件的调查；

（四）组织开展本行政区域内药品不良反应报告和监测的宣传、培训工作。

第十二条　设区的市级、县级药品不良反应监测机构负责本行政区域内药品不良反应报告和监测资料的收集、核实、评价、反馈和上报；开展本行政区域内严重药品不良反应的调查和评价；协助有关部门开展药品群体不良事件的调查；承担药品不良反应报告和监测的宣传、培训等工作。

第十三条　药品生产、经营企业和医疗机构应当建立药品不良反应报告和监测管理制度。

药品生产企业应当设立专门机构并配备专职人员，药品经营企业和医疗机构应当设立或者指定机构并配备专（兼）职人员，承担本单位的药品不良反应报告和监测工作。

第十四条　从事药品不良反应报告和监测的工作人员应当具有医学、药学、流行病学或者统计学等相关专业知识，具备科学分析评价药品不良反应的能力。

第三章　报告与处置
第一节　基本要求

第十五条　药品生产、经营企业和医疗机构获知或者发现可能与用药有关的不良反应，应当通过国家药品不良反应监测信息网络报告；不具备在线报告条件的，应当通过纸质报表报所在地药品不良反应监测机构，由所在地药品不良反应监测机构代为在线报告。

报告内容应当真实、完整、准确。

第十六条　各级药品不良反应监测机构应当对本行政区域内的药品不良反应报告和监测资料进行评价和管理。

第十七条　药品生产、经营企业和医疗机构应当配合药品监督管理部门、卫生行政部门和药品不良反应监测机构对药品不良反应或者群体不良事件的调查，并提供调查所需的资料。

第十八条　药品生产、经营企业和医疗机构应当建立并保存药品不良反应报告和监测档案。

第二节　个例药品不良反应

第十九条　药品生产、经营企业和医疗机构应当主动收集药品不良反应，获知或者发现药品不良反应后应

当详细记录、分析和处理，填写《药品不良反应/事件报告表》（见附表1）并报告。

第二十条　新药监测期内的国产药品应当报告该药品的所有不良反应；其他国产药品，报告新的和严重的不良反应。

进口药品自首次获准进口之日起5年内，报告该进口药品的所有不良反应；满5年的，报告新的和严重的不良反应。

第二十一条　药品生产、经营企业和医疗机构发现或者获知新的、严重的药品不良反应应当在15日内报告，其中死亡病例须立即报告；其他药品不良反应应当在30日内报告。有随访信息的，应当及时报告。

第二十二条　药品生产企业应当对获知的死亡病例进行调查，详细了解死亡病例的基本信息、药品使用情况、不良反应发生及诊治情况等，并在15日内完成调查报告，报药品生产企业所在地的省级药品不良反应监测机构。

第二十三条　个人发现新的或者严重的药品不良反应，可以向经治医师报告，也可以向药品生产、经营企业或者当地的药品不良反应监测机构报告，必要时提供相关的病历资料。

第二十四条　设区的市级、县级药品不良反应监测机构应当对收到的药品不良反应报告的真实性、完整性和准确性进行审核。严重药品不良反应报告的审核和评价应当自收到报告之日起3个工作日内完成，其他报告的审核和评价应当在15个工作日内完成。

设区的市级、县级药品不良反应监测机构应当对死亡病例进行调查，详细了解死亡病例的基本信息、药品使用情况、不良反应发生及诊治情况等，自收到报告之日起15个工作日内完成调查报告，报同级药品监督管理部门和卫生行政部门，以及上一级药品不良反应监测机构。

第二十五条　省级药品不良反应监测机构应当在收到下一级药品不良反应监测机构提交的严重药品不良反应评价意见之日起7个工作日内完成评价工作。

对死亡病例，事件发生地和药品生产企业所在地的省级药品不良反应监测机构均应当及时根据调查报告进行分析、评价，必要时进行现场调查，并将评价结果报省级药品监督管理部门和卫生行政部门，以及国家药品不良反应监测中心。

第二十六条　国家药品不良反应监测中心应当及时对死亡病例进行分析、评价，并将评价结果报国家食品药品监督管理局和卫生部。

第三节　药品群体不良事件

第二十七条　药品生产、经营企业和医疗机构获知或者发现药品群体不良事件后，应当立即通过电

话或者传真等方式报所在地的县级药品监督管理部门、卫生行政部门和药品不良反应监测机构，必要时可以越级报告；同时填写《药品群体不良事件基本信息表》（见附表2），对每一病例还应当及时填写《药品不良反应/事件报告表》，通过国家药品不良反应监测信息网络报告。

第二十八条 设区的市级、县级药品监督管理部门获知药品群体不良事件后，应当立即与同级卫生行政部门联合组织开展现场调查，并及时将调查结果逐级报至省级药品监督管理部门和卫生行政部门。

省级药品监督管理部门与同级卫生行政部门联合对设区的市级、县级的调查进行督促、指导，对药品群体不良事件进行分析、评价，对本行政区域内发生的影响较大的药品群体不良事件，还应当组织现场调查，评价和调查结果应当及时报国家食品药品监督管理局和卫生部。

对全国范围内影响较大并造成严重后果的药品群体不良事件，国家食品药品监督管理局应当与卫生部联合开展相关调查工作。

第二十九条 药品生产企业获知药品群体不良事件后应当立即开展调查，详细了解药品群体不良事件的发生、药品使用、患者诊治以及药品生产、储存、流通、既往类似不良事件等情况，在7日内完成调查报告，报所在地省级药品监督管理部门和药品不良反应监测机构；同时迅速开展自查，分析事件发生的原因，必要时应当暂停生产、销售、使用和召回相关药品，并报所在地省级药品监督管理部门。

第三十条 药品经营企业发现药品群体不良事件应当立即告知药品生产企业，同时迅速开展自查，必要时应当暂停药品的销售，并协助药品生产企业采取相关控制措施。

第三十一条 医疗机构发现药品群体不良事件后应当积极救治患者，迅速开展临床调查，分析事件发生的原因，必要时可采取暂停药品的使用等紧急措施。

第三十二条 药品监督管理部门可以采取暂停生产、销售、使用或者召回药品等控制措施。卫生行政部门应当采取措施积极组织救治患者。

第四节 境外发生的严重药品不良反应

第三十三条 进口药品和国产药品在境外发生的严重药品不良反应（包括自发报告系统收集的、上市后临床研究发现的、文献报道的），药品生产企业应当填写《境外发生的药品不良反应/事件报告表》（见附表3），自获知之日起30日内报送国家药品不良反应监测中心。国家药品不良反应监测中心要求提供原始报表及相关信息的，药品生产企业应当在5日内提交。

第三十四条 国家药品不良反应监测中心应当对收到的药品不良反应报告进行分析、评价，每半年向国家食品药品监督管理局和卫生部报告，发现提示药品可能存在安全隐患的信息应当及时报告。

第三十五条 进口药品和国产药品在境外因药品不良反应被暂停销售、使用或者撤市的，药品生产企业应当在获知后24小时内书面报国家食品药品监督管理局和国家药品不良反应监测中心。

第五节 定期安全性更新报告

第三十六条 药品生产企业应当对本企业生产药品的不良反应报告和监测资料进行定期汇总分析，汇总国内外安全性信息，进行风险和效益评估，撰写定期安全性更新报告。定期安全性更新报告的撰写规范由国家药品不良反应监测中心负责制定。

第三十七条 设立新药监测期的国产药品，应当自取得批准证明文件之日起每满1年提交一次定期安全性更新报告，直至首次再注册，之后每5年报告一次；其他国产药品，每5年报告一次。

首次进口的药品，自取得进口药品批准证明文件之日起每满一年提交一次定期安全性更新报告，直至首次再注册，之后每5年报告一次。

定期安全性更新报告的汇总时间以取得药品批准证明文件的日期为起点计，上报日期应当在汇总数据截止日期后60日内。

第三十八条 国产药品的定期安全性更新报告向药品生产企业所在地省级药品不良反应

监测机构提交。进口药品（包括进口分包装药品）的定期安全性更新报告向国家药品不良反应监测中心提交。

第三十九条 省级药品不良反应监测机构应当对收到的定期安全性更新报告进行汇总、分析和评价，于每年4月1日前将上一年度定期安全性更新报告统计情况和分析评价结果报省级药品监督管理部门和国家药品不良反应监测中心。

第四十条 国家药品不良反应监测中心应当对收到的定期安全性更新报告进行汇总、分析和评价，于每年7月1日前将上一年度国产药品和进口药品的定期安全性更新报告统计情况和分析评价结果报国家食品药品监督管理局和卫生部。

第四章 药品重点监测

第四十一条 药品生产企业应当经常考察本企业生产药品的安全性，对新药监测期内的药品和首次进口5年内的药品，应当开展重点监测，并按要求对监测数据进行汇总、分析、评价和报告；对本企业生产的其他药品，应当根据安全性情况主动开展重点监测。

第四十二条 省级以上药品监督管理部门根据药品临床使用和不良反应监测情况，可以要求药品生产企业对特定药品进行重点监测；必要时，也可以直接组织药品不良反应监测机构、医疗机构和科研单位开展药品重点监测。

第四十三条　省级以上药品不良反应监测机构负责对药品生产企业开展的重点监测进行监督、检查，并对监测报告进行技术评价。

第四十四条　省级以上药品监督管理部门可以联合同级卫生行政部门指定医疗机构作为监测点，承担药品重点监测工作。

第五章　评价与控制

第四十五条　药品生产企业应当对收集到的药品不良反应报告和监测资料进行分析、评价，并主动开展药品安全性研究。

药品生产企业对已确认发生严重不良反应的药品，应当通过各种有效途径将药品不良反应、合理用药信息及时告知医务人员、患者和公众；采取修改标签和说明书，暂停生产、销售、使用和召回等措施，减少和防止药品不良反应的重复发生。对不良反应大的药品，应当主动申请注销其批准证明文件。

药品生产企业应当将药品安全性信息及采取的措施报所在地省级药品监督管理部门和国家食品药品监督管理局。

第四十六条　药品经营企业和医疗机构应当对收集到的药品不良反应报告和监测资料进行分析和评价，并采取有效措施减少和防止药品不良反应的重复发生。

第四十七条　省级药品不良反应监测机构应当每季度对收到的药品不良反应报告进行综合分析，提取需要关注的安全性信息，并进行评价，提出风险管理建议，及时报省级药品监督管理部门、卫生行政部门和国家药品不良反应监测中心。

省级药品监督管理部门根据分析评价结果，可以采取暂停生产、销售、使用和召回药品等措施，并监督检查，同时将采取的措施通报同级卫生行政部门。

第四十八条　国家药品不良反应监测中心应当每季度对收到的严重药品不良反应报告进行综合分析，提取需要关注的安全性信息，并进行评价，提出风险管理建议，及时报国家食品药品监督管理局和卫生部。

第四十九条　国家食品药品监督管理局根据药品分析评价结果，可以要求企业开展药品安全性、有效性相关研究。必要时，应当采取责令修改药品说明书，暂停生产、销售、使用和召回药品等措施，对不良反应大的药品，应当撤销药品批准证明文件，并将有关措施及时通报卫生部。

第五十条　省级以上药品不良反应监测机构根据分析评价工作需要，可以要求药品生产、经营企业和医疗机构提供相关资料，相关单位应当积极配合。

第六章　信息管理

第五十一条　各级药品不良反应监测机构应当对收到的药品不良反应报告和监测资料进行统计和分析，并以适当形式反馈。

第五十二条　国家药品不良反应监测中心应当根据对药品不良反应报告和监测资料的综合分析和评价结果，及时发布药品不良反应警示信息。

第五十三条　省级以上药品监督管理部门应当定期发布药品不良反应报告和监测情况。

第五十四条　下列信息由国家食品药品监督管理局和卫生部统一发布：

（一）影响较大并造成严重后果的药品群体不良事件；

（二）其他重要的药品不良反应信息和认为需要统一发布的信息。

前款规定统一发布的信息，国家食品药品监督管理局和卫生部也可以授权省级药品监督管理部门和卫生行政部门发布。

第五十五条　在药品不良反应报告和监测过程中获取的商业秘密、个人隐私、患者和报告者信息应当予以保密。

第五十六条　鼓励医疗机构、药品生产企业、药品经营企业之间共享药品不良反应信息。

第五十七条　药品不良反应报告的内容和统计资料是加强药品监督管理、指导合理用药的依据。

第七章　法律责任

第五十八条　药品生产企业有下列情形之一的，由所在地药品监督管理部门给予警告，责令限期改正，可以并处五千元以上三万元以下的罚款：

（一）未按照规定建立药品不良反应报告和监测管理制度，或者无专门机构、专职人员负责本单位药品不良反应报告和监测工作的；

（二）未建立和保存药品不良反应监测档案的；

（三）未按照要求开展药品不良反应或者群体不良事件报告、调查、评价和处理的；

（四）未按照要求提交定期安全性更新报告的；

（五）未按照要求开展重点监测的；

（六）不配合严重药品不良反应或者群体不良事件相关调查工作的；

（七）其他违反本办法规定的。

药品生产企业有前款规定第（四）项、第（五）项情形之一的，按照《药品注册管理办法》的规定对相应药品不予再注册。

第五十九条　药品经营企业有下列情形之一的，由所在地药品监督管理部门给予警告，责令限期改正；逾期不改的，处三万元以下的罚款：

（一）无专职或者兼职人员负责本单位药品不良反应监测工作的；

（二）未按照要求开展药品不良反应或者群体不良事件报告、调查、评价和处理的；

（三）不配合严重药品不良反应或者群体不良事件相关调查工作的。

第六十条 医疗机构有下列情形之一的，由所在地卫生行政部门给予警告，责令限期改正；逾期不改的，处三万元以下的罚款。情节严重并造成严重后果的，由所在地卫生行政部门对相关责任人给予行政处分：

（一）无专职或者兼职人员负责本单位药品不良反应监测工作的；

（二）未按照要求开展药品不良反应或者群体不良事件报告、调查、评价和处理的；

（三）不配合严重药品不良反应和群体不良事件相关调查工作的。

药品监督管理部门发现医疗机构有前款规定行为之一的，应当移交同级卫生行政部门处理。

卫生行政部门对医疗机构作出行政处罚决定的，应当及时通报同级药品监督管理部门。

第六十一条 各级药品监督管理部门、卫生行政部门和药品不良反应监测机构及其有关工作人员在药品不良反应报告和监测管理工作中违反本办法，造成严重后果的，依照有关规定给予行政处分。

第六十二条 药品生产、经营企业和医疗机构违反相关规定，给药品使用者造成损害的，依法承担赔偿责任。

第八章 附 则

第六十三条 本办法下列用语的含义：

（一）药品不良反应，是指合格药品在正常用法用量下出现的与用药目的无关的有害反应。

（二）药品不良反应报告和监测，是指药品不良反应的发现、报告、评价和控制的过程。

（三）严重药品不良反应，是指因使用药品引起以下损害情形之一的反应：

1. 导致死亡；

2. 危及生命；

3. 致癌、致畸、致出生缺陷；

4. 导致显著的或者永久的人体伤残或者器官功能的损伤；

5. 导致住院或者住院时间延长；

6. 导致其他重要医学事件，如不进行治疗可能出现上述所列情况的。

（四）新的药品不良反应，是指药品说明书中未载明的不良反应。说明书中已有描述，但不良反应发生的性质、程度、后果或者频率与说明书描述不一致或者更严重的，按照新的药品不良反应处理。

（五）药品群体不良事件，是指同一药品在使用过程中，在相对集中的时间、区域内，对一定数量人群的身体健康或者生命安全造成损害或者威胁，需要予以紧急处置的事件。

同一药品：指同一生产企业生产的同一药品名称、同一剂型、同一规格的药品。

（六）药品重点监测，是指为进一步了解药品的临床使用和不良反应发生情况，研究不良反应的发生特征、严重程度、发生率等，开展的药品安全性监测活动。

第六十四条 进口药品的境外制药厂商可以委托其驻中国境内的办事机构或者中国境内代理机构，按照本办法对药品生产企业的规定，履行药品不良反应报告和监测义务。

第六十五条 卫生部和国家食品药品监督管理局对疫苗不良反应报告和监测另有规定的，从其规定。

第六十六条 医疗机构制剂的不良反应报告和监测管理办法由各省、自治区、直辖市药品监督管理部门会同同级卫生行政部门制定。

第六十七条 本办法自 2011 年 7 月 1 日起施行。国家食品药品监督管理局和卫生部于 2004 年 3 月 4 日公布的《药品不良反应报告和监测管理办法》（国家食品药品监督管理局令第 7 号）同时废止。

三、 执业药师管理

国家药监局 人力资源社会保障部
关于印发执业药师职业资格制度规定和执业药师
职业资格考试实施办法的通知

国药监人〔2019〕12号

(1999年4月1日中华人民共和国人事部、国家药品监督管理局印发，
2019年3月5日国家药监局、人力资源社会保障部修订)

各省、自治区、直辖市药品监督管理局、人力资源社会保障厅（局），新疆生产建设兵团市场监督管理局、人力资源社会保障局：

为加强对药学技术人员的职业准入管理，进一步规范执业药师的管理权责，促进执业药师队伍建设和发展，根据《中华人民共和国药品管理法》《国家职业资格目录》等有关规定，国家药监局、人力资源社会保障部在原执业药师资格制度基础上，制定了《执业药师职业资格制度规定》和《执业药师职业资格考试实施办法》。现印发给你们，请遵照执行。为保证制度平稳过渡，现将有关事项通知如下：

一、参加2018年度执业药师资格考试，报考全部科目且部分科目合格的大专及以上学历（学位）的应试人员，其2018年合格科目考试成绩继续有效，并按照四年一个周期顺延至2021年。

二、符合原人事部、原国家药品监督管理局《关于修订印发〈执业药师资格制度暂行规定〉和〈执业药师资格考试实施办法〉的通知》（人发〔1999〕34号，以下简称原规定）要求的中专学历人员（含免试部分科目的中药学徒人员），2020年12月31日前可报名参加考试，考试成绩有效期按原规定执行，各科目成绩有效期最迟截至2020年12月31日。

国家药监局人力资源社会保障部
2019年3月5日

执业药师职业资格制度规定
第一章 总 则

第一条 为加强对药学技术人员的职业准入管理，发挥执业药师指导合理用药与加强药品质量管理的作用，保障和促进公众用药安全有效，根据《中华人民共和国药品管理法》《中华人民共和国药品管理法实施条例》及国家职业资格制度有关规定，制定本规定。

第二条 国家设置执业药师准入类职业资格制度，纳入国家职业资格目录。

第三条 执业药师是指经全国统一考试合格，取得《中华人民共和国执业药师职业资格证书》（以下简称《执业药师职业资格证书》）并经注册，在药品生产、经营、使用和其他需要提供药学服务的单位中执业的药学技术人员。

执业药师英文译为：Licensed Pharmacist。

第四条 从事药品生产、经营、使用和其他需要提供药学服务的单位，应当按规定配备相应的执业药师。国家药监局负责对需由执业药师担任的岗位作出明确规定。

第五条 国家药监局与人力资源社会保障部共同负责全国执业药师资格制度的政策制定，并按照职责分工对该制度的实施进行指导、监督和检查。

各省、自治区、直辖市负责药品监督管理的部门和人力资源社会保障行政主管部门，按照职责分工负责本行政区域内执业药师职业资格制度的实施与监督管理。

第二章 考试

第六条 执业药师职业资格实行全国统一大纲、统一命题、统一组织的考试制度。原则上每年举行一次。

第七条 国家药监局负责组织拟定考试科目和考试大纲、建立试题库、组织命审题工作，提出考试合格标准建议。

第八条 人力资源社会保障部负责组织审定考试科目、考试大纲，会同国家药监局对考试工作进行监督、指导并确定合格标准。

第九条 凡中华人民共和国公民和获准在我国境内就业的外籍人员，具备以下条件之一者，均可申请参加执业药师职业资格考试：

（一）取得药学类、中药学类专业大专学历，在药学或中药学岗位工作满5年；

（二）取得药学类、中药学类专业大学本科学历或学士学位，在药学或中药学岗位工作满3年；

（三）取得药学类、中药学类专业第二学士学位、研究生班毕业或硕士学位，在药学或中药学岗位工作满1年；

（四）取得药学类、中药学类专业博士学位；

（五）取得药学类、中药学类相关专业相应学历或学位的人员，在药学或中药学岗位工作的年限相应增加1年。

第十条 执业药师职业资格考试合格者，由各省、自治区、直辖市人力资源社会保障部门颁发《执业药师职业资格证书》。该证书由人力资源社会保障部统一印制，国家药监局与人力资源社会保障部用印，在全国范围内有效。

第三章 注 册

第十一条 执业药师实行注册制度。国家药监局负责执业药师注册的政策制定和组织实施，指导全国执业药师注册管理工作。各省、自治区、直辖市药品监督管理部门负责本行政区域内的执业药师注册管理工作。

第十二条 取得《执业药师职业资格证书》者，应当通过全国执业药师注册管理信息系统向所在地注册管理机构申请注册。经注册后，方可从事相应的执业活动。未经注册者，不得以执业药师身份执业。

第十三条 申请注册者，必须同时具备下列条件：

（一）取得《执业药师职业资格证书》；

（二）遵纪守法，遵守执业药师职业道德，无不良信息记录；

（三）身体健康，能坚持在执业药师岗位工作；

（四）经所在单位考核同意。

第十四条 经批准注册者，由执业药师注册管理机构核发国家药监局统一样式的《执业药师注册证》。

第十五条 执业药师变更执业单位、执业范围等应当及时办理变更注册手续。

第十六条 执业药师注册有效期为五年。需要延续的，应当在有效期届满三十日前，向所在地注册管理机构提出延续注册申请。

第四章 职 责

第十七条 执业药师应当遵守执业标准和业务规范，以保障和促进公众用药安全有效为基本准则。

第十八条 执业药师必须严格遵守《中华人民共和国药品管理法》及国家有关药品研制、生产、经营、使用的各项法规及政策。执业药师对违反《中华人民共和国药品管理法》及有关法规、规章的行为或决定，有责任提出劝告、制止、拒绝执行，并向当地负责药品监督管理的部门报告。

第十九条 执业药师在执业范围内负责对药品质量的监督和管理，参与制定和实施药品全面质量管理制度，参与单位内部违反规定行为的处理工作。

第二十条 执业药师负责处方的审核及调配，提供用药咨询与信息，指导合理用药，开展治疗药物监测及药品疗效评价等临床药学工作。

第二十一条 药品零售企业应当在醒目位置公示《执业药师注册证》，并对在岗执业的执业药师挂牌明示。执业药师不在岗时，应当以醒目方式公示，并停止销售处方药和甲类非处方药。

执业药师执业时应当按照有关规定佩戴工作牌。

第二十二条 执业药师应当按照国家专业技术人员继续教育的有关规定接受继续教育，更新专业知识，提高业务水平。国家鼓励执业药师参加实训培养。

第五章 监督管理

第二十三条 负责药品监督管理的部门按照有关法律、法规和规章的规定，对执业药师配备情况及其执业活动实施监督检查。

监督检查时应当查验《执业药师注册证》、处方审核记录、执业药师挂牌明示、执业药师在岗服务等事项。

执业单位和执业药师应当对负责药品监督管理的部门的监督检查予以协助、配合，不得拒绝、阻挠。

第二十四条 执业药师有下列情形之一的，县级以上人力资源社会保障部门与负责药品监督管理的部门按规定对其给予表彰和奖励：

（一）在执业活动中，职业道德高尚，事迹突出的；

（二）对药学工作做出显著贡献的；

（三）向患者提供药学服务表现突出的；

（四）长期在边远贫困地区基层单位工作且表现突出的。

第二十五条 建立执业药师个人诚信记录，对其执业活动实行信用管理。执业药师的违法违规行为、接受表彰奖励及处分等，作为个人诚信信息由负责药品监督管理的部门及时记入全国执业药师注册管理信息系统；执业药师的继续教育学分，由继续教育管理机构及时记入全国执业药师注册管理信息系统。

第二十六条 对未按规定配备执业药师的单位，由所在地县级以上负责药品监督管理的部门责令限期配备，并按照相关法律法规给予处罚。

第二十七条 对以不正当手段取得《执业药师职业资格证书》的，按照国家专业技术人员资格考试违纪违规行为处理规定处理；构成犯罪的，依法追究刑事责任。

第二十八条 以欺骗、贿赂等不正当手段取得《执业药师注册证》的，由发证部门撤销《执业药师注册证》，三年内不予执业药师注册；构成犯罪的，依法追究刑事责任。

严禁《执业药师注册证》挂靠，持证人注册单位与实际工作单位不符的，由发证部门撤销《执业药师注册证》，并作为个人不良信息由负责药品监督管理的部门记入全国执业药师注册管理信息系统。买卖、租借《执业药师注册证》的单位，按照相关法律法规给予处罚。

第二十九条 执业药师违反本规定有关条款的，所在单位应当如实上报，由负责药品监督管理的部门根据情况予以处理。

第三十条 执业药师在执业期间违反《中华人民共和国药品管理法》及其他法律法规构成犯罪的，由司法机关依法追究责任。

第六章 附 则

第三十一条 专业技术人员取得执业药师职业资格，可认定其具备主管药师或主管中药师职称，并可作为申报高一级职称的条件。单位根据工作需要择优聘任。

第三十二条 本办法中的相关专业由国家药监局、人力资源社会保障部另行确定。

第三十三条 国家药监局、人力资源社会保障部会同相关部门逐步推进民族药执业药师管理相关工作。

第三十四条 香港、澳门、台湾地区居民申请国家执业药师资格考试、注册、继续教育、执业等活动，参照本规定办理。

第三十五条 本规定自印发之日起施行。原人事部、国家药品监督管理局《关于修订印发〈执业药师资格制度暂行规定〉和〈执业药师资格考试实施办法〉的通知》（人发〔1999〕34号）同时废止。根据该文件取得的《执业药师资格证书》与本规定中《执业药师职业资格证书》效用等同。

执业药师职业资格考试实施办法

第一条 国家药监局与人力资源社会保障部共同负责执业药师职业资格考试工作，日常管理工作委托国家药监局执业药师资格认证中心负责，考务工作委托人力资源社会保障部人事考试中心负责。

各省、自治区、直辖市人力资源社会保障行政主管部门会同药品监督管理部门负责本地区的考试工作，具体职责分工由各地协商确定。

第二条 执业药师职业资格考试日期原则上为每年10月。

第三条 执业药师职业资格考试分为药学、中药学两个专业类别。

药学类考试科目为：药学专业知识（一）、药学专业知识（二）、药事管理与法规、药学综合知识与技能四个科目。

中药学类考试科目为：中药学专业知识（一）、中药学专业知识（二）、药事管理与法规、中药学综合知识与技能四个科目。

第四条 符合《执业药师职业资格制度规定》报考条件，按照国家有关规定取得药学或医学专业高级职称并在药学岗位工作的，可免试药学专业知识（一）、药学专业知识（二），只参加药事管理与法规、药学综合知识与技能两个科目的考试；取得中药学或中医学专业高级职称并在中药学岗位工作的，可免试中药学专业知识（一）、中药学专业知识（二），只参加药事管理与法规、中药学综合知识与技能两个科目的考试。

第五条 考试以四年为一个周期，参加全部科目考试的人员须在连续四个考试年度内通过全部科目的考试。

免试部分科目的人员须在连续两个考试年度内通过应试科目。

第六条 符合执业药师职业资格考试报考条件的人员，按照当地人事考试机构规定的程序和要求完成报名。参加考试人员凭准考证和有效身份证件在指定的日期、时间和地点参加考试。

中央和国务院各部门及所属单位、中央管理企业的人员，按属地原则报名参加考试。

第七条 考点原则上设在地级以上城市的大、中专院校或者高考定点学校。

第八条 坚持考试与培训分开的原则。凡参与考试工作（包括命题、审题与组织管理等）的人员，不得参加考试，也不得参加或者举办与考试内容相关的培训工作。应考人员参加培训坚持自愿原则。

第九条 考试实施机构及其工作人员，应当严格执行国家人事考试工作人员纪律规定和考试工作的各项规章制度，遵守考试工作纪律，切实做好试卷命制、印刷、发送和保管等各环节的安全保密工作，严防泄密。

第十条 对违反考试工作纪律和有关规定的人员，按照国家专业技术人员资格考试违纪违规行为处理规定处理。

第十一条 本办法自印发之日起施行。

执业药师注册管理办法

第一章　总　则

第一条　为规范执业药师注册工作，加强执业药师管理，根据《中华人民共和国药品管理法》等相关法律法规和《执业药师职业资格制度规定》，制定本办法。

第二条　执业药师注册及其相关监督管理工作，适用本办法。

第三条　持有《中华人民共和国执业药师职业资格证书》（以下简称《执业药师职业资格证书》）的人员，经注册取得《中华人民共和国执业药师注册证》（以下简称《执业药师注册证》）后，方可以执业药师身份执业。

第四条　国家药品监督管理局负责执业药师注册的政策制定和组织实施，指导监督全国执业药师注册管理工作。国家药品监督管理局执业药师资格认证中心承担全国执业药师注册管理工作。

各省、自治区、直辖市药品监督管理部门负责本行政区域内的执业药师注册及其相关监督管理工作。

第五条　法律、行政法规、规章和相关质量管理规范规定需由具备执业药师资格的人员担任的岗位，应当按规定配备执业药师。

鼓励药品上市许可持有人、药品生产企业、药品网络销售第三方平台等使用取得执业药师资格的人员。

第六条　国家药品监督管理局建立完善全国执业药师注册管理信息系统，国家药品监督管理局执业药师资格认证中心承担全国执业药师注册管理信息系统的建设、管理和维护工作，收集报告相关信息。

国家药品监督管理局加快推进执业药师电子注册管理，实现执业药师注册、信用信息资源共享和动态更新。

第二章　注册条件和内容

第七条　执业药师注册申请人（以下简称申请人），必须具备下列条件：

（一）取得《执业药师职业资格证书》；

（二）遵纪守法，遵守执业药师职业道德；

（三）身体健康，能坚持在执业药师岗位工作；

（四）经执业单位同意；

（五）按规定参加继续教育学习。

第八条　有下列情形之一的，药品监督管理部门不予注册：

（一）不具有完全民事行为能力的；

（二）甲类、乙类传染病传染期、精神疾病发病期等健康状况不适宜或者不能胜任相应业务工作的；

（三）受到刑事处罚，自刑罚执行完毕之日到申请注册之日不满三年的；

（四）未按规定完成继续教育学习的；

（五）近三年有新增不良信息记录的；

（六）国家规定不宜从事执业药师业务的其他情形。

第九条　执业药师注册内容包括：执业地区、执业类别、执业范围、执业单位。

执业地区为省、自治区、直辖市；

执业类别为药学类、中药学类、药学与中药学类；

执业范围为药品生产、药品经营、药品使用；

执业单位为药品生产、经营、使用及其他需要提供药学服务的单位。

药品监督管理部门根据申请人《执业药师职业资格证书》中注明的专业确定执业类别进行注册。获得药学和中药学两类专业《执业药师职业资格证书》的人员，可申请药学与中药学类执业类别注册。执业药师只能在一个执业单位按照注册的执业类别、执业范围执业。

第三章　注册程序

第十条　申请人通过全国执业药师注册管理信息系统向执业所在地省、自治区、直辖市药品监督管理部门申请注册。

第十一条　申请人申请首次注册需要提交以下材料：

（一）执业药师首次注册申请表（附件1）；

（二）执业药师职业资格证书；

（三）身份证明；

（四）执业单位开业证明；

（五）继续教育学分证明。

申请人委托他人办理注册申请的，代理人应当提交授权委托书以及代理人的身份证明文件。

申请人应当按要求在线提交注册申请或者现场递交纸质材料。药品监督管理部门应当公示明确上述材料形式要求。凡是通过法定证照、书面告知承诺、政府部门内部核查或者部门间核查、网络核验等能够办理的，药品监督管理部门不得要求申请人额外提供证明材料。

第十二条　申请人申请注册，应当如实向药品监督管理部门提交有关材料和反映真实情况，并对其申请材料的真实性负责。

第十三条　药品监督管理部门对申请人提交的材料进行形式审查，申请材料不齐全或者不符合规定形式的，应当当场或者在五个工作日内一次性告知申请人需要补正的全部内容；逾期不告知的，自收到注册申请材料之日起即为受理。

第十四条　申请材料齐全、符合规定形式，或者申请人按要求提交全部补正申请材料的，药品监督管理部门应当受理注册申请。

药品监督管理部门受理或者不予受理注册申请，应当向申请人出具加盖药品监督管理部门专用印章和注明日期的凭证。

第十五条　药品监督管理部门应当自受理注册申请之日起二十个工作日内作出注册许可决定。

第十六条　药品监督管理部门依法作出不予注册许可决定的，应当说明理由，并告知申请人享有依法申请行政复议或者提起行政诉讼的权利。

第十七条　药品监督管理部门作出的准予注册许可决定，应当在全国执业药师注册管理信息系统等予以公开。

药品监督管理部门及其工作人员对申请人提交的申请材料负有保密义务。

第十八条　药品监督管理部门作出注册许可决定之日起十个工作日内向申请人核发国家药品监督管理局统一样式（附件2）并加盖药品监督管理部门印章的《执业药师注册证》。

执业药师注册有效期为五年。

第十九条　地方药品监督管理部门应当按照"放管服"改革要求，优化工作流程，提高效率和服务水平，逐步缩短注册工作时限，并向社会公告。

第四章　注册变更和延续

第二十条　申请人要求变更执业地区、执业类别、执业范围、执业单位的，应当向拟申请执业所在地的省、自治区、直辖市药品监督管理部门申请办理变更注册手续。

药品监督管理部门应当自受理变更注册申请之日起七个工作日内作出准予变更注册的决定。

第二十一条　需要延续注册的，申请人应当在注册有效期满之日三十日前，向执业所在地省、自治区、直辖市药品监督管理部门提出延续注册申请。

药品监督管理部门准予延续注册的，注册有效期从期满之日次日起重新计算五年。药品监督管理部门准予变更注册的，注册有效期不变；但在有效期满之日前三十日内申请变更注册，符合要求的，注册有效期自旧证期满之日次日起重新计算五年。

第二十二条　需要变更注册或者延续注册的，申请人提交相应执业药师注册申请表（附件3或者附件4），并提供第十一条第四项和第五项所列材料。

第二十三条　申请人取得《执业药师职业资格证书》，非当年申请注册的，应当提供《执业药师职业资格证书》批准之日起第二年后的历年继续教育学分证明。申请人取得《执业药师职业资格证书》超过五年以上申请注册的，应至少提供近五年的连续继续教育学

分证明。

第二十四条　有下列情形之一的，《执业药师注册证》由药品监督管理部门注销，并予以公告：

（一）注册有效期满未延续的；

（二）执业药师注册证被依法撤销或者吊销的；

（三）法律法规规定的应当注销注册的其他情形。

有下列情形之一的，执业药师本人或者其执业单位，应当自知晓或者应当知晓之日起三十个工作日内向药品监督管理部门申请办理注销注册，并填写执业药师注销注册申请表（附件5）。药品监督管理部门经核实后依法注销注册。

（一）本人主动申请注销注册的；

（二）执业药师身体健康状况不适宜继续执业的；

（三）执业药师无正当理由不在执业单位执业，超过一个月的；

（四）执业药师死亡或者被宣告失踪的；

（五）执业药师丧失完全民事行为能力的；

（六）执业药师受刑事处罚的。

第五章　岗位职责和权利义务

第二十五条　执业药师依法负责药品管理、处方审核和调配、合理用药指导等工作。

执业药师在执业范围内应当对执业单位的药品质量和药学服务活动进行监督，保证药品管理过程持续符合法定要求，对执业单位违反有关法律、法规、部门规章和专业技术规范的行为或者决定，提出劝告、制止或者拒绝执行，并向药品监督管理部门报告。

第二十六条　执业药师享有下列权利：

（一）以执业药师的名义从事相关业务，保障公众用药安全和合法权益，保护和促进公众健康；

（二）在执业范围内，开展药品质量管理，制定和实施药品质量管理制度，提供药学服务；

（三）参加执业培训，接受继续教育；

（四）在执业活动中，人格尊严、人身安全不受侵犯；

（五）对执业单位的工作提出意见和建议；

（六）按照有关规定获得表彰和奖励；

（七）法律、法规规定的其他权利。

第二十七条　执业药师应当履行下列义务：

（一）严格遵守《中华人民共和国药品管理法》及国家有关药品生产、经营、使用等各项法律、法规、部门规章及政策；

（二）遵守执业标准和业务规范，恪守职业道德；

（三）廉洁自律，维护执业药师职业荣誉和尊严；

（四）维护国家、公众的利益和执业单位的合法权益；

（五）按要求参加突发重大公共事件的药事管理与药学服务；

（六）法律、法规规定的其他义务。

第六章　监督管理

第二十八条　药品监督管理部门按照有关法律、法规和规章的规定，对执业药师注册、执业药师继续教育实施监督检查。

执业单位、执业药师和实施继续教育的机构应当对药品监督管理部门的监督检查予以协助、配合，不得拒绝、阻挠。

第二十九条　执业药师每年应参加不少于90学时的继续教育培训，每3个学时为1学分，每年累计不少于30学分。其中，专业科目学时一般不少于总学时的三分之二。鼓励执业药师参加实训培养。

承担继续教育管理职责的机构应当将执业药师的继续教育学分记入全国执业药师注册管理信息系统。

第三十条　执业药师应当妥善保管《执业药师注册证》，不得买卖、租借和涂改。如发生损坏，当事人应当及时持损坏证书向原发证部门申请换发。如发生遗失，当事人向原发证部门申请补发。

第三十一条　伪造《执业药师注册证》的，药品监督管理部门发现后应当当场予以收缴并追究责任；构成犯罪的，移送相关部门依法追究刑事责任。

第三十二条　执业药师以欺骗、贿赂等不正当手段取得《执业药师注册证》的，由发证部门撤销《执业药师注册证》，三年内不予注册；构成犯罪的，移送相关部门依法追究刑事责任。

第三十三条　执业药师应当按照注册的执业地区、执业类别、执业范围、执业单位，从事相应的执业活动，不得擅自变更。执业药师未按本办法规定进行执业活动的，药品监督管理部门应当责令限期改正。

第三十四条　严禁《执业药师注册证》挂靠，持证人注册单位与实际工作单位不符的，由发证部门撤销《执业药师注册证》，三年内不予注册；构成犯罪的，移送相关部门依法追究刑事责任。买卖、租借《执业药师注册证》的单位，按照相关法律法规给予处罚。

第三十五条　执业药师在执业期间违反《中华人民共和国药品管理法》及其他法律法规构成犯罪的，由司法机关依法追究责任。

第三十六条　有下列情形之一的，应当作为个人不良信息由药品监督管理部门及时记入全国执业药师注册管理信息系统：

（一）以欺骗、贿赂等不正当手段取得《执业药师注册证》的；

（二）持证人注册单位与实际工作单位不一致或者无工作单位的，符合《执业药师注册证》挂靠情形的；

（三）执业药师注册证被依法撤销或者吊销的；

（四）执业药师受刑事处罚的；

（五）其他违反执业药师资格管理相关规定的。

第三十七条　省、自治区、直辖市药品监督管理部门有下列情形之一的，国家药品监督管理局有权责令其进行调查并依法依规给予处理：

（一）对不符合规定条件的申请人准予注册的；

（二）对符合规定条件的申请人不予注册或者不在法定期限内作出准予注册决定的；

（三）履行执业药师注册、继续教育监督管理职责不力，造成不良影响的。

第三十八条　药品监督管理部门工作人员在执业药师注册及其相关监督管理工作中，弄虚作假、玩忽职守、滥用职权、徇私舞弊的，依法依规给予处理。

第七章　附　则

第三十九条　已取得内地《执业药师职业资格证书》的香港、澳门、台湾地区居民，申请注册执业依照本办法执行。

第四十条　按照国家有关规定，取得在特定地区有效的《执业药师职业资格证书》的申请人，应依照本办法在特定地区注册执业。

第四十一条　本办法自印发之日起施行。原国家药品监督管理局《执业药师注册管理暂行办法》（国药管人〔2000〕156号）和原国家食品药品监督管理局《关于〈执业药师注册管理暂行办法〉的补充意见》（国食药监人〔2004〕342号）、《关于〈执业药师注册管理暂行办法〉的补充意见》（食药监人函〔2008〕1号）、《关于取得内地〈执业药师资格证书〉的香港、澳门永久性居民执业注册事项的通知》（国食药监人〔2009〕439号）同时废止。

附件：1. 执业药师首次注册申请表

2. 执业药师注册证书（样式）

3. 执业药师变更注册申请表

4. 执业药师延续注册申请表

5. 执业药师注销注册申请表

附件 1

执业药师首次注册申请表

执业地区：　　　省（自治区、直辖市）

姓　名		性　别		民　族		近6个月 2寸免冠 证件照片
学历/学位	/	专　业		职　称		
身份证号码						
资格证书号				考试年份		
毕业学校				参加工作时间		
执业范围	□药品生产 □药品经营 □药品使用			执业类别	□药学 □中药学 □药学与中药学	
执业单位 名称				执业单位 合法开业证明号码		
通讯地址				联系电话		
继续教育 完成情况						
执业单位 意见	该申请人健康状况符合岗位要求，同意注册申请。 　　　　　　　　　　　　　　　　　　　负责人：　　　（公章） 　　　　　　　　　　　　　　　　　　　　　　　　年　月　日					
药品监督 管理部门 审查意见	 　　　　　　　　　　　　　　　　　　　负责人：　　　（公章） 　　　　　　　　　　　　　　　　　　　　　　　　年　月　日					
承诺	我承诺本人身体健康，本次提交申请的相关资料真实有效，无违法违规行为，本人严格遵照执行《执业药师注册管理办法》，只在申请注册单位按照注册的执业类别、执业范围执业，不兼职，不挂证，若不属实，本人承担一切法律责任。 　　　　　　　　　　　　　　　　　　　　承诺人： 　　　　　　　　　　　　　　　　　　　　　　　　年　月　日					
备注						

附件2

执业药师注册证书（样式）

中华人民共和国

执业药师注册证

照片

注册证编号：

资格证书号：

　　具备执业药师职业资格并经执业药师注册登记，特发此证。

执业地区：

执业类别：

执业范围：

执业单位：

有效期至：

发证机关：

注册日期：

附件3

执业药师变更注册申请表

执业地区：　　　　省（自治区、直辖市）

姓　名		性　别		民　族		近6个月 2寸免冠 证件照片
学历/学位	/	专　业		职　称		
身份证号码						
资格证书号			考试年份			
毕业学校			参加工作时间			
执业范围	□药品生产 □药品经营 □药品使用		执业类别	□药学 □中药学 □药学与中药学		
执业单位名称			执业单位 合法开业证明号码			
通讯地址			联系电话			
上次注册时间			上次注册类型			
变更事由	□变更执业地区：由　　　　变更为 □变更执业类别：由　　　　变更为 □变更执业范围：由　　　　变更为 □变更执业单位：由　　　　变更为					
继续教育 完成情况						
执业单位 意见	该申请人健康状况符合岗位要求，同意注册申请。 负责人：　　（公章） 年　月　日					
药品监督管理 部门审查意见	负责人：　　（公章） 年　月　日					
承诺	我承诺本人身体健康，本次提交申请的相关资料真实有效，无违法违规行为，本人严格遵照执行《执业药师注册管理办法》，只在申请注册单位按照注册的执业类别、执业范围执业，不兼职，不挂证，若不属实，本人承担一切法律责任。 承诺人： 年　月　日					
备注						

附件4

执业药师延续注册申请表

执业地区： 省（自治区、直辖市）

姓 名		性 别		民 族		近6个月 2寸免冠 证件照片
学历/学位	/	专 业		职 称		
身份证号码						
资格证书号				考试年份		
毕业学校				参加工作时间		
执业范围	□药品生产 □药品经营 □药品使用			执业类别	□药学 □中药学 □药学与中药学	
执业单位名称				执业单位 合法开业证明号码		
通讯地址				联系电话		
上次注册时间				上次注册类型		
继续教育 完成情况						
执业单位 意见	该申请人健康状况符合岗位要求，同意注册申请。 负责人： （公章） 年 月 日					
药品监督管理 部门审查意见	 负责人： （公章） 年 月 日					
承诺	我承诺本人身体健康，本次提交申请的相关资料真实有效，无违法违规行为，本人严格遵照执行《执业药师注册管理办法》，只在申请注册单位按照注册的执业类别、执业范围执业，不兼职，不挂证，若不属实，本人承担一切法律责任。 承诺人： 年 月 日					
备注						

附件5

执业药师注销注册申请表

执业地区：　　　　省（自治区、直辖市）

姓　名		性　别		民　族		近6个月 2寸免冠 证件照片
学历/学位	／	专业		职　称		
身份证号码						
资格证书号			考试年份			
执业单位名称			执业单位 联系人			
通讯地址			联系电话			
上次注册时间			上次注册类型			
注销注册原因	□本人主动申请注销注册的； □执业药师身体健康状况不适宜继续执业的； □执业药师无正当理由不在执业单位执业，超过一个月的； □执业药师死亡或者被宣告失踪的； □执业药师丧失完全民事行为能力的； □执业药师受刑事处罚的。					
执业单位意见					负责人：　　　（公章） 年　月　日	
药品监督管理 部门审查意见					负责人：　　　（公章） 年　月　日	
承诺 （仅限申请人 提出需要）	我承诺本次提交申请的相关资料真实有效，若不属实，本人承担一切法律责任。 　　　　　　　　　　　　　　　　　　　　　　　承诺人： 　　　　　　　　　　　　　　　　　　　　　　　年　月　日					
备注						

本表一式两份，药品监督管理部门、注销注册申请人各一份。

执业药师继续教育暂行规定

国药监人〔2024〕3号

第一章 总 则

第一条 为规范执业药师继续教育工作，保障执业药师参加继续教育的合法权益，不断提高执业药师队伍素质，根据《中华人民共和国药品管理法》《专业技术人员继续教育规定》和《执业药师职业资格制度规定》等，制定本规定。

第二条 执业药师继续教育工作坚持以习近平新时代中国特色社会主义思想为指导，坚持以人民健康为中心，紧密结合经济社会发展和执业药师行业发展要求，以能力建设为核心，突出针对性、实用性和前瞻性，建设规模适当、结构合理、素质优良的执业药师队伍，为服务健康中国建设、保障公众用药安全、保护和促进公众健康提供人才保证和智力支持。

第三条 执业药师继续教育工作遵循下列原则：

（一）服务大局，按需施教。紧紧围绕党和国家事业发展需要，以推进健康中国建设为导向，坚持人才引领驱动，遵循人才成长规律，加强执业药师职业道德教育，引导广大执业药师爱党报国、敬业奉献、服务人民。

（二）以人为本，学以致用。把握执业药师行业特点，坚持理论与实践相结合、培养与使用相结合，引导执业药师完善知识结构，提高专业能力，提升药学服务水平，保障公众用药安全，提升执业药师社会价值。

（三）破立并举，改革创新。坚持人才是第一资源，适应新时代新形势新任务发展变化，深化执业药师继续教育工作体制机制改革，破解发展瓶颈，营造执业药师继续教育体制顺、人才聚、质量高的发展环境。

第四条 执业药师享有参加继续教育的权利和接受继续教育的义务。执业药师参加继续教育情况，作为执业药师注册执业的必要条件。执业药师可自主选择继续教育方式和机构。

第五条 执业药师继续教育实行政府、社会、执业药师注册执业等单位（以下简称用人单位）和个人共同投入机制。执业药师用人单位应当为执业药师参加继续教育活动提供保障。用人单位应当依照法律法规和国家有关规定，提取和使用职工教育经费，不断加大对执业药师继续教育经费的投入。执业药师经用人单位同意，脱产或者半脱产参加继续教育活动的，用人单位应当按照国家有关规定或者与执业药师的约定，支付工资、福利等待遇。用人单位安排执业药师在工作时间之外参加继续教育活动的，双方应当约定费用分担方式和相关待遇。鼓励用人单位全额报销执业药师参加继续教育的费用，提高执业药师参加继续教育的积极性。

第二章 组织管理

第六条 执业药师继续教育工作实行统筹规划、分级负责、分类指导。

第七条 国家药监局会同人力资源社会保障部负责全国执业药师继续教育工作的综合管理和统筹协调，制定全国执业药师继续教育工作政策，指导监督全国执业药师继续教育工作的组织实施，组织开展示范性继续教育活动。

各省级药品监管部门和人力资源社会保障部门，共同负责本行政区域执业药师继续教育工作的综合管理和组织实施。

第八条 有关机关、企业、事业单位以及社会团体等在各自职责范围内，依法依规做好执业药师继续教育的规划、管理和实施工作。

第三章 内容、方式和机构

第九条 执业药师继续教育内容包括公需科目和专业科目。公需科目包括执业药师应当普遍掌握的政治理论、法律法规、职业道德、技术信息等基本知识。专业科目包括从事药品质量管理和药学服务工作应当掌握的行业政策法规，药品管理、处方审核调配、合理用药指导等专业知识和专业技能，以及行业发展需要的新理论、新知识、新技术、新方法等。

国家药监局会同人力资源社会保障部统筹规划执业药师继续教育课程和教材体系建设，组织发布继续教育公需科目指南、专业科目指南，对继续教育内容进行指导。省级人力资源社会保障部门对本行政区域专业技术人员继续教育公需科目有统一规定的，从其规定。

第十条 省级药品监管部门会同人力资源社会保障部门组织制定并公开发布本行政区域执业药师继续教育方式。执业药师继续教育方式包括参加省级以上药品监管部门、人力资源社会保障部门以及执业药师继续教育机构组织的脱产培训、网络培训等继续教育培训活动，以及其他继续教育活动。其他继续教育活动包括：

（一）参加国家教育行政主管部门承认的药学类、中药学类以及相关专业大学专科以上学历（学位）教育；

（二）承担药品监管部门、人力资源社会保障部门或者相关行业协会学会的执业药师类研究课题，或者承担相关科研基金项目；

（三）公开发表执业药师类学术论文，公开出版执业药师类学术著作、译著等；

（四）担任药品监管部门、人力资源社会保障部门或者相关行业协会学会组织举办的与执业药师工作相关的宣讲、巡讲，以及培训班、学术会议、专题讲座等活动授课（报告）人；

（五）参加药品监管部门、人力资源社会保障部门或者相关行业协会学会组织的与执业药师工作相关的评比、竞赛类活动等；

（六）省级以上药品监管部门、人力资源社会保障部门认可的其他继续教育活动。

第十一条　执业药师继续教育机构包括依法成立的高等院校、科研院所、大型企业、社会组织的培训机构等各类教育培训机构，可以面向执业药师提供继续教育服务。

第十二条　药品监管部门和人力资源社会保障部门直接举办执业药师继续教育活动的，应当突出公益性，不得收取费用。鼓励和支持企业、事业单位、社会组织等举办公益性执业药师继续教育活动。

第十三条　执业药师继续教育机构应当具备与继续教育目的任务相适应的教学场所、教学设施、教材、师资和人员，建立健全相应的组织机构和管理制度，不断提高继续教育质量。提供网络培训的执业药师继续教育机构应当建立完善继续教育信息技术系统，应用大数据、人工智能等技术手段，加强网络培训学习考勤、成效考核、监督管理，规范网络培训行为。

省级药品监管部门会同人力资源社会保障部门组织制定本行政区域执业药师继续教育机构具体条件，组织检查继续教育机构的教学计划、培训方案、课程内容、授课师资等，主动做好继续教育机构监督管理信息公开工作，引导和推动本行政区域执业药师继续教育机构规范运作、优化服务、提高质量。

第十四条　执业药师继续教育机构应当按照专兼职结合的原则，聘请具有良好职业道德、较高理论水平，且具有药品管理、临床医学或者药学服务等丰富实践经验的业务骨干和专家学者，建设执业药师继续教育师资队伍。

第十五条　执业药师继续教育机构应当制定并认真实施执业药师继续教育教学计划，严格执行有关学员、师资管理规定，严肃学习纪律，加强学风建设。加强继续教育信息公开，主动向社会公开执业药师继续教育的范围、内容、收费项目及标准等情况。

执业药师继续教育机构应当建立健全执业药师继续教育档案，如实记录执业药师在本机构参加继续教育的时间、内容、方式和考试考核结果等，依法依规出具继续教育学时证明。

第十六条　执业药师继续教育机构不得采取弄虚作假、欺诈等不正当手段招揽生源，不得以继续教育名义组织旅游或者组织与继续教育培训无关的活动，不得以继续教育名义乱收费或者只收费不培训，继续教育培训考试考核不得流于形式，以及不得从事其他有关法律法规明令禁止的行为。

第四章　学时管理

第十七条　执业药师参加继续教育实行学时登记管理。登记内容主要包括继续教育时间、内容、方式、学时数、机构等信息。

省级药品监管部门会同人力资源社会保障部门制定本行政区域执业药师继续教育学时认定和登记制度并组织实施。

第十八条　执业药师应当自取得执业药师职业资格证书的次年起开始参加继续教育，每年参加的继续教育不少于90学时。其中，专业科目学时一般不少于总学时的三分之二。

执业药师参加本规定第十条规定方式的继续教育，其学时计算标准如下：

（一）参加省级以上药品监管部门、人力资源社会保障部门以及执业药师继续教育机构组织的脱产培训，每天最多按8学时计算。

（二）参加省级以上药品监管部门、人力资源社会保障部门以及执业药师继续教育机构组织的网络培训，按实际学时计算。

（三）参加国家教育行政主管部门承认的药学类、中药学类以及相关专业大学专科以上学历（学位）教育，获得学历（学位）当年度最多折算为90学时。

（四）独立承担药品监管部门、人力资源社会保障部门或者相关行业协会学会的执业药师类研究课题，或者独立承担相关科研基金项目，课题项目结项的，当年度每项最多折算为40学时；与他人合作完成的，主持人每项最多折算为30学时，参与人每人每项最多折算为10学时。

（五）独立公开发表执业药师类学术论文，每篇最多折算为10学时；与他人合作发表的，每人每篇折算最多为5学时。每人每年最多折算为60学时。

（六）独立公开出版执业药师类学术著作、译著等，每本最多折算为30学时；与他人合作出版的，第一作者每本最多折算为20学时，其他作者每人每本最多折算为10学时。每人每年最多折算为60学时。

（七）担任药品监管部门、人力资源社会保障部门或者相关行业协会学会组织举办的与执业药师工作相关的宣讲、巡讲，以及培训班、学术会议、专题讲座等活动授课（报告）人，最多按实际授课（报告）时间的6倍计算学时。

（八）参加药品监管部门、人力资源社会保障部门或者相关行业协会学会组织的与执业药师工作相关的评比、竞赛类活动等，获得三等奖或者相当等次以上，当年度每项最多折算为30学时，同一活动不累计计算。

省级以上药品监管部门、人力资源社会保障部门认可的其他继续教育活动的学时计（折）算标准，由省级以上药品监管部门会同人力资源社会保障部门确定。

第十九条　执业药师在参与援藏、援疆、援青等援派工作期间，视同完成年度继续教育学时。执业药师在参与重大突发公共卫生事件工作期间提供药品管理与药学服务的，由执业药师用人单位出具证明，经省级药品监管部门确认符合要求的，可视同参加继续教育。

第二十条　执业药师参加继续教育取得的学时在当年度有效，原则上不得结转或者顺延至以后年度。

执业药师因伤、病、孕等特殊原因无法在当年度完成继续教育学时的，由执业药师用人单位出具证明，可于下一年度内补学完成上一年度规定的学时。

第二十一条　执业药师参加药品监管部门、人力资源社会保障部门直接举办的继续教育活动，可直接授予继续教育学时；执业药师参加执业药师继续教育机构举办的继续教育活动，由执业药师继续教育机构及时将执业药师继续教育学时情况报省级药品监管部门；执业药师参加其他方式的继续教育后，应当在当年提交材料报本行政区域省级药品监管部门。

第二十二条　记入全国专业技术人员继续教育管理信息系统或者记入全国执业药师注册管理信息系统的执业药师继续教育学时，在全国范围内有效。

第五章　考核监督

第二十三条　用人单位应当建立本单位执业药师继续教育与使用、晋升相衔接的激励机制，把执业药师参加继续教育情况作为执业药师考核评价、岗位聘用的重要依据。执业药师参加继续教育情况，应当作为聘任专业技术职务或者申报评定高一级职称资格的重要条件。

第二十四条　省级以上药品监管部门会同人力资源社会保障部门按照有关法律、法规和规章，对执业药师继续教育工作实施监督检查。

执业药师继续教育机构、用人单位、执业药师应当对药品监管部门、人力资源社会保障部门的监督检查予以协助、配合，不得拒绝、阻挠。

第二十五条　省级以上药品监管部门、人力资源社会保障部门应当持续组织对执业药师继续教育机构教学质量开展动态监测，监测情况作为评价继续教育机构办学质量的重要标准和是否继续承担执业药师继续教育任务的重要依据。

第二十六条　执业药师继续教育机构存在未履行继续教育义务、继续教育质量监测结果较差、采取虚假或者欺诈等不正当手段招揽学员、不正当收费等违法违规行为的，由省级以上药品监管部门、人力资源社会保障部门会同或者转送有关主管部门依法依规进行处理。

第二十七条　执业药师以欺骗、贿赂等不正当手段取得继续教育学时的，违规取得的学时予以撤销，并作为个人不良信息由省级药品监管部门记入全国执业药师注册管理信息系统。省级药品监管部门应当将执业药师违规取得继续教育学时的行为通报用人单位。

第二十八条　药品监管部门及其工作人员，在执业药师继续教育工作中不认真履行职责或者徇私舞弊、滥用职权、玩忽职守的，由其上级主管部门或者纪检监察机关责令改正，并按照管理权限对直接负责的主管人员和其他直接责任人员依法予以处理。

第六章　附　则

第二十九条　执业药师是指经全国统一考试合格，取得《中华人民共和国执业药师职业资格证书》并经注册，在药品生产、经营、使用和其他需要提供药学服务的单位中执业的药学技术人员。

鼓励取得《中华人民共和国执业药师职业资格证书》未注册执业的人员参照本规定参加继续教育。

第三十条　本规定自印发之日起施行，原有执业药师继续教育管理相关规定与本规定不一致的，以本规定为准。

执业药师业务规范

食药监执〔2016〕31 号

（2016 年 11 月 26 日国家食品药品监督管理总局执业药师资格认证中心、
中国药学会、中国医药物资协会、中国非处方药物协会和
中国医药商业协会联合发布）

第一章　总　则

第一条　为规范执业药师的业务行为，践行优良药学服务，保障公众合理用药，倡导行业自律，根据我国相关法律法规和政策制定本规范。

第二条　本规范适用于直接面向公众提供药学服务的执业药师。执业药师应当对公众合理使用药品负责。

第三条　执业药师业务规范是指执业药师在运用药学等相关专业知识和技能从事业务活动时，应当遵守的行为准则。

执业药师的业务活动包括处方调剂、用药指导、药物治疗管理、药品不良反应监测、健康宣教等。

第四条　执业药师应当遵纪守法、爱岗敬业、遵从伦理、服务健康、自觉学习、提升能力，达到本规范的基本要求。

执业药师应当佩戴执业药师徽章上岗，以示身份。

第五条　执业药师应当掌握获取医药卫生信息资源的技能，通过各种方式与工具收集、整理、归纳分析各类有价值的信息，用于开展各项业务活动。

第六条　执业药师所在单位应当为执业药师履行本规范提供必要的条件，支持并保障执业药师开展药学服务。

第二章　处方调剂

第七条　处方调剂包括处方审核、处方调配、复核交付和用药交待。执业药师应当凭医师处方调剂药品，无医师处方不得调剂。

处方调剂应当遵守国家有关法律、法规与规章，以及基本医疗保险制度等各项规定。

第八条　处方审核包括处方的合法性审核、规范性审核和适宜性审核。

第九条　处方的合法性审核，包括处方来源、医师执业资格、处方类别。

执业药师对于不能判定其合法性的处方，不得调剂。

第十条　处方的规范性审核，包括逐项检查处方前记、正文和后记是否完整，书写或印制是否清晰，处方是否有效，医师签字或签章与备案字样是否一致等。

执业药师对于不规范处方，不得调剂。

第十一条　处方的适宜性审核，应当包括如下内容：

（一）处方医师对规定皮试的药品是否注明过敏试验，试验结果是否阴性；

（二）处方用药与临床诊断是否相符；

（三）剂量、用法和疗程是否正确；

（四）选用剂型与给药途径是否合理；

（五）是否重复给药，尤其是同一患者持二张以上处方；

（六）是否存在潜在临床意义的药物相互作用、配伍禁忌；

（七）是否存在特殊人群用药禁忌，如：妊娠及哺乳期妇女、婴幼儿及儿童、老年人等；

（八）其他不适宜用药的情况。

对于存在用药不适宜情形的处方，应当告知处方医师，要求确认或者重新开具处方；不得擅自更改或者自行配发代用药品。

第十二条　处方审核合格后，执业药师依据处方内容调配药品，调配时应当做到：

（一）按照处方上药品的顺序逐一调配；

（二）药品配齐后，与处方逐条核对药品名称、剂量、规格、数量和用法用量，并准确书写标签；

（三）对特殊管理药品及高危药品按规定登记；

（四）同一患者持二张以上处方时，逐张调配，以免发生差错；

（五）防范易混淆药品的调配差错，如名称相近或读音相似、包装外观相仿及同品种多规格药品等的情形；

（六）调配后在外包装上分别贴上用药标签，内容包含：姓名、用法、用量、贮存条件等；

对需要特殊贮存条件的药品，应当加贴或者加盖醒目提示标签。

第十三条　调配中药饮片时，分剂量应当按"等量递减"、"逐剂复戥"的方法。有先煎、后下、包煎、冲服、烊化、另煎等要求的，应当另行单包并注明用法。

调配好的中药饮片包装均应当注明患者姓名、剂数、煎煮方法、注意事项等内容。

第十四条　药品交付前，执业药师应当核对调配的药品是否与处方所开药品一致、数量相符，有无错配、

漏配、多配。

第十五条　药品交付时，执业药师应当核实交付，按处方顺序将药品逐个交予患者、患者家属或看护人，并按照处方或者医嘱进行用药交待与指导。

第十六条　处方调剂应当实行药品调配与复核交付双人核对制度。

执业药师在完成处方调剂后，应当在处方上加盖专用签章或者签名。

第十七条　处方应当按规定保存备查。

第三章　用药指导

第十八条　执业药师应当主动对患者提供个性化的合理用药指导。内容包括：

（一）药品名称及数量；

（二）用药适应症；

（三）用药剂量：首次剂量和维持剂量。必要时需解释剂量如何折算、如何量取等；对于"必要时"使用的药品应当特别交待一日最大限量；

（四）用药方法：日服次数或间隔时间、疗程，特别是药品说明书上有特殊使用要求的，应当特别交待或演示，必要时在用药标签中标注；

（五）预期药品产生药效的时间及药效维持的时间；

（六）忘服或漏服药品的处理办法，关注患者的用药依从性；

（七）药品常见的不良反应，如何避免及应对方法；

（八）自我监测药品疗效的方法；

（九）提示不能同时使用的其他药品或饮食。

第十九条　执业药师指导患者使用药品，应当做到：

（一）了解患者对医学和药品知识的掌握程度；

（二）辅导患者如何正确使用药品；

（三）确认患者是否已经了解指导建议；

（四）提醒患者应该注意的事项。

第二十条　执业药师有责任和义务对患者提供用药咨询，通过直接与患者、家属交流，解答其用药疑问，介绍药品和疾病的常识。执业药师接受咨询时应当做到：

（一）注重礼仪，尊重患者隐私；

（二）了解患者日常用药情况，判断患者既往用药的正确性；

（三）使用通俗性语言；

（四）对首次使用该药品的、用药依从性差的及使用治疗指数低的药品的患者，应当提供书面的指导资料。

第二十一条　对购买非处方药的患者或消费者，执业药师有责任和义务提供专业指导，内容主要包括：

（一）询问近期疾病和用药情况；

（二）询问患者是否有药物禁忌证、过敏史等；

（三）对患者非处方药的选用给予建议与指导。

第四章　药物治疗管理

第二十二条　执业药师应当主动参与患者的药物治疗管理，为患者合理用药、优化药物疗效提供专业服务。药物治疗管理包含：

（一）采集患者个体的所有治疗相关信息；

（二）评估和确认患者是否存在药物治疗问题；

（三）与患者一起确定治疗目标，制订干预措施，并执行药学监护计划；

（四）对制订的治疗目标进行随访和进一步评估，以确保患者的药物治疗达到最佳效果。

第二十三条　开展药物治疗管理的执业药师应当掌握沟通技能和药物治疗评估的实践技能。

第二十四条　执业药师应当在与患者建立互信关系的基础上，采集患者相关信息，建立药历。采集的信息包括：患者个人基本信息、目前病情与诊断、用药体验、疾病史、过敏史、药物治疗方案等。

患者的个人隐私在交流与记录中应当予以保护。

第二十五条　执业药师采集患者信息后，应当对患者药物治疗的适宜性、有效性、安全性及用药依从性方面进行用药评估。

用药评估包括：判断患者所使用的药品是否与适应症相符合；评估患者的治疗效果，确认是否存在任何药物治疗问题。如发现药物治疗问题，应当按照药物治疗问题影响患者的严重和难易程度，依先后顺序解决。确认患者是否能够并愿意遵从医嘱服用药物。

第二十六条　执业药师应当针对患者的每种疾病，与患者共同确立治疗目标并拟定药学监护计划。必要时，执业药师应当与患者和其主治医师互相讨论其治疗目标，并获得共识。

第二十七条　执业药师的干预措施应当针对患者个体的病情、药物相关需求和药物治疗问题，并做好记录。

第二十八条　执业药师在执行药学监护计划时，应当拟定收集监测数据的时间表，确定需监测的临床指标，以评估患者药物治疗效果。

药物治疗管理中，应当提供患者用药清单，以便提醒患者用药以及就诊时与医师和药师沟通信息。

第二十九条　执业药师进行患者疗效随访评估时，应当依据治疗目标，评估患者实际治疗结果，确定患者达到治疗目标的进度，判断患者的药物治疗是否存在任何安全性或用药依从性问题、是否有新的药物治疗问题发生。

第三十条　药物治疗管理的记录应当包括：患者的主诉、临床客观指标、评估患者存在的药物治疗问题以及下一步药物治疗计划。执业药师应当鼓励患者、家属或看护者积极参与药物治疗和用药评估的全过程。

第三十一条　药物治疗管理以达到治疗目标为终点，整个过程必须是系统的，且可以持续执行。对于药品的用法、用量处于调整阶段以及其它需要特别关注的患者，执业药师应当加强随访，追踪用药成效。

第三十二条　药物治疗管理的重点对象包括：

（一）就医或变更治疗方案频繁者；

（二）多科就诊或多名医师处方者；

（三）患有 2 种以上慢性疾病者；

（四）服用 5 种以上药品者；

（五）正在服用高危药品或依从性差者；

（六）药品治疗费用较高者。

第五章　药品不良反应监测

第三十三条　执业药师应当承担药品不良反应监测的责任，对使用药品进行跟踪，特别关注处于药品监测期和特殊人群使用的药品。发现药品不良反应时，应当及时记录、填写报表并按《药品不良反应报告和监测管理办法》的规定上报。

第三十四条　执业药师在日常用药咨询和药物治疗管理中，应当特别关注患者新发生的疾病，仔细观察患者的临床症状和不良反应，判断患者新发生的疾病是否与药品的使用有关，一旦发现，应当及时纠正和上报。

第六章　健康宣教

第三十五条　执业药师有责任和义务对公众宣传疾病预防和药品使用的知识，积极倡导健康生活方式，促进合理用药。

第三十六条　执业药师在社区中应当是健康信息的提供者，协助居民了解慢性疾病的危害性以及预防慢性疾病的重要性。

第三十七条　执业药师应当知晓国家和世界健康与疾病防控宣传日；关注和学习国家卫生行政部门定期发布的慢性疾病报告，了解本地区慢性疾病发病现状，有针对性地开展健康教育，为预防和控制慢性疾病的发生和流行发挥作用。

第三十八条　开展公众用药教育的形式包括：

（一）开展用药相关的健康知识讲座，提供教育资料；

（二）在社区和公共场所，为特殊人群提供用药相关教育；

（三）发放患者用药咨询联系卡。联系卡包含对外联系方式、工作时间、建议咨询的内容、合理用药常识等。

第三十九条　执业药师可以通过适当的形式告知社区居民如何纠正不健康的生活方式（如控制体重、适当饮食、坚持锻炼以及戒烟等），预防、减少慢性疾病的发生。

第四十条　执业药师应当在控制药物滥用方面发挥积极作用。

严格执行特殊管理药品的管理制度，发现有药物滥用者应当及时告知其危害性。

第七章　附　则

第四十一条　本规范由国家食品药品监督管理总局执业药师资格认证中心、中国药学会、中国医药物资协会、中国非处方药物协会和中国医药商业协会共同参与制定。

国家食品药品监督管理总局执业药师资格认证中心负责解释。

第四十二条　本规范自 2017 年 1 月 1 日起施行。

药品零售企业执业药师药学服务指南

第一章　总则

第一条　为指导帮助药品零售企业执业药师开展药学服务，保障公众用药安全、有效，根据《中华人民共和国药品管理法》及执业药师职业资格制度，制定本指南。

第二条　本指南适用于药品零售企业的执业药师。

第三条　药学服务是指药品零售企业的执业药师应用药学专业知识、技能和工具，向公众提供直接的、负责任的与用药相关的服务，以期提高药物治疗的安全性、有效性、经济性和适宜性的行为。

第四条　执业药师应坚持为公众提供药学服务，并持续提升药学服务质量和水平，不断满足公众合理用药需求。

第二章　基本要求

第五条　执业药师提供药学服务时，应当保护服务对象的隐私，并明示服务的内容、流程、方式等信息。

第六条　执业药师可以通过计算机信息系统辅助开展处方审核及药学服务，对处方和服务对象信息及药学服务过程予以记录，做好服务对象的个人信息保护，确保相关记录真实、准确、完整、可追溯。

第七条　执业药师应当利用药学工具软件、专业参考书籍、药物使用辅助教具等开展药学服务，满足药学服务需求，保障药学服务质量。

第八条　执业药师应当按照药学服务管理制度、操作规程和礼仪规范开展药学服务。

第九条　执业药师开展在线药学服务时，应当由其本人真实开展，不得以人工智能程序替代服务；应当在企业网站首页或者经营活动的主页面醒目位置展示执业药师注册信息。

第三章　服务内容

第十条　药学服务包括处方调剂、用药指导、药品不良反应监测、健康宣教等。

第十一条　处方调剂包括处方审核、处方调配、处方复核、药品交付、用药交代。

第十二条　执业药师审核处方时，对存在重复给药、超剂量给药、配伍禁忌等用药不适宜问题的，应当告知服务对象联系处方医师确认，发现严重不合理用药或者用药错误的处方应拒绝调剂。

第十三条　调配处方后，执业药师应当逐个核对处方与调配药品的名称、规格、剂型、剂量、用法是否一致，检查药品的外观质量、有效期等，确认无误后方可交付药品。

第十四条　销售特殊管理的药品和国家有专门管理要求的药品时，执业药师应当按国家有关规定审核处方并登记。

（一）按规定剂量销售第二类精神药品，不得向未成年人销售第二类精神药品。

（二）销售含特殊药品复方制剂时，处方药应当严格凭处方销售，非处方药一次销售数量不得超过国家有关规定的要求。发现虚假处方、超过正常医疗需求的处方，以及大量、多次购买此类药品的情形，执业药师应提出劝告、制止、拒绝，并向当地负责药品监督管理的部门报告。

（三）销售含兴奋剂类药品时，应当核实药品说明书和标签中"运动员慎用"标注情况，并告知服务对象"运动员慎用"。

（四）销售毒性中药饮片时，应当计量准确，不得超出规定剂量，对处方中未注明"生用"的，应当给付炮制品。

（五）执业药师所在企业提供中药代煎服务的，执业药师（中药学）负责指导和监督，保障所用饮片质量符合规定。

第十五条　交付药品时，执业药师应当按照药品说明书与处方用法进行用药交代与指导。

第十六条　执业药师进行处方审核、调配，应当在处方上签字或者盖章，电子处方笺上的电子签名应当经过电子实名认证。

第十七条　药品拆零服务应当符合药品经营质量管理规范要求，拆零的工作台及工具应当保持清洁、卫生，防止混淆和差错，并做好拆零销售记录。销售拆零药品时，应当告知患者药品用法用量和注意事项，并提供药品说明书原件或复印件。

第十八条　执业药师应当利用所掌握的专业知识和工具，解答公众用药咨询，提供个体化用药指导，提升患者用药依从性，避免用药错误发生，最大程度提高患者的药物治疗效果，保证用药安全、有效。用药指导主要包括：

（一）药品名称、规格、剂型和数量。

（二）用药适应症。

（三）用药剂量：首次剂量和维持剂量。必要时需解释剂量的折算和量取等；对于"必要时"使用的药品应当解释用药条件和用药限量。

（四）用药方法：日服次数或间隔时间、疗程。药品说明书上有特殊使用要求的，应当进行用药指导，并在用药指导记录中标注。

（五）预期药品的起效时间、药效维持时间，以及自我监测药品疗效的方法。

（六）发生用药错误时可能产生的结果以及应对措施。

（七）常见和严重的药品不良反应，以及避免和应对的方法。

（八）同服的药品之间的注意事项。

（九）不能同时使用的其他药品或饮食禁忌。

（十）贮存方法、注意事项和有效期。

（十一）近期药品说明书有修改的，包括商品名、适应症、禁忌、剂量、有效期、贮存条件、药品不良反应的修订与更新。

第十九条　执业药师开展用药指导应当做到：

（一）向患者自我介绍，说明指导目的；

（二）了解患者既往病史、现病史和过敏史等用药相关信息；

（三）了解患者对疾病和药品知识的掌握程度；

（四）指导患者正确使用药品；

（五）确认患者是否已经了解指导建议；

（六）了解患者心理状态，提高用药依从性；

（七）建立客观、规范、及时、可追溯的用药指导记录；

（八）销售处方药、甲类非处方药时，应主动开展用药指导；销售乙类非处方药时，应根据患者需求开展用药指导。

第二十条　执业药师提供咨询服务时，应当认真倾听、礼貌询问、耐心回答；对于病因不明、用药后可能掩盖病情、延误治疗或加重病情，或者超出自身能力范围的问题，应当建议及时寻求医师诊疗。

第二十一条　用药对象为儿童、老人、妊娠期与哺乳期妇女、肝肾功能不全、慢性或特殊疾病患者时，执业药师应当进行重点关注、综合判断，给予客观的指导，防止用药意外发生。

第二十二条　执业药师应当以适宜方式提供用药指导。用药指导方式主要包括口头、书面材料、实物演示、视频音频、宣教讲座、电话或互联网教育等。

第二十三条　执业药师应当按照国家药品不良反应报告和监测管理的法律法规，收集、报告药品不良反应信息，采取有效措施减少和防止药品不良反应的发生。必要时，联合医师共同应对，避免对患者造成伤害。

第二十四条　开展药物治疗管理的药品零售企业执业药师应当接受专业培训，具备为患者提供信息收集、用药教育、评估和随访、药物调整建议等方面的专业素质和服务能力。

第二十五条　药物治疗管理的实施对象主要包括：就医或变更治疗方案频繁者、多科室就诊或有多名医师处方者、患有 2 种以上慢性疾病者、使用 5 种及以上药品者、正在使用高危药品或依从性差者。

第二十六条　药物治疗管理的内容主要包括信息收集、档案建立、药物相关问题评估、与医师和患者共同制定干预计划、方案执行、跟踪随访等。

第二十七条　执业药师应当对公众宣传疾病预防和保健知识，开展科学用药、合理用药、安全用药的科普宣传，积极倡导健康的生活方式。健康宣教主要包括：

（一）开展常用药品、常见疾病和健康生活方式相关的科普讲座；

（二）提供用药咨询与教育；

（三）张贴宣传海报，发放宣传画、宣传册，播放科普视频或音频；

（四）基于本地区疾病发病情况，在国家和世界疾病防控宣传日，有针对性地开展宣传教育，预防和控制疾病的发生与流行；

（五）严格执行特殊管理药品的有关规定，对药物滥用者及时阻止并告知危害性。

第二十八条　执业药师应当建立药学服务记录并可追溯，记录应当完整、客观、规范。药学服务记录（参考模板见附表）主要包括：

（一）患者基本信息及药物治疗相关信息；

（二）评估患者用药情况；

（三）所提供用药咨询、跟踪随访、用药教育、患者健康生活方式的建议等内容；

（四）患者对药学服务的内容是否理解并接受；

（五）执业药师签名。

第四章　行为准则

第二十九条　执业药师执业时应佩戴标明执业药师姓名、执业资质、执业类别等内容的工作牌，着装符合健康服务行业要求，仪表端庄整洁。

第三十条　执业药师应当遵纪守法、诚实守信、爱岗敬业、依法执业；以患者为中心，尊重、爱护患者，保护患者隐私；举止文明，自觉维护职业声誉和社会形象；尊重同行，同业互助，公平竞争，共同提高，促进公众合理用药。

第三十一条　执业药师应当熟练掌握药学专业知识，参加继续教育和业务培训，定期开展药学服务交流，不断改进服务方式，持续提升药学服务能力。

第三十二条 执业药师提供药学服务时，不得有以下行为：

（一）推荐或诱导购买与服务对象表述病症无关的药品；

（二）推荐或诱导购买超出服务对象治疗需求数量的药品；

（三）进行不科学的宣传、虚假宣传、夸大宣传，欺骗误导；

（四）将非药品以药品名义介绍和推荐；

（五）故意对可能出现的用药风险做不恰当表述或虚假承诺；

（六）诱导不符合互联网医院诊疗服务范围的服务对象通过互联网医院获取处方；

（七）其他法律法规规定的禁止行为。

附表：药学服务记录表（略）

四、 药品研制与生产管理

药品注册管理办法

（2020 年 1 月 22 日国家市场监督管理总局令第 27 号公布）

第一章 总 则

第一条 为规范药品注册行为，保证药品的安全、有效和质量可控，根据《中华人民共和国药品管理法》（以下简称《药品管理法》）、《中华人民共和国中医药法》、《中华人民共和国疫苗管理法》（以下简称《疫苗管理法》）、《中华人民共和国行政许可法》、《中华人民共和国药品管理法实施条例》等法律、行政法规，制定本办法。

第二条 在中华人民共和国境内以药品上市为目的，从事药品研制、注册及监督管理活动，适用本办法。

第三条 药品注册是指药品注册申请人（以下简称申请人）依照法定程序和相关要求提出药物临床试验、药品上市许可、再注册等申请以及补充申请，药品监督管理部门基于法律法规和现有科学认知进行安全性、有效性和质量可控性等审查，决定是否同意其申请的活动。

申请人取得药品注册证书后，为药品上市许可持有人（以下简称持有人）。

第四条 药品注册按照中药、化学药和生物制品等进行分类注册管理。

中药注册按照中药创新药、中药改良型新药、古代经典名方中药复方制剂、同名同方药等进行分类。

化学药注册按照化学药创新药、化学药改良型新药、仿制药等进行分类。

生物制品注册按照生物制品创新药、生物制品改良型新药、已上市生物制品（含生物类似药）等进行分类。

中药、化学药和生物制品等药品的细化分类和相应的申报资料要求，由国家药品监督管理局根据注册药品的产品特性、创新程度和审评管理需要组织制定，并向社会公布。

境外生产药品的注册申请，按照药品的细化分类和相应的申报资料要求执行。

第五条 国家药品监督管理局主管全国药品注册管理工作，负责建立药品注册管理工作体系和制度，制定药品注册管理规范，依法组织药品注册审评审批以及相关的监督管理工作。国家药品监督管理局药品审评中心（以下简称药品审评中心）负责药物临床试验申请、药品上市许可申请、补充申请和境外生产药品再注册申请等的审评。中国食品药品检定研究院（以下简称中检院）、国家药典委员会（以下简称药典委）、国家药品监督管理局食品药品审核查验中心（以下简称药品核查中心）、国家药品监督管理局药品评价中心（以下简称药品评价中心）、国家药品监督管理局行政事项受理服务和投诉举报中心、国家药品监督管理局信息中心（以下简称信息中心）等药品专业技术机构，承担依法实施药品注册管理所需的药品注册检验、通用名称核准、核查、监测与评价、制证送达以及相应的信息化建设与管理等相关工作。

第六条 省、自治区、直辖市药品监督管理部门负责本行政区域内以下药品注册相关管理工作：

（一）境内生产药品再注册申请的受理、审查和审批；

（二）药品上市后变更的备案、报告事项管理；

（三）组织对药物非临床安全性评价研究机构、药物临床试验机构的日常监管及违法行为的查处；

（四）参与国家药品监督管理局组织的药品注册核查、检验等工作；

（五）国家药品监督管理局委托实施的药品注册相关事项。

省、自治区、直辖市药品监督管理部门设置或者指定的药品专业技术机构，承担依法实施药品监督管理所需的审评、检验、核查、监测与评价等工作。

第七条 药品注册管理遵循公开、公平、公正原则，以临床价值为导向，鼓励研究和创制新药，积极推动仿制药发展。

国家药品监督管理局持续推进审评审批制度改革，优化审评审批程序，提高审评审批效率，建立以审评为主导，检验、核查、监测与评价等为支撑的药品注册管理体系。

第二章 基本制度和要求

第八条 从事药物研制和药品注册活动，应当遵守有关法律、法规、规章、标准和规范；参照相关技术指导原则，采用其他评价方法和技术的，应当证明其科学性、适用性；应当保证全过程信息真实、准确、完整和可追溯。

药品应当符合国家药品标准和经国家药品监督管理局核准的药品质量标准。经国家药品监督管理局核准的药品质量标准，为药品注册标准。药品注册标准应当符合《中华人民共和国药典》通用技术要求，不得低于《中华人民共和国药典》的规定。申报注册品种的检测项目或者指标不适用《中华人民共和国药典》的，申请人应当提供充分的支持性数据。

药品审评中心等专业技术机构，应当根据科学进展、行业发展实际和药品监督管理工作需要制定技术指导原则和程序，并向社会公布。

第九条　申请人应当为能够承担相应法律责任的企业或者药品研制机构等。境外申请人应当指定中国境内的企业法人办理相关药品注册事项。

第十条　申请人在申请药品上市注册前，应当完成药学、药理毒理学和药物临床试验等相关研究工作。药物非临床安全性评价研究应当在经过药物非临床研究质量管理规范认证的机构开展，并遵守药物非临床研究质量管理规范。药物临床试验应当经批准，其中生物等效性试验应当备案；药物临床试验应当在符合相关规定的药物临床试验机构开展，并遵守药物临床试验质量管理规范。

申请药品注册，应当提供真实、充分、可靠的数据、资料和样品，证明药品的安全性、有效性和质量可控性。

使用境外研究资料和数据支持药品注册的，其来源、研究机构或者实验室条件、质量体系要求及其他管理条件等应当符合国际人用药品注册技术要求协调会通行原则，并符合我国药品注册管理的相关要求。

第十一条　变更原药品注册批准证明文件及其附件所载明的事项或者内容的，申请人应当按照规定，参照相关技术指导原则，对药品变更进行充分研究和验证，充分评估变更可能对药品安全性、有效性和质量可控性的影响，按照变更程序提出补充申请、备案或者报告。

第十二条　药品注册证书有效期为五年，药品注册证书有效期内持有人应当持续保证上市药品的安全性、有效性和质量可控性，并在有效期届满前六个月申请药品再注册。

第十三条　国家药品监督管理局建立药品加快上市注册制度，支持以临床价值为导向的药物创新。对符合条件的药品注册申请，申请人可以申请适用突破性治疗药物、附条件批准、优先审评审批及特别审批程序。在药品研制和注册过程中，药品监督管理部门及其专业技术机构给予必要的技术指导、沟通交流、优先配置资源、缩短审评时限等政策和技术支持。

第十四条　国家药品监督管理局建立化学原料药、

辅料及直接接触药品的包装材料和容器关联审评审批制度。在审批药品制剂时，对化学原料药一并审评审批，对相关辅料、直接接触药品的包装材料和容器一并审评。药品审评中心建立化学原料药、辅料及直接接触药品的包装材料和容器信息登记平台，对相关登记信息进行公示，供相关申请人或者持有人选择，并在相关药品制剂注册申请审评时关联审评。

第十五条　处方药和非处方药实行分类注册和转换管理。药品审评中心根据非处方药的特点，制定非处方药上市注册相关技术指导原则和程序，并向社会公布。药品评价中心制定处方药和非处方药上市后转换相关技术要求和程序，并向社会公布。

第十六条　申请人在药物临床试验申请前、药物临床试验过程中以及药品上市许可申请前等关键阶段，可以就重大问题与药品审评中心等专业技术机构进行沟通交流。药品注册过程中，药品审评中心等专业技术机构可以根据工作需要组织与申请人进行沟通交流。

沟通交流的程序、要求和时限，由药品审评中心等专业技术机构依照职能分别制定，并向社会公布。

第十七条　药品审评中心等专业技术机构根据工作需要建立专家咨询制度，成立专家咨询委员会，在审评、核查、检验、通用名称核准等过程中就重大问题听取专家意见，充分发挥专家的技术支撑作用。

第十八条　国家药品监督管理局建立收载新批准上市以及通过仿制药质量和疗效一致性评价的化学药品目录集，载明药品名称、活性成分、剂型、规格、是否为参比制剂、持有人等相关信息，及时更新并向社会公开。化学药品目录集收载程序和要求，由药品审评中心制定，并向社会公布。

第十九条　国家药品监督管理局支持中药传承和创新，建立和完善符合中药特点的注册管理制度和技术评价体系，鼓励运用现代科学技术和传统研究方法研制中药，加强中药质量控制，提高中药临床试验水平。

中药注册申请，申请人应当进行临床价值和资源评估，突出以临床价值为导向，促进资源可持续利用。

第三章　药品上市注册
第一节　药物临床试验

第二十条　本办法所称药物临床试验是指以药品上市注册为目的，为确定药物安全性与有效性在人体开展的药物研究。

第二十一条　药物临床试验分为Ⅰ期临床试验、Ⅱ期临床试验、Ⅲ期临床试验、Ⅳ期临床试验以及生物等效性试验。根据药物特点和研究目的，研究内容包括临床药理学研究、探索性临床试验、确证性临床试验和上市后研究。

第二十二条　药物临床试验应当在具备相应条件并

按规定备案的药物临床试验机构开展。其中，疫苗临床试验应当由符合国家药品监督管理局和国家卫生健康委员会规定条件的三级医疗机构或者省级以上疾病预防控制机构实施或者组织实施。

第二十三条 申请人完成支持药物临床试验的药学、药理毒理学等研究后，提出药物临床试验申请的，应当按照申报资料要求提交相关研究资料。经形式审查，申报资料符合要求的，予以受理。药品审评中心应当组织药学、医学和其他技术人员对已受理的药物临床试验申请进行审评。对药物临床试验申请应当自受理之日起六十日内决定是否同意开展，并通过药品审评中心网站通知申请人审批结果；逾期未通知的，视为同意，申请人可以按照提交的方案开展药物临床试验。

申请人获准开展药物临床试验的为药物临床试验申办者（以下简称申办者）。

第二十四条 申请人拟开展生物等效性试验的，应当按照要求在药品审评中心网站完成生物等效性试验备案后，按照备案的方案开展相关研究工作。

第二十五条 开展药物临床试验，应当经伦理委员会审查同意。

药物临床试验用药品的管理应当符合药物临床试验质量管理规范的有关要求。

第二十六条 获准开展药物临床试验的，申办者在开展后续分期药物临床试验前，应当制定相应的药物临床试验方案，经伦理委员会审查同意后开展，并在药品审评中心网站提交相应的药物临床试验方案和支持性资料。

第二十七条 获准开展药物临床试验的药物拟增加适应症（或者功能主治）以及增加与其他药物联合用药的，申请人应当提出新的药物临床试验申请，经批准后方可开展新的药物临床试验。

获准上市的药品增加适应症（或者功能主治）需要开展药物临床试验的，应当提出新的药物临床试验申请。

第二十八条 申办者应当定期在药品审评中心网站提交研发期间安全性更新报告。研发期间安全性更新报告应当每年提交一次，于药物临床试验获准后每满一年后的两个月内提交。药品审评中心可以根据审查情况，要求申办者调整报告周期。

对于药物临床试验期间出现的可疑且非预期严重不良反应和其他潜在的严重安全性风险信息，申办者应当按照相关要求及时向药品审评中心报告。根据安全性风险严重程度，可以要求申办者采取调整药物临床试验方案、知情同意书、研究者手册等加强风险控制的措施，必要时可以要求申办者暂停或者终止药物临床试验。

研发期间安全性更新报告的具体要求由药品审评中心制定公布。

第二十九条 药物临床试验期间，发生药物临床试验方案变更、非临床或者药学的变化或者有新发现的，申办者应当按照规定，参照相关技术指导原则，充分评估对受试者安全的影响。

申办者评估认为不影响受试者安全的，可以直接实施并在研发期间安全性更新报告中报告。可能增加受试者安全性风险的，应当提出补充申请。对补充申请应当自受理之日起六十日内决定是否同意，并通过药品审评中心网站通知申请人审批结果；逾期未通知的，视为同意。

申办者发生变更的，由变更后的申办者承担药物临床试验的相关责任和义务。

第三十条 药物临床试验期间，发现存在安全性问题或者其他风险的，申办者应当及时调整临床试验方案、暂停或者终止临床试验，并向药品审评中心报告。

有下列情形之一的，可以要求申办者调整药物临床试验方案、暂停或者终止药物临床试验：

（一）伦理委员会未履行职责的；

（二）不能有效保证受试者安全的；

（三）申办者未按照要求提交研发期间安全性更新报告的；

（四）申办者未及时处置并报告可疑且非预期严重不良反应的；

（五）有证据证明研究药物无效的；

（六）临床试验用药品出现质量问题的；

（七）药物临床试验过程中弄虚作假的；

（八）其他违反药物临床试验质量管理规范的情形。

药物临床试验中出现大范围、非预期的严重不良反应，或者有证据证明临床试验用药品存在严重质量问题时，申办者和药物临床试验机构应当立即停止药物临床试验。药品监督管理部门依职责可以责令调整临床试验方案、暂停或者终止药物临床试验。

第三十一条 药物临床试验被责令暂停后，申办者拟继续开展药物临床试验的，应当在完成整改后提出恢复药物临床试验的补充申请，经审查同意后方可继续开展药物临床试验。药物临床试验暂停时间满三年且未申请并获准恢复药物临床试验的，该药物临床试验许可自行失效。

药物临床试验终止后，拟继续开展药物临床试验的，应当重新提出药物临床试验申请。

第三十二条 药物临床试验应当在批准后三年内实施。药物临床试验申请自获准之日起，三年内未有受试者签署知情同意书的，该药物临床试验许可自行失效。仍需实施药物临床试验的，应当重新申请。

第三十三条 申办者应当在开展药物临床试验前在药物临床试验登记与信息公示平台登记药物临床试验方案等信息。药物临床试验期间，申办者应当持续更新登记信息，并在药物临床试验结束后登记药物临床试验结果等信息。登记信息在平台进行公示，申办者对药物临床试验登记信息的真实性负责。

药物临床试验登记和信息公示的具体要求，由药品审评中心制定公布。

第二节 药品上市许可

第三十四条 申请人在完成支持药品上市注册的药学、药理毒理学和药物临床试验等研究，确定质量标准，完成商业规模生产工艺验证，并做好接受药品注册核查检验的准备后，提出药品上市许可申请，按照申报资料要求提交相关研究资料。经对申报资料进行形式审查，符合要求的，予以受理。

第三十五条 仿制药、按照药品管理的体外诊断试剂以及其他符合条件的情形，经申请人评估，认为无需或者不能开展药物临床试验，符合豁免药物临床试验条件的，申请人可以直接提出药品上市许可申请。豁免药物临床试验的技术指导原则和有关具体要求，由药品审评中心制定公布。

仿制药应当与参比制剂质量和疗效一致。申请人应当参照相关技术指导原则选择合理的参比制剂。

第三十六条 符合以下情形之一的，可以直接提出非处方药上市许可申请：

（一）境内已有相同活性成分、适应症（或者功能主治）、剂型、规格的非处方药上市的药品；

（二）经国家药品监督管理局确定的非处方药改变剂型或者规格，但不改变适应症（或者功能主治）、给药剂量以及给药途径的药品；

（三）使用国家药品监督管理局确定的非处方药的活性成份组成的新的复方制剂；

（四）其他直接申报非处方药上市许可的情形。

第三十七条 申报药品拟使用的药品通用名称，未列入国家药品标准或者药品注册标准的，申请人应当在提出药品上市许可申请时同时提出通用名称核准申请。药品上市许可申请受理后，通用名称核准相关资料转药典委，药典委核准后反馈药品审评中心。

申报药品拟使用的药品通用名称，已列入国家药品标准或者药品注册标准，药品审评中心在审评过程中认为需要核准药品通用名称的，应当通知药典委核准通用名称并提供相关资料，药典委核准后反馈药品审评中心。

药典委在核准药品通用名称时，应当与申请人做好沟通交流，并将核准结果告知申请人。

第三十八条 药品审评中心应当组织药学、医学和其他技术人员，按要求对已受理的药品上市许可申请进行审评。

审评过程中基于风险启动药品注册核查、检验，相关技术机构应当在规定时限内完成核查、检验工作。

药品审评中心根据药品注册申报资料、核查结果、检验结果等，对药品的安全性、有效性和质量可控性等进行综合审评，非处方药还应当转药品评价中心进行非处方药适宜性审查。

第三十九条 综合审评结论通过的，批准药品上市，发给药品注册证书。综合审评结论不通过的，作出不予批准决定。药品注册证书载明药品批准文号、持有人、生产企业等信息。非处方药的药品注册证书还应当注明非处方药类别。

经核准的药品生产工艺、质量标准、说明书和标签作为药品注册证书的附件一并发给申请人，必要时还应当附药品上市后研究要求。上述信息纳入药品品种档案，并根据上市后变更情况及时更新。

药品批准上市后，持有人应当按照国家药品监督管理局核准的生产工艺和质量标准生产药品，并按照药品生产质量管理规范要求进行细化和实施。

第四十条 药品上市许可申请审评期间，发生可能影响药品安全性、有效性和质量可控性的重大变更的，申请人应当撤回原注册申请，补充研究后重新申报。

申请人名称变更、注册地址名称变更等不涉及技术审评内容的，应当及时书面告知药品审评中心并提交相关证明性资料。

第三节 关联审评审批

第四十一条 药品审评中心在审评药品制剂注册申请时，对药品制剂选用的化学原料药、辅料及直接接触药品的包装材料和容器进行关联审评。

化学原料药、辅料及直接接触药品的包装材料和容器生产企业应当按照关联审评审批制度要求，在化学原料药、辅料及直接接触药品的包装材料和容器登记平台登记产品信息和研究资料。药品审评中心向社会公示登记号、产品名称、企业名称、生产地址等基本信息，供药品制剂注册申请人选择。

第四十二条 药品制剂申请人提出药品注册申请，可以直接选用已登记的化学原料药、辅料及直接接触药品的包装材料和容器；选用未登记的化学原料药、辅料及直接接触药品的包装材料和容器的，相关研究资料应当随药品制剂注册申请一并申报。

第四十三条 药品审评中心在审评药品制剂注册申请时，对药品制剂选用的化学原料药、辅料及直接接触药品的包装材料和容器进行关联审评，需补充资料的，按照补充资料程序要求药品制剂申请人或者化学原料药、辅料及直接接触药品的包装材料和容器登记企业补充资料，可以基于风险提出对化学原料药、辅料及直接接触药品的包装材料和容器企业进行延伸检查。

仿制境内已上市药品所用的化学原料药的，可以申请单独审评审批。

第四十四条 化学原料药、辅料及直接接触药品的包装材料和容器关联审评通过的或者单独审评审批通过的，药品审评中心在化学原料药、辅料及直接接触药品的包装材料和容器登记平台更新登记状态标识，向社会公示相关信息。其中，化学原料药同时发给化学原料药批准通知书及核准后的生产工艺、质量标准和标签，化学原料药批准通知书中载明登记号；不予批准的，发给化学原料药不予批准通知书。

未通过关联审评审批的，化学原料药、辅料及直接接触药品的包装材料和容器产品的登记状态维持不变，相关药品制剂申请不予批准。

第四节 药品注册核查

第四十五条 药品注册核查，是指为核实申报资料的真实性、一致性以及药品上市商业化生产条件，检查药品研制的合规性、数据可靠性等，对研制现场和生产现场开展的核查活动，以及必要时对药品注册申请所涉及的化学原料药、辅料及直接接触药品的包装材料和容器生产企业、供应商或者其他受托机构开展的延伸检查活动。

药品注册核查启动的原则、程序、时限和要求，由药品审评中心制定公布；药品注册核查实施的原则、程序、时限和要求，由药品核查中心制定公布。

第四十六条 药品审评中心根据药物创新程度、药物研究机构既往接受核查情况等，基于风险决定是否开展药品注册研制现场核查。

药品审评中心决定启动药品注册研制现场核查的，通知药品核查中心在审评期间组织实施核查，同时告知申请人。药品核查中心应当在规定时限内完成现场核查，并将核查情况、核查结论等相关材料反馈药品审评中心进行综合审评。

第四十七条 药品审评中心根据申报注册的品种、工艺、设施、既往接受核查情况等因素，基于风险决定是否启动药品注册生产现场核查。

对于创新药、改良型新药以及生物制品等，应当进行药品注册生产现场核查和上市前药品生产质量管理规范检查。

对于仿制药等，根据是否已获得相应生产范围药品生产许可证且已有同剂型品种上市等情况，基于风险进行药品注册生产现场核查、上市前药品生产质量管理规范检查。

第四十八条 药品注册申请受理后，药品审评中心应当在受理后四十日内进行初步审查，需要药品注册生产现场核查的，通知药品核查中心组织核查，提供核查所需的相关材料，同时告知申请人以及申请人或者生产企业所在地省、自治区、直辖市药品监督管理部门。药品核查中心原则上应当在审评时限届满四十日前完成核查工作，并将核查情况、核查结果等相关材料反馈至药品审评中心。

需要上市前药品生产质量管理规范检查的，由药品核查中心协调相关省、自治区、直辖市药品监督管理部门与药品注册生产现场核查同步实施。上市前药品生产质量管理规范检查的管理要求，按照药品生产监督管理办法的有关规定执行。

申请人应当在规定时限内接受核查。

第四十九条 药品审评中心在审评过程中，发现申报资料真实性存疑或者有明确线索举报等，需要现场检查核实的，应当启动有因检查，必要时进行抽样检验。

第五十条 申请药品上市许可时，申请人和生产企业应当已取得相应的药品生产许可证。

第五节 药品注册检验

第五十一条 药品注册检验，包括标准复核和样品检验。标准复核，是指对申请人申报药品标准中设定项目的科学性、检验方法的可行性、质控指标的合理性等进行的实验室评估。样品检验，是指按照申请人申报或者药品审评中心核定的药品质量标准对样品进行的实验室检验。

药品注册检验启动的原则、程序、时限等要求，由药品审评中心组织制定公布。药品注册申请受理前提出药品注册检验的具体工作程序和要求以及药品注册检验技术要求和规范，由中检院制定公布。

第五十二条 与国家药品标准收载的同品种药品使用的检验项目和检验方法一致的，可以不进行标准复核，只进行样品检验。其他情形应当进行标准复核和样品检验。

第五十三条 中检院或者经国家药品监督管理局指定的药品检验机构承担以下药品注册检验：

（一）创新药；

（二）改良型新药（中药除外）；

（三）生物制品、放射性药品和按照药品管理的体外诊断试剂；

（四）国家药品监督管理局规定的其他药品。

境外生产药品的药品注册检验由中检院组织口岸药品检验机构实施。

其他药品的注册检验，由申请人或者生产企业所在地省级药品检验机构承担。

第五十四条 申请人完成支持药品上市的药学相关研究，确定质量标准，并完成商业规模生产工艺验证后，可以在药品注册申请受理前向中检院或者省、自治区、直辖市药品监督管理部门提出药品注册检验；申请人未在药品注册申请受理前提出药品注册检验的，在药品注册申请受理后四十日内由药品审评中心启动药品注册检验。原则上申请人在药品注册申请受理前只能提出一次药品注册检验，不得同时向多个药品检验机构提出药品注册检验。

申请人提交的药品注册检验资料应当与药品注册申报资料的相应内容一致，不得在药品注册检验过程中变更药品检验机构、样品和资料等。

第五十五条　境内生产药品的注册申请，申请人在药品注册申请受理前提出药品注册检验的，向相关省、自治区、直辖市药品监督管理部门申请抽样，省、自治区、直辖市药品监督管理部门组织进行抽样并封签，由申请人将抽样单、样品、检验所需资料及标准物质等送至相应药品检验机构。

境外生产药品的注册申请，申请人在药品注册申请受理前提出药品注册检验的，申请人应当按规定要求抽取样品，并将样品、检验所需资料及标准物质等送至中检院。

第五十六条　境内生产药品的注册申请，药品注册申请受理后需要药品注册检验的，药品审评中心应当在受理后四十日内向药品检验机构和申请人发出药品注册检验通知。申请人向相关省、自治区、直辖市药品监督管理部门申请抽样，省、自治区、直辖市药品监督管理部门组织进行抽样并封签，申请人应当在规定时限内将抽样单、样品、检验所需资料及标准物质等送至相应药品检验机构。

境外生产药品的注册申请，药品注册申请受理后需要药品注册检验的，申请人应当按规定要求抽取样品，并将样品、检验所需资料及标准物质等送至中检院。

第五十七条　药品检验机构应当在五日内对申请人提交的检验用样品及资料等进行审核，作出是否接收的决定，同时告知药品审评中心。需要补正的，应当一次性告知申请人。

药品检验机构原则上应当在审评时限届满四十日前，将标准复核意见和检验报告反馈至药品审评中心。

第五十八条　在药品审评、核查过程中，发现申报资料真实性存疑或者有明确线索举报，或者认为有必要进行样品检验的，可抽取样品进行样品检验。

审评过程中，药品审评中心可以基于风险提出质量标准单项复核。

第四章　药品加快上市注册程序
第一节　突破性治疗药物程序

第五十九条　药物临床试验期间，用于防治严重危及生命或者严重影响生存质量的疾病，且尚无有效防治手段或者与现有治疗手段相比有足够证据表明具有明显

临床优势的创新药或者改良型新药等，申请人可以申请适用突破性治疗药物程序。

第六十条　申请适用突破性治疗药物程序的，申请人应当向药品审评中心提出申请。符合条件的，药品审评中心按照程序公示后纳入突破性治疗药物程序。

第六十一条　对纳入突破性治疗药物程序的药物临床试验，给予以下政策支持：

（一）申请人可以在药物临床试验的关键阶段向药品审评中心提出沟通交流申请，药品审评中心安排审评人员进行沟通交流；

（二）申请人可以将阶段性研究资料提交药品审评中心，药品审评中心基于已有研究资料，对下一步研究方案提出意见或者建议，并反馈给申请人。

第六十二条　对纳入突破性治疗药物程序的药物临床试验，申请人发现不再符合纳入条件时，应当及时向药品审评中心提出终止突破性治疗药物程序。药品审评中心发现不再符合纳入条件的，应当及时终止该品种的突破性治疗药物程序，并告知申请人。

第二节　附条件批准程序

第六十三条　药物临床试验期间，符合以下情形的药品，可以申请附条件批准：

（一）治疗严重危及生命且尚无有效治疗手段的疾病的药品，药物临床试验已有数据证实疗效并能预测其临床价值的；

（二）公共卫生方面急需的药品，药物临床试验已有数据显示疗效并能预测其临床价值的；

（三）应对重大突发公共卫生事件急需的疫苗或者国家卫生健康委员会认定急需的其他疫苗，经评估获益大于风险的。

第六十四条　申请附条件批准的，申请人应当就附条件批准上市的条件和上市后继续完成的研究工作等与药品审评中心沟通交流，经沟通交流确认后提出药品上市许可申请。

经审评，符合附条件批准要求的，在药品注册证书中载明附条件批准药品注册证书的有效期、上市后需要继续完成的研究工作及完成时限等相关事项。

第六十五条　审评过程中，发现纳入附条件批准程序的药品注册申请不能满足附条件批准条件的，药品审评中心应当终止该品种附条件批准程序，并告知申请人按照正常程序研究申报。

第六十六条　对附条件批准的药品，持有人应当在药品上市后采取相应的风险管理措施，并在规定期限内按照要求完成药物临床试验等相关研究，以补充申请方式申报。

对批准疫苗注册申请时提出进一步研究要求的，疫苗持有人应当在规定期限内完成研究。

第六十七条　对附条件批准的药品，持有人逾期未按照要求完成研究或者不能证明其获益大于风险的，国家药品监督管理局应当依法处理，直至注销药品注册证书。

第三节　优先审评审批程序

第六十八条　药品上市许可申请时，以下具有明显临床价值的药品，可以申请适用优先审评审批程序：

（一）临床急需的短缺药品、防治重大传染病和罕见病等疾病的创新药和改良型新药；

（二）符合儿童生理特征的儿童用药品新品种、剂型和规格；

（三）疾病预防、控制急需的疫苗和创新疫苗；

（四）纳入突破性治疗药物程序的药品；

（五）符合附条件批准的药品；

（六）国家药品监督管理局规定其他优先审评审批的情形。

第六十九条　申请人在提出药品上市许可申请前，应当与药品审评中心沟通交流，经沟通交流确认后，在提出药品上市许可申请的同时，向药品审评中心提出优先审评审批申请。符合条件的，药品审评中心按照程序公示后纳入优先审评审批程序。

第七十条　对纳入优先审评审批程序的药品上市许可申请，给予以下政策支持：

（一）药品上市许可申请的审评时限为一百三十日；

（二）临床急需的境外已上市境内未上市的罕见病药品，审评时限为七十日；

（三）需要核查、检验和核准药品通用名称的，予以优先安排；

（四）经沟通交流确认后，可以补充提交技术资料。

第七十一条　审评过程中，发现纳入优先审评审批程序的药品注册申请不能满足优先审评审批条件的，药品审评中心应当终止该品种优先审评审批程序，按照正常审评程序审评，并告知申请人。

第四节　特别审批程序

第七十二条　在发生突发公共卫生事件的威胁时以及突发公共卫生事件发生后，国家药品监督管理局可以依法决定对突发公共卫生事件应急所需防治药品实行特别审批。

第七十三条　对实施特别审批的药品注册申请，国家药品监督管理局按照统一指挥、早期介入、快速高效、科学审批的原则，组织加快并同步开展药品注册受理、审评、核查、检验工作。特别审批的情形、程序、时限、要求等按照药品特别审批程序规定执行。

第七十四条　对纳入特别审批程序的药品，可以根据疾病防控的特定需要，限定其在一定期限和范围内使用。

第七十五条　对纳入特别审批程序的药品，发现其不再符合纳入条件的，应当终止该药品的特别审批程序，并告知申请人。

第五章　药品上市后变更和再注册
第一节　药品上市后研究和变更

第七十六条　持有人应当主动开展药品上市后研究，对药品的安全性、有效性和质量可控性进行进一步确证，加强对已上市药品的持续管理。

药品注册证书及附件要求持有人在药品上市后开展相关研究工作的，持有人应当在规定时限内完成并按照要求提出补充申请、备案或者报告。

药品批准上市后，持有人应当持续开展药品安全性和有效性研究，根据有关数据及时备案或者提出修订说明书的补充申请，不断更新完善说明书和标签。药品监督管理部门依职责可以根据药品不良反应监测和药品上市后评价结果等，要求持有人对说明书和标签进行修订。

第七十七条　药品上市后的变更，按照其对药品安全性、有效性和质量可控性的风险和产生影响的程度，实行分类管理，分为审批类变更、备案类变更和报告类变更。

持有人应当按照相关规定，参照相关技术指导原则，全面评估、验证变更事项对药品安全性、有效性和质量可控性的影响，进行相应的研究工作。

药品上市后变更研究的技术指导原则，由药品审评中心制定，并向社会公布。

第七十八条　以下变更，持有人应当以补充申请方式申报，经批准后实施：

（一）药品生产过程中的重大变更；

（二）药品说明书中涉及有效性内容以及增加安全性风险的其他内容的变更；

（三）持有人转让药品上市许可；

（四）国家药品监督管理局规定需要审批的其他变更。

第七十九条　以下变更，持有人应当在变更实施前，报所在地省、自治区、直辖市药品监督管理部门备案：

（一）药品生产过程中的中等变更；

（二）药品包装标签内容的变更；

（三）药品分包装；

（四）国家药品监督管理局规定需要备案的其他变更。

境外生产药品发生上述变更的，应当在变更实施前报药品审评中心备案。

药品分包装备案的程序和要求，由药品审评中心制定发布。

第八十条　以下变更，持有人应当在年度报告中报告：

（一）药品生产过程中的微小变更；

（二）国家药品监督管理局规定需要报告的其他变更。

第八十一条　药品上市后提出的补充申请，需要核查、检验的，参照本办法有关药品注册核查、检验程序进行。

第二节　药品再注册

第八十二条　持有人应当在药品注册证书有效期届满前六个月申请再注册。境内生产药品再注册申请由持有人向其所在地省、自治区、直辖市药品监督管理部门提出，境外生产药品再注册申请由持有人向药品审评中心提出。

第八十三条　药品再注册申请受理后，省、自治区、直辖市药品监督管理部门或者药品审评中心对持有人开展药品上市后评价和不良反应监测情况，按照药品批准证明文件和药品监督管理部门要求开展相关工作情况，以及药品批准证明文件载明信息变化情况等进行审查，符合规定的，予以再注册，发给药品再注册批准通知书。不符合规定的，不予再注册，并报请国家药品监督管理局注销药品注册证书。

第八十四条　有下列情形之一的，不予再注册：

（一）有效期届满未提出再注册申请的；

（二）药品注册证书有效期内持有人不能履行持续考察药品质量、疗效和不良反应责任的；

（三）未在规定时限内完成药品批准证明文件和药品监督管理部门要求的研究工作且无合理理由的；

（四）经上市后评价，属于疗效不确切、不良反应大或者因其他原因危害人体健康的；

（五）法律、行政法规规定的其他不予再注册情形。

对不予再注册的药品，药品注册证书有效期届满时予以注销。

第六章　受理、撤回申请、审批决定和争议解决

第八十五条　药品监督管理部门收到药品注册申请后进行形式审查，并根据下列情况分别作出是否受理的决定：

（一）申请事项依法不需要取得行政许可的，应当即时作出不予受理的决定，并说明理由。

（二）申请事项依法不属于本部门职权范围的，应当即时作出不予受理的决定，并告知申请人向有关行政机关申请。

（三）申报资料存在可以当场更正的错误的，应当允许申请人当场更正；更正后申请材料齐全、符合法定形式的，应当予以受理。

（四）申报资料不齐全或者不符合法定形式的，应当当场或者在五日内一次告知申请人需要补正的全部内容。按照规定需要在告知时一并退回申请材料的，应当予以退回。申请人应当在三十日内完成补正资料。申请人无正当理由逾期不予补正的，视为放弃申请，无需作出不予受理的决定。逾期未告知申请人补正的，自收到申请材料之日起即为受理。

（五）申请事项属于本部门职权范围，申报资料齐全、符合法定形式，或者申请人按照要求提交全部补正资料的，应当受理药品注册申请。

药品注册申请受理后，需要申请人缴纳费用的，申请人应当按规定缴纳费用。申请人未在规定期限内缴纳费用的，终止药品注册审评审批。

第八十六条　药品注册申请受理后，有药品安全性新发现的，申请人应当及时报告并补充相关资料。

第八十七条　药品注册申请受理后，需要申请人在原申报资料基础上补充新的技术资料的，药品审评中心原则上提出一次补充资料要求，列明全部问题后，以书面方式通知申请人在八十日内补充提交资料。申请人应当一次性按要求提交全部补充资料，补充资料时间不计入药品审评时限。药品审评中心收到申请人全部补充资料后启动审评，审评时限延长三分之一；适用优先审评审批程序的，审评时限延长四分之一。

不需要申请人补充新的技术资料，仅需要申请人对原申报资料进行解释说明的，药品审评中心通知申请人在五日内按照要求提交相关解释说明。

药品审评中心认为存在实质性缺陷无法补正的，不再要求申请人补充资料。基于已有申报资料做出不予批准的决定。

第八十八条　药物临床试验申请、药物临床试验期间的补充申请，在审评期间，不得补充新的技术资料；如需要开展新的研究，申请人可以在撤回后重新提出申请。

第八十九条　药品注册申请受理后，申请人可以提出撤回申请。同意撤回申请的，药品审评中心或者省、自治区、直辖市药品监督管理部门终止其注册程序，并告知药品注册核查、检验等技术机构。审评、核查和检验过程中发现涉嫌存在隐瞒真实情况或者提供虚假信息等违法行为的，依法处理，申请人不得撤回药品注册申请。

第九十条　药品注册期间，对于审评结论为不通过的，药品审评中心应当告知申请人不通过的理由，申请

人可以在十五日内向药品审评中心提出异议。药品审评中心结合申请人的异议意见进行综合评估并反馈申请人。

申请人对综合评估结果仍有异议的，药品审评中心应当按照规定，在五十日内组织专家咨询委员会论证，并综合专家论证结果形成最终的审评结论。

申请人异议和专家论证时间不计入审评时限。

第九十一条 药品注册期间，申请人认为工作人员在药品注册受理、审评、核查、检验、审批等工作中违反规定或者有不规范行为的，可以向其所在单位或者上级机关投诉举报。

第九十二条 药品注册申请符合法定要求的，予以批准。

药品注册申请有下列情形之一的，不予批准：

（一）药物临床试验申请的研究资料不足以支持开展药物临床试验或者不能保障受试者安全的；

（二）申报资料显示其申请药品安全性、有效性、质量可控性等存在较大缺陷的；

（三）申报资料不能证明药品安全性、有效性、质量可控性，或者经评估认为药品风险大于获益的；

（四）申请人未能在规定时限内补充资料的；

（五）申请人拒绝接受或者无正当理由未在规定时限内接受药品注册核查、检验的；

（六）药品注册过程中认为申报资料不真实，申请人不能证明其真实性的；

（七）药品注册现场核查或者样品检验结果不符合规定的；

（八）法律法规规定的不应当批准的其他情形。

第九十三条 药品注册申请审批结束后，申请人对行政许可决定有异议的，可以依法提起行政复议或者行政诉讼。

第七章　工作时限

第九十四条 本办法所规定的时限是药品注册的受理、审评、核查、检验、审批等工作的最长时间。优先审评审批程序相关工作时限，按优先审评审批相关规定执行。

药品审评中心等专业技术机构应当明确本单位工作程序和时限，并向社会公布。

第九十五条 药品监督管理部门收到药品注册申请后进行形式审查，应当在五日内作出受理、补正或者不予受理决定。

第九十六条 药品注册审评时限，按照以下规定执行：

（一）药物临床试验申请、药物临床试验期间补充申请的审评审批时限为六十日；

（二）药品上市许可申请审评时限为二百日，其中优先审评审批程序的审评时限为一百三十日，临床急需境外已上市罕见病用药优先审评审批程序的审评时限为七十日；

（三）单独申报仿制境内已上市化学原料药的审评时限为二百日；

（四）审批类变更的补充申请审评时限为六十日，补充申请合并申报事项的，审评时限为八十日，其中涉及临床试验研究数据审查、药品注册核查检验的审评时限为二百日；

（五）药品通用名称核准时限为三十日；

（六）非处方药适宜性审核时限为三十日。

关联审评时限与其关联药品制剂的审评时限一致。

第九十七条 药品注册核查时限，按照以下规定执行：

（一）药品审评中心应当在药品注册申请受理后四十日内通知药品核查中心启动核查，并同时通知申请人；

（二）药品核查中心原则上在审评时限届满四十日前完成药品注册生产现场核查，并将核查情况、核查结果等相关材料反馈至药品审评中心。

第九十八条 药品注册检验时限，按照以下规定执行：

（一）样品检验时限为六十日，样品检验和标准复核同时进行的时限为九十日；

（二）药品注册检验过程中补充资料时限为三十日；

（三）药品检验机构原则上在审评时限届满四十日前完成药品注册检验相关工作，并将药品标准复核意见和检验报告反馈至药品审评中心。

第九十九条 药品再注册审查审批时限为一百二十日。

第一百条 行政审批决定应当在二十日内作出。

第一百零一条 药品监督管理部门应当自作出药品注册审批决定之日起十日内颁发、送达有关行政许可证件。

第一百零二条 因品种特性及审评、核查、检验等工作遇到特殊情况确需延长时限的，延长的时限不得超过原时限的二分之一，经药品审评、核查、检验等相关技术机构负责人批准后，由延长时限的技术机构书面告知申请人，并通知其他相关技术机构。

第一百零三条 以下时间不计入相关工作时限：

（一）申请人补充资料、核查后整改以及按要求核对生产工艺、质量标准和说明书等所占用的时间；

（二）因申请人原因延迟核查、检验、召开专家咨询会等的时间；

（三）根据法律法规的规定中止审评审批程序的，

中止审评审批程序期间所占用的时间;

（四）启动境外核查的,境外核查所占用的时间。

第八章　监督管理

第一百零四条　国家药品监督管理局负责对药品审评中心等相关专业技术机构及省、自治区、直辖市药品监督管理部门承担药品注册管理相关工作的监督管理、考核评价与指导。

第一百零五条　药品监督管理部门应当依照法律、法规的规定对药品研制活动进行监督检查,必要时可以对为药品研制提供产品或者服务的单位和个人进行延伸检查,有关单位和个人应当予以配合,不得拒绝和隐瞒。

第一百零六条　信息中心负责建立药品品种档案,对药品实行编码管理,汇集药品注册申报、临床试验期间安全性相关报告、审评、核查、检验、审批以及药品上市后变更的审批、备案、报告等信息,并持续更新。药品品种档案和编码管理的相关制度,由信息中心制定公布。

第一百零七条　省、自治区、直辖市药品监督管理部门应当组织对辖区内药物非临床安全性评价研究机构、药物临床试验机构等遵守药物非临床研究质量管理规范、药物临床试验质量管理规范等情况进行日常监督检查,监督其持续符合法定要求。国家药品监督管理局根据需要进行药物非临床安全性评价研究机构、药物临床试验机构等研究机构的监督检查。

第一百零八条　国家药品监督管理局建立药品安全信用管理制度,药品核查中心负责建立药物非临床安全性评价研究机构、药物临床试验机构药品安全信用档案,记录许可颁发、日常监督检查结果、违法行为查处等情况,依法向社会公布并及时更新。药品监督管理部门对有不良信用记录的,增加监督检查频次,并可以按照国家规定实施联合惩戒。药物非临床安全性评价研究机构、药物临床试验机构药品安全信用档案的相关制度,由药品核查中心制定公布。

第一百零九条　国家药品监督管理局依法向社会公布药品注册审批事项清单及法律依据、审批要求和办理时限,向申请人公开药品注册进度,向社会公开批准上市药品的审评结论和依据以及监督检查发现的违法违规行为,接受社会监督。

批准上市药品的说明书应当向社会公开并及时更新。其中,疫苗还应当公开标签内容并及时更新。

未经申请人同意,药品监督管理部门、专业技术机构及其工作人员、参与专家评审等的人员不得披露申请人提交的商业秘密、未披露信息或者保密商务信息,法律另有规定或者涉及国家安全、重大社会公共利益的除外。

第一百一十条　具有下列情形之一的,由国家药品监督管理局注销药品注册证书,并予以公布:

（一）持有人自行提出注销药品注册证书的;

（二）按照本办法规定不予再注册的;

（三）持有人药品注册证书、药品生产许可证等行政许可被依法吊销或者撤销的;

（四）按照《药品管理法》第八十三条的规定,疗效不确切、不良反应大或者因其他原因危害人体健康的;

（五）按照《疫苗管理法》第六十一条的规定,经上市后评价,预防接种异常反应严重或者其他原因危害人体健康的;

（六）按照《疫苗管理法》第六十二条的规定,经上市后评价发现该疫苗品种的产品设计、生产工艺、安全性、有效性或者质量可控性明显劣于预防、控制同种疾病的其他疫苗品种的;

（七）违反法律、行政法规规定,未按照药品批准证明文件要求或者药品监督管理部门要求在规定时限内完成相应研究工作且无合理理由的;

（八）其他依法应当注销药品注册证书的情形。

第九章　法律责任

第一百一十一条　在药品注册过程中,提供虚假的证明、数据、资料、样品或者采取其他手段骗取临床试验许可或者药品注册等许可的,按照《药品管理法》第一百二十三条处理。

第一百一十二条　申请疫苗临床试验、注册提供虚假数据、资料、样品或者有其他欺骗行为的,按照《疫苗管理法》第八十一条进行处理。

第一百一十三条　在药品注册过程中,药物非临床安全性评价研究机构、药物临床试验机构等,未按照规定遵守药物非临床研究质量管理规范、药物临床试验质量管理规范等的,按照《药品管理法》第一百二十六条处理。

第一百一十四条　未经批准开展药物临床试验的,按照《药品管理法》第一百二十五条处理;开展生物等效性试验未备案的,按照《药品管理法》第一百二十七条处理。

第一百一十五条　药物临床试验期间,发现存在安全性问题或者其他风险,临床试验申办者未及时调整临床试验方案、暂停或者终止临床试验,或者未向国家药品监督管理局报告的,按照《药品管理法》第一百二十七条处理。

第一百一十六条　违反本办法第二十八条、第三十三条规定,申办者有下列情形之一的,责令限期改正;逾期不改正的,处一万元以上三万元以下罚款:

（一）开展药物临床试验前未按规定在药物临床试

验登记与信息公示平台进行登记；

（二）未按规定提交研发期间安全性更新报告；

（三）药物临床试验结束后未登记临床试验结果等信息。

第一百一十七条　药品检验机构在承担药品注册所需要的检验工作时，出具虚假检验报告的，按照《药品管理法》第一百三十八条处理。

第一百一十八条　对不符合条件而批准进行药物临床试验、不符合条件的药品颁发药品注册证书的，按照《药品管理法》第一百四十七条处理。

第一百一十九条　药品监督管理部门及其工作人员在药品注册管理过程中有违法违规行为的，按照相关法律法规处理。

第十章　附　则

第一百二十条　麻醉药品、精神药品、医疗用毒性药品、放射性药品、药品类易制毒化学品等有其他特殊管理规定药品的注册申请，除按照本办法的规定办理外，还应当符合国家的其他有关规定。

第一百二十一条　出口疫苗的标准应当符合进口国（地区）的标准或者合同要求。

第一百二十二条　拟申报注册的药械组合产品，已有同类产品经属性界定为药品的，按照药品进行申报；尚未经属性界定的，申请人应当在申报注册前向国家药品监督管理局申请产品属性界定。属性界定为药品为主的，按照本办法规定的程序进行注册，其中属于医疗器械部分的研究资料由国家药品监督管理局医疗器械技术审评中心作出审评结论后，转交药品审评中心进行综合审评。

第一百二十三条　境内生产药品批准文号格式为：国药准字 H（Z、S）＋四位年号＋四位顺序号。中国香港、澳门和台湾地区生产药品批准文号格式为：国药准字 H（Z、S）C＋四位年号＋四位顺序号。

境外生产药品批准文号格式为：国药准字 H（Z、S）J＋四位年号＋四位顺序号。

其中，H 代表化学药，Z 代表中药，S 代表生物制品。

药品批准文号，不因上市后的注册事项的变更而改变。

中药另有规定的从其规定。

第一百二十四条　药品监督管理部门制作的药品注册批准证明电子文件及原料药批准文件电子文件与纸质文件具有同等法律效力。

第一百二十五条　本办法规定的期限以工作日计算。

第一百二十六条　本办法自 2020 年 7 月 1 日起施行。2007 年 7 月 10 日原国家食品药品监督管理局令第 28 号公布的《药品注册管理办法》同时废止。

国务院办公厅关于全面深化药品医疗器械监管改革
促进医药产业高质量发展的意见

国办发〔2024〕53 号

各省、自治区、直辖市人民政府，国务院各部委、各直属机构：

为深入贯彻落实习近平总书记关于药品医疗器械监管和医药产业发展的重要指示批示精神，全面深化药品医疗器械监管改革，促进医药产业高质量发展，经国务院同意，现提出以下意见。

一、总体要求

以习近平新时代中国特色社会主义思想为指导，全面贯彻党的二十大和二十届二中、三中全会精神，坚持科学化、法治化、国际化、现代化的监管发展道路，统筹高质量发展和高水平安全，深化药品医疗器械监管全过程改革，加快构建药品医疗器械领域全国统一大市场，打造具有全球竞争力的创新生态，推动我国从制药大国向制药强国跨越，更好满足人民群众对高质量药品医疗器械的需求。

到 2027 年，药品医疗器械监管法律法规制度更加完善，监管体系、监管机制、监管方式更好适应医药创新和产业高质量发展需求，创新药和医疗器械审评审批质量效率明显提升，全生命周期监管显著加强，质量安全水平全面提高，建成与医药创新和产业发展相适应的监管体系。到 2035 年，药品医疗器械质量安全、有效、可及得到充分保障，医药产业具有更强的创新创造力和全球竞争力，基本实现监管现代化。

二、加大对药品医疗器械研发创新的支持力度

（一）完善审评审批机制全力支持重大创新。按照"提前介入、一企一策、全程指导、研审联动"要求，审评审批资源更多向临床急需的重点创新药和医疗器械倾斜，在临床试验、注册申报、核查检验、审评审批等全过程加强沟通交流，提供个性化指导。（国家药监局负责）

（二）加大中药研发创新支持力度。完善中医药理论、人用经验和临床试验相结合的中药特色审评证据体系，建立医疗机构规范收集整理人用经验数据的机制。健全符合中药特点的中药监管体系。积极支持名老中医方、医疗机构中药制剂向中药新药转化。鼓励运用符合产品特点的新技术、新工艺、新剂型改进已上市中药品种。（国家药监局牵头，工业和信息化部、国家卫生健康委、国家中医药局按职责分工负责）

（三）发挥标准对药品医疗器械创新的引领作用。

深入推进国家药品医疗器械标准提高行动计划，积极推进新技术、新方法、新工具的标准研究和转化。完善国家药品标准数据库，发布并及时更新网络版中国药典。优化医疗器械标准体系，研究组建人工智能、医用机器人等前沿医疗器械标准化技术组织。加强中医医疗器械标准制定。（国家药监局牵头，工业和信息化部、国家卫生健康委、市场监管总局、国家中医药局按职责分工负责）

（四）完善药品医疗器械知识产权保护相关制度。部分药品获批上市时，对注册申请人提交的自行取得且未披露的试验数据和其他数据，分类别给予一定的数据保护期。对符合条件的罕见病用药品、儿童用药品、首个化学仿制药及独家中药品种给予一定的市场独占期。加快药品医疗器械原创性成果专利布局，提升专利质量和转化运用效益。（国家知识产权局、国家药监局按职责分工负责）

（五）积极支持创新药和医疗器械推广使用。加大创新药临床综合评价力度，加强评价结果分析应用。研究试行以药学和临床价值为基础的新上市药品企业自评，优化新上市药品挂网服务。坚持基本医疗保险"保基本"功能定位，完善医保药品目录调整机制，研究规范医保医用耗材目录和医疗服务项目目录，按程序将符合条件的创新药和医疗器械纳入医保支付范围，鼓励医疗机构采购使用。完善多层次医疗保障体系，提高创新药多元支付能力。积极向公众传播准确、全面的创新药和医疗器械信息。（工业和信息化部、国家卫生健康委、市场监管总局、国家医保局、国家药监局按职责分工负责）

三、提高药品医疗器械审评审批质效

（六）加强药品医疗器械注册申报前置指导。缩短临床急需创新药临床试验沟通交流等待时限。开展多渠道多层次沟通，办好"药审云课堂"、"器审云课堂"，发挥审评检查分中心和医疗器械创新服务央地联动机制作用，加强对注册申报规则的宣传解读。（国家药监局负责）

（七）加快临床急需药品医疗器械审批上市。对临床急需的细胞与基因治疗药物、境外已上市药品、联合疫苗、放射性药品、珍稀濒危药材替代品的申报品种，以及医用机器人、脑机接口设备、放射性治疗设备、医学影像设备、创新中医诊疗设备等高端医疗装备和高端

植介入类医疗器械,予以优先审评审批。(国家卫生健康委、国家药监局按职责分工负责)

(八)优化临床试验审评审批机制。省级药品监管部门提出申请,国家药监局同意后,在部分地区开展优化创新药临床试验审评审批试点,将审评审批时限由60个工作日缩短为30个工作日。医疗器械临床试验审评审批时限由60个工作日缩短为30个工作日。优化生物等效性试验备案机制。(国家药监局牵头,试点地区省级人民政府配合)

(九)优化药品补充申请审评审批。省级药品监管部门提出申请,国家药监局同意后,在部分地区开展优化药品补充申请审评审批程序改革试点,需要核查检验的补充申请审评时限由200个工作日缩短为60个工作日。优化原料药管理,原料药登记主体可依法变更。(国家药监局牵头,试点地区省级人民政府配合)

(十)优化药品医疗器械注册检验。将药品注册检验、生物制品批签发检验和进口药品通关检验每批次用量从全项检验用量的3倍减为2倍。畅通创新药和医疗器械优先检验绿色通道,对临床急需药品医疗器械实行即收即检。(国家药监局负责)

(十一)加快罕见病用药品医疗器械审评审批。对符合条件的罕见病用创新药和医疗器械减免临床试验。将罕见病用药品注册检验批次由3减为1批,每批次用量从全项检验用量的3倍减为2倍。基于产品风险统筹安排进口罕见病用药品注册核查与上市后检查,缩短境外核查等待时限。探索由特定医疗机构先行进口未在境内注册上市的临床急需罕见病用药品医疗器械。鼓励国家医学中心加大罕见病用药品医疗器械配备和使用力度。鼓励高水平医疗机构自行研制使用国内尚无同品种产品上市的罕见病用诊断试剂。(国家卫生健康委、国家药监局按职责分工负责)

四、以高效严格监管提升医药产业合规水平

(十二)推进生物制品(疫苗)批签发授权。在充分评估风险基础上,逐步扩大授权实施生物制品(疫苗)批签发的省级药品监管部门检验检测机构和品种范围。季节性流感疫苗等品种的批签发时限缩短至45个工作日以内。(国家药监局牵头,有关地区省级人民政府配合)

(十三)促进仿制药质量提升。优化仿制药审评、核查工作机制,基于产品风险加大批准前动态检查力度。加强对委托研发、受托生产和上市后变更的监管,支持信息化水平高、质量保证和风险防控能力强的企业接受委托。将仿制药质量和疗效一致性评价逐步向滴眼剂、贴剂、喷雾剂等剂型拓展。(国家药监局负责)

(十四)推动医药企业生产检验过程信息化。推动新一代信息技术与医药产业链深度融合,支持药品医疗器械生产企业数智化转型。严格监督疫苗生产企业全面落实生产检验过程信息化要求。分批推进血液制品生产信息化改造,推动建立覆盖从采浆、入厂到生产、检验全过程的血液制品信息化管理体系。(工业和信息化部、国家卫生健康委、国家药监局按职责分工负责)

(十五)提高药品医疗器械监督检查效率。强化面向企业的质量安全警示教育,督促企业全面完善质量管理体系。根据企业和产品风险等级合理确定检查频次,减少重复检查。鼓励国家与省级药品监管部门协同开展涉及生产企业的注册现场检查与生产质量管理规范符合性检查。对同时生产第一类医疗器械的第二类、第三类医疗器械生产企业,开展合并检查。(国家药监局负责)

(十六)强化创新药和医疗器械警戒工作。指导督促创新药上市许可持有人建立完善药物警戒体系,主动监测、报告和分析不良反应,持续开展创新药上市后研究。基于创新药和医疗器械风险特点完善药品不良反应和医疗器械不良事件监测平台。加强创新药和医疗器械上市后主动监测。(国家卫生健康委、国家药监局按职责分工负责)

(十七)提升医药流通新业态监管质效。建立药品医疗器械网络销售安全风险共治联盟,压实网络交易第三方平台责任。支持批发企业有效整合仓储资源和运输资源,构建多仓协同物流管理模式。优化许可流程,提高零售连锁率。按照省级炮制规范炮制的中药饮片可按规定跨省销售,按照国家药品标准生产的中药配方颗粒可直接跨省销售。(国家药监局牵头,商务部、国家卫生健康委、市场监管总局、国家中医药局按职责分工负责)

五、支持医药产业扩大对外开放合作

(十八)深入推进国际通用监管规则转化实施。持续推动药品审评技术要求与国际人用药品技术协调会规则协调一致,支持药物临床试验机构参与创新药物早期临床研发,支持开展国际多中心临床试验,促进全球药物在我国同步研发、同步申报、同步审评、同步上市。积极推进国际医疗器械监管机构论坛、全球医疗器械法规协调会技术指南在我国转化实施。(国家卫生健康委、国家药监局按职责分工负责)

(十九)探索生物制品分段生产模式。省级药品监管部门提出申请,国家药监局同意后,在部分地区开展生产工艺、设施设备有特殊要求的生物制品分段生产试点,率先推进抗体偶联药物、多联多价疫苗等分段生产。支持符合条件的境外药品上市许可持有人在统一的药品质量管理体系下,以自建产能或者委托生产形式开展跨境分段生产。(国家药监局牵头,试点地区省级人民政府配合)

（二十）优化药品医疗器械进口审批。简化香港、澳门已上市传统口服中成药审评审批。优化进口药材管理，扩大境外优质药材资源进口。境外已上市药品在取得我国药品批准证明文件后，对符合要求的获批前商业规模批次产品，允许进口销售。优化已在境内上市的境外生产药品医疗器械转移至境内生产的审评审批流程，支持外商投资企业将原研药品和高端医疗装备等引进境内生产。（国家药监局负责）

（二十一）支持药品医疗器械出口贸易。加快推进加入国际药品检查合作计划。将出具出口销售证明的范围拓展到所有具备资质的企业按照生产质量管理规范生产的药品医疗器械。加强中药资源国际交流合作，积极开展国际监管政策宣贯和交流，支持具有临床优势的中药在境外注册上市。（商务部、国家中医药局、国家药监局按职责分工负责）

六、构建适应产业发展和安全需要的监管体系

（二十二）持续加强监管能力建设。优化监管技术支撑机构设置，加强专业化队伍建设，充实高素质专业化技术力量。逐步赋予能力达标的审评检查分中心更多职责，扩大审评产品和检查企业范围，稳步发展与区域产业特点相适应的审评检查能力。推进省级药品监管部门医疗器械审评机构和审评人员能力评价。鼓励各地结合医药产业发展实际，完善地方监管体制机制，加强队伍能力建设。鼓励有条件的省级药品监管部门积极推进改革试点，开展更多药品医疗器械审评等工作。（国家

药监局牵头，人力资源社会保障部和各省级人民政府按职责分工负责）

（二十三）大力发展药品监管科学。以药品监管科学全国重点实验室为龙头，加强药品监管科学创新研究基地建设。部署推进药品监管科学技术攻关任务，完善成果转化和科研人员激励机制，加快开发支持监管决策的新工具、新标准、新方法。（科技部、国家药监局按职责分工负责）

（二十四）加强监管信息化建设。推动药品医疗器械监管政务服务事项从申请、受理、审查到制证等全环节全流程在线办理。完善国家药品智慧监管平台，强化品种档案和信用档案的数据汇集与治理，探索开展穿透式监管。推动医疗器械唯一标识在促进医疗、医保、医药协同发展和治理中的实施应用。加强全链条药品追溯体系建设，落实企业主体责任，逐步实现生产、流通、使用全过程可追溯。（国家药监局牵头，国家发展改革委、工业和信息化部、国家卫生健康委、国家医保局按职责分工负责）

各地区、各有关部门要把坚持和加强党的领导贯穿于深化药品医疗器械监管改革的各方面和全过程，充分认识以改革促进医药产业高质量发展的重要意义，按照"四个最严"要求，抓好本意见的贯彻落实。有关部门要加强协同配合，凝聚工作合力，强化经费和人才保障，推动各项任务落实落细，确保各项政策措施落地见效。重大事项及时向党中央、国务院请示报告。

药品生产监督管理办法

(2020 年 1 月 22 日国家市场监督管理总局令第 28 号公布)

第一章 总 则

第一条 为加强药品生产监督管理,规范药品生产活动,根据《中华人民共和国药品管理法》(以下简称《药品管理法》)、《中华人民共和国中医药法》、《中华人民共和国疫苗管理法》(以下简称《疫苗管理法》)、《中华人民共和国行政许可法》、《中华人民共和国药品管理法实施条例》等法律、行政法规,制定本办法。

第二条 在中华人民共和国境内上市药品的生产及监督管理活动,应当遵守本办法。

第三条 从事药品生产活动,应当遵守法律、法规、规章、标准和规范,保证全过程信息真实、准确、完整和可追溯。

从事药品生产活动,应当经所在地省、自治区、直辖市药品监督管理部门批准,依法取得药品生产许可证,严格遵守药品生产质量管理规范,确保生产过程持续符合法定要求。

药品上市许可持有人应当建立药品质量保证体系,履行药品上市放行责任,对其取得药品注册证书的药品质量负责。

中药饮片生产企业应当履行药品上市许可持有人的相关义务,确保中药饮片生产过程持续符合法定要求。

原料药生产企业应当按照核准的生产工艺组织生产,严格遵守药品生产质量管理规范,确保生产过程持续符合法定要求。

经关联审评的辅料、直接接触药品的包装材料和容器的生产企业以及其他从事与药品相关生产活动的单位和个人依法承担相应责任。

第四条 药品上市许可持有人、药品生产企业应当建立并实施药品追溯制度,按照规定赋予药品各级销售包装单元追溯标识,通过信息化手段实施药品追溯,及时准确记录、保存药品追溯数据,并向药品追溯协同服务平台提供追溯信息。

第五条 国家药品监督管理局主管全国药品生产监督管理工作,对省、自治区、直辖市药品监督管理部门的药品生产监督管理工作进行监督和指导。

省、自治区、直辖市药品监督管理部门负责本行政区域内的药品生产监督管理,承担药品生产环节的许可、检查和处罚等工作。

国家药品监督管理局食品药品审核查验中心(以下简称核查中心)组织制定药品检查技术规范和文件,承担境外检查以及组织疫苗巡查等,分析评估检查发现风险、作出检查结论并提出处置建议,负责各省、自治区、直辖市药品检查机构质量管理体系的指导和评估。

国家药品监督管理局信息中心负责药品追溯协同服务平台、药品安全信用档案建设和管理,对药品生产场地进行统一编码。

药品监督管理部门依法设置或者指定的药品审评、检验、核查、监测与评价等专业技术机构,依职责承担相关技术工作并出具技术结论,为药品生产监督管理提供技术支撑。

第二章 生产许可

第六条 从事药品生产,应当符合以下条件:

(一)有依法经过资格认定的药学技术人员、工程技术人员及相应的技术工人,法定代表人、企业负责人、生产管理负责人(以下称生产负责人)、质量管理负责人(以下称质量负责人)、质量受权人及其他相关人员符合《药品管理法》《疫苗管理法》规定的条件;

(二)有与药品生产相适应的厂房、设施、设备和卫生环境;

(三)有能对所生产药品进行质量管理和质量检验的机构、人员;

(四)有能对所生产药品进行质量管理和质量检验的必要的仪器设备;

(五)有保证药品质量的规章制度,并符合药品生产质量管理规范要求。

从事疫苗生产活动的,还应当具备下列条件:

(一)具备适度规模和足够的产能储备;

(二)具有保证生物安全的制度和设施、设备;

(三)符合疾病预防、控制需要。

第七条 从事制剂、原料药、中药饮片生产活动,申请人应当按照本办法和国家药品监督管理局规定的申报资料要求,向所在地省、自治区、直辖市药品监督管理部门提出申请。

委托他人生产制剂的药品上市许可持有人,应当具备本办法第六条第一款第一项、第三项、第五项规定的条件,并与符合条件的药品生产企业签订委托协议和质量协议,将相关协议和实际生产场地申请资料合并提交至药品上市许可持有人所在地省、自治区、直辖市药品监督管理部门,按照本办法规定申请办理药品生产许可证。

申请人应当对其申请材料全部内容的真实性负责。

第八条 省、自治区、直辖市药品监督管理部门收到申请后，应当根据下列情况分别作出处理：

（一）申请事项依法不属于本部门职权范围的，应当即时作出不予受理的决定，并告知申请人向有关行政机关申请；

（二）申请事项依法不需要取得行政许可的，应当即时告知申请人不受理；

（三）申请材料存在可以当场更正的错误的，应当允许申请人当场更正；

（四）申请材料不齐全或者不符合形式审查要求的，应当当场或者在五日内发给申请人补正材料通知书，一次性告知申请人需要补正的全部内容，逾期不告知的，自收到申请材料之日起即为受理；

（五）申请材料齐全、符合形式审查要求，或者申请人按照要求提交全部补正材料的，予以受理。

省、自治区、直辖市药品监督管理部门受理或者不予受理药品生产许可证申请的，应当出具加盖本部门专用印章和注明日期的受理通知书或者不予受理通知书。

第九条　省、自治区、直辖市药品监督管理部门应当自受理之日起三十日内，作出决定。

经审查符合规定的，予以批准，并自书面批准决定作出之日起十日内颁发药品生产许可证；不符合规定的，作出不予批准的书面决定，并说明理由。

省、自治区、直辖市药品监督管理部门按照药品生产质量管理规范等有关规定组织开展申报资料技术审查和评定、现场检查。

第十条　省、自治区、直辖市药品监督管理部门应当在行政机关的网站和办公场所公示申请药品生产许可证所需要的条件、程序、期限、需要提交的全部材料的目录和申请书示范文本等。

省、自治区、直辖市药品监督管理部门颁发药品生产许可证的有关信息，应当予以公开，公众有权查阅。

第十一条　省、自治区、直辖市药品监督管理部门对申请办理药品生产许可证进行审查时，应当公开审批结果，并提供条件便利申请人查询审批进程。

未经申请人同意，药品监督管理部门、专业技术机构及其工作人员不得披露申请人提交的商业秘密、未披露信息或者保密商务信息，法律另有规定或者涉及国家安全、重大社会公共利益的除外。

第十二条　申请办理药品生产许可证直接涉及申请人与他人之间重大利益关系的，申请人、利害关系人依照法律、法规规定享有申请听证的权利。

在对药品生产企业的申请进行审查时，省、自治区、直辖市药品监督管理部门认为涉及公共利益的，应当向社会公告，并举行听证。

第十三条　药品生产许可证有效期为五年，分为正本和副本。药品生产许可证样式由国家药品监督管理局统一制定。药品生产许可证电子证书与纸质证书具有同等法律效力。

第十四条　药品生产许可证应当载明许可证编号、分类码、企业名称、统一社会信用代码、住所（经营场所）、法定代表人、企业负责人、生产负责人、质量负责人、质量受权人、生产地址和生产范围、发证机关、发证日期、有效期限等项目。

企业名称、统一社会信用代码、住所（经营场所）、法定代表人等项目应当与市场监督管理部门核发的营业执照中载明的相关内容一致。

第十五条　药品生产许可证载明事项分为许可事项和登记事项。

许可事项是指生产地址和生产范围等。

登记事项是指企业名称、住所（经营场所）、法定代表人、企业负责人、生产负责人、质量负责人、质量受权人等。

第十六条　变更药品生产许可证许可事项的，向原发证机关提出药品生产许可证变更申请。未经批准，不得擅自变更许可事项。

原发证机关应当自收到企业变更申请之日起十五日内作出是否准予变更的决定。不予变更的，应当书面说明理由，并告知申请人享有依法申请行政复议或者提起行政诉讼的权利。

变更生产地址或者生产范围，药品生产企业应当按照本办法第六条的规定及相关变更技术要求，提交涉及变更内容的有关材料，并报经所在地省、自治区、直辖市药品监督管理部门审查决定。

原址或者异地新建、改建、扩建车间或者生产线的，应当符合相关规定和技术要求，提交涉及变更内容的有关材料，并报经所在地省、自治区、直辖市药品监督管理部门进行药品生产质量管理规范符合性检查，检查结果应当通知企业。检查结果符合规定，产品符合放行要求的可以上市销售。有关变更情况，应当在药品生产许可证副本中载明。

上述变更事项涉及药品注册证书及其附件载明内容的，由省、自治区、直辖市药品监督管理部门批准后，报国家药品监督管理局药品审评中心更新药品注册证书及其附件相关内容。

第十七条　变更药品生产许可证登记事项的，应当在市场监督管理部门核准变更或者企业完成变更后三十日内，向原发证机关申请药品生产许可证变更登记。原发证机关应当自收到企业变更申请之日起十日内办理变更手续。

第十八条　药品生产许可证变更后，原发证机关应当在药品生产许可证副本上记录变更的内容和时间，并按照变更后的内容重新核发药品生产许可证正本，收回原药品生产许可证正本，变更后的药品生产许可证终止期限不变。

第十九条 药品生产许可证有效期届满，需要继续生产药品的，应当在有效期届满前六个月，向原发证机关申请重新发放药品生产许可证。

原发证机关结合企业遵守药品管理法律法规、药品生产质量管理规范和质量体系运行情况，根据风险管理原则进行审查，在药品生产许可证有效期届满前作出是否准予其重新发证的决定。符合规定准予重新发证的，收回原证，重新发证；不符合规定的，作出不予重新发证的书面决定，并说明理由，同时告知申请人享有依法申请行政复议或者提起行政诉讼的权利；逾期未作出决定的，视为同意重新发证，并予补办相应手续。

第二十条 有下列情形之一的，药品生产许可证由原发证机关注销，并予以公告：

（一）主动申请注销药品生产许可证的；

（二）药品生产许可证有效期届满未重新发证的；

（三）营业执照依法被吊销或者注销的；

（四）药品生产许可证依法被吊销或者撤销的；

（五）法律、法规规定应当注销行政许可的其他情形。

第二十一条 药品生产许可证遗失的，药品上市许可持有人、药品生产企业应当向原发证机关申请补发，原发证机关按照原核准事项在十日内补发药品生产许可证。许可证编号、有效期等与原许可证一致。

第二十二条 任何单位或者个人不得伪造、变造、出租、出借、买卖药品生产许可证。

第二十三条 省、自治区、直辖市药品监督管理部门应当将药品生产许可证核发、重新发证、变更、补发、吊销、撤销、注销等办理情况，在办理工作完成后十日内在药品安全信用档案中更新。

第三章　生产管理

第二十四条 从事药品生产活动，应当遵守药品生产质量管理规范，按照国家药品标准、经药品监督管理部门核准的药品注册标准和生产工艺进行生产，按照规定提交并持续更新场地管理文件，对质量体系运行过程进行风险评估和持续改进，保证药品生产全过程持续符合法定要求。生产、检验等记录应当完整准确，不得编造和篡改。

第二十五条 疫苗上市许可持有人应当具备疫苗生产、检验必需的厂房设施设备，配备具有资质的管理人员，建立完善质量管理体系，具备生产出符合注册要求疫苗的能力，超出疫苗生产能力确需委托生产的，应当经国家药品监督管理局批准。

第二十六条 从事药品生产活动，应当遵守药品生产质量管理规范，建立健全药品生产质量管理体系，涵盖影响药品质量的所有因素，保证药品生产全过程持续符合法定要求。

第二十七条 药品上市许可持有人应当建立药品质量保证体系，配备专门人员独立负责药品质量管理，对受托药品生产企业、药品经营企业的质量管理体系进行定期审核，监督其持续具备质量保证和控制能力。

第二十八条 药品上市许可持有人的法定代表人、主要负责人应当对药品质量全面负责，履行以下职责：

（一）配备专门质量负责人独立负责药品质量管理；

（二）配备专门质量受权人独立履行药品上市放行责任；

（三）监督质量管理体系正常运行；

（四）对药品生产企业、供应商等相关方与药品生产相关的活动定期开展质量体系审核，保证持续合规；

（五）按照变更技术要求，履行变更管理责任；

（六）对委托经营企业进行质量评估，与使用单位等进行信息沟通；

（七）配合药品监督管理部门对药品上市许可持有人及相关方的延伸检查；

（八）发生与药品质量有关的重大安全事件，应当及时报告并按持有人制定的风险管理计划开展风险处置，确保风险得到及时控制；

（九）其他法律法规规定的责任。

第二十九条 药品生产企业的法定代表人、主要负责人应当对本企业的药品生产活动全面负责，履行以下职责：

（一）配备专门质量负责人独立负责药品质量管理，监督质量管理规范执行，确保适当的生产过程控制和质量控制，保证药品符合国家药品标准和药品注册标准；

（二）配备专门质量受权人履行药品出厂放行责任；

（三）监督质量管理体系正常运行，保证药品生产过程控制、质量控制以及记录和数据真实性；

（四）发生与药品质量有关的重大安全事件，应当及时报告并按企业制定的风险管理计划开展风险处置，确保风险得到及时控制；

（五）其他法律法规规定的责任。

第三十条 药品上市许可持有人、药品生产企业应当每年对直接接触药品的工作人员进行健康检查并建立健康档案，避免患有传染病或者其他可能污染药品疾病的人员从事直接接触药品的生产活动。

第三十一条 药品上市许可持有人、药品生产企业在药品生产中，应当开展风险评估、控制、验证、沟通、审核等质量管理活动，对已识别的风险及时采取有效的风险控制措施，以保证产品质量。

第三十二条　从事药品生产活动，应当对使用的原料药、辅料、直接接触药品的包装材料和容器等相关物料供应商或者生产企业进行审核，保证购进、使用符合法规要求。

生产药品所需的原料、辅料，应当符合药用要求以及相应的生产质量管理规范的有关要求。直接接触药品的包装材料和容器，应当符合药用要求，符合保障人体健康、安全的标准。

第三十三条　经批准或者通过关联审评审批的原料药、辅料、直接接触药品的包装材料和容器的生产企业，应当遵守国家药品监督管理局制定的质量管理规范以及关联审评审批有关要求，确保质量保证体系持续合规，接受药品上市许可持有人的质量审核，接受药品监督管理部门的监督检查或者延伸检查。

第三十四条　药品生产企业应当确定需进行的确认与验证，按照确认与验证计划实施。定期对设施、设备、生产工艺及清洁方法进行评估，确认其持续保持验证状态。

第三十五条　药品生产企业应当采取防止污染、交叉污染、混淆和差错的控制措施，定期检查评估控制措施的适用性和有效性，以确保药品达到规定的国家药品标准和药品注册标准，并符合药品生产质量管理规范要求。

药品上市许可持有人和药品生产企业不得在药品生产厂房生产对药品质量有不利影响的其他产品。

第三十六条　药品包装操作应当采取降低混淆和差错风险的措施，药品包装应当确保有效期内的药品储存运输过程中不受污染。

药品说明书和标签中的表述应当科学、规范、准确，文字应当清晰易辨，不得以粘贴、剪切、涂改等方式进行修改或者补充。

第三十七条　药品生产企业应当建立药品出厂放行规程，明确出厂放行的标准、条件，并对药品质量检验结果、关键生产记录和偏差控制情况进行审核，对药品进行质量检验。符合标准、条件的，经质量受权人签字后方可出厂放行。

药品上市许可持有人应当建立药品上市放行规程，对药品生产企业出厂放行的药品检验结果和放行文件进行审核，经质量受权人签字后方可上市放行。

中药饮片符合国家药品标准或者省、自治区、直辖市药品监督管理部门制定的炮制规范的，方可出厂、销售。

第三十八条　药品上市许可持有人、药品生产企业应当每年进行自检，监控药品生产质量管理规范的实施情况，评估企业是否符合相关法规要求，并提出必要的

纠正和预防措施。

第三十九条　药品上市许可持有人应当建立年度报告制度，按照国家药品监督管理局规定每年向省、自治区、直辖市药品监督管理部门报告药品生产销售、上市后研究、风险管理等情况。

疫苗上市许可持有人应当按照规定向国家药品监督管理局进行年度报告。

第四十条　药品上市许可持有人应当持续开展药品风险获益评估和控制，制定上市后药品风险管理计划，主动开展上市后研究，对药品的安全性、有效性和质量可控性进行进一步确证，加强对已上市药品的持续管理。

第四十一条　药品上市许可持有人应当建立药物警戒体系，按照国家药品监督管理局制定的药物警戒质量管理规范开展药物警戒工作。

药品上市许可持有人、药品生产企业应当经常考察本单位的药品质量、疗效和不良反应。发现疑似不良反应的，应当及时按照要求报告。

第四十二条　药品上市许可持有人委托生产药品的，应当符合药品管理的有关规定。

药品上市许可持有人委托符合条件的药品生产企业生产药品的，应当对受托方的质量保证能力和风险管理能力进行评估，根据国家药品监督管理局制定的药品委托生产质量协议指南要求，与其签订质量协议以及委托协议，监督受托方履行有关协议约定的义务。

受托方不得将接受委托生产的药品再次委托第三方生产。

经批准或者通过关联审评审批的原料药应当自行生产，不得再行委托他人生产。

第四十三条　药品上市许可持有人应当按照药品生产质量管理规范的要求对生产工艺变更进行管理和控制，并根据核准的生产工艺制定工艺规程。生产工艺变更应当开展研究，并依法取得批准、备案或者进行报告，接受药品监督管理部门的监督检查。

第四十四条　药品上市许可持有人、药品生产企业应当每年对所生产的药品按照品种进行产品质量回顾分析、记录，以确认工艺稳定可靠，以及原料、辅料、成品现行质量标准的适用性。

第四十五条　药品上市许可持有人、药品生产企业的质量管理体系相关的组织机构、企业负责人、生产负责人、质量负责人、质量受权人发生变更的，应当自发生变更之日起三十日内，完成登记手续。

疫苗上市许可持有人应当自发生变更之日起十五日内，向所在地省、自治区、直辖市药品监督管理部门报告生产负责人、质量负责人、质量受权人等关键岗位人员的变更情况。

第四十六条 列入国家实施停产报告的短缺药品清单的药品，药品上市许可持有人停止生产的，应当在计划停产实施六个月前向所在地省、自治区、直辖市药品监督管理部门报告；发生非预期停产的，在三日内报告所在地省、自治区、直辖市药品监督管理部门。必要时，向国家药品监督管理局报告。

药品监督管理部门接到报告后，应当及时通报同级短缺药品供应保障工作会商联动机制牵头单位。

第四十七条 药品上市许可持有人为境外企业的，应当指定一家在中国境内的企业法人，履行《药品管理法》与本办法规定的药品上市许可持有人的义务，并负责协调配合境外检查工作。

第四十八条 药品上市许可持有人的生产场地在境外的，应当按照《药品管理法》与本办法规定组织生产，配合境外检查工作。

第四章 监督检查

第四十九条 省、自治区、直辖市药品监督管理部门负责对本行政区域内药品上市许可持有人，制剂、化学原料药、中药饮片生产企业的监督管理。

省、自治区、直辖市药品监督管理部门应当对原料、辅料、直接接触药品的包装材料和容器等供应商、生产企业开展日常监督检查，必要时开展延伸检查。

第五十条 药品上市许可持有人和受托生产企业不在同一省、自治区、直辖市的，由药品上市许可持有人所在地省、自治区、直辖市药品监督管理部门负责对药品上市许可持有人的监督管理，受托生产企业所在地省、自治区、直辖市药品监督管理部门负责对受托生产企业的监督管理。省、自治区、直辖市药品监督管理部门应当加强监督检查信息互相通报，及时将监督检查信息更新到药品安全信用档案中，可以根据通报情况和药品安全信用档案中监管信息更新情况开展调查，对药品上市许可持有人或者受托生产企业依法作出行政处理，必要时可以开展联合检查。

第五十一条 药品监督管理部门应当建立健全职业化、专业化检查员制度，明确检查员的资格标准、检查职责、分级管理、能力培训、行为规范、绩效评价和退出程序等规定，提升检查员的专业素质和工作水平。检查员应当熟悉药品法律法规，具备药品专业知识。

药品监督管理部门应当根据监管事权、药品产业规模及检查任务等，配备充足的检查员队伍，保障检查工作需要。有疫苗等高风险药品生产企业的地区，还应当配备相应数量的具有疫苗等高风险药品检查技能和经验的药品检查员。

第五十二条 省、自治区、直辖市药品监督管理部门根据监管需要，对持有药品生产许可证的药品上市许可申请人及其受托生产企业，按以下要求进行上市前的药品生产质量管理规范符合性检查：

（一）未通过与生产该药品的生产条件相适应的药品生产质量管理规范符合性检查的品种，应当进行上市前的药品生产质量管理规范符合性检查。其中，拟生产药品需要进行药品注册现场核查的，国家药品监督管理局药品审评中心通知核查中心，告知相关省、自治区、直辖市药品监督管理部门和申请人。核查中心协调相关省、自治区、直辖市药品监督管理部门，同步开展药品注册现场核查和上市前的药品生产质量管理规范符合性检查；

（二）拟生产药品不需要进行药品注册现场核查的，国家药品监督管理局药品审评中心告知生产场地所在地省、自治区、直辖市药品监督管理部门和申请人，相关省、自治区、直辖市药品监督管理部门自行开展上市前的药品生产质量管理规范符合性检查；

（三）已通过与生产该药品的生产条件相适应的药品生产质量管理规范符合性检查的品种，相关省、自治区、直辖市药品监督管理部门根据风险管理原则决定是否开展上市前的药品生产质量管理规范符合性检查。

开展上市前的药品生产质量管理规范符合性检查的，在检查结束后，应当将检查情况、检查结果等形成书面报告，作为对药品上市监管的重要依据。上市前的药品生产质量管理规范符合性检查涉及药品生产许可证事项变更的，由原发证的省、自治区、直辖市药品监督管理部门依变更程序作出决定。

通过相应上市前的药品生产质量管理规范符合性检查的商业规模批次，在取得药品注册证书后，符合产品放行要求的可以上市销售。药品上市许可持有人应当重点加强上述批次药品的生产销售、风险管理等措施。

第五十三条 药品生产监督检查的主要内容包括：

（一）药品上市许可持有人、药品生产企业执行有关法律、法规及实施药品生产质量管理规范、药物警戒质量管理规范以及有关技术规范等情况；

（二）药品生产活动是否与药品品种档案载明的相关内容一致；

（三）疫苗储存、运输管理规范执行情况；

（四）药品委托生产质量协议及委托协议；

（五）风险管理计划实施情况；

（六）变更管理情况。

监督检查包括许可检查、常规检查、有因检查和其他检查。

第五十四条 省、自治区、直辖市药品监督管理部门应当坚持风险管理、全程管控原则，根据风险研判情况，制定年度检查计划并开展监督检查。年度检查计划至少包括检查范围、内容、方式、重点、要求、时限、承担检查的机构等。

第五十五条 省、自治区、直辖市药品监督管理部门应当根据药品品种、剂型、管制类别等特点，结合国家药品安全总体情况、药品安全风险警示信息、重大药品安全事件及其调查处理信息等，以及既往检查、检验、不良反应监测、投诉举报等情况确定检查频次：

（一）对麻醉药品、第一类精神药品、药品类易制毒化学品生产企业每季度检查不少于一次；

（二）对疫苗、血液制品、放射性药品、医疗用毒性药品、无菌药品等高风险药品生产企业，每年不少于一次药品生产质量管理规范符合性检查；

（三）对上述产品之外的药品生产企业，每年抽取一定比例开展监督检查，但应当在三年内对本行政区域内企业全部进行检查；

（四）对原料、辅料、直接接触药品的包装材料和容器等供应商、生产企业每年抽取一定比例开展监督检查，五年内对本行政区域内企业全部进行检查。

省、自治区、直辖市药品监督管理部门可以结合本行政区域内药品生产监管工作实际情况，调整检查频次。

第五十六条 国家药品监督管理局和省、自治区、直辖市药品监督管理部门组织监督检查时，应当制定检查方案，明确检查标准，如实记录现场检查情况，需要抽样检验或者研究的，按照有关规定执行。检查结论应当清晰明确，检查发现的问题应当以书面形式告知被检查单位。需要整改的，应当提出整改内容及整改期限，必要时对整改后情况实施检查。

在进行监督检查时，药品监督管理部门应当指派两名以上检查人员实施监督检查，检查人员应当向被检查单位出示执法证件。药品监督管理部门工作人员对知悉的商业秘密应当保密。

第五十七条 监督检查时，药品上市许可持有人和药品生产企业应当根据检查需要说明情况、提供有关材料：

（一）药品生产场地管理文件以及变更材料；

（二）药品生产企业接受监督检查及整改落实情况；

（三）药品质量不合格的处理情况；

（四）药物警戒机构、人员、制度制定情况以及疑似药品不良反应监测、识别、评估、控制情况；

（五）实施附条件批准的品种，开展上市后研究的材料；

（六）需要审查的其他必要材料。

第五十八条 现场检查结束后，应当对现场检查情况进行分析汇总，并客观、公平、公正地对检查中发现的缺陷进行风险评定并作出现场检查结论。

派出单位负责对现场检查结论进行综合研判。

第五十九条 国家药品监督管理局和省、自治区、直辖市药品监督管理部门通过监督检查发现药品生产管理或者疫苗储存、运输管理存在缺陷，有证据证明可能存在安全隐患的，应当依法采取相应措施：

（一）基本符合药品生产质量管理规范要求，需要整改的，应当发出告诫信并依据风险相应采取告诫、约谈、限期整改等措施；

（二）药品存在质量问题或者其他安全隐患的，药品监督管理部门根据监督检查情况，应当发出告诫信，并依据风险相应采取暂停生产、销售、使用、进口等控制措施。

药品存在质量问题或者其他安全隐患的，药品上市许可持有人应当依法召回药品而未召回的，省、自治区、直辖市药品监督管理部门应当责令其召回。

风险消除后，采取控制措施的药品监督管理部门应当解除控制措施。

第六十条 开展药品生产监督检查过程中，发现存在药品质量安全风险的，应当及时向派出单位报告。药品监督管理部门经研判属于重大药品质量安全风险的，应当及时向上一级药品监督管理部门和同级地方人民政府报告。

第六十一条 开展药品生产监督检查过程中，发现存在涉嫌违反药品法律、法规、规章的行为，应当及时采取现场控制措施，按照规定做好证据收集工作。药品监督管理部门应当按照职责和权限依法查处，涉嫌犯罪的移送公安机关处理。

第六十二条 省、自治区、直辖市药品监督管理部门应当依法将本行政区域内药品上市许可持有人和药品生产企业的监管信息归入到药品安全信用档案管理，并保持相关数据的动态更新。监管信息包括药品生产许可、日常监督检查结果、违法行为查处、药品质量抽查检验、不良行为记录和投诉举报等内容。

第六十三条 国家药品监督管理局和省、自治区、直辖市药品监督管理部门在生产监督管理工作中，不得妨碍药品上市许可持有人、药品生产企业的正常生产活动，不得索取或者收受财物，不得谋取其他利益。

第六十四条 个人和组织发现药品上市许可持有人或者药品生产企业进行违法生产活动的，有权向药品监督管理部门举报，药品监督管理部门应当按照有关规定及时核实、处理。

第六十五条 发生与药品质量有关的重大安全事件，药品上市许可持有人应当立即对有关药品及其原料、辅料以及直接接触药品的包装材料和容器、相关生产线等采取封存等控制措施，并立即报告所在地省、自治区、直辖市药品监督管理部门和有关部门，省、自治区、直辖市药品监督管理部门应当在二十四小时内报告省级人民政府，同时报告国家药品监督管理局。

第六十六条 省、自治区、直辖市药品监督管理部门对有不良信用记录的药品上市许可持有人、药品生产企业，应当增加监督检查频次，并可以按照国家规定实施联合惩戒。

第六十七条 省、自治区、直辖市药品监督管理部门未及时发现生产环节药品安全系统性风险，未及时消除监督管理区域内药品安全隐患的，或者省级人民政府未履行药品安全职责，未及时消除区域性重大药品安全隐患的，国家药品监督管理局应当对其主要负责人进行约谈。

被约谈的省、自治区、直辖市药品监督管理部门和地方人民政府应当立即采取措施，对药品监督管理工作进行整改。

约谈情况和整改情况应当纳入省、自治区、直辖市药品监督管理部门和地方人民政府药品监督管理工作评议、考核记录。

第五章　法律责任

第六十八条 有下列情形之一的，按照《药品管理法》第一百一十五条给予处罚：

（一）药品上市许可持有人和药品生产企业变更生产地址、生产范围应当经批准而未经批准的；

（二）药品生产许可证超过有效期限仍进行生产的。

第六十九条 药品上市许可持有人和药品生产企业未按照药品生产质量管理规范的要求生产，有下列情形之一，属于《药品管理法》第一百二十六条规定的情节严重情形的，依法予以处罚：

（一）未配备专门质量负责人独立负责药品质量管理、监督质量管理规范执行；

（二）药品上市许可持有人未配备专门质量受权人履行药品上市放行责任；

（三）药品生产企业未配备专门质量受权人履行药品出厂放行责任；

（四）质量管理体系不能正常运行，药品生产过程控制、质量控制的记录和数据不真实；

（五）对已识别的风险未及时采取有效的风险控制措施，无法保证产品质量；

（六）其他严重违反药品生产质量管理规范的情形。

第七十条 辅料、直接接触药品的包装材料和容器的生产企业及供应商未遵守国家药品监督管理局制定的质量管理规范等相关要求，不能确保质量保证体系持续合规的，由所在地省、自治区、直辖市药品监督管理部门按照《药品管理法》第一百二十六条的规定给予处罚。

第七十一条 药品上市许可持有人和药品生产企业有下列情形之一的，由所在地省、自治区、直辖市药品监督管理部门处一万元以上三万元以下的罚款：

（一）企业名称、住所（经营场所）、法定代表人未按规定办理登记事项变更；

（二）未按照规定每年对直接接触药品的工作人员进行健康检查并建立健康档案；

（三）未按照规定对列入国家实施停产报告的短缺药品清单的药品进行停产报告。

第七十二条 药品监督管理部门有下列行为之一的，对直接负责的主管人员和其他直接责任人员按照《药品管理法》第一百四十九条的规定给予处罚：

（一）瞒报、谎报、缓报、漏报药品安全事件；

（二）对发现的药品安全违法行为未及时查处；

（三）未及时发现药品安全系统性风险，或者未及时消除监督管理区域内药品安全隐患，造成严重影响；

（四）其他不履行药品监督管理职责，造成严重不良影响或者重大损失。

第六章　附　则

第七十三条 本办法规定的期限以工作日计算。药品生产许可中技术审查和评定、现场检查、企业整改等所需时间不计入期限。

第七十四条 场地管理文件，是指由药品生产企业编写的药品生产活动概述性文件，是药品生产企业质量管理文件体系的一部分。场地管理文件有关要求另行制定。

经批准或者关联审评审批的原料药、辅料和直接接触药品的包装材料和容器生产场地、境外生产场地一并赋予统一编码。

第七十五条 告诫信，是指药品监督管理部门在药品监督管理活动中，对有证据证明可能存在安全隐患的，依法发出的信函。告诫信应当载明存在缺陷、问题和整改要求。

第七十六条 药品生产许可证编号格式为"省份简称＋四位年号＋四位顺序号"。企业变更名称等许可证项目以及重新发证，原药品生产许可证编号不变。

企业分立，在保留原药品生产许可证编号的同时，增加新的编号。企业合并，原药品生产许可证编号保留一个。

第七十七条 分类码是对许可证内生产范围进行统计归类的英文字母串。大写字母用于归类药品上市许可持有人和产品类型，包括：A代表自行生产的药品上市许可持有人、B代表委托生产的药品上市许可持有人、C代表接受委托的药品生产企业、D代表原料药生产企业；小写字母用于区分制剂属性，h代表化学药、z代表中成药、s代表生物制品、d代表按药品管理的体外诊断试剂、y 代表中药饮片、q 代表医用气体、t 代表特殊药品、x 代表其他。

第七十八条 药品生产许可证的生产范围应当按照《中华人民共和国药典》制剂通则及其他的国家药品标准等要求填写。

第七十九条 国家有关法律、法规对生产疫苗、血液制品、麻醉药品、精神药品、医疗用毒性药品、放射性药品、药品类易制毒化学品等另有规定的，依照其规定。

第八十条 出口的疫苗应当符合进口国（地区）的标准或者合同要求。

第八十一条 本办法自 2020 年 7 月 1 日起施行。2004 年 8 月 5 日原国家食品药品监督管理局令第 14 号公布的《药品生产监督管理办法》同时废止。

药品召回管理办法

（国家药品监督管理局 2022 年第 92 号公告）

第一章 总 则

第一条 为加强药品质量监管，保障公众用药安全，根据《中华人民共和国药品管理法》《中华人民共和国疫苗管理法》《中华人民共和国药品管理法实施条例》等法律法规，制定本办法。

第二条 中华人民共和国境内生产和上市药品的召回及其监督管理，适用本办法。

第三条 本办法所称药品召回，是指药品上市许可持有人（以下称持有人）按照规定的程序收回已上市的存在质量问题或者其他安全隐患药品，并采取相应措施，及时控制风险、消除隐患的活动。

第四条 本办法所称质量问题或者其他安全隐患，是指由于研制、生产、储运、标识等原因导致药品不符合法定要求，或者其他可能使药品具有的危及人体健康和生命安全的不合理危险。

第五条 持有人是控制风险和消除隐患的责任主体，应当建立并完善药品召回制度，收集药品质量和安全的相关信息，对可能存在的质量问题或者其他安全隐患进行调查、评估，及时召回存在质量问题或者其他安全隐患的药品。

药品生产企业、药品经营企业、药品使用单位应当积极协助持有人对可能存在质量问题或者其他安全隐患的药品进行调查、评估，主动配合持有人履行召回义务，按照召回计划及时传达、反馈药品召回信息，控制和收回存在质量问题或者其他安全隐患的药品。

第六条 药品生产企业、药品经营企业、药品使用单位发现其生产、销售或者使用的药品可能存在质量问题或者其他安全隐患的，应当及时通知持有人，必要时应当暂停生产、放行、销售、使用，并向所在地省、自治区、直辖市人民政府药品监督管理部门报告，通知和报告的信息应当真实。

第七条 持有人、药品生产企业、药品经营企业、药品使用单位应当按规定建立并实施药品追溯制度，保存完整的购销记录，保证上市药品的可溯源。

第八条 省、自治区、直辖市人民政府药品监督管理部门负责本行政区域内药品召回的监督管理工作。

市县级地方人民政府药品监督管理部门负责配合、协助做好药品召回的有关工作，负责行政区域内药品经营企业、药品使用单位协助召回情况的监督管理工作。

国家药品监督管理局负责指导全国药品召回的管理工作。

第九条 国家药品监督管理局和省、自治区、直辖市人民政府药品监督管理部门应当按照药品信息公开有关制度，采取有效途径向社会公布存在质量问题或者其他安全隐患的药品信息和召回信息，必要时向同级卫生健康主管部门通报相关信息。

持有人应当制定药品召回信息公开制度，依法主动公布药品召回信息。

第二章 调查与评估

第十条 持有人应当主动收集、记录药品的质量问题、药品不良反应/事件、其他安全风险信息，对可能存在的质量问题或者其他安全隐患进行调查和评估。

药品生产企业、药品经营企业、药品使用单位应当配合持有人对有关药品质量问题或者其他安全隐患进行调查，并提供有关资料。

第十一条 对可能存在质量问题或者其他安全隐患的药品进行调查，应当根据实际情况确定调查内容，可以包括：

（一）已发生药品不良反应/事件的种类、范围及原因；

（二）药品处方、生产工艺等是否符合相应药品标准、核准的生产工艺要求；

（三）药品生产过程是否符合药品生产质量管理规范；生产过程中的变更是否符合药品注册管理和相关变更技术指导原则等规定；

（四）药品储存、运输等是否符合药品经营质量管理规范；

（五）药品使用是否符合药品临床应用指导原则、临床诊疗指南和药品说明书、标签规定等；

（六）药品主要使用人群的构成及比例；

（七）可能存在质量问题或者其他安全隐患的药品批次、数量及流通区域和范围；

（八）其他可能影响药品质量和安全的因素。

第十二条 对存在质量问题或者其他安全隐患药品评估的主要内容包括：

（一）该药品引发危害的可能性，以及是否已经对人体健康造成了危害；

（二）对主要使用人群的危害影响；

（三）对特殊人群，尤其是高危人群的危害影响，如老年人、儿童、孕妇、肝肾功能不全者、外科手术病人等；

（四）危害的严重与紧急程度；

（五）危害导致的后果。

第十三条 根据药品质量问题或者其他安全隐患的

严重程度，药品召回分为：

（一）一级召回：使用该药品可能或者已经引起严重健康危害的；

（二）二级召回：使用该药品可能或者已经引起暂时或者可逆的健康危害的；

（三）三级召回：使用该药品一般不会引起健康危害，但由于其他原因需要收回的。

第十四条 持有人应当根据调查和评估结果和药品召回等级，形成调查评估报告，科学制定召回计划。

调查评估报告应当包括以下内容：

（一）召回药品的具体情况，包括名称、规格、批次等基本信息；

（二）实施召回的原因；

（三）调查评估结果；

（四）召回等级。

召回计划应当包括以下内容：

（一）药品生产销售情况及拟召回的数量；

（二）召回措施具体内容，包括实施的组织、范围和时限等；

（三）召回信息的公布途径和范围；

（四）召回的预期效果；

（五）药品召回后的处理措施；

（六）联系人的姓名及联系方式。

第三章 主动召回

第十五条 持有人经调查评估后，确定药品存在质量问题或者其他安全隐患的，应当立即决定并实施召回，同时通过企业官方网站或者药品相关行业媒体向社会发布召回信息。召回信息应当包括以下内容：药品名称、规格、批次、持有人、药品生产企业、召回原因、召回等级等。

实施一级、二级召回的，持有人还应当申请在所在地省、自治区、直辖市人民政府药品监督管理部门网站依法发布召回信息。省、自治区、直辖市人民政府药品监督管理部门网站发布的药品召回信息应当与国家药品监督管理局网站链接。

第十六条 持有人作出药品召回决定的，一级召回在1日内，二级召回在3日内，三级召回在7日内，应当发出召回通知，通知到药品生产企业、药品经营企业、药品使用单位等，同时向所在地省、自治区、直辖市人民政府药品监督管理部门备案调查评估报告、召回计划和召回通知。召回通知应当包括以下内容：

（一）召回药品的具体情况，包括名称、规格、批次等基本信息；

（二）召回的原因；

（三）召回等级；

（四）召回要求，如立即暂停生产、放行、销售、

使用；转发召回通知等；

（五）召回处理措施，如召回药品外包装标识、隔离存放措施、储运条件、监督销毁等。

第十七条 持有人在实施召回过程中，一级召回每日，二级召回每3日，三级召回每7日，向所在地省、自治区、直辖市人民政府药品监督管理部门报告药品召回进展情况。

召回过程中，持有人应当及时评估召回效果，发现召回不彻底的，应当变更召回计划，扩大召回范围或者重新召回。变更召回计划的，应当及时向所在地省、自治区、直辖市人民政府药品监督管理部门备案。

第十八条 持有人应当明确召回药品的标识及存放要求，召回药品的外包装标识、隔离存放措施等，应当与正常药品明显区别，防止差错、混淆。对需要特殊储存条件的，在其储存和转运过程中，应当保证储存条件符合规定。

第十九条 召回药品需要销毁的，应当在持有人、药品生产企业或者储存召回药品所在地县级以上人民政府药品监督管理部门或者公证机构监督下销毁。

对通过更换标签、修改并完善说明书、重新外包装等方式能够消除隐患的，或者对不符合药品标准但尚不影响安全性、有效性的中药饮片，且能够通过返工等方式解决该问题的，可以适当处理后再上市。相关处理操作应当符合相应药品质量管理规范等要求，不得延长药品有效期或者保质期。

持有人对召回药品的处理应当有详细的记录，记录应当保存5年且不得少于药品有效期后1年。

第二十条 持有人应当按照《药品管理法》第八十二条规定，在召回完成后10个工作日内，将药品召回和处理情况向所在地省、自治区、直辖市人民政府药品监督管理部门和卫生健康主管部门报告。

持有人应当在药品年度报告中说明报告期内药品召回情况。

第二十一条 境外生产药品涉及在境内实施召回的，境外持有人指定的在中国境内履行持有人义务的企业法人（以下称境内代理人）应当按照本办法组织实施召回，并向其所在地省、自治区、直辖市人民政府药品监督管理部门和卫生健康主管部门报告药品召回和处理情况。

境外持有人在境外实施药品召回，经综合评估认为属于下列情形的，其境内代理人应当于境外召回启动后10个工作日内，向所在地省、自治区、直辖市人民政府药品监督管理部门报告召回药品的名称、规格、批次、召回原因等信息：

（一）与境内上市药品为同一品种，但不涉及境内药品规格、批次或者剂型的；

（二）与境内上市药品共用生产线的；

（三）其他需要向药品监督管理部门报告的。

境外持有人应当综合研判境外实施召回情况，如需要在中国境内召回的，应当按照本条第一款规定组织实施召回。

第四章 责令召回

第二十二条 有以下情形之一的，省、自治区、直辖市人民政府药品监督管理部门应当责令持有人召回药品：

（一）药品监督管理部门经过调查评估，认为持有人应当召回药品而未召回的；

（二）药品监督管理部门经对持有人主动召回结果审查，认为持有人召回药品不彻底的。

第二十三条 省、自治区、直辖市人民政府药品监督管理部门责令召回药品的，应当按本办法第九条、第十五条相关规定向社会公布责令召回药品信息，要求持有人、药品生产企业、药品经营企业和药品使用单位停止生产、放行、销售、使用。

持有人应当按照责令召回要求实施召回，并按照本办法第十五条相关规定向社会发布药品召回信息。

第二十四条 省、自治区、直辖市人民政府药品监督管理部门作出责令召回决定，应当将责令召回通知书送达持有人。责令召回通知书应当包括以下内容：

（一）召回药品的具体情况，包括名称、规格、批次等基本信息；

（二）实施召回的原因；

（三）审查评价和/或调查评估结果；

（四）召回等级；

（五）召回要求，包括范围和时限等。

第二十五条 持有人在收到责令召回通知书后，应当按照本办法第十四条、第十六条的规定，通知药品生产企业、药品经营企业和药品使用单位，制定、备案召回计划，并组织实施。

第二十六条 持有人在实施召回过程中，应当按照本办法第十七条相关要求向所在地省、自治区、直辖市人民政府药品监督管理部门报告药品召回进展情况。

第二十七条 持有人应当按照本办法第十八条、第十九条规定做好后续处理和记录，并在完成召回和处理后10个工作日内向所在地省、自治区、直辖市人民政府药品监督管理部门和卫生健康主管部门提交药品召回的总结报告。

第二十八条 省、自治区、直辖市人民政府药品监督管理部门应当自收到总结报告之日起10个工作日内进行审查，并对召回效果进行评价，必要时组织专家进行审查和评价。认为召回尚未有效控制风险或者消除隐患的，应当书面要求持有人重新召回。

第二十九条 对持有人违反本办法规定，在其所在地省、自治区、直辖市人民政府药品监督管理部门责令其召回后而拒不召回的，药品生产企业、药品经营企业、药品使用单位不配合召回的，相应省、自治区、直辖市人民政府药品监督管理部门应当按照《药品管理法》第一百三十五条的规定进行查处。

第五章 附 则

第三十条 在中国境内上市疫苗的召回程序适用本办法。疫苗存在或者疑似存在质量问题的处置要求应当按照《疫苗管理法》的规定执行。

第三十一条 境内持有人发现出口药品存在质量问题或者其他安全隐患的，应当及时通报进口国（地区）药品监管机构和采购方，需要在境外实施召回的，应当按照进口国（地区）有关法律法规及采购合同的规定组织实施召回。

第三十二条 中药饮片、中药配方颗粒的召回，其生产企业按照本办法实施。

第三十三条 本办法自2022年11月1日施行。

五、药品经营管理

药品经营和使用质量监督管理办法

（2023 年 9 月 27 日国家市场监督管理总局令第 84 号公布 自 2024 年 1 月 1 日起施行）

第一章 总 则

第一条 为了加强药品经营和药品使用质量监督管理，规范药品经营和药品使用质量管理活动，根据《中华人民共和国药品管理法》（以下简称《药品管理法》）《中华人民共和国疫苗管理法》《中华人民共和国药品管理法实施条例》等法律、行政法规，制定本办法。

第二条 在中华人民共和国境内的药品经营、使用质量管理及其监督管理活动，应当遵守本办法。

第三条 从事药品批发或者零售活动的，应当经药品监督管理部门批准，依法取得药品经营许可证，严格遵守法律、法规、规章、标准和规范。

药品上市许可持有人可以自行销售其取得药品注册证书的药品，也可以委托药品经营企业销售。但是，药品上市许可持有人从事药品零售活动的，应当取得药品经营许可证。

其他单位从事药品储存、运输等相关活动的，应当遵守本办法相关规定。

第四条 医疗机构应当建立药品质量管理体系，对本单位药品购进、储存、使用全过程的药品质量管理负责。使用放射性药品等特殊管理的药品的，应当按规定取得相关的使用许可。

医疗机构以外的其他药品使用单位，应当遵守本办法关于医疗机构药品购进、储存、使用全过程的药品质量管理规定。

第五条 药品上市许可持有人、药品经营企业和医疗机构等应当遵守国家药品监督管理局制定的统一药品追溯标准和规范，建立并实施药品追溯制度，按照规定提供追溯信息，保证药品可追溯。

第六条 国家药品监督管理局主管全国药品经营和使用质量监督管理工作，对省、自治区、直辖市药品监督管理部门的药品经营和使用质量监督管理工作进行指导。

省、自治区、直辖市药品监督管理部门负责本行政区域内药品经营和使用质量监督管理，负责药品批发企业、药品零售连锁总部的许可、检查和处罚，以及药品上市许可持有人销售行为的检查和处罚；按职责指导设区的市级、县级人民政府承担药品监督管理职责的部门（以下简称市县级药品监督管理部门）的药品经营和使

用质量监督管理工作。

市县级药品监督管理部门负责本行政区域内药品经营和使用质量监督管理，负责药品零售企业的许可、检查和处罚，以及药品使用环节质量的检查和处罚。

国家市场监督管理总局按照有关规定加强市场监管综合执法队伍的指导。

第七条 国家药品监督管理局制定药品经营质量管理规范及其现场检查指导原则。省、自治区、直辖市药品监督管理部门可以依据本办法、药品经营质量管理规范及其现场检查指导原则，结合本行政区域实际情况制定检查细则。

第二章 经营许可

第八条 从事药品批发活动的，应当具备以下条件：

（一）有与其经营范围相适应的质量管理机构和人员；企业法定代表人、主要负责人、质量负责人、质量管理部门负责人等符合规定的条件；

（二）有依法经过资格认定的药师或者其他药学技术人员；

（三）有与其经营品种和规模相适应的自营仓库、营业场所和设施设备，仓库具备实现药品入库、传送、分拣、上架、出库等操作的现代物流设施设备；

（四）有保证药品质量的质量管理制度以及覆盖药品经营、质量控制和追溯全过程的信息管理系统，并符合药品经营质量管理规范要求。

第九条 从事药品零售连锁经营活动的，应当设立药品零售连锁总部，对零售门店进行统一管理。药品零售连锁总部应当具备本办法第八条第一项、第二项、第四项规定的条件，并具备能够保证药品质量、与其经营品种和规模相适应的仓库、配送场所和设施设备。

第十条 从事药品零售活动的，应当具备以下条件：

（一）经营处方药、甲类非处方药的，应当按规定配备与经营范围和品种相适应的依法经过资格认定的药师或者其他药学技术人员。只经营乙类非处方药的，可以配备经设区的市级药品监督管理部门组织考核合格的药品销售业务人员；

（二）有与所经营药品相适应的营业场所、设备、

陈列、仓储设施以及卫生环境；同时经营其他商品（非药品）的，陈列、仓储设施应当与药品分开设置；在超市等其他场所从事药品零售活动的，应当具有独立的经营区域；

（三）有与所经营药品相适应的质量管理机构或者人员，企业法定代表人、主要负责人、质量负责人等符合规定的条件；

（四）有保证药品质量的质量管理制度、符合质量管理与追溯要求的信息管理系统，符合药品经营质量管理规范要求。

第十一条　开办药品经营企业，应当在取得营业执照后，向所在地县级以上药品监督管理部门申请药品经营许可证，提交下列材料：

（一）药品经营许可证申请表；

（二）质量管理机构情况以及主要负责人、质量负责人、质量管理部门负责人学历、工作经历相关材料；

（三）药师或者其他药学技术人员资格证书以及任职文件；

（四）经营药品的方式和范围相关材料；

（五）药品质量管理规章制度以及陈列、仓储等关键设施设备清单；

（六）营业场所、设备、仓储设施及周边卫生环境等情况，营业场所、仓库平面布置图及房屋产权或者使用权相关材料；

（七）法律、法规规定的其他材料。

申请人应当对其申请材料全部内容的真实性负责。

申请人应当按照国家有关规定对申请材料中的商业秘密、未披露信息或者保密商务信息进行标注，并注明依据。

第十二条　药品监督管理部门收到药品经营许可证申请后，应当根据下列情况分别作出处理：

（一）申请事项依法不需要取得药品经营许可的，应当即时告知申请人不受理；

（二）申请事项依法不属于本部门职权范围的，应当即时作出不予受理的决定，并告知申请人向有关行政机关申请；

（三）申请材料存在可以当场更正的错误的，应当允许申请人当场更正；

（四）申请材料不齐全或者不符合形式审查要求的，应当当场或者在五日内发给申请人补正材料通知书，一次告知申请人需要补正的全部内容，逾期不告知的，自收到申请材料之日起即为受理；

（五）申请材料齐全、符合形式审查要求，或者申请人按照要求提交全部补正材料的，应当受理药品经营许可证申请。

药品监督管理部门受理或者不予受理药品经营许可

证申请的，应当出具加盖本部门专用印章和注明日期的受理通知书或者不予受理通知书。

第十三条　药品监督管理部门应当自受理申请之日起二十日内作出决定。

药品监督管理部门按照药品经营质量管理规范及其现场检查指导原则、检查细则等有关规定，组织开展申报资料技术审查和现场检查。

经技术审查和现场检查，符合条件的，准予许可，并自许可决定作出之日起五日内颁发药品经营许可证；不符合条件的，作出不予许可的书面决定，并说明理由。

仅从事乙类非处方药零售活动的，申请人提交申请材料和承诺书后，符合条件的，准予许可，当日颁发药品经营许可证。自许可决定作出之日起三个月内药品监督管理部门组织开展技术审查和现场检查，发现承诺不实的，责令限期整改，整改后仍不符合条件的，撤销药品经营许可证。

第十四条　药品监督管理部门应当在网站和办公场所公示申请药品经营许可证的条件、程序、期限、需要提交的全部材料目录和申请表格式文本等。

第十五条　药品监督管理部门应当公开药品经营许可证申请的许可结果，并提供条件便利申请人查询审批进程。

未经申请人同意，药品监督管理部门、专业技术机构及其工作人员不得披露申请人提交的商业秘密、未披露信息或者保密商务信息，法律另有规定或者涉及国家安全、重大社会公共利益的除外。

第十六条　药品监督管理部门认为药品经营许可涉及公共利益的，应当向社会公告，并举行听证。

药品经营许可直接涉及申请人与他人之间重大利益关系的，药品监督管理部门作出行政许可决定前，应当告知申请人、利害关系人享有要求听证的权利。

第十七条　药品经营许可证有效期为五年，分为正本和副本。药品经营许可证样式由国家药品监督管理局统一制定。药品经营许可证电子证书与纸质证书具有同等法律效力。

第十八条　药品经营许可证应当载明许可证编号、企业名称、统一社会信用代码、经营地址、法定代表人、主要负责人、质量负责人、经营范围、经营方式、仓库地址、发证机关、发证日期、有效期等项目。

企业名称、统一社会信用代码、法定代表人等项目应当与市场监督管理部门核发的营业执照中载明的相关内容一致。

第十九条　药品经营许可证载明事项分为许可事项和登记事项。

许可事项是指经营地址、经营范围、经营方式、仓库地址。

登记事项是指企业名称、统一社会信用代码、法定代表人、主要负责人、质量负责人等。

第二十条　药品批发企业经营范围包括中药饮片、中成药、化学药、生物制品、体外诊断试剂（药品）、麻醉药品、第一类精神药品、第二类精神药品、药品类易制毒化学品、医疗用毒性药品、蛋白同化制剂、肽类激素等。其中麻醉药品、第一类精神药品、第二类精神药品、药品类易制毒化学品、医疗用毒性药品、蛋白同化制剂、肽类激素等经营范围的核定，按照国家有关规定执行。

经营冷藏冷冻等有特殊管理要求的药品的，应当在经营范围中予以标注。

第二十一条　从事药品零售活动的，应当核定经营类别，并在经营范围中予以明确。经营类别分为处方药、甲类非处方药、乙类非处方药。

药品零售企业经营范围包括中药饮片、中成药、化学药、第二类精神药品、血液制品、细胞治疗类生物制品及其他生物制品等。其中第二类精神药品、血液制品、细胞治疗类生物制品经营范围的核定，按照国家有关规定执行。

经营冷藏冷冻药品的，应当在经营范围中予以标注。

药品零售连锁门店的经营范围不得超过药品零售连锁总部的经营范围。

第二十二条　从事放射性药品经营活动的，应当按照国家有关规定申领放射性药品经营许可证。

第二十三条　变更药品经营许可证载明的许可事项的，应当向发证机关提出药品经营许可证变更申请。未经批准，不得擅自变更许可事项。

发证机关应当自受理变更申请之日起十五日内作出准予变更或者不予变更的决定。

药品零售企业被其他药品零售连锁总部收购的，按照变更药品经营许可证程序办理。

第二十四条　药品经营许可证载明的登记事项发生变化的，应当在发生变化起三十日内，向发证机关申请办理药品经营许可证变更登记。发证机关应当在十日内完成变更登记。

第二十五条　药品经营许可证载明事项发生变更的，由发证机关在副本上记录变更的内容和时间，并按照变更后的内容重新核发药品经营许可证正本。

第二十六条　药品经营许可证有效期届满需要继续经营药品的，药品经营企业应当在有效期届满前六个月至两个月期间，向发证机关提出重新审查发证申请。

发证机关按照本办法关于申请办理药品经营许可证的程序和要求进行审查，必要时开展现场检查。药品经

营许可证有效期届满前，应当作出是否许可的决定。

经审查符合规定条件的，准予许可，药品经营许可证编号不变。不符合规定条件的，责令限期整改；整改后仍不符合规定条件的，不予许可，并书面说明理由。逾期未作出决定的，视为准予许可。

在有效期届满前两个月内提出重新审查发证申请的，药品经营许可证有效期届满后不得继续经营；药品监督管理部门准予许可后，方可继续经营。

第二十七条　有下列情形之一的，由发证机关依法办理药品经营许可证注销手续，并予以公告：

（一）企业主动申请注销药品经营许可证的；

（二）药品经营许可证有效期届满未申请重新审查发证的；

（三）药品经营许可依法被撤销、撤回或者药品经营许可证依法被吊销的；

（四）企业依法终止的；

（五）法律、法规规定的应当注销行政许可的其他情形。

第二十八条　药品经营许可证遗失的，应当向原发证机关申请补发。原发证机关应当及时补发药品经营许可证，补发的药品经营许可证编号和有效期限与原许可证一致。

第二十九条　任何单位或者个人不得伪造、变造、出租、出借、买卖药品经营许可证。

第三十条　药品监督管理部门应当及时更新药品经营许可证核发、重新审查发证、变更、吊销、撤销、注销等信息，并在完成后十日内予以公开。

第三章　经营管理

第三十一条　从事药品经营活动的，应当遵守药品经营质量管理规范，按照药品经营许可证载明的经营方式和经营范围，在药品监督管理部门核准的地址销售、储存药品，保证药品经营全过程符合法定要求。

药品经营企业应当建立覆盖药品经营全过程的质量管理体系。购销记录以及储存条件、运输过程、质量控制等记录应当完整准确，不得编造和篡改。

第三十二条　药品经营企业应当开展评估、验证、审核等质量管理活动，对已识别的风险及时采取有效控制措施，保证药品质量。

第三十三条　药品经营企业的法定代表人、主要负责人对药品经营活动全面负责。

药品经营企业的主要负责人、质量负责人应当符合药品经营质量管理规范规定的条件。主要负责人全面负责企业日常管理，负责配备专门的质量负责人；质量负责人全面负责药品质量管理工作，保证药品质量。

第三十四条　药品上市许可持有人将其持有的品种委托销售的，接受委托的药品经营企业应当具有相应的

经营范围。受托方不得再次委托销售。药品上市许可持有人应当与受托方签订委托协议，明确约定药品质量责任等内容，对受托方销售行为进行监督。

药品上市许可持有人委托销售的，应当向其所在地省、自治区、直辖市药品监督管理部门报告；跨省、自治区、直辖市委托销售的，应当同时报告药品经营企业所在地省、自治区、直辖市药品监督管理部门。

第三十五条　药品上市许可持有人应当建立质量管理体系，对药品经营过程中药品的安全性、有效性和质量可控性负责。药品存在质量问题或者其他安全隐患的，药品上市许可持有人应当立即停止销售，告知药品经营企业和医疗机构停止销售和使用，及时依法采取召回等风险控制措施。

第三十六条　药品经营企业不得经营疫苗、医疗机构制剂、中药配方颗粒等国家禁止药品经营企业经营的药品。

药品零售企业不得销售麻醉药品、第一类精神药品、放射性药品、药品类易制毒化学品、蛋白同化制剂、肽类激素（胰岛素除外）、终止妊娠药品等国家禁止零售的药品。

第三十七条　药品上市许可持有人、药品经营企业应当加强药品采购、销售人员的管理，对其进行法律、法规、规章、标准、规范和专业知识培训，并对其药品经营行为承担法律责任。

第三十八条　药品上市许可持有人、药品批发企业销售药品时，应当向购药单位提供以下材料：

（一）药品生产许可证、药品经营许可证复印件；

（二）所销售药品批准证明文件和检验报告书复印件；

（三）企业派出销售人员授权书原件和身份证复印件；

（四）标明供货单位名称、药品通用名称、药品上市许可持有人（中药饮片标明生产企业、产地）、批准文号、产品批号、剂型、规格、有效期、销售数量、销售价格、销售日期等内容的凭证；

（五）销售进口药品的，按照国家有关规定提供相关证明文件；

（六）法律、法规要求的其他材料。

上述资料应当加盖企业印章。符合法律规定的可靠电子签名、电子印章与手写签名或者盖章具有同等法律效力。

第三十九条　药品经营企业采购药品时，应当索取、查验、留存本办法第三十八条规定的有关材料、凭证。

第四十条　药品上市许可持有人、药品经营企业购销活动中的有关资质材料和购销凭证、记录保存不得少

于五年，且不少于药品有效期满后一年。

第四十一条　药品储存、运输应当严格遵守药品经营质量管理规范的要求，根据药品包装、质量特性、温度控制等要求采取有效措施，保证储存、运输过程中的药品质量安全。冷藏冷冻药品储存、运输应当按要求配备冷藏冷冻设施设备，确保全过程处于规定的温度环境，按照规定做好监测记录。

第四十二条　药品零售企业应当遵守国家处方药与非处方药分类管理制度，按规定凭处方销售处方药，处方保留不少于五年。

药品零售企业不得以买药品赠药品或者买商品赠药品等方式向公众赠送处方药、甲类非处方药。处方药不得开架销售。

药品零售企业销售药品时，应当开具标明药品通用名称、药品上市许可持有人（中药饮片标明生产企业、产地）、产品批号、剂型、规格、销售数量、销售价格、销售日期、销售企业名称等内容的凭证。

药品零售企业配备依法经过资格认定的药师或者其他药学技术人员，负责药品质量管理、处方审核和调配、合理用药指导以及不良反应信息收集与报告等工作。

药品零售企业营业时间内，依法经过资格认定的药师或者其他药学技术人员不在岗时，应当挂牌告知。未经依法经过资格认定的药师或者其他药学技术人员审核，不得销售处方药。

第四十三条　药品零售连锁总部应当建立健全质量管理体系，统一企业标识、规章制度、计算机系统、人员培训、采购配送、票据管理、药学服务标准规范等，对所属零售门店的经营活动履行管理责任。

药品零售连锁总部所属零售门店应当按照总部统一质量管理体系要求开展药品零售活动。

第四十四条　药品零售连锁总部应当加强对所属零售门店的管理，保证其持续符合药品经营质量管理规范和统一的质量管理体系要求。发现所属零售门店经营的药品存在质量问题或者其他安全隐患的，应当及时采取风险控制措施，并依法向药品监督管理部门报告。

第四十五条　药品上市许可持有人、药品经营企业委托储存、运输药品的，应当对受托方质量保证能力和风险管理能力进行评估，与其签订委托协议，约定药品质量责任、操作规程等内容，对受托方进行监督，并开展定期检查。

药品上市许可持有人委托储存的，应当按规定向药品上市许可持有人、受托方所在地省、自治区、直辖市药品监督管理部门报告。药品经营企业委托储存药品的，按照变更仓库地址办理。

第四十六条　接受委托储存药品的单位应当符合药

品经营质量管理规范有关要求，并备以下条件：

（一）有符合资质的人员，相应的药品质量管理体系文件，包括收货、验收、入库、储存、养护、出库、运输等操作规程；

（二）有与委托单位实现数据对接的计算机系统，对药品入库、出库、储存、运输和药品质量信息进行记录并可追溯，为委托方药品召回等提供支持；

（三）有符合省级以上药品监督管理部门规定的现代物流要求的药品储存场所和设施设备。

第四十七条　接受委托储存、运输药品的单位应当按照药品经营质量管理规范要求开展药品储存、运输活动，履行委托协议约定的义务，并承担相应的法律责任。受托方不得再次委托储存。

受托方再次委托运输的，应当征得委托方同意，并签订质量保证协议，确保药品运输过程符合药品经营质量管理规范要求。疫苗、麻醉药品、精神药品、医疗用毒性药品、放射性药品、药品类易制毒化学品等特殊管理的药品不得再次委托运输。

受托方发现药品存在重大质量问题的，应当立即向委托方所在地和受托方所在地药品监督管理部门报告，并主动采取风险控制措施。

第四十八条　药品批发企业跨省、自治区、直辖市设置仓库的，药品批发企业所在地省、自治区、直辖市药品监督管理部门商仓库所在地省、自治区、直辖市药品监督管理部门后，符合要求的，按照变更仓库地址办理。

药品批发企业跨省、自治区、直辖市设置的仓库，应当符合本办法第八条有关药品批发企业仓库的条件。药品批发企业应当对异地仓库实施统一的质量管理。

药品批发企业所在地省、自治区、直辖市药品监督管理部门负责对跨省、自治区、直辖市设置仓库的监督管理，仓库所在地省、自治区、直辖市药品监督管理部门负责协助日常监管。

第四十九条　因科学研究、检验检测、慈善捐助、突发公共卫生事件等有特殊购药需求的单位，向所在地设区的市级以上地方药品监督管理部门报告后，可以到指定的药品上市许可持有人或者药品经营企业购买药品。供货单位应当索取购药单位有关资质材料并做好销售记录，存档备查。

突发公共卫生事件或者其他严重威胁公众健康的紧急事件发生时，药品经营企业应当按照县级以上人民政府的应急处置规定，采取相应措施。

第五十条　药品上市许可持有人、药品经营企业通过网络销售药品的，应当遵守《药品管理法》及药品网络销售监督管理有关规定。

第四章　药品使用质量管理

第五十一条　医疗机构应当建立健全药品质量管理体系，完善药品购进、验收、储存、养护及使用等环节的质量管理制度，明确各环节中工作人员的岗位责任。

医疗机构应当设置专门部门负责药品质量管理；未设专门部门的，应当指定专人负责药品质量管理。

第五十二条　医疗机构购进药品，应当核实供货单位的药品生产许可证或者药品经营许可证、授权委托书以及药品批准证明文件、药品合格证明等有效证明文件。首次购进药品的，应当妥善保存加盖供货单位印章的上述材料复印件，保存期限不得少于五年。

医疗机构购进药品时应当索取、留存合法票据，包括税票及详细清单，清单上应当载明供货单位名称、药品通用名称、药品上市许可持有人（中药饮片标明生产企业、产地）、批准文号、产品批号、剂型、规格、销售数量、销售价格等内容。票据保存不得少于三年，且不少于药品有效期满后一年。

第五十三条　医疗机构应当建立和执行药品购进验收制度，购进药品应当逐批验收，并建立真实、完整的记录。

药品购进验收记录应当注明药品的通用名称、药品上市许可持有人（中药饮片标明生产企业、产地）、批准文号、产品批号、剂型、规格、有效期、供货单位、购进数量、购进价格、购进日期。药品购进验收记录保存不得少于三年，且不少于药品有效期满后一年。

医疗机构接受捐赠药品、从其他医疗机构调入急救药品应当遵守本条规定。

第五十四条　医疗机构应当制定并执行药品储存、养护制度，配备专用场所和设施设备储存药品，做好储存、养护记录，确保药品储存符合药品说明书标明的条件。

医疗机构应当按照有关规定，根据药品属性和类别分库、分区、分垛储存药品，并实行色标管理。药品与非药品分开存放；中药饮片、中成药、化学药、生物制品分类存放；过期、变质、被污染等的药品应当放置在不合格库（区）；麻醉药品、精神药品、医疗用毒性药品、放射性药品、药品类易制毒化学品以及易燃、易爆、强腐蚀等危险性药品应当按照相关规定存放，并采取必要的安全措施。

第五十五条　医疗机构应当制定和执行药品养护管理制度，并采取必要的控温、防潮、避光、通风、防火、防虫、防鼠、防污染等措施，保证药品质量。

医疗机构应当配备药品养护人员，定期对储存药品进行检查和养护，监测和记录储存区域的温湿度，维护储存设施设备，并建立相应的养护档案。

第五十六条　医疗机构发现使用的药品存在质量问

题或者其他安全隐患的，应当立即停止使用，向供货单位反馈并及时向所在地市县级药品监督管理部门报告。市县级药品监督管理部门应当按照有关规定进行监督检查，必要时开展抽样检验。

第五十七条　医疗机构应当积极协助药品上市许可持有人、中药饮片生产企业、药品批发企业履行药品召回、追回义务。

第五十八条　医疗机构应当建立覆盖药品购进、储存、使用的全过程追溯体系，开展追溯数据校验和采集，按规定提供药品追溯信息。

第五章　监督检查

第五十九条　药品监督管理部门应当根据药品经营使用单位的质量管理，所经营和使用药品品种，检查、检验、投诉、举报等药品安全风险和信用情况，制定年度检查计划、开展监督检查并建立监督检查档案。检查计划包括检查范围、检查内容、检查方式、检查重点、检查要求、检查时限、承担检查的单位等。

药品监督管理部门应当将上一年度新开办的药品经营企业纳入本年度的监督检查计划，对其实施药品经营质量管理规范符合性检查。

第六十条　县级以上地方药品监督管理部门应当根据药品经营和使用质量管理风险，确定监督检查频次：

（一）对麻醉药品和第一类精神药品、药品类易制毒化学品经营企业检查，每半年不少于一次；

（二）对冷藏冷冻药品、血液制品、细胞治疗类生物制品、第二类精神药品、医疗用毒性药品经营企业检查，每年不少于一次；

（三）对第一项、第二项以外的药品经营企业，每年确定一定比例开展药品经营质量管理规范符合性检查，三年内对本行政区域内药品经营企业全部进行检查；

（四）对接收、储存疫苗的疾病预防控制机构、接种单位执行疫苗储存和运输管理规范情况进行检查，原则上每年不少于一次；

（五）每年确定一定比例医疗机构，对其购进、验收、储存药品管理情况进行检查，三年内对行政区域内医疗机构全部进行检查。

药品监督管理部门可结合本行政区域内工作实际，增加检查频次。

第六十一条　药品上市许可持有人、药品经营企业与受托开展药品经营相关活动的受托方不在同一省、自治区、直辖市的，委托方所在地药品监督管理部门负责对跨省、自治区、直辖市委托开展的药品经营活动实施监督管理，受托方所在地药品监督管理部门负责协助日常监管。委托方和受托方所在地药品监督管理部门应当加强信息沟通，相互通报监督检查等情况，必要时可以开展联合检查。

第六十二条　药品监督管理部门在监督检查过程中发现可能存在质量问题的药品，可以按照有关规定进行抽样检验。

第六十三条　根据监督检查情况，有证据证明可能存在药品安全隐患的，药品监督管理部门可以依法采取以下行政措施：

（一）行政告诫；

（二）责任约谈；

（三）责令限期整改；

（四）责令暂停相关药品销售和使用；

（五）责令召回药品；

（六）其他风险控制措施。

第六十四条　药品监督管理部门在监督检查过程中，发现存在涉嫌违反药品法律、法规、规章行为的，应当及时采取措施，按照职责和权限依法查处；涉嫌犯罪的移交公安机关处理。发现涉嫌违纪线索的，移送纪检监察部门。

第六十五条　药品上市许可持有人、药品生产企业、药品经营企业和医疗机构应当积极配合药品监督管理部门实施的监督检查，如实提供与被检查事项有关的物品和记录、凭证以及医学文书等资料，不得以任何理由拒绝、逃避监督检查，不得伪造、销毁、隐匿有关证据材料，不得擅自动用查封、扣押物品。

第六章　法律责任

第六十六条　药品经营和使用质量管理的违法行为，法律、行政法规已有规定的，依照其规定。

违反本办法规定，主动消除或者减轻违法行为危害后果的；违法行为轻微并及时改正，没有造成危害后果的；初次违法且危害后果轻微并及时改正的，依据《中华人民共和国行政处罚法》第三十二条、第三十三条规定从轻、减轻或者不予处罚。有证据足以证明没有主观过错的，不予行政处罚。

第六十七条　药品经营企业未按规定办理药品经营许可证登记事项变更的，由药品监督管理部门责令限期改正；逾期不改正的，处五千元以上五万元以下罚款。

第六十八条　药品经营企业未经批准变更许可事项或者药品经营许可证超过有效期继续开展药品经营活动的，药品监督管理部门按照《药品管理法》第一百一十五条的规定给予处罚，但是，有下列情形之一，药品经营企业及时改正，不影响药品质量安全的，给予减轻处罚：

（一）药品经营企业超出许可的经营方式、经营地址从事药品经营活动的；

（二）超出经营范围经营的药品不属于疫苗、麻醉药品、精神药品、药品类易制毒化学品、医疗用毒性药

品、血液制品、细胞治疗类生物制品的;

（三）药品经营许可证超过有效期但符合申请办理药品经营许可证要求的;

（四）依法可以减轻处罚的其他情形。

药品零售企业违反本办法第三十六条第二款规定,法律、行政法规已有规定的,依照法律、行政法规的规定处罚。法律、行政法规未作规定的,责令限期改正,处五万元以上十万元以下罚款;造成危害后果的,处十万元以上二十万元以下罚款。

第六十九条 有下列违反药品经营质量管理规范情形之一的,药品监督管理部门可以依据《药品管理法》第一百二十六条规定的情节严重的情形给予处罚:

（一）药品上市许可持有人委托不具备相应资质条件的企业销售药品的;

（二）药品上市许可持有人、药品批发企业将国家有专门管理要求的药品销售给个人或者不具备相应资质的单位,导致相关药品流入非法渠道或者去向不明,或者知道、应当知道购进单位将相关药品流入非法渠道仍销售药品的;

（三）药品经营质量管理和质量控制过程中,记录或者票据不真实,存在虚假欺骗行为的;

（四）对已识别的风险未及时采取有效的风险控制措施,造成严重后果的;

（五）知道或者应当知道他人从事非法药品生产、经营和使用活动,依然为其提供药品的;

（六）其他情节严重的情形。

第七十条 有下列情形之一的,由药品监督管理部门责令限期改正;逾期不改正的,处五千元以上三万元以下罚款:

（一）接受药品上市许可持有人委托销售的药品经营企业违反本办法第三十四条第一款规定再次委托销售的;

（二）药品上市许可持有人未按本办法第三十四条第一款、第三十五条规定对委托销售行为进行管理的;

（三）药品上市许可持有人、药品经营企业未按本办法第四十五条第一款规定对委托储存、运输行为进行管理的;

（四）药品上市许可持有人、药品经营企业未按本办法第三十四条第二款、第四十五条第二款规定报告委托销售、储存情况的;

（五）接受委托储存药品的受托方违反本办法第四十七条第一款规定再次委托储存药品的;

（六）接受委托运输药品的受托方违反本办法第四十七条第二款规定运输药品的;

（七）接受委托储存、运输的受托方未按本办法第四十七条第三款规定向委托方所在地和受托方所在地药

品监督管理部门报告药品重大质量问题的。

第七十一条 药品上市许可持有人、药品经营企业未按本办法第三十八条、第三十九条、第四十条、第四十二条第三款规定履行购销查验义务或者开具销售凭证,违反药品经营质量管理规范的,药品监督管理部门按照《药品管理法》第一百二十六条给予处罚。

第七十二条 药品零售企业有以下情形之一的,由药品监督管理部门责令限期改正;逾期不改正的,处五千元以上五万元以下罚款;造成危害后果的,处五万元以上二十万元以下罚款:

（一）未按规定凭处方销售处方药的;

（二）以买药品赠药品或者买商品赠药品等方式向公众直接或者变相赠送处方药、甲类非处方药的;

（三）违反本办法第四十二条第五款规定的药师或者药学技术人员管理要求的。

第七十三条 医疗机构未按本办法第五十一条第二款规定设置专门质量管理部门或者人员、未按本办法第五十二条、第五十三条、第五十四条、第五十五条、第五十六条规定履行进货查验、药品储存和养护、停止使用、报告等义务的,由药品监督管理部门责令限期改正,并通报卫生健康主管部门;逾期不改正或者情节严重的,处五千元以上五万元以下罚款;造成严重后果的,处五万元以上二十万元以下罚款。

第七章 附 则

第七十四条 国家对疫苗、血液制品、麻醉药品、精神药品、医疗用毒性药品、放射性药品、药品类易制毒化学品等的经营、使用管理另有规定的,依照其规定。

第七十五条 本办法规定的期限以工作日计算。药品经营许可中技术审查、现场检查、企业整改等所需时间不计入期限。

第七十六条 药品经营许可证编号格式为"省份简称+两位分类代码+四位地区代码+五位顺序号"。

其中两位分类代码为大写英文字母,第一位A表示批发企业,B表示药品零售连锁总部,C表示零售连锁门店,D表示单体药品零售企业;第二位A表示法人企业,B表示非法人企业。

四位地区代码为阿拉伯数字,对应企业所在地区（市、州）代码,按照国内电话区号编写,区号为四位的去掉第一个0,区号为三位的全部保留,第四位为调整码。

第七十七条 药品批发企业,是指将购进的药品销售给药品生产企业、药品经营企业、医疗机构的药品经营企业。

药品零售连锁企业由总部、配送中心和若干个门店构成,在总部的管理下,实施规模化、集团化管理

经营。

药品零售企业,是指将购进的药品直接销售给消费者的药品经营企业。

药品使用单位包括医疗机构、疾病预防控制机构等。

第七十八条 各省、自治区、直辖市药品监督管理部门可以依据本办法制定实施细则。

第七十九条 本办法自 2024 年 1 月 1 日起实施。2004 年 2 月 4 日原国家食品药品监督管理局令第 6 号公布的《药品经营许可证管理办法》和 2007 年 1 月 31 日原国家食品药品监督管理局令第 26 号公布的《药品流通监督管理办法》同时废止。

药品网络销售监督管理办法

（2022 年 8 月 3 日国家市场监督管理总局令第 58 号公布　自 2022 年 12 月 1 日起施行）

第一章　总　则

第一条　为了规范药品网络销售和药品网络交易平台服务活动，保障公众用药安全，根据《中华人民共和国药品管理法》（以下简称药品管理法）等法律、行政法规，制定本办法。

第二条　在中华人民共和国境内从事药品网络销售、提供药品网络交易平台服务及其监督管理，应当遵守本办法。

第三条　国家药品监督管理局主管全国药品网络销售的监督管理工作。

省级药品监督管理部门负责本行政区域内药品网络销售的监督管理工作，负责监督管理药品网络交易第三方平台以及药品上市许可持有人、药品批发企业通过网络销售药品的活动。

设区的市级、县级承担药品监督管理职责的部门（以下称药品监督管理部门）负责本行政区域内药品网络销售的监督管理工作，负责监督管理药品零售企业通过网络销售药品的活动。

第四条　从事药品网络销售、提供药品网络交易平台服务，应当遵守药品法律、法规、规章、标准和规范，依法诚信经营，保障药品质量安全。

第五条　从事药品网络销售、提供药品网络交易平台服务，应当采取有效措施保证交易全过程信息真实、准确、完整和可追溯，并遵守国家个人信息保护的有关规定。

第六条　药品监督管理部门应当与相关部门加强协作，充分发挥行业组织等机构的作用，推进信用体系建设，促进社会共治。

第二章　药品网络销售管理

第七条　从事药品网络销售的，应当是具备保证网络销售药品安全能力的药品上市许可持有人或者药品经营企业。

中药饮片生产企业销售其生产的中药饮片，应当履行药品上市许可持有人相关义务。

第八条　药品网络销售企业应当按照经过批准的经营方式和经营范围经营。药品网络销售企业为药品上市许可持有人的，仅能销售其取得药品注册证书的药品。未取得药品零售资质的，不得向个人销售药品。

疫苗、血液制品、麻醉药品、精神药品、医疗用毒性药品、放射性药品、药品类易制毒化学品等国家实行特殊管理的药品不得在网络上销售，具体目录由国家药品监督管理局组织制定。

药品网络零售企业不得违反规定以买药品赠药品、买商品赠药品等方式向个人赠送处方药、甲类非处方药。

第九条　通过网络向个人销售处方药的，应当确保处方来源真实、可靠，并实行实名制。

药品网络零售企业应当与电子处方提供单位签订协议，并严格按照有关规定进行处方审核调配，对已经使用的电子处方进行标记，避免处方重复使用。

第三方平台承接电子处方的，应当对电子处方提供单位的情况进行核实，并签订协议。

药品网络零售企业接收的处方为纸质处方影印版本的，应当采取有效措施避免处方重复使用。

第十条　药品网络销售企业应当建立并实施药品质量安全管理、风险控制、药品追溯、储存配送管理、不良反应报告、投诉举报处理等制度。

药品网络零售企业还应当建立在线药学服务制度，由依法经过资格认定的药师或者其他药学技术人员开展处方审核调配、指导合理用药等工作。依法经过资格认定的药师或者其他药学技术人员数量应当与经营规模相适应。

第十一条　药品网络销售企业应当向药品监督管理部门报告企业名称、网站名称、应用程序名称、IP 地址、域名、药品生产许可证或者药品经营许可证等信息。信息发生变化的，应当在 10 个工作日内报告。

药品网络销售企业为药品上市许可持有人或者药品批发企业的，应当向所在地省级药品监督管理部门报告。药品网络销售企业为药品零售企业的，应当向所在地市县级药品监督管理部门报告。

第十二条　药品网络销售企业应当在网站首页或者经营活动的主页面显著位置，持续公示其药品生产或者经营许可证信息。药品网络零售企业还应当展示依法配备的药师或者其他药学技术人员的资格认定等信息。上述信息发生变化的，应当在 10 个工作日内予以更新。

第十三条　药品网络销售企业展示的药品相关信息应当真实、准确、合法。

从事处方药销售的药品网络零售企业，应当在每个药品展示页面下突出显示"处方药须凭处方在药师指导下购买和使用"等风险警示信息。处方药销售前，应当向消费者充分告知相关风险警示信息，并经消费者确认知情。

药品网络零售企业应当将处方药与非处方药区分展

示，并在相关网页上显著标示处方药、非处方药。

药品网络零售企业在处方药销售主页面、首页面不得直接公开展示处方药包装、标签等信息。通过处方审核前，不得展示说明书等信息，不得提供处方药购买的相关服务。

第十四条　药品网络零售企业应当对药品配送的质量与安全负责。配送药品，应当根据药品数量、运输距离、运输时间、温湿度要求等情况，选择适宜的运输工具和设施设备，配送的药品应当放置在独立空间并明显标识，确保符合要求、全程可追溯。

药品网络零售企业委托配送的，应当对受托企业的质量管理体系进行审核，与受托企业签订质量协议，约定药品质量责任、操作规程等内容，并对受托方进行监督。

药品网络零售的具体配送要求由国家药品监督管理局另行制定。

第十五条　向个人销售药品的，应当按照规定出具销售凭证。销售凭证可以以电子形式出具，药品最小销售单元的销售记录应当清晰留存，确保可追溯。

药品网络销售企业应当完整保存供货企业资质文件、电子交易等记录。销售处方药的药品网络零售企业还应当保存处方、在线药学服务等记录。相关记录保存期限不少于5年，且不少于药品有效期满后1年。

第十六条　药品网络销售企业对存在质量问题或者安全隐患的药品，应当依法采取相应的风险控制措施，并及时在网站首页或者经营活动主页面公开相应信息。

第三章　平台管理

第十七条　第三方平台应当建立药品质量安全管理机构，配备药学技术人员承担药品质量安全管理工作，建立并实施药品质量安全、药品信息展示、处方审核、处方药实名购买、药品配送、交易记录保存、不良反应报告、投诉举报处理等管理制度。

第三方平台应当加强检查，对入驻平台的药品网络销售企业的药品信息展示、处方审核、药品销售和配送等行为进行管理，督促其严格履行法定义务。

第十八条　第三方平台应当将企业名称、法定代表人、统一社会信用代码、网站名称以及域名等信息向平台所在地省级药品监督管理部门备案。省级药品监督管理部门应当将平台备案信息公示。

第十九条　第三方平台应当在其网站首页或者从事药品经营活动的主页面显著位置，持续公示营业执照、相关行政许可和备案、联系方式、投诉举报方式等信息或者上述信息的链接标识。

第三方平台展示药品信息应当遵守本办法第十三条的规定。

第二十条　第三方平台应当对申请入驻的药品网络销售企业资质、质量安全保证能力等进行审核，对药品网络销售企业建立登记档案，至少每六个月核验更新一次，确保入驻的药品网络销售企业符合法定要求。

第三方平台应当与药品网络销售企业签订协议，明确双方药品质量安全责任。

第二十一条　第三方平台应当保存药品展示、交易记录与投诉举报等信息。保存期限不少于5年，且不少于药品有效期满后1年。第三方平台应当确保有关资料、信息和数据的真实、完整，并为入驻的药品网络销售企业自行保存数据提供便利。

第二十二条　第三方平台应当对药品网络销售活动建立检查监控制度。发现入驻的药品网络销售企业有违法行为的应当及时制止，并立即向所在地县级药品监督管理部门报告。

第二十三条　第三方平台发现下列严重违法行为的，应当立即停止提供网络交易平台服务，停止展示药品相关信息：

（一）不具备资质销售药品的；

（二）违反本办法第八条规定销售国家实行特殊管理的药品的；

（三）超过药品经营许可范围销售药品的；

（四）因违法行为被药品监督管理部门责令停止销售、吊销药品批准证明文件或者吊销药品经营许可证的；

（五）其他严重违法行为的。

药品注册证书被依法撤销、注销的，不得展示相关药品的信息。

第二十四条　出现突发公共卫生事件或者其他严重威胁公众健康的紧急事件时，第三方平台、药品网络销售企业应当遵守国家有关应急处置规定，依法采取相应的控制和处置措施。

药品上市许可持有人依法召回药品的，第三方平台、药品网络销售企业应当积极予以配合。

第二十五条　药品监督管理部门开展监督检查、案件查办、事件处置等工作时，第三方平台应当予以配合。药品监督管理部门发现药品网络销售企业存在违法行为，依法要求第三方平台采取措施制止的，第三方平台应当及时履行相关义务。

药品监督管理部门依照法律、行政法规要求提供有关平台内销售者、销售记录、药学服务以及追溯等信息的，第三方平台应当及时予以提供。

鼓励第三方平台与药品监督管理部门建立开放数据接口等形式的自动化信息报送机制。

第四章　监督检查

第二十六条　药品监督管理部门应当依照法律、法规、规章等规定，按照职责分工对第三方平台和药品网络销售企业实施监督检查。

第二十七条　药品监督管理部门对第三方平台和药品网络销售企业进行检查时，可以依法采取下列措施：

（一）进入药品网络销售和网络平台服务有关场所实施现场检查；

（二）对网络销售的药品进行抽样检验；

（三）询问有关人员，了解药品网络销售活动相关情况；

（四）依法查阅、复制交易数据、合同、票据、账簿以及其他相关资料；

（五）对有证据证明可能危害人体健康的药品及其有关材料，依法采取查封、扣押措施；

（六）法律、法规规定可以采取的其他措施。

必要时，药品监督管理部门可以对为药品研制、生产、经营、使用提供产品或者服务的单位和个人进行延伸检查。

第二十八条　对第三方平台、药品上市许可持有人、药品批发企业通过网络销售药品违法行为的查处，由省级药品监督管理部门负责。对药品网络零售企业违法行为的查处，由市县级药品监督管理部门负责。

药品网络销售违法行为由违法行为发生地的药品监督管理部门负责查处。因药品网络销售活动引发药品安全事件或者有证据证明可能危害人体健康的，也可以由违法行为结果地的药品监督管理部门负责。

第二十九条　药品监督管理部门应当加强药品网络销售监测工作。省级药品监督管理部门建立的药品网络销售监测平台，应当与国家药品网络销售监测平台实现数据对接。

药品监督管理部门对监测发现的违法行为，应当依法按照职责进行调查处置。

药品监督管理部门对网络销售违法行为的技术监测记录资料，可以依法作为实施行政处罚或者采取行政措施的电子数据证据。

第三十条　对有证据证明可能存在安全隐患的，药品监督管理部门应当根据监督检查情况，对药品网络销售企业或者第三方平台等采取告诫、约谈、限期整改以及暂停生产、销售、使用、进口等措施，并及时公布检查处理结果。

第三十一条　药品监督管理部门应当对药品网络销售企业或者第三方平台提供的个人信息和商业秘密严格保密，不得泄露、出售或者非法向他人提供。

第五章　法律责任

第三十二条　法律、行政法规对药品网络销售违法行为的处罚有规定的，依照其规定。药品监督管理部门发现药品网络销售违法行为涉嫌犯罪的，应当及时将案件移送公安机关。

第三十三条　违反本办法第八条第二款规定，通过网络销售国家实行特殊管理的药品，法律、行政法规已有规定的，依照法律、行政法规的规定处罚。法律、行政法规未作规定的，责令限期改正，处 5 万元以上 10 万元以下罚款；造成危害后果的，处 10 万元以上 20 万元以下罚款。

第三十四条　违反本办法第九条第一款、第二款的规定，责令限期改正，处 3 万元以上 5 万元以下罚款；情节严重的，处 5 万元以上 10 万元以下罚款。

违反本办法第九条第三款的规定，责令限期改正，处 5 万元以上 10 万元以下罚款；造成危害后果的，处 10 万元以上 20 万元以下罚款。

违反本办法第九条第四款的规定，责令限期改正，处 1 万元以上 3 万元以下罚款；情节严重的，处 3 万元以上 5 万元以下罚款。

第三十五条　违反本办法第十一条的规定，责令限期改正，逾期不改正的，处 1 万元以上 3 万元以下罚款；情节严重的，处 3 万元以上 5 万元以下罚款。

第三十六条　违反本办法第十三条、第十九条第二款的规定，责令限期改正；逾期不改正的，处 5 万元以上 10 万元以下罚款。

第三十七条　违反本办法第十四条、第十五条规定，药品网络销售企业未遵守药品经营质量管理规范的，依照药品管理法第一百二十六条的规定进行处罚。

第三十八条　违反本办法第十七条第一款的规定，责令限期改正，处 3 万元以上 10 万元以下罚款；造成危害后果的，处 10 万元以上 20 万元以下罚款。

第三十九条　违反本办法第十八条的规定，责令限期改正；逾期不改正的，处 5 万元以上 10 万元以下罚款；造成危害后果的，处 10 万元以上 20 万元以下罚款。

第四十条　违反本办法第二十条、第二十二条、第二十三条规定，第三方平台未履行资质审核、报告、停止提供网络交易平台服务等义务的，依照药品管理法第一百三十一条的规定处罚。

第四十一条　药品监督管理部门及其工作人员不履行职责或者滥用职权、玩忽职守、徇私舞弊，依法追究法律责任；构成犯罪的，依法追究刑事责任。

第六章　附　则

第四十二条　本办法自 2022 年 12 月 1 日起施行。

药品经营质量管理规范

国家食品药品监督管理总局令第 28 号

(2000 年 4 月 30 日原国家药品监督管理局局令第 20 号公布　2012 年 11 月 6 日
原卫生部部务会议第一次修订　2015 年 5 月 18 日国家食品药品监督管理总局
局务会议第二次修订　根据 2016 年 6 月 30 日国家食品药品监督管理总局
局务会议《关于修改〈药品经营质量管理规范〉的决定》修正)

第一章　总　则

第一条　为加强药品经营质量管理，规范药品经营行为，保障人体用药安全、有效，根据《中华人民共和国药品管理法》、《中华人民共和国药品管理法实施条例》，制定本规范。

第二条　本规范是药品经营管理和质量控制的基本准则。

企业应当在药品采购、储存、销售、运输等环节采取有效的质量控制措施，确保药品质量，并按照国家有关要求建立药品追溯系统，实现药品可追溯。

第三条　药品经营企业应当严格执行本规范。

药品生产企业销售药品、药品流通过程中其他涉及储存与运输药品的，也应当符合本规范相关要求。

第四条　药品经营企业应当坚持诚实守信，依法经营。禁止任何虚假、欺骗行为。

第二章　药品批发的质量管理
第一节　质量管理体系

第五条　企业应当依据有关法律法规及本规范的要求建立质量管理体系，确定质量方针，制定质量管理体系文件，开展质量策划、质量控制、质量保证、质量改进和质量风险管理等活动。

第六条　企业制定的质量方针文件应当明确企业总的质量目标和要求，并贯彻到药品经营活动的全过程。

第七条　企业质量管理体系应当与其经营范围和规模相适应，包括组织机构、人员、设施设备、质量管理体系文件及相应的计算机系统等。

第八条　企业应当定期以及在质量管理体系关键要素发生重大变化时，组织开展内审。

第九条　企业应当对内审的情况进行分析，依据分析结论制定相应的质量管理体系改进措施，不断提高质量控制水平，保证质量管理体系持续有效运行。

第十条　企业应当采用前瞻或者回顾的方式，对药品流通过程中的质量风险进行评估、控制、沟通和审核。

第十一条　企业应当对药品供货单位、购货单位的质量管理体系进行评价，确认其质量保证能力和质量信誉，必要时进行实地考察。

第十二条　企业应当全员参与质量管理。各部门、岗位人员应当正确理解并履行职责，承担相应质量责任。

第二节　组织机构与质量管理职责

第十三条　企业应当设立与其经营活动和质量管理相适应的组织机构或者岗位，明确规定其职责、权限及相互关系。

第十四条　企业负责人是药品质量的主要责任人，全面负责企业日常管理，负责提供必要的条件，保证质量管理部门和质量管理人员有效履行职责，确保企业实现质量目标并按照本规范要求经营药品。

第十五条　企业质量负责人应当由高层管理人员担任，全面负责药品质量管理工作，独立履行职责，在企业内部对药品质量管理具有裁决权。

第十六条　企业应当设立质量管理部门，有效开展质量管理工作。质量管理部门的职责不得由其他部门及人员履行。

第十七条　质量管理部门应当履行以下职责：

(一) 督促相关部门和岗位人员执行药品管理的法律法规及本规范；

(二) 组织制订质量管理体系文件，并指导、监督文件的执行；

(三) 负责对供货单位和购货单位的合法性、购进药品的合法性以及供货单位销售人员、购货单位采购人员的合法资格进行审核，并根据审核内容的变化进行动态管理；

(四) 负责质量信息的收集和管理，并建立药品质量档案；

(五) 负责药品的验收，指导并监督药品采购、储存、养护、销售、退货、运输等环节的质量管理工作；

(六) 负责不合格药品的确认，对不合格药品的处理过程实施监督；

(七) 负责药品质量投诉和质量事故的调查、处理及报告；

(八) 负责假劣药品的报告；

(九) 负责药品质量查询；

(十) 负责指导设定计算机系统质量控制功能；

（十一）负责计算机系统操作权限的审核和质量管理基础数据的建立及更新；

（十二）组织验证、校准相关设施设备；

（十三）负责药品召回的管理；

（十四）负责药品不良反应的报告；

（十五）组织质量管理体系的内审和风险评估；

（十六）组织对药品供货单位及购货单位质量管理体系和服务质量的考察和评价；

（十七）组织对被委托运输的承运方运输条件和质量保障能力的审查；

（十八）协助开展质量管理教育和培训；

（十九）其他应当由质量管理部门履行的职责。

第三节 人员与培训

第十八条 企业从事药品经营和质量管理工作的人员，应当符合有关法律法规及本规范规定的资格要求，不得有相关法律法规禁止从业的情形。

第十九条 企业负责人应当具有大学专科以上学历或者中级以上专业技术职称，经过基本的药学专业知识培训，熟悉有关药品管理的法律法规及本规范。

第二十条 企业质量负责人应当具有大学本科以上学历、执业药师资格和3年以上药品经营质量管理工作经历，在质量管理工作中具备正确判断和保障实施的能力。

第二十一条 企业质量管理部门负责人应当具有执业药师资格和3年以上药品经营质量管理工作经历，能独立解决经营过程中的质量问题。

第二十二条 企业应当配备符合以下资格要求的质量管理、验收及养护等岗位人员：

（一）从事质量管理工作的，应当具有药学中专或者医学、生物、化学等相关专业大学专科以上学历或者具有药学初级以上专业技术职称；

（二）从事验收、养护工作的，应当具有药学或者医学、生物、化学等相关专业中专以上学历或者具有药学初级以上专业技术职称；

（三）从事中药材、中药饮片验收工作的，应当具有中药学专业中专以上学历或者具有中药学中级以上专业技术职称；从事中药材、中药饮片养护工作的，应当具有中药学专业中专以上学历或者具有中药学初级以上专业技术职称；直接收购地产中药材的，验收人员应当具有中药学中级以上专业技术职称。

从事疫苗配送的，还应当配备2名以上专业技术人员专门负责疫苗质量管理和验收工作。专业技术人员应当具有预防医学、药学、微生物学或者医学等专业本科以上学历及中级以上专业技术职称，并有3年以上从事疫苗管理或者技术工作经历。

第二十三条 从事质量管理、验收工作的人员应当

在职在岗，不得兼职其他业务工作。

第二十四条 从事采购工作的人员应当具有药学或者医学、生物、化学等相关专业中专以上学历，从事销售、储存等工作的人员应当具有高中以上文化程度。

第二十五条 企业应当对各岗位人员进行与其职责和工作内容相关的岗前培训和继续培训，以符合本规范要求。

第二十六条 培训内容应当包括相关法律法规、药品专业知识及技能、质量管理制度、职责及岗位操作规程等。

第二十七条 企业应当按照培训管理制度制定年度培训计划并开展培训，使相关人员能正确理解并履行职责。培训工作应当做好记录并建立档案。

第二十八条 从事特殊管理的药品和冷藏冷冻药品的储存、运输等工作的人员，应当接受相关法律法规和专业知识培训并经考核合格后方可上岗。

第二十九条 企业应当制定员工个人卫生管理制度，储存、运输等岗位人员的着装应当符合劳动保护和产品防护的要求。

第三十条 质量管理、验收、养护、储存等直接接触药品岗位的人员应当进行岗前及年度健康检查，并建立健康档案。患有传染病或者其他可能污染药品的疾病的，不得从事直接接触药品的工作。身体条件不符合相应岗位特定要求的，不得从事相关工作。

第四节 质量管理体系文件

第三十一条 企业制定质量管理体系文件应当符合企业实际。文件包括质量管理制度、部门及岗位职责、操作规程、档案、报告、记录和凭证等。

第三十二条 文件的起草、修订、审核、批准、分发、保管，以及修改、撤销、替换、销毁等应当按照文件管理操作规程进行，并保存相关记录。

第三十三条 文件应当标明题目、种类、目的以及文件编号和版本号。文字应当准确、清晰、易懂。

文件应当分类存放，便于查阅。

第三十四条 企业应当定期审核、修订文件，使用的文件应当为现行有效的文本，已废止或者失效的文件除留档备查外，不得在工作现场出现。

第三十五条 企业应当保证各岗位获得与其工作内容相对应的必要文件，并严格按照规定开展工作。

第三十六条 质量管理制度应当包括以下内容：

（一）质量管理体系内审的规定；

（二）质量否决权的规定；

（三）质量管理文件的管理；

（四）质量信息的管理；

（五）供货单位、购货单位、供货单位销售人员及购货单位采购人员等资格审核的规定；

（六）药品采购、收货、验收、储存、养护、销售、出库、运输的管理；

（七）特殊管理的药品的规定；

（八）药品有效期的管理；

（九）不合格药品、药品销毁的管理；

（十）药品退货的管理；

（十一）药品召回的管理；

（十二）质量查询的管理；

（十三）质量事故、质量投诉的管理；

（十四）药品不良反应报告的规定；

（十五）环境卫生、人员健康的规定；

（十六）质量方面的教育、培训及考核的规定；

（十七）设施设备保管和维护的管理；

（十八）设施设备验证和校准的管理；

（十九）记录和凭证的管理；

（二十）计算机系统的管理；

（二十一）药品追溯的规定；

（二十二）其他应当规定的内容。

第三十七条 部门及岗位职责应当包括：

（一）质量管理、采购、储存、销售、运输、财务和信息管理等部门职责；

（二）企业负责人、质量负责人及质量管理、采购、储存、销售、运输、财务和信息管理等部门负责人的岗位职责；

（三）质量管理、采购、收货、验收、储存、养护、销售、出库复核、运输、财务、信息管理等岗位职责；

（四）与药品经营相关的其他岗位职责。

第三十八条 企业应当制定药品采购、收货、验收、储存、养护、销售、出库复核、运输等环节及计算机系统的操作规程。

第三十九条 企业应当建立药品采购、验收、养护、销售、出库复核、销后退回和购进退出、运输、储运温湿度监测、不合格药品处理等相关记录，做到真实、完整、准确、有效和可追溯。

第四十条 通过计算机系统记录数据时，有关人员应当按照操作规程，通过授权及密码登录后方可进行数据的录入或者复核；数据的更改应当经质量管理部门审核并在其监督下进行，更改过程应当留有记录。

第四十一条 书面记录及凭证应当及时填写，并做到字迹清晰，不得随意涂改，不得撕毁。更改记录的，应当注明理由、日期并签名，保持原有信息清晰可辨。

第四十二条 记录及凭证应当至少保存5年。疫苗、特殊管理的药品的记录及凭证按相关规定保存。

第五节 设施与设备

第四十三条 企业应当具有与其药品经营范围、经营规模相适应的经营场所和库房。

第四十四条 库房的选址、设计、布局、建造、改造和维护应当符合药品储存的要求，防止药品的污染、交叉污染、混淆和差错。

第四十五条 药品储存作业区、辅助作业区应当与办公区和生活区分开一定距离或者有隔离措施。

第四十六条 库房的规模及条件应当满足药品的合理、安全储存，并达到以下要求，便于开展储存作业：

（一）库房内外环境整洁，无污染源，库区地面硬化或者绿化；

（二）库房内墙、顶光洁，地面平整，门窗结构严密；

（三）库房有可靠的安全防护措施，能够对无关人员进入实行可控管理，防止药品被盗、替换或者混入假药；

（四）有防止室外装卸、搬运、接收、发运等作业受异常天气影响的措施。

第四十七条 库房应当配备以下设施设备：

（一）药品与地面之间有效隔离的设备；

（二）避光、通风、防潮、防虫、防鼠等设备；

（三）有效调控温湿度及室内外空气交换的设备；

（四）自动监测、记录库房温湿度的设备；

（五）符合储存作业要求的照明设备；

（六）用于零货拣选、拼箱发货操作及复核的作业区域和设备；

（七）包装物料的存放场所；

（八）验收、发货、退货的专用场所；

（九）不合格药品专用存放场所；

（十）经营特殊管理的药品有符合国家规定的储存设施。

第四十八条 经营中药材、中药饮片的，应当有专用的库房和养护工作场所，直接收购地产中药材的应当设置中药样品室（柜）。

第四十九条 储存、运输冷藏、冷冻药品的，应当配备以下设施设备：

（一）与其经营规模和品种相适应的冷库，储存疫苗的应当配备两个以上独立冷库；

（二）用于冷库温度自动监测、显示、记录、调控、报警的设备；

（三）冷库制冷设备的备用发电机组或者双回路供电系统；

（四）对有特殊低温要求的药品，应当配备符合其储存要求的设施设备；

（五）冷藏车及车载冷藏箱或者保温箱等设备。

第五十条 运输药品应当使用封闭式货物运输工具。

第五十一条 运输冷藏、冷冻药品的冷藏车及车载冷藏箱、保温箱应当符合药品运输过程中对温度控制的要求。冷藏车具有自动调控温度、显示温度、存储和读取温度监测数据的功能；冷藏箱及保温箱具有外部显示和采集箱体内温度数据的功能。

第五十二条 储存、运输设施设备的定期检查、清洁和维护应当由专人负责，并建立记录和档案。

第六节 校准与验证

第五十三条 企业应当按照国家有关规定，对计量器具、温湿度监测设备等定期进行校准或者检定。

企业应当对冷库、储运温湿度监测系统以及冷藏运输等设施设备进行使用前验证、定期验证及停用时间超过规定时限的验证。

第五十四条 企业应当根据相关验证管理制度，形成验证控制文件，包括验证方案、报告、评价、偏差处理和预防措施等。

第五十五条 验证应当按照预先确定和批准的方案实施，验证报告应当经过审核和批准，验证文件应当存档。

第五十六条 企业应当根据验证确定的参数及条件，正确、合理使用相关设施设备。

第七节 计算机系统

第五十七条 企业应当建立能够符合经营全过程管理及质量控制要求的计算机系统，实现药品可追溯。

第五十八条 企业计算机系统应当符合以下要求：

（一）有支持系统正常运行的服务器和终端机；

（二）有安全、稳定的网络环境，有固定接入互联网的方式和安全可靠的信息平台；

（三）有实现部门之间、岗位之间信息传输和数据共享的局域网；

（四）有药品经营业务票据生成、打印和管理功能；

（五）有符合本规范要求及企业管理实际需要的应用软件和相关数据库。

第五十九条 各类数据的录入、修改、保存等操作应当符合授权范围、操作规程和管理制度的要求，保证数据原始、真实、准确、安全和可追溯。

第六十条 计算机系统运行中涉及企业经营和管理的数据应当采用安全、可靠的方式储存并按日备份，备份数据应当存放在安全场所，记录类数据的保存时限应当符合本规范第四十二条的要求。

第八节 采购

第六十一条 企业的采购活动应当符合以下要求：

（一）确定供货单位的合法资格；

（二）确定所购入药品的合法性；

（三）核实供货单位销售人员的合法资格；

（四）与供货单位签订质量保证协议。

采购中涉及的首营企业、首营品种，采购部门应当填写相关申请表格，经过质量管理部门和企业质量负责人的审核批准。必要时应当组织实地考察，对供货单位质量管理体系进行评价。

第六十二条 对首营企业的审核，应当查验加盖其公章原印章的以下资料，确认真实、有效：

（一）《药品生产许可证》或者《药品经营许可证》复印件；

（二）营业执照、税务登记、组织机构代码的证件复印件，及上一年度企业年度报告公示情况；

（三）《药品生产质量管理规范》认证证书或者《药品经营质量管理规范》认证证书复印件；

（四）相关印章、随货同行单（票）样式；

（五）开户户名、开户银行及账号。

第六十三条 采购首营品种应当审核药品的合法性，索取加盖供货单位公章原印章的药品生产或者进口批准证明文件复印件并予以审核，审核无误的方可采购。

以上资料应当归入药品质量档案。

第六十四条 企业应当核实、留存供货单位销售人员以下资料：

（一）加盖供货单位公章原印章的销售人员身份证复印件；

（二）加盖供货单位公章原印章和法定代表人印章或者签名的授权书，授权书应当载明被授权人姓名、身份证号码，以及授权销售的品种、地域、期限；

（三）供货单位及供货品种相关资料。

第六十五条 企业与供货单位签订的质量保证协议至少包括以下内容：

（一）明确双方质量责任；

（二）供货单位应当提供符合规定的资料且对其真实性、有效性负责；

（三）供货单位应当按照国家规定开具发票；

（四）药品质量符合药品标准等有关要求；

（五）药品包装、标签、说明书符合有关规定；

（六）药品运输的质量保证及责任；

（七）质量保证协议的有效期限。

第六十六条 采购药品时，企业应当向供货单位索取发票。发票应当列明药品的通用名称、规格、单位、数量、单价、金额等；不能全部列明的，应当附《销售货物或者提供应税劳务清单》，并加盖供货单位发票专用章原印章、注明税票号码。

第六十七条 发票上的购、销单位名称及金额、品名应当与付款流向及金额、品名一致，并与财务账目内容相对应。发票按有关规定保存。

第六十八条 采购药品应当建立采购记录。采购记录应当有药品的通用名称、剂型、规格、生产厂商、供货单位、数量、价格、购货日期等内容，采购中药材、中药饮片的还应当标明产地。

第六十九条　发生灾情、疫情、突发事件或者临床紧急救治等特殊情况，以及其他符合国家有关规定的情形，企业可采用直调方式购销药品，将已采购的药品不入本企业仓库，直接从供货单位发送到购货单位，并建立专门的采购记录，保证有效的质量跟踪和追溯。

第七十条　采购特殊管理的药品，应当严格按照国家有关规定进行。

第七十一条　企业应当定期对药品采购的整体情况进行综合质量评审，建立药品质量评审和供货单位质量档案，并进行动态跟踪管理。

第九节　收货与验收

第七十二条　企业应当按照规定的程序和要求对到货药品逐批进行收货、验收，防止不合格药品入库。

第七十三条　药品到货时，收货人员应当核实运输方式是否符合要求，并对照随货同行单（票）和采购记录核对药品，做到票、账、货相符。

随货同行单（票）应当包括供货单位、生产厂商、药品的通用名称、剂型、规格、批号、数量、收货单位、收货地址、发货日期等内容，并加盖供货单位药品出库专用章原印章。

第七十四条　冷藏、冷冻药品到货时，应当对其运输方式及运输过程的温度记录、运输时间等质量控制状况进行重点检查并记录。不符合温度要求的应当拒收。

第七十五条　收货人员对符合收货要求的药品，应当按品种特性要求放于相应待验区域，或者设置状态标志，通知验收。冷藏、冷冻药品应当在冷库内待验。

第七十六条　验收药品应当按照药品批号查验同批号的检验报告书。供货单位为批发企业的，检验报告书应当加盖其质量管理专用章原印章。检验报告书的传递和保存可以采用电子数据形式，但应当保证其合法性和有效性。

第七十七条　企业应当按照验收规定，对每次到货药品进行逐批抽样验收，抽取的样品应当具有代表性：

（一）同一批号的药品应当至少检查一个最小包装，但生产企业有特殊质量控制要求或者打开最小包装可能影响药品质量的，可不打开最小包装；

（二）破损、污染、渗液、封条损坏等包装异常以及零货、拼箱的，应当开箱检查至最小包装；

（三）外包装及封签完整的原料药、实施批签发管理的生物制品，可不开箱检查。

第七十八条　验收人员应当对抽样药品的外观、包装、标签、说明书以及相关的证明文件等逐一进行检查、核对；验收结束后，应当将抽取的完好样品放回原

包装箱，加封并标示。

第七十九条　特殊管理的药品应当按照相关规定在专库或者专区内验收。

第八十条　验收药品应当做好验收记录，包括药品的通用名称、剂型、规格、批准文号、批号、生产日期、有效期、生产厂商、供货单位、到货数量、到货日期、验收合格数量、验收结果等内容。验收人员应当在验收记录上签署姓名和验收日期。

中药材验收记录应当包括品名、产地、供货单位、到货数量、验收合格数量等内容。中药饮片验收记录应当包括品名、规格、批号、产地、生产日期、生产厂商、供货单位、到货数量、验收合格数量等内容，实施批准文号管理的中药饮片还应当记录批准文号。

验收不合格的还应当注明不合格事项及处置措施。

第八十一条　企业应当建立库存记录，验收合格的药品应当及时入库登记；验收不合格的，不得入库，并由质量管理部门处理。

第八十二条　企业按本规范第六十九条规定进行药品直调的，可委托购货单位进行药品验收。购货单位应当严格按照本规范的要求验收药品，并建立专门的直调药品验收记录。验收当日应当将验收记录相关信息传递给直调企业。

第十节　储存与养护

第八十三条　企业应当根据药品的质量特性对药品进行合理储存，并符合以下要求：

（一）按包装标示的温度要求储存药品，包装上没有标示具体温度的，按照《中华人民共和国药典》规定的贮藏要求进行储存；

（二）储存药品相对湿度为35%～75%；

（三）在人工作业的库房储存药品，按质量状态实行色标管理，合格药品为绿色，不合格药品为红色，待确定药品为黄色；

（四）储存药品应当按照要求采取避光、遮光、通风、防潮、防虫、防鼠等措施；

（五）搬运和堆码药品应当严格按照外包装标示要求规范操作，堆码高度符合包装图示要求，避免损坏药品包装；

（六）药品按批号堆码，不同批号的药品不得混垛，垛间距不小于5厘米，与库房内墙、顶、温度调控设备及管道等设施间距不小于30厘米，与地面间距不小于10厘米；

（七）药品与非药品、外用药与其他药品分开存放，中药材和中药饮片分库存放；

（八）特殊管理的药品应当按照国家有关规定储存；

（九）拆除外包装的零货药品应当集中存放；

（十）储存药品的货架、托盘等设施设备应当保持清洁，无破损和杂物堆放；

（十一）未经批准的人员不得进入储存作业区，储存作业区内的人员不得有影响药品质量和安全的行为；

（十二）药品储存作业区内不得存放与储存管理无关的物品。

第八十四条 养护人员应当根据库房条件、外部环境、药品质量特性等对药品进行养护，主要内容是：

（一）指导和督促储存人员对药品进行合理储存与作业。

（二）检查并改善储存条件、防护措施、卫生环境。

（三）对库房温湿度进行有效监测、调控。

（四）按照养护计划对库存药品的外观、包装等质量状况进行检查，并建立养护记录；对储存条件有特殊要求的或者有效期较短的品种应当进行重点养护。

（五）发现有问题的药品应当及时在计算机系统中锁定和记录，并通知质量管理部门处理。

（六）对中药材和中药饮片应当按其特性采取有效方法进行养护并记录，所采取的养护方法不得对药品造成污染。

（七）定期汇总、分析养护信息。

第八十五条 企业应当采用计算机系统对库存药品的有效期进行自动跟踪和控制，采取近效期预警及超过有效期自动锁定等措施，防止过期药品销售。

第八十六条 药品因破损而导致液体、气体、粉末泄漏时，应当迅速采取安全处理措施，防止对储存环境和其他药品造成污染。

第八十七条 对质量可疑的药品应当立即采取停售措施，并在计算机系统中锁定，同时报告质量管理部门确认。对存在质量问题的药品应当采取以下措施：

（一）存放于标志明显的专用场所，并有效隔离，不得销售；

（二）怀疑为假药的，及时报告食品药品监督管理部门；

（三）属于特殊管理的药品，按照国家有关规定处理；

（四）不合格药品的处理过程应当有完整的手续和记录；

（五）对不合格药品应当查明并分析原因，及时采取预防措施。

第八十八条 企业应当对库存药品定期盘点，做到账、货相符。

第十一节　销售

第八十九条 企业应当将药品销售给合法的购货单位，并对购货单位的证明文件、采购人员及提货人员的身份证明进行核实，保证药品销售流向真实、合法。

第九十条 企业应当严格审核购货单位的生产范围、经营范围或者诊疗范围，并按照相应的范围销售药品。

第九十一条 企业销售药品，应当如实开具发票，做到票、账、货、款一致。

第九十二条 企业应当做好药品销售记录。销售记录应当包括药品的通用名称、规格、剂型、批号、有效期、生产厂商、购货单位、销售数量、单价、金额、销售日期等内容。按照本规范第六十九条规定进行药品直调的，应当建立专门的销售记录。

中药材销售记录应当包括品名、规格、产地、购货单位、销售数量、单价、金额、销售日期等内容；中药饮片销售记录应当包括品名、规格、批号、产地、生产厂商、购货单位、销售数量、单价、金额、销售日期等内容。

第九十三条 销售特殊管理的药品以及国家有专门管理要求的药品，应当严格按照国家有关规定执行。

第十二节　出库

第九十四条 出库时应当对照销售记录进行复核。发现以下情况不得出库，并报告质量管理部门处理：

（一）药品包装出现破损、污染、封口不牢、衬垫不实、封条损坏等问题；

（二）包装内有异常响动或者液体渗漏；

（三）标签脱落、字迹模糊不清或者标识内容与实物不符；

（四）药品已超过有效期；

（五）其他异常情况的药品。

第九十五条 药品出库复核应当建立记录，包括购货单位、药品的通用名称、剂型、规格、数量、批号、有效期、生产厂商、出库日期、质量状况和复核人员等内容。

第九十六条 特殊管理的药品出库应当按照有关规定进行复核。

第九十七条 药品拼箱发货的代用包装箱应当有醒目的拼箱标志。

第九十八条 药品出库时，应当附加盖企业药品出库专用章原印章的随货同行单（票）。

企业按照本规范第六十九条规定直调药品的，直调药品出库时，由供货单位开具两份随货同行单（票），分别发往直调企业和购货单位。随货同行单（票）的内容应当符合本规范第七十三条第二款的要求，还应当标明直调企业名称。

第九十九条 冷藏、冷冻药品的装箱、装车等项作业，应当由专人负责并符合以下要求：

（一）车载冷藏箱或者保温箱在使用前应当达到相应的温度要求；

（二）应当在冷藏环境下完成冷藏、冷冻药品的装箱、封箱工作；

（三）装车前应当检查冷藏车辆的启动、运行状态，达到规定温度后方可装车；

（四）启运时应当做好运输记录，内容包括运输工具和启运时间等。

第十三节　运输与配送

第一百条　企业应当按照质量管理制度的要求，严格执行运输操作规程，并采取有效措施保证运输过程中的药品质量与安全。

第一百零一条　运输药品，应当根据药品的包装、质量特性并针对车况、道路、天气等因素，选用适宜的运输工具，采取相应措施防止出现破损、污染等问题。

第一百零二条　发运药品时，应当检查运输工具，发现运输条件不符合规定的，不得发运。运输药品过程中，运载工具应当保持密闭。

第一百零三条　企业应当严格按照外包装标示的要求搬运、装卸药品。

第一百零四条　企业应当根据药品的温度控制要求，在运输过程中采取必要的保温或者冷藏、冷冻措施。

运输过程中，药品不得直接接触冰袋、冰排等蓄冷剂，防止对药品质量造成影响。

第一百零五条　在冷藏、冷冻药品运输途中，应当实时监测并记录冷藏车、冷藏箱或者保温箱内的温度数据。

第一百零六条　企业应当制定冷藏、冷冻药品运输应急预案，对运输途中可能发生的设备故障、异常天气影响、交通拥堵等突发事件，能够采取相应的应对措施。

第一百零七条　企业委托其他单位运输药品的，应当对承运方运输药品的质量保障能力进行审计，索取运输车辆的相关资料，符合本规范运输设施设备条件和要求的方可委托。

第一百零八条　企业委托运输药品应当与承运方签订运输协议，明确药品质量责任、遵守运输操作规程和在途时限等内容。

第一百零九条　企业委托运输药品应当有记录，实现运输过程的质量追溯。记录至少包括发货时间、发货地址、收货单位、收货地址、货单号、药品件数、运输方式、委托经办人、承运单位，采用车辆运输的还应当载明车牌号，并留存驾驶人员的驾驶证复印件。记录应当至少保存 5 年。

第一百一十条　已装车的药品应当及时发运并尽快送达。委托运输的，企业应当要求并监督承运方严格履行委托运输协议，防止因在途时间过长影响药品质量。

第一百一十一条　企业应当采取运输安全管理措施，防止在运输过程中发生药品盗抢、遗失、调换等事故。

第一百一十二条　特殊管理的药品的运输应当符合国家有关规定。

第十四节　售后管理

第一百一十三条　企业应当加强对退货的管理，保证退货环节药品的质量和安全，防止混入假冒药品。

第一百一十四条　企业应当按照质量管理制度的要求，制定投诉管理操作规程，内容包括投诉渠道及方式、档案记录、调查与评估、处理措施、反馈和事后跟踪等。

第一百一十五条　企业应当配备专职或者兼职人员负责售后投诉管理，对投诉的质量问题查明原因，采取有效措施及时处理和反馈，并做好记录，必要时应当通知供货单位及药品生产企业。

第一百一十六条　企业应当及时将投诉及处理结果等信息记入档案，以便查询和跟踪。

第一百一十七条　企业发现已售出药品有严重质量问题，应当立即通知购货单位停售、追回并做好记录，同时向食品药品监督管理部门报告。

第一百一十八条　企业应当协助药品生产企业履行召回义务，按照召回计划的要求及时传达、反馈药品召回信息，控制和收回存在安全隐患的药品，并建立药品召回记录。

第一百一十九条　企业质量管理部门应当配备专职或者兼职人员，按照国家有关规定承担药品不良反应监测和报告工作。

第三章　药品零售的质量管理
第一节　质量管理与职责

第一百二十条　企业应当按照有关法律法规及本规范的要求制定质量管理文件，开展质量管理活动，确保药品质量。

第一百二十一条　企业应当具有与其经营范围和规模相适应的经营条件，包括组织机构、人员、设施设备、质量管理文件，并按照规定设置计算机系统。

第一百二十二条　企业负责人是药品质量的主要责任人，负责企业日常管理，负责提供必要的条件，保证质量管理部门和质量管理人员有效履行职责，确保企业按照本规范要求经营药品。

第一百二十三条　企业应当设置质量管理部门或者配备质量管理人员，履行以下职责：

（一）督促相关部门和岗位人员执行药品管理的法律法规及本规范；

（二）组织制订质量管理文件，并指导、监督文件的执行；

（三）负责对供货单位及其销售人员资格证明的审核；

（四）负责对所采购药品合法性的审核；

（五）负责药品的验收，指导并监督药品采购、储存、陈列、销售等环节的质量管理工作；

（六）负责药品质量查询及质量信息管理；

（七）负责药品质量投诉和质量事故的调查、处理及报告；

（八）负责对不合格药品的确认及处理；

（九）负责假劣药品的报告；

（十）负责药品不良反应的报告；

（十一）开展药品质量管理教育和培训；

（十二）负责计算机系统操作权限的审核、控制及质量管理基础数据的维护；

（十三）负责组织计量器具的校准及检定工作；

（十四）指导并监督药学服务工作；

（十五）其他应当由质量管理部门或者质量管理人员履行的职责。

第二节　人员管理

第一百二十四条　企业从事药品经营和质量管理工作的人员，应当符合有关法律法规及本规范规定的资格要求，不得有相关法律法规禁止从业的情形。

第一百二十五条　企业法定代表人或者企业负责人应当具备执业药师资格。

企业应当按照国家有关规定配备执业药师，负责处方审核，指导合理用药。

第一百二十六条　质量管理、验收、采购人员应当具有药学或者医学、生物、化学等相关专业学历或者具有药学专业技术职称。从事中药饮片质量管理、验收、采购人员应当具有中药学中专以上学历或者具有中药学专业初级以上专业技术职称。

营业员应当具有高中以上文化程度或者符合省级食品药品监督管理部门规定的条件。中药饮片调剂人员应当具有中药学中专以上学历或者具备中药调剂员资格。

第一百二十七条　企业各岗位人员应当接受相关法律法规及药品专业知识与技能的岗前培训和继续培训，以符合本规范要求。

第一百二十八条　企业应当按照培训管理制度制定年度培训计划并开展培训，使相关人员能正确理解并履行职责。培训工作应当做好记录并建立档案。

第一百二十九条　企业应当为销售特殊管理的药品、国家有专门管理要求的药品、冷藏药品的人员接受相应培训提供条件，使其掌握相关法律法规和专业知识。

第一百三十条　在营业场所内，企业工作人员应当穿着整洁、卫生的工作服。

第一百三十一条　企业应当对直接接触药品岗位的人员进行岗前及年度健康检查，并建立健康档案。患有传染病或者其他可能污染药品的疾病的，不得从事直接接触药品的工作。

第一百三十二条　在药品储存、陈列等区域不得存放与经营活动无关的物品及私人用品，在工作区域内不得有影响药品质量和安全的行为。

第三节　文件

第一百三十三条　企业应当按照有关法律法规及本规范规定，制定符合企业实际的质量管理文件。文件包括质量管理制度、岗位职责、操作规程、档案、记录和凭证等，并对质量管理文件定期审核、及时修订。

第一百三十四条　企业应当采取措施确保各岗位人员正确理解质量管理文件的内容，保证质量管理文件有效执行。

第一百三十五条　药品零售质量管理制度应当包括以下内容：

（一）药品采购、验收、陈列、销售等环节的管理，设置库房的还应当包括储存、养护的管理；

（二）供货单位和采购品种的审核；

（三）处方药销售的管理；

（四）药品拆零的管理；

（五）特殊管理的药品和国家有专门管理要求的药品的管理；

（六）记录和凭证的管理；

（七）收集和查询质量信息的管理；

（八）质量事故、质量投诉的管理；

（九）中药饮片处方审核、调配、核对的管理；

（十）药品有效期的管理；

（十一）不合格药品、药品销毁的管理；

（十二）环境卫生、人员健康的规定；

（十三）提供用药咨询、指导合理用药等药学服务的管理；

（十四）人员培训及考核的规定；

（十五）药品不良反应报告的规定；

（十六）计算机系统的管理；

（十七）药品追溯的规定；

（十八）其他应当规定的内容。

第一百三十六条　企业应当明确企业负责人、质量管理、采购、验收、营业员以及处方审核、调配等岗位的职责，设置库房的还应当包括储存、养护等岗位职责。

第一百三十七条　质量管理岗位、处方审核岗位的职责不得由其他岗位人员代为履行。

第一百三十八条　药品零售操作规程应当包括：

（一）药品采购、验收、销售；

（二）处方审核、调配、核对；

（三）中药饮片处方审核、调配、核对；

（四）药品拆零销售；

（五）特殊管理的药品和国家有专门管理要求的药品的销售；

（六）营业场所药品陈列及检查；

（七）营业场所冷藏药品的存放；

（八）计算机系统的操作和管理；

（九）设置库房的还应当包括储存和养护的操作规程。

第一百三十九条　企业应当建立药品采购、验收、销售、陈列检查、温湿度监测、不合格药品处理等相关记录，做到真实、完整、准确、有效和可追溯。

第一百四十条　记录及相关凭证应当至少保存 5 年。特殊管理的药品的记录及凭证按相关规定保存。

第一百四十一条　通过计算机系统记录数据时，相关岗位人员应当按照操作规程，通过授权及密码登录计算机系统，进行数据的录入，保证数据原始、真实、准确、安全和可追溯。

第一百四十二条　电子记录数据应当以安全、可靠方式定期备份。

第四节　设施与设备

第一百四十三条　企业的营业场所应当与其药品经营范围、经营规模相适应，并与药品储存、办公、生活辅助及其他区域分开。

第一百四十四条　营业场所应当具有相应设施或者采取其他有效措施，避免药品受室外环境的影响，并做到宽敞、明亮、整洁、卫生。

第一百四十五条　营业场所应当有以下营业设备：

（一）货架和柜台；

（二）监测、调控温度的设备；

（三）经营中药饮片的，有存放饮片和处方调配的设备；

（四）经营冷藏药品的，有专用冷藏设备；

（五）经营第二类精神药品、毒性中药品种和罂粟壳的，有符合安全规定的专用存放设备；

（六）药品拆零销售所需的调配工具、包装用品。

第一百四十六条　企业应当建立能够符合经营和质量管理要求的计算机系统，并满足药品追溯的要求。

第一百四十七条　企业设置库房的，应当做到库房内墙、顶光洁，地面平整，门窗结构严密；有可靠的安全防护、防盗等措施。

第一百四十八条　仓库应当有以下设施设备：

（一）药品与地面之间有效隔离的设备；

（二）避光、通风、防潮、防虫、防鼠等设备；

（三）有效监测和调控温湿度的设备；

（四）符合储存作业要求的照明设备；

（五）验收专用场所；

（六）不合格药品专用存放场所；

（七）经营冷藏药品的，有与其经营品种及经营规模相适应的专用设备。

第一百四十九条　经营特殊管理的药品应当有符合国家规定的储存设施。

第一百五十条　储存中药饮片应当设立专用库房。

第一百五十一条　企业应当按照国家有关规定，对计量器具、温湿度监测设备等定期进行校准或者检定。

第五节　采购与验收

第一百五十二条　企业采购药品，应当符合本规范第二章第八节的相关规定。

第一百五十三条　药品到货时，收货人员应当按采购记录，对照供货单位的随货同行单（票）核实药品实物，做到票、账、货相符。

第一百五十四条　企业应当按规定的程序和要求对到货药品逐批进行验收，并按照本规范第八十条规定做好验收记录。

验收抽取的样品应当具有代表性。

第一百五十五条　冷藏药品到货时，应当按照本规范第七十四条规定进行检查。

第一百五十六条　验收药品应当按照本规范第七十六条规定查验药品检验报告书。

第一百五十七条　特殊管理的药品应当按照相关规定进行验收。

第一百五十八条　验收合格的药品应当及时入库或者上架，验收不合格的，不得入库或者上架，并报告质量管理人员处理。

第六节　陈列与储存

第一百五十九条　企业应当对营业场所温度进行监测和调控，以使营业场所的温度符合常温要求。

第一百六十条　企业应当定期进行卫生检查，保持环境整洁。存放、陈列药品的设备应当保持清洁卫生，不得放置与销售活动无关的物品，并采取防虫、防鼠等措施，防止污染药品。

第一百六十一条　药品的陈列应当符合以下要求：

（一）按剂型、用途以及储存要求分类陈列，并设置醒目标志，类别标签字迹清晰、放置准确。

（二）药品放置于货架（柜），摆放整齐有序，避免阳光直射。

（三）处方药、非处方药分区陈列，并有处方药、非处方药专用标识。

（四）处方药不得采用开架自选的方式陈列和销售。

（五）外用药与其他药品分开摆放。

（六）拆零销售的药品集中存放于拆零专柜或者专区。

（七）第二类精神药品、毒性中药品种和罂粟壳不得陈列。

（八）冷藏药品放置在冷藏设备中，按规定对温度进行监测和记录，并保证存放温度符合要求。

（九）中药饮片柜斗谱的书写应当正名正字；装斗前应当复核，防止错斗、串斗；应当定期清斗，防止饮片生虫、发霉、变质；不同批号的饮片装斗前应当清斗并记录。

（十）经营非药品应当设置专区，与药品区域明显隔离，并有醒目标志。

第一百六十二条　企业应当定期对陈列、存放的药品进行检查，重点检查拆零药品和易变质、近效期、摆放时间较长的药品以及中药饮片。发现有质量疑问的药品应当及时撤柜，停止销售，由质量管理人员确认和处理，并保留相关记录。

第一百六十三条　企业应当对药品的有效期进行跟踪管理，防止近效期药品售出后可能发生的过期使用。

第一百六十四条　企业设置库房的，库房的药品储存与养护管理应当符合本规范第二章第十节的相关规定。

第七节　销售管理

第一百六十五条　企业应当在营业场所的显著位置悬挂《药品经营许可证》、营业执照、执业药师注册证等。

第一百六十六条　营业人员应当佩戴有照片、姓名、岗位等内容的工作牌，是执业药师和药学技术人员的，工作牌还应当标明执业资格或者药学专业技术职称。在岗执业的执业药师应当挂牌明示。

第一百六十七条　销售药品应当符合以下要求：

（一）处方经执业药师审核后方可调配；对处方所列药品不得擅自更改或者代用，对有配伍禁忌或者超剂量的处方应当拒绝调配，但经处方医师更正或者重新签字确认的，可以调配；调配处方后经过核对方可销售。

（二）处方审核、调配、核对人员应当在处方上签字或者盖章，并按照有关规定保存处方或者其复印件。

（三）销售近效期药品应当向顾客告知有效期。

（四）销售中药饮片做到计量准确，并告知煎服方法及注意事项；提供中药饮片代煎服务，应当符合国家有关规定。

第一百六十八条　企业销售药品应当开具销售凭证，内容包括药品名称、生产厂商、数量、价格、批号、规格等，并做好销售记录。

第一百六十九条　药品拆零销售应当符合以下要求：

（一）负责拆零销售的人员经过专门培训；

（二）拆零的工作台及工具保持清洁、卫生，防止交叉污染；

（三）做好拆零销售记录，内容包括拆零起始日期、药品的通用名称、规格、批号、生产厂商、有效期、销售数量、销售日期、分拆及复核人员等；

（四）拆零销售应当使用洁净、卫生的包装，包装上注明药品名称、规格、数量、用法、用量、批号、有效期以及药店名称等内容；

（五）提供药品说明书原件或者复印件；

（六）拆零销售期间，保留原包装和说明书。

第一百七十条　销售特殊管理的药品和国家有专门管理要求的药品，应当严格执行国家有关规定。

第一百七十一条　药品广告宣传应当严格执行国家有关广告管理的规定。

第一百七十二条　非本企业在职人员不得在营业场所内从事药品销售相关活动。

第八节　售后管理

第一百七十三条　除药品质量原因外，药品一经售出，不得退换。

第一百七十四条　企业应当在营业场所公布食品药品监督管理部门的监督电话，设置顾客意见簿，及时处理顾客对药品质量的投诉。

第一百七十五条　企业应当按照国家有关药品不良反应报告制度的规定，收集、报告药品不良反应信息。

第一百七十六条　企业发现已售出药品有严重质量问题，应当及时采取措施追回药品并做好记录，同时向食品药品监督管理部门报告。

第一百七十七条　企业应当协助药品生产企业履行召回义务，控制和收回存在安全隐患的药品，并建立药品召回记录。

第四章　附　则

第一百七十八条　本规范下列术语的含义是：

（一）在职：与企业确定劳动关系的在册人员。

（二）在岗：相关岗位人员在工作时间内在规定的岗位履行职责。

（三）首营企业：采购药品时，与本企业首次发生供需关系的药品生产或者经营企业。

（四）首营品种：本企业首次采购的药品。

（五）原印章：企业在购销活动中，为证明企业身份在相关文件或者凭证上加盖的企业公章、发票专用章、质量管理专用章、药品出库专用章的原始印记，不能是印刷、影印、复印等复制后的印记。

（六）待验：对到货、销后退回的药品采用有效的方式进行隔离或者区分，在入库前等待质量验收的状态。

（七）零货：拆除了用于运输、储藏包装的药品。

（八）拼箱发货：将零货药品集中拼装至同一包装箱内发货的方式。

（九）拆零销售：将最小包装拆分销售的方式。

（十）国家有专门管理要求的药品：国家对蛋白同化制剂、肽类激素、含特殊药品复方制剂等品种实施特殊监管措施的药品。

第一百七十九条 药品零售连锁企业总部的管理应当符合本规范药品批发企业相关规定，门店的管理应当符合本规范药品零售企业相关规定。

第一百八十条 本规范为药品经营质量管理的基本要求。对企业信息化管理、药品储运温湿度自动监测、药品验收管理、药品冷链物流管理、零售连锁管理等具体要求，由国家食品药品监督管理总局以附录方式另行制定。

第一百八十一条 麻醉药品、精神药品、药品类易制毒化学品的追溯应当符合国家有关规定。

第一百八十二条 医疗机构药房和计划生育技术服务机构的药品采购、储存、养护等质量管理规范由国家食品药品监督管理总局商相关主管部门另行制定。

互联网销售药品的质量管理规定由国家食品药品监督管理总局另行制定。

第一百八十三条 药品经营企业违反本规范的，由食品药品监督管理部门按照《中华人民共和国药品管理法》第七十八条的规定给予处罚。

第一百八十四条 本规范自发布之日起施行，卫生部2013年6月1日施行的《药品经营质量管理规范》（中华人民共和国卫生部令第90号）同时废止。

关于修改与《药品经营质量管理规范》相关的冷藏、冷冻药品的储存与运输管理等 5 个附录文件的公告

（国家食品药品监督管理总局 2016 年第 197 号）

根据《国家食品药品监督管理总局关于修改〈药品经营质量管理规范〉的决定》（国家食品药品监督管理总局令第 28 号），现对《关于发布〈药品经营质量管理规范〉冷藏、冷冻药品的储存与运输管理等 5 个附录的公告》（2013 年第 38 号）做出如下修改：

一、将"附录 2 药品经营企业计算机系统"第一条修改为："药品经营企业应当建立与经营范围和经营规模相适应的计算机系统（以下简称系统），能够实时控制并记录药品经营各环节和质量管理全过程，并符合药品追溯的实施条件。"

二、将"附录 3 温湿度自动监测"第三条修改为："系统温湿度数据的测定值应当按照《规范》第八十三条的有关规定设定。

系统应当自动生成温湿度监测记录，内容包括温度值、湿度值、日期、时间、测点位置、库区或运输工具类别等。"

三、将"附录 4 药品收货与验收"第七条修改为："药品待验区域及验收药品的设施设备，应当符合以下要求：

（一）待验区域有明显标识，并与其他区域有效隔离；

（二）待验区域符合待验药品的储存温度要求；

（三）设置特殊管理的药品专用待验区域，并符合安全控制要求；

（四）保持验收设施设备清洁，不得污染药品。"

四、删除"附录 4 药品收货与验收"第十八条。

五、将"附录 4 药品收货与验收"第十九条修改为："企业按照《规范》的相关规定，进行药品直调的，可委托购货单位进行药品验收。购货单位应当严格按照《规范》的要求验收药品，建立专门的直调药品验收记录。验收当日应当将验收记录相关信息传递给直调企业。"

本公告自公布之日起施行。现对冷藏、冷冻药品的储存与运输管理，药品经营企业计算机系统，温湿度自动监测，药品收货与验收，验证管理等 5 个附录文件根据本公告作相应修改，重新公布。

附件：冷藏、冷冻药品的储存与运输管理等 5 个附录

食品药品监管总局
2016 年 12 月 26 日

附录 1
冷藏、冷冻药品的储存与运输管理
第一条　企业经营冷藏、冷冻药品的，应当按照

《药品经营质量管理规范》（以下简称《规范》）的要求，在收货、验收、储存、养护、出库、运输等环节，根据药品包装标示的贮藏要求，采用经过验证确认的设施设备、技术方法和操作规程，对冷藏、冷冻药品储存过程中的温湿度状况、运输过程中的温度状况，进行实时自动监测和控制，保证药品的储运环境温湿度控制在规定范围内。

第二条　企业应当按照《规范》的要求，配备相应的冷藏、冷冻储运设施设备及温湿度自动监测系统，并对设施设备进行维护管理。

（一）冷库设计符合国家相关标准要求；冷库具有自动调控温湿度的功能，有备用发电机组或双回路供电系统。

（二）按照企业经营需要，合理划分冷库收货验收、储存、包装材料预冷、装箱发货、待处理药品存放等区域，并有明显标示。验收、储存、拆零、冷藏包装、发货等作业活动，必须在冷库内完成。

（三）冷藏车具有自动调控温度的功能，其配置符合国家相关标准要求；冷藏车厢具有防水、密闭、耐腐蚀等性能，车厢内部留有保证气流充分循环的空间。

（四）冷藏箱、保温箱具有良好的保温性能；冷藏箱具有自动调控温度的功能，保温箱配备蓄冷剂以及与药品隔离的装置。

（五）冷藏、冷冻药品的储存、运输设施设备配置温湿度自动监测系统，可实时采集、显示、记录、传送储存过程中的温湿度数据和运输过程中的温度数据，并具有远程及就地实时报警功能，可通过计算机读取和存储所记录的监测数据。

（六）定期对冷库、冷藏车以及冷藏箱、保温箱进行检查、维护并记录。

第三条　企业应当按照《规范》和相关附录的要求，对冷库、冷藏车、冷藏箱、保温箱以及温湿度自动监测系统进行验证，并依据验证确定的参数和条件，制定设施设备的操作、使用规程。

第四条　企业应当按照《规范》的要求，对冷藏、冷冻药品进行收货检查。

（一）检查运输药品的冷藏车或冷藏箱、保温箱是否符合规定，对未按规定运输的，应当拒收。

（二）查看冷藏车或冷藏箱、保温箱到货时温度数据，导出、保存并查验运输过程的温度记录，确认运输全过程温度状况是否符合规定。

（三）符合规定的，将药品放置在符合温度要求的待验区域待验；不符合规定的应当拒收，将药品隔离存放于符合温度要求的环境中，并报质量管理部门处理。

（四）收货须做好记录，内容包括：药品名称、数量、生产企业、发货单位、运输单位、发运地点、启运时间、运输工具、到货时间、到货温度、收货人员等。

（五）对销后退回的药品，同时检查退货方提供的温度控制说明文件和售出期间温度控制的相关数据。对于不能提供文件、数据，或温度控制不符合规定的，应当拒收，做好记录并报质量管理部门处理。

第五条 储存、运输过程中，冷藏、冷冻药品的码放应当符合以下要求：

（一）冷库内药品的堆垛间距，药品与地面、墙壁、库顶部的间距符合《规范》的要求；冷库内制冷机组出风口100厘米范围内，以及高于冷风机出风口的位置，不得码放药品。

（二）冷藏车厢内，药品与厢内前板距离不小于10厘米，与后板、侧板、底板间距不小于5厘米，药品码放高度不得超过制冷机组出风口下沿，确保气流正常循环和温度均匀分布。

第六条 企业应当由专人负责对在库储存的冷藏、冷冻药品进行重点养护检查。

药品储存环境温湿度超出规定范围时，应当及时采取有效措施进行调控，防止温湿度超标对药品质量造成影响。

第七条 企业运输冷藏、冷冻药品，应当根据药品数量、运输距离、运输时间、温度要求、外部环境温度等情况，选择适宜的运输工具和温控方式，确保运输过程中温度控制符合要求。

冷藏、冷冻药品运输过程中，应当实时采集、记录、传送冷藏车、冷藏箱或保温箱内的温度数据。运输过程中温度超出规定范围时，温湿度自动监测系统应当实时发出报警指令，由相关人员查明原因，及时采取有效措施进行调控。

第八条 使用冷藏箱、保温箱运送冷藏药品的，应当按照经过验证的标准操作规程，进行药品包装和装箱的操作。

（一）装箱前将冷藏箱、保温箱预热或预冷至符合药品包装标示的温度范围内。

（二）按照验证确定的条件，在保温箱内合理配备与温度控制及运输时限相适应的蓄冷剂。

（三）保温箱内使用隔热装置将药品与低温蓄冷剂进行隔离。

（四）药品装箱后，冷藏箱启动动力电源和温度监测设备，保温箱启动温度监测设备，检查设备运行正常后，将箱体密闭。

第九条 使用冷藏车运送冷藏、冷冻药品的，启运前应当按照经过验证的标准操作规程进行操作。

（一）提前打开温度调控和监测设备，将车厢内预热或预冷至规定的温度。

（二）开始装车时关闭温度调控设备，并尽快完成药品装车。

（三）药品装车完毕，及时关闭车厢厢门，检查厢门密闭情况，并上锁。

（四）启动温度调控设备，检查温度调控和监测设备运行状况，运行正常方可启运。

第十条 企业应当制定冷藏、冷冻药品运输过程中温度控制的应急预案，对运输过程中出现的异常气候、设备故障、交通事故等意外或紧急情况，能够及时采取有效的应对措施，防止因异常情况造成的温度失控。

第十一条 企业制定的应急预案应当包括应急组织机构、人员职责、设施设备、外部协作资源、应急措施等内容，并不断加以完善和优化。

第十二条 从事冷藏、冷冻药品收货、验收、储存、养护、出库、运输等岗位工作的人员，应当接受相关法律法规、专业知识、相关制度和标准操作规程的培训，经考核合格后，方可上岗。

第十三条 企业委托其他单位运输冷藏、冷冻药品时，应当保证委托运输过程符合《规范》及本附录相关规定。

（一）索取承运单位的运输资质文件、运输设施设备和监测系统证明及验证文件、承运人员资质证明、运输过程温度控制及监测等相关资料。

（二）对承运方的运输设施设备、人员资质、质量保障能力、安全运输能力、风险控制能力等进行委托前和定期审计，审计报告存档备查。

（三）承运单位冷藏、冷冻运输设施设备及自动监测系统不符合规定或未经验证的，不得委托运输。

（四）与承运方签订委托运输协议，内容包括承运方制定并执行符合要求的运输标准操作规程，对运输过程中温度控制和实时监测的要求，明确在途时限以及运输过程中的质量安全责任。

（五）根据承运方的资质和条件，必要时对承运方的相关人员进行培训和考核。

附录2

药品经营企业计算机系统

第一条 药品经营企业应当建立与经营范围和经营规模相适应的计算机系统（以下简称系统），能够实时控制并记录药品经营各环节和质量管理全过程，并符合药品追溯的实施条件。

第二条 药品经营企业应当按照《药品经营质量管

理规范》（以下简称《规范》）相关规定，在系统中设置各经营流程的质量控制功能，与采购、销售以及收货、验收、储存、养护、出库复核、运输等系统功能形成内嵌式结构，对各项经营活动进行判断，对不符合药品监督管理法律法规以及《规范》的行为进行识别及控制，确保各项质量控制功能的实时和有效。

第三条 药品批发企业系统的硬件设施和网络环境应当符合以下要求：

（一）有支持系统正常运行的服务器；

（二）质量管理、采购、收货、验收、储存、养护、出库复核、销售等岗位配备专用的终端设备；

（三）有稳定、安全的网络环境，有固定接入互联网的方式和可靠的信息安全平台；

（四）有实现相关部门之间、岗位之间信息传输和数据共享的局域网；

（五）有符合《规范》及企业管理实际需要的应用软件和相关数据库。

第四条 药品批发企业负责信息管理的部门应当履行以下职责：

（一）负责系统硬件和软件的安装、测试及网络维护；

（二）负责系统数据库管理和数据备份；

（三）负责培训、指导相关岗位人员使用系统；

（四）负责系统程序的运行及维护管理；

（五）负责系统网络以及数据的安全管理；

（六）保证系统日志的完整性；

（七）负责建立系统硬件和软件管理档案。

第五条 药品批发企业质量管理部门应当履行以下职责：

（一）负责指导设定系统质量控制功能；

（二）负责系统操作权限的审核，并定期跟踪检查；

（三）监督各岗位人员严格按规定流程及要求操作系统；

（四）负责质量管理基础数据的审核、确认生效及锁定；

（五）负责经营业务数据修改申请的审核，符合规定要求的方可按程序修改；

（六）负责处理系统中涉及药品质量的有关问题。

第六条 药品批发企业应当严格按照管理制度和操作规程进行系统数据的录入、修改和保存，以保证各类记录的原始、真实、准确、安全和可追溯。

（一）各操作岗位通过输入用户名、密码等身份确认方式登录系统，并在权限范围内录入或查询数据，未经批准不得修改数据信息。

（二）修改各类业务经营数据时，操作人员在职责

范围内提出申请，经质量管理人员审核批准后方可修改，修改的原因和过程在系统中予以记录。

（三）系统对各岗位操作人员姓名的记录，根据专有用户名及密码自动生成，不得采用手工编辑或菜单选择等方式录入。

（四）系统操作、数据记录的日期和时间由系统自动生成，不得采用手工编辑、菜单选择等方式录入。

第七条 药品批发企业应当根据计算机管理制度对系统各类记录和数据进行安全管理。

（一）采用安全、可靠的方式存储、备份。

（二）按日备份数据。

（三）备份记录和数据的介质存放于安全场所，防止与服务器同时遭遇灾害造成损坏或丢失。

（四）记录和数据的保存时限符合《规范》第四十二条的要求。

第八条 药品批发企业应当将审核合格的供货单位、购货单位及经营品种等信息录入系统，建立质量管理基础数据库并有效运用。

（一）质量管理基础数据包括供货单位、购货单位、经营品种、供货单位销售人员资质、购货单位采购人员资质及提货人员资质等相关内容。

（二）质量管理基础数据与对应的供货单位、购货单位以及购销药品的合法性、有效性相关联，与供货单位或购货单位的经营范围相对应，由系统进行自动跟踪、识别与控制。

（三）系统对接近失效的质量管理基础数据进行提示、预警，提醒相关部门及岗位人员及时索取、更新相关资料；任何质量管理基础数据失效时，系统都自动锁定与该数据相关的业务功能，直至数据更新和生效后，相关功能方可恢复。

（四）质量管理基础数据是企业合法经营的基本保障，须由专门的质量管理人员对相关资料审核合格后，据实确认和更新，更新时间由系统自动生成。

（五）其他岗位人员只能按规定的权限，查询、使用质量管理基础数据，不能修改数据的任何内容。

第九条 药品采购订单中的质量管理基础数据应当依据数据库生成。系统对各供货单位的合法资质，能够自动识别、审核，防止超出经营方式或经营范围的采购行为发生。

采购订单确认后，系统自动生成采购记录。

第十条 药品到货时，系统应当支持收货人员查询采购记录，对照随货同行单（票）及实物确认相关信息后，方可收货。

第十一条 验收人员按规定进行药品质量验收，对照药品实物在系统采购记录的基础上录入药品的批号、生产日期、有效期、到货数量、验收合格数量、验收结

果等内容，确认后系统自动生成验收记录。

第十二条 药品批发企业系统应当按照药品的管理类别及储存特性，自动提示相应的储存库区。

第十三条 药品批发企业系统应当依据质量管理基础数据和养护制度，对库存药品按期自动生成养护工作计划，提示养护人员对库存药品进行有序、合理的养护。

第十四条 药品批发企业系统应当对库存药品的有效期进行自动跟踪和控制，具备近效期预警提示、超有效期自动锁定及停销等功能。

第十五条 药品批发企业销售药品时，系统应当依据质量管理基础数据及库存记录生成销售订单，系统拒绝无质量管理基础数据或无有效库存数据支持的任何销售订单的生成。系统对各购货单位的法定资质能够自动识别并审核，防止超出经营方式或经营范围的销售行为的发生。

销售订单确认后，系统自动生成销售记录。

第十六条 药品批发企业系统应当将确认后的销售数据传输至仓储部门提示出库及复核。

复核人员完成出库复核操作后，系统自动生成出库复核记录。

第十七条 药品批发企业系统对销后退回药品应当具备以下功能：

（一）处理销后退回药品时，能够调出原对应的销售、出库复核记录；

（二）对应的销售、出库复核记录与销后退回药品实物信息一致的方可收货、验收，并依据原销售、出库复核记录数据以及验收情况，生成销后退回验收记录；

（三）退回药品实物与原记录信息不符，或退回药品数量超出原销售数量时，系统拒绝药品退回操作；

（四）系统不支持对原始销售数据的任何更改。

第十八条 药品批发企业系统应当对经营过程中发现的质量有疑问药品进行控制。

（一）各岗位人员发现质量有疑问药品，按照本岗位操作权限实施锁定，并通知质量管理人员。

（二）被锁定药品由质量管理人员确认，不属于质量问题的，解除锁定，属于不合格药品的，由系统生成不合格记录。

（三）系统对质量不合格药品的处理过程、处理结果进行记录，并跟踪处理结果。

第十九条 药品批发企业系统应当对药品运输的在途时间进行跟踪管理，对有运输时限要求的，应当提示或警示相关部门及岗位人员。系统应当按照《规范》要求，生成药品运输记录。

第二十条 药品零售企业系统的硬件、软件、网络环境及管理人员的配备，应当满足企业经营规模和质量管理的实际需要。

第二十一条 药品零售企业系统的销售管理应当符合以下要求：

（一）建立包括供货单位、经营品种等相关内容的质量管理基础数据；

（二）依据质量管理基础数据，自动识别处方药、特殊管理的药品以及其他国家有专门管理要求的药品；

（三）拒绝国家有专门管理要求的药品超数量销售；

（四）与结算系统、开票系统对接，对每笔销售自动打印销售票据，并自动生成销售记录；

（五）依据质量管理基础数据，对拆零药品单独建立销售记录，对拆零药品实施安全、合理的销售控制；

（六）依据质量管理基础数据，定期自动生成陈列药品检查计划；

（七）依据质量管理基础数据，对药品有效期进行跟踪，对近效期的给予预警提示，超有效期的自动锁定及停销；

（八）各类数据的录入与保存符合本附录第六条、第七条的相关要求。

第二十二条 药品经营企业应当根据有关法律法规、《规范》以及质量管理体系内审的要求，及时对系统进行升级，完善系统功能。

附录3

温湿度自动监测

第一条 企业应当按照《药品经营质量管理规范》（以下简称《规范》）的要求，在储存药品的仓库中和运输冷藏、冷冻药品的设备中配备温湿度自动监测系统（以下简称系统）。系统应当对药品储存过程的温湿度状况和冷藏、冷冻药品运输过程的温度状况进行实时自动监测和记录，有效防范储存运输过程中可能发生的影响药品质量安全的风险，确保药品质量安全。

第二条 系统由测点终端、管理主机、不间断电源以及相关软件等组成。各测点终端能够对周边环境温湿度进行数据的实时采集、传送和报警；管理主机能够对各测点终端监测的数据进行收集、处理和记录，并具备发生异常情况时的报警管理功能。

第三条 系统温湿度数据的测定值应当按照《规范》第八十三条的有关规定设定。

系统应当自动生成温湿度监测记录，内容包括温度值、湿度值、日期、时间、测点位置、库区或运输工具类别等。

第四条 系统温湿度测量设备的最大允许误差应当符合以下要求：

（一）测量范围在0℃~40℃之间，温度的最大允

许误差为 ±0.5℃；

（二）测量范围在 -25℃ ~0℃ 之间，温度的最大允许误差为 ±1.0℃；

（三）相对湿度的最大允许误差为 ±5% RH。

第五条　系统应当自动对药品储存运输过程中的温湿度环境进行不间断监测和记录。

系统应当至少每隔 1 分钟更新一次测点温湿度数据，在药品储存过程中至少每隔 30 分钟自动记录一次实时温湿度数据，在运输过程中至少每隔 5 分钟自动记录一次实时温度数据。当监测的温湿度值超出规定范围时，系统应当至少每隔 2 分钟记录一次实时温湿度数据。

第六条　当监测的温湿度值达到设定的临界值或者超出规定范围，系统应当能够实现就地和在指定地点进行声光报警，同时采用短信通讯的方式，向至少 3 名指定人员发出报警信息。

当发生供电中断的情况时，系统应当采用短信通讯的方式，向至少 3 名指定人员发出报警信息。

第七条　系统各测点终端采集的监测数据应当真实、完整、准确、有效。

（一）测点终端采集的数据通过网络自动传送到管理主机，进行处理和记录，并采用可靠的方式进行数据保存，确保不丢失和不被改动。

（二）系统具有对记录数据不可更改、删除的功能，不得有反向导入数据的功能。

（三）系统不得对用户开放温湿度传感器监测值修正、调整功能，防止用户随意调整，造成监测数据失真。

第八条　企业应当对监测数据采用安全、可靠的方式按日备份，备份数据应当存放在安全场所，数据保存时限符合《规范》第四十二条的要求。

第九条　系统应当与企业计算机终端进行数据对接，自动在计算机终端中存储数据，可以通过计算机终端进行实时数据查询和历史数据查询。

第十条　系统应当独立地不间断运行，防止因供电中断、计算机关闭或故障等因素，影响系统正常运行或造成数据丢失。

第十一条　系统保持独立、安全运行，不得与温湿度调控设施设备联动，防止温湿度调控设施设备异常导致系统故障的风险。

第十二条　企业应当对储存及运输设施设备的测点终端布点方案进行测试和确认，保证药品仓库、运输设备中安装的测点终端数量及位置，能够准确反映环境温湿度的实际状况。

第十三条　药品库房或仓间安装的测点终端数量及位置应当符合以下要求：

（一）每一独立的药品库房或仓间至少安装 2 个测点终端，并均匀分布。

（二）平面仓库面积在 300 平方米以下的，至少安装 2 个测点终端；300 平方米以上的，每增加 300 平方米至少增加 1 个测点终端，不足 300 平方米的按 300 平方米计算。

平面仓库测点终端安装的位置，不得低于药品货架或药品堆码垛高度的 2/3 位置。

（三）高架仓库或全自动立体仓库的货架层高在 4.5 米至 8 米之间的，每 300 平方米面积至少安装 4 个测点终端，每增加 300 平方米至少增加 2 个测点终端，并均匀分布在货架上、下位置；货架层高在 8 米以上的，每 300 平方米面积至少安装 6 个测点终端，每增加 300 平方米至少增加 3 个测点终端，并均匀分布在货架的上、中、下位置；不足 300 平方米的按 300 平方米计算。

高架仓库或全自动立体仓库上层测点终端安装的位置，不得低于最上层货架存放药品的最高位置。

（四）储存冷藏、冷冻药品仓库测点终端的安装数量，须符合本条上述的各项要求，其安装数量按每 100 平方米面积计算。

第十四条　每台独立的冷藏、冷冻药品运输车辆或车厢，安装的测点终端数量不得少于 2 个。车厢容积超过 20 立方米的，每增加 20 立方米至少增加 1 个测点终端，不足 20 立方米的按 20 立方米计算。

每台冷藏箱或保温箱应当至少配置一个测点终端。

第十五条　测点终端应当牢固安装在经过确认的合理位置，避免储运作业及人员活动对监测设备造成影响或损坏，其安装位置不得随意变动。

第十六条　企业应当对测点终端每年至少进行一次校准，对系统设备应当进行定期检查、维修、保养，并建立档案。

第十七条　系统应当满足相关部门实施在线远程监管的条件。

附录4

药品收货与验收

第一条　企业应当按照国家有关法律法规及《药品经营质量管理规范》（以下简称《规范》），制定药品收货与验收标准。对药品收货与验收过程中出现的不符合质量标准或疑似假、劣药的情况，应当交由质量管理部门按照有关规定进行处理，必要时上报药品监督管理部门。

第二条　药品到货时，收货人员应当对运输工具和运输状况进行检查。

（一）检查运输工具是否密闭，如发现运输工具内有雨淋、腐蚀、污染等可能影响药品质量的现象，及时通知采购部门并报质量管理部门处理。

（二）根据运输单据所载明的启运日期，检查是否符合协议约定的在途时限，对不符合约定时限的，报质量管理部门处理。

（三）供货方委托运输药品的，企业采购部门要提前向供货单位索要委托的承运方式、承运单位、启运时间等信息，并将上述情况提前通知收货人员；收货人员在药品到货后，要逐一核对上述内容，内容不一致的，通知采购部门并报质量管理部门处理。

（四）冷藏、冷冻药品到货时，查验冷藏车、车载冷藏箱或保温箱的温度状况，核查并留存运输过程和到货时的温度记录；对未采用规定的冷藏设备运输或温度不符合要求的，应当拒收，同时对药品进行控制管理，做好记录并报质量管理部门处理。

第三条 药品到货时，收货人员应当查验随货同行单（票）以及相关的药品采购记录。

无随货同行单（票）或无采购记录的应当拒收；随货同行单（票）记载的供货单位、生产厂商、药品的通用名称、剂型、规格、批号、数量、收货单位、收货地址、发货日期等内容，与采购记录以及本企业实际情况不符的，应当拒收，并通知采购部门处理。

第四条 应当依据随货同行单（票）核对药品实物。随货同行单（票）中记载的药品的通用名称、剂型、规格、批号、数量、生产厂商等内容，与药品实物不符的，应当拒收，并通知采购部门进行处理。

第五条 收货过程中，对于随货同行单（票）或到货药品与采购记录的有关内容不相符的，由采购部门负责与供货单位核实和处理。

（一）对于随货同行单（票）内容中，除数量以外的其他内容与采购记录、药品实物不符的，经供货单位确认并提供正确的随货同行单（票）后，方可收货。

（二）对于随货同行单（票）与采购记录、药品实物数量不符的，经供货单位确认后，应当由采购部门确定并调整采购数量后，方可收货。

（三）供货单位对随货同行单（票）与采购记录、药品实物不相符的内容，不予确认的，应当拒收，存在异常情况的，报质量管理部门处理。

第六条 收货人员应当拆除药品的运输防护包装，检查药品外包装是否完好，对出现破损、污染、标识不清等情况的药品，应当拒收。

收货人员应当将核对无误的药品放置于相应的待验区域内，并在随货同行单（票）上签字后，移交验收人员。

第七条 药品待验区域及验收药品的设施设备，应当符合以下要求：

（一）待验区域有明显标识，并与其他区域有效隔离；

（二）待验区域符合待验药品的储存温度要求；

（三）设置特殊管理的药品专用待验区域，并符合安全控制要求；

（四）保持验收设施设备清洁，不得污染药品。

第八条 企业应当根据不同类别和特性的药品，明确待验药品的验收时限，待验药品要在规定时限内验收，验收合格的药品，应当及时入库，验收中发现的问题应当尽快处理，防止对药品质量造成影响。

第九条 验收药品应当按照批号逐批查验药品的合格证明文件，对于相关证明文件不全或内容与到货药品不符的，不得入库，并交质量管理部门处理。

（一）按照药品批号查验同批号的检验报告书，药品检验报告书需加盖供货单位药品检验专用章或质量管理专用章原印章；从批发企业采购药品的，检验报告书的传递和保存，可以采用电子数据的形式，但要保证其合法性和有效性。

（二）验收实施批签发管理的生物制品时，有加盖供货单位药品检验专用章或质量管理专用章原印章的《生物制品批签发合格证》复印件。

（三）验收进口药品时，有加盖供货单位质量管理专用章原印章的相关证明文件：

1. 《进口药品注册证》或《医药产品注册证》；

2. 进口麻醉药品、精神药品以及蛋白同化制剂、肽类激素需有《进口准许证》；

3. 进口药材需有《进口药材批件》；

4. 《进口药品检验报告书》或注明"已抽样"字样的《进口药品通关单》；

5. 进口国家规定的实行批签发管理的生物制品，有批签发证明文件和《进口药品检验报告书》。

（四）验收特殊管理的药品须符合国家相关规定。

第十条 应当对每次到货的药品进行逐批抽样验收，抽取的样品应当具有代表性，对于不符合验收标准的，不得入库，并报质量管理部门处理。

（一）对到货的同一批号的整件药品按照堆码情况随机抽样检查。整件数量在2件及以下的，要全部抽样检查；整件数量在2件以上至50件以下的，至少抽样检查3件；整件数量在50件以上的，每增加50件，至少增加抽样检查1件，不足50件的，按50件计。

（二）对抽取的整件药品需开箱抽样检查，从每整件的上、中、下不同位置随机抽取3个最小包装进行检查，对存在封口不牢、标签污损、有明显重量差异或外观异常等情况的，至少再增加一倍抽样数量，进行再检查。

（三）对整件药品存在破损、污染、渗液、封条损坏等包装异常的，要开箱检查至最小包装。

（四）到货的非整件药品要逐箱检查，对同一批号的药品，至少随机抽取一个最小包装进行检查。

第十一条 验收人员应当对抽样药品的外观、包装、标签、说明书等逐一进行检查、核对，出现问题的，报质量管理部门处理。

（一）检查运输储存包装的封条有无损坏，包装上是否清晰注明药品通用名称、规格、生产厂商、生产批号、生产日期、有效期、批准文号、贮藏、包装规格及储运图示标志，以及特殊管理的药品、外用药品、非处方药的标识等标记。

（二）检查最小包装的封口是否严密、牢固，有无破损、污染或渗液，包装及标签印字是否清晰，标签粘贴是否牢固。

（三）检查每一最小包装的标签、说明书是否符合以下规定：

1. 标签有药品通用名称、成份、性状、适应症或者功能主治、规格、用法用量、不良反应、禁忌、注意事项、贮藏、生产日期、产品批号、有效期、批准文号、生产企业等内容；对注射瓶、滴眼剂瓶等因标签尺寸限制无法全部注明上述内容的，至少标明药品通用名称、规格、产品批号、有效期等内容；中药蜜丸蜡壳至少注明药品通用名称。

2. 化学药品与生物制品说明书列有以下内容：药品名称（通用名称、商品名称、英文名称、汉语拼音）、成分［活性成分的化学名称、分子式、分子量、化学结构式（复方制剂可列出其组分名称）］、性状、适应症、规格、用法用量、不良反应、禁忌、注意事项、孕妇及哺乳期妇女用药、儿童用药、老年用药、药物相互作用、药物过量、临床试验、药理毒理、药代动力学、贮藏、包装、有效期、执行标准、批准文号、生产企业（企业名称、生产地址、邮政编码、电话和传真）。

3. 中药说明书列有以下内容：药品名称（通用名称、汉语拼音）、成分、性状、功能主治、规格、用法用量、不良反应、禁忌、注意事项、药物相互作用、贮藏、包装、有效期、执行标准、批准文号、说明书修订日期、生产企业（企业名称、生产地址、邮政编码、电话和传真）。

4. 特殊管理的药品、外用药品的包装、标签及说明书上均有规定的标识和警示说明；处方药和非处方药的标签和说明书上有相应的警示语或忠告语，非处方药的包装有国家规定的专有标识；蛋白同化制剂和肽类激素及含兴奋剂类成分的药有"运动员慎用"警示标识。

5. 进口药品的包装、标签以中文注明药品通用名

称、主要成分以及注册证号，并有中文说明书。

6. 中药饮片的包装或容器与药品性质相适应及符合药品质量要求。中药饮片的标签需注明品名、包装规格、产地、生产企业、产品批号、生产日期；整件包装上有品名、产地、生产日期、生产企业等，并附有质量合格的标志。实施批准文号管理的中药饮片，还需注明批准文号。

7. 中药材有包装，并标明品名、规格、产地、供货单位、收购日期、发货日期等；实施批准文号管理的中药材，还需注明批准文号。

第十二条 在保证质量的前提下，如果生产企业有特殊质量控制要求或打开最小包装可能影响药品质量的，可不打开最小包装；外包装及封签完整的原料药、实施批签发管理的生物制品，可不开箱检查。

第十三条 验收地产中药材时，如果对到货中药材存在质量疑问，应当将实物与企业中药样品室（柜）中收集的相应样品进行比对，确认后方可收货。

验收人员应当负责对中药材样品的更新和养护，防止样品出现质量变异。收集的样品放入中药样品室（柜）前，应当由质量管理人员进行确认。

第十四条 企业应当加强对退货药品的收货、验收管理，保证退货环节药品的质量和安全，防止混入假冒药品。

（一）收货人员要依据销售部门确认的退货凭证或通知对销后退回药品进行核对，确认为本企业销售的药品后，方可收货并放置于符合药品储存条件的专用待验场所。

（二）对销后退回的冷藏、冷冻药品，根据退货方提供的温度控制说明文件和售出期间温度控制的相关数据，确认符合规定条件的，方可收货；对于不能提供文件、数据，或温度控制不符合规定的，给予拒收，做好记录并报质量管理部门处理。

（三）验收人员对销后退回的药品进行逐批检查验收，并开箱抽样检查。整件包装完好的，按照本附录第十条规定的抽样原则加倍抽样检查；无完好外包装的，每件须抽样检查至最小包装，必要时送药品检验机构检验。

（四）销后退回药品经验收合格后，方可入库销售，不合格药品按《规范》有关规定处理。

第十五条 检查验收结束后，应当将检查后的完好样品放回原包装，并在抽样的整件包装上标明抽验标志，对已经检查验收的药品，应当及时调整药品质量状态标识或移入相应区域。

第十六条 对验收合格的药品，应当由验收人员与仓储部门办理入库手续，由仓储部门建立库存记录。

第十七条 验收药品应当做好验收记录。

（一）验收记录包括药品的通用名称、剂型、规格、批准文号、批号、生产日期、有效期、生产厂商、供货单位、到货数量、到货日期、验收合格数量、验收结果、验收人员姓名和验收日期等内容。

（二）中药材验收记录包括品名、产地、供货单位、到货数量、验收合格数量等内容，实施批准文号管理的中药材，还要记录批准文号。中药饮片验收记录包括品名、规格、批号、产地、生产日期、生产厂商、供货单位、到货数量、验收合格数量等内容，实施批准文号管理的中药饮片还要记录批准文号。

（三）建立专门的销后退回药品验收记录，记录包括退货单位、退货日期、通用名称、规格、批准文号、批号、生产厂商（或产地）、有效期、数量、验收日期、退货原因、验收结果和验收人员等内容。

（四）验收不合格的药品，需注明不合格事项及处置措施。

第十八条　企业按照《规范》的相关规定，进行药品直调的，可委托购货单位进行药品验收。购货单位应当严格按照《规范》的要求验收药品，建立专门的直调药品验收记录。

验收当日应当将验收记录相关信息传递给直调企业。

附录5

验 证 管 理

第一条　本附录适用于《药品经营质量管理规范》（以下简称《规范》）中涉及的验证范围与内容，包括对冷库、冷藏车、冷藏箱、保温箱以及温湿度自动监测系统（以下简称监测系统）等进行验证，确认相关设施、设备及监测系统能够符合规定的设计标准和要求，并能安全、有效地正常运行和使用，确保冷藏、冷冻药品在储存、运输过程中的质量安全。

第二条　企业质量负责人负责验证工作的监督、指导、协调与审批，质量管理部门负责组织仓储、运输等部门共同实施验证工作。

第三条　企业应当按照质量管理体系文件的规定，按年度制定验证计划，根据计划确定的范围、日程、项目，实施验证工作。

第四条　企业应当在验证实施过程中，建立并形成验证控制文件，文件内容包括验证方案、标准、报告、评价、偏差处理和预防措施等，验证控制文件应当归入药品质量管理档案，并按规定保存。

（一）验证方案根据每一项验证工作的具体内容及要求分别制定，包括验证的实施人员、对象、目标、测试项目、验证设备及监测系统描述、测点布置、时间控制、数据采集要求，以及实施验证的相关基础条件，验证方案需经企业质量负责人审核并批准后，方可实施。

（二）企业需制定实施验证的标准和验证操作规程。

（三）验证完成后，需出具验证报告，包括验证实施人员、验证过程中采集的数据汇总、各测试项目数据分析图表、验证现场实景照片、各测试项目结果分析、验证结果总体评价等，验证报告由质量负责人审核和批准。

（四）在验证过程中，根据验证数据分析，对设施设备运行或使用中可能存在的不符合要求的状况、监测系统参数设定的不合理情况等偏差，进行调整和纠正处理，使相关设施设备及监测系统能够符合规定的要求。

（五）根据验证结果对可能存在的影响药品质量安全的风险，制定有效的预防措施。

第五条　企业应当根据验证方案实施验证。

（一）相关设施设备及监测系统在新投入使用前或改造后需进行使用前验证，对设计或预定的关键参数、条件及性能进行确认，确定实际的关键参数及性能符合设计或规定的使用条件。

（二）当相关设施设备及监测系统超出设定的条件或用途，或是设备出现严重运行异常或故障时，要查找原因、评估风险，采取适当的纠正措施，并跟踪效果。

（三）对相关设施设备及监测系统进行定期验证，以确认其符合要求，定期验证间隔时间不超过1年。

（四）根据相关设施设备和监测系统的设计参数以及通过验证确认的使用条件，分别确定最大的停用时间限度；超过最大停用时限的，在重新启用前，要评估风险并重新进行验证。

第六条　企业应当根据验证的内容及目的，确定相应的验证项目。

（一）冷库验证的项目至少包括：

1. 温度分布特性的测试与分析，确定适宜药品存放的安全位置及区域；

2. 温控设备运行参数及使用状况测试；

3. 监测系统配置的测点终端参数及安装位置确认；

4. 开门作业对库房温度分布及药品储存的影响；

5. 确定设备故障或外部供电中断的状况下，库房保温性能及变化趋势分析；

6. 对本地区的高温或低温等极端外部环境条件，分别进行保温效果评估；

7. 在新建库房初次使用前或改造后重新使用前，进行空载及满载验证；

8. 年度定期验证时，进行满载验证。

（二）冷藏车验证的项目至少包括：

1. 车厢内温度分布特性的测试与分析，确定适宜药品存放的安全位置及区域；

2. 温控设施运行参数及使用状况测试；

3. 监测系统配置的测点终端参数及安装位置确认；

4. 开门作业对车厢温度分布及变化的影响；

5. 确定设备故障或外部供电中断的状况下，车厢保温性能及变化趋势分析；

6. 对本地区高温或低温等极端外部环境条件，分别进行保温效果评估；

7. 在冷藏车初次使用前或改造后重新使用前，进行空载及满载验证；

8. 年度定期验证时，进行满载验证。

（三）冷藏箱或保温箱验证的项目至少包括：

1. 箱内温度分布特性的测试与分析，分析箱体内温度变化及趋势；

2. 蓄冷剂配备使用的条件测试；

3. 温度自动监测设备放置位置确认；

4. 开箱作业对箱内温度分布及变化的影响；

5. 高温或低温等极端外部环境条件下的保温效果评估；

6. 运输最长时限验证。

（四）监测系统验证的项目至少包括：

1. 采集、传送、记录数据以及报警功能的确认；

2. 监测设备的测量范围和准确度确认；

3. 测点终端安装数量及位置确认；

4. 监测系统与温度调控设施无联动状态的独立安全运行性能确认；

5. 系统在断电、计算机关机状态下的应急性能确认；

6. 防止用户修改、删除、反向导入数据等功能确认。

第七条　应当根据验证对象及项目，合理设置验证测点。

（一）在被验证设施设备内一次性同步布点，确保各测点采集数据的同步、有效。

（二）在被验证设施设备内，进行均匀性布点、特殊项目及特殊位置专门布点。

（三）每个库房中均匀性布点数量不得少于 9 个，

仓间各角及中心位置均需布置测点，每两个测点的水平间距不得大于 5 米，垂直间距不得超过 2 米。

（四）库房每个作业出入口及风机出风口至少布置 5 个测点，库房中每组货架或建筑结构的风向死角位置至少布置 3 个测点。

（五）每个冷藏车厢体内测点数量不得少于 9 个，每增加 20 立方米增加 9 个测点，不足 20 立方米的按 20 立方米计算。

（六）每个冷藏箱或保温箱的测点数量不得少于 5 个。

第八条　应当确定适宜的持续验证时间，以保证验证数据的充分、有效及连续。

（一）在库房各项参数及使用条件符合规定的要求并达到运行稳定后，数据有效持续采集时间不得少于 48 小时。

（二）在冷藏车达到规定的温度并运行稳定后，数据有效持续采集时间不得少于 5 小时。

（三）冷藏箱或保温箱经过预热或预冷至规定温度并满载装箱后，按照最长的配送时间连续采集数据。

（四）验证数据采集的间隔时间不得大于 5 分钟。

第九条　应当确保所有验证数据的真实、完整、有效、可追溯，并按规定保存。

第十条　验证使用的温度传感器应当经法定计量机构校准，校准证书复印件应当作为验证报告的必要附件。验证使用的温度传感器应当适用被验证设备的测量范围，其温度测量的最大允许误差为 ±0.5℃。

第十一条　企业应当根据验证确定的参数及条件，正确、合理使用相关设施设备及监测系统，未经验证的设施、设备及监测系统，不得用于药品冷藏、冷冻储运管理。

验证的结果，应当作为企业制定或修订质量管理体系文件相关内容的依据。

第十二条　企业可与具备相应能力的第三方机构共同实施验证工作，企业应当确保验证实施的全过程符合《规范》及本附录的相关要求。

药品经营质量管理规范附录6：药品零售配送质量管理

（国家药品监督管理局2022年第113号公告）

第一条　本附录适用于《药品经营质量管理规范》（以下简称《规范》）中，药品零售过程（含通过网络零售）所涉及的药品配送行为的质量管理。

第二条　药品零售配送（以下简称药品配送）是指根据消费者购药需求，对药品进行拣选、复核、包装、封签、发货、运输等作业，将药品送达消费者指定地点并签收的物流活动。

第三条　药品零售企业应当在药品配送过程中采取有效的质量控制措施，并满足药品信息化追溯要求，实现药品配送全过程质量可控、可追溯。

第四条　药品零售企业应当配备专职或兼职人员负责药品配送质量管理，相关人员应当熟悉有关药品流通管理的法律法规，在药品配送质量管理工作中具备独立正确判断和保障实施的能力。

从事冷藏、冷冻药品配送等工作的人员，还应当按照《规范》的相关规定，接受相关法律法规和专业知识培训并经考核合格后方可上岗。

第五条　药品零售企业应当加强员工个人卫生管理，对员工每年进行健康体检。

第六条　药品零售企业应当按照《规范》的有关规定，制定药品配送质量管理制度，包括人员管理、岗位职责、设施设备、操作规程、记录和凭证、应急管理等内容，并定期审核、及时修订。

第七条　药品零售企业应当建立药品配送质量评审管理制度，每年至少开展一次药品配送环节质量管理运行情况内审，将本企业日常收集和配送环节反馈的质量问题及意见作为实施评审的相关依据，并根据评审结果及时完善相关体系文件，培训相关岗位人员，提升药品配送质量管理水平。

第八条　在药品配送过程中，药品零售企业应当根据距离、路况等因素评估和确定送达期限；根据业务类型、范围和送达时限等配备和选择合适的配送工具、配送设备和包装。

冷藏、冷冻药品的配送过程应当严格遵守《规范》的有关规定，防止脱离冷链。

第九条　使用车辆进行药品配送的，应当具备以下条件：

（一）为封闭式货物运输工具；

（二）车厢内有放置药品的独立区域，并有物理隔离的措施，以防止药品污染、混淆和差错的发生；

（三）采取安全保障措施，以防止药品在配送过程中丢失或被替换。

专门配送冷藏、冷冻药品的车辆，应当符合《规范》有关冷藏车的要求。

第十条　使用配送箱进行药品配送的，应当具备以下条件：

（一）箱体采用吸水性低、透气性小、导热系数小具有良好保温性质的材料；

（二）非药品（医疗器械、保健食品除外，下同）与药品混箱配送的，箱体内应对药品存放区域进行物理隔离，确保药品与非药品分开存放；

（三）安装防盗装置，防止药品在配送过程中丢失或被替换。

配送冷藏、冷冻药品的配送箱，应当符合《规范》有关保温箱（冷藏箱）的要求。

第十一条　配送药品的包装物及填充材料应当选取无毒、无污染的材料，避免药品破碎或被挤压。有温湿度、避光等要求的药品其包装物还应当选取隔温、防潮、避光的包装材料。

第十二条　制作寄递配送单和配送包装封签的材料，应当不易损坏；封签上应有明显标示"药"的字样，用于打印信息的油墨不易被擦拭或造成字迹模糊不清。配送包装被拆启后，包装封签应当无法恢复原状。

第十三条　配送设备应当定期检查、清洁和维护，由专人负责管理，并建立记录和档案。

第十四条　药品零售企业应当对照消费者购买记录进行拣选、复核、包装与发货。发现以下情况不得发货：

（一）药品包装出现破损、污染、封条破坏等问题；

（二）药品包装内有异常响动或者液体渗漏；

（三）药品标签脱落、字迹模糊不清或者标识内容与实物不符；

（四）药品已超过有效期或无法在有效期内送达消费者；

（五）其他异常情况的药品。

第十五条　药品零售企业应当对配送的药品进行妥善包装，操作中应当符合以下要求：

（一）对药品采用单独包装，不得与非药品合并包装；

（二）根据药品的体积、重量、储存条件等选取适宜的包装物及填充材料，保证配送过程中包装不易损坏或变形，防止包装内药品出现破碎、被污染等情形；

（三）药品及销售单据装入包装物后，要对包装物进行外形固定，并在封口处或者其他适当位置使用封签进行封口；

（四）在包装件外部加贴寄递配送单。寄递配送单记载的信息至少包括药品零售企业名称及联系方式、配送企业名称及联系方式、药品储存要求（如常温、阴凉、冷藏、冷冻等）等。寄递配送单亦可当做封签使用；

（五）包装件存放于专门设置的待配送区，待配送区符合所配送药品的贮藏条件。

第十六条 配送过程应当按以下要求操作：

（一）使用配送箱进行配送的，药品包装件应当有序摆放并留有适当空间，避免挤压致使包装或封签破损。与非药品混箱配送的，应当将药品包装件放置于配送箱内药品专用区；

（二）使用配送车辆进行运输的，应当将包装件放置于车厢内的药品区域。配送车辆不能直接将药品配送至消费者的，配送企业应当按照配送要求，继续选择其他适宜的配送工具；

（三）与药品储存要求有明显温度差异的商品混箱、混车配送的，应当采取隔温封装等有效措施，并按有关要求予以验证，确保药品持续符合储存要求。

（四）配送过程中，应当采取必要措施，避免包装件在途中、交接、转运或转存等环节遭受雨淋、潮湿、高温、阳光直射、严寒等外界特殊环境的影响；

（五）配送冷藏、冷冻药品的，还应当符合《规范》的有关规定。

第十七条 药品零售企业应当在保证药品质量安全的前提下，尽量减少配送的在途时间。在配送过程中确需暂时储存的，储存场所应当具有与配送规模相适应的仓储空间，并符合药品贮藏规定的相关条件。冷藏、冷冻药品禁止暂时储存。

第十八条 药品送达后，药品零售企业应当通过有效方式提示消费者确认药品的配送信息以及配送包装内药品有无破损或差错等情况。

第十九条 药品在送达时发生不予签收或者售后发生退货的情况，应当按照以下要求处理：

（一）药品送达时，因配送包装损坏、封签损坏、配送信息不符以及包装内药品有质量问题等情形，消费者不予签收的，由配送员退回药品零售企业按照《规

范》相关要求处理；

（二）药品被消费者签收，但事后发现药品质量存在问题的，药品零售企业应当给予退货，退回药品不得继续销售。除此以外其他情形，按照《规范》相关规定，原则上不予退货。

第二十条 药品零售企业委托其他单位配送药品时，应当将其配送活动纳入本企业药品质量管理体系，保证委托配送过程符合《规范》和本附录要求：

（一）核查配送单位是否具有独立的药品配送质量管理机构或质量负责人；

（二）对配送单位的配送设施设备、人员能力、质量保障能力、风险控制能力进行定期审计；

（三）与配送单位签订委托配送协议，明确双方质量责任、配送操作规程、在途时限及药品质量安全事故处置等内容。

委托其他单位配送冷藏、冷冻药品的，还应当对配送单位冷藏、冷冻的配送设施设备、温度自动监测系统等进行验证。

第二十一条 药品网络交易第三方平台应当为接入的药品零售配送相关单位，按照药品信息化追溯要求，根据需要提供药品配送过程中有关信息数据共享的条件。

药品网络交易第三方平台应当对相关配送企业每年至少开展一次评审，评审内容至少包括配送设备设施、人员资质、质量管理水平、风险控制能力等，对评审结果不符合要求的配送企业应停止合作。

第二十二条 本附录涉及的下列术语的含义是：

包装物，是指在配送过程中为保护药品、方便配送，按一定技术方法而采用的容器、包装材料及辅助物等的总称。

包装件，是指已将药品、销售单据等需配送的物品放置于包装物内，并经外形固定、封口封签、加贴寄递配送单后，可以进行配送的物件。

包装封签，是指在将药品等放入包装物后，为防止药品在配送过程中污染、丢失或被替换，在包装物上一次性使用的封口件。

寄递配送单，是指加贴在包装物外部的、记载着药品配送信息的标签。

处方药与非处方药分类管理办法（试行）

（1999 年 6 月 18 日国家药品监督管理局令第 10 号发布，自 2000 年 1 月 1 日起施行）

第一条　为保障人民用药安全有效、使用方便，根据《中共中央、国务院关于卫生改革与发展的决定》，制定处方药与非处方药分类管理办法。

第二条　根据药品品种、规格、适应症、剂量及给药途径不同，对药品分别按处方药与非处方药进行管理。

处方药必须凭执业医师或执业助理医师处方才可调配、购买和使用；非处方药不需要凭执业医师或执业助理医师处方即可自行判断、购买和使用。

第三条　国家药品监督管理局负责处方药与非处方药分类管理办法的制定。各级药品监督管理部门负责辖区内处方药与非处方药分类管理的组织实施和监督管理。

第四条　国家药品监督管理局负责非处方药目录的遴选、审批、发布和调整工作。

第五条　处方药、非处方药生产企业必须具有《药品生产企业许可证》，其生产品种必须取得药品批准文号。

第六条　非处方药标签和说明书除符合规定外，用语应当科学、易懂，便于消费者自行判断、选择和使用。非处方药的标签和说明书必须经国家药品监督管理局批准。

第七条　非处方药的包装必须印有国家指定的非处方药专有标识，必须符合质量要求，方便储存、运输和使用。每个销售基本单元包装必须附有标签和说明书。

第八条　根据药品的安全性，非处方药分为甲、乙两类。

经营处方药、非处方药的批发企业和经营处方药、甲类非处方药的零售企业必须具有《药品经营企业许可证》。

经省级药品监督管理部门或其授权的药品监督管理部门批准的其他商业企业可以零售乙类非处方药。

第九条　零售乙类非处方药的商业企业必须配备专职的具有高中以上文化程度，经专业培训后，由省级药品监督管理部门或其授权的药品监督管理部门考核合格并取得上岗证的人员。

第十条　医疗机构根据医疗需要可以决定或推荐使用非处方药。

第十一条　消费者有权自主选购非处方药，并须按非处方药标签和说明书所示内容使用。

第十二条　处方药只准在专业性医药报刊进行广告宣传，非处方药经审批可以在大众传播媒介进行广告宣传。

第十三条　处方药与非处方药分类管理有关审批、流通、广告等具体办法另行制定。

第十四条　本办法由国家药品监督管理局负责解释。

第十五条　本办法自 2000 年 1 月 1 日起施行。

非处方药专有标识管理规定（暂行）

国药管安〔1999〕399 号

（1999 年 11 月 19 日国家药品监督管理局印发）

为规范非处方药药品的管理，根据《处方药与非处方药分类管理办法》（试行），规定如下：

一、非处方药专有标识是用于已列入《国家非处方药目录》，并通过药品监督管理部门审核登记的非处方药药品标签、使用说明书、内包装、外包装的专有标识，也可用作经营非处方药药品的企业指南性标志。

二、国家药品监督管理局负责制定、公布非处方药专有标识及其管理规定。

三、非处方药药品自药品监督管理部门核发《非处方药药品审核登记证书》之日起，可以使用非处方药专有标识。

非处方药药品自药品监督管理部门核发《非处方药药品审核登记证书》之日起 12 个月后，其药品标签、使用说明书、内包装、外包装上必须印有非处方药专有标识。未印有非处方药专有标识的非处方药药品一律不准出厂。

四、经营非处方药药品的企业自 2000 年 1 月 1 日起可以使用非处方药专有标识。经营非处方药药品的企业在使用非处方药专有标识时，必须按照国家药品监督管理局公布的坐标比例和色标要求使用。

五、非处方药专有标识图案分为红色和绿色，红色专有标识用于甲类非处方药药品，绿色专有标识用于乙类非处方药药品和用作指南性标志。

六、使用非处方药专有标识时，药品的使用说明书和大包装可以单色印刷，标签和其他包装必须按照国家药品监督管理局公布的色标要求印刷。单色印刷时，非处方药专有标识下方必须标示"甲类"或"乙类"字样。

非处方药专有标识应与药品标签、使用说明书、内包装、外包装一体化印刷，其大小可根据实际需要设定，但必须醒目、清晰，并按照国家药品监督管理局公布的坐标比例使用。

非处方药药品标签、使用说明书和每个销售基本单元包装印有中文药品通用名称（商品名称）的一面（侧），其右上角是非处方药专有标识的固定位置。

七、违反本规定，按《药品管理法》及相关法律规定进行处罚。

八、本规定由国家药品监督管理局负责解释。

国家药监局关于进一步做好药品经营监督管理有关工作的公告

（2024 年第 48 号）

《药品经营和使用质量监督管理办法》（国家市场监督管理总局令第 84 号，以下简称《办法》）已发布实施。为进一步加强药品经营环节监管，规范药品经营许可管理，保障药品经营环节质量安全，现就有关事宜公告如下：

一、申请新开办药品批发企业的，应当具有与其经营品种和规模相适应、符合省级以上药品监督管理部门规定现代物流要求的自营仓库，由本企业人员自行运营管理。鼓励新开办药品批发企业整合现有资源，提升行业集中度和管理现代化水平。

二、申请新开办药品零售企业（仅销售乙类非处方药的除外）的，应当配备与经营规模和经营品种相适应的执业药师或者其他依法经过资格认定的药学技术人员。申请经营血液制品、细胞治疗类生物制品的药品零售企业，应当具备与经营品种相适应的质量保证能力和产品信息化追溯能力。经营细胞治疗类生物制品的药品零售企业还应当具备与指定医疗机构电子处方信息互联互通的条件，配备的执业药师应当具有临床医学、预防医学、免疫学、微生物学等专业本科以上学历，并经过相关产品上市许可持有人培训考核。

三、药品经营许可证有效期届满，申请重新审查发证的药品批发企业，原则上应当达到《办法》相关要求。各省级药品监督管理部门可以结合实际制定验收细则，引导药品批发企业通过设施设备升级、资源整合等方式逐步达到现代物流条件。

四、药品批发企业取得化学药经营范围的，可以经营化学原料药。药品零售企业经营罂粟壳中药饮片的，应当在"中药饮片"经营范围中予以单独标注，如"中药饮片（含罂粟壳）"。药品零售企业经营毒性中药饮片的，应当在"中药饮片"经营范围中予以单独标注，如"中药饮片（含毒性中药饮片）"。

药品经营企业经营冷藏、冷冻药品的，应当在经营范围项下分别予以标注，如"化学药（含冷藏、冷冻药品）"或者"化学药（含冷藏药品）"。

药品零售连锁总部的药品经营许可证，应当在经营方式下注明"零售（连锁总部）"。

五、各级药品监督管理部门应当加强药品经营许可证管理，在核发、重新审查发证、变更、吊销、撤销、注销等事项完成后十日内将信息上传至国家药品监管数据共享平台，及时更新相关企业许可证信息。申请注销药品经营许可证，存在立案未结案或者行政处罚决定未履行完毕情形的，不予注销。

六、药品零售连锁企业应当由总部统一采购药品，统一配送至下辖连锁门店。按照《办法》第四十五、四十六条规定委托储存、配送的，总部应当对受托企业进行审核把关和统一管理。

同一法人主体的药品批发企业和药品零售连锁企业应当依据药品经营质量管理规范，分别建立药品批发和零售质量管理体系，配备符合药品经营全过程管理和质量控制要求的计算机系统，设置可满足批发和零售连锁经营实际需求的仓库，并采取有效措施防止药品混淆与差错。

七、药品零售企业可按照药品储存要求设置自助售药机销售乙类非处方药，自助售药机放置地址在许可证"经营地址"项下注明。自助售药机不得销售甲类非处方药和处方药。企业质量管理体系应当覆盖自助售药机，自助售药机的药品销售、更换、检查及药品有效期管理应当纳入企业计算机系统。

八、药品上市许可持有人、药品经营企业委托开展储存、运输的，应当与受托方签订委托质量协议，明确双方质量管理职责，并定期对受托方进行质量审核，委托方药品经营的计算机系统与受托方仓储物流系统应当实现必要数据对接。委托储存和运输冷藏冷冻药品的，委托方还应当对受托方的仓储条件、运输工具、运输方式、过程温度控制和数据记录管理等定期进行审核。

九、药品批发企业跨省（区、市）增设仓库的，所在地省（区、市）药品监督管理部门商请仓库所在地省（区、市）药品监督管理部门同意后，符合要求的，按照变更仓库地址办理；增设仓库应当同时满足企业所在地省级药品监督管理部门和仓库所在地省级药品监督管理部门的仓库设置基本条件，并纳入药品批发企业统一的计算机系统管理。药品零售连锁企业总部申请增设仓库的，参照办理。

十、鼓励药品经营企业开展首营资料电子化交换与管理。加盖符合法律规定的电子签名或者电子印章的首营企业、首营品种、购货单位、检验报告等资质资料，与纸质资料具有同等效力。

十一、各级药品监督管理部门要充分运用 5G 网络、大数据等技术手段强化监督管理，鼓励行业采用信息化手段提升质量管理水平，引导和推动药品流通行业升级。要以国家集采中选品种、生物制品等品种为重点，加快推进全过程药品信息化追溯。要积极探索采用信息化手段对执业药师等药学技术人员在岗情况进行监测，提升药学服务水平。

十二、各级药品监督管理部门依据《办法》和本公告要求，可以结合工作实际制定配套文件，围绕严格经营许可准入、落实企业主体责任、强化经营活动监管、健全检查机制等方面细化有关内容，完善工作流程和标准，提升药品经营监管效能。

十三、本公告自发布之日起施行。

特此公告。

六、 药品使用管理

医疗机构药事管理规定

卫医政发〔2011〕11 号

(2011 年 1 月 30 日卫生部、国家中医药管理局、总后勤部卫生部印发)

第一章 总 则

第一条 为加强医疗机构药事管理,促进药物合理应用,保障公众身体健康,根据《中华人民共和国药品管理法》、《医疗机构管理条例》和《麻醉药品和精神药品管理条例》等有关法律、法规,制定本规定。

第二条 本规定所称医疗机构药事管理,是指医疗机构以病人为中心,以临床药学为基础,对临床用药全过程进行有效的组织实施与管理,促进临床科学、合理用药的药学技术服务和相关的药品管理工作。

第三条 卫生部、国家中医药管理局负责全国医疗机构药事管理工作的监督管理。

县级以上地方卫生行政部门、中医药行政部门负责本行政区域内医疗机构药事管理工作的监督管理。

军队卫生行政部门负责军队医疗机构药事管理工作的监督管理。

第四条 医疗机构药事管理和药学工作是医疗工作的重要组成部分。医疗机构应当根据本规定设置药事管理组织和药学部门。

第五条 依法取得相应资格的药学专业技术人员方可从事药学专业技术工作。

第六条 医疗机构不得将药品购销、使用情况作为医务人员或者部门、科室经济分配的依据。医疗机构及医务人员不得在药品购销、使用中牟取不正当经济利益。

第二章 组织机构

第七条 二级以上医院应当设立药事管理与药物治疗学委员会;其他医疗机构应当成立药事管理与药物治疗学组。

二级以上医院药事管理与药物治疗学委员会委员由具有高级技术职务任职资格的药学、临床医学、护理和医院感染管理、医疗行政管理等人员组成。

成立医疗机构药事管理与药物治疗学组的医疗机构由药学、医务、护理、医院感染、临床科室等部门负责人和具有药师、医师以上专业技术职务任职资格人员组成。

医疗机构负责人任药事管理与药物治疗学委员会(组)主任委员,药学和医务部门负责人任药事管理与药物治疗学委员会(组)副主任委员。

第八条 药事管理与药物治疗学委员会(组)应当建立健全相应工作制度,日常工作由药学部门负责。

第九条 药事管理与药物治疗学委员会(组)的职责:

(一)贯彻执行医疗卫生及药事管理等有关法律、法规、规章。审核制定本机构药事管理和药学工作规章制度,并监督实施;

(二)制定本机构药品处方集和基本用药供应目录;

(三)推动药物治疗相关临床诊疗指南和药物临床应用指导原则的制定与实施,监测、评估本机构药物使用情况,提出干预和改进措施,指导临床合理用药;

(四)分析、评估用药风险和药品不良反应、药品损害事件,并提供咨询与指导;

(五)建立药品遴选制度,审核本机构临床科室申请的新购入药品、调整药品品种或者供应企业和申报医院制剂等事宜;

(六)监督、指导麻醉药品、精神药品、医疗用毒性药品及放射性药品的临床使用与规范化管理;

(七)对医务人员进行有关药事管理法律法规、规章制度和合理用药知识教育培训;向公众宣传安全用药知识。

第十条 医疗机构医务部门应当指定专人,负责与医疗机构药物治疗相关的行政事务管理工作。

第十一条 医疗机构应当根据本机构功能、任务、规模设置相应的药学部门,配备和提供与药学部门工作任务相适应的专业技术人员、设备和设施。

三级医院设置药学部,并可根据实际情况设置二级科室;二级医院设置药剂科;其他医疗机构设置药房。

第十二条 药学部门具体负责药品管理、药学专业技术服务和药事管理工作,开展以病人为中心,以合理用药为核心的临床药学工作,组织药师参与临床药物治疗,提供药学专业技术服务。

第十三条 药学部门应当建立健全相应的工作制度、操作规程和工作记录,并组织实施。

第十四条 二级以上医院药学部门负责人应当具有高等学校药学专业或者临床药学专业本科以上学历,及本专业高级技术职务任职资格；除诊所、卫生所、医务室、卫生保健所、卫生站以外的其他医疗机构药学部门负责人应当具有高等学校药学专业专科以上或者中等学校药学专业毕业学历，及药师以上专业技术职务任职资格。

第三章 药物临床应用管理

第十五条 药物临床应用管理是对医疗机构临床诊断、预防和治疗疾病用药全过程实施监督管理。医疗机构应当遵循安全、有效、经济的合理用药原则，尊重患者对药品使用的知情权和隐私权。

第十六条 医疗机构应当依据国家基本药物制度，抗菌药物临床应用指导原则和中成药临床应用指导原则，制定本机构基本药物临床应用管理办法，建立并落实抗菌药物临床应用分级管理制度。

第十七条 医疗机构应当建立由医师、临床药师和护士组成的临床治疗团队，开展临床合理用药工作。

第十八条 医疗机构应当遵循有关药物临床应用指导原则、临床路径、临床诊疗指南和药品说明书等合理使用药物；对医师处方、用药医嘱的适宜性进行审核。

第十九条 医疗机构应当配备临床药师。临床药师应当全职参与临床药物治疗工作，对患者进行用药教育，指导患者安全用药。

第二十条 医疗机构应当建立临床用药监测、评价和超常预警制度，对药物临床使用安全性、有效性和经济性进行监测、分析、评估，实施处方和用药医嘱点评与干预。

第二十一条 医疗机构应当建立药品不良反应、用药错误和药品损害事件监测报告制度。医疗机构临床科室发现药品不良反应、用药错误和药品损害事件后，应当积极救治患者，立即向药学部门报告，并做好观察与记录。医疗机构应当按照国家有关规定向相关部门报告药品不良反应，用药错误和药品损害事件应当立即向所在地县级卫生行政部门报告。

第二十二条 医疗机构应当结合临床和药物治疗，开展临床药学和药学研究工作，并提供必要的工作条件，制订相应管理制度，加强领导与管理。

第四章 药剂管理

第二十三条 医疗机构应当根据《国家基本药物目录》、《处方管理办法》、《国家处方集》、《药品采购供应质量管理规范》等制订本机构《药品处方集》和《基本用药供应目录》，编制药品采购计划，按规定购入药品。

第二十四条 医疗机构应当制订本机构药品采购工作流程；建立健全药品成本核算和账务管理制度；严格执行药品购入检查、验收制度；不得购入和使用不符合规定的药品。

第二十五条 医疗机构临床使用的药品应当由药学部门统一采购供应。经药事管理与药物治疗学委员会（组）审核同意，核医学科可以购用、调剂本专业所需的放射性药品。其他科室或者部门不得从事药品的采购、调剂活动，不得在临床使用非药学部门采购供应的药品。

第二十六条 医疗机构应当制订和执行药品保管制度，定期对库存药品进行养护与质量检查。药品库的仓储条件和管理应当符合药品采购供应质量管理规范的有关规定。

第二十七条 化学药品、生物制品、中成药和中药饮片应当分别储存，分类定位存放。易燃、易爆、强腐蚀性等危险性药品应当另设仓库单独储存，并设置必要的安全设施，制订相关的工作制度和应急预案。

麻醉药品、精神药品、医疗用毒性药品、放射性药品等特殊管理的药品，应当按照有关法律、法规、规章的相关规定进行管理和监督使用。

第二十八条 药学专业技术人员应当严格按照《药品管理法》、《处方管理办法》、药品调剂质量管理规范等法律、法规、规章制度和技术操作规程，认真审核处方或者用药医嘱，经适宜性审核后调剂配发药品。发出药品时应当告知患者用法用量和注意事项，指导患者合理用药。

为保障患者用药安全，除药品质量原因外，药品一经发出，不得退换。

第二十九条 医疗机构门急诊药品调剂室应当实行大窗口或者柜台式发药。住院（病房）药品调剂室对注射剂按日剂量配发，对口服制剂药品实行单剂量调剂配发。

肠外营养液、危害药品静脉用药应当实行集中调配供应。

第三十条 医疗机构根据临床需要建立静脉用药调配中心（室），实行集中调配供应。

静脉用药调配中心（室）应当符合静脉用药集中调配质量管理规范，由所在地设区的市级以上卫生行政部门组织技术审核、验收，合格后方可集中调配静脉用药。在静脉用药调配中心（室）以外调配静脉用药，参照静脉用药集中调配质量管理规范执行。

医疗机构建立的静脉用药调配中心（室）应当报省级卫生行政部门备案。

第三十一条 医疗机构制剂管理按照《药品管理法》及其实施条例等有关法律、行政法规规定执行。

第五章 药学专业技术人员配置与管理

第三十二条 医疗机构药学专业技术人员按照有关规定取得相应的药学专业技术职务任职资格。

医疗机构直接接触药品的药学人员，应当每年进行健康检查。患有传染病或者其他可能污染药品的疾病的，不得从事直接接触药品的工作。

第三十三条 医疗机构药学专业技术人员不得少于本机构卫生专业技术人员的8%。建立静脉用药调配中心（室）的，医疗机构应当根据实际需要另行增加药学专业技术人员数量。

第三十四条 医疗机构应当根据本机构性质、任务、规模配备适当数量临床药师，三级医院临床药师不少于5名，二级医院临床药师不少于3名。

临床药师应当具有高等学校临床药学专业或者药学专业本科毕业以上学历，并应当经过规范化培训。

第三十五条 医疗机构应当加强对药学专业技术人员的培养、考核和管理，制订培训计划，组织药学专业技术人员参加毕业后规范化培训和继续医学教育，将完成培训及取得继续医学教育学分情况，作为药学专业技术人员考核、晋升专业技术职务任职资格和专业岗位聘任的条件之一。

第三十六条 医疗机构药师工作职责：

（一）负责药品采购供应、处方或者用药医嘱审核、药品调剂、静脉用药集中调配和医院制剂配制，指导病房（区）护士请领、使用与管理药品；

（二）参与临床药物治疗，进行个体化药物治疗方案的设计与实施，开展药学查房，为患者提供药学专业技术服务；

（三）参加查房、会诊、病例讨论和疑难、危重患者的医疗救治，协同医师做好药物使用遴选，对临床药物治疗提出意见或调整建议，与医师共同对药物治疗负责；

（四）开展抗菌药物临床应用监测，实施处方点评与超常预警，促进药物合理使用；

（五）开展药品质量监测，药品严重不良反应和药品损害的收集、整理、报告等工作；

（六）掌握与临床用药相关的药物信息，提供用药信息与药学咨询服务，向公众宣传合理用药知识；

（七）结合临床药物治疗实践，进行药学临床应用研究；开展药物利用评价和药物临床应用研究；参与新药临床试验和新药上市后安全性与有效性监测；

（八）其他与医院药学相关的专业技术工作。

第六章　监督管理

第三十七条 县级以上地方卫生、中医药行政部门应当加强对医疗机构药事管理工作的监督与管理。

第三十八条 医疗机构不得使用非药学专业技术人员从事药学专业技术工作或者聘其为药学部主任。

第三十九条 医疗机构出现下列情形之一的，由县级以上地方卫生、中医药行政部门责令改正、通报批评、给予警告；对于直接负责的主管人员和其他直接责任人员，依法给予降级、撤职、开除等处分：

（一）未建立药事管理组织机构，药事管理工作和药学专业技术工作混乱，造成医疗安全隐患和严重不良后果的；

（二）未按照本规定配备药学专业技术人员、建立临床药师制，不合理用药问题严重，并造成不良影响的；

（三）未执行有关的药品质量管理规范和规章制度，导致药品质量问题或用药错误，造成医疗安全隐患和严重不良后果的；

（四）非药学部门从事药品购用、调剂或制剂活动的；

（五）将药品购销、使用情况作为个人或者部门、科室经济分配的依据，或者在药品购销、使用中牟取不正当利益的；

（六）违反本规定的其他规定并造成严重后果的。

第四十条 医疗机构违反药品管理有关法律、法规、规章的，依据其情节由县级以上地方卫生行政部门依法予以处理。

第四十一条 县级以上地方卫生、中医药行政部门应当定期对医疗机构药事管理工作进行监督检查。

第四十二条 卫生、中医药行政部门的工作人员依法对医疗机构药事管理工作进行监督检查时，应当出示证件。被检查的医疗机构应当予以配合，如实反映情况，提供必要的资料，不得拒绝、阻碍、隐瞒。

第七章　附　则

第四十三条 本规定中下列用语的含义：

临床药学：是指药学与临床相结合，直接面向患者，以病人为中心，研究与实践临床药物治疗，提高药物治疗水平的综合性应用学科。

临床药师：是指以系统药学专业知识为基础，并具有一定医学和相关专业基础知识与技能，直接参与临床用药，促进药物合理应用和保护患者用药安全的药学专业技术人员。

危害药品：是指能产生职业暴露危险或者危害的药品，即具有遗传毒性、致癌性、致畸性，或者对生育有损害作用以及在低剂量下可产生严重的器官或其他方面毒性的药品，包括肿瘤化疗药物和细胞毒药物。

药品损害：是指由于药品质量不符合国家药品标准造成的对患者的损害。

用药错误：是指合格药品在临床使用全过程中出现的、任何可以防范的用药不当。

第四十四条 医疗机构中药饮片的管理，按照《医院中药饮片管理规范》执行。

第四十五条 诊所、卫生所、医务室、卫生保健所和卫生站可不设药事管理组织机构和药学部门，由机构负责人指定医务人员负责药事工作。

　　中医诊所、民族医诊所可不设药事管理组织机构和药学部门，由中医药和民族医药专业技术人员负责药事工作。

　　第四十六条　本规定自 2011 年 3 月 1 日起施行。《医疗机构药事管理暂行规定》（卫医发〔2002〕24 号）同时废止。

处方管理办法

(2007 年 2 月 14 日卫生部令第 53 号公布,自 2007 年 5 月 1 日起施行)

第一章 总 则

第一条 为规范处方管理,提高处方质量,促进合理用药,保障医疗安全,根据《执业医师法》、《药品管理法》、《医疗机构管理条例》、《麻醉药品和精神药品管理条例》等有关法律、法规,制定本办法。

第二条 本办法所称处方,是指由注册的执业医师和执业助理医师(以下简称医师)在诊疗活动中为患者开具的、由取得药学专业技术职务任职资格的药学专业技术人员(以下简称药师)审核、调配、核对,并作为患者用药凭证的医疗文书。处方包括医疗机构病区用药医嘱单。

本办法适用于与处方开具、调剂、保管相关的医疗机构及其人员。

第三条 卫生部负责全国处方开具、调剂、保管相关工作的监督管理。

县级以上地方卫生行政部门负责本行政区域内处方开具、调剂、保管相关工作的监督管理。

第四条 医师开具处方和药师调剂处方应当遵循安全、有效、经济的原则。

处方药应当凭医师处方销售、调剂和使用。

第二章 处方管理的一般规定

第五条 处方标准(附件 1)由卫生部统一规定,处方格式由省、自治区、直辖市卫生行政部门(以下简称省级卫生行政部门)统一制定,处方由医疗机构按照规定的标准和格式印制。

第六条 处方书写应当符合下列规则:

(一)患者一般情况、临床诊断填写清晰、完整,并与病历记载一致。

(二)每张处方限于一名患者的用药。

(三)字迹清楚,不得涂改;如需修改,应当在修改处签名并注明修改日期。

(四)药品名称应当使用规范的中文名称书写,没有中文名称的可以使用规范的英文名称书写;医疗机构或者医师、药师不得自行编制药品缩写名称或者使用代号;书写药品名称、剂量、规格、用法、用量要准确规范,药品用法可用规范的中文、英文、拉丁文或者缩写体书写,但不得使用"遵医嘱"、"自用"等含糊不清字句。

(五)患者年龄应当填写实足年龄,新生儿、婴幼儿写日、月龄,必要时要注明体重。

(六)西药和中成药可以分别开具处方,也可以开具一张处方,中药饮片应当单独开具处方。

(七)开具西药、中成药处方,每一种药品应当另起一行,每张处方不得超过 5 种药品。

(八)中药饮片处方的书写,一般应当按照"君、臣、佐、使"的顺序排列;调剂、煎煮的特殊要求注明在药品右上方,并加括号,如布包、先煎、后下等;对饮片的产地、炮制有特殊要求的,应当在药品名称之前写明。

(九)药品用法用量应当按照药品说明书规定的常规用法用量使用,特殊情况需要超剂量使用时,应当注明原因并再次签名。

(十)除特殊情况外,应当注明临床诊断。

(十一)开具处方后的空白处划一斜线以示处方完毕。

(十二)处方医师的签名式样和专用签章应当与院内药学部门留样备查的式样一致,不得任意改动,否则应当重新登记留样备案。

第七条 药品剂量与数量用阿拉伯数字书写。剂量应当使用法定剂量单位:重量以克(g)、毫克(mg)、微克(μg)、纳克(ng)为单位;容量以升(L)、毫升(ml)为单位;国际单位(IU)、单位(U);中药饮片以克(g)为单位。

片剂、丸剂、胶囊剂、颗粒剂分别以片、丸、粒、袋为单位;溶液剂以支、瓶为单位;软膏及乳膏剂以支、盒为单位;注射剂以支、瓶为单位,应当注明含量;中药饮片以剂为单位。

第三章 处方权的获得

第八条 经注册的执业医师在执业地点取得相应的处方权。

经注册的执业助理医师在医疗机构开具的处方,应当经所在执业地点执业医师签名或加盖专用签章后方有效。

第九条 经注册的执业助理医师在乡、民族乡、镇、村的医疗机构独立从事一般的执业活动,可以在注册的执业地点取得相应的处方权。

第十条 医师应当在注册的医疗机构签名留样或者专用签章备案后,方可开具处方。

第十一条 医疗机构应当按照有关规定,对本机构执业医师和药师进行麻醉药品和精神药品使用知识和规范化管理的培训。执业医师经考核合格后取得麻醉药品和第一类精神药品的处方权,药师经考核合格后取得麻醉药品和第一类精神药品调剂资格。

医师取得麻醉药品和第一类精神药品处方权后，方可在本机构开具麻醉药品和第一类精神药品处方，但不得为自己开具该类药品处方。

药师取得麻醉药品和第一类精神药品调剂资格后，方可在本机构调剂麻醉药品和第一类精神药品。

第十二条 试用期人员开具处方，应当经所在医疗机构有处方权的执业医师审核、并签名或加盖专用签章后方有效。

第十三条 进修医师由接收进修的医疗机构对其胜任本专业工作的实际情况进行认定后授予相应的处方权。

第四章 处方的开具

第十四条 医师应当根据医疗、预防、保健需要，按照诊疗规范、药品说明书中的药品适应症、药理作用、用法、用量、禁忌、不良反应和注意事项等开具处方。

开具医疗用毒性药品、放射性药品的处方应当严格遵守有关法律、法规和规章的规定。

第十五条 医疗机构应当根据本机构性质、功能、任务，制定药品处方集。

第十六条 医疗机构应当按照经药品监督管理部门批准并公布的药品通用名称购进药品。

同一通用名称药品的品种，注射剂型和口服剂型各不得超过2种，处方组成类同的复方制剂1~2种。因特殊诊疗需要使用其他剂型和剂量规格药品的情况除外。

第十七条 医师开具处方应当使用经药品监督管理部门批准并公布的药品通用名称、新活性化合物的专利药品名称和复方制剂药品名称。

医师开具院内制剂处方时应当使用经省级卫生行政部门审核、药品监督管理部门批准的名称。

医师可以使用由卫生部公布的药品习惯名称开具处方。

第十八条 处方开具当日有效。特殊情况下需延长有效期的，由开具处方的医师注明有效期限，但有效期最长不得超过3天。

第十九条 处方一般不得超过7日用量；急诊处方一般不得超过3日用量；对于某些慢性病、老年病或特殊情况，处方用量可适当延长，但医师应当注明理由。

医疗用毒性药品、放射性药品的处方用量应当严格按照国家有关规定执行。

第二十条 医师应当按照卫生部制定的麻醉药品和精神药品临床应用指导原则，开具麻醉药品、第一类精神药品处方。

第二十一条 门（急）诊癌症疼痛患者和中、重度慢性疼痛患者需长期使用麻醉药品和第一类精神药品

的，首诊医师应当亲自诊查患者，建立相应的病历，要求其签署《知情同意书》。

病历中应当留存下列材料复印件：

（一）二级以上医院开具的诊断证明；

（二）患者户籍簿、身份证或者其他相关有效身份证明文件；

（三）为患者代办人员身份证明文件。

第二十二条 除需长期使用麻醉药品和第一类精神药品的门（急）诊癌症疼痛患者和中、重度慢性疼痛患者外，麻醉药品注射剂仅限于医疗机构内使用。

第二十三条 为门（急）诊患者开具的麻醉药品注射剂，每张处方为一次常用量；控缓释制剂，每张处方不得超过7日常用量；其他剂型，每张处方不得超过3日常用量。

第一类精神药品注射剂，每张处方为一次常用量；控缓释制剂，每张处方不得超过7日常用量；其他剂型，每张处方不得超过3日常用量。哌醋甲酯用于治疗儿童多动症时，每张处方不得超过15日常用量。

第二类精神药品一般每张处方不得超过7日常用量；对于慢性病或某些特殊情况的患者，处方用量可以适当延长，医师应当注明理由。

第二十四条 为门（急）诊癌症疼痛患者和中、重度慢性疼痛患者开具的麻醉药品、第一类精神药品注射剂，每张处方不得超过3日常用量；控缓释制剂，每张处方不得超过15日常用量；其他剂型，每张处方不得超过7日常用量。

第二十五条 为住院患者开具的麻醉药品和第一类精神药品处方应当逐日开具，每张处方为1日常用量。

第二十六条 对于需要特别加强管制的麻醉药品，盐酸二氢埃托啡处方为一次常用量，仅限于二级以上医院内使用；盐酸哌替啶处方为一次常用量，仅限于医疗机构内使用。

第二十七条 医疗机构应当要求长期使用麻醉药品和第一类精神药品的门（急）诊癌症患者和中、重度慢性疼痛患者，每3个月复诊或者随诊一次。

第二十八条 医师利用计算机开具、传递普通处方时，应当同时打印出纸质处方，其格式与手写处方一致；打印的纸质处方经签名或者加盖签章后有效。药师核发药品时，应当核对打印的纸质处方，无误后发给药品，并将打印的纸质处方与计算机传递处方同时收存备查。

第五章 处方的调剂

第二十九条 取得药学专业技术职务任职资格的人员方可从事处方调剂工作。

第三十条 药师在执业的医疗机构取得处方调剂资格。药师签名或者专用签章式样应当在本机构留样

备查。

第三十一条　具有药师以上专业技术职务任职资格的人员负责处方审核、评估、核对、发药以及安全用药指导；药士从事处方调配工作。

第三十二条　药师应当凭医师处方调剂处方药品，非经医师处方不得调剂。

第三十三条　药师应当按照操作规程调剂处方药品：认真审核处方，准确调配药品，正确书写药袋或粘贴标签，注明患者姓名和药品名称、用法、用量、包装；向患者交付药品时，按照药品说明书或者处方用法，进行用药交待与指导，包括每种药品的用法、用量、注意事项等。

第三十四条　药师应当认真逐项检查处方前记、正文和后记书写是否清晰、完整，并确认处方的合法性。

第三十五条　药师应当对处方用药适宜性进行审核，审核内容包括：

（一）规定必须做皮试的药品，处方医师是否注明过敏试验及结果的判定；

（二）处方用药与临床诊断的相符性；

（三）剂量、用法的正确性；

（四）选用剂型与给药途径的合理性；

（五）是否有重复给药现象；

（六）是否有潜在临床意义的药物相互作用和配伍禁忌；

（七）其他用药不适宜情况。

第三十六条　药师经处方审核后，认为存在用药不适宜时，应当告知处方医师，请其确认或者重新开具处方。

药师发现严重不合理用药或者用药错误，应当拒绝调剂，及时告知处方医师，并应当记录，按照有关规定报告。

第三十七条　药师调剂处方时必须做到"四查十对"：查处方，对科别、姓名、年龄；查药品，对药名、剂型、规格、数量；查配伍禁忌，对药品性状、用法用量；查用药合理性，对临床诊断。

第三十八条　药师在完成处方调剂后，应当在处方上签名或者加盖专用签章。

第三十九条　药师应当对麻醉药品和第一类精神药品处方，按年月日逐日编制顺序号。

第四十条　药师对于不规范处方或者不能判定其合法性的处方，不得调剂。

第四十一条　医疗机构应当将本机构基本用药供应目录内同类药品相关信息告知患者。

第四十二条　除麻醉药品、精神药品、医疗用毒性药品和儿科处方外，医疗机构不得限制门诊就诊人员持处方到药品零售企业购药。

第六章　监督管理

第四十三条　医疗机构应当加强对本机构处方开具、调剂和保管的管理。

第四十四条　医疗机构应当建立处方点评制度，填写处方评价表（附件2），对处方实施动态监测及超常预警，登记并通报不合理处方，对不合理用药及时予以干预。

第四十五条　医疗机构应当对出现超常处方3次以上且无正当理由的医师提出警告，限制其处方权；限制处方权后，仍连续2次以上出现超常处方且无正当理由的，取消其处方权。

第四十六条　医师出现下列情形之一的，处方权由其所在医疗机构予以取消：

（一）被责令暂停执业；

（二）考核不合格离岗培训期间；

（三）被注销、吊销执业证书；

（四）不按照规定开具处方，造成严重后果的；

（五）不按照规定使用药品，造成严重后果的；

（六）因开具处方牟取私利。

第四十七条　未取得处方权的人员及被取消处方权的医师不得开具处方。未取得麻醉药品和第一类精神药品处方资格的医师不得开具麻醉药品和第一类精神药品处方。

第四十八条　除治疗需要外，医师不得开具麻醉药品、精神药品、医疗用毒性药品和放射性药品处方。

第四十九条　未取得药学专业技术职务任职资格的人员不得从事处方调剂工作。

第五十条　处方由调剂处方药品的医疗机构妥善保存。普通处方、急诊处方、儿科处方保存期限为1年，医疗用毒性药品、第二类精神药品处方保存期限为2年，麻醉药品和第一类精神药品处方保存期限为3年。

处方保存期满后，经医疗机构主要负责人批准、登记备案，方可销毁。

第五十一条　医疗机构应当根据麻醉药品和精神药品处方开具情况，按照麻醉药品和精神药品品种、规格对其消耗量进行专册登记，登记内容包括发药日期、患者姓名、用药数量。专册保存期限为3年。

第五十二条　县级以上地方卫生行政部门应当定期对本行政区域内医疗机构处方管理情况进行监督检查。

县级以上卫生行政部门在对医疗机构实施监督管理过程中，发现医师出现本办法第四十六条规定情形的，应当责令医疗机构取消医师处方权。

第五十三条　卫生行政部门的工作人员依法对医疗机构处方管理情况进行监督检查时，应当出示证件；被检查的医疗机构应当予以配合，如实反映情况，提供必要的资料，不得拒绝、阻碍、隐瞒。

第七章 法律责任

第五十四条 医疗机构有下列情形之一的，由县级以上卫生行政部门按照《医疗机构管理条例》第四十八条的规定，责令限期改正，并可处以 5000 元以下的罚款；情节严重的，吊销其《医疗机构执业许可证》：

（一）使用未取得处方权的人员、被取消处方权的医师开具处方的；

（二）使用未取得麻醉药品和第一类精神药品处方资格的医师开具麻醉药品和第一类精神药品处方的；

（三）使用未取得药学专业技术职务任职资格的人员从事处方调剂工作的。

第五十五条 医疗机构未按照规定保管麻醉药品和精神药品处方，或者未依照规定进行专册登记的，按照《麻醉药品和精神药品管理条例》第七十二条的规定，由设区的市级卫生行政部门责令限期改正，给予警告；逾期不改正的，处 5000 元以上 1 万元以下的罚款；情节严重的，吊销其印鉴卡；对直接负责的主管人员和其他直接责任人员，依法给予降级、撤职、开除的处分。

第五十六条 医师和药师出现下列情形之一的，由县级以上卫生行政部门按照《麻醉药品和精神药品管理条例》第七十三条的规定予以处罚：

（一）未取得麻醉药品和第一类精神药品处方资格的医师擅自开具麻醉药品和第一类精神药品处方的；

（二）具有麻醉药品和第一类精神药品处方医师未按照规定开具麻醉药品和第一类精神药品处方，或者未按照卫生部制定的麻醉药品和精神药品临床应用指导原则使用麻醉药品和第一类精神药品的；

（三）药师未按照规定调剂麻醉药品、精神药品处方的。

第五十七条 医师出现下列情形之一的，按照《执业医师法》第三十七条的规定，由县级以上卫生行政部门给予警告或者责令暂停六个月以上一年以下执业活动；情节严重的，吊销其执业证书：

（一）未取得处方权或者被取消处方权后开具药品处方的；

（二）未按照本办法规定开具药品处方的；

（三）违反本办法其他规定的。

第五十八条 药师未按照规定调剂处方药品，情节严重的，由县级以上卫生行政部门责令改正、通报批评，给予警告；并由所在医疗机构或者其上级单位给予纪律处分。

第五十九条 县级以上地方卫生行政部门未按照本办法规定履行监管职责的，由上级卫生行政部门责令改正。

第八章 附 则

第六十条 乡村医生按照《乡村医生从业管理条例》的规定，在省级卫生行政部门制定的乡村医生基本用药目录范围内开具药品处方。

第六十一条 本办法所称药学专业技术人员，是指按照卫生部《卫生技术人员职务试行条例》规定，取得药学专业技术职务任职资格人员，包括主任药师、副主任药师、主管药师、药师、药士。

第六十二条 本办法所称医疗机构，是指按照《医疗机构管理条例》批准登记的从事疾病诊断、治疗活动的医院、社区卫生服务中心（站）、妇幼保健院、卫生院、疗养院、门诊部、诊所、卫生室（所）、急救中心（站）、专科疾病防治院（所、站）以及护理院（站）等医疗机构。

第六十三条 本办法自 2007 年 5 月 1 日起施行。《处方管理办法（试行）》（卫医发〔2004〕269 号）和《麻醉药品、精神药品处方管理规定》（卫医法〔2005〕436 号）同时废止。

附件1：

处 方 标 准

一、处方内容

1. 前记：包括医疗机构名称、费别、患者姓名、性别、年龄、门诊或住院病历号、科别或病区和床位号、临床诊断、开具日期等。可添列特殊要求的项目。

麻醉药品和第一类精神药品处方还应当包括患者身份证明编号，代办人姓名、身份证明编号。

2. 正文：以 Rp 或 R（拉丁文 Recipe "请取" 的缩写）标示，分列药品名称、剂型、规格、数量、用法用量。

3. 后记：医师签名或者加盖专用签章，药品金额以及审核、调配，核对、发药药师签名或者加盖专用签章。

二、处方颜色

1. 普通处方的印刷用纸为白色。

2. 急诊处方印刷用纸为淡黄色，右上角标注 "急诊"。

3. 儿科处方印刷用纸为淡绿色，右上角标注 "儿科"。

4. 麻醉药品和第一类精神药品处方印刷用纸为淡红色，右上角标注 "麻、精一"。

5. 第二类精神药品处方印刷用纸为白色，右上角标注 "精二"。

（注：附件 2 略）

医疗机构处方审核规范

（国卫办医发〔2018〕14 号）

第一章　总　则

第一条　为规范医疗机构处方审核工作，促进合理用药，保障患者用药安全，根据《中华人民共和国药品管理法》《医疗机构药事管理规定》《处方管理办法》《医院处方点评管理规范（试行）》等有关法律法规、规章制度，制定本规范。

第二条　处方审核是指药学专业技术人员运用专业知识与实践技能，根据相关法律法规、规章制度与技术规范等，对医师在诊疗活动中为患者开具的处方，进行合法性、规范性和适宜性审核，并作出是否同意调配发药决定的药学技术服务。

审核的处方包括纸质处方、电子处方和医疗机构病区用药医嘱单。

第三条　二级以上医院、妇幼保健院和专科疾病防治机构应当按照本规范执行，其他医疗机构参照执行。

第二章　基本要求

第四条　所有处方均应当经审核通过后方可进入划价收费和调配环节，未经审核通过的处方不得收费和调配。

第五条　从事处方审核的药学专业技术人员（以下简称药师）应当满足以下条件：

（一）取得药师及以上药学专业技术职务任职资格。

（二）具有 3 年及以上门急诊或病区处方调剂工作经验，接受过处方审核相应岗位的专业知识培训并考核合格。

第六条　药师是处方审核工作的第一责任人。药师应当对处方各项内容进行逐一审核。医疗机构可以通过相关信息系统辅助药师开展处方审核。对信息系统筛选出的不合理处方及信息系统不能审核的部分，应当由药师进行人工审核。

第七条　经药师审核后，认为存在用药不适宜时，应当告知处方医师，建议其修改或者重新开具处方；药师发现不合理用药，处方医师不同意修改时，药师应当作好记录并纳入处方点评；药师发现严重不合理用药或者用药错误时，应当拒绝调配，及时告知处方医师并记录，按照有关规定报告。

第八条　医疗机构应当积极推进处方审核信息化，通过信息系统为处方审核提供必要的信息，如电子处方，以及医学相关检查、检验学资料、现病史、既往史、用药史、过敏史等电子病历信息。信息系统内置审方规则应当由医疗机构制定或经医疗机构审核确认，并有明确的临床用药依据来源。

第九条　医疗机构应当制定信息系统相关的安全保密制度，防止药品、患者用药等信息泄露，做好相应的信息系统故障应急预案。

第三章　审核依据和流程

第十条　处方审核常用临床用药依据：国家药品管理相关法律法规和规范性文件，临床诊疗规范、指南，临床路径，药品说明书，国家处方集等。

第十一条　医疗机构可以结合实际，由药事管理与药物治疗学委员会充分考虑患者用药安全性、有效性、经济性、依从性等综合因素，参考专业学（协）会及临床专家认可的临床规范、指南等，制订适合本机构的临床用药规范、指南，为处方审核提供依据。

第十二条　处方审核流程：

（一）药师接收待审核处方，对处方进行合法性、规范性、适宜性审核。

（二）若经审核判定为合理处方，药师在纸质处方上手写签名（或加盖专用印章）、在电子处方上进行电子签名，处方经药师签名后进入收费和调配环节。

（三）若经审核判定为不合理处方，由药师负责联系处方医师，请其确认或重新开具处方，并再次进入处方审核流程。

第四章　审核内容

第十三条　合法性审核。

（一）处方开具人是否根据《执业医师法》取得医师资格，并执业注册。

（二）处方开具时，处方医师是否根据《处方管理办法》在执业地点取得处方权。

（三）麻醉药品、第一类精神药品、医疗用毒性药品、放射性药品、抗菌药物等药品处方，是否由具有相应处方权的医师开具。

第十四条　规范性审核。

（一）处方是否符合规定的标准和格式，处方医师签名或加盖的专用签章有无备案，电子处方是否有处方医师的电子签名。

（二）处方前记、正文和后记是否符合《处方管理办法》等有关规定，文字是否正确、清晰、完整。

（三）条目是否规范。

1. 年龄应当为实足年龄，新生儿、婴幼儿应当写日、月龄，必要时要注明体重；

2. 中药饮片、中药注射剂要单独开具处方；

3. 开具西药、中成药处方，每一种药品应当另起一行，每张处方不得超过 5 种药品；

4. 药品名称应当使用经药品监督管理部门批准并公布的药品通用名称、新活性化合物的专利药品名称和复方制剂药品名称，或使用由原卫生部公布的药品习惯名称；医院制剂应当使用药品监督管理部门正式批准的名称；

5. 药品剂量、规格、用法、用量准确清楚，符合《处方管理办法》规定，不得使用"遵医嘱""自用"等含糊不清字句；

6. 普通药品处方量及处方效期符合《处方管理办法》的规定，抗菌药物、麻醉药品、精神药品、医疗用毒性药品、放射药品、易制毒化学品等的使用符合相关管理规定；

7. 中药饮片、中成药的处方书写应当符合《中药处方格式及书写规范》。

第十五条 适宜性审核。

（一）西药及中成药处方，应当审核以下项目：

1. 处方用药与诊断是否相符；

2. 规定必须做皮试的药品，是否注明过敏试验及结果的判定；

3. 处方剂量、用法是否正确，单次处方总量是否符合规定；

4. 选用剂型与给药途径是否适宜；

5. 是否有重复给药和相互作用情况，包括西药、中成药、中成药与西药、中成药与中药饮片之间是否存在重复给药和有临床意义的相互作用；

6. 是否存在配伍禁忌；

7. 是否有用药禁忌：儿童、老年人、孕妇及哺乳期妇女、脏器功能不全患者用药是否有禁忌使用的药物，患者用药是否有食物及药物过敏史禁忌证、诊断禁忌证、疾病史禁忌证与性别禁忌证；

8. 溶媒的选择、用法用量是否适宜，静脉输注的药品给药速度是否适宜；

9. 是否存在其他用药不适宜情况。

（二）中药饮片处方，应当审核以下项目：

1. 中药饮片处方用药与中医诊断（病名和证型）是否相符；

2. 饮片的名称、炮制品选用是否正确，煎法、用法、脚注等是否完整、准确；

3. 毒麻贵细饮片是否按规定开方；

4. 特殊人群如儿童、老年人、孕妇及哺乳期妇女、脏器功能不全患者用药是否有禁忌使用的药物；

5. 是否存在其他用药不适宜情况。

第五章　审核质量管理

第十六条 处方审核质量管理以自我监测评价为主，以行政部门干预评价为辅。

医疗机构应当在医院药事管理与药物治疗学委员会（组）和医疗质量管理委员会领导下设立处方审核质量管理小组或指定专（兼）职人员，定期对机构内处方审核质量开展监测与评价，包括对信息系统审核的处方进行抽查，发现问题及时改进。

县级以上卫生健康行政部门（含中医药主管部门）可以组织或委托第三方对其核发《医疗机构执业许可证》的医疗机构处方审核质量进行检查评价。

第十七条 开展处方审核应当满足以下必备条件：

（一）配备适宜的处方审核人员；

（二）处方审核人员符合本规范第五条　要求；

（三）具备处方审核场所；

（四）配备相应的处方审核工具，鼓励医疗机构建立处方审核信息系统；

（五）制订本机构的处方审核规范与制度。

第十八条 建立并实施处方审核全过程质量管理机制。

（一）审核过程追溯机制：医疗机构应当保证处方审核的全过程可以追溯，特别是针对关键流程的处理应当保存相应的记录。

（二）审核反馈机制：建立不合理处方的反馈机制，并有相应的记录。

（三）审核质量改进机制：针对处方审核，建立质量改进机制，并有相应的措施与记录。

第十九条 建立处方审核质量监测指标体系，对处方审核的数量、质量、效率和效果等进行评价。至少包括处方审核率、处方干预率、处方合理率等。

第六章　培　训

第二十条 医疗机构应当组织对从事处方审核的药师进行定期培训和考核。培训内容应当包括：

（一）相关法律、法规、政策，职业道德，工作制度和岗位职责，本岗位的特殊要求及操作规程等；

（二）药学基本理论、基本知识和基本技能；从事中药处方审核的药师，还应当培训中医药基本理论、基本知识和基本技能；

（三）其他培训，如参与临床药物治疗、查房、会诊、疑难危重病例、死亡病例讨论以及临床疾病诊疗知识培训，参加院内、外举办的相关会议、学术论坛及培训班等。

第二十一条 负责处方审核的药师应当接受继续教育，不断更新、补充、拓展知识和能力，提高处方审核水平。

第七章　附　则

第二十二条 不合理处方包括不规范处方、用药不适宜处方及超常处方。

第二十三条 本规范自印发之日起施行。

医疗机构药品监督管理办法（试行）

国食药监安〔2011〕442号

（2011年10月11日国家食品药品监督管理局印发）

第一章 总 则

第一条 为加强医疗机构药品质量监督管理，保障人体用药安全、有效，依据《中华人民共和国药品管理法》（以下简称《药品管理法》）、《中华人民共和国药品管理法实施条例》（以下简称《药品管理法实施条例》）等法律法规，制定本办法。

第二条 本办法适用于中华人民共和国境内医疗机构药品质量的监督管理，医疗机构购进、储存、调配及使用药品均应当遵守本办法。

第三条 国家食品药品监督管理局主管全国医疗机构药品质量监督管理工作，地方各级药品监督管理部门主管本行政区域内医疗机构药品质量监督管理工作。

第四条 医疗机构应当建立健全药品质量管理体系，完善药品购进、验收、储存、养护、调配及使用等环节的质量管理制度，做好质量跟踪工作，并明确各环节中工作人员的岗位责任。

医疗机构应当有专门的部门负责药品质量的日常管理工作；未设专门部门的，应当指定专人负责药品质量管理。

第五条 医疗机构应当向所在地药品监督管理部门提交药品质量管理年度自查报告，自查报告应当包括以下内容：

（一）药品质量管理制度的执行情况；

（二）医疗机构制剂配制的变化情况；

（三）接受药品监督管理部门的监督检查及整改落实情况；

（四）对药品监督管理部门的意见和建议。

自查报告应当在本年度12月31日前提交。

第二章 药品购进和储存

第六条 医疗机构必须从具有药品生产、经营资格的企业购进药品。

医疗机构使用的药品应当按照规定由专门部门统一采购，禁止医疗机构其他科室和医务人员自行采购。

医疗机构因临床急需进口少量药品的，应当按照《药品管理法》及其实施条例的有关规定办理。

第七条 医疗机构购进药品，应当查验供货单位的《药品生产许可证》或者《药品经营许可证》和《营业执照》、所销售药品的批准证明文件等相关证明文件，并核实销售人员持有的授权书原件和身份证原件。

医疗机构应当妥善保存首次购进药品加盖供货单位

原印章的前述证明文件的复印件，保存期不得少于5年。

第八条 医疗机构购进药品时应当索取、留存供货单位的合法票据，并建立购进记录，做到票、账、货相符。合法票据包括税票及详细清单，清单上必须载明供货单位名称、药品名称、生产厂商、批号、数量、价格等内容，票据保存期不得少于3年。

第九条 医疗机构必须建立和执行进货验收制度，购进药品应当逐批验收，并建立真实、完整的药品验收记录。

医疗机构接受捐赠药品、从其他医疗机构调入急救药品也应当遵守前款规定。

第十条 药品验收记录应当包括药品通用名称、生产厂商、规格、剂型、批号、生产日期、有效期、批准文号、供货单位、数量、价格、购进日期、验收日期、验收结论等内容。

验收记录必须保存至超过药品有效期1年，但不得少于3年。

第十一条 医疗机构应当建立健全中药饮片采购制度，按照国家有关规定购进中药饮片。

第十二条 医疗机构应当有专用的场所和设施、设备储存药品。药品的存放应当符合药品说明书标明的条件。

医疗机构需要在急诊室、病区护士站等场所临时存放药品的，应当配备符合药品存放条件的专柜。有特殊存放要求的，应当配备相应设备。

第十三条 医疗机构储存药品，应当按照药品属性和类别分库、分区、分垛存放，并实行色标管理。药品与非药品分开存放；中药饮片、中成药、化学药品分别储存、分类存放；过期、变质、被污染等药品应当放置在不合格库（区）。

第十四条 医疗机构应当制定和执行药品保管、养护管理制度，并采取必要的控温、防潮、避光、通风、防火、防虫、防鼠、防污染等措施，保证药品质量。

第十五条 医疗机构应当配备药品养护人员，定期对储存药品进行检查和养护，监测和记录储存区域的温湿度，维护储存设施设备，并建立相应的养护档案。

第十六条 医疗机构应当建立药品效期管理制度。药品发放应当遵循"近效期先出"的原则。

第十七条 麻醉药品、精神药品、医疗用毒性药品、放射性药品应当严格按照相关行政法规的规定存放，并具有相应的安全保障措施。

第三章　药品调配和使用

第十八条　医疗机构应当配备与药品调配和使用相适应的、依法经资格认定的药学技术人员负责处方的审核、调配工作。

第十九条　医疗机构用于调配药品的工具、设施、包装用品以及调配药品的区域，应当符合卫生要求及相应的调配要求。

第二十条　医疗机构应当建立最小包装药品拆零调配管理制度，保证药品质量可追溯。

第二十一条　医疗机构配制的制剂只能供本单位使用。未经省级以上药品监督管理部门批准，医疗机构不得使用其他医疗机构配制的制剂，也不得向其他医疗机构提供本单位配制的制剂。

第二十二条　医疗机构应当加强对使用药品的质量监测。发现假药、劣药的，应当立即停止使用、就地封存并妥善保管，及时向所在地药品监督管理部门报告。在药品监督管理部门作出决定之前，医疗机构不得擅自处理。

医疗机构发现存在安全隐患的药品，应当立即停止使用，并通知药品生产企业或者供货商，及时向所在地药品监督管理部门报告。需要召回的，医疗机构应当协助药品生产企业履行药品召回义务。

第二十三条　医疗机构不得采用邮售、互联网交易、柜台开架自选等方式直接向公众销售处方药。

第二十四条　医疗机构应当逐步建立覆盖药品购进、储存、调配、使用全过程质量控制的电子管理系统，实现药品来源可追溯、去向可查清，并与国家药品电子监管系统对接。

第二十五条　医疗机构应当每年组织直接接触药品人员进行健康检查，并建立健康档案。

患有传染病或者其他可能污染药品的疾病的，不得从事直接接触药品的工作。

第二十六条　医疗机构应当定期组织从事药品购进、保管、养护、验收、调配、使用的人员参加药事法规和药学专业知识的培训，并建立培训档案。

第四章　监督检查

第二十七条　药品监督管理部门应当对医疗机构药品购进、储存、调配和使用质量情况进行监督检查，并建立医疗机构监督检查档案。

监督检查情况和处理结果应当形成书面记录，由监督检查人员签字后反馈被检查单位。

对检查中发现的问题需要其他部门处理的，应当及时移送。

第二十八条　医疗机构应当积极配合药品监督管理部门依法对药品购进、储存、调配和使用质量情况进行监督检查，如实提供与被检查事项有关的物品和记录、凭证以及医学文书等资料，不得拒绝和隐瞒。

第二十九条　药品监督管理部门应当加强对医疗机构药品的监督抽验。

国家或者省级药品监督管理部门应当定期发布公告，公布对医疗机构药品质量的抽查检验结果。

对质量抽验结果有异议的，其复验程序按照相关规定执行。

第三十条　药品监督管理部门应当根据实际情况建立医疗机构药品质量管理信用档案，记录日常监督检查结果、违法行为查处等情况。

第三十一条　药品监督管理部门接到有关医疗机构药品质量方面的咨询、投诉、举报，应当及时受理，并进行核实、答复、处理；对不属于本部门职责的，应当书面通知并移交有关部门处理。

第三十二条　药品监督管理部门可以根据医疗机构药品质量管理年度自查报告、日常监督检查情况、不良信用记录以及人民群众的投诉、举报情况，确定若干重点监督检查单位，相应增加对其进行监督检查的频次，加大对其使用药品的质量抽验力度。

第五章　法律责任

第三十三条　违反本办法第六条第一款规定，从无《药品生产许可证》、《药品经营许可证》的企业购进药品的，由药品监督管理部门按照《药品管理法》第八十条规定处罚。

对违反本办法第六条第二款规定，医疗机构其他科室和医务人员自行采购药品的，责令医疗机构给予相应处理；确认为假劣药品的，按照《药品管理法》有关规定予以处罚。

第三十四条　违反本办法第十二条第一款规定，不按要求储存疫苗的，按照《疫苗流通和预防接种管理条例》第六十四条规定处罚。

第三十五条　违反本办法第二十一条的规定，擅自使用其他医疗机构配制的制剂的，按照《药品管理法》第八十条规定处罚；未经批准向其他医疗机构提供本单位配制的制剂的，按照《药品管理法》第八十四条规定处罚。

第三十六条　违反本办法第二十二条的规定，擅自处理假劣药品或者存在安全隐患的药品的，由药品监督管理部门责令限期追回；情节严重的，向社会公布。

第三十七条　违反本办法第二十三条规定，采用邮售、互联网交易、柜台开架自选等方式直接向公众销售处方药的，按照《药品流通监督管理办法》第四十二条规定处罚。

第三十八条　违反本办法有关规定，且隐瞒事实，不如实提供与被检查事项有关的物品和记录、凭证以及医学文书等资料，阻碍或者拒绝接受监督检查的，依照《药品管理法实施条例》第七十九条的规定从重处罚。

第三十九条　医疗机构有下列情形之一的，由药品监督管理部门要求其限期整改，逾期不改的，记入医疗机构药品质量管理信用档案，并定期向社会公布：

（一）未按照本办法第四条第一款规定建立质量管理制度的；

（二）未按照本办法第五条规定提交药品质量管理年度自查报告的；

（三）未按照本办法第七条第一款、第八条规定索证、索票查验的；

（四）未按照本办法第九条、第十条规定对购进的药品进行验收，做好验收记录的；

（五）未按照本办法第十一条规定建立中药饮片采购制度，违反国家有关规定购进中药饮片的；

（六）未按照本办法第十二条、第十三条规定储存药品的；

（七）未按照本办法第十四条、第十五条规定养护药品的；

（八）未按照本办法第十六条规定建立和执行药品效期管理制度的；

（九）未按照本办法第十八条规定配备人员的；

（十）未按照本办法第十九条规定执行的；

（十一）未按照本办法第二十条规定建立最小包装药品拆零调配管理制度并执行的。

第四十条　药品监督管理部门应当加强对本部门工作人员的教育、培训和管理，督促其正确履职。凡不履行本办法规定的职责或者滥用职权、玩忽职守、徇私舞弊的，均应当依法对直接负责的主管人员和其他直接责任人员给予相应行政处分；涉嫌犯罪的，移送司法机关处理。

第六章　附　则

第四十一条　省、自治区、直辖市药品监督管理部门可以结合本地实际情况，根据本办法的规定制定实施细则。

第四十二条　本办法自发布之日起施行。

抗菌药物临床应用管理办法

（2012 年 4 月 24 日卫生部令第 84 号公布，自 2012 年 8 月 1 日起施行）

第一章　总　则

第一条　为加强医疗机构抗菌药物临床应用管理，规范抗菌药物临床应用行为，提高抗菌药物临床应用水平，促进临床合理应用抗菌药物，控制细菌耐药，保障医疗质量和医疗安全，根据相关卫生法律法规，制定本办法。

第二条　本办法所称抗菌药物是指治疗细菌、支原体、衣原体、立克次体、螺旋体、真菌等病原微生物所致感染性疾病病原的药物，不包括治疗结核病、寄生虫病和各种病毒所致感染性疾病的药物以及具有抗菌作用的中药制剂。

第三条　卫生部负责全国医疗机构抗菌药物临床应用的监督管理。

县级以上地方卫生行政部门负责本行政区域内医疗机构抗菌药物临床应用的监督管理。

第四条　本办法适用于各级各类医疗机构抗菌药物临床应用管理工作。

第五条　抗菌药物临床应用应当遵循安全、有效、经济的原则。

第六条　抗菌药物临床应用实行分级管理。

根据安全性、疗效、细菌耐药性、价格等因素，将抗菌药物分为三级：非限制使用级、限制使用级与特殊使用级。具体划分标准如下：

（一）非限制使用级抗菌药物是指经长期临床应用证明安全、有效，对细菌耐药性影响较小，价格相对较低的抗菌药物；

（二）限制使用级抗菌药物是指经长期临床应用证明安全、有效，对细菌耐药性影响较大，或者价格相对较高的抗菌药物；

（三）特殊使用级抗菌药物是指具有以下情形之一的抗菌药物：

1. 具有明显或者严重不良反应，不宜随意使用的抗菌药物；

2. 需要严格控制使用，避免细菌过快产生耐药的抗菌药物；

3. 疗效、安全性方面的临床资料较少的抗菌药物；

4. 价格昂贵的抗菌药物。

抗菌药物分级管理目录由各省级卫生行政部门制定，报卫生部备案。

第二章　组织机构和职责

第七条　医疗机构主要负责人是本机构抗菌药物临床应用管理的第一责任人。

第八条　医疗机构应当建立本机构抗菌药物管理工作制度。

第九条　医疗机构应当设立抗菌药物管理工作机构或者配备专（兼）职人员负责本机构的抗菌药物管理工作。

二级以上的医院、妇幼保健院及专科疾病防治机构（以下简称二级以上医院）应当在药事管理与药物治疗学委员会下设立抗菌药物管理工作组。抗菌药物管理工作组由医务、药学、感染性疾病、临床微生物、护理、医院感染管理等部门负责人和具有相关专业高级技术职务任职资格的人员组成，医务、药学等部门共同负责日常管理工作。

其他医疗机构设立抗菌药物管理工作小组或者指定专（兼）职人员，负责具体管理工作。

第十条　医疗机构抗菌药物管理工作机构或者专（兼）职人员的主要职责是：

（一）贯彻执行抗菌药物管理相关的法律、法规、规章，制定本机构抗菌药物管理制度并组织实施；

（二）审议本机构抗菌药物供应目录，制定抗菌药物临床应用相关技术性文件，并组织实施；

（三）对本机构抗菌药物临床应用与细菌耐药情况进行监测，定期分析、评估、上报监测数据并发布相关信息，提出干预和改进措施；

（四）对医务人员进行抗菌药物管理相关法律、法规、规章制度和技术规范培训，组织对患者合理使用抗菌药物的宣传教育。

第十一条　二级以上医院应当设置感染性疾病科，配备感染性疾病专业医师。

感染性疾病科和感染性疾病专业医师负责对本机构各临床科室抗菌药物临床应用进行技术指导，参与抗菌药物临床应用管理工作。

第十二条　二级以上医院应当配备抗菌药物等相关专业的临床药师。

临床药师负责对本机构抗菌药物临床应用提供技术支持，指导患者合理使用抗菌药物，参与抗菌药物临床应用管理工作。

第十三条　二级以上医院应当根据实际需要，建立符合实验室生物安全要求的临床微生物室。

临床微生物室开展微生物培养、分离、鉴定和药物敏感试验等工作，提供病原学诊断和细菌耐药技术支持，参与抗菌药物临床应用管理工作。

第十四条　卫生行政部门和医疗机构加强涉及抗菌药物临床应用管理的相关学科建设，建立专业人才培养和考核制度，充分发挥相关专业技术人员在抗菌药物临床应用管理工作中的作用。

第三章　抗菌药物临床应用管理

第十五条　医疗机构应当严格执行《处方管理办法》、《医疗机构药事管理规定》、《抗菌药物临床应用指导原则》、《国家处方集》等相关规定及技术规范，加强对抗菌药物遴选、采购、处方、调剂、临床应用和药物评价的管理。

第十六条　医疗机构应当按照省级卫生行政部门制定的抗菌药物分级管理目录，制定本机构抗菌药物供应目录，并向核发其《医疗机构执业许可证》的卫生行政部门备案。医疗机构抗菌药物供应目录包括采购抗菌药物的品种、品规。未经备案的抗菌药物品种、品规，医疗机构不得采购。

第十七条　医疗机构应当严格控制本机构抗菌药物供应目录的品种数量。同一通用名称抗菌药物品种，注射剂型和口服剂型各不得超过2种。具有相似或者相同药理学特征的抗菌药物不得重复列入供应目录。

第十八条　医疗机构确因临床工作需要，抗菌药物品种和品规数量超过规定的，应当向核发其《医疗机构执业许可证》的卫生行政部门详细说明原因和理由；说明不充分或者理由不成立的，卫生行政部门不得接受其抗菌药物品种和品规数量的备案。

第十九条　医疗机构应当定期调整抗菌药物供应目录品种结构，并于每次调整后15个工作日内向核发其《医疗机构执业许可证》的卫生行政部门备案。调整周期原则上为2年，最短不得少于1年。

第二十条　医疗机构应当按照国家药品监督管理部门批准并公布的药品通用名称购进抗菌药物，优先选用《国家基本药物目录》、《国家处方集》和《国家基本医疗保险、工伤保险和生育保险药品目录》收录的抗菌药物品种。

基层医疗卫生机构只能选用基本药物（包括各省区市增补品种）中的抗菌药物品种。

第二十一条　医疗机构抗菌药物应当由药学部门统一采购供应，其他科室或者部门不得从事抗菌药物的采购、调剂活动。临床上不得使用非药学部门采购供应的抗菌药物。

第二十二条　因特殊治疗需要，医疗机构需使用本机构抗菌药物供应目录以外抗菌药物的，可以启动临时采购程序。临时采购应当由临床科室提出申请，说明申请购入抗菌药物名称、剂型、规格、数量、使用对象和使用理由，经本机构抗菌药物管理工作组审核同意后，由药学部门临时一次性购入使用。

医疗机构应当严格控制临时采购抗菌药物品种和数量，同一通用名抗菌药物品种启动临时采购程序原则上每年不得超过5例次。如果超过5例次，应当讨论是否列入本机构抗菌药物供应目录。调整后的抗菌药物供应目录总品种数不得增加。

医疗机构应当每半年将抗菌药物临时采购情况向核发其《医疗机构执业许可证》的卫生行政部门备案。

第二十三条　医疗机构应当建立抗菌药物遴选和定期评估制度。

医疗机构遴选和新引进抗菌药物品种，应当由临床科室提交申请报告，经药学部门提出意见后，由抗菌药物管理工作组审议。

抗菌药物管理工作组三分之二以上成员审议同意，并经药事管理与药物治疗学委员会三分之二以上委员审核同意后方可列入采购供应目录。

抗菌药物品种或者品规存在安全隐患、疗效不确定、耐药率高、性价比差或者违规使用等情况的，临床科室、药学部门、抗菌药物管理工作组可以提出清退或者更换意见。清退意见经抗菌药物管理工作组二分之一以上成员同意后执行，并报药事管理与药物治疗学委员会备案；更换意见经药事管理与药物治疗学委员会讨论通过后执行。

清退或者更换的抗菌药物品种或者品规原则上12个月内不得重新进入本机构抗菌药物供应目录。

第二十四条　具有高级专业技术职务任职资格的医师，可授予特殊使用级抗菌药物处方权；具有中级以上专业技术职务任职资格的医师，可授予限制使用级抗菌药物处方权；具有初级专业技术职务任职资格的医师，在乡、民族乡、镇、村的医疗机构独立从事一般执业活动的执业助理医师以及乡村医生，可授予非限制使用级抗菌药物处方权。药师经培训并考核合格后，方可获得抗菌药物调剂资格。

二级以上医院应当定期对医师和药师进行抗菌药物临床应用知识和规范化管理的培训。医师经本机构培训并考核合格后，方可获得相应的处方权。

其他医疗机构依法享有处方权的医师、乡村医生和从事处方调剂工作的药师，由县级以上地方卫生行政部门组织相关培训、考核。经考核合格的，授予相应的抗菌药物处方权或者抗菌药物调剂资格。

第二十五条　抗菌药物临床应用知识和规范化管理培训和考核内容应当包括：

（一）《药品管理法》、《执业医师法》、《抗菌药物临床应用管理办法》、《处方管理办法》、《医疗机构药事管理规定》、《抗菌药物临床应用指导原则》、《国家基本药物处方集》、《国家处方集》和《医院处方点评管理规范（试行）》等相关法律、法规、规章和规范性文件；

（二）抗菌药物临床应用及管理制度；

（三）常用抗菌药物的药理学特点与注意事项；

（四）常见细菌的耐药趋势与控制方法；

（五）抗菌药物不良反应的防治。

第二十六条 医疗机构和医务人员应当严格掌握使用抗菌药物预防感染的指证。预防感染、治疗轻度或者局部感染应当首选非限制使用级抗菌药物；严重感染、免疫功能低下合并感染或者病原菌只对限制使用级抗菌药物敏感时，方可选用限制使用级抗菌药物。

第二十七条 严格控制特殊使用级抗菌药物使用。特殊使用级抗菌药物不得在门诊使用。

临床应用特殊使用级抗菌药物应当严格掌握用药指证，经抗菌药物管理工作组指定的专业技术人员会诊同意后，由具有相应处方权医师开具处方。

特殊使用级抗菌药物会诊人员由具有抗菌药物临床应用经验的感染性疾病科、呼吸科、重症医学科、微生物检验科、药学部门等具有高级专业技术职务任职资格的医师、药师或具有高级专业技术职务任职资格的抗菌药物专业临床药师担任。

第二十八条 因抢救生命垂危的患者等紧急情况，医师可以越级使用抗菌药物。越级使用抗菌药物应当详细记录用药指证，并应当于 24 小时内补办越级使用抗菌药物的必要手续。

第二十九条 医疗机构应当制定并严格控制门诊患者静脉输注使用抗菌药物比例。

村卫生室、诊所和社区卫生服务站使用抗菌药物开展静脉输注活动，应当经县级卫生行政部门核准。

第三十条 医疗机构应当开展抗菌药物临床应用监测工作，分析本机构及临床各专业科室抗菌药物使用情况，评估抗菌药物使用适宜性；对抗菌药物使用趋势进行分析，对抗菌药物不合理使用情况应当及时采取有效干预措施。

第三十一条 医疗机构应当根据临床微生物标本检测结果合理选用抗菌药物。临床微生物标本检测结果未出具前，医疗机构可以根据当地和本机构细菌耐药监测情况经验选用抗菌药物，临床微生物标本检测结果出具后根据检测结果进行相应调整。

第三十二条 医疗机构应当开展细菌耐药监测工作，建立细菌耐药预警机制，并采取下列相应措施：

（一）主要目标细菌耐药率超过 30% 的抗菌药物，应当及时将预警信息通报本机构医务人员；

（二）主要目标细菌耐药率超过 40% 的抗菌药物，应当慎重经验用药；

（三）主要目标细菌耐药率超过 50% 的抗菌药物，应当参照药敏试验结果选用；

（四）主要目标细菌耐药率超过 75% 的抗菌药物，应当暂停针对此目标细菌的临床应用，根据追踪细菌耐药监测结果，再决定是否恢复临床应用。

第三十三条 医疗机构应当建立本机构抗菌药物临床应用情况排名、内部公示和报告制度。

医疗机构应当对临床科室和医务人员抗菌药物使用量、使用率和使用强度等情况进行排名并予以内部公示；对排名后位或者发现严重问题的医师进行批评教育，情况严重的予以通报。

医疗机构应当按照要求对临床科室和医务人员抗菌药物临床应用情况进行汇总，并向核发其《医疗机构执业许可证》的卫生行政部门报告。非限制使用级抗菌药物临床应用情况，每年报告一次；限制使用级和特殊使用级抗菌药物临床应用情况，每半年报告一次。

第三十四条 医疗机构应当充分利用信息化手段促进抗菌药物合理应用。

第三十五条 医疗机构应当对以下抗菌药物临床应用异常情况开展调查，并根据不同情况作出处理：

（一）使用量异常增长的抗菌药物；

（二）半年内使用量始终居于前列的抗菌药物；

（三）经常超适应症、超剂量使用的抗菌药物；

（四）企业违规销售的抗菌药物；

（五）频繁发生严重不良事件的抗菌药物。

第三十六条 医疗机构应当加强对抗菌药物生产、经营企业在本机构销售行为的管理，对存在不正当销售行为的企业，应当及时采取暂停进药、清退等措施。

第四章 监督管理

第三十七条 县级以上卫生行政部门应当加强对本行政区域内医疗机构抗菌药物临床应用情况的监督检查。

第三十八条 卫生行政部门工作人员依法对医疗机构抗菌药物临床应用情况进行监督检查时，应当出示证件，被检查医疗机构应当予以配合，提供必要的资料，不得拒绝、阻碍和隐瞒。

第三十九条 县级以上地方卫生行政部门应当建立医疗机构抗菌药物临床应用管理评估制度。

第四十条 县级以上地方卫生行政部门应当建立抗菌药物临床应用情况排名、公布和诫勉谈话制度。对本行政区域内医疗机构抗菌药物使用量、使用率和使用强度等情况进行排名，将排名情况向本行政区域内医疗机构公布，并报上级卫生行政部门备案；对发生重大、特大医疗质量安全事件或者存在严重医疗质量安全隐患的各级各类医疗机构的负责人进行诫勉谈话，情况严重的予以通报。

第四十一条 县级卫生行政部门负责对辖区内乡镇卫生院、社区卫生服务中心（站）抗菌药物使用量、使用率等情况进行排名并予以公示。

受县级卫生行政部门委托，乡镇卫生院负责对辖区内村卫生室抗菌药物使用量、使用率等情况进行排名并予以公示，并向县级卫生行政部门报告。

第四十二条　卫生部建立全国抗菌药物临床应用监测网和全国细菌耐药监测网，对全国抗菌药物临床应用和细菌耐药情况进行监测；根据监测情况定期公布抗菌药物临床应用控制指标，开展抗菌药物临床应用质量管理与控制工作。

省级卫生行政部门应当建立本行政区域的抗菌药物临床应用监测网和细菌耐药监测网，对医疗机构抗菌药物临床应用和细菌耐药情况进行监测，开展抗菌药物临床应用质量管理与控制工作。

抗菌药物临床应用和细菌耐药监测技术方案由卫生部另行制定。

第四十三条　卫生行政部门应当将医疗机构抗菌药物临床应用情况纳入医疗机构考核指标体系；将抗菌药物临床应用情况作为医疗机构定级、评审、评价重要指标，考核不合格的，视情况对医疗机构作出降级、降等、评价不合格处理。

第四十四条　医疗机构抗菌药物管理机构应当定期组织相关专业技术人员对抗菌药物处方、医嘱实施点评，并将点评结果作为医师定期考核、临床科室和医务人员绩效考核依据。

第四十五条　医疗机构应当对出现抗菌药物超常处方3次以上且无正当理由的医师提出警告，限制其特殊使用级和限制使用级抗菌药物处方权。

第四十六条　医师出现下列情形之一的，医疗机构应当取消其处方权：

（一）抗菌药物考核不合格的；

（二）限制处方权后，仍出现超常处方且无正当理由的；

（三）未按照规定开具抗菌药物处方，造成严重后果的；

（四）未按照规定使用抗菌药物，造成严重后果的；

（五）开具抗菌药物处方牟取不正当利益的。

第四十七条　药师未按照规定审核抗菌药物处方与用药医嘱，造成严重后果的，或者发现处方不适宜、超常处方等情况未进行干预且无正当理由的，医疗机构应当取消其药物调剂资格。

第四十八条　医师处方权和药师药物调剂资格取消后，在六个月内不得恢复其处方权和药物调剂资格。

第五章　法律责任

第四十九条　医疗机构有下列情形之一的，由县级以上卫生行政部门责令限期改正；逾期不改的，进行通

报批评，并给予警告；造成严重后果的，对负有责任的主管人员和其他直接责任人员，给予处分：

（一）未建立抗菌药物管理组织机构或者未指定专（兼）职技术人员负责具体管理工作的；

（二）未建立抗菌药物管理规章制度的；

（三）抗菌药物临床应用管理混乱的；

（四）未按照本办法规定执行抗菌药物分级管理、医师抗菌药物处方权限管理、药师抗菌药物调剂资格管理或者未配备相关专业技术人员的；

（五）其他违反本办法规定行为的。

第五十条　医疗机构有下列情形之一的，由县级以上卫生行政部门责令限期改正，给予警告，并可根据情节轻重处以三万元以下罚款；对负有责任的主管人员和其他直接责任人员，可根据情节给予处分：

（一）使用未取得抗菌药物处方权的医师或者使用被取消抗菌药物处方权的医师开具抗菌药物处方的；

（二）未对抗菌药物处方、医嘱实施适宜性审核，情节严重的；

（三）非药学部门从事抗菌药物购销、调剂活动的；

（四）将抗菌药物购销、临床应用情况与个人或者科室经济利益挂钩的；

（五）在抗菌药物购销、临床应用中牟取不正当利益的。

第五十一条　医疗机构的负责人、药品采购人员、医师等有关人员索取、收受药品生产企业、药品经营企业或者其代理人给予的财物或者通过开具抗菌药物牟取不正当利益的，由县级以上地方卫生行政部门依据国家有关法律法规进行处理。

第五十二条　医师有下列情形之一的，由县级以上卫生行政部门按照《执业医师法》第三十七条的有关规定，给予警告或者责令暂停六个月以上一年以下执业活动；情节严重的，吊销其执业证书；构成犯罪的，依法追究刑事责任：

（一）未按照本办法规定开具抗菌药物处方，造成严重后果的；

（二）使用未经国家药品监督管理部门批准的抗菌药物的；

（三）使用本机构抗菌药物供应目录以外的品种、品规，造成严重后果的；

（四）违反本办法其他规定，造成严重后果的。

乡村医生有前款规定情形之一的，由县级卫生行政部门按照《乡村医生从业管理条例》第三十八条有关规定处理。

第五十三条　药师有下列情形之一的，由县级以上卫生行政部门责令限期改正，给予警告；构成犯罪的，依法追究刑事责任：

（一）未按照规定审核、调剂抗菌药物处方，情节严重的；

（二）未按照规定私自增加抗菌药物品种或者品规的；

（三）违反本办法其他规定的。

第五十四条 未经县级卫生行政部门核准，村卫生室、诊所、社区卫生服务站擅自使用抗菌药物开展静脉输注活动的，由县级以上地方卫生行政部门责令限期改正，给予警告；逾期不改的，可根据情节轻重处以一万元以下罚款。

第五十五条 县级以上地方卫生行政部门未按照本办法规定履行监管职责，造成严重后果的，对直接负责的主管人员和其他直接责任人员依法给予记大过、降级、撤职、开除等行政处分。

第五十六条 医疗机构及其医务人员违反《药品管理法》的，依照《药品管理法》的有关规定处理。

第六章 附 则

第五十七条 国家中医药管理部门在职责范围内负责中医医疗机构抗菌药物临床应用的监督管理。

第五十八条 各省级卫生行政部门应当于本办法发布之日起3个月内，制定本行政区域抗菌药物分级管理目录。

第五十九条 本办法自2012年8月1日起施行。

医疗机构制剂配制监督管理办法（试行）

（2005 年 4 月 14 日国家食品药品监督管理局令第 18 号公布，
自 2005 年 6 月 1 日起施行）

第一章 总 则

第一条 为加强医疗机构制剂配制的监督管理，根据《中华人民共和国药品管理法》（以下简称《药品管理法》）、《中华人民共和国药品管理法实施条例》（以下简称《药品管理法实施条例》）的规定，制定本办法。

第二条 医疗机构制剂的配制及其监督管理适用本办法。

第三条 医疗机构制剂配制监督管理是指（食品）药品监督管理部门依法对医疗机构制剂配制条件和配制过程等进行审查、许可、检查的监督管理活动。

第四条 国家食品药品监督管理局负责全国医疗机构制剂配制的监督管理工作。

省、自治区、直辖市（食品）药品监督管理部门负责本辖区医疗机构制剂配制的监督管理工作。

第五条 医疗机构配制制剂应当遵守《医疗机构制剂配制质量管理规范》。

第二章 医疗机构设立制剂室的许可

第六条 医疗机构配制制剂，必须具有能够保证制剂质量的人员、设施、检验仪器、卫生条件和管理制度。

第七条 医疗机构设立制剂室，应当向所在地省、自治区、直辖市（食品）药品监督管理部门提交以下材料：

（一）《医疗机构制剂许可证申请表》（见附件1）；

（二）实施《医疗机构制剂配制质量管理规范》自查报告；

（三）医疗机构的基本情况及《医疗机构执业许可证》副本复印件；

（四）所在地省、自治区、直辖市卫生行政部门的审核同意意见；

（五）拟办制剂室的基本情况，包括制剂室的投资规模、占地面积、周围环境、基础设施等条件说明，并提供医疗机构总平面布局图、制剂室总平面布局图（标明空气洁净度等级）；

制剂室负责人、药检室负责人、制剂质量管理组织负责人简历（包括姓名、年龄、性别、学历、所学专业、职务、职称、原从事药学工作年限等）及专业技术人员占制剂室工作人员的比例；

制剂室负责人、药检室负责人、制剂质量管理组织负责人应当为本单位在职专业人员，且制剂室负责人和药检室负责人不得互相兼任；

（六）拟配制剂型、配制能力、品种、规格；

（七）配制剂型的工艺流程图、质量标准（或草案）；

（八）主要配制设备、检测仪器目录；

（九）制剂配制管理、质量管理文件目录。

第八条 申请人应当对其申请材料的真实性负责。

第九条 省、自治区、直辖市（食品）药品监督管理部门收到申请后，应当根据下列情况分别作出处理：

（一）申请事项依法不属于本部门职权范围的，应当即时作出不予受理的决定，并告知申请人向有关行政机关申请；

（二）申请材料存在可以当场更正的错误的，应当允许申请人当场更正；

（三）申请材料不齐全或者不符合形式审查要求的，应当当场或者在 5 个工作日内发给申请人《补正材料通知书》，一次性告知申请人需要补正的全部内容，逾期不告知的，自收到申请材料之日起即为受理；

（四）申请材料齐全、符合形式审查要求，或者申请人按照要求提交全部补正材料的，予以受理。

省、自治区、直辖市（食品）药品监督管理部门受理或者不受理《医疗机构制剂许可证》申请的，应当出具加盖本部门受理专用印章并注明日期的《受理通知书》或者《不予受理通知书》。

第十条 省、自治区、直辖市（食品）药品监督管理部门应当自收到申请之日起30 个工作日内，按照国家食品药品监督管理局制定的《医疗机构制剂许可证验收标准》组织验收。验收合格的，予以批准，并自批准决定作出之日起 10 个工作日内向申请人核发《医疗机构制剂许可证》；验收不合格的，作出不予批准的决定，书面通知申请人并说明理由，同时告知申请人享有依法申请行政复议或者提起行政诉讼的权利。

省、自治区、直辖市（食品）药品监督管理部门验收合格后，应当自颁发《医疗机构制剂许可证》之日起 20 个工作日内，将有关情况报国家食品药品监督管理局备案。

第十一条 省、自治区、直辖市（食品）药品监督管理部门应当在办公场所公示申请《医疗机构制剂许可证》所需的事项、依据、条件、期限、需要提交的全部材料的目录和申请书示范文本等。

省、自治区、直辖市（食品）药品监督管理部门颁发《医疗机构制剂许可证》的有关决定，应当予以公开，公众有权查阅。

第十二条　省、自治区、直辖市（食品）药品监督管理部门在对医疗机构制剂室开办申请进行审查时，应当公示审批过程和审批结果。申请人和利害关系人可以对直接关系其重大利益的事项提交书面意见进行陈述和申辩。

第十三条　医疗机构设立制剂室的申请，直接涉及申请人与他人之间重大利益关系的，省、自治区、直辖市（食品）药品监督管理部门应当告知申请人、利害关系人享有申请听证的权利。

在核发《医疗机构制剂许可证》的过程中，省、自治区、直辖市（食品）药品监督管理部门认为涉及公共利益的重大许可事项，应当向社会公告，并举行听证。

第十四条　医疗机构不得与其他单位共用配制场所、配制设备及检验设施等。

第三章　《医疗机构制剂许可证》的管理

第十五条　《医疗机构制剂许可证》分正本和副本。正、副本具有同等法律效力，有效期为5年。

《医疗机构制剂许可证》格式由国家食品药品监督管理局统一规定。

第十六条　《医疗机构制剂许可证》是医疗机构配制制剂的法定凭证，应当载明证号、医疗机构名称、医疗机构类别、法定代表人、制剂室负责人、配制范围、注册地址、配制地址、发证机关、发证日期、有效期限等项目。其中由（食品）药品监督管理部门核准的许可事项为：制剂室负责人、配制地址、配制范围、有效期限。证号和配制范围按国家食品药品监督管理局规定的编号方法和制剂类别填写（见附件2、3）。

第十七条　《医疗机构制剂许可证》变更分为许可事项变更和登记事项变更。

许可事项变更是指制剂室负责人、配制地址、配制范围的变更。

登记事项变更是指医疗机构名称、医疗机构类别、法定代表人、注册地址等事项的变更。

第十八条　医疗机构变更《医疗机构制剂许可证》许可事项的，在许可事项发生变更前30日，向原审核、批准机关申请变更登记。原发证机关应当自收到变更申请之日起15个工作日内作出准予变更或者不予变更的决定。

医疗机构增加配制范围或者改变配制地址的，应当按本办法第七条的规定提交材料，经省、自治区、直辖市（食品）药品监督管理部门验收合格后，依照前款办理《医疗机构制剂许可证》变更登记。

第十九条　医疗机构变更登记事项的，应当在有关部门核准变更后30日内，向原发证机关申请《医疗机构制剂许可证》变更登记，原发证机关应当在收到变更申请之日起15个工作日内办理变更手续。

第二十条　《医疗机构制剂许可证》变更后，原发证机关应当在《医疗机构制剂许可证》副本上记录变更的内容和时间，并按变更后的内容重新核发《医疗机构制剂许可证》正本，收回原《医疗机构制剂许可证》正本。

第二十一条　《医疗机构制剂许可证》有效期届满需要继续配制制剂的，医疗机构应当在有效期届满前6个月，向原发证机关申请换发《医疗机构制剂许可证》。

原发证机关结合医疗机构遵守法律法规、《医疗机构制剂配制质量管理规范》和质量体系运行情况，按照本办法关于设立医疗机构制剂室的条件和程序进行审查，在《医疗机构制剂许可证》有效期届满前作出是否准予换证的决定。符合规定准予换证的，收回原证，换发新证；不符合规定的，作出不予换证的书面决定，并说明理由，同时告知申请人享有依法申请行政复议或者提起行政诉讼的权利；逾期未作出决定的，视为同意换证，并办理相应手续。

第二十二条　医疗机构终止配制制剂或者关闭的，由原发证机关缴销《医疗机构制剂许可证》，同时报国家食品药品监督管理局备案。

第二十三条　遗失《医疗机构制剂许可证》的，持证单位应当在原发证机关指定的媒体上登载遗失声明并同时向原发证机关申请补发。遗失声明登载满1个月后原发证机关在10个工作日内补发《医疗机构制剂许可证》。

第二十四条　医疗机构制剂室的药检室负责人及质量管理组织负责人发生变更的，应当在变更之日起30日内将变更人员简历及学历证明等有关情况报所在地省、自治区、直辖市（食品）药品监督管理部门备案。

第二十五条　医疗机构制剂室的关键配制设施等条件发生变化的，应当自发生变化之日起30日内报所在地省、自治区、直辖市（食品）药品监督管理部门备案，省、自治区、直辖市（食品）药品监督管理部门根据需要进行检查。

第二十六条　省、自治区、直辖市（食品）药品监督管理部门应当将上年度《医疗机构制剂许可证》核发、变更、换发、缴销、补办等办理情况，在每年3月底前汇总报国家食品药品监督管理局。

第二十七条　任何单位和个人不得伪造、变造、买卖、出租、出借《医疗机构制剂许可证》。

第四章 "医院"类别医疗机构中药制剂委托配制的管理

第二十八条 经省、自治区、直辖市（食品）药品监督管理部门批准，具有《医疗机构制剂许可证》且取得制剂批准文号，并属于"医院"类别的医疗机构的中药制剂，可以委托本省、自治区、直辖市内取得《医疗机构制剂许可证》的医疗机构或者取得《药品生产质量管理规范》认证证书的药品生产企业配制制剂。委托配制的制剂剂型应当与受托方持有的《医疗机构制剂许可证》或者《药品生产质量管理规范》认证证书所载明的范围一致。

未取得《医疗机构制剂许可证》的"医院"类别的医疗机构，在申请中药制剂批准文号时申请委托配制的，应当按照《医疗机构制剂注册管理办法》的相关规定办理。

第二十九条 委托方按照本办法第三十三条的规定向所在地省、自治区、直辖市（食品）药品监督管理部门提交中药制剂委托配制的申请材料；省、自治区、直辖市（食品）药品监督管理部门参照本办法第九条的规定进行受理。

第三十条 省、自治区、直辖市（食品）药品监督管理部门应当自申请受理之日起20个工作日内，按照本章规定的条件对申请进行审查，并作出决定。

经审查符合规定的，予以批准，并自书面批准决定作出之日起10个工作日内向委托方发放《医疗机构中药制剂委托配制批件》；不符合规定的，书面通知委托方并说明理由，同时告知其享有依法申请行政复议或者提起行政诉讼的权利。

第三十一条 《医疗机构中药制剂委托配制批件》有效期不得超过该制剂批准证明文件载明的有效期限。在《医疗机构中药制剂委托配制批件》有效期内，委托方不得再行委托其他单位配制该制剂。

第三十二条 《医疗机构中药制剂委托配制批件》有效期届满，需要继续委托配制的，委托方应当在有效期届满30日前办理委托配制的续展手续。

委托配制合同终止的，《医疗机构中药制剂委托配制批件》自动废止。

第三十三条 申请制剂委托配制应当提供以下资料：

（一）《医疗机构中药制剂委托配制申请表》；

（二）委托方的《医疗机构制剂许可证》、制剂批准证明文件复印件；

（三）受托方的《药品生产许可证》、《药品生产质量管理规范》认证证书或者《医疗机构制剂许可证》复印件；

（四）委托配制的制剂质量标准、配制工艺；

（五）委托配制的制剂原最小包装、标签和使用说明书实样；

（六）委托配制的制剂拟采用的包装、标签和说明书式样及色标；

（七）委托配制合同；

（八）受托方所在地设区的市级（食品）药品监督管理机构组织对受托方技术人员，厂房（制剂室）、设施、设备等生产条件和能力，以及质检机构、检测设备等质量保证体系考核的意见。

委托配制申请续展应当提供以下资料：

（一）委托方的《医疗机构制剂许可证》、制剂批准证明文件复印件；

（二）受托方的《药品生产许可证》、《药品生产质量管理规范》认证证书或者《医疗机构制剂许可证》复印件；

（三）前次批准的《医疗机构中药制剂委托配制批件》；

（四）前次委托配制期间，配制及制剂质量情况的总结；

（五）与前次《医疗机构中药制剂委托配制批件》发生变化的证明文件。

第三十四条 委托配制制剂的质量标准应当执行原批准的质量标准，其处方、工艺、包装规格、标签及使用说明书等应当与原批准的内容相同。在委托配制的制剂包装、标签和说明书上，应当标明委托单位和受托单位名称、受托单位生产地址。

委托单位取得《医疗机构中药制剂委托配制批件》后，应当向所在地的设区的市级以上药品检验所报送委托配制的前三批制剂，经检验合格后方可投入使用。

第三十五条 委托方对委托配制制剂的质量负责；受托方应当具备与配制该制剂相适应的配制与质量保证条件，按《药品生产质量管理规范》或者《医疗机构制剂配制质量管理规范》进行配制，向委托方出具批检验报告书，并按规定保存所有受托配制的文件和记录。

第三十六条 省、自治区、直辖市（食品）药品监督管理部门对制剂委托配制申请进行审查时，应当参照执行本办法第十一条至第十三条的有关规定。

第三十七条 省、自治区、直辖市（食品）药品监督管理部门应当将制剂委托配制的批准情况报国家食品药品监督管理局。

第五章 监督检查

第三十八条 本办法规定的监督检查的主要内容是医疗机构执行《医疗机构制剂配制质量管理规范》的情况、《医疗机构制剂许可证》换发的现场检查以及日常的监督检查。

第三十九条 省、自治区、直辖市（食品）药品监督管理部门负责本辖区内医疗机构制剂配制的监督检查工作，应当建立实施监督检查的运行机制和管理制度，确定设区的市级（食品）药品监督管理机构和县级（食品）药品监督管理机构的监督检查职责。

国家食品药品监督管理局可以根据需要组织对医疗机构制剂配制进行监督检查，同时对省、自治区、直辖市（食品）药品监督管理部门的监督检查工作情况进行监督和抽查。

第四十条 各级（食品）药品监督管理部门组织监督检查时，应当制订检查方案，明确检查标准，如实记录现场检查情况，提出整改内容及整改期限，检查结果以书面形式告知被检查单位，并实施追踪检查。

第四十一条 监督检查时，医疗机构应当提供有关情况和材料：

（一）实施《医疗机构制剂配制质量管理规范》自查情况；

（二）《医疗机构执业许可证》、《医疗机构制剂许可证》；

（三）药检室和制剂质量管理组织负责人以及主要配制条件、配制设备的变更情况；

（四）制剂室接受监督检查及整改落实情况；

（五）不合格制剂被质量公报通告后的整改情况；

（六）需要审查的其他材料。

第四十二条 监督检查完成后，（食品）药品监督管理部门在《医疗机构制剂许可证》副本上载明检查情况，并记载以下内容：

（一）检查结论；

（二）配制的制剂是否发生重大质量事故，是否有不合格制剂受到药品质量公报通告；

（三）制剂室是否有违法配制行为及查处情况；

（四）制剂室当年是否无配制制剂行为。

第四十三条 医疗机构制剂配制发生重大质量事故，必须立即报所在地省、自治区、直辖市（食品）药品监督管理部门和有关部门，省、自治区、直辖市（食品）药品监督管理局部门应当在 24 小时内报国家食品药品监督管理局。

第四十四条 （食品）药品监督管理部门实施监督检查，不得妨碍医疗机构的正常配制活动，不得索取或者收受医疗机构的财物，不得谋取其他利益。

第四十五条 任何单位和个人发现医疗机构进行违法配制的活动，有权向（食品）药品监督管理部门举报，接受举报的（食品）药品监督管理部门应当及时核实、处理。

第四十六条 有《中华人民共和国行政许可法》（以下简称《行政许可法》）第七十条情形之一的，原发证机关应当依法注销《医疗机构制剂许可证》。

省、自治区、直辖市（食品）药品监督管理部门注销《医疗机构制剂许可证》的，应当自注销之日起 5 个工作日内通知有关部门，并报国家食品药品监督管理局备案。

第六章 法律责任

第四十七条 有《行政许可法》第六十九条规定情形的，国家食品药品监督管理局或者省、自治区、直辖市（食品）药品监督管理部门根据利害关系人的请求或者依据职权，可以撤销《医疗机构制剂许可证》。

第四十八条 申请人隐瞒有关情况或者提供虚假材料申请《医疗机构制剂许可证》的，省、自治区、直辖市（食品）药品监督管理部门不予受理或者不予批准，并给予警告，申请人在 1 年内不得再申请。

申请人提供虚假材料取得《医疗机构制剂许可证》的，省、自治区、直辖市（食品）药品监督管理部门应当吊销其《医疗机构制剂许可证》，并处 1 万元以上 3 万元以下的罚款，申请人在 5 年内不得再申请。

第四十九条 未取得《医疗机构制剂许可证》配制制剂的，按《药品管理法》第七十三条的规定给予处罚。

第五十条 （食品）药品监督管理部门对不符合法定条件的单位发给《医疗机构制剂许可证》的，按《药品管理法》第九十四条规定给予处罚。

第五十一条 未经批准擅自委托或者接受委托配制制剂的，对委托方和受托方均依照《药品管理法》第七十四条的规定给予处罚。

第五十二条 医疗机构违反本办法第十九条、第二十四条规定的，由所在地省、自治区、直辖市（食品）药品监督管理部门责令改正。

医疗机构违反本办法第二十五条规定的，由所在地省、自治区、直辖市（食品）药品监督管理部门给予警告，责令限期改正；逾期不改正的，可以处 5000 元以上 1 万元以下的罚款。

第五十三条 在实施本办法规定的行政许可中违反相关法律、法规的，按有关法律、法规处理。

第七章 附 则

第五十四条 本办法由国家食品药品监督管理局负责解释。

第五十五条 本办法自 2005 年 6 月 1 日起施行。

医疗机构制剂注册管理办法（试行）

（2005 年 6 月 22 日国家食品药品监督管理局令第 20 号公布，
自 2005 年 8 月 1 日起施行）

第一章 总 则

第一条 为加强医疗机构制剂的管理，规范医疗机构制剂的申报与审批，根据《中华人民共和国药品管理法》（以下简称《药品管理法》）及《中华人民共和国药品管理法实施条例》（以下简称《药品管理法实施条例》），制定本办法。

第二条 在中华人民共和国境内申请医疗机构制剂的配制、调剂使用，以及进行相关的审批、检验和监督管理，适用本办法。

第三条 医疗机构制剂，是指医疗机构根据本单位临床需要经批准而配制、自用的固定处方制剂。

医疗机构配制的制剂，应当是市场上没有供应的品种。

第四条 国家食品药品监督管理局负责全国医疗机构制剂的监督管理工作。

省、自治区、直辖市（食品）药品监督管理部门负责本辖区医疗机构制剂的审批和监督管理工作。

第五条 医疗机构制剂的申请人，应当是持有《医疗机构执业许可证》并取得《医疗机构制剂许可证》的医疗机构。

未取得《医疗机构制剂许可证》或者《医疗机构制剂许可证》无相应制剂剂型的"医院"类别的医疗机构可以申请医疗机构中药制剂，但是必须同时提出委托配制制剂的申请。接受委托配制的单位应当是取得《医疗机构制剂许可证》的医疗机构或者取得《药品生产质量管理规范》认证证书的药品生产企业。委托配制的制剂剂型应当与受托方持有的《医疗机构制剂许可证》或者《药品生产质量管理规范》认证证书所载明的范围一致。

第六条 医疗机构制剂只能在本医疗机构内凭执业医师或者执业助理医师的处方使用，并与《医疗机构执业许可证》所载明的诊疗范围一致。

第二章 申报与审批

第七条 申请医疗机构制剂，应当进行相应的临床前研究，包括处方筛选、配制工艺、质量指标、药理、毒理学研究等。

第八条 申请医疗机构制剂注册所报送的资料应当真实、完整、规范。

第九条 申请制剂所用的化学原料药及实施批准文号管理的中药材、中药饮片必须具有药品批准文号，并

符合法定的药品标准。

第十条 申请人应当对其申请注册的制剂或者使用的处方、工艺、用途等，提供申请人或者他人在中国的专利及其权属状态说明；他人在中国存在专利的，申请人应当提交对他人的专利不构成侵权的声明。

第十一条 医疗机构制剂的名称，应当按照国家食品药品监督管理局颁布的药品命名原则命名，不得使用商品名称。

第十二条 医疗机构配制制剂使用的辅料和直接接触制剂的包装材料、容器等，应当符合国家食品药品监督管理局有关辅料、直接接触药品的包装材料和容器的管理规定。

第十三条 医疗机构制剂的说明书和包装标签由省、自治区、直辖市（食品）药品监督管理部门根据申请人申报的资料，在批准制剂申请时一并予以核准。

医疗机构制剂的说明书和包装标签应当按照国家食品药品监督管理局有关药品说明书和包装标签的管理规定印制，其文字、图案不得超出核准的内容，并需标注"本制剂仅限本医疗机构使用"字样。

第十四条 有下列情形之一的，不得作为医疗机构制剂申报：

（一）市场上已有供应的品种；

（二）含有未经国家食品药品监督管理局批准的活性成份的品种；

（三）除变态反应原外的生物制品；

（四）中药注射剂；

（五）中药、化学药组成的复方制剂；

（六）麻醉药品、精神药品、医疗用毒性药品、放射性药品；

（七）其他不符合国家有关规定的制剂。

第十五条 申请配制医疗机构制剂，申请人应当填写《医疗机构制剂注册申请表》，向所在地省、自治区、直辖市（食品）药品监督管理部门或者其委托的设区的市级（食品）药品监督管理机构提出申请，报送有关资料和制剂实样。

第十六条 收到申请的省、自治区、直辖市（食品）药品监督管理部门或者其委托的设区的市级（食品）药品监督管理机构对申报资料进行形式审查，符合要求的予以受理；不符合要求的，应当自收到申请材料之日起 5 日内书面通知申请人并说明理由，逾期未通知的自收到材料之日起即为受理。

第十七条　省、自治区、直辖市（食品）药品监督管理部门或者其委托的设区的市级（食品）药品监督管理机构应当在申请受理后10日内组织现场考察，抽取连续3批检验用样品，通知指定的药品检验所进行样品检验和质量标准技术复核。受委托的设区的市级（食品）药品监督管理机构应当在完成上述工作后将审查意见、考察报告及申报资料报送省、自治区、直辖市（食品）药品监督管理部门，并通知申请人。

第十八条　接到检验通知的药品检验所应当在40日内完成样品检验和质量标准技术复核，出具检验报告书及标准复核意见，报送省、自治区、直辖市（食品）药品监督管理部门并抄送通知其检验的（食品）药品监督管理机构和申请人。

第十九条　省、自治区、直辖市（食品）药品监督管理部门应当在收到全部资料后40日内组织完成技术审评，符合规定的，发给《医疗机构制剂临床研究批件》。

申请配制的化学制剂已有同品种获得制剂批准文号的，可以免于进行临床研究。

第二十条　临床研究用的制剂，应当按照《医疗机构制剂配制质量管理规范》或者《药品生产质量管理规范》的要求配制，配制的制剂应当符合经省、自治区、直辖市（食品）药品监督管理部门审定的质量标准。

第二十一条　医疗机构制剂的临床研究，应当在获得《医疗机构制剂临床研究批件》后，取得受试者知情同意书以及伦理委员会的同意，按照《药物临床试验质量管理规范》的要求实施。

第二十二条　医疗机构制剂的临床研究，应当在本医疗机构按照临床研究方案进行，受试例数不得少于60例。

第二十三条　完成临床研究后，申请人向所在地省、自治区、直辖市（食品）药品监督管理部门或者其委托的设区的市级（食品）药品监督管理机构报送临床研究总结资料。

第二十四条　省、自治区、直辖市（食品）药品监督管理部门收到全部申报资料后40日内组织完成技术审评，做出是否准予许可的决定。符合规定的，应当自做出准予许可决定之日起10日内向申请人核发《医疗机构制剂注册批件》及制剂批准文号，同时报国家食品药品监督管理局备案；不符合规定的，应当书面通知申请人并说明理由，同时告知申请人享有依法申请行政复议或者提起行政诉讼的权利。

第二十五条　医疗机构制剂批准文号的格式为：

X药制字H（Z）+4位年号+4位流水号。

X省、自治区、直辖市简称，H化学制剂，Z中药制剂。

第三章　调剂使用

第二十六条　医疗机构制剂一般不得调剂使用。发生灾情、疫情、突发事件或者临床急需而市场没有供应时，需要调剂使用的，属省级辖区内医疗机构制剂调剂的，必须经所在地省、自治区、直辖市（食品）药品监督管理部门批准；属国家食品药品监督管理局规定的特殊制剂以及省、自治区、直辖市之间医疗机构制剂调剂的，必须经国家食品药品监督管理局批准。

第二十七条　省级辖区内申请医疗机构制剂调剂使用的，应当由使用单位向所在地省、自治区、直辖市（食品）药品监督管理部门提出申请，说明使用理由、期限、数量和范围，并报送有关资料。

省、自治区、直辖市之间医疗机构制剂的调剂使用以及国家食品药品监督管理局规定的特殊制剂的调剂使用，应当由取得制剂批准文号的医疗机构向所在地省、自治区、直辖市（食品）药品监督管理部门提出申请，说明使用理由、期限、数量和范围，经所在地省、自治区、直辖市（食品）药品监督管理部门审查同意后，由使用单位将审查意见和相关资料一并报送使用单位所在地省、自治区、直辖市（食品）药品监督管理部门审核同意后，报国家食品药品监督管理局审批。

第二十八条　取得制剂批准文号的医疗机构应当对调剂使用的医疗机构制剂的质量负责。

接受调剂的医疗机构应当严格按照制剂的说明书使用制剂，并对超范围使用或者使用不当造成的不良后果承担责任。

第二十九条　医疗机构制剂的调剂使用，不得超出规定的期限、数量和范围。

第四章　补充申请与再注册

第三十条　医疗机构配制制剂，应当严格执行经批准的质量标准，并不得擅自变更工艺、处方、配制地点和委托配制单位。需要变更的，申请人应当提出补充申请，报送相关资料，经批准后方可执行。

第三十一条　医疗机构制剂批准文号的有效期为3年。有效期届满需要继续配制的，申请人应当在有效期届满前3个月按照原申请配制程序提出再注册申请，报送有关资料。

第三十二条　省、自治区、直辖市（食品）药品监督管理部门应当在受理再注册申请后30日内，作出是否批准再注册的决定。准予再注册的，应当自决定做出之日起10日内通知申请人，予以换发《医疗机构制剂注册批件》，并报国家食品药品监督管理局备案。

决定不予再注册的，应当书面通知申请人并说明理由，同时告知申请人享有依法申请行政复议或者提起行政诉讼的权利。

第三十三条 有下列情形之一的，省、自治区、直辖市（食品）药品监督管理部门不予批准再注册，并注销制剂批准文号：

（一）市场上已有供应的品种；

（二）按照本办法应予撤销批准文号的；

（三）未在规定时间内提出再注册申请的；

（四）其他不符合规定的。

第三十四条 已被注销批准文号的医疗机构制剂，不得配制和使用；已经配制的，由当地（食品）药品监督管理部门监督销毁或者处理。

第五章 监督管理

第三十五条 配制和使用制剂的医疗机构应当注意观察制剂不良反应，并按照国家食品药品监督管理局的有关规定报告和处理。

第三十六条 省、自治区、直辖市（食品）药品监督管理部门对质量不稳定、疗效不确切、不良反应大或者其他原因危害人体健康的医疗机构制剂，应当责令医疗机构停止配制，并撤销其批准文号。

已被撤销批准文号的医疗机构制剂，不得配制和使用；已经配制的，由当地（食品）药品监督管理部门监督销毁或者处理。

第三十七条 医疗机构制剂的抽查检验，按照国家食品药品监督管理局药品抽查检验的有关规定执行。

第三十八条 医疗机构不再具有配制制剂的资格或者条件时，其取得的相应制剂批准文号自行废止，并由省、自治区、直辖市（食品）药品监督管理部门予以注销，但允许委托配制的中药制剂批准文号除外。允许委托配制的中药制剂如需继续配制，可参照本办法第三十条变更委托配制单位的规定提出委托配制的补充申请。

第三十九条 未经批准，医疗机构擅自使用其他医疗机构配制的制剂的，依照《药品管理法》第八十条的规定给予处罚。

第四十条 医疗机构配制制剂，违反《药品管理法》第四十八条、第四十九条规定的，分别依照《药品管理法》第七十四条、第七十五条的规定给予处罚。

未按省、自治区、直辖市（食品）药品监督管理部门批准的标准配制制剂的，属于《药品管理法》第四十九条第三款第六项其他不符合药品标准规定的情形，依照《药品管理法》第七十五条的规定给予处罚。

第四十一条 提供虚假的证明文件、申报资料、样品或者采取其他欺骗手段申请批准证明文件的，省、自治区、直辖市（食品）药品监督管理部门对该申请不予受理，对申请人给予警告，一年内不受理其申请；已取得批准证明文件的，撤销其批准证明文件，五年内不受理其申请，并处一万元以上三万元以下罚款。

第四十二条 医疗机构配制的制剂不得在市场上销售或者变相销售，不得发布医疗机构制剂广告。

医疗机构将其配制的制剂在市场上销售或者变相销售的，依照《药品管理法》第八十四条的规定给予处罚。

第四十三条 省、自治区、直辖市（食品）药品监督管理部门违反本办法的行政行为，国家食品药品监督管理局应当责令其限期改正；逾期不改正的，由国家食品药品监督管理局予以改变或者撤销。

第六章 附 则

第四十四条 本办法规定的行政机关实施行政许可的期限以工作日计算，不含法定节假日。

第四十五条 本办法中"固定处方制剂"，是指制剂处方固定不变，配制工艺成熟，并且可在临床上长期使用于某一病症的制剂。

第四十六条 省、自治区、直辖市（食品）药品监督管理部门可以根据本办法，结合本地实际制定实施细则。

第四十七条 本办法自 2005 年 8 月 1 日起施行。

七、 特殊管理规定的药品管理

麻醉药品和精神药品管理条例

(2005 年 8 月 3 日中华人民共和国国务院令第 442 号公布
根据 2013 年 12 月 7 日《国务院关于修改部分行政法规的决定》第一次修订
根据 2016 年 2 月 6 日《国务院关于修改部分行政法规的决定》第二次修订
根据 2024 年 12 月 6 日《国务院关于修改和废止部分行政法规的决定》第三次修订)

第一章　总　则

第一条　为加强麻醉药品和精神药品的管理，保证麻醉药品和精神药品的合法、安全、合理使用，防止流入非法渠道，根据药品管理法和其他有关法律的规定，制定本条例。

第二条　麻醉药品药用原植物的种植，麻醉药品和精神药品的实验研究、生产、经营、使用、储存、运输等活动以及监督管理，适用本条例。

麻醉药品和精神药品的进出口依照有关法律的规定办理。

第三条　本条例所称麻醉药品和精神药品，是指列入本条第二款规定的目录（以下称目录）的药品和其他物质。

麻醉药品和精神药品按照药用类和非药用类分类列管。药用类麻醉药品和精神药品目录由国务院药品监督管理部门会同国务院公安部门、国务院卫生主管部门制定、调整并公布。其中，药用类精神药品分为第一类精神药品和第二类精神药品。非药用类麻醉药品和精神药品目录由国务院公安部门会同国务院药品监督管理部门、国务院卫生主管部门制定、调整并公布。非药用类麻醉药品和精神药品发现药用用途的，调整列入药用类麻醉药品和精神药品目录，不再列入非药用类麻醉药品和精神药品目录。

国家组织开展药品和其他物质滥用监测，对药品和其他物质滥用情况进行评估，建立健全目录动态调整机制。上市销售但尚未列入目录的药品和其他物质或者第二类精神药品发生滥用，已经造成或者可能造成严重社会危害的，国务院药品监督管理部门、国务院公安部门、国务院卫生主管部门应当依照前款的规定及时将该药品和该物质列入目录或者将该第二类精神药品调整为第一类精神药品。

第四条　国家对麻醉药品药用原植物以及麻醉药品和精神药品实行管制。除本条例另有规定的外，任何单位、个人不得进行麻醉药品药用原植物的种植以及麻醉药品和精神药品的实验研究、生产、经营、使用、储存、运输等活动。

对药用类麻醉药品和精神药品，可以依照本条例的规定进行实验研究、生产、经营、使用、储存、运输；对非药用类麻醉药品和精神药品，可以依照本条例的规定进行实验研究，不得生产、经营、使用、储存、运输。

国家建立麻醉药品和精神药品追溯管理体系。国务院药品监督管理部门应当制定统一的麻醉药品和精神药品追溯标准和规范，推进麻醉药品和精神药品追溯信息互通互享，实现麻醉药品和精神药品可追溯。

第五条　国务院药品监督管理部门负责全国麻醉药品和精神药品的监督管理工作，并会同国务院农业主管部门对麻醉药品药用原植物实施监督管理。国务院公安部门负责对造成麻醉药品药用原植物、麻醉药品和精神药品流入非法渠道的行为进行查处。国务院其他有关主管部门在各自的职责范围内负责与麻醉药品和精神药品有关的管理工作。

省、自治区、直辖市人民政府药品监督管理部门和设区的市级、县级人民政府承担药品监督管理职责的部门（以下称药品监督管理部门）负责本行政区域内麻醉药品和精神药品的监督管理工作。县级以上地方公安机关负责对本行政区域内造成麻醉药品和精神药品流入非法渠道的行为进行查处。县级以上地方人民政府其他有关主管部门在各自的职责范围内负责与麻醉药品和精神药品有关的管理工作。

第六条　麻醉药品和精神药品生产、经营企业和使用单位可以依法参加行业协会。行业协会应当加强行业自律管理。

第二章　种植、 实验研究和生产

第七条　国家根据麻醉药品和精神药品的医疗、国家储备和企业生产所需原料的需要确定需求总量，对麻醉药品药用原植物的种植、麻醉药品和精神药品的生产实行总量控制。

国务院药品监督管理部门根据麻醉药品和精神药品的需求总量制定年度生产计划。

国务院药品监督管理部门和国务院农业主管部门根据麻醉药品年度生产计划，制定麻醉药品药用原植物年度种植计划。

第八条　麻醉药品药用原植物种植企业应当根据年度种植计划，种植麻醉药品药用原植物。

麻醉药品药用原植物种植企业应当向国务院药品监督管理部门和国务院农业主管部门定期报告种植情况。

第九条　麻醉药品药用原植物种植企业由国务院药品监督管理部门和国务院农业主管部门共同确定，其他单位和个人不得种植麻醉药品药用原植物。

第十条　开展麻醉药品和精神药品实验研究活动应当具备下列条件，并经国务院药品监督管理部门批准：

（一）以医疗、科学研究或者教学为目的；

（二）有保证实验所需麻醉药品和精神药品安全的措施和管理制度；

（三）单位及其工作人员 2 年内没有违反有关禁毒的法律、行政法规规定的行为。

第十一条　麻醉药品和精神药品的实验研究单位申请相关药品批准证明文件，应当依照药品管理法的规定办理；需要转让研究成果的，应当经国务院药品监督管理部门批准。

第十二条　药品研究单位在普通药品的实验研究过程中，产生本条例规定的管制品种的，应当立即停止实验研究活动，并向国务院药品监督管理部门报告。国务院药品监督管理部门应当根据情况，及时作出是否同意其继续实验研究的决定。

第十三条　麻醉药品和第一类精神药品的临床试验，不得以健康人为受试对象。

第十四条　国家对麻醉药品和精神药品实行定点生产制度。

国务院药品监督管理部门应当根据麻醉药品和精神药品的需求总量，确定麻醉药品和精神药品定点生产企业的数量和布局，并根据年度需求总量对数量和布局进行调整、公布。

第十五条　麻醉药品和精神药品的定点生产企业应当具备下列条件：

（一）有药品生产许可证；

（二）有麻醉药品和精神药品实验研究批准文件；

（三）有符合规定的麻醉药品和精神药品生产设施、储存条件和相应的安全管理设施；

（四）有通过网络实施企业安全生产管理和向药品监督管理部门报告生产信息的能力；

（五）有保证麻醉药品和精神药品安全生产的管理制度；

（六）有与麻醉药品和精神药品安全生产要求相适应的管理水平和经营规模；

（七）麻醉药品和精神药品生产管理、质量管理部门的人员应当熟悉麻醉药品和精神药品管理以及有关禁毒的法律、行政法规；

（八）没有生产、销售假药、劣药或者违反有关禁毒的法律、行政法规规定的行为；

（九）符合国务院药品监督管理部门公布的麻醉药品和精神药品定点生产企业数量和布局的要求。

第十六条　从事麻醉药品、精神药品生产的企业，应当经所在地省、自治区、直辖市人民政府药品监督管理部门批准。

第十七条　定点生产企业生产麻醉药品和精神药品，应当依照药品管理法的规定取得药品批准文号。

国务院药品监督管理部门应当组织医学、药学、社会学、伦理学和禁毒等方面的专家成立专家组，由专家组对申请首次上市的麻醉药品和精神药品的社会危害性和被滥用的可能性进行评价，并提出是否批准的建议。

未取得药品批准文号的，不得生产麻醉药品和精神药品。

第十八条　发生重大突发事件，定点生产企业无法正常生产或者不能保证供应麻醉药品和精神药品时，国务院药品监督管理部门可以决定其他药品生产企业生产麻醉药品和精神药品。

重大突发事件结束后，国务院药品监督管理部门应当及时决定前款规定的企业停止麻醉药品和精神药品的生产。

第十九条　定点生产企业应当严格按照麻醉药品和精神药品年度生产计划安排生产，并依照规定向所在地省、自治区、直辖市人民政府药品监督管理部门报告生产情况。

第二十条　定点生产企业应当依照本条例的规定，将麻醉药品和精神药品销售给具有麻醉药品和精神药品经营资格的企业或者依照本条例规定批准的其他单位。

第二十一条　麻醉药品和精神药品的标签应当印有国务院药品监督管理部门规定的标志。

第三章 经 营

第二十二条　国家对麻醉药品和精神药品实行定点经营制度。

国务院药品监督管理部门应当根据麻醉药品和第一类精神药品的需求总量，确定麻醉药品和第一类精神药品的定点批发企业布局，并应当根据年度需求总量对布局进行调整、公布。

药品经营企业不得经营麻醉药品原料药和第一类精神药品原料药。但是，供医疗、科学研究、教学使用的小包装的上述药品可以由国务院药品监督管理部门规定的药品批发企业经营。

第二十三条　麻醉药品和精神药品定点批发企业除应当具备药品管理法规定的药品经营企业的开办条件外，还应当具备下列条件：

（一）有符合本条例规定的麻醉药品和精神药品储存条件；

（二）有通过网络实施企业安全管理和向药品监督管理部门报告经营信息的能力；

（三）单位及其工作人员2年内没有违反有关禁毒的法律、行政法规规定的行为；

（四）符合国务院药品监督管理部门公布的定点批发企业布局。

麻醉药品和第一类精神药品的定点批发企业，还应当具有保证供应责任区域内医疗机构所需麻醉药品和第一类精神药品的能力，并具有保证麻醉药品和第一类精神药品安全经营的管理制度。

第二十四条　跨省、自治区、直辖市从事麻醉药品和第一类精神药品批发业务的企业（以下称全国性批发企业），应当经国务院药品监督管理部门批准；在本省、自治区、直辖市行政区域内从事麻醉药品和第一类精神药品批发业务的企业（以下称区域性批发企业），应当经所在地省、自治区、直辖市人民政府药品监督管理部门批准。

专门从事第二类精神药品批发业务的企业，应当经所在地省、自治区、直辖市人民政府药品监督管理部门批准。

全国性批发企业和区域性批发企业可以从事第二类精神药品批发业务。

第二十五条　全国性批发企业可以向区域性批发企业，或者经批准可以向取得麻醉药品和第一类精神药品使用资格的医疗机构以及依照本条例规定批准的其他单位销售麻醉药品和第一类精神药品。

全国性批发企业向取得麻醉药品和第一类精神药品使用资格的医疗机构销售麻醉药品和第一类精神药品，应当经医疗机构所在地省、自治区、直辖市人民政府药品监督管理部门批准。

国务院药品监督管理部门在批准全国性批发企业时，应当明确其所承担供药责任的区域。

第二十六条　区域性批发企业可以向本省、自治区、直辖市行政区域内取得麻醉药品和第一类精神药品使用资格的医疗机构销售麻醉药品和第一类精神药品；由于特殊地理位置的原因，需要就近向其他省、自治区、直辖市行政区域内取得麻醉药品和第一类精神药品使用资格的医疗机构销售的，应当经企业所在地省、自治区、直辖市人民政府药品监督管理部门批准。审批情况由负责审批的药品监督管理部门在批准后5日内通报医疗机构所在地省、自治区、直辖市人民政府药品监督管理部门。

省、自治区、直辖市人民政府药品监督管理部门在批准区域性批发企业时，应当明确其所承担供药责任的区域。

区域性批发企业之间因医疗急需、运输困难等特殊情况需要调剂麻醉药品和第一类精神药品的，应当在调剂后2日内将调剂情况分别报所在地省、自治区、直辖市人民政府药品监督管理部门备案。

第二十七条　全国性批发企业应当从定点生产企业购进麻醉药品和第一类精神药品。

区域性批发企业可以从全国性批发企业购进麻醉药品和第一类精神药品；经所在地省、自治区、直辖市人民政府药品监督管理部门批准，也可以从定点生产企业购进麻醉药品和第一类精神药品。

第二十八条　全国性批发企业和区域性批发企业向医疗机构销售麻醉药品和第一类精神药品，应当将药品送至医疗机构。医疗机构不得自行提货。

第二十九条　第二类精神药品定点批发企业可以向医疗机构、定点批发企业和符合本条例第三十一条规定的药品零售企业以及依照本条例规定批准的其他单位销售第二类精神药品。

第三十条　麻醉药品和第一类精神药品不得零售。

禁止使用现金进行麻醉药品和精神药品交易，但是个人合法购买麻醉药品和精神药品的除外。

第三十一条　经所在地设区的市级药品监督管理部门批准，实行统一进货、统一配送、统一管理的药品零售连锁企业可以从事第二类精神药品零售业务。

第三十二条　第二类精神药品零售企业应当凭执业医师出具的处方，按规定剂量销售第二类精神药品，并将处方保存2年备查；禁止超剂量或者无处方销售第二类精神药品；不得向未成年人销售第二类精神药品。

第三十三条　麻醉药品和第一类精神药品实行政府指导价。具体办法由国务院医疗保障主管部门制定。

第四章　使　用

第三十四条　药品生产企业需要以麻醉药品和第一类精神药品为原料生产普通药品的，应当向所在地省、自治区、直辖市人民政府药品监督管理部门报送年度需求计划，由省、自治区、直辖市人民政府药品监督管理部门汇总报国务院药品监督管理部门批准后，向定点生产企业购买。

药品生产企业需要以第二类精神药品为原料生产普通药品的，应当将年度需求计划报所在地省、自治区、直辖市人民政府药品监督管理部门，并向定点批发企业或者定点生产企业购买。

第三十五条　食品、食品添加剂、化妆品、油漆等非药品生产企业需要使用咖啡因作为原料的，应当经所在地省、自治区、直辖市人民政府药品监督管理部门批准，向定点批发企业或者定点生产企业购买。

科学研究、教学单位需要使用麻醉药品和精神药品开展实验、教学活动的，应当经所在地省、自治区、直辖市人民政府药品监督管理部门批准，向定点批发企业或者定点生产企业购买。

需要使用麻醉药品和精神药品的标准品、对照品的，应当经所在地省、自治区、直辖市人民政府药品监督管理部门批准，向国务院药品监督管理部门批准的单位购买。

第三十六条 医疗机构需要使用麻醉药品和第一类精神药品的，应当经所在地设区的市级人民政府卫生主管部门批准，取得麻醉药品、第一类精神药品购用印鉴卡（以下称印鉴卡）。医疗机构应当凭印鉴卡向本省、自治区、直辖市行政区域内的定点批发企业购买麻醉药品和第一类精神药品。

设区的市级人民政府卫生主管部门发给医疗机构印鉴卡时，应当将取得印鉴卡的医疗机构情况抄送所在地设区的市级药品监督管理部门，并报省、自治区、直辖市人民政府卫生主管部门备案。省、自治区、直辖市人民政府卫生主管部门应将取得印鉴卡的医疗机构名单向本行政区域内的定点批发企业通报。

第三十七条 医疗机构取得印鉴卡应当具备下列条件：

（一）有专职的麻醉药品和第一类精神药品管理人员；

（二）有获得麻醉药品和第一类精神药品处方资格的执业医师；

（三）有保证麻醉药品和第一类精神药品安全储存的设施和管理制度。

第三十八条 医疗机构应当按照国务院卫生主管部门的规定，对本单位执业医师进行有关麻醉药品和精神药品使用知识的培训、考核，经考核合格的，授予麻醉药品和第一类精神药品处方资格。执业医师取得麻醉药品和第一类精神药品的处方资格后，方可在本医疗机构开具麻醉药品和第一类精神药品处方，但不得为自己开具该种处方。

医疗机构应当将具有麻醉药品和第一类精神药品处方资格的执业医师名单及其变更情况，定期报送所在地设区的市级人民政府卫生主管部门，并抄送同级药品监督管理部门。

医务人员应当根据国务院卫生主管部门制定的临床应用指导原则，使用麻醉药品和精神药品。

第三十九条 具有麻醉药品和第一类精神药品处方资格的执业医师，根据临床应用指导原则，对确需使用麻醉药品或者第一类精神药品的患者，应当满足其合理用药需求。在医疗机构就诊的癌症疼痛患者和其他危重患者得不到麻醉药品或者第一类精神药品时，患者或者其亲属可以向执业医师提出申请。具有麻醉药品和第一

类精神药品处方资格的执业医师认为要求合理的，应当及时为患者提供所需麻醉药品或者第一类精神药品。

第四十条 执业医师应当使用专用处方开具麻醉药品和精神药品，单张处方的最大用量应当符合国务院卫生主管部门的规定。执业医师开具麻醉药品和精神药品处方，应当对患者的信息进行核对；因抢救患者等紧急情况，无法核对患者信息的，执业医师可以先行开具麻醉药品和精神药品处方。

对麻醉药品和第一类精神药品处方，处方的调配人、核对人应当仔细核对，签署姓名，并予以登记；对不符合本条例规定的，处方的调配人、核对人应当拒绝发药。

麻醉药品和精神药品专用处方的格式由国务院卫生主管部门规定。

第四十一条 医疗机构应当对麻醉药品和精神药品处方进行专册登记，加强管理。麻醉药品处方至少保存3年，精神药品处方至少保存2年。医疗机构应当按照国务院卫生主管部门的规定及时报送麻醉药品和精神药品处方信息。

第四十二条 医疗机构抢救病人急需麻醉药品和第一类精神药品而本医疗机构无法提供时，可以从其他医疗机构或者定点批发企业紧急借用；抢救工作结束后，应当及时将借用情况报所在地设区的市级药品监督管理部门和卫生主管部门备案。

第四十三条 对临床需要而市场无供应的麻醉药品和精神药品，持有医疗机构制剂许可证和印鉴卡的医疗机构需要配制制剂的，应当经所在地省、自治区、直辖市人民政府药品监督管理部门批准。医疗机构配制的麻醉药品和精神药品制剂只能在本医疗机构使用，不得对外销售。

第四十四条 因治疗疾病需要，个人凭医疗机构出具的医疗诊断书、本人身份证明，可以携带单张处方最大用量以内的麻醉药品和第一类精神药品；携带麻醉药品和第一类精神药品出入境的，由海关根据自用、合理的原则放行。

医务人员为了医疗需要携带少量麻醉药品和精神药品出入境的，应当持有省级以上人民政府药品监督管理部门发放的携带麻醉药品和精神药品证明。海关凭携带麻醉药品和精神药品证明放行。

第四十五条 医疗机构、戒毒机构以开展戒毒治疗为目的，可以使用美沙酮或者国家确定的其他用于戒毒治疗的麻醉药品和精神药品。具体管理办法由国务院药品监督管理部门、国务院公安部门和国务院卫生主管部门制定。

第五章 储 存

第四十六条 麻醉药品药用原植物种植企业、定点

生产企业、全国性批发企业和区域性批发企业以及国家设立的麻醉药品储存单位，应当设置储存麻醉药品和第一类精神药品的专库。该专库应当符合下列要求：

（一）安装专用防盗门，实行双人双锁管理；

（二）具有相应的防火设施；

（三）具有监控设施和报警装置，报警装置应当与公安机关报警系统联网。

全国性批发企业经国务院药品监督管理部门批准设立的药品储存点应当符合前款的规定。

麻醉药品定点生产企业应当将麻醉药品原料药和制剂分别存放。

第四十七条　麻醉药品和第一类精神药品的使用单位应当设立专库或者专柜储存麻醉药品和第一类精神药品。专库应当设有防盗设施并安装报警装置；专柜应当使用保险柜。专库和专柜应当实行双人双锁管理。

第四十八条　麻醉药品药用原植物种植企业、定点生产企业、全国性批发企业和区域性批发企业、国家设立的麻醉药品储存单位以及麻醉药品和第一类精神药品的使用单位，应当配备专人负责管理工作，并建立储存麻醉药品和第一类精神药品的专用账册。药品入库双人验收，出库双人复核，做到账物相符。专用账册的保存期限应当自药品有效期期满之日起不少于 5 年。

第四十九条　第二类精神药品经营企业应当在药品库房中设立独立的专库或者专柜储存第二类精神药品，并建立专用账册，实行专人管理。专用账册的保存期限应当自药品有效期期满之日起不少于 5 年。

第六章　运　输

第五十条　托运、承运和自行运输麻醉药品和精神药品的，应当采取安全保障措施，防止麻醉药品和精神药品在运输过程中被盗、被抢、丢失。

第五十一条　通过铁路运输麻醉药品和第一类精神药品的，应当使用集装箱或者铁路行李车运输，具体办法由国务院药品监督管理部门会同国务院铁路主管部门制定。

没有铁路需要通过公路或者水路运输麻醉药品和第一类精神药品的，应当由专人负责押运。

第五十二条　托运或者自行运输麻醉药品和第一类精神药品的单位，应当向所在地设区的市级药品监督管理部门申请领取运输证明。运输证明有效期为 1 年。

运输证明应当由专人保管，不得涂改、转让、转借。

第五十三条　托运人办理麻醉药品和第一类精神药品运输手续，应当将运输证明副本交付承运人。承运人应当查验、收存运输证明副本，并检查货物包装。没有运输证明或者货物包装不符合规定的，承运人不得承运。

承运人在运输过程中应当携带运输证明副本，以备查验。

第五十四条　邮寄麻醉药品和精神药品，寄件人应当提交所在地设区的市级药品监督管理部门出具的准予邮寄证明。邮政营业机构应当查验、收存准予邮寄证明；没有准予邮寄证明的，邮政营业机构不得收寄。

省、自治区、直辖市邮政主管部门指定符合安全保障条件的邮政营业机构负责收寄麻醉药品和精神药品。邮政营业机构收寄麻醉药品和精神药品，应当依法对收寄的麻醉药品和精神药品予以查验。

邮寄麻醉药品和精神药品的具体管理办法，由国务院药品监督管理部门会同国务院邮政主管部门制定。

第五十五条　定点生产企业、全国性批发企业和区域性批发企业之间运输麻醉药品、第一类精神药品，发货人在发货前应当向所在地省、自治区、直辖市人民政府药品监督管理部门报送本次运输的相关信息。属于跨省、自治区、直辖市运输的，收到信息的药品监督管理部门应当向收货人所在地的同级药品监督管理部门通报；属于在本省、自治区、直辖市行政区域内运输的，收到信息的药品监督管理部门应当向收货人所在地设区的市级药品监督管理部门通报。

第七章　审批程序和监督管理

第五十六条　申请人提出本条例规定的审批事项申请，应当提交能够证明其符合本条例规定条件的相关资料。审批部门应当自收到申请之日起 40 日内作出是否批准的决定；作出批准决定的，发给许可证明文件或者在相关许可证明文件上加注许可事项；作出不予批准决定的，应当书面说明理由。

确定定点生产企业和定点批发企业，审批部门应当在经审查符合条件的企业中，根据布局的要求，通过公平竞争的方式初步确定定点生产企业和定点批发企业，并予公布。其他符合条件的企业可以自公布之日起 10 日内向审批部门提出异议。审批部门应当自收到异议之日起 20 日内对异议进行审查，并作出是否调整的决定。

第五十七条　药品监督管理部门应当根据规定的职责权限，对麻醉药品药用原植物的种植以及麻醉药品和精神药品的实验研究、生产、经营、使用、储存、运输活动进行监督检查。

第五十八条　省级以上人民政府药品监督管理部门根据实际情况建立监控信息网络，对定点生产企业、定点批发企业和使用单位的麻醉药品和精神药品生产、进货、销售、库存、使用的数量以及流向实行实时监控，并与同级公安机关做到信息共享。

第五十九条　尚未连接监控信息网络的麻醉药品和精神药品定点生产企业、定点批发企业和使用单位，应当每月通过电子信息、传真、书面等方式，将本单位麻醉药品和精神药品生产、进货、销售、库存、使用的数量以及流向，报所在地设区的市级药品监督管理部门和公安机关；医疗机构还应当报所在地设区的市级人民政府卫生主管部门。

设区的市级药品监督管理部门应当每3个月向上一级药品监督管理部门报告本地区麻醉药品和精神药品的相关情况。

第六十条　对已经发生滥用，造成严重社会危害的麻醉药品和精神药品品种，国务院药品监督管理部门应当采取在一定期限内中止生产、经营、使用或者限定其使用范围和用途等措施。对不再作为药品使用的麻醉药品和精神药品，国务院药品监督管理部门应当撤销其药品批准文号和药品标准，并予以公布。

药品监督管理部门、卫生主管部门发现生产、经营企业和使用单位的麻醉药品和精神药品管理存在安全隐患时，应当责令其立即排除或者限期排除；对有证据证明可能流入非法渠道的，应当及时采取查封、扣押的行政强制措施，在7日内作出行政处理决定，并通报同级公安机关。

药品监督管理部门发现取得印鉴卡的医疗机构未依照规定购买麻醉药品和第一类精神药品时，应当及时通报同级卫生主管部门。接到通报的卫生主管部门应当立即调查处理。必要时，药品监督管理部门可以责令定点批发企业中止向该医疗机构销售麻醉药品和第一类精神药品。

第六十一条　麻醉药品和精神药品的生产、经营企业和使用单位对过期、损坏的麻醉药品和精神药品应当登记造册，并向所在地县级药品监督管理部门申请销毁。药品监督管理部门应当自接到申请之日起5日内到场监督销毁。医疗机构对存放在本单位的过期、损坏麻醉药品和精神药品，应当按照本条规定的程序向卫生主管部门提出申请，由卫生主管部门负责监督销毁。

对依法收缴的麻醉药品和精神药品，除经国务院药品监督管理部门或者国务院公安部门批准用于科学研究外，应当依照国家有关规定予以销毁。

第六十二条　县级以上人民政府卫生主管部门应当对执业医师开具麻醉药品和精神药品处方的情况进行监督检查。

第六十三条　药品监督管理部门、卫生主管部门和公安机关应当互相通报麻醉药品和精神药品生产、经营企业和使用单位的名单以及其他管理信息。

各级药品监督管理部门应当将在麻醉药品药用原植物的种植以及麻醉药品和精神药品的实验研究、生产、经营、使用、储存、运输等各环节的管理中的审批、撤销等事项通报同级公安机关。

麻醉药品和精神药品的经营企业、使用单位报送各级药品监督管理部门的备案事项，应当同时报送同级公安机关。

第六十四条　发生麻醉药品和精神药品被盗、被抢、丢失或者其他流入非法渠道的情形的，案发单位应当立即采取必要的控制措施，同时报告所在地县级公安机关和药品监督管理部门。医疗机构发生上述情形的，还应当报告其主管部门。

公安机关接到报告、举报，或者有证据证明麻醉药品和精神药品可能流入非法渠道时，应当及时开展调查，并可以对相关单位采取必要的控制措施。

药品监督管理部门、卫生主管部门以及其他有关部门应当配合公安机关开展工作。

第八章　法律责任

第六十五条　药品监督管理部门、卫生主管部门违反本条例的规定，有下列情形之一的，由其上级行政机关或者监察机关责令改正；情节严重的，对直接负责的主管人员和其他直接责任人员依法给予行政处分；构成犯罪的，依法追究刑事责任：

（一）对不符合条件的申请人准予行政许可或者超越法定职权作出准予行政许可决定的；

（二）未到场监督销毁过期、损坏的麻醉药品和精神药品的；

（三）未依法履行监督检查职责，应当发现而未发现违法行为、发现违法行为不及时查处，或者未依照本条例规定的程序实施监督检查的；

（四）违反本条例规定的其他失职、渎职行为。

第六十六条　麻醉药品药用原植物种植企业违反本条例的规定，有下列情形之一的，由药品监督管理部门责令限期改正，给予警告；逾期不改正的，处5万元以上10万元以下的罚款；情节严重的，取消其种植资格：

（一）未依照麻醉药品药用原植物年度种植计划进行种植的；

（二）未依照规定报告种植情况的；

（三）未依照规定储存麻醉药品的。

第六十七条　定点生产企业违反本条例的规定，有下列情形之一的，由药品监督管理部门责令限期改正，给予警告，并没收违法所得和违法销售的药品；逾期不改正的，责令停产，并处5万元以上10万元以下的罚款；情节严重的，取消其定点生产资格：

（一）未按照麻醉药品和精神药品年度生产计划安排生产的；

（二）未依照规定向药品监督管理部门报告生产情况的；

（三）未依照规定储存麻醉药品和精神药品，或者未依照规定建立、保存专用账册的；

（四）未依照规定销售麻醉药品和精神药品的；

（五）未依照规定销毁麻醉药品和精神药品的。

第六十八条 定点批发企业违反本条例的规定销售麻醉药品和精神药品，或者违反本条例的规定经营麻醉药品原料药和第一类精神药品原料药的，由药品监督管理部门责令限期改正，给予警告，并没收违法所得和违法销售的药品；逾期不改正的，责令停业，并处违法销售药品货值金额 2 倍以上 5 倍以下的罚款；情节严重的，取消其定点批发资格。

第六十九条 定点批发企业违反本条例的规定，有下列情形之一的，由药品监督管理部门责令限期改正，给予警告；逾期不改正的，责令停业，并处 2 万元以上 5 万元以下的罚款；情节严重的，取消其定点批发资格：

（一）未依照规定购进麻醉药品和第一类精神药品的；

（二）未保证供药责任区域内的麻醉药品和第一类精神药品的供应的；

（三）未对医疗机构履行送货义务的；

（四）未依照规定报告麻醉药品和精神药品的进货、销售、库存数量以及流向的；

（五）未依照规定储存麻醉药品和精神药品，或者未依照规定建立、保存专用账册的；

（六）未依照规定销毁麻醉药品和精神药品的；

（七）区域性批发企业之间违反本条例的规定调剂麻醉药品和第一类精神药品，或者因特殊情况调剂麻醉药品和第一类精神药品后未依照规定备案的。

第七十条 第二类精神药品零售企业违反本条例的规定储存、销售或者销毁第二类精神药品的，由药品监督管理部门责令限期改正，给予警告，并没收违法所得和违法销售的药品；逾期不改正的，责令停业，并处 5000 元以上 2 万元以下的罚款；情节严重的，取消其第二类精神药品零售资格。

第七十一条 本条例第三十四条、第三十五条规定的单位违反本条例的规定，购买麻醉药品和精神药品的，由药品监督管理部门没收违法购买的麻醉药品和精神药品，责令限期改正，给予警告；逾期不改正的，责令停产或者停止相关活动，并处 2 万元以上 5 万元以下的罚款。

第七十二条 取得印鉴卡的医疗机构违反本条例的规定，有下列情形之一的，由设区的市级人民政府卫生主管部门责令限期改正，给予警告；逾期不改正的，处 5000 元以上 1 万元以下的罚款；情节严重的，吊销其印鉴卡；对直接负责的主管人员和其他直接责任人员，依法给予降级、撤职、开除的处分：

（一）未依照规定购买、储存麻醉药品和第一类精神药品的；

（二）未依照规定保存麻醉药品和精神药品专用处方，或者未依照规定进行处方专册登记的；

（三）未依照规定报告麻醉药品和精神药品的进货、库存、使用数量的；

（四）紧急借用麻醉药品和第一类精神药品后未备案的；

（五）未依照规定销毁麻醉药品和精神药品的。

第七十三条 具有麻醉药品和第一类精神药品处方资格的执业医师，违反本条例的规定开具麻醉药品和第一类精神药品处方，或者未按照临床应用指导原则的要求使用麻醉药品和第一类精神药品的，由其所在医疗机构取消其麻醉药品和第一类精神药品处方资格；造成严重后果的，由原发证部门吊销其执业证书。执业医师未按照临床应用指导原则的要求使用第二类精神药品或者未使用专用处方开具第二类精神药品，造成严重后果的，由原发证部门吊销其执业证书。

未取得麻醉药品和第一类精神药品处方资格的执业医师擅自开具麻醉药品和第一类精神药品处方，由县级以上人民政府卫生主管部门给予警告，暂停其执业活动；造成严重后果的，吊销其执业证书；构成犯罪的，依法追究刑事责任。

处方的调配人、核对人违反本条例的规定未对麻醉药品和第一类精神药品处方进行核对，造成严重后果的，由原发证部门吊销其执业证书。

第七十四条 违反本条例的规定运输麻醉药品和精神药品的，由药品监督管理部门和运输管理部门依照各自职责，责令改正，给予警告，处 2 万元以上 5 万元以下的罚款。

收寄麻醉药品、精神药品的邮政营业机构未依照本条例的规定办理邮寄手续的，由邮政主管部门责令改正，给予警告；造成麻醉药品、精神药品邮件丢失的，依照邮政法律、行政法规的规定处理。

第七十五条 提供虚假材料、隐瞒有关情况，或者采取其他欺骗手段取得麻醉药品和精神药品的实验研究、生产、经营、使用资格的，由原审批部门撤销其已取得的资格，5 年内不得提出有关麻醉药品和精神药品的申请；情节严重的，处 1 万元以上 3 万元以下的罚款，有药品生产许可证、药品经营许可证、医疗机构执业许可证的，依法吊销其许可证明文件。

第七十六条 药品研究单位在普通药品的实验研究和研制过程中，产生本条例规定管制的麻醉药品和精神药品，未依照本条例的规定报告的，由药品监督管理部门责令改正，给予警告，没收违法药品；拒不改正的，责令停止实验研究和研制活动。

第七十七条 药物临床试验机构以健康人为麻醉药品和第一类精神药品临床试验的受试对象的，由药品监督管理部门责令停止违法行为，给予警告；情节严重的，取消其药物临床试验机构的资格；构成犯罪的，依法追究刑事责任。对受试对象造成损害的，药物临床试验机构依法承担治疗和赔偿责任。

第七十八条　定点生产企业、定点批发企业和第二类精神药品零售企业生产、销售假劣麻醉药品和精神药品的，由药品监督管理部门取消其定点生产资格、定点批发资格或者第二类精神药品零售资格，并依照药品管理法的有关规定予以处罚。

第七十九条　定点生产企业、定点批发企业和其他单位使用现金进行麻醉药品和精神药品交易的，由药品监督管理部门责令改正，给予警告，没收违法交易的药品，并处5万元以上10万元以下的罚款。

第八十条　发生麻醉药品和精神药品被盗、被抢、丢失案件的单位，违反本条例的规定未采取必要的控制措施或者未依照本条例的规定报告的，由药品监督管理部门和卫生主管部门依照各自职责，责令改正，给予警告；情节严重的，处5000元以上1万元以下的罚款；有上级主管部门的，由其上级主管部门对直接负责的主管人员和其他直接责任人员，依法给予降级、撤职的处分。

第八十一条　依法取得麻醉药品药用原植物种植或者麻醉药品和精神药品实验研究、生产、经营、使用、运输等资格的单位，倒卖、转让、出租、出借、涂改其麻醉药品和精神药品许可证明文件的，由原审批部门吊销相应许可证明文件，没收违法所得；情节严重的，处违法所得2倍以上5倍以下的罚款；没有违法所得的，处2万元以上5万元以下的罚款；构成犯罪的，依法追究刑事责任。

第八十二条　违反本条例的规定，致使麻醉药品和精神药品流入非法渠道造成危害，构成犯罪的，依法追究刑事责任；尚不构成犯罪的，由县级以上公安机关处5万元以上10万元以下的罚款；有违法所得的，没收

违法所得；情节严重的，处违法所得2倍以上5倍以下的罚款；由原发证部门吊销其药品生产、经营和使用许可证明文件。

药品监督管理部门、卫生主管部门在监督管理工作中发现前款规定情形的，应当立即通报所在地同级公安机关，并依照国家有关规定，将案件以及相关材料移送公安机关。

第八十三条　本章规定由药品监督管理部门作出的行政处罚，由县级以上药品监督管理部门按照国务院药品监督管理部门规定的职责分工决定。

第九章　附　则

第八十四条　本条例所称实验研究是指以医疗、科学研究或者教学为目的的临床前药物研究。

第八十五条　药用类麻醉药品中的罂粟壳只能用于中药饮片和中成药的生产以及医疗配方使用。具体管理办法由国务院药品监督管理部门另行制定。

第八十六条　生产含麻醉药品的复方制剂，需要购进、储存、使用麻醉药品原料药的，应当遵守本条例有关麻醉药品管理的规定。

第八十七条　非药用类麻醉药品和精神药品管理的具体办法，由国务院公安部门会同国务院药品监督管理部门、国务院卫生主管部门依据本条例制定。

第八十八条　军队医疗机构麻醉药品和精神药品的供应、使用，由国务院药品监督管理部门会同中央军事委员会后勤保障部依据本条例制定具体管理办法。

第八十九条　对动物用麻醉药品和精神药品的管理，由国务院兽医主管部门会同国务院药品监督管理部门依据本条例制定具体管理办法。

第九十条　本条例自2005年11月1日起施行。1987年11月28日国务院发布的《麻醉药品管理办法》和1988年12月27日国务院发布的《精神药品管理办法》同时废止。

食品药品监管总局、公安部、国家卫生计生委
关于公布麻醉药品和精神药品品种目录的通知

食药监药化监〔2013〕230 号

（2013 年 11 月 11 日国家食品药品监督管理总局、公安部、国家卫生和计划生育委员会印发）

各省、自治区、直辖市食品药品监督管理局、公安厅（局）、卫生厅局（卫生计生委），新疆生产建设兵团食品药品监督管理局、公安局、卫生局：

根据《麻醉药品和精神药品管理条例》第三条规定，现公布《麻醉药品品种目录（2013 年版）》和《精神药品品种目录（2013 年版）》，自 2014 年 1 月 1 日起施行。

附件：1. 麻醉药品品种目录（2013 年版）
　　　 2. 精神药品品种目录（2013 年版）

国家食品药品监督管理总局、中华人民共和国公安部、中华人民共和国国家卫生和计划生育委员会
2013 年 11 月 11 日

附件 1：

麻醉药品品种目录（2013 年版）

序号	中文名	英文名	CAS 号	备 注
1	醋托啡	Acetorphine	25333 – 77 – 1	
2	乙酰阿法甲基芬太尼	Acetyl – alpha – methylfentanyl	101860 – 00 – 8	
3	醋美沙多	Acetylmethadol	509 – 74 – 0	
4	阿芬太尼	Alfentanil	71195 – 58 – 9	
5	烯丙罗定	Allylprodine	25384 – 17 – 2	
6	阿醋美沙多	Alphacetylmethadol	17199 – 58 – 5	
7	阿法美罗定	Alphameprodine	468 – 51 – 9	
8	阿法美沙多	Alphamethadol	17199 – 54 – 1	
9	阿法甲基芬太尼	Alpha – methylfentanyl	79704 – 88 – 4	
10	阿法甲基硫代芬太尼	Alpha – methylthiofentanyl	103963 – 66 – 2	
11	阿法罗定	Alphaprodine	77 – 20 – 3	
12	阿尼利定	Anileridine	144 – 14 – 9	
13	苄替啶	Benzethidine	3691 – 78 – 9	
14	苄吗啡	Benzylmorphine	36418 – 34 – 5	
15	倍醋美沙多	Betacetylmethadol	17199 – 59 – 6	
16	倍他羟基芬太尼	Beta – hydroxyfentanyl	78995 – 10 – 5	
17	倍他羟基 – 3 – 甲基芬太尼	Beta – hydroxy – 3 – methylfentanyl	78995 – 14 – 9	
18	倍他美罗定	Betameprodine	468 – 50 – 8	
19	倍他美沙多	Betamethadol	17199 – 55 – 2	
20	倍他罗定	Betaprodine	468 – 59 – 7	
21	贝齐米特	Bezitramide	15301 – 48 – 1	
22	大麻和大麻树脂与大麻浸膏和酊	Cannabis and Cannabis Resin and Extracts and Tinctures of Cannabis	8063 – 14 – 7 6465 – 30 – 1	

续表

序号	中文名	英文名	CAS 号	备 注
23	氯尼他秦	Clonitazene	3861 – 76 – 5	
24	古柯叶	Coca Leaf		
25	可卡因	Cocaine	50 – 36 – 2	
26	可多克辛	Codoxime	7125 – 76 – 0	
27	罂粟浓缩物*	Concentrate of Poppy Straw		包括罂粟果提取物*，罂粟果提取物粉*
28	地索吗啡	Desomorphine	427 – 00 – 9	
29	右吗拉胺	Dextromoramide	357 – 56 – 2	
30	地恩丙胺	Diampromide	552 – 25 – 0	
31	二乙噻丁	Diethylthiambutene	86 – 14 – 6	
32	地芬诺辛	Difenoxin	28782 – 42 – 5	
33	二氢埃托啡*	Dihydroetorphine	14357 – 76 – 7	
34	双氢吗啡	Dihydromorphine	509 – 60 – 4	
35	地美沙多	Dimenoxadol	509 – 78 – 4	
36	地美庚醇	Dimepheptanol	545 – 90 – 4	
37	二甲噻丁	Dimethylthiambutene	524 – 84 – 5	
38	吗苯丁酯	Dioxaphetyl Butyrate	467 – 86 – 7	
39	地芬诺酯	Diphenoxylate	915 – 30 – 0	
40	地匹哌酮	Dipipanone	467 – 83 – 4	
41	羟蒂巴酚	Drotebanol	3176 – 03 – 2	
42	芽子碱	Ecgonine	481 – 37 – 8	
43	乙甲噻丁	Ethylmethylthiambutene	441 – 61 – 2	
44	依托尼秦	Etonitazene	911 – 65 – 9	
45	埃托啡	Etorphine	14521 – 96 – 1	
46	依托利定	Etoxeridine	469 – 82 – 9	
47	芬太尼*	Fentanyl	437 – 38 – 7	
48	呋替啶	Furethidine	2385 – 81 – 1	
49	海洛因	Heroin	561 – 27 – 3	
50	氢可酮*	Hydrocodone	125 – 29 – 1	
51	氢吗啡醇	Hydromorphinol	2183 – 56 – 4	
52	氢吗啡酮*	Hydromorphone	466 – 99 – 9	
53	羟哌替啶	Hydroxypethidine	468 – 56 – 4	
54	异美沙酮	Isomethadone	466 – 40 – 0	
55	凯托米酮	Ketobemidone	469 – 79 – 4	
56	左美沙芬	Levomethorphan	125 – 70 – 2	
57	左吗拉胺	Levomoramide	5666 – 11 – 5	
58	左芬啡烷	Levophenacylmorphan	10061 – 32 – 2	

序号	中文名	英文名	CAS 号	备　注
59	左啡诺	Levorphanol	77 - 07 - 6	
60	美他佐辛	Metazocine	3734 - 52 - 9	
61	美沙酮*	Methadone	76 - 99 - 3	
62	美沙酮中间体	Methadone Intermediate	125 - 79 - 1	4 - 氰基 - 2 - 二甲氨基 - 4，4 - 二苯基丁烷
63	甲地索啡	Methyldesorphine	16008 - 36 - 9	
64	甲二氢吗啡	Methyldihydromorphine	509 - 56 - 8	
65	3 - 甲基芬太尼	3 - Methylfenlanyl	42045 - 86 - 3	
66	3 - 甲基硫代芬太尼	3 - Methylthiofentanyl	86052 - 04 - 2	
67	美托酮	Metopon	143 - 52 - 2	
68	吗拉胺中间体	Moramide Intermediate	3626 - 55 - 9	2 - 甲基 - 3 - 吗啉基 - 1，1 - 二苯基丁酸
69	吗哌利定	Morpheridine	469 - 81 - 8	
70	吗啡*	Morphine	57 - 27 - 2	包括吗啡阿托品注射液*
71	吗啡甲溴化物	Morphine Methobromide	125 - 23 - 5	包括其他五价氮吗啡衍生物，特别包括吗啡 - N - 氧化物，其中一种是可待因 - N - 氧化物
72	吗啡 - N - 氧化物	Morphine - N - oxide	639 - 46 - 3	
73	1 - 甲基 - 4 - 苯基 - 4 - 哌啶丙酸酯	1 - Methyl - 4 - phenyl - 4 - piperidinol propionate（ester）	13147 - 09 - 6	MPPP
74	麦罗啡	Myrophine	467 - 18 - 5	
75	尼可吗啡	Nicomorphine	639 - 48 - 5	
76	诺美沙多	Noracymethadol	1477 - 39 - 0	
77	去甲左啡诺	Norlevorphanol	1531 - 12 - 0	
78	去甲美沙酮	Normethadone	467 - 85 - 6	
79	去甲吗啡	Normorphine	466 - 97 - 7	
80	诺匹哌酮	Norpipanone	561 - 48 - 8	
81	阿片*	Opium	8008 - 60 - 4	包括复方樟脑酊*、阿桔片*
82	奥列巴文	Oripavine	467 - 04 - 9	
83	羟考酮*	Oxycodone	76 - 42 - 5	
84	羟吗啡酮	Oxymorphone	76 - 41 - 5	
85	对氟芬太尼	Para - fluorofentanyl	90736 - 23 - 5	
86	哌替啶*	Pethidine	57 - 42 - 1	
87	哌替啶中间体 A	Pethidine Intermediate A	3627 - 62 - 1	4 - 氰基 - 1 - 甲基 - 4 - 苯基哌啶
88	哌替啶中间体 B	Pethidine Intermediate B	77 - 17 - 8	4 - 苯基哌啶 - 4 - 羧酸乙酯
89	哌替啶中间体 C	Pethidine Intermediate C	3627 - 48 - 3	1 - 甲基 - 4 - 苯基哌啶 - 4 - 羧酸

续表

序号	中文名	英文名	CAS 号	备 注
90	苯吗庚酮	Phenadoxone	467 – 84 – 5	
91	非那丙胺	Phenampromide	129 – 83 – 9	
92	非那佐辛	Phenazocine	127 – 35 – 5	
93	1 – 苯乙基 – 4 – 苯基 – 4 – 哌啶乙酸酯	1 – Phenethyl – 4 – phenyl – 4 – piperidinol acetate（ester）	64 – 52 – 8	PEPAP
94	非诺啡烷	Phenomorphan	468 – 07 – 5	
95	苯哌利定	Phenoperidine	562 – 26 – 5	
96	匹米诺定	Piminodine	13495 – 09 – 5	
97	哌腈米特	Piritramide	302 – 41 – 0	
98	普罗庚嗪	Proheptazine	77 – 14 – 5	
99	丙哌利定	Properidine	561 – 76 – 2	
100	消旋甲啡烷	Racemethorphan	510 – 53 – 2	
101	消旋吗拉胺	Racemoramide	545 – 59 – 5	
102	消旋啡烷	Racemorphan	297 – 90 – 5	
103	瑞芬太尼*	Remifentanil	132875 – 61 – 7	
104	舒芬太尼*	Sufentanil	56030 – 54 – 7	
105	醋氢可酮	Thebacon	466 – 90 – 0	
106	蒂巴因*	Thebaine	115 – 37 – 7	
107	硫代芬太尼	Thiofentanyl	1165 – 22 – 6	
108	替利定	Tilidine	20380 – 58 – 9	
109	三甲利定	Trimeperidine	64 – 39 – 1	
110	醋氢可待因	Acetyldihydrocodeine	3861 – 72 – 1	
111	可待因*	Codeine	76 – 57 – 3	
112	右丙氧芬*	Dextropropoxyphene	469 – 62 – 5	
113	双氢可待因*	Dihydrocodeine	125 – 28 – 0	
114	乙基吗啡*	Ethylmorphine	76 – 58 – 4	
115	尼可待因	Nicocodine	3688 – 66 – 2	
116	烟氢可待因	Nicodicodine	808 – 24 – 2	
117	去甲可待因	Norcodeine	467 – 15 – 2	
118	福尔可定*	Pholcodine	509 – 67 – 1	
119	丙吡兰	Propiram	15686 – 91 – 6	
120	布桂嗪*	Bucinnazine		
121	罂粟壳*	Poppy Shell		

注：1. 上述品种包括其可能存在的盐和单方制剂（除非另有规定）。
2. 上述品种包括其可能存在的异构体、酯及醚（除非另有规定）。
3. 品种目录有*的麻醉药品为我国生产及使用的品种。

附件2：

精神药品品种目录（2013 年版）

第一类

序号	中文名	英文名	CAS 号	备注
1	布苯丙胺	Brolamfetamine	64638 - 07 - 9	DOB
2	卡西酮	Cathinone	71031 - 15 - 7	
3	二乙基色胺	3 - [2 - (Diethylamino) ethyl] indole	7558 - 72 - 7	DET
4	二甲氧基安非他明	(±) - 2,5 - Dimethoxy - alpha - methylphenethylamine	2801 - 68 - 5	DMA
5	(1,2 - 二甲基庚基)羟基四氢甲基二苯吡喃	3 - (1,2 - dimethylheptyl) - 7,8,9,10 - tetrahydro - 6,6,9 - trimethyl - 6H dibenzo [b,d] pyran - 1 - ol	32904 - 22 - 6	DMHP
6	二甲基色胺	3 - [2 - (Dimethylamino) ethyl] indole	61 - 50 - 7	DMT
7	二甲氧基乙基安非他明	(±) - 4 - ethyl - 2,5 - dimethoxy - α - methylphenethylamine	22139 - 65 - 7	DOET
8	乙环利定	Eticyclidine	2201 - 15 - 2	PCE
9	乙色胺	Etryptamine	2235 - 90 - 7	
10	羟芬胺	(±) - N - [alpha - methyl - 3,4 - (methylenedioxy) phenethyl] hydroxyla - mine	74698 - 47 - 8	N - hydroxy MDA
11	麦角二乙胺	(+) - Lysergide	50 - 37 - 3	LSD
12	乙芬胺	(±) - N - ethyl - alpha - methyl - 3,4 - (methylenedioxy) phenethylamine	82801 - 81 - 8	N - ethyl MDA
13	二亚甲基双氧安非他明	(±) - N,alpha - dimethyl - 3,4 - (methylene - dioxy) phenethylamine	42542 - 10 - 9	MDMA
14	麦司卡林	Mescaline	54 - 04 - 6	
15	甲卡西酮	Methcathinone	5650 - 44 - 2(右旋体),49656 - 78 - 2 (右旋体盐酸盐), 112117 - 24 - 5(左旋体),66514 - 93 - 0(左旋体盐酸盐)	
16	甲米雷司	4 - Methylaminorex	3568 - 94 - 3	
17	甲羟芬胺	5 - methoxy - α - methyl - 3,4 - (methylenedioxy) phenethylamine	13674 - 05 - 0	MMDA
18	4 - 甲基硫基安非他明	4 - Methylthioamfetamine	14116 - 06 - 4	
19	六氢大麻酚	Parahexyl	117 - 51 - 1	
20	副甲氧基安非他明	P - methoxy - alpha - methylphenethylamine	64 - 13 - 1	PMA
21	赛洛新	Psilocine	520 - 53 - 6	
22	赛洛西宾	Psilocybine	520 - 52 - 5	
23	咯环利定	Rolicyclidine	2201 - 39 - 0	PHP
24	二甲氧基甲苯异丙胺	2,5 - Dimethoxy - alpha,4 - dimethylphenethylamine	15588 - 95 - 1	STP

序号	中文名	英文名	CAS 号	备注
25	替苯丙胺	Tenamfetamine	4764 – 17 – 4	MDA
26	替诺环定	Tenocyclidine	21500 – 98 – 1	TCP
27	四氢大麻酚	Tetrahydrocannabinol		包括同分异构体及其立体化学变体
28	三甲氧基安非他明	(±) – 3,4,5 – Trimethoxy – alpha – methylphenethylamine	1082 – 88 – 8	TMA
29	苯丙胺	Amfetamine	300 – 62 – 9	
30	氨奈普汀	Amineptine	57574 – 09 – 1	
31	2,5 – 二甲氧基 – 4 – 溴苯乙胺	4 – Bromo – 2,5 – dimethoxyphenethylamine	66142 – 81 – 22 – CB	
32	右苯丙胺	Dexamfetamine	51 – 64 – 9	
33	屈大麻酚	Dronabinol	1972 – 08 – 3	δ – 9 – 四氢大麻酚及其立体化学异构体
34	芬乙茶碱	Fenetylline	3736 – 08 – 1	
35	左苯丙胺	Levamfetamine	156 – 34 – 3	
36	左甲苯丙胺	Levomethamfetamine	33817 – 09 – 3	
37	甲氯喹酮	Mecloqualone	340 – 57 – 8	
38	去氧麻黄碱	Metamfetamine	537 – 46 – 2	
39	去氧麻黄碱外消旋体	Metamfetamine Racemate	7632 – 10 – 2	
40	甲喹酮	Methaqualone	72 – 44 – 6	
41	哌醋甲酯*	Methylphenidate	113 – 45 – 1	
42	苯环利定	Phencyclidine	77 – 10 – 1	PCP
43	芬美曲秦	Phenmetrazine	134 – 49 – 6	
44	司可巴比妥*	Secobarbital	76 – 73 – 3	
45	齐培丙醇	Zipeprol	34758 – 83 – 3	
46	安非拉酮	Amfepramone	90 – 84 – 6	
47	苄基哌嗪	Benzylpiperazine	2759 – 28 – 6	BZP
48	丁丙诺啡*	Buprenorphine	52485 – 79 – 7	
49	1 – 丁基 – 3 – (1 – 萘甲酰基)吲哚	1 – Butyl – 3 – (1 – naphthoyl) indole	208987 – 48 – 8	JWH – 073
50	恰特草	Catha edulis Forssk		Khat
51	2,5 – 二甲氧基 – 4 – 碘苯乙胺	2,5 – Dimethoxy – 4 – iodophenethylamine	69587 – 11 – 7	2C – I
52	2,5 – 二甲氧基苯乙胺	2,5 – Dimethoxyphenethylamine	3600 – 86 – 0	2C – H
53	二甲基安非他明	Dimethylamfetamine	4075 – 96 – 1	
54	依他喹酮	Etaqualone	7432 – 25 – 9	
55	[1 – (5 – 氟戊基) – 1H – 吲哚 – 3 – 基](2 – 碘苯基)甲酮	(1 – (5 – Fluoropentyl) – 3 – (2 – iodobenzoyl) indole)	335161 – 03 – 0	AM – 694
56	1 – (5 – 氟戊基) – 3 – (1 – 萘甲酰基) – 1H – 吲哚	1 – (5 – Fluoropentyl) – 3 – (1 – naphthoyl) indole	335161 – 24 – 5	AM – 2201

续表

序号	中文名	英文名	CAS 号	备 注
57	γ-羟丁酸*	Gamma-hydroxybutyrate	591-81-1	GHB
58	氯胺酮*	Ketamine	6740-88-1	
59	马吲哚*	Mazindol	22232-71-9	
60	2-(2-甲氧基苯基)-1-(1-戊基-1H-吲哚-3-基)乙酮	2-(2-Methoxyphenyl)-1-(1-pentyl-1H-indol-3-yl)ethanone	864445-43-2	JWH-250
61	亚甲基二氧吡咯戊酮	Methylenedioxypyrovalerone	687603-66-3	MDPV
62	4-甲基乙卡西酮	4-Methylethcathinone	1225617-18-4	4-MEC
63	4-甲基甲卡西酮	4-Methylmethcathinone	5650-44-2	4-MMC
64	3,4-亚甲二氧基甲卡西酮	3,4-Methylenedioxy-N-methyl-cathinone	186028-79-5	Methylone
65	莫达非尼	Modafinil	68693-11-8	
66	1-戊基-3-(1-萘甲酰基)吲哚	1-Pentyl-3-(1-naphthoyl)indole	209414-07-3	JWH-018
67	他喷他多	Tapentadol	175591-23-8	
68	三唑仑*	Triazolam	28911-01-5	

第二类

序号	中文名	英文名	CAS 号	备 注
1	异戊巴比妥*	Amobarbital	57-43-2	
2	布他比妥	Butalbital	77-26-9	
3	去甲伪麻黄碱	Cathine	492-39-7	
4	环己巴比妥	Cyclobarbital	52-31-3	
5	氟硝西泮	Flunitrazepam	1622-62-4	
6	格鲁米特*	Glutethimide	77-21-4	
7	喷他佐辛*	Pentazocine	55643-30-6	
8	戊巴比妥*	Pentobarbital	76-74-4	
9	阿普唑仑*	Alprazolam	28981-97-7	
10	阿米雷司	Aminorex	2207-50-3	
11	巴比妥*	Barbital	57-44-3	
12	苄非他明	Benzfetamine	156-08-1	
13	溴西泮	Bromazepam	1812-30-2	
14	溴替唑仑	Brotizolam	57801-81-7	
15	丁巴比妥	Butobarbital	77-28-1	
16	卡马西泮	Camazepam	36104-80-0	
17	氯氮草	Chlordiazepoxide	58-25-3	
18	氯巴占	Clobazam	22316-47-8	
19	氯硝西泮*	Clonazepam	1622-61-3	
20	氯拉草酸	Clorazepate	23887-31-2	

序号	中文名	英文名	CAS 号	备 注
21	氯噻西泮	Clotiazepam	33671 – 46 – 4	
22	氯噁唑仑	Cloxazolam	24166 – 13 – 0	
23	地洛西泮	Delorazepam	2894 – 67 – 9	
24	地西泮*	Diazepam	439 – 14 – 5	
25	艾司唑仑*	Estazolam	29975 – 16 – 4	
26	乙氯维诺	Ethchlorvynol	113 – 18 – 8	
27	炔己蚁胺	Ethinamate	126 – 52 – 3	
28	氯氟草乙酯	Ethyl Loflazepate	29177 – 84 – 2	
29	乙非他明	Etilamfetamine	457 – 87 – 4	
30	芬坎法明	Fencamfamin	1209 – 98 – 9	
31	芬普雷司	Fenproporex	16397 – 28 – 7	
32	氟地西泮	Fludiazepam	3900 – 31 – 0	
33	氟西泮*	Flurazepam	17617 – 23 – 1	
34	哈拉西泮	Halazepam	23092 – 17 – 3	
35	卤沙唑仑	Haloxazolam	59128 – 97 – 1	
36	凯他唑仑	Ketazolam	27223 – 35 – 4	
37	利非他明	Lefetamine	7262 – 75 – 1	SPA
38	氯普唑仑	Loprazolam	61197 – 73 – 7	
39	劳拉西泮*	Lorazepam	846 – 49 – 1	
40	氯甲西泮	Lormetazepam	848 – 75 – 9	
41	美达西泮	Medazepam	2898 – 12 – 6	
42	美芬雷司	Mefenorex	17243 – 57 – 1	
43	甲丙氨酯*	Meprobamate	57 – 53 – 4	
44	美索卡	Mesocarb	34262 – 84 – 5	
45	甲苯巴比妥	Methylphenobarbital	115 – 38 – 8	
46	甲乙哌酮	Methyprylon	125 – 64 – 4	
47	咪达唑仑*	Midazolam	59467 – 70 – 8	
48	尼美西泮	Nimetazepam	2011 – 67 – 8	
49	硝西泮*	Nitrazepam	146 – 22 – 5	
50	去甲西泮	Nordazepam	1088 – 11 – 5	
51	奥沙西泮*	Oxazepam	604 – 75 – 1	
52	奥沙唑仑	Oxazolam	24143 – 17 – 7	
53	匹莫林*	Pemoline	2152 – 34 – 3	
54	苯甲曲秦	Phendimetrazine	634 – 03 – 7	
55	苯巴比妥*	Phenobarbital	50 – 06 – 6	
56	芬特明	Phentermine	122 – 09 – 8	
57	匹那西泮	Pinazepam	52463 – 83 – 9	
58	哌苯甲醇	Pipradrol	467 – 60 – 7	

序号	中文名	英文名	CAS 号	备　注
59	普拉西泮	Prazepam	2955 - 38 - 6	
60	吡咯戊酮	Pyrovalerone	3563 - 49 - 3	
61	仲丁比妥	Secbutabarbital	125 - 40 - 6	
62	替马西泮	Temazepam	846 - 50 - 4	
63	四氢西泮	Tetrazepam	10379 - 14 - 3	
64	乙烯比妥	Vinylbital	2430 - 49 - 1	
65	唑吡坦*	Zolpidem	82626 - 48 - 0	
66	阿洛巴比妥	Allobarbital	58 - 15 - 1	
67	丁丙诺啡透皮贴剂*	Buprenorphine Transdermal patch		
68	布托啡诺及其注射剂*	Butorphanol and its injection	42408 - 82 - 2	
69	咖啡因*	Caffeine	58 - 08 - 2	
70	安钠咖*	Caffeine Sodium Benzoate		CNB
71	右旋芬氟拉明	Dexfenfluramine	3239 - 44 - 9	
72	地佐辛及其注射剂*	Dezocine and Its Injection	53648 - 55 - 8	
73	麦角胺咖啡因片*	Ergotamine and Caffeine Tablet	379 - 79 - 3	
74	芬氟拉明	Fenfluramine	458 - 24 - 2	
75	呋芬雷司	Furfennorex	3776 - 93 - 0	
76	纳布啡及其注射剂	Nalbuphine and its injection	20594 - 83 - 6	
77	氨酚氢可酮片*	Paracetamol and Hydrocodone Bitartrate Tablet		
78	丙己君	Propylhexedrine	101 - 40 - 6	
79	曲马多*	Tramadol	27203 - 92 - 5	
80	扎来普隆*	Zaleplon	151319 - 34 - 5	
81	佐匹克隆	Zopiclone	43200 - 80 - 2	

注：1. 上述品种包括其可能存在的盐和单方制剂（除非另有规定）。

　　2. 上述品种包括其可能存在的异构体（除非另有规定）。

　　3. 品种目录有*的精神药品为我国生产及使用的品种。

麻醉药品、第一类精神药品购用印鉴卡管理规定

卫医发〔2005〕421 号

（2005 年 11 月 2 日卫生部印发）

一、为加强麻醉药品和第一类精神药品采购、使用管理，保证正常医疗需求，防止麻醉药品和第一类精神药品流入非法渠道，根据《麻醉药品和精神药品管理条例》（以下简称《条例》），制定本规定。

二、医疗机构需要使用麻醉药品和第一类精神药品，应当取得《麻醉药品、第一类精神药品购用印鉴卡》（以下简称《印鉴卡》），并凭《印鉴卡》向本省、自治区、直辖市范围内的定点批发企业购买麻醉药品和第一类精神药品。

三、申请《印鉴卡》的医疗机构应当符合下列条件：

（一）有与使用麻醉药品和第一类精神药品相关的诊疗科目；

（二）具有经过麻醉药品和第一类精神药品培训的、专职从事麻醉药品和第一类精神药品管理的药学专业技术人员；

（三）有获得麻醉药品和第一类精神药品处方资格的执业医师；

（四）有保证麻醉药品和第一类精神药品安全储存的设施和管理制度。

四、医疗机构向设区的市级卫生行政部门（以下简称市级卫生行政部门）提出办理《印鉴卡》申请，并提交下列材料：

（一）《印鉴卡》申请表（附件1）；

（二）《医疗机构执业许可证》副本复印件；

（三）麻醉药品和第一类精神药品安全储存设施情况及相关管理制度；

（四）市级卫生行政部门规定的其他材料。

《印鉴卡》有效期满需换领新卡的医疗机构，还应当提交原《印鉴卡》有效期期间内麻醉药品、第一类精神药品使用情况。

五、市级卫生行政部门接到医疗机构的申请后，应当于 40 日内作出是否批准的决定。对经审核合格的医疗机构可发给《印鉴卡》，并将取得《印鉴卡》的医疗机构情况抄送所在地同级药品监督管理部门、公安机关，报省、自治区、直辖市卫生行政部门（以下简称省级卫生行政部门）备案。省级卫生行政部门将取得《印鉴卡》的医疗机构名单向本行政区域内的定点批发企业通报。

对于首次申请《印鉴卡》的医疗机构，市级卫生行政部门在作出是否批准决定前，还应当组织现场检查，并留存现场检查记录。

六、《印鉴卡》有效期为三年。《印鉴卡》有效期满前三个月，医疗机构应当向市级卫生行政部门重新提出申请。

七、当《印鉴卡》中医疗机构名称、地址、医疗机构法人代表（负责人）、医疗管理部门负责人、药学部门负责人、采购人员等项目发生变更时，医疗机构应当在变更发生之日起3日内到市级卫生行政部门办理变更手续。

八、市级卫生行政部门自收到医疗机构变更申请之日起5日内完成《印鉴卡》变更手续，并将变更情况抄送所在地同级药品监督管理部门、公安机关，报省级卫生行政部门备案。

九、《申请表》（附件1）和《印鉴卡》（附件2）样式由卫生部统一制定，省级卫生行政部门统一印制。

（注：附件略）

医疗用毒性药品管理办法

（1988 年 12 月 27 日中华人民共和国国务院令第 23 号公布，自 1988 年 12 月 27 日起施行）

第一条 为加强医疗用毒性药品的管理，防止中毒或死亡事故的发生，根据《中华人民共和国药品管理法》的规定，制定本办法。

第二条 医疗用毒性药品（以下简称毒性药品），系指毒性剧烈、治疗剂量与中毒剂量相近，使用不当会致人中毒或死亡的药品。

毒性药品的管理品种，由卫生部会同国家医药管理局、国家中医药管理局规定。

第三条 毒性药品年度生产、收购、供应和配制计划，由省、自治区、直辖市医药管理部门根据医疗需要制定，经省、自治区、直辖市卫生行政部门审核后，由医药管理部门下达给指定的毒性药品生产、收购、供应单位，并抄报卫生部、国家医药管理局和国家中医药管理局。生产单位不得擅自改变生产计划自行销售。

第四条 药厂必须由医药专业人员负责生产、配制和质量检验，并建立严格的管理制度。

严防与其他药品混杂。每次配料，必须经二人以上复核无误，并详细记录每次生产所用原料和成品数。经手人要签字备查。所有工具、容器要处理干净，以防污染其他药品。标示量要准确无误，包装容器要有毒药标志。

第五条 毒性药品的收购、经营，由各级医药管理部门指定的药品经营单位负责；配方用药由国营药店、医疗单位负责。其他任何单位或者个人均不得从事毒性药品的收购、经营和配方业务。

第六条 收购、经营、加工、使用毒性药品的单位必须建立健全保管、验收、领发、核对等制度，严防收假、发错，严禁与其他药品混杂，做到划定仓间或仓位，专柜加锁并由专人保管。

毒性药品的包装容器上必须印有毒药标志。在运输毒性药品的过程中，应当采取有效措施，防止发生事故。

第七条 凡加工炮制毒性中药，必须按照《中华人民共和国药典》或者省、自治区、直辖市卫生行政部门制定的《炮制规范》的规定进行。药材符合药用要求的，方可供应、配方和用于中成药生产。

第八条 生产毒性药品及其制剂，必须严格执行生产工艺操作规程，在本单位药品检验人员的监督下准确投料，并建立完整的生产记录，保存五年备查。

在生产毒性药品过程中产生的废弃物，必须妥善处理，不得污染环境。

第九条 医疗单位供应和调配毒性药品，凭医生签名的正式处方。国营药店供应和调配毒性药品，凭盖有医生所在的医疗单位公章的正式处方。每次处方剂量不得超过二日极量。

调配处方时，必须认真负责，计量准确，按医嘱注明要求，并由配方人员及具有药师以上技术职称的复核人员签名盖章后方可发出。

对处方未注明"生用"的毒性中药，应当付炮制品。如发现处方有疑问时，须经原处方医生重新审定后再行调配。处方一次有效，取药后处方保存二年备查。

第十条 科研和教学单位所需的毒性药品，必须持本单位的证明信，经单位所在地县以上卫生行政部门批准后，供应部门方能发售。

群众自配民间单、秘、验方需用毒性中药，购买时要持有本单位或者城市街道办事处、乡（镇）人民政府的证明信，供应部门方可发售。每次购用量不得超过二日极量。

第十一条 对违反本办法的规定，擅自生产、收购、经营毒性药品的单位或者个人，由县以上卫生行政部门没收其全部毒性药品，并处以警告或按非法所得的五至十倍罚款。情节严重、致人伤残或死亡，构成犯罪的，由司法机关依法追究其刑事责任。

第十二条 当事人对处罚不服的，可在接到处罚通知之日起十五日内，向作出处理的机关的上级机关申请复议。但申请复议期间仍应执行原处罚决定。上级机关应在接到申请之日起十日内作出答复。对答复不服的，可在接到答复之日起十五日内，向人民法院起诉。

第十三条 本办法由卫生部负责解释。

第十四条 本办法自发布之日起施行。一九六四年四月二十日卫生部、商业部、化工部发布的《管理毒药、限制性剧药暂行规定》，一九六四年十二月七日卫生部、商业部发布的《管理毒性中药的暂行办法》，一九七九年六月三十日卫生部、国家医药管理总局发布的《医疗用毒药、限制性剧药管理规定》，同时废止。

易制毒化学品管理条例

（2005 年 8 月 26 日国务院令第 445 号公布，自 2005 年 11 月 1 日起施行。根据 2014 年 7 月 29 日公布的国务院令 653 号《国务院关于修改部分行政法规的决定》对部分条款予以修改。根据 2016 年 2 月 6 日公布的国务院令第 666 号《国务院关于修改部分行政法规的决定》对部分条款予以修改。根据 2018 年 9 月 18 日公布的国务院令第 703 号《国务院关于修改部分行政法规的决定》对部分条款予以修改）

第一章 总 则

第一条 为了加强易制毒化学品管理，规范易制毒化学品的生产、经营、购买、运输和进口、出口行为，防止易制毒化学品被用于制造毒品，维护经济和社会秩序，制定本条例。

第二条 国家对易制毒化学品的生产、经营、购买、运输和进口、出口实行分类管理和许可制度。

易制毒化学品分为三类。第一类是可以用于制毒的主要原料，第二类、第三类是可以用于制毒的化学配剂。易制毒化学品的具体分类和品种，由本条例附表列示。

易制毒化学品的分类和品种需要调整的，由国务院公安部门会同国务院药品监督管理部门、安全生产监督管理部门、商务主管部门、卫生主管部门和海关总署提出方案，报国务院批准。

省、自治区、直辖市人民政府认为有必要在本行政区域内调整分类或者增加本条例规定以外的品种的，应当向国务院公安部门提出，由国务院公安部门会同国务院有关行政主管部门提出方案，报国务院批准。

第三条 国务院公安部门、药品监督管理部门、安全生产监督管理部门、商务主管部门、卫生主管部门、海关总署、价格主管部门、铁路主管部门、交通主管部门、市场监督管理部门、生态环境主管部门在各自的职责范围内，负责全国的易制毒化学品有关管理工作；县级以上地方各级人民政府有关行政主管部门在各自的职责范围内，负责本行政区域内的易制毒化学品有关管理工作。

县级以上地方各级人民政府应当加强对易制毒化学品管理工作的领导，及时协调解决易制毒化学品管理工作中的问题。

第四条 易制毒化学品的产品包装和使用说明书，应当标明产品的名称（含学名和通用名）、化学分子式和成分。

第五条 易制毒化学品的生产、经营、购买、运输和进口、出口，除应当遵守本条例的规定外，属于药品和危险化学品的，还应当遵守法律、其他行政法规对药品和危险化学品的有关规定。

禁止走私或者非法生产、经营、购买、转让、运输易制毒化学品。

禁止使用现金或者实物进行易制毒化学品交易。但是，个人合法购买第一类中的药品类易制毒化学品药品制剂和第三类易制毒化学品的除外。

生产、经营、购买、运输和进口、出口易制毒化学品的单位，应当建立单位内部易制毒化学品管理制度。

第六条 国家鼓励向公安机关等有关行政主管部门举报涉及易制毒化学品的违法行为。接到举报的部门应当为举报者保密。对举报属实的，县级以上人民政府及有关行政主管部门应当给予奖励。

第二章 生产、经营管理

第七条 申请生产第一类易制毒化学品，应当具备下列条件，并经本条例第八条规定的行政主管部门审批，取得生产许可证后，方可进行生产：

（一）属依法登记的化工产品生产企业或者药品生产企业；

（二）有符合国家标准的生产设备、仓储设施和污染物处理设施；

（三）有严格的安全生产管理制度和环境突发事件应急预案；

（四）企业法定代表人和技术、管理人员具有安全生产和易制毒化学品的有关知识，无毒品犯罪记录；

（五）法律、法规、规章规定的其他条件。

申请生产第一类中的药品类易制毒化学品，还应当在仓储场所等重点区域设置电视监控设施以及与公安机关联网的报警装置。

第八条 申请生产第一类中的药品类易制毒化学品的，由省、自治区、直辖市人民政府食品药品监督管理部门审批；申请生产第一类中的非药品类易制毒化学品的，由省、自治区、直辖市人民政府安全生产监督管理部门审批。

前款规定的行政主管部门应当自收到申请之日起 60 日内，对申请人提交的申请材料进行审查。对符合规定的，发给生产许可证，或者在企业已经取得的有关生产许可证件上标注；不予许可的，应当书面说明理由。

审查第一类易制毒化学品生产许可申请材料时，根据需要，可以进行实地核查和专家评审。

第九条　申请经营第一类易制毒化学品，应当具备下列条件，并经本条例第十条规定的行政主管部门审批，取得经营许可证后，方可进行经营：

（一）属依法登记的化工产品经营企业或者药品经营企业；

（二）有符合国家规定的经营场所，需要储存、保管易制毒化学品的，还应当有符合国家技术标准的仓储设施；

（三）有易制毒化学品的经营管理制度和健全的销售网络；

（四）企业法定代表人和销售、管理人员具有易制毒化学品的有关知识，无毒品犯罪记录；

（五）法律、法规、规章规定的其他条件。

第十条　申请经营第一类中的药品类易制毒化学品的，由国务院药品监督管理部门审批；申请经营第一类中的非药品类易制毒化学品的，由省、自治区、直辖市人民政府安全生产监督管理部门审批。

前款规定的行政主管部门应当自收到申请之日起30日内，对申请人提交的申请材料进行审查。对符合规定的，发给经营许可证，或者在企业已经取得的有关经营许可证件上标注；不予许可的，应当书面说明理由。

审查第一类易制毒化学品经营许可申请材料时，根据需要，可以进行实地核查。

第十一条　取得第一类易制毒化学品生产许可或者依照本条例第十三条第一款规定已经履行第二类、第三类易制毒化学品备案手续的生产企业，可以经销自产的易制毒化学品。但是，在厂外设立销售网点经销第一类易制毒化学品的，应当依照本条例的规定取得经营许可。

第一类中的药品类易制毒化学品药品单方制剂，由麻醉药品定点经营企业经销，且不得零售。

第十二条　取得第一类易制毒化学品生产、经营许可的企业，应当凭生产、经营许可证到市场监督管理部门办理经营范围变更登记。未经变更登记，不得进行第一类易制毒化学品的生产、经营。

第一类易制毒化学品生产、经营许可证被依法吊销的，行政主管部门应当自作出吊销决定之日起5日内通知工商行政管理部门；被吊销许可证的企业，应当及时到工商行政管理部门办理经营范围变更或者企业注销登记。

第十三条　生产第二类、第三类易制毒化学品的，应当自生产之日起30日内，将生产的品种、数量等情况，向所在地的设区的市级人民政府安全生产监督管理部门备案。

经营第二类易制毒化学品的，应当自经营之日起30日内，将经营的品种、数量、主要流向等情况，向所在地的设区的市级人民政府安全生产监督管理部门备案；经营第三类易制毒化学品的，应当自经营之日起30日内，将经营的品种、数量、主要流向等情况，向所在地的县级人民政府安全生产监督管理部门备案。

前两款规定的行政主管部门应当于收到备案材料的当日发给备案证明。

第三章　购买管理

第十四条　申请购买第一类易制毒化学品，应当提交下列证件，经本条例第十五条规定的行政主管部门审批，取得购买许可证：

（一）经营企业提交企业营业执照和合法使用需要证明；

（二）其他组织提交登记证书（成立批准文件）和合法使用需要证明。

第十五条　申请购买第一类中的药品类易制毒化学品的，由所在地的省、自治区、直辖市人民政府药品监督管理部门审批；申请购买第一类中的非药品类易制毒化学品的，由所在地的省、自治区、直辖市人民政府公安机关审批。

前款规定的行政主管部门应当自收到申请之日起10日内，对申请人提交的申请材料和证件进行审查。对符合规定的，发给购买许可证；不予许可的，应当书面说明理由。

审查第一类易制毒化学品购买许可申请材料时，根据需要，可以进行实地核查。

第十六条　持有麻醉药品、第一类精神药品购买印鉴卡的医疗机构购买第一类中的药品类易制毒化学品的，无须申请第一类易制毒化学品购买许可证。

个人不得购买第一类、第二类易制毒化学品。

第十七条　购买第二类、第三类易制毒化学品的，应当在购买前将所需购买的品种、数量，向所在地的县级人民政府公安机关备案。个人自用购买少量高锰酸钾的，无须备案。

第十八条　经营单位销售第一类易制毒化学品时，应当查验购买许可证和经办人的身份证明。对委托代购的，还应当查验购买人持有的委托文书。

经营单位在查验无误、留存上述证明材料的复印件后，方可出售第一类易制毒化学品；发现可疑情况的，应当立即向当地公安机关报告。

第十九条　经营单位应当建立易制毒化学品销售台账，如实记录销售的品种、数量、日期、购买方等情况。销售台账和证明材料复印件应当保存2年备查。

第一类易制毒化学品的销售情况，应当自销售之日起5日内报当地公安机关备案；第一类易制毒化学品的使用单位，应当建立使用台账，并保存2年备查。

第二类、第三类易制毒化学品的销售情况，应当自销售之日起 30 日内报当地公安机关备案。

第四章 运输管理

第二十条 跨设区的市级行政区域（直辖市为跨市界）或者在国务院公安部门确定的禁毒形势严峻的重点地区跨县级行政区域运输第一类易制毒化学品的，由运出地的设区的市级人民政府公安机关审批；运输第二类易制毒化学品的，由运出地的县级人民政府公安机关审批。经审批取得易制毒化学品运输许可证后，方可运输。

运输第三类易制毒化学品的，应当在运输前向运出地的县级人民政府公安机关备案。公安机关应当于收到备案材料的当日发给备案证明。

第二十一条 申请易制毒化学品运输许可，应当提交易制毒化学品的购销合同，货主是企业的，应当提交营业执照；货主是其他组织的，应当提交登记证书（成立批准文件）；货主是个人的，应当提交其个人身份证明。经办人还应当提交本人的身份证明。

公安机关应当自收到第一类易制毒化学品运输许可申请之日起 10 日内，收到第二类易制毒化学品运输许可申请之日起 3 日内，对申请人提交的申请材料进行审查。对符合规定的，发给运输许可证；不予许可的，应当书面说明理由。

审查第一类易制毒化学品运输许可申请材料时，根据需要，可以进行实地核查。

第二十二条 对许可运输第一类易制毒化学品的，发给一次有效的运输许可证。

对许可运输第二类易制毒化学品的，发给 3 个月有效的运输许可证；6 个月内运输安全状况良好的，发给 12 个月有效的运输许可证。

易制毒化学品运输许可证应当载明拟运输的易制毒化学品的品种、数量、运入地、货主及收货人、承运人情况以及运输许可证种类。

第二十三条 运输供教学、科研使用的 100 克以下的麻黄素样品和供医疗机构制剂配方使用的小包装麻黄素以及医疗机构或者麻醉药品经营企业购买麻黄素片剂 6 万片以下、注射剂 1.5 万支以下，货主或者承运人持有依法取得的购买许可证明或者麻醉药品调拨单的，无须申请易制毒化学品运输许可。

第二十四条 接受货主委托运输的，承运人应当查验货主提供的运输许可证或者备案证明，并查验所运货物与运输许可证或者备案证明载明的易制毒化学品品种等情况是否相符；不相符的，不得承运。

运输易制毒化学品，运输人员应当自启运起全程携带运输许可证或者备案证明。公安机关应当在易制毒化学品的运输过程中进行检查。

运输易制毒化学品，应当遵守国家有关货物运输的规定。

第二十五条 因治疗疾病需要，患者、患者近亲属或者患者委托的人凭医疗机构出具的医疗诊断书和本人的身份证明，可以随身携带第一类中的药品类易制毒化学品药品制剂，但是不得超过医用单张处方的最大剂量。

医用单张处方最大剂量，由国务院卫生主管部门规定、公布。

第五章 进口、出口管理

第二十六条 申请进口或者出口易制毒化学品，应当提交下列材料，经国务院商务主管部门或者其委托的省、自治区、直辖市人民政府商务主管部门审批，取得进口或者出口许可证后，方可从事进口、出口活动：

（一）对外贸易经营者备案登记证明（外商投资企业联合年检合格证书）复印件；

（二）营业执照副本；

（三）易制毒化学品生产、经营、购买许可证或者备案证明；

（四）进口或者出口合同（协议）副本；

（五）经办人的身份证明。

申请易制毒化学品出口许可的，还应当提交进口方政府主管部门出具的合法使用易制毒化学品的证明或者进口方合法使用的保证文件。

第二十七条 受理易制毒化学品进口、出口申请的商务主管部门应当自收到申请材料之日起 20 日内，对申请材料进行审查，必要时可以进行实地核查。对符合规定的，发给进口或者出口许可证；不予许可的，应当书面说明理由。

对进口第一类中的药品类易制毒化学品的，有关的商务主管部门在作出许可决定前，应当征得国务院药品监督管理部门的同意。

第二十八条 麻黄素等属于重点监控物品范围的易制毒化学品，由国务院商务主管部门会同国务院有关部门核定的企业进口、出口。

第二十九条 国家对易制毒化学品的进口、出口实行国际核查制度。易制毒化学品国际核查目录及核查的具体办法，由国务院商务主管部门会同国务院公安部门规定、公布。

国际核查所用时间不计算在许可期限之内。

对向毒品制造、贩运情形严重的国家或者地区出口易制毒化学品以及本条例规定品种以外的化学品的，可以在国际核查措施以外实施其他管制措施，具体办法由国务院商务主管部门会同国务院公安部门、海关总署等有关部门规定、公布。

第三十条 进口、出口或者过境、转运、通运易制毒化学品的，应当如实向海关申报，并提交进口或者出口许可证。海关凭许可证办理通关手续。

易制毒化学品在境外与保税区、出口加工区等海关特殊监管区域、保税场所之间进出的，适用前款规定。

易制毒化学品在境内与保税区、出口加工区等海关特殊监管区域、保税场所之间进出的，或者在上述海关特殊监管区域、保税场所之间进出的，无须申请易制毒化学品进口或者出口许可证。

进口第一类中的药品类易制毒化学品，还应当提交药品监督管理部门出具的进口药品通关单。

第三十一条 进出境人员随身携带第一类中的药品类易制毒化学品药品制剂和高锰酸钾，应当以自用且数量合理为限，并接受海关监管。

进出境人员不得随身携带前款规定以外的易制毒化学品。

第六章 监督检查

第三十二条 县级以上人民政府公安机关、负责药品监督管理的部门、安全生产监督管理部门、商务主管部门、卫生主管部门、价格主管部门、铁路主管部门、交通主管部门、市场监督管理部门、生态环境主管部门和海关，应当依照本条例和有关法律、行政法规的规定，在各自的职责范围内，加强对易制毒化学品生产、经营、购买、运输、价格以及进口、出口的监督检查；对非法生产、经营、购买、运输易制毒化学品，或者走私易制毒化学品的行为，依法予以查处。

前款规定的行政主管部门在进行易制毒化学品监督检查时，可以依法查看现场、查阅和复制有关资料、记录有关情况、扣押相关的证据材料和违法物品；必要时，可以临时查封有关场所。

被检查的单位或者个人应当如实提供有关情况和材料、物品，不得拒绝或者隐匿。

第三十三条 对依法收缴、查获的易制毒化学品，应当在省、自治区、直辖市或者设区的市级人民政府公安机关、海关或者生态环境主管部门的监督下，区别易制毒化学品的不同情况进行保管、回收，或者依照环境保护法律、行政法规的有关规定，由有资质的单位在环境保护主管部门的监督下销毁。其中，对收缴、查获的第一类中的药品类易制毒化学品，一律销毁。

易制毒化学品违法单位或者个人无力提供保管、回收或者销毁费用的，保管、回收或者销毁的费用在回收所得中开支，或者在有关行政主管部门的禁毒经费中列支。

第三十四条 易制毒化学品丢失、被盗、被抢的，发案单位应当立即向当地公安机关报告，并同时报告当地的县级人民政府负责药品监督管理的部门、安全生产监督管理部门、商务主管部门或者卫生主管部门。接到报案的公安机关应当及时立案查处，并向上级公安机关报告；有关行政主管部门应当逐级上报并配合公安机关的查处。

第三十五条 有关行政主管部门应当将易制毒化学品许可以及依法吊销许可的情况通报有关公安机关和工商行政管理部门；市场监督管理部门应当将生产、经营易制毒化学品企业依法变更或者注销登记的情况通报有关公安机关和行政主管部门。

第三十六条 生产、经营、购买、运输或者进口、出口易制毒化学品的单位，应当于每年3月31日前向许可或者备案的行政主管部门和公安机关报告本单位上年度易制毒化学品的生产、经营、购买、运输或者进口、出口情况；有条件的生产、经营、购买、运输或者进口、出口单位，可以与有关行政主管部门建立计算机联网，及时通报有关经营情况。

第三十七条 县级以上人民政府有关行政主管部门应当加强协调合作，建立易制毒化学品管理情况、监督检查情况以及案件处理情况的通报、交流机制。

第七章 法律责任

第三十八条 违反本条例规定，未经许可或者备案擅自生产、经营、购买、运输易制毒化学品，伪造申请材料骗取易制毒化学品生产、经营、购买或者运输许可证，使用他人的或者伪造、变造、失效的许可证生产、经营、购买、运输易制毒化学品的，由公安机关没收非法生产、经营、购买或者运输的易制毒化学品、用于非法生产易制毒化学品的原料以及非法生产、经营、购买或者运输易制毒化学品的设备、工具，处非法生产、经营、购买或者运输的易制毒化学品货值10倍以上20倍以下的罚款，货值的20倍不足1万元的，按1万元罚款；有违法所得的，没收违法所得；有营业执照的，由市场监督管理部门吊销营业执照；构成犯罪的，依法追究刑事责任。

对有前款规定违法行为的单位或者个人，有关行政主管部门可以自作出行政处罚决定之日起3年内，停止受理其易制毒化学品生产、经营、购买、运输或者进口、出口许可申请。

第三十九条 违反本条例规定，走私易制毒化学品的，由海关没收走私的易制毒化学品；有违法所得的，没收违法所得，并依照海关法律、行政法规给予行政处罚；构成犯罪的，依法追究刑事责任。

第四十条 违反本条例规定，有下列行为之一的，由负有监督管理职责的行政主管部门给予警告，责令限期改正，处1万元以上5万元以下的罚款；对违反规定生产、经营、购买的易制毒化学品可以予以没收；逾期不改正的，责令限期停产停业整顿；逾期整顿不合格的，吊销相应的许可证：

（一）易制毒化学品生产、经营、购买、运输或者进口、出口单位未按规定建立安全管理制度的；

（二）将许可证或者备案证明转借他人使用的；

（三）超出许可的品种、数量生产、经营、购买易制毒化学品的；

（四）生产、经营、购买单位不记录或者不如实记录交易情况、不按规定保存交易记录或者不如实、不及时向公安机关和有关行政主管部门备案销售情况的；

（五）易制毒化学品丢失、被盗、被抢后未及时报告，造成严重后果的；

（六）除个人合法购买第一类中的药品类易制毒化学品药品制剂以及第三类易制毒化学品外，使用现金或者实物进行易制毒化学品交易的；

（七）易制毒化学品的产品包装和使用说明书不符合本条例规定要求的；

（八）生产、经营易制毒化学品的单位不如实或者不按时向有关行政主管部门和公安机关报告年度生产、经销和库存等情况的。

企业的易制毒化学品生产经营许可被依法吊销后，未及时到市场监督管理部门办理经营范围变更或者企业注销登记的，依照前款规定，对易制毒化学品予以没收，并处罚款。

第四十一条　运输的易制毒化学品与易制毒化学品运输许可证或者备案证明载明的品种、数量、运入地、货主及收货人、承运人等情况不符，运输许可证种类不当，或者运输人员未全程携带运输许可证或者备案证明的，由公安机关责令停运整改，处 5000 元以上 5 万元以下的罚款；有危险物品运输资质的，运输主管部门可以依法吊销其运输资质。

个人携带易制毒化学品不符合品种、数量规定的，没收易制毒化学品，处 1000 元以上 5000 元以下的罚款。

第四十二条　生产、经营、购买、运输或者进口、出口易制毒化学品的单位或者个人拒不接受有关行政主管部门监督检查的，由负有监督管理职责的行政主管部门责令改正，对直接负责的主管人员以及其他直接责任人员给予警告；情节严重的，对单位处 1 万元以上 5 万元以下的罚款，对直接负责的主管人员以及其他直接责任人员处 1000 元以上 5000 元以下的罚款；有违反治安管理行为的，依法给予治安管理处罚；构成犯罪的，依法追究刑事责任。

第四十三条　易制毒化学品行政主管部门工作人员在管理工作中有应当许可而不许可、不应当许可而滥许可，不依法受理备案，以及其他滥用职权、玩忽职守、徇私舞弊行为的，依法给予行政处分；构成犯罪的，依

法追究刑事责任。

第八章　附　则

第四十四条　易制毒化学品生产、经营、购买、运输和进口、出口许可证，由国务院有关行政主管部门根据各自的职责规定式样并监制。

第四十五条　本条例自 2005 年 11 月 1 日起施行。

本条例施行前已经从事易制毒化学品生产、经营、购买、运输或者进口、出口业务的，应当自本条例施行之日起 6 个月内，依照本条例的规定重新申请许可。

附表：易制毒化学品的分类和品种目录

第一类

1. 1 - 苯基 - 2 - 丙酮

2. 3，4 - 亚甲基二氧苯基 - 2 - 丙酮

3. 胡椒醛

4. 黄樟素

5. 黄樟油

6. 异黄樟素

7. N - 乙酰邻氨基苯酸

8. 邻氨基苯甲酸

9. 麦角酸 *

10. 麦角胺 *

11. 麦角新碱 *

12. 麻黄素、伪麻黄素、消旋麻黄素、去甲麻黄素、甲基麻黄素、麻黄浸膏、麻黄浸膏粉等麻黄素类物质 *

第二类

1. 苯乙酸

2. 醋酸酐

3. 三氯甲烷

4. 乙醚

5. 哌啶

第三类

1. 甲苯

2. 丙酮

3. 甲基乙基酮

4. 高锰酸钾

5. 硫酸

6. 盐酸

说明：

一、第一类、第二类所列物质可能存在的盐类，也纳入管制。

二、带有 * 标记的品种为第一类中的药品类易制毒化学品，第一类中的药品类易制毒化学品包括原料药及其单方制剂。

药品类易制毒化学品管理办法

(2010年3月18日卫生部令第72号公布，自2010年5月1日起施行)

第一章 总 则

第一条 为加强药品类易制毒化学品管理，防止流入非法渠道，根据《易制毒化学品管理条例》（以下简称《条例》），制定本办法。

第二条 药品类易制毒化学品是指《条例》中所确定的麦角酸、麻黄素等物质，品种目录见本办法附件1。

国务院批准调整易制毒化学品分类和品种，涉及药品类易制毒化学品的，国家食品药品监督管理局应当及时调整并予公布。

第三条 药品类易制毒化学品的生产、经营、购买以及监督管理，适用本办法。

第四条 国家食品药品监督管理局主管全国药品类易制毒化学品生产、经营、购买等方面的监督管理工作。

县级以上地方食品药品监督管理部门负责本行政区域内的药品类易制毒化学品生产、经营、购买等方面的监督管理工作。

第二章 生产、经营许可

第五条 生产、经营药品类易制毒化学品，应当依照《条例》和本办法的规定取得药品类易制毒化学品生产、经营许可。

生产药品类易制毒化学品中属于药品的品种，还应当依照《药品管理法》和相关规定取得药品批准文号。

第六条 药品生产企业申请生产药品类易制毒化学品，应当符合《条例》第七条规定的条件，向所在地省、自治区、直辖市食品药品监督管理部门提出申请，报送以下资料：

（一）药品类易制毒化学品生产申请表（见附件2）；

（二）《药品生产许可证》、《药品生产质量管理规范》认证证书和企业营业执照复印件；

（三）企业药品类易制毒化学品管理的组织机构图（注明各部门职责及相互关系、部门负责人）；

（四）反映企业现有状况的周边环境图、总平面布置图、仓储平面布置图、质量检验场所平面布置图、药品类易制毒化学品生产场所平面布置图（注明药品类易制毒化学品相应安全管理设施）；

（五）药品类易制毒化学品安全管理制度文件目录；

（六）重点区域设置电视监控设施的说明以及与公安机关联网报警的证明；

（七）企业法定代表人、企业负责人和技术、管理人员具有药品类易制毒化学品有关知识的说明材料；

（八）企业法定代表人及相关工作人员无毒品犯罪记录的证明；

（九）申请生产仅能作为药品中间体使用的药品类易制毒化学品的，还应当提供合法用途说明等其他相应资料。

第七条 省、自治区、直辖市食品药品监督管理部门应当在收到申请之日起5日内，对申报资料进行形式审查，决定是否受理。受理的，在30日内完成现场检查，将检查结果连同企业申报资料报送国家食品药品监督管理局。国家食品药品监督管理局应当在30日内完成实质性审查，对符合规定的，发给《药品类易制毒化学品生产许可批件》（以下简称《生产许可批件》，见附件3），注明许可生产的药品类易制毒化学品名称；不予许可的，应当书面说明理由。

第八条 药品生产企业收到《生产许可批件》后，应当向所在地省、自治区、直辖市食品药品监督管理部门提出变更《药品生产许可证》生产范围的申请。省、自治区、直辖市食品药品监督管理部门应当根据《生产许可批件》，在《药品生产许可证》正本的生产范围中标注"药品类易制毒化学品"；在副本的生产范围中标注"药品类易制毒化学品"后，括弧内标注药品类易制毒化学品名称。

第九条 药品类易制毒化学品生产企业申请换发《药品生产许可证》的，省、自治区、直辖市食品药品监督管理部门除按照《药品生产监督管理办法》审查外，还应当对企业的药品类易制毒化学品生产条件和安全管理情况进行审查。对符合规定的，在换发的《药品生产许可证》中继续标注药品类易制毒化学品生产范围和品种名称；对不符合规定的，报国家食品药品监督管理局。

国家食品药品监督管理局收到省、自治区、直辖市食品药品监督管理部门报告后，对不符合规定的企业注销其《生产许可批件》，并通知企业所在地省、自治区、直辖市食品药品监督管理部门注销该企业《药品生产许可证》中的药品类易制毒化学品生产范围。

第十条 药品类易制毒化学品生产企业不再生产药品类易制毒化学品的，应当在停止生产经营后3个月内办理注销相关许可手续。

药品类易制毒化学品生产企业连续1年未生产的，

应当书面报告所在地省、自治区、直辖市食品药品监督管理部门；需要恢复生产的，应当经所在地省、自治区、直辖市食品药品监督管理部门对企业的生产条件和安全管理情况进行现场检查。

第十一条　药品类易制毒化学品生产企业变更生产地址、品种范围的，应当重新申办《生产许可批件》。

药品类易制毒化学品生产企业变更企业名称、法定代表人的，由所在地省、自治区、直辖市食品药品监督管理部门办理《药品生产许可证》变更手续，报国家食品药品监督管理局备案。

第十二条　药品类易制毒化学品以及含有药品类易制毒化学品的制剂不得委托生产。

药品生产企业不得接受境外厂商委托加工药品类易制毒化学品以及含有药品类易制毒化学品的产品；特殊情况需要委托加工的，须经国家食品药品监督管理局批准。

第十三条　药品类易制毒化学品的经营许可，国家食品药品监督管理局委托省、自治区、直辖市食品药品监督管理部门办理。

药品类易制毒化学品单方制剂和小包装麻黄素，纳入麻醉药品销售渠道经营，仅能由麻醉药品全国性批发企业和区域性批发企业经销，不得零售。

未实行药品批准文号管理的品种，纳入药品类易制毒化学品原料药渠道经营。

第十四条　药品经营企业申请经营药品类易制毒化学品原料药，应当符合《条例》第九条规定的条件，向所在地省、自治区、直辖市食品药品监督管理部门提出申请，报送以下资料：

（一）药品类易制毒化学品原料药经营申请表（见附件4）；

（二）具有麻醉药品和第一类精神药品定点经营资格或者第二类精神药品定点经营资格的《药品经营许可证》、《药品经营质量管理规范》认证证书和企业营业执照复印件；

（三）企业药品类易制毒化学品管理的组织机构图（注明各部门职责及相互关系、部门负责人）；

（四）反映企业现有状况的周边环境图、总平面布置图、仓储平面布置图（注明药品类易制毒化学品相应安全管理设施）；

（五）药品类易制毒化学品安全管理制度文件目录；

（六）重点区域设置电视监控设施的说明以及与公安机关联网报警的证明；

（七）企业法定代表人、企业负责人和销售、管理人员具有药品类易制毒化学品有关知识的说明材料；

（八）企业法定代表人及相关工作人员无毒品犯罪

记录的证明。

第十五条　省、自治区、直辖市食品药品监督管理部门应当在收到申请之日起5日内，对申报资料进行形式审查，决定是否受理。受理的，在30日内完成现场检查和实质性审查，对符合规定的，在《药品经营许可证》经营范围中标注"药品类易制毒化学品"，并报国家食品药品监督管理局备案；不予许可的，应当书面说明理由。

第三章　购买许可

第十六条　国家对药品类易制毒化学品实行购买许可制度。购买药品类易制毒化学品的，应当办理《药品类易制毒化学品购用证明》（以下简称《购用证明》），但本办法第二十一条规定的情形除外。

《购用证明》由国家食品药品监督管理局统一印制（样式见附件5），有效期为3个月。

第十七条　《购用证明》申请范围：

（一）经批准使用药品类易制毒化学品用于药品生产的药品生产企业；

（二）使用药品类易制毒化学品的教学、科研单位；

（三）具有药品类易制毒化学品经营资格的药品经营企业；

（四）取得药品类易制毒化学品出口许可的外贸出口企业；

（五）经农业部会同国家食品药品监督管理局下达兽用盐酸麻黄素注射液生产计划的兽药生产企业。

药品类易制毒化学品生产企业自用药品类易制毒化学品原料药用于药品生产的，也应当按照本办法规定办理《购用证明》。

第十八条　购买药品类易制毒化学品应当符合《条例》第十四条　规定，向所在地省、自治区、直辖市食品药品监督管理部门或者省、自治区食品药品监督管理部门确定并公布的设区的市级食品药品监督管理部门提出申请，填报购买药品类易制毒化学品申请表（见附件6），提交相应资料（见附件7）。

第十九条　设区的市级食品药品监督管理部门应当在收到申请之日起5日内，对申报资料进行形式审查，决定是否受理。受理的，必要时组织现场检查，5日内将检查结果连同企业申报资料报送省、自治区食品药品监督管理部门。省、自治区食品药品监督管理部门应当在5日内完成审查，对符合规定的，发给《购用证明》；不予许可的，应当书面说明理由。

省、自治区、直辖市食品药品监督管理部门直接受理的，应当在收到申请之日起10日内完成审查和必要的现场检查，对符合规定的，发给《购用证明》；不予许可的，应当书面说明理由。

省、自治区、直辖市食品药品监督管理部门在批准发给《购用证明》之前，应当请公安机关协助核查相关内容；公安机关核查所用的时间不计算在上述期限之内。

第二十条 《购用证明》只能在有效期内一次使用。《购用证明》不得转借、转让。购买药品类易制毒化学品时必须使用《购用证明》原件，不得使用复印件、传真件。

第二十一条 符合以下情形之一的，豁免办理《购用证明》：

（一）医疗机构凭麻醉药品、第一类精神药品购用印鉴卡购买药品类易制毒化学品单方制剂和小包装麻黄素的；

（二）麻醉药品全国性批发企业、区域性批发企业持麻醉药品调拨单购买小包装麻黄素以及单次购买麻黄素片剂6万片以下、注射剂1.5万支以下的；

（三）按规定购买药品类易制毒化学品标准品、对照品的；

（四）药品类易制毒化学品生产企业凭药品类易制毒化学品出口许可自营出口药品类易制毒化学品的。

第四章 购销管理

第二十二条 药品类易制毒化学品生产企业应当将药品类易制毒化学品原料药销售给取得《购用证明》的药品生产企业、药品经营企业和外贸出口企业。

第二十三条 药品类易制毒化学品经营企业应当将药品类易制毒化学品原料药销售给本省、自治区、直辖市行政区域内取得《购用证明》的单位。药品类易制毒化学品经营企业之间不得购销药品类易制毒化学品原料药。

第二十四条 教学科研单位只能凭《购用证明》从麻醉药品全国性批发企业、区域性批发企业和药品类易制毒化学品经营企业购买药品类易制毒化学品。

第二十五条 药品类易制毒化学品生产企业应当将药品类易制毒化学品单方制剂和小包装麻黄素销售给麻醉药品全国性批发企业。麻醉药品全国性批发企业、区域性批发企业应当按照《麻醉药品和精神药品管理条例》第三章规定的渠道销售药品类易制毒化学品单方制剂和小包装麻黄素。麻醉药品区域性批发企业之间不得购销药品类易制毒化学品单方制剂和小包装麻黄素。

麻醉药品区域性批发企业之间因医疗急需等特殊情况需要调剂药品类易制毒化学品单方制剂的，应当在调剂后2日内将调剂情况分别报所在地省、自治区、直辖市食品药品监督管理部门备案。

第二十六条 药品类易制毒化学品禁止使用现金或者实物进行交易。

第二十七条 药品类易制毒化学品生产企业、经营企业销售药品类易制毒化学品，应当逐一建立购买方档案。

购买方为非医疗机构的，档案内容至少包括：

（一）购买方《药品生产许可证》、《药品经营许可证》、企业营业执照等资质证明文件复印件；

（二）购买方企业法定代表人、主管药品类易制毒化学品负责人、采购人员姓名及其联系方式；

（三）法定代表人授权委托书原件及采购人员身份证明文件复印件；

（四）《购用证明》或者麻醉药品调拨单原件；

（五）销售记录及核查情况记录。

购买方为医疗机构的，档案应当包括医疗机构麻醉药品、第一类精神药品购用印鉴卡复印件和销售记录。

第二十八条 药品类易制毒化学品生产企业、经营企业销售药品类易制毒化学品时，应当核查采购人员身份证明和相关购买许可证明，无误后方可销售，并保存核查记录。

发货应当严格执行出库复核制度，认真核对实物与药品销售出库单是否相符，并确保将药品类易制毒化学品送达购买方《药品生产许可证》或者《药品经营许可证》所载明的地址，或者医疗机构的药库。

在核查、发货、送货过程中发现可疑情况的，应当立即停止销售，并向所在地食品药品监督管理部门和公安机关报告。

第二十九条 除药品类易制毒化学品经营企业外，购用单位应当按照《购用证明》载明的用途使用药品类易制毒化学品，不得转售；外贸出口企业购买的药品类易制毒化学品不得内销。

购用单位需要将药品类易制毒化学品退回原供货单位的，应当分别报其所在地和原供货单位所在地省、自治区、直辖市食品药品监督管理部门备案。原供货单位收到退货后，应当分别向其所在地和原购用单位所在地省、自治区、直辖市食品药品监督管理部门报告。

第五章 安全管理

第三十条 药品类易制毒化学品生产企业、经营企业、使用药品类易制毒化学品的药品生产企业和教学科研单位，应当配备保障药品类易制毒化学品安全管理的设施，建立层层落实责任制的药品类易制毒化学品管理制度。

第三十一条 药品类易制毒化学品生产企业、经营企业和使用药品类易制毒化学品的药品生产企业，应当设置专库或者在药品仓库中设立独立的专库（柜）储存药品类易制毒化学品。

麻醉药品全国性批发企业、区域性批发企业可在其麻醉药品和第一类精神药品专库中设专区存放药品类易制毒化学品。

教学科研单位应当设立专柜储存药品类易制毒化

学品。

专库应当设有防盗设施，专柜应当使用保险柜；专库和专柜应当实行双人双锁管理。

药品类易制毒化学品生产企业、经营企业和使用药品类易制毒化学品的药品生产企业，其关键生产岗位、储存场所应当设置电视监控设施，安装报警装置并与公安机关联网。

第三十二条　药品类易制毒化学品生产企业、经营企业和使用药品类易制毒化学品的药品生产企业，应当建立药品类易制毒化学品专用账册。专用账册保存期限应当自药品类易制毒化学品有效期期满之日起不少于2年。

药品类易制毒化学品生产企业自营出口药品类易制毒化学品的，必须在专用账册中载明，并留存出口许可及相应证明材料备查。

药品类易制毒化学品入库应当双人验收，出库应当双人复核，做到账物相符。

第三十三条　发生药品类易制毒化学品被盗、被抢、丢失或者其他流入非法渠道情形的，案发单位应当立即报告当地公安机关和县级以上地方食品药品监督管理部门。接到报案的食品药品监督管理部门应当逐级上报，并配合公安机关查处。

第六章　监督管理

第三十四条　县级以上地方食品药品监督管理部门负责本行政区域内药品类易制毒化学品生产企业、经营企业、使用药品类易制毒化学品的药品生产企业和教学科研单位的监督检查。

第三十五条　食品药品监督管理部门应当建立对本行政区域内相关企业的监督检查制度和监督检查档案。监督检查至少应当包括药品类易制毒化学品的安全管理状况、销售流向、使用情况等内容；对企业的监督检查档案应当全面详实，应当有现场检查等情况的记录。每次检查后应当将检查结果以书面形式告知被检查单位；需要整改的应当提出整改内容及整改期限，并实施跟踪检查。

第三十六条　食品药品监督管理部门对药品类易制毒化学品的生产、经营、购买活动进行监督检查时，可以依法查看现场、查阅和复制有关资料、记录有关情况、扣押相关的证据材料和违法物品；必要时，可以临时查封有关场所。

被检查单位及其工作人员应当配合食品药品监督管理部门的监督检查，如实提供有关情况和材料、物品，不得拒绝或者隐匿。

第三十七条　食品药品监督管理部门应当将药品类易制毒化学品许可、依法吊销或者注销许可的情况及时通报有关公安机关和工商行政管理部门。

食品药品监督管理部门收到工商行政管理部门关于药品类易制毒化学品生产企业、经营企业吊销营业执照或者注销登记的情况通报后，应当及时注销相应的药品类易制毒化学品许可。

第三十八条　药品类易制毒化学品生产企业、经营企业应当于每月10日前，向所在地县级食品药品监督管理部门、公安机关及中国麻醉药品协会报送上月药品类易制毒化学品生产、经营和库存情况；每年3月31日前向所在地县级食品药品监督管理部门、公安机关及中国麻醉药品协会报送上年度药品类易制毒化学品生产、经营和库存情况。食品药品监督管理部门应当将汇总情况及时报告上一级食品药品监督管理部门。

药品类易制毒化学品生产企业、经营企业应当按照食品药品监督管理部门制定的药品电子监管实施要求，及时联入药品电子监管网，并通过网络报送药品类易制毒化学品生产、经营和库存情况。

第三十九条　药品类易制毒化学品生产企业、经营企业、使用药品类易制毒化学品的药品生产企业和教学科研单位，对过期、损坏的药品类易制毒化学品应当登记造册，并向所在地县级以上地方食品药品监督管理部门申请销毁。食品药品监督管理部门应当自接到申请之日起5日内到现场监督销毁。

第四十条　有《行政许可法》第六十九条第一款、第二款所列情形的，省、自治区、直辖市食品药品监督管理部门或者国家食品药品监督管理局应当撤销根据本办法作出的有关许可。

第七章　法律责任

第四十一条　药品类易制毒化学品生产企业、经营企业、使用药品类易制毒化学品的药品生产企业、教学科研单位，未按规定执行安全管理制度的，由县级以上食品药品监督管理部门按照《条例》第四十条第一款第一项的规定给予处罚。

第四十二条　药品类易制毒化学品生产企业自营出口药品类易制毒化学品，未按规定在专用账册中载明或者未按规定留存出口许可、相应证明材料备查的，由县级以上食品药品监督管理部门按照《条例》第四十条第一款第四项的规定给予处罚。

第四十三条　有下列情形之一的，由县级以上食品药品监督管理部门给予警告，责令限期改正，可以并处1万元以上3万元以下的罚款：

（一）药品类易制毒化学品生产企业连续停产1年以上未按规定报告的，或者未经所在地省、自治区、直辖市食品药品监督管理部门现场检查即恢复生产的；

（二）药品类易制毒化学品生产企业、经营企业未按规定渠道购销药品类易制毒化学品的；

（三）麻醉药品区域性批发企业因特殊情况调剂药

品类易制毒化学品后未按规定备案的；

（四）药品类易制毒化学品发生退货，购用单位、供货单位未按规定备案、报告的。

第四十四条 药品类易制毒化学品生产企业、经营企业、使用药品类易制毒化学品的药品生产企业和教学科研单位，拒不接受食品药品监督管理部门监督检查的，由县级以上食品药品监督管理部门按照《条例》第四十二条规定给予处罚。

第四十五条 对于由公安机关、工商行政管理部门按照《条例》第三十八条作出行政处罚决定的单位，食品药品监督管理部门自该行政处罚决定作出之日起3年内不予受理其药品类易制毒化学品生产、经营、购买许可的申请。

第四十六条 食品药品监督管理部门工作人员在药品类易制毒化学品管理工作中有应当许可而不许可、不应当许可而滥许可，以及其他滥用职权、玩忽职守、徇私舞弊行为的，依法给予行政处分；构成犯罪的，依法追究刑事责任。

第八章 附 则

第四十七条 申请单位按照本办法的规定申请行政许可事项的，应当对提交资料的真实性负责，提供资料为复印件的，应当加盖申请单位的公章。

第四十八条 本办法所称小包装麻黄素是指国家食品药品监督管理局指定生产的供教学、科研和医疗机构配制制剂使用的特定包装的麻黄素原料药。

第四十九条 对兽药生产企业购用盐酸麻黄素原料药以及兽用盐酸麻黄素注射液生产、经营等监督管理，按照农业部和国家食品药品监督管理局的规定执行。

第五十条 本办法自2010年5月1日起施行。原国家药品监督管理局1999年6月26日发布的《麻黄素管理办法》（试行）同时废止。

附件1

药品类易制毒化学品品种目录

1. 麦角酸
2. 麦角胺
3. 麦角新碱
4. 麻黄素、伪麻黄素、消旋麻黄素、去甲麻黄素、甲基麻黄素、麻黄浸膏、麻黄浸膏粉等麻黄素类物质

　　说明：一、所列物质包括可能存在的盐类。

　　　　　二、药品类易制毒化学品包括原料药及其单方制剂。

附件2-7

略

疫苗生产流通管理规定

（国家药品监督管理局 2022 年第 55 号公告）

第一章　总　则

第一条　为加强疫苗生产流通监督管理，规范疫苗生产、流通活动，根据《中华人民共和国药品管理法》《中华人民共和国疫苗管理法》及《药品注册管理办法》《药品生产监督管理办法》等有关法律、法规、规章，制定本规定。

第二条　在中华人民共和国境内从事疫苗生产、流通及其监督管理等活动适用本规定。

第三条　从事疫苗生产、流通活动，应当遵守药品和疫苗的有关法律、法规、规章、标准、规范等，保证全过程信息真实、准确、完整和可追溯。

第二章　持有人主体责任

第四条　国家对疫苗实行上市许可持有人制度。持有人对疫苗的安全性、有效性和质量可控性负主体责任，依法依规开展疫苗上市后生产、流通等环节管理活动，并承担相应责任。

开展委托生产的，持有人对委托生产的疫苗负主体责任，受托疫苗生产企业对受托生产行为负责。

第五条　疫苗生产相关的主要原料、辅料和直接接触药品的包装材料供应商以及疫苗供应过程中储存、运输等相关主体依法承担相应环节的责任。

第六条　持有人应当明确关键岗位人员职责。

法定代表人／主要负责人：负责确立质量方针和质量目标，提供资源保证生产、流通等活动持续符合相关法律法规要求，确保质量管理部门独立履行职责，对疫苗产品生产、流通活动和质量全面负责。

生产管理负责人：负责组织和实施疫苗产品生产活动，确保按照经核准的生产工艺和质量控制标准组织生产，对生产过程的持续合规负责。

质量管理负责人：负责组织建立企业质量管理体系并确保体系能够持续良好运行，对疫苗产品质量管理持续合规负责。

质量受权人：负责疫苗产品放行，确保每批已放行产品的生产、检验均符合经核准的生产工艺和质量控制标准，对产品放行负责。

第七条　持有人的生产管理负责人、质量管理负责人和质量受权人等关键岗位人员应当具有医学、药学、生物学等相关专业本科及以上学历或具备中级以上专业技术职称，具有五年以上从事疫苗领域生产质量管理经验，能够在生产、质量管理中履行职责，并承担相应责任。

负责疫苗流通质量管理的负责人应当具有医学、药学、生物学等相关专业本科及以上学历或具备中级以上专业技术职称，具有三年以上从事疫苗管理或技术工作经验，能够在疫苗流通质量管理中履行职责，并承担相应责任。

持有人的法定代表人、主要负责人、生产管理负责人、质量管理负责人和质量受权人，应当具有良好的信用记录，药品严重失信人员不得担任上述职务。

第八条　持有人应当根据法律、法规、规章、标准、规范等要求，建立完整的疫苗质量管理体系，定期对质量管理体系的运行情况开展自查并持续改进。

持有人应当按照规定，对疫苗生产、流通涉及的原料、辅料、直接接触药品的包装材料、储存配送服务等供应商的质量管理体系进行审核和监督，确保供应商满足疫苗生产、流通的相关要求，不断完善上市后疫苗生产、流通质量管理体系。

第九条　持有人应当对疫苗生产、流通全过程开展质量风险管理，对质量体系运行过程中可能存在的风险进行风险识别、评估、控制、沟通，采取有效预防控制措施，及时开展风险回顾，直至风险得到有效控制。

第三章　疫苗生产管理

第十条　国家对疫苗生产实施严格准入制度，严格控制新开办疫苗生产企业。新开办疫苗生产企业，除符合疫苗生产企业开办条件外，还应当符合国家疫苗行业主管部门的相关政策。

第十一条　持有人自身应当具备疫苗生产能力。从事疫苗生产活动时，应当按照《药品管理法》《疫苗管理法》及《药品生产监督管理办法》等规定的条件，按照药品生产许可管理规定程序，向生产场地所在地省级药品监督管理部门提交药品生产许可申请材料。超出持有人疫苗生产能力确需委托生产的，受托方应当为取得疫苗生产范围的药品生产企业。

疫苗的包装、贴标签、分包装应当在取得疫苗生产范围的药品生产企业开展。

第十二条　满足以下情形之一的疫苗品种，持有人可提出疫苗委托生产申请：

（一）国务院工业和信息化管理部门提出储备需要，且认为持有人现有生产能力无法满足需求的；

（二）国务院卫生健康管理部门提出疾病预防、控制急需，且认为持有人现有生产能力无法满足需求的；

（三）生产多联多价疫苗的。

委托生产的范围应当是疫苗生产的全部工序。必要时,委托生产多联多价疫苗的,经国家药品监督管理局组织论证同意后可以是疫苗原液生产阶段或者制剂生产阶段。

第十三条 申请疫苗委托生产的,委托方和受托方应当按照相关技术指导原则要求进行研究、评估和必要的验证,并在完成相应《药品生产许可证》生产范围变更后,由委托方向国家药品监督管理局受理和举报中心提出申请,申请时应当提交《疫苗委托生产申请表》(附件1),提交申报资料(附件2),及本规定第十二条规定的证明性材料。

第十四条 国家药品监督管理局受理和举报中心接到疫苗委托生产申请后,按照本规定第十三条的要求对申请资料进行形式审查,应当在5个工作日内作出受理、补正或者不予受理的决定,出具书面的《受理通知书》或者《不予受理通知书》,并注明日期。

第十五条 国家药品监督管理局按照本规定的要求对疫苗委托生产申请进行审查,应当在20个工作日内作出决定。申请人补充资料所需时间不计入审批时限。

经审查符合规定予以批准的,由国家药品监督管理局受理和举报中心制作《疫苗委托生产批件》(附件3)并在10个工作日内向委托方发放;不符合规定的,书面通知委托方并说明理由;需要补充材料的,书面通知委托方在规定时间内提交补充材料。

《疫苗委托生产批件》同时抄送委托方和受托方所在地省级药品监督管理部门等。

第十六条 委托方取得《疫苗委托生产批件》后,按照《药品上市后变更管理办法(试行)》相关规定办理生产场地变更涉及的注册管理事项变更。

委托方和受托方所在地省级药品监督管理部门应当按照《药品生产监督管理办法》第五十二条的规定,对委托方和受托方开展药品生产质量管理规范符合性检查。

委托方和受托方在依法完成相应变更,通过药品生产质量管理规范符合性检查,所生产产品自检和批签发合格,符合法定放行条件后,方可上市销售。

第十七条 持有人应当建立完整的生产质量管理体系,严格按照经核准的生产工艺和质量控制标准组织生产,确保产品符合上市放行要求。生产过程中应当持续加强物料供应商管理、变更控制、偏差管理、产品质量回顾分析等工作。采用信息化手段如实记录生产、检验过程中形成的所有数据,确保生产全过程持续符合法定要求。对于无法采用在线采集数据的人工操作步骤,应将该过程形成的数据及时录入相关信息化系统或转化为电子数据,确保相关数据的真实、准确、完整和可追溯,同时按要求保存相关纸质原始记录。

第十八条 持有人因工艺升级、搬迁改造等原因

(正常周期性生产除外),计划停产3个月以上的,应当在停产3个月前,向所在地省级药品监督管理部门报告。

持有人常年生产品种因设备故障等突发情况导致无法正常生产,预计需停产1个月以上的,应当在停产3个工作日内向所在地省级药品监督管理部门报告。

第十九条 持有人长期停产(正常周期性生产除外)计划恢复生产的,应当在恢复生产1个月前向所在地省级药品监督管理部门报告。省级药品监督管理部门结合日常监管情况进行风险评估,必要时可对恢复生产的品种开展现场检查。

第二十条 持有人在生产、流通管理过程中,发现可能会影响疫苗产品质量的重大偏差或重大质量问题的,应当立即向所在地省级药品监督管理部门报告。进口疫苗在流通管理过程中,发现可能影响疫苗产品质量的重大偏差或重大质量问题的,由境外疫苗持有人指定的境内代理人向进口口岸所在地省级药品监督管理部门报告。报告至少包括以下内容:

(一)重大偏差或质量问题的详细情况;

(二)涉及产品的名称、批号、规格、数量、流向等信息;

(三)已经或可能产生的不良影响;

(四)已采取的紧急控制或处置措施;

(五)拟进一步采取的措施;

(六)应当说明的其他情况。

第二十一条 持有人应当建立年度报告制度,质量年度报告应当按照相关要求进行撰写。质量年度报告至少应当包括疫苗生产和批签发情况,关键人员变更情况,生产工艺和场地变更情况,原料、辅料变更情况,关键设施设备变更情况,偏差情况,稳定性考察情况,销售配送情况,疑似预防接种异常反应情况,风险管理情况,接受检查和处罚情况等。

持有人应当在每年4月底前通过"国家药品智慧监管平台的药品业务管理系统"上传上年度的质量年度报告。各省级药品监督管理部门及中检院、国家药品监督管理局药审中心、核查中心、评价中心、信息中心等部门,依职责权限,分别查询、审阅、检查、评价等各相关工作开展及风险评估的重要参考。

第四章 疫苗流通管理

第二十二条 持有人应当按照采购合同的约定,向疾病预防控制机构销售疫苗。

境外疫苗持有人原则上应当指定境内一家具备冷链药品质量保证能力的药品批发企业统一销售其同一品种疫苗,履行持有人在销售环节的义务,并承担责任。

第二十三条 持有人在销售疫苗时,应当同时提供加盖其印章的批签发证明复印件或者电子文件;销售进

口疫苗的，还应当提供加盖其印章的进口药品通关单复印件或者电子文件。

持有人应当按照规定，建立真实、准确、完整的销售记录，销售记录应当至少包含产品通用名称、批准文号、批号、规格、有效期、购货单位、销售数量、单价、金额、销售日期和持有人信息等，委托储存、运输的，还应当包括受托储存、运输企业信息，并保存至疫苗有效期满后不少于 5 年备查。

第二十四条　持有人、疾病预防控制机构自行配送疫苗，应当具备疫苗冷链储存、运输条件，符合疫苗储存和运输管理规范的有关要求，并对配送的疫苗质量依法承担责任。

持有人与疾病预防控制机构签订的采购合同中应当明确实施配送的单位、配送方式、配送时限和收货地点。

第二十五条　持有人可委托符合药品经营质量管理规范冷藏冷冻药品运输、储存条件的企业配送、区域仓储疫苗。持有人应当对疫苗配送企业的配送能力进行评估，严格控制配送企业数量，保证配送过程持续符合法定要求。持有人在同一省级行政区域内选取疫苗区域配送企业原则上不得超过 2 家。

疾病预防控制机构委托配送企业分发疫苗的，应当对疫苗配送企业的配送能力进行评估，保证疫苗冷链储存、运输条件符合疫苗储存和运输管理规范的有关要求。

第二十六条　持有人委托配送疫苗的，应当及时将委托配送疫苗品种信息及受托储存、运输单位配送条件、配送能力及信息化追溯能力等评估情况分别向持有人所在地和接收疫苗所在地省级药品监督管理部门报告，省级药品监督管理部门应当及时进行公告。疾病预防控制机构委托配送企业配送疫苗的，应当向同级药品监督管理部门和卫生健康主管部门报告。接受委托配送的企业不得再次委托。

第二十七条　持有人、疾病预防控制机构和接种单位、受托储存运输企业相关方应当按照国家疫苗全程电子追溯制度要求，如实记录疫苗销售、储存、运输、使用信息，实现最小包装单位从生产到使用的全过程可追溯。

疫苗配送单位应当按持有人要求，真实、完整地记录储存、运输环节信息。

第二十八条　疫苗非临床研究、临床研究及血液制品生产等特殊情形所需的疫苗，相关使用单位向所在地省级药品监督管理部门报告后，可向疫苗上市许可持有人或者疾病预防控制机构采购。持有人、疾病预防控制机构和相关使用单位应当严格管理，并做好相关记录，确保疫苗销售、使用可追溯。

第五章　疫苗变更管理

第二十九条　持有人应当以持续提升产品的安全性、有效性和质量可控性为原则，对上市产品进行质量跟踪和趋势分析，改进生产工艺，提高生产过程控制能力，持续提升质量控制标准，提升中间产品和成品的质量控制水平。

第三十条　持有人已上市疫苗的生产工艺、生产场地、生产车间及生产线、关键生产设施设备等发生变更的，应当进行研究和验证，充分评估变更对疫苗安全性、有效性和质量可控性的影响，根据《药品上市后变更管理办法（试行）》《已上市生物制品药学变更研究技术指导原则（试行）》等相关规定确定变更分类，并按照《药品注册管理办法》的规定程序提出补充申请、备案或报告。

第三十一条　持有人应当对相关变更开展评估、论证、研究和必要的验证，需要批准或者备案的，应当按程序经审核批准或者办理备案后方可实施。

第三十二条　持有人发生生产场地变更等情形的，省级药品监督管理部门应当进行药品生产质量管理规范符合性检查；其他变更，由省级药品监督管理部门根据风险管理原则确定是否开展药品生产质量管理规范符合性检查。

报国家药品监督管理局药审中心的补充申请事项，根据《药品生产监督管理办法》第五十二条开展药品生产质量管理规范符合性检查。

第六章　疫苗监督管理

第三十三条　国家药品监督管理局主管全国疫苗生产流通环节质量监督管理工作。制定疫苗生产流通监督管理的规章制度、规范、标准和指南并监督指导实施；组织开展疫苗巡查抽查；督促指导疫苗批签发管理工作，实施委托生产审批工作；会同国务院卫生健康主管部门制定统一的疫苗追溯标准和规范，建立全国疫苗电子追溯体系，实现疫苗全过程信息可追溯。

省级药品监督管理部门负责本行政区域内疫苗生产流通监督管理工作。负责疫苗生产和流通环节相关许可和备案事项；负责制定年度疫苗生产、配送企业监督检查计划并开展监督检查；负责向疫苗生产企业派驻检查员；负责本行政区域内属地药品检验机构的疫苗批签发管理工作；按职责开展疫苗预防接种异常反应监测和调查；负责指导市、县承担药品监督管理职责的部门开展疫苗流通、预防接种环节的疫苗质量监督管理工作。

市、县承担药品监督管理职责的部门负责本行政区域内疫苗流通、预防接种环节的疫苗质量监督管理工作；配合卫生健康主管部门实施疫苗异常反应监测、报告；完善质量信息通报机制和联合处置机制。

第三十四条　省级药品监督管理部门承担本行政区域内疫苗生产流通活动的监督管理职责，对行政区域内接受委托生产和接受委托配送的受托方进行监督管理。

持有人和受托生产企业不在同一省级行政区域内的，由持有人所在地省级药品监督管理部门负责对持有人的监督管理，受托生产企业所在地省级药品监督管理部门负责对受托生产企业的监督管理，持有人和受托企业所在地省级药品监督管理部门应当互相配合开展监督管理工作，必要时可开展联合检查。

第三十五条　药品监督管理部门依法设立或指定的专业技术机构，承担疫苗上市后检查、批签发、疑似预防接种异常反应监测与安全评价等技术工作。

（一）药品检查机构负责组织起草疫苗上市后检查有关规定、检查指南，并依职责开展疫苗检查工作。

（二）药品审评机构负责起草疫苗上市后变更所涉及注册管理的有关规定和指导原则，并依职责开展相关技术审评工作。

（三）药品评价机构负责起草疫苗上市后监测和安全性评价有关规定和指导原则，并依职责开展疫苗上市后监测和安全性评价技术工作。

（四）疫苗批签发机构应当将疫苗批签发过程中发现的重大质量风险及时通报相关药品监督管理部门，接到报告的部门应基于风险启动疫苗检查、稽查或质量安全事件调查。

（五）信息管理机构负责疫苗追溯协同服务平台、疫苗安全信用档案建设和管理，对疫苗生产场地进行统一编码。

上述疫苗监管专业技术机构应当按照法规、规范、规程和标准开展相关技术活动，并对技术监督结果负责。

上级专业技术机构应当对下一级技术机构质量体系建设和业务工作进行指导。

各级药品监督管理部门及其技术机构应当建立上下互通、左右衔接的疫苗沟通协调合作机制。在疫苗现场检查、疑似预防接种异常反应监测及批签发等过程中，及时沟通信息和通报情况；发现重大产品质量风险、严重的疑似预防接种异常反应，应当立即采取有效措施控制风险。

第三十六条　药品监督管理部门实施疫苗上市后监督检查，除遵从《药品生产监督管理办法》《药品检查管理办法（试行）》一般规定外，还应当开展以下方式的检查：

（一）国家药品监督管理局组织国家疫苗检查中心对在产的疫苗生产企业生产和质量管理情况开展巡查，并对省级药品监督管理部门的疫苗生产监督管理工作进行督导。

（二）省级药品监督管理部门应当对本行政区域的疫苗生产企业、配送企业、销售进口疫苗的药品批发企业开展监督检查，并配合国家药品监督管理局做好疫苗巡查和抽查工作；对疫苗配送企业、同级疾病预防控制机构开展监督检查；必要时对疫苗生产、流通等活动提供产品或者服务的单位进行延伸监督检查。

（三）市、县承担药品监督管理职责的部门对疾病预防控制机构、接种单位开展质量监督检查。

第三十七条　各级负责药品监督管理的部门依职责在对持有人、受托生产企业、疫苗配送企业、疾病预防控制机构和接种单位开展监督检查时，应当按照质量风险管理的原则制定检查计划，根据既往现场检查情况、质量年度报告、上市许可变更申报情况、上市后质量抽检情况、批签发情况、疑似预防接种异常反应监测情况、产品召回信息、投诉举报情况等进行风险评估，制定检查计划。制定检查计划应考虑检查频次、检查范围、重点内容、检查时长及检查员的专业背景等。

各级负责药品监督管理的部门可根据检查计划、方案，对持有人的生产场地、经营场所及疫苗配送企业、疾病预防控制机构和接种单位开展现场检查，被检查单位应当予以配合，不得拒绝、逃避或者阻碍。现场检查过程中，可以收集相关证据，依法收集的相关资料、实物等，可以作为行政处罚中认定事实的依据；需要抽取样品进行检验的，可以按照抽样检验相关规定抽样或者通知被检查单位所在地药品监督管理部门按规定抽样，抽取的样品应当由具备资质的技术机构进行检验。

第三十八条　省级药品监督管理部门应当向本行政区域内每家疫苗生产企业至少派驻2名检查员。派驻检查员应当做好以下检查工作：

（一）按要求完成省级药品监督管理部门制定的检查任务，及时向省级药品监督管理部门报告监督检查情况，并提出监管建议；

（二）对省级药品监督管理部门检查发现的缺陷项目，督促企业按期整改，对整改情况进行核实；

（三）协助批签发机构开展现场核实等工作；

（四）发现企业违法违规线索时，立即报告派出部门，并配合监管部门收集证据；

（五）完成省级药品监督管理部门交办的其他事项。

第三十九条　国家药品监督管理局每年组织国家疫苗检查中心至少对在产疫苗持有人开展1次疫苗巡查；省级药品监督管理部门每年至少对在产疫苗持有人及其委托生产企业检查2次，其中至少包含1次药品生产质量管理规范符合性检查，每年至少对销售进口疫苗的药品批发企业、疫苗配送企业、同级疾病预防控制机构检查 1 次；市、县承担药品监督管理职责的部门每年至少对同级疾病预防控制机构、接种单位检查 1 次。如发现可能对疫苗质量产生重大影响的线索，各级药品监督管理部门可以随时开展有因检查。

第四十条　检查组应当根据现场检查情况提出现场检查结论，形成现场检查报告，并及时报送派出药品检查机构。药品检查机构应当对现场检查报告进行评估和审核，结合企业整改情况，形成综合评定结论，并报送药品监督管理部门。药品监督管理部门依据综合评定结论，作出相应处理。

检查发现持有人存在缺陷项目的，由所在地省级药品监督管理部门依职责督促持有人开展整改，整改完成后应当核实整改情况。

检查发现持有人存在重大质量隐患或风险的，所在地省级药品监督管理部门应当立即依职责采取相应行政处理措施控制风险，并及时报告国家药品监督管理局。

检查发现持有人、受托生产企业、疫苗配送企业存在违法违规行为的，由所在地药品监督管理部门依职责开展调查，根据《药品管理法》《疫苗管理法》依法处置。

检查发现持有人、疫苗配送企业、疾病预防控制机构、接种单位存在违反疫苗储存、运输管理要求并可能影响疫苗质量情形的，所在地药品监督管理部门应当责令其暂停疫苗销售、配送或分发，并通报同级卫生健康

主管部门，督促相关单位进行整改。整改完成后，经所在地药品监督管理部门检查符合要求的，方可恢复疫苗销售、配送或分发。

第四十一条　持有人应当根据《药品召回管理办法》的规定，建立完善的药品召回管理制度，收集疫苗安全的相关信息，对存在可能危及人体健康和生命安全的质量问题或者其他安全隐患的疫苗产品进行调查、评估，召回存在缺陷的疫苗。

药品监督管理部门经过调查评估，认为疫苗存在可能危及人体健康和生命安全的质量问题或者其他安全隐患的，持有人应当召回疫苗而未主动召回的，应当责令持有人召回疫苗。

第四十二条　疫苗出现疑似预防接种异常反应、群体不良事件，经卫生健康主管部门组织专家调查诊断确认或者怀疑与疫苗质量有关，或者日常监督检查和风险监测中发现的疫苗质量安全信息，以及其他严重影响公众健康的疫苗质量安全事件，应当按照地方人民政府的相关应急预案进行处置。

第四十三条　从事疫苗出口的疫苗生产企业应当按照国际采购要求生产、出口疫苗。疫苗生产企业应当将仅用于出口的疫苗直接销售至境外，不得在中国境内销售。疫苗出口后不得进口至国内。

第七章　附　则

第四十四条　本规定自发布之日起施行。

八、其他

中华人民共和国消费者权益保护法

（1993 年 10 月 31 日第八届全国人民代表大会常务委员会第四次会议通过
根据 2009 年 8 月 27 日第十一届全国人民代表大会常务委员会第十次会议
《关于修改部分法律的决定》第一次修正　根据 2013 年 10 月 25 日第十二届
全国人民代表大会常务委员会第五次会议《关于修改〈中华人民共和国
消费者权益保护法〉的决定》第二次修正）

第一章　总　则

第一条　为保护消费者的合法权益，维护社会经济秩序，促进社会主义市场经济健康发展，制定本法。

第二条　消费者为生活消费需要购买、使用商品或者接受服务，其权益受本法保护；本法未作规定的，受其他有关法律、法规保护。

第三条　经营者为消费者提供其生产、销售的商品或者提供服务，应当遵守本法；本法未作规定的，应当遵守其他有关法律、法规。

第四条　经营者与消费者进行交易，应当遵循自愿、平等、公平、诚实信用的原则。

第五条　国家保护消费者的合法权益不受侵害。

国家采取措施，保障消费者依法行使权利，维护消费者的合法权益。

国家倡导文明、健康、节约资源和保护环境的消费方式，反对浪费。

第六条　保护消费者的合法权益是全社会的共同责任。

国家鼓励、支持一切组织和个人对损害消费者合法权益的行为进行社会监督。

大众传播媒介应当做好维护消费者合法权益的宣传，对损害消费者合法权益的行为进行舆论监督。

第二章　消费者的权利

第七条　消费者在购买、使用商品和接受服务时享有人身、财产安全不受损害的权利。

消费者有权要求经营者提供的商品和服务，符合保障人身、财产安全的要求。

第八条　消费者享有知悉其购买、使用的商品或者接受的服务的真实情况的权利。

消费者有权根据商品或者服务的不同情况，要求经营者提供商品的价格、产地、生产者、用途、性能、规格、等级、主要成份、生产日期、有效期限、检验合格证明、使用方法说明书、售后服务，或者服务的内容、规格、费用等有关情况。

第九条　消费者享有自主选择商品或者服务的权利。

消费者有权自主选择提供商品或者服务的经营者，自主选择商品品种或者服务方式，自主决定购买或者不购买任何一种商品、接受或者不接受任何一项服务。

消费者在自主选择商品或者服务时，有权进行比较、鉴别和挑选。

第十条　消费者享有公平交易的权利。

消费者在购买商品或者接受服务时，有权获得质量保障、价格合理、计量正确等公平交易条件，有权拒绝经营者的强制交易行为。

第十一条　消费者因购买、使用商品或者接受服务受到人身、财产损害的，享有依法获得赔偿的权利。

第十二条　消费者享有依法成立维护自身合法权益的社会组织的权利。

第十三条　消费者享有获得有关消费和消费者权益保护方面的知识的权利。

消费者应当努力掌握所需商品或者服务的知识和使用技能，正确使用商品，提高自我保护意识。

第十四条　消费者在购买、使用商品和接受服务时，享有人格尊严、民族风俗习惯得到尊重的权利，享有个人信息依法得到保护的权利。

第十五条　消费者享有对商品和服务以及保护消费者权益工作进行监督的权利。

消费者有权检举、控告侵害消费者权益的行为和国家机关及其工作人员在保护消费者权益工作中的违法失职行为，有权对保护消费者权益工作提出批评、建议。

第三章　经营者的义务

第十六条　经营者向消费者提供商品或者服务，应当依照本法和其他有关法律、法规的规定履行义务。

经营者和消费者有约定的，应当按照约定履行义务，但双方的约定不得违背法律、法规的规定。

经营者向消费者提供商品或者服务，应当恪守社会公德，诚信经营，保障消费者的合法权益；不得设定不公平、不合理的交易条件，不得强制交易。

第十七条　经营者应当听取消费者对其提供的商品或者服务的意见，接受消费者的监督。

第十八条　经营者应当保证其提供的商品或者服务符合保障人身、财产安全的要求。对可能危及人身、财产安全的商品和服务，应当向消费者作出真实的说明和明确的警示，并说明和标明正确使用商品或者接受服务的方法以及防止危害发生的方法。

宾馆、商场、餐馆、银行、机场、车站、港口、影剧院等经营场所的经营者，应当对消费者尽到安全保障义务。

第十九条　经营者发现其提供的商品或者服务存在缺陷，有危及人身、财产安全危险的，应当立即向有关行政部门报告和告知消费者，并采取停止销售、警示、召回、无害化处理、销毁、停止生产或者服务等措施。采取召回措施的，经营者应当承担消费者因商品被召回支出的必要费用。

第二十条　经营者向消费者提供有关商品或者服务的质量、性能、用途、有效期限等信息，应当真实、全面，不得作虚假或者引人误解的宣传。

经营者对消费者就其提供的商品或者服务的质量和使用方法等问题提出的询问，应当作出真实、明确的答复。

经营者提供商品或者服务应当明码标价。

第二十一条　经营者应当标明其真实名称和标记。

租赁他人柜台或者场地的经营者，应当标明其真实名称和标记。

第二十二条　经营者提供商品或者服务，应当按照国家有关规定或者商业惯例向消费者出具发票等购货凭证或者服务单据；消费者索要发票等购货凭证或者服务单据的，经营者必须出具。

第二十三条　经营者应当保证在正常使用商品或者接受服务的情况下其提供的商品或者服务应当具有的质量、性能、用途和有效期限；但消费者在购买该商品或者接受该服务前已经知道其存在瑕疵，且存在该瑕疵不违反法律强制性规定的除外。

经营者以广告、产品说明、实物样品或者其他方式表明商品或者服务的质量状况的，应当保证其提供的商品或者服务的实际质量与表明的质量状况相符。

经营者提供的机动车、计算机、电视机、电冰箱、空调器、洗衣机等耐用商品或者装饰装修等服务，消费者自接受商品或者服务之日起六个月内发现瑕疵，发生争议的，由经营者承担有关瑕疵的举证责任。

第二十四条　经营者提供的商品或者服务不符合质量要求的，消费者可以依照国家规定、当事人约定退货，或者要求经营者履行更换、修理等义务。没有国家规定和当事人约定的，消费者可以自收到商品之日起七日内退货；七日后符合法定解除合同条件的，消费者可以及时退货，不符合法定解除合同条件的，可以要求经营者履行更换、修理等义务。

依照前款规定进行退货、更换、修理的，经营者应当承担运输等必要费用。

第二十五条　经营者采用网络、电视、电话、邮购等方式销售商品，消费者有权自收到商品之日起七日内退货，且无需说明理由，但下列商品除外：

（一）消费者定作的；

（二）鲜活易腐的；

（三）在线下载或者消费者拆封的音像制品、计算机软件等数字化商品；

（四）交付的报纸、期刊。

除前款所列商品外，其他根据商品性质并经消费者在购买时确认不宜退货的商品，不适用无理由退货。

消费者退货的商品应当完好。经营者应当自收到退回商品之日起七日内返还消费者支付的商品价款。退回商品的运费由消费者承担；经营者和消费者另有约定的，按照约定。

第二十六条　经营者在经营活动中使用格式条款的，应当以显著方式提请消费者注意商品或者服务的数量和质量、价款或者费用、履行期限和方式、安全注意事项和风险警示、售后服务、民事责任等与消费者有重大利害关系的内容，并按照消费者的要求予以说明。

经营者不得以格式条款、通知、声明、店堂告示等方式，作出排除或者限制消费者权利、减轻或者免除经营者责任、加重消费者责任等对消费者不公平、不合理的规定，不得利用格式条款并借助技术手段强制交易。

格式条款、通知、声明、店堂告示等含有前款所列内容的，其内容无效。

第二十七条　经营者不得对消费者进行侮辱、诽谤，不得搜查消费者的身体及其携带的物品，不得侵犯消费者的人身自由。

第二十八条　采用网络、电视、电话、邮购等方式提供商品或者服务的经营者，以及提供证券、保险、银行等金融服务的经营者，应当向消费者提供经营地址、联系方式、商品或者服务的数量和质量、价款或者费用、履行期限和方式、安全注意事项和风险警示、售后服务、民事责任等信息。

第二十九条　经营者收集、使用消费者个人信息，应当遵循合法、正当、必要的原则，明示收集、使用信息的目的、方式和范围，并经消费者同意。经营者收集、使用消费者个人信息，应当公开其收集、使用规则，不得违反法律、法规的规定和双方的约定收集、使用信息。

经营者及其工作人员对收集的消费者个人信息必须

严格保密，不得泄露、出售或者非法向他人提供。经营者应当采取技术措施和其他必要措施，确保信息安全，防止消费者个人信息泄露、丢失。在发生或者可能发生信息泄露、丢失的情况时，应当立即采取补救措施。

经营者未经消费者同意或者请求，或者消费者明确表示拒绝的，不得向其发送商业性信息。

第四章 国家对消费者合法权益的保护

第三十条 国家制定有关消费者权益的法律、法规、规章和强制性标准，应当听取消费者和消费者协会等组织的意见。

第三十一条 各级人民政府应当加强领导，组织、协调、督促有关行政部门做好保护消费者合法权益的工作，落实保护消费者合法权益的职责。

各级人民政府应当加强监督，预防危害消费者人身、财产安全行为的发生，及时制止危害消费者人身、财产安全的行为。

第三十二条 各级人民政府工商行政管理部门和其他有关行政部门应当依照法律、法规的规定，在各自的职责范围内，采取措施，保护消费者的合法权益。

有关行政部门应当听取消费者和消费者协会等组织对经营者交易行为、商品和服务质量问题的意见，及时调查处理。

第三十三条 有关行政部门在各自的职责范围内，应当定期或者不定期对经营者提供的商品和服务进行抽查检验，并及时向社会公布抽查检验结果。

有关行政部门发现并认定经营者提供的商品或者服务存在缺陷，有危及人身、财产安全危险的，应当立即责令经营者采取停止销售、警示、召回、无害化处理、销毁、停止生产或者服务等措施。

第三十四条 有关国家机关应当依照法律、法规的规定，惩处经营者在提供商品和服务中侵害消费者合法权益的违法犯罪行为。

第三十五条 人民法院应当采取措施，方便消费者提起诉讼。对符合《中华人民共和国民事诉讼法》起诉条件的消费者权益争议，必须受理，及时审理。

第五章 消费者组织

第三十六条 消费者协会和其他消费者组织是依法成立的对商品和服务进行社会监督的保护消费者合法权益的社会组织。

第三十七条 消费者协会履行下列公益性职责：

（一）向消费者提供消费信息和咨询服务，提高消费者维护自身合法权益的能力，引导文明、健康、节约资源和保护环境的消费方式；

（二）参与制定有关消费者权益的法律、法规、规章和强制性标准；

（三）参与有关行政部门对商品和服务的监督、检查；

（四）就有关消费者合法权益的问题，向有关部门反映、查询，提出建议；

（五）受理消费者的投诉，并对投诉事项进行调查、调解；

（六）投诉事项涉及商品和服务质量问题的，可以委托具备资格的鉴定人鉴定，鉴定人应当告知鉴定意见；

（七）就损害消费者合法权益的行为，支持受损害的消费者提起诉讼或者依照本法提起诉讼；

（八）对损害消费者合法权益的行为，通过大众传播媒介予以揭露、批评。

各级人民政府对消费者协会履行职责应当予以必要的经费等支持。

消费者协会应当认真履行保护消费者合法权益的职责，听取消费者的意见和建议，接受社会监督。

依法成立的其他消费者组织依照法律、法规及其章程的规定，开展保护消费者合法权益的活动。

第三十八条 消费者组织不得从事商品经营和营利性服务，不得以收取费用或者其他牟取利益的方式向消费者推荐商品和服务。

第六章 争议的解决

第三十九条 消费者和经营者发生消费者权益争议的，可以通过下列途径解决：

（一）与经营者协商和解；

（二）请求消费者协会或者依法成立的其他调解组织调解；

（三）向有关行政部门投诉；

（四）根据与经营者达成的仲裁协议提请仲裁机构仲裁；

（五）向人民法院提起诉讼。

第四十条 消费者在购买、使用商品时，其合法权益受到损害的，可以向销售者要求赔偿。销售者赔偿后，属于生产者的责任或者属于向销售者提供商品的其他销售者的责任的，销售者有权向生产者或者其他销售者追偿。

消费者或者其他受害人因商品缺陷造成人身、财产损害的，可以向销售者要求赔偿，也可以向生产者要求赔偿。属于生产者责任的，销售者赔偿后，有权向生产者追偿。属于销售者责任的，生产者赔偿后，有权向销售者追偿。

消费者在接受服务时，其合法权益受到损害的，可以向服务者要求赔偿。

第四十一条 消费者在购买、使用商品或者接受服务时，其合法权益受到损害，因原企业分立、合并的，可以向变更后承受其权利义务的企业要求赔偿。

第四十二条 使用他人营业执照的违法经营者提供商品或者服务，损害消费者合法权益的，消费者可以向其要求赔偿，也可以向营业执照的持有人要求赔偿。

第四十三条 消费者在展销会、租赁柜台购买商品或者接受服务，其合法权益受到损害的，可以向销售者或者服务者要求赔偿。展销会结束或者柜台租赁期满后，也可以向展销会的举办者、柜台的出租者要求赔偿。展销会的举办者、柜台的出租者赔偿后，有权向销售者或者服务者追偿。

第四十四条 消费者通过网络交易平台购买商品或者接受服务，其合法权益受到损害的，可以向销售者或者服务者要求赔偿。网络交易平台提供者不能提供销售者或者服务者的真实名称、地址和有效联系方式的，消费者也可以向网络交易平台提供者要求赔偿；网络交易平台提供者作出更有利于消费者的承诺的，应当履行承诺。网络交易平台提供者赔偿后，有权向销售者或者服务者追偿。

网络交易平台提供者明知或者应知销售者或者服务者利用其平台侵害消费者合法权益，未采取必要措施的，依法与该销售者或者服务者承担连带责任。

第四十五条 消费者因经营者利用虚假广告或者其他虚假宣传方式提供商品或者服务，其合法权益受到损害的，可以向经营者要求赔偿。广告经营者、发布者发布虚假广告的，消费者可以请求行政主管部门予以惩处。广告经营者、发布者不能提供经营者的真实名称、地址和有效联系方式的，应当承担赔偿责任。

广告经营者、发布者设计、制作、发布关系消费者生命健康商品或者服务的虚假广告，造成消费者损害的，应当与提供该商品或者服务的经营者承担连带责任。

社会团体或者其他组织、个人在关系消费者生命健康商品或者服务的虚假广告或者其他虚假宣传中向消费者推荐商品或者服务，造成消费者损害的，应当与提供该商品或者服务的经营者承担连带责任。

第四十六条 消费者向有关行政部门投诉的，该部门应当自收到投诉之日起七个工作日内，予以处理并告知消费者。

第四十七条 对侵害众多消费者合法权益的行为，中国消费者协会以及在省、自治区、直辖市设立的消费者协会，可以向人民法院提起诉讼。

第七章 法律责任

第四十八条 经营者提供商品或者服务有下列情形之一的，除本法另有规定外，应当依照其他有关法律、法规的规定，承担民事责任：

（一）商品或者服务存在缺陷的；

（二）不具备商品应当具备的使用性能而出售时未作说明的；

（三）不符合在商品或者其包装上注明采用的商品标准的；

（四）不符合商品说明、实物样品等方式表明的质量状况的；

（五）生产国家明令淘汰的商品或者销售失效、变质的商品的；

（六）销售的商品数量不足的；

（七）服务的内容和费用违反约定的；

（八）对消费者提出的修理、重作、更换、退货、补足商品数量、退还货款和服务费用或者赔偿损失的要求，故意拖延或者无理拒绝的；

（九）法律、法规规定的其他损害消费者权益的情形。

经营者对消费者未尽到安全保障义务，造成消费者损害的，应当承担侵权责任。

第四十九条 经营者提供商品或者服务，造成消费者或者其他受害人人身伤害的，应当赔偿医疗费、护理费、交通费等为治疗和康复支出的合理费用，以及因误工减少的收入。造成残疾的，还应当赔偿残疾生活辅助具费和残疾赔偿金。造成死亡的，还应当赔偿丧葬费和死亡赔偿金。

第五十条 经营者侵害消费者的人格尊严、侵犯消费者人身自由或者侵害消费者个人信息依法得到保护的权利的，应当停止侵害、恢复名誉、消除影响、赔礼道歉，并赔偿损失。

第五十一条 经营者有侮辱诽谤、搜查身体、侵犯人身自由等侵害消费者或者其他受害人人身权益的行为，造成严重精神损害的，受害人可以要求精神损害赔偿。

第五十二条 经营者提供商品或者服务，造成消费者财产损害的，应当依照法律规定或者当事人约定承担修理、重作、更换、退货、补足商品数量、退还货款和服务费用或者赔偿损失等民事责任。

第五十三条 经营者以预收款方式提供商品或者服务的，应当按照约定提供。未按照约定提供的，应当按照消费者的要求履行约定或者退回预付款；并应当承担预付款的利息、消费者必须支付的合理费用。

第五十四条 依法经有关行政部门认定为不合格的商品，消费者要求退货的，经营者应当负责退货。

第五十五条 经营者提供商品或者服务有欺诈行为的，应当按照消费者的要求增加赔偿其受到的损失，增加赔偿的金额为消费者购买商品的价款或者接受服务的费用的三倍；增加赔偿的金额不足五百元的，为五百元。法律另有规定的，依照其规定。

经营者明知商品或者服务存在缺陷，仍然向消费者提供，造成消费者或者其他受害人死亡或者健康严重损害的,受害人有权要求经营者依照本法第四十九条、第五十一条等法律规定赔偿损失,并有权要求所受损失二倍以下的惩罚性赔偿。

第五十六条 经营者有下列情形之一,除承担相应的民事责任外,其他有关法律、法规对处罚机关和处罚方式有规定的,依照法律、法规的规定执行;法律、法规未作规定的,由工商行政管理部门或者其他有关行政部门责令改正,可以根据情节单处或者并处警告、没收违法所得、处以违法所得一倍以上十倍以下的罚款,没有违法所得的,处以五十万元以下的罚款;情节严重的,责令停业整顿、吊销营业执照:

(一)提供的商品或者服务不符合保障人身、财产安全要求的;

(二)在商品中掺杂、掺假,以假充真,以次充好,或者以不合格商品冒充合格商品的;

(三)生产国家明令淘汰的商品或者销售失效、变质的商品的;

(四)伪造商品的产地,伪造或者冒用他人的厂名、厂址,篡改生产日期,伪造或者冒用认证标志等质量标志的;

(五)销售的商品应当检验、检疫而未检验、检疫或者伪造检验、检疫结果的;

(六)对商品或者服务作虚假或者引人误解的宣传的;

(七)拒绝或者拖延有关行政部门责令对缺陷商品或者服务采取停止销售、警示、召回、无害化处理、销毁、停止生产或者服务等措施的;

(八)对消费者提出的修理、重作、更换、退货、补足商品数量、退还货款和服务费用或者赔偿损失的要求,故意拖延或者无理拒绝的;

(九)侵害消费者人格尊严、侵犯消费者人身自由或者侵害消费者个人信息依法得到保护的权利的;

(十)法律、法规规定的对损害消费者权益应当予以处罚的其他情形。

经营者有前款规定情形的,除依照法律、法规规定予以处罚外,处罚机关应当记入信用档案,向社会公布。

第五十七条 经营者违反本法规定提供商品或者服务,侵害消费者合法权益,构成犯罪的,依法追究刑事责任。

第五十八条 经营者违反本法规定,应当承担民事赔偿责任和缴纳罚款、罚金,其财产不足以同时支付的,先承担民事赔偿责任。

第五十九条 经营者对行政处罚决定不服的,可以依法申请行政复议或者提起行政诉讼。

第六十条 以暴力、威胁等方法阻碍有关行政部门工作人员依法执行职务的,依法追究刑事责任;拒绝、阻碍有关行政部门工作人员依法执行职务,未使用暴力、威胁方法的,由公安机关依照《中华人民共和国治安管理处罚法》的规定处罚。

第六十一条 国家机关工作人员玩忽职守或者包庇经营者侵害消费者合法权益的行为的,由其所在单位或者上级机关给予行政处分;情节严重,构成犯罪的,依法追究刑事责任。

第八章 附 则

第六十二条 农民购买、使用直接用于农业生产的生产资料,参照本法执行。

第六十三条 本法自1994年1月1日起施行。

中华人民共和国反不正当竞争法

(1993 年 9 月 2 日第八届全国人民代表大会常务委员会第三次会议通过
2017 年 11 月 4 日第十二届全国人民代表大会常务委员会第三十次会议修订
根据 2019 年 4 月 23 日第十三届全国人民代表大会常务委员会第十次会议
《关于修改〈中华人民共和国建筑法〉等八部法律的决定》修正)

第一章 总 则

第一条 为了促进社会主义市场经济健康发展，鼓励和保护公平竞争，制止不正当竞争行为，保护经营者和消费者的合法权益，制定本法。

第二条 经营者在生产经营活动中，应当遵循自愿、平等、公平、诚信的原则，遵守法律和商业道德。

本法所称的不正当竞争行为，是指经营者在生产经营活动中，违反本法规定，扰乱市场竞争秩序，损害其他经营者或者消费者的合法权益的行为。

本法所称的经营者，是指从事商品生产、经营或者提供服务（以下所称商品包括服务）的自然人、法人和非法人组织。

第三条 各级人民政府应当采取措施，制止不正当竞争行为，为公平竞争创造良好的环境和条件。

国务院建立反不正当竞争工作协调机制，研究决定反不正当竞争重大政策，协调处理维护市场竞争秩序的重大问题。

第四条 县级以上人民政府履行工商行政管理职责的部门对不正当竞争行为进行查处；法律、行政法规规定由其他部门查处的，依照其规定。

第五条 国家鼓励、支持和保护一切组织和个人对不正当竞争行为进行社会监督。

国家机关及其工作人员不得支持、包庇不正当竞争行为。

行业组织应当加强行业自律，引导、规范会员依法竞争，维护市场竞争秩序。

第二章 不正当竞争行为

第六条 经营者不得实施下列混淆行为，引人误认为是他人商品或者与他人存在特定联系：

（一）擅自使用与他人有一定影响的商品名称、包装、装潢等相同或者近似的标识；

（二）擅自使用他人有一定影响的企业名称（包括简称、字号等）、社会组织名称（包括简称等）、姓名（包括笔名、艺名、译名等）；

（三）擅自使用他人有一定影响的域名主体部分、网站名称、网页等；

（四）其他足以引人误认为是他人商品或者与他人存在特定联系的混淆行为。

第七条 经营者不得采用财物或者其他手段贿赂下列单位或者个人，以谋取交易机会或者竞争优势：

（一）交易相对方的工作人员；

（二）受交易相对方委托办理相关事务的单位或者个人；

（三）利用职权或者影响力影响交易的单位或者个人。

经营者在交易活动中，可以以明示方式向交易相对方支付折扣，或者向中间人支付佣金。经营者向交易相对方支付折扣、向中间人支付佣金的，应当如实入账。接受折扣、佣金的经营者也应当如实入账。

经营者的工作人员进行贿赂的，应当认定为经营者的行为；但是，经营者有证据证明该工作人员的行为与为经营者谋取交易机会或者竞争优势无关的除外。

第八条 经营者不得对其商品的性能、功能、质量、销售状况、用户评价、曾获荣誉等作虚假或者引人误解的商业宣传，欺骗、误导消费者。

经营者不得通过组织虚假交易等方式，帮助其他经营者进行虚假或者引人误解的商业宣传。

第九条 经营者不得实施下列侵犯商业秘密的行为：

（一）以盗窃、贿赂、欺诈、胁迫、电子侵入或者其他不正当手段获取权利人的商业秘密；

（二）披露、使用或者允许他人使用以前项手段获取的权利人的商业秘密；

（三）违反保密义务或者违反权利人有关保守商业秘密的要求，披露、使用或者允许他人使用其所掌握的商业秘密；

（四）教唆、引诱、帮助他人违反保密义务或者违反权利人有关保守商业秘密的要求，获取、披露、使用或者允许他人使用权利人的商业秘密。

经营者以外的其他自然人、法人和非法人组织实施前款所列违法行为的，视为侵犯商业秘密。

第三人明知或者应知商业秘密权利人的员工、前员工或者其他单位、个人实施本条第一款所列违法行为，仍获取、披露、使用或者允许他人使用该商业秘密的，视为侵犯商业秘密。

本法所称的商业秘密，是指不为公众所知悉、具有商业价值并经权利人采取相应保密措施的技术信息、经营信息等商业信息。

第十条 经营者进行有奖销售不得存在下列情形：

（一）所设奖的种类、兑奖条件、奖金金额或者奖品等有奖销售信息不明确，影响兑奖；

（二）采用谎称有奖或者故意让内定人员中奖的欺骗方式进行有奖销售；

（三）抽奖式的有奖销售，最高奖的金额超过五万元。

第十一条 经营者不得编造、传播虚假信息或者误导性信息，损害竞争对手的商业信誉、商品声誉。

第十二条 经营者利用网络从事生产经营活动，应当遵守本法的各项规定。

经营者不得利用技术手段，通过影响用户选择或者其他方式，实施下列妨碍、破坏其他经营者合法提供的网络产品或者服务正常运行的行为：

（一）未经其他经营者同意，在其合法提供的网络产品或者服务中，插入链接、强制进行目标跳转；

（二）误导、欺骗、强迫用户修改、关闭、卸载其他经营者合法提供的网络产品或者服务；

（三）恶意对其他经营者合法提供的网络产品或者服务实施不兼容；

（四）其他妨碍、破坏其他经营者合法提供的网络产品或者服务正常运行的行为。

第三章 对涉嫌不正当竞争行为的调查

第十三条 监督检查部门调查涉嫌不正当竞争行为，可以采取下列措施：

（一）进入涉嫌不正当竞争行为的经营场所进行检查；

（二）询问被调查的经营者、利害关系人及其他有关单位、个人，要求其说明有关情况或者提供与被调查行为有关的其他资料；

（三）查询、复制与涉嫌不正当竞争行为有关的协议、账簿、单据、文件、记录、业务函电和其他资料；

（四）查封、扣押与涉嫌不正当竞争行为有关的财物；

（五）查询涉嫌不正当竞争行为的经营者的银行账户。

采取前款规定的措施，应当向监督检查部门主要负责人书面报告，并经批准。采取前款第四项、第五项规定的措施，应当向设区的市级以上人民政府监督检查部门主要负责人书面报告，并经批准。

监督检查部门调查涉嫌不正当竞争行为，应当遵守《中华人民共和国行政强制法》和其他有关法律、行政法规的规定，并应当将查处结果及时向社会公开。

第十四条 监督检查部门调查涉嫌不正当竞争行为，被调查的经营者、利害关系人及其他有关单位、个人应当如实提供有关资料或者情况。

第十五条 监督检查部门及其工作人员对调查过程中知悉的商业秘密负有保密义务。

第十六条 对涉嫌不正当竞争行为，任何单位和个人有权向监督检查部门举报，监督检查部门接到举报后应当依法及时处理。监督检查部门应当向社会公开受理举报的电话、信箱或者电子邮件地址，并为举报人保密。对实名举报并提供相关事实和证据的，监督检查部门应当将处理结果告知举报人。

第四章 法律责任

第十七条 经营者违反本法规定，给他人造成损害的，应当依法承担民事责任。

经营者的合法权益受到不正当竞争行为损害的，可以向人民法院提起诉讼。

因不正当竞争行为受到损害的经营者的赔偿数额，按照其因被侵权所受到的实际损失确定；实际损失难以计算的，按照侵权人因侵权所获得的利益确定。经营者恶意实施侵犯商业秘密行为，情节严重的，可以在按照上述方法确定数额的一倍以上五倍以下确定赔偿数额。赔偿数额还应当包括经营者为制止侵权行为所支付的合理开支。

经营者违反本法第六条、第九条规定，权利人因被侵权所受到的实际损失、侵权人因侵权所获得的利益难以确定的，由人民法院根据侵权行为的情节判决给予权利人五百万元以下的赔偿。

第十八条 经营者违反本法第六条规定实施混淆行为的，由监督检查部门责令停止违法行为，没收违法商品。违法经营额五万元以上的，可以并处违法经营额五倍以下的罚款；没有违法经营额或者违法经营额不足五万元的，可以并处二十五万元以下的罚款。情节严重的，吊销营业执照。

经营者登记的企业名称违反本法第六条规定的，应当及时办理名称变更登记；名称变更前，由原企业登记机关以统一社会信用代码代替其名称。

第十九条 经营者违反本法第七条规定贿赂他人的，由监督检查部门没收违法所得，处十万元以上三百万元以下的罚款。情节严重的，吊销营业执照。

第二十条 经营者违反本法第八条规定对其商品作虚假或者引人误解的商业宣传，或者通过组织虚假交易等方式帮助其他经营者进行虚假或者引人误解的商业宣传，由监督检查部门责令停止违法行为，处二十万元以上一百万元以下的罚款；情节严重的，处一百万元以上二百万元以下的罚款，可以吊销营业执照。

经营者违反本法第八条规定，属于发布虚假广告的，依照《中华人民共和国广告法》的规定处罚。

第二十一条 经营者以及其他自然人、法人和非法人组织违反本法第九条规定侵犯商业秘密的，由监督检查部门责令停止违法行为，没收违法所得，处十万元以上一百万元以下的罚款；情节严重的，处五十万元以上五百万元以下的罚款。

第二十二条　经营者违反本法第十条规定进行有奖销售的，由监督检查部门责令停止违法行为，处五万元以上五十万元以下的罚款。

第二十三条　经营者违反本法第十一条规定损害竞争对手商业信誉、商品声誉的，由监督检查部门责令停止违法行为、消除影响，处十万元以上五十万元以下的罚款；情节严重的，处五十万元以上三百万元以下的罚款。

第二十四条　经营者违反本法第十二条规定妨碍、破坏其他经营者合法提供的网络产品或者服务正常运行的，由监督检查部门责令停止违法行为，处十万元以上五十万元以下的罚款；情节严重的，处五十万元以上三百万元以下的罚款。

第二十五条　经营者违反本法规定从事不正当竞争，有主动消除或者减轻违法行为危害后果等法定情形的，依法从轻或者减轻行政处罚；违法行为轻微并及时纠正，没有造成危害后果的，不予行政处罚。

第二十六条　经营者违反本法规定从事不正当竞争，受到行政处罚的，由监督检查部门记入信用记录，并依照有关法律、行政法规的规定予以公示。

第二十七条　经营者违反本法规定，应当承担民事责任、行政责任和刑事责任，其财产不足以支付的，优先用于承担民事责任。

第二十八条　妨害监督检查部门依照本法履行职责，拒绝、阻碍调查的，由监督检查部门责令改正，对个人可以处五千元以下的罚款，对单位可以处五万元以下的罚款，并可以由公安机关依法给予治安管理处罚。

第二十九条　当事人对监督检查部门作出的决定不服的，可以依法申请行政复议或者提起行政诉讼。

第三十条　监督检查部门的工作人员滥用职权、玩忽职守、徇私舞弊或者泄露调查过程中知悉的商业秘密的，依法给予处分。

第三十一条　违反本法规定，构成犯罪的，依法追究刑事责任。

第三十二条　在侵犯商业秘密的民事审判程序中，商业秘密权利人提供初步证据，证明其已经对所主张的商业秘密采取保密措施，且合理表明商业秘密被侵犯，涉嫌侵权人应当证明权利人所主张的商业秘密不属于本法规定的商业秘密。

商业秘密权利人提供初步证据合理表明商业秘密被侵犯，且提供以下证据之一的，涉嫌侵权人应当证明其不存在侵犯商业秘密的行为：

（一）有证据表明涉嫌侵权人有渠道或者机会获取商业秘密，且其使用的信息与该商业秘密实质上相同；

（二）有证据表明商业秘密已经被涉嫌侵权人披露、使用或者有被披露、使用的风险；

（三）有其他证据表明商业秘密被涉嫌侵权人侵犯。

第五章　附　则

第三十三条　本法自 2018 年 1 月 1 日起施行。

中华人民共和国广告法

（1994 年 10 月 27 日第八届全国人民代表大会常务委员会第十次会议通过
2015 年 4 月 24 日第十二届全国人民代表大会常务委员会第十四次会议修订
根据 2018 年 10 月 26 日第十三届全国人民代表大会常务委员会第六次会议
《关于修改〈中华人民共和国野生动物保护法〉等十五部法律的决定》第一次修正
根据 2021 年 4 月 29 日第十三届全国人民代表大会常务委员会第二十八次会议
《关于修改〈中华人民共和国道路交通安全法〉等八部法律的决定》第二次修正）

第一章　总　则

第一条　为了规范广告活动，保护消费者的合法权益，促进广告业的健康发展，维护社会经济秩序，制定本法。

第二条　在中华人民共和国境内，商品经营者或者服务提供者通过一定媒介和形式直接或者间接地介绍自己所推销的商品或者服务的商业广告活动，适用本法。

本法所称广告主，是指为推销商品或者服务，自行或者委托他人设计、制作、发布广告的自然人、法人或者其他组织。

本法所称广告经营者，是指接受委托提供广告设计、制作、代理服务的自然人、法人或者其他组织。

本法所称广告发布者，是指为广告主或者广告主委托的广告经营者发布广告的自然人、法人或者其他组织。

本法所称广告代言人，是指广告主以外的，在广告中以自己的名义或者形象对商品、服务作推荐、证明的自然人、法人或者其他组织。

第三条　广告应当真实、合法，以健康的表现形式表达广告内容，符合社会主义精神文明建设和弘扬中华民族优秀传统文化的要求。

第四条　广告不得含有虚假或者引人误解的内容，不得欺骗、误导消费者。

广告主应当对广告内容的真实性负责。

第五条　广告主、广告经营者、广告发布者从事广告活动，应当遵守法律、法规，诚实信用，公平竞争。

第六条　国务院市场监督管理部门主管全国的广告监督管理工作，国务院有关部门在各自的职责范围内负责广告管理相关工作。

县级以上地方市场监督管理部门主管本行政区域的广告监督管理工作，县级以上地方人民政府有关部门在各自的职责范围内负责广告管理相关工作。

第七条　广告行业组织依照法律、法规和章程的规定，制定行业规范，加强行业自律，促进行业发展，引导会员依法从事广告活动，推动广告行业诚信建设。

第二章　广告内容准则

第八条　广告中对商品的性能、功能、产地、用途、质量、成分、价格、生产者、有效期限、允诺等或者对服务的内容、提供者、形式、质量、价格、允诺等有表示的，应当准确、清楚、明白。

广告中表明推销的商品或者服务附带赠送的，应当明示所附带赠送商品或者服务的品种、规格、数量、期限和方式。

法律、行政法规规定广告中应当明示的内容，应当显著、清晰表示。

第九条　广告不得有下列情形：

（一）使用或者变相使用中华人民共和国的国旗、国歌、国徽，军旗、军歌、军徽；

（二）使用或者变相使用国家机关、国家机关工作人员的名义或者形象；

（三）使用"国家级"、"最高级"、"最佳"等用语；

（四）损害国家的尊严或者利益，泄露国家秘密；

（五）妨碍社会安定，损害社会公共利益；

（六）危害人身、财产安全，泄露个人隐私；

（七）妨碍社会公共秩序或者违背社会良好风尚；

（八）含有淫秽、色情、赌博、迷信、恐怖、暴力的内容；

（九）含有民族、种族、宗教、性别歧视的内容；

（十）妨碍环境、自然资源或者文化遗产保护；

（十一）法律、行政法规规定禁止的其他情形。

第十条　广告不得损害未成年人和残疾人的身心健康。

第十一条　广告内容涉及的事项需要取得行政许可的，应当与许可的内容相符合。

广告使用数据、统计资料、调查结果、文摘、引用语等引证内容的，应当真实、准确，并表明出处。引证内容有适用范围和有效期限的，应当明确表示。

第十二条　广告中涉及专利产品或者专利方法的，应当标明专利号和专利种类。

未取得专利权的，不得在广告中谎称取得专利权。

禁止使用未授予专利权的专利申请和已经终止、撤销、无效的专利作广告。

第十三条　广告不得贬低其他生产经营者的商品或

者服务。

第十四条　广告应当具有可识别性，能够使消费者辨明其为广告。

大众传播媒介不得以新闻报道形式变相发布广告。通过大众传播媒介发布的广告应当显著标明"广告"，与其他非广告信息相区别，不得使消费者产生误解。

广播电台、电视台发布广告，应当遵守国务院有关部门关于时长、方式的规定，并应当对广告时长作出明显提示。

第十五条　麻醉药品、精神药品、医疗用毒性药品、放射性药品等特殊药品，药品类易制毒化学品，以及戒毒治疗的药品、医疗器械和治疗方法，不得作广告。

前款规定以外的处方药，只能在国务院卫生行政部门和国务院药品监督管理部门共同指定的医学、药学专业刊物上作广告。

第十六条　医疗、药品、医疗器械广告不得含有下列内容：

（一）表示功效、安全性的断言或者保证；

（二）说明治愈率或者有效率；

（三）与其他药品、医疗器械的功效和安全性或者其他医疗机构比较；

（四）利用广告代言人作推荐、证明；

（五）法律、行政法规规定禁止的其他内容。

药品广告的内容不得与国务院药品监督管理部门批准的说明书不一致，并应当显著标明禁忌、不良反应。处方药广告应当显著标明"本广告仅供医学药学专业人士阅读"，非处方药广告应当显著标明"请按药品说明书或者在药师指导下购买和使用"。

推荐给个人自用的医疗器械的广告，应当显著标明"请仔细阅读产品说明书或者在医务人员的指导下购买和使用"。医疗器械产品注册证明文件中有禁忌内容、注意事项的，广告中应当显著标明"禁忌内容或者注意事项详见说明书"。

第十七条　除医疗、药品、医疗器械广告外，禁止其他任何广告涉及疾病治疗功能，并不得使用医疗用语或者易使推销的商品与药品、医疗器械相混淆的用语。

第十八条　保健食品广告不得含有下列内容：

（一）表示功效、安全性的断言或者保证；

（二）涉及疾病预防、治疗功能；

（三）声称或者暗示广告商品为保障健康所必需；

（四）与药品、其他保健食品进行比较；

（五）利用广告代言人作推荐、证明；

（六）法律、行政法规规定禁止的其他内容。

保健食品广告应当显著标明"本品不能代替药物"。

第十九条　广播电台、电视台、报刊音像出版单位、互联网信息服务提供者不得以介绍健康、养生知识等形式变相发布医疗、药品、医疗器械、保健食品广告。

第二十条　禁止在大众传播媒介或者公共场所发布声称全部或者部分替代母乳的婴儿乳制品、饮料和其他食品广告。

第二十一条　农药、兽药、饲料和饲料添加剂广告不得含有下列内容：

（一）表示功效、安全性的断言或者保证；

（二）利用科研单位、学术机构、技术推广机构、行业协会或者专业人士、用户的名义或者形象作推荐、证明；

（三）说明有效率；

（四）违反安全使用规程的文字、语言或者画面；

（五）法律、行政法规规定禁止的其他内容。

第二十二条　禁止在大众传播媒介或者公共场所、公共交通工具、户外发布烟草广告。禁止向未成年人发送任何形式的烟草广告。

禁止利用其他商品或者服务的广告、公益广告，宣传烟草制品名称、商标、包装、装潢以及类似内容。

烟草制品生产者或者销售者发布的迁址、更名、招聘等启事中，不得含有烟草制品名称、商标、包装、装潢以及类似内容。

第二十三条　酒类广告不得含有下列内容：

（一）诱导、怂恿饮酒或者宣传无节制饮酒；

（二）出现饮酒的动作；

（三）表现驾驶车、船、飞机等活动；

（四）明示或者暗示饮酒有消除紧张和焦虑、增加体力等功效。

第二十四条　教育、培训广告不得含有下列内容：

（一）对升学、通过考试、获得学位学历或者合格证书，或者对教育、培训的效果作出明示或者暗示的保证性承诺；

（二）明示或者暗示有相关考试机构或者其工作人员、考试命题人员参与教育、培训；

（三）利用科研单位、学术机构、教育机构、行业协会、专业人士、受益者的名义或者形象作推荐、证明。

第二十五条　招商等有投资回报预期的商品或者服务广告，应当对可能存在的风险以及风险责任承担有合理提示或者警示，并不得含有下列内容：

（一）对未来效果、收益或者与其相关的情况作出保证性承诺，明示或者暗示保本、无风险或者保收益等，国家另有规定的除外；

（二）利用学术机构、行业协会、专业人士、受益者的名义或者形象作推荐、证明。

第二十六条　房地产广告，房源信息应当真实，面积应当表明为建筑面积或者套内建筑面积，并不得含有下列内容：

（一）升值或者投资回报的承诺；

（二）以项目到达某一具体参照物的所需时间表示项目位置；

（三）违反国家有关价格管理的规定；

（四）对规划或者建设中的交通、商业、文化教育设施以及其他市政条件作误导宣传。

第二十七条　农作物种子、林木种子、草种子、种畜禽、水产苗种和种养殖广告关于品种名称、生产性能、生长量或者产量、品质、抗性、特殊使用价值、经济价值、适宜种植或者养殖的范围和条件等方面的表述应当真实、清楚、明白，并不得含有下列内容：

（一）作科学上无法验证的断言；

（二）表示功效的断言或者保证；

（三）对经济效益进行分析、预测或者作保证性承诺；

（四）利用科研单位、学术机构、技术推广机构、行业协会或者专业人士、用户的名义或者形象作推荐、证明。

第二十八条　广告以虚假或者引人误解的内容欺骗、误导消费者的，构成虚假广告。

广告有下列情形之一的，为虚假广告：

（一）商品或者服务不存在的；

（二）商品的性能、功能、产地、用途、质量、规格、成分、价格、生产者、有效期限、销售状况、曾获荣誉等信息，或者服务的内容、提供者、形式、质量、价格、销售状况、曾获荣誉等信息，以及与商品或者服务有关的允诺等信息与实际情况不符，对购买行为有实质性影响的；

（三）使用虚构、伪造或者无法验证的科研成果、统计资料、调查结果、文摘、引用语等信息作证明材料的；

（四）虚构使用商品或者接受服务的效果的；

（五）以虚假或者引人误解的内容欺骗、误导消费者的其他情形。

第三章　广告行为规范

第二十九条　广播电台、电视台、报刊出版单位从事广告发布业务的，应当设有专门从事广告业务的机构，配备必要的人员，具有与发布广告相适应的场所、设备。

第三十条　广告主、广告经营者、广告发布者之间在广告活动中应当依法订立书面合同。

第三十一条　广告主、广告经营者、广告发布者不得在广告活动中进行任何形式的不正当竞争。

第三十二条　广告主委托设计、制作、发布广告，应当委托具有合法经营资格的广告经营者、广告发布者。

第三十三条　广告主或者广告经营者在广告中使用他人名义或者形象的，应当事先取得其书面同意；使用无民事行为能力人、限制民事行为能力人的名义或者形象的，应当事先取得其监护人的书面同意。

第三十四条　广告经营者、广告发布者应当按照国家有关规定，建立、健全广告业务的承接登记、审核、档案管理制度。

广告经营者、广告发布者依据法律、行政法规查验有关证明文件，核对广告内容。对内容不符或者证明文件不全的广告，广告经营者不得提供设计、制作、代理服务，广告发布者不得发布。

第三十五条　广告经营者、广告发布者应当公布其收费标准和收费办法。

第三十六条　广告发布者向广告主、广告经营者提供的覆盖率、收视率、点击率、发行量等资料应当真实。

第三十七条　法律、行政法规规定禁止生产、销售的产品或者提供的服务，以及禁止发布广告的商品或者服务，任何单位或者个人不得设计、制作、代理、发布广告。

第三十八条　广告代言人在广告中对商品、服务作推荐、证明，应当依据事实，符合本法和有关法律、行政法规规定，并不得为其未使用过的商品或者未接受过的服务作推荐、证明。

不得利用不满十周岁的未成年人作为广告代言人。

对在虚假广告中作推荐、证明受到行政处罚未满三年的自然人、法人或者其他组织，不得利用其作为广告代言人。

第三十九条　不得在中小学校、幼儿园内开展广告活动，不得利用中小学生和幼儿的教材、教辅材料、练习册、文具、教具、校服、校车等发布或者变相发布广告，但公益广告除外。

第四十条　在针对未成年人的大众传播媒介上不得发布医疗、药品、保健食品、医疗器械、化妆品、酒类、美容广告，以及不利于未成年人身心健康的网络游戏广告。

针对不满十四周岁的未成年人的商品或者服务的广告不得含有下列内容：

（一）劝诱其要求家长购买广告商品或者服务；

（二）可能引发其模仿不安全行为。

第四十一条　县级以上地方人民政府应当组织有关部门加强对利用户外场所、空间、设施等发布户外广告的监督管理，制定户外广告设置规划和安全要求。

户外广告的管理办法，由地方性法规、地方政府规章规定。

第四十二条 有下列情形之一的，不得设置户外广告：

（一）利用交通安全设施、交通标志的；

（二）影响市政公共设施、交通安全设施、交通标志、消防设施、消防安全标志使用的；

（三）妨碍生产或者人民生活，损害市容市貌的；

（四）在国家机关、文物保护单位、风景名胜区等的建筑控制地带，或者县级以上地方人民政府禁止设置户外广告的区域设置的。

第四十三条 任何单位或者个人未经当事人同意或者请求，不得向其住宅、交通工具等发送广告，也不得以电子信息方式向其发送广告。

以电子信息方式发送广告的，应当明示发送者的真实身份和联系方式，并向接收者提供拒绝继续接收的方式。

第四十四条 利用互联网从事广告活动，适用本法的各项规定。

利用互联网发布、发送广告，不得影响用户正常使用网络。在互联网页面以弹出等形式发布的广告，应当显著标明关闭标志，确保一键关闭。

第四十五条 公共场所的管理者或者电信业务经营者、互联网信息服务提供者对其明知或者应知的利用其场所或者信息传输、发布平台发送、发布违法广告的，应当予以制止。

第四章 监督管理

第四十六条 发布医疗、药品、医疗器械、农药、兽药和保健食品广告，以及法律、行政法规规定应当进行审查的其他广告，应当在发布前由有关部门（以下称广告审查机关）对广告内容进行审查；未经审查，不得发布。

第四十七条 广告主申请广告审查，应当依照法律、行政法规向广告审查机关提交有关证明文件。

广告审查机关应当依照法律、行政法规规定作出审查决定，并应当将审查批准文件抄送同级市场监督管理部门。广告审查机关应当及时向社会公布批准的广告。

第四十八条 任何单位或者个人不得伪造、变造或者转让广告审查批准文件。

第四十九条 市场监督管理部门履行广告监督管理职责，可以行使下列职权：

（一）对涉嫌从事违法广告活动的场所实施现场检查；

（二）询问涉嫌违法当事人或者其法定代表人、主要负责人和其他有关人员，对有关单位或者个人进行

调查；

（三）要求涉嫌违法当事人限期提供有关证明文件；

（四）查阅、复制与涉嫌违法广告有关的合同、票据、账簿、广告作品和其他有关资料；

（五）查封、扣押与涉嫌违法广告直接相关的广告物品、经营工具、设备等财物；

（六）责令暂停发布可能造成严重后果的涉嫌违法广告；

（七）法律、行政法规规定的其他职权。

市场监督管理部门应当建立健全广告监测制度，完善监测措施，及时发现和依法查处违法广告行为。

第五十条 国务院市场监督管理部门会同国务院有关部门，制定大众传播媒介广告发布行为规范。

第五十一条 市场监督管理部门依照本法规定行使职权，当事人应当协助、配合，不得拒绝、阻挠。

第五十二条 市场监督管理部门和有关部门及其工作人员对其在广告监督管理活动中知悉的商业秘密负有保密义务。

第五十三条 任何单位或者个人有权向市场监督管理部门和有关部门投诉、举报违反本法的行为。市场监督管理部门和有关部门应当向社会公开受理投诉、举报的电话、信箱或者电子邮件地址，接到投诉、举报的部门应当自收到投诉之日起七个工作日内，予以处理并告知投诉、举报人。

市场监督管理部门和有关部门不依法履行职责的，任何单位或者个人有权向其上级机关或者监察机关举报。接到举报的机关应当依法作出处理，并将处理结果及时告知举报人。

有关部门应当为投诉、举报人保密。

第五十四条 消费者协会和其他消费者组织对违反本法规定，发布虚假广告侵害消费者合法权益，以及其他损害社会公共利益的行为，依法进行社会监督。

第五章 法律责任

第五十五条 违反本法规定，发布虚假广告的，由市场监督管理部门责令停止发布广告，责令广告主在相应范围内消除影响，处广告费用三倍以上五倍以下的罚款，广告费用无法计算或者明显偏低的，处二十万元以上一百万元以下的罚款；两年内有三次以上违法行为或者有其他严重情节的，处广告费用五倍以上十倍以下的罚款，广告费用无法计算或者明显偏低的，处一百万元以上二百万元以下的罚款，可以吊销营业执照，并由广告审查机关撤销广告审查批准文件、一年内不受理其广告审查申请。

医疗机构有前款规定违法行为，情节严重的，除由市场监督管理部门依照本法处罚外，卫生行政部门可以

吊销诊疗科目或者吊销医疗机构执业许可证。

广告经营者、广告发布者明知或者应知广告虚假仍设计、制作、代理、发布的，由市场监督管理部门没收广告费用，并处广告费用三倍以上五倍以下的罚款，广告费用无法计算或者明显偏低的，处二十万元以上一百万元以下的罚款；两年内有三次以上违法行为或者有其他严重情节的，处广告费用五倍以上十倍以下的罚款，广告费用无法计算或者明显偏低的，处一百万元以上二百万元以下的罚款，并可以由有关部门暂停广告发布业务、吊销营业执照。

广告主、广告经营者、广告发布者有本条第一款、第三款规定行为，构成犯罪的，依法追究刑事责任。

第五十六条　违反本法规定，发布虚假广告，欺骗、误导消费者，使购买商品或者接受服务的消费者的合法权益受到损害的，由广告主依法承担民事责任。广告经营者、广告发布者不能提供广告主的真实名称、地址和有效联系方式的，消费者可以要求广告经营者、广告发布者先行赔偿。

关系消费者生命健康的商品或者服务的虚假广告，造成消费者损害的，其广告经营者、广告发布者、广告代言人应当与广告主承担连带责任。

前款规定以外的商品或者服务的虚假广告，造成消费者损害的，其广告经营者、广告发布者、广告代言人，明知或者应知广告虚假仍设计、制作、代理、发布或者作推荐、证明的，应当与广告主承担连带责任。

第五十七条　有下列行为之一的，由市场监督管理部门责令停止发布广告，对广告主处二十万元以上一百万元以下的罚款，情节严重的，并可以吊销营业执照，由广告审查机关撤销广告审查批准文件、一年内不受理其广告审查申请；对广告经营者、广告发布者，由市场监督管理部门没收广告费用，处二十万元以上一百万元以下的罚款，情节严重的，并可以吊销营业执照：

（一）发布有本法第九条、第十条规定的禁止情形的广告的；

（二）违反本法第十五条规定发布处方药广告、药品类易制毒化学品广告、戒毒治疗的医疗器械和治疗方法广告的；

（三）违反本法第二十条规定，发布声称全部或者部分替代母乳的婴儿乳制品、饮料和其他食品广告的；

（四）违反本法第二十二条规定发布烟草广告的；

（五）违反本法第三十七条规定，利用广告推销禁止生产、销售的产品或者提供的服务，或者禁止发布广告的商品或者服务的；

（六）违反本法第四十条第一款规定，在针对未成年人的大众传播媒介上发布医疗、药品、保健食品、医疗器械、化妆品、酒类、美容广告，以及不利于未成年人身心健康的网络游戏广告的。

第五十八条　有下列行为之一的，由市场监督管理部门责令停止发布广告，责令广告主在相应范围内消除影响，处广告费用一倍以上三倍以下的罚款，广告费用无法计算或者明显偏低的，处十万元以上二十万元以下的罚款；情节严重的，处广告费用三倍以上五倍以下的罚款，广告费用无法计算或者明显偏低的，处二十万元以上一百万元以下的罚款，可以吊销营业执照，并由广告审查机关撤销广告审查批准文件、一年内不受理其广告审查申请：

（一）违反本法第十六条规定发布医疗、药品、医疗器械广告的；

（二）违反本法第十七条规定，在广告中涉及疾病治疗功能，以及使用医疗用语或者易使推销的商品与药品、医疗器械相混淆的用语的；

（三）违反本法第十八条规定发布保健食品广告的；

（四）违反本法第二十一条规定发布农药、兽药、饲料和饲料添加剂广告的；

（五）违反本法第二十三条规定发布酒类广告的；

（六）违反本法第二十四条规定发布教育、培训广告的；

（七）违反本法第二十五条规定发布招商等有投资回报预期的商品或者服务广告的；

（八）违反本法第二十六条规定发布房地产广告的；

（九）违反本法第二十七条规定发布农作物种子、林木种子、草种子、种畜禽、水产苗种和种养殖广告的；

（十）违反本法第三十八条第二款规定，利用不满十周岁的未成年人作为广告代言人的；

（十一）违反本法第三十八条第三款规定，利用自然人、法人或者其他组织作为广告代言人的；

（十二）违反本法第三十九条规定，在中小学校、幼儿园内或者利用与中小学生、幼儿有关的物品发布广告的；

（十三）违反本法第四十条第二款规定，发布针对不满十四周岁的未成年人的商品或者服务的广告的；

（十四）违反本法第四十六条规定，未经审查发布广告的。

医疗机构有前款规定违法行为，情节严重的，除由市场监督管理部门依照本法处罚外，卫生行政部门可以吊销诊疗科目或者吊销医疗机构执业许可证。

广告经营者、广告发布者明知或者应知有本条第一款规定违法行为仍设计、制作、代理、发布的，由市场监督管理部门没收广告费用，并处广告费用一倍以上三倍以下的罚款，广告费用无法计算或者明显偏低的，处十万元以上二十万元以下的罚款；情节严重的，处广告费用三倍以上五倍以下的罚款，广告费用无法计算或者明显偏低的，处二十万元以上一百万元以下的罚款，并可以由有关部门暂停广告发布业务、吊销营业执照。

第五十九条　有下列行为之一的，由市场监督管理部门责令停止发布广告，对广告主处十万元以下的罚款：

（一）广告内容违反本法第八条规定的；

（二）广告引证内容违反本法第十一条规定的；

（三）涉及专利的广告违反本法第十二条规定的；

（四）违反本法第十三条规定，广告贬低其他生产经营者的商品或者服务的。

广告经营者、广告发布者明知或者应知有前款规定违法行为仍设计、制作、代理、发布的，由市场监督管理部门处十万元以下的罚款。

广告违反本法第十四条规定，不具有可识别性的，或者违反本法第十九条规定，变相发布医疗、药品、医疗器械、保健食品广告的，由市场监督管理部门责令改正，对广告发布者处十万元以下的罚款。

第六十条　违反本法第三十四条规定，广告经营者、广告发布者未按照国家有关规定建立、健全广告业务管理制度的，或者未对广告内容进行核对的，由市场监督管理部门责令改正，可以处五万元以下的罚款。

违反本法第三十五条规定，广告经营者、广告发布者未公布其收费标准和收费办法的，由价格主管部门责令改正，可以处五万元以下的罚款。

第六十一条　广告代言人有下列情形之一的，由市场监督管理部门没收违法所得，并处违法所得一倍以上二倍以下的罚款：

（一）违反本法第十六条第一款第四项规定，在医疗、药品、医疗器械广告中作推荐、证明的；

（二）违反本法第十八条第一款第五项规定，在保健食品广告中作推荐、证明的；

（三）违反本法第三十八条第一款规定，为其未使用过的商品或者未接受过的服务作推荐、证明的；

（四）明知或者应知广告虚假仍在广告中对商品、服务作推荐、证明的。

第六十二条　违反本法第四十三条规定发送广告的，由有关部门责令停止违法行为，对广告主处五千元以上三万元以下的罚款。

违反本法第四十四条第二款规定，利用互联网发布广告，未显著标明关闭标志，确保一键关闭的，由市场监督管理部门责令改正，对广告主处五千元以上三万元以下的罚款。

第六十三条　违反本法第四十五条规定，公共场所的管理者和电信业务经营者、互联网信息服务提供者，明知或者应知广告活动违法不予制止的，由市场监督管理部门没收违法所得，违法所得五万元以上的，并处违法所得一倍以上三倍以下的罚款，违法所得不足五万元的，并处一万元以上五万元以下的罚款；情节严重的，由有关部门依法停止相关业务。

第六十四条　违反本法规定，隐瞒真实情况或者提供虚假材料申请广告审查的，广告审查机关不予受理或者不予批准，予以警告，一年内不受理该申请人的广告审查申请；以欺骗、贿赂等不正当手段取得广告审查批准的，广告审查机关予以撤销，处十万元以上二十万元以下的罚款，三年内不受理该申请人的广告审查申请。

第六十五条　违反本法规定，伪造、变造或者转让广告审查批准文件的，由市场监督管理部门没收违法所得，并处一万元以上十万元以下的罚款。

第六十六条　有本法规定的违法行为的，由市场监督管理部门记入信用档案，并依照有关法律、行政法规规定予以公示。

第六十七条　广播电台、电视台、报刊音像出版单位发布违法广告，或者以新闻报道形式变相发布广告，或者以介绍健康、养生知识等形式变相发布医疗、药品、医疗器械、保健食品广告，市场监督管理部门依照本法给予处罚的，应当通报新闻出版、广播电视主管部门以及其他有关部门。新闻出版、广播电视主管部门以及其他有关部门应当依法对负有责任的主管人员和直接责任人员给予处分；情节严重的，并可以暂停媒体的广告发布业务。

新闻出版、广播电视主管部门以及其他有关部门未依照前款规定对广播电台、电视台、报刊音像出版单位进行处理的，对负有责任的主管人员和直接责任人员，依法给予处分。

第六十八条　广告主、广告经营者、广告发布者违反本法规定，有下列侵权行为之一的，依法承担民事责任：

（一）在广告中损害未成年人或者残疾人的身心健康的；

（二）假冒他人专利的；

（三）贬低其他生产经营者的商品、服务的；

（四）在广告中未经同意使用他人名义或者形象的；

（五）其他侵犯他人合法民事权益的。

第六十九条　因发布虚假广告，或者有其他本法规定的违法行为，被吊销营业执照的公司、企业的法定代表人，对违法行为负有个人责任的，自该公司、企业被吊销营业执照之日起三年内不得担任公司、企业的董事、监事、高级管理人员。

第七十条　违反本法规定，拒绝、阻挠市场监督管理部门监督检查，或者有其他构成违反治安管理行为的，依法给予治安管理处罚；构成犯罪的，依法追究刑事责任。

第七十一条　广告审查机关对违法的广告内容作出审查批准决定的，对负有责任的主管人员和直接责任人员，由任免机关或者监察机关依法给予处分；构成犯罪的，依法追究刑事责任。

第七十二条　市场监督管理部门对在履行广告监测职责中发现的违法广告行为或者对经投诉、举报的违法广告行为，不依法予以查处的，对负有责任的主管人员和直接责任人员，依法给予处分。

市场监督管理部门和负责广告管理相关工作的有关部门的工作人员玩忽职守、滥用职权、徇私舞弊的，依法给予处分。

有前两款行为，构成犯罪的，依法追究刑事责任。

第六章　附　则

第七十三条　国家鼓励、支持开展公益广告宣传活动，传播社会主义核心价值观，倡导文明风尚。

大众传播媒介有义务发布公益广告。广播电台、电视台、报刊出版单位应当按照规定的版面、时段、时长发布公益广告。公益广告的管理办法，由国务院市场监督管理部门会同有关部门制定。

第七十四条　本法自 2015 年 9 月 1 日起施行。

医疗器械监督管理条例

（2000 年 1 月 4 日中华人民共和国国务院令第 276 号公布
2014 年 2 月 12 日国务院第 39 次常务会议修订通过
根据 2017 年 5 月 4 日《国务院关于修改〈医疗器械监督管理条例〉的决定》第一次修订
2020 年 12 月 21 日国务院第 119 次常务会议修订通过
根据 2024 年 12 月 6 日《国务院关于修改和废止部分行政法规的决定》第二次修订）

第一章 总 则

第一条 为了保证医疗器械的安全、有效，保障人体健康和生命安全，促进医疗器械产业发展，制定本条例。

第二条 在中华人民共和国境内从事医疗器械的研制、生产、经营、使用活动及其监督管理，适用本条例。

第三条 国务院药品监督管理部门负责全国医疗器械监督管理工作。

国务院有关部门在各自的职责范围内负责与医疗器械有关的监督管理工作。

第四条 县级以上地方人民政府应当加强对本行政区域的医疗器械监督管理工作的领导，组织协调本行政区域内的医疗器械监督管理工作以及突发事件应对工作，加强医疗器械监督管理能力建设，为医疗器械安全工作提供保障。

县级以上地方人民政府负责药品监督管理的部门负责本行政区域的医疗器械监督管理工作。县级以上地方人民政府有关部门在各自的职责范围内负责与医疗器械有关的监督管理工作。

第五条 医疗器械监督管理遵循风险管理、全程管控、科学监管、社会共治的原则。

第六条 国家对医疗器械按照风险程度实行分类管理。

第一类是风险程度低，实行常规管理可以保证其安全、有效的医疗器械。

第二类是具有中度风险，需要严格控制管理以保证其安全、有效的医疗器械。

第三类是具有较高风险，需要采取特别措施严格控制管理以保证其安全、有效的医疗器械。

评价医疗器械风险程度，应当考虑医疗器械的预期目的、结构特征、使用方法等因素。

国务院药品监督管理部门负责制定医疗器械的分类规则和分类目录，并根据医疗器械生产、经营、使用情况，及时对医疗器械的风险变化进行分析、评价，对分类规则和分类目录进行调整。制定、调整分类规则和分类目录，应当充分听取医疗器械注册人、备案人、生产经营企业以及使用单位、行业组织的意见，并参考国际医疗器械分类实践。医疗器械分类规则和分类目录应当向社会公布。

第七条 医疗器械产品应当符合医疗器械强制性国家标准；尚无强制性国家标准的，应当符合医疗器械强制性行业标准。

第八条 国家制定医疗器械产业规划和政策，将医疗器械创新纳入发展重点，对创新医疗器械予以优先审评审批，支持创新医疗器械临床推广和使用，推动医疗器械产业高质量发展。国务院药品监督管理部门应当配合国务院有关部门，贯彻实施国家医疗器械产业规划和引导政策。

第九条 国家完善医疗器械创新体系，支持医疗器械的基础研究和应用研究，促进医疗器械新技术的推广和应用，在科技立项、融资、信贷、招标采购、医疗保险等方面予以支持。支持企业设立或者联合组建研制机构，鼓励企业与高等学校、科研院所、医疗机构等合作开展医疗器械的研究与创新，加强医疗器械知识产权保护，提高医疗器械自主创新能力。

第十条 国家加强医疗器械监督管理信息化建设，提高在线政务服务水平，为医疗器械行政许可、备案等提供便利。

第十一条 医疗器械行业组织应当加强行业自律，推进诚信体系建设，督促企业依法开展生产经营活动，引导企业诚实守信。

第十二条 对在医疗器械的研究与创新方面做出突出贡献的单位和个人，按照国家有关规定给予表彰奖励。

第二章 医疗器械产品注册与备案

第十三条 第一类医疗器械实行产品备案管理，第二类、第三类医疗器械实行产品注册管理。

医疗器械注册人、备案人应当加强医疗器械全生命周期质量管理，对研制、生产、经营、使用全过程中医疗器械的安全性、有效性依法承担责任。

第十四条 第一类医疗器械产品备案和申请第二类、第三类医疗器械产品注册，应当提交下列资料：

（一）产品风险分析资料；

（二）产品技术要求；

（三）产品检验报告；

（四）临床评价资料；

（五）产品说明书以及标签样稿；

（六）与产品研制、生产有关的质量管理体系文件；

（七）证明产品安全、有效所需的其他资料。

产品检验报告应当符合国务院药品监督管理部门的要求，可以是医疗器械注册申请人、备案人的自检报告，也可以是委托有资质的医疗器械检验机构出具的检验报告。

符合本条例第二十四条规定的免于进行临床评价情形的，可以免于提交临床评价资料。

医疗器械注册申请人、备案人应当确保提交的资料合法、真实、准确、完整和可追溯。

第十五条 第一类医疗器械产品备案，由备案人向所在地设区的市级人民政府负责药品监督管理的部门提交备案资料。

向我国境内出口第一类医疗器械的境外备案人，由其指定的我国境内企业法人向国务院药品监督管理部门提交备案资料和备案人所在国（地区）主管部门准许该医疗器械上市销售的证明文件。未在境外上市的创新医疗器械，可以不提交备案人所在国（地区）主管部门准许该医疗器械上市销售的证明文件。

备案人向负责药品监督管理的部门提交符合本条例规定的备案资料后即完成备案。负责药品监督管理的部门应当自收到备案资料之日起5个工作日内，通过国务院药品监督管理部门在线政务服务平台向社会公布备案有关信息。

备案资料载明的事项发生变化的，应当向原备案部门变更备案。

第十六条 申请第二类医疗器械产品注册，注册申请人应当向所在地省、自治区、直辖市人民政府药品监督管理部门提交注册申请资料。申请第三类医疗器械产品注册，注册申请人应当向国务院药品监督管理部门提交注册申请资料。

向我国境内出口第二类、第三类医疗器械的境外注册申请人，由其指定的我国境内企业法人向国务院药品监督管理部门提交注册申请资料和注册申请人所在国（地区）主管部门准许该医疗器械上市销售的证明文件。未在境外上市的创新医疗器械，可以不提交注册申请人所在国（地区）主管部门准许该医疗器械上市销售的证明文件。

国务院药品监督管理部门应当对医疗器械注册审查程序和要求作出规定，并加强对省、自治区、直辖市人民政府药品监督管理部门注册审查工作的监督指导。

第十七条 受理注册申请的药品监督管理部门应当对医疗器械的安全性、有效性以及注册申请人保证医疗器械安全、有效的质量管理能力等进行审查。

受理注册申请的药品监督管理部门应当自受理注册申请之日起3个工作日内将注册申请资料转交技术审评机构。技术审评机构应当在完成技术审评后，将审评意见提交受理注册申请的药品监督管理部门作为审批的依据。

受理注册申请的药品监督管理部门在组织对医疗器械的技术审评时认为有必要对质量管理体系进行核查的，应当组织开展质量管理体系核查。

第十八条 受理注册申请的药品监督管理部门应当自收到审评意见之日起20个工作日内作出决定。对符合条件的，准予注册并发给医疗器械注册证；对不符合条件的，不予注册并书面说明理由。

受理注册申请的药品监督管理部门应当自医疗器械准予注册之日起5个工作日内，通过国务院药品监督管理部门在线政务服务平台向社会公布注册有关信息。

第十九条 对用于治疗罕见疾病、严重危及生命且尚无有效治疗手段的疾病和应对公共卫生事件等急需的医疗器械，受理注册申请的药品监督管理部门可以作出附条件批准决定，并在医疗器械注册证中载明相关事项。

出现特别重大突发公共卫生事件或者其他严重威胁公众健康的紧急事件，国务院卫生主管部门、国务院疾病预防控制部门根据预防、控制事件的需要提出紧急使用医疗器械的建议，经国务院药品监督管理部门组织论证同意后可以在一定范围和期限内紧急使用。

第二十条 医疗器械注册人、备案人应当履行下列义务：

（一）建立与产品相适应的质量管理体系并保持有效运行；

（二）制定上市后研究和风险管控计划并保证有效实施；

（三）依法开展不良事件监测和再评价；

（四）建立并执行产品追溯和召回制度；

（五）国务院药品监督管理部门规定的其他义务。

境外医疗器械注册人、备案人指定的我国境内企业法人应当协助注册人、备案人履行前款规定的义务。

第二十一条 已注册的第二类、第三类医疗器械产品，其设计、原材料、生产工艺、适用范围、使用方法等发生实质性变化，有可能影响该医疗器械安全、有效的，注册人应当向原注册部门申请办理变更注册手续；发生其他变化的，应当按照国务院药品监督管理部门的规定备案或者报告。

第二十二条 医疗器械注册证有效期为5年。有效期届满需要延续注册的，应当在有效期届满6个月前向原注册部门提出延续注册的申请。

除有本条第三款规定情形外，接到延续注册申请的药品监督管理部门应当在医疗器械注册证有效期届满前作出准予延续的决定。逾期未作决定的，视为准予延续。

有下列情形之一的，不予延续注册：

（一）未在规定期限内提出延续注册申请；

（二）医疗器械强制性标准已经修订，申请延续注册的医疗器械不能达到新要求；

（三）附条件批准的医疗器械，未在规定期限内完成医疗器械注册证载明事项。

第二十三条　对新研制的尚未列入分类目录的医疗器械，申请人可以依照本条例有关第三类医疗器械产品注册的规定直接申请产品注册，也可以依据分类规则判断产品类别并向国务院药品监督管理部门申请类别确认后依照本条例的规定申请产品注册或者进行产品备案。

直接申请第三类医疗器械产品注册的，国务院药品监督管理部门应当按照风险程度确定类别，对准予注册的医疗器械及时纳入分类目录。申请类别确认的，国务院药品监督管理部门应当自受理申请之日起20个工作日内对该医疗器械的类别进行判定并告知申请人。

第二十四条　医疗器械产品注册、备案，应当进行临床评价；但是符合下列情形之一，可以免于进行临床评价：

（一）工作机理明确、设计定型，生产工艺成熟，已上市的同品种医疗器械临床应用多年且无严重不良事件记录，不改变常规用途的；

（二）其他通过非临床评价能够证明该医疗器械安全、有效的。

国务院药品监督管理部门应当制定医疗器械临床评价指南。

第二十五条　进行医疗器械临床评价，可以根据产品特征、临床风险、已有临床数据等情形，通过开展临床试验，或者通过对同品种医疗器械临床文献资料、临床数据进行分析评价，证明医疗器械安全、有效。

按照国务院药品监督管理部门的规定，进行医疗器械临床评价时，已有临床文献资料、临床数据不足以确认产品安全、有效的医疗器械，应当开展临床试验。

第二十六条　开展医疗器械临床试验，应当按照医疗器械临床试验质量管理规范的要求，在具备相应条件的临床试验机构进行，并向临床试验申办者所在地省、自治区、直辖市人民政府药品监督管理部门备案。接受临床试验备案的药品监督管理部门应当将备案情况通报临床试验机构所在地同级药品监督管理部门和卫生主管部门。

医疗器械临床试验机构实行备案管理。医疗器械临床试验机构应当具备的条件以及备案管理办法和临床试验质量管理规范，由国务院药品监督管理部门会同国务院卫生主管部门制定并公布。

国家支持医疗机构开展临床试验，将临床试验条件和能力评价纳入医疗机构等级评审，鼓励医疗机构开展创新医疗器械临床试验。

第二十七条　第三类医疗器械临床试验对人体具有较高风险的，应当经国务院药品监督管理部门批准。国务院药品监督管理部门审批临床试验，应当对拟承担医疗器械临床试验的机构的设备、专业人员等条件，该医疗器械的风险程度，临床试验实施方案，临床受益与风险对比分析报告等进行综合分析，并自受理申请之日起60个工作日内作出决定并通知临床试验申办者。逾期未通知的，视为同意。准予开展临床试验的，应当通报临床试验机构所在地省、自治区、直辖市人民政府药品监督管理部门和卫生主管部门。

临床试验对人体具有较高风险的第三类医疗器械目录由国务院药品监督管理部门制定、调整并公布。

第二十八条　开展医疗器械临床试验，应当按照规定进行伦理审查，向受试者告知试验目的、用途和可能产生的风险等详细情况，获得受试者的书面知情同意；受试者为无民事行为能力人或者限制民事行为能力人的，应当依法获得其监护人的书面知情同意。

开展临床试验，不得以任何形式向受试者收取与临床试验有关的费用。

第二十九条　对正在开展临床试验的用于治疗严重危及生命且尚无有效治疗手段的疾病的医疗器械，经医学观察可能使患者获益，经伦理审查、知情同意后，可以在开展医疗器械临床试验的机构内免费用于其他病情相同的患者，其安全性数据可以用于医疗器械注册申请。

第三章　医疗器械生产

第三十条　从事医疗器械生产活动，应当具备下列条件：

（一）有与生产的医疗器械相适应的生产场地、环境条件、生产设备以及专业技术人员；

（二）有能对生产的医疗器械进行质量检验的机构或者专职检验人员以及检验设备；

（三）有保证医疗器械质量的管理制度；

（四）有与生产的医疗器械相适应的售后服务能力；

（五）符合产品研制、生产工艺文件规定的要求。

第三十一条　从事第一类医疗器械生产的，应当向所在地设区的市级人民政府负责药品监督管理的部门备案，在提交符合本条例第三十条规定条件的有关资料后即完成备案。

医疗器械备案人自行生产第一类医疗器械的，可以在依照本条例第十五条规定进行产品备案时一并提交符合本条例第三十条规定条件的有关资料，即完成生产备案。

第三十二条　从事第二类、第三类医疗器械生产的，应当向所在地省、自治区、直辖市人民政府药品监督管理部门申请生产许可并提交其符合本条例第三十条规定条件的有关资料以及所生产医疗器械的注册证。

受理生产许可申请的药品监督管理部门应当对申请资料进行审核，按照国务院药品监督管理部门制定的医疗器械生产质量管理规范的要求进行核查，并自受理申请之日起20个工作日内作出决定。对符合规定条件的，准予许可并发给医疗器械生产许可证；对不符合规定条件的，不予许可并书面说明理由。

医疗器械生产许可证有效期为5年。有效期届满需要延续的，依照有关行政许可的法律规定办理延续手续。

第三十三条　医疗器械生产质量管理规范应当对医疗器械的设计开发、生产设备条件、原材料采购、生产过程控制、产品放行、企业的机构设置和人员配备等影响医疗器械安全、有效的事项作出明确规定。

第三十四条　医疗器械注册人、备案人可以自行生产医疗器械，也可以委托符合本条例规定、具备相应条件的企业生产医疗器械。

委托生产医疗器械的，医疗器械注册人、备案人应当对所委托生产的医疗器械质量负责，并加强对受托生产企业生产行为的管理，保证其按照法定要求进行生产。医疗器械注册人、备案人应当与受托生产企业签订委托协议，明确双方权利、义务和责任。受托生产企业应当依照法律法规、医疗器械生产质量管理规范、强制性标准、产品技术要求和委托协议组织生产，对生产行为负责，并接受委托方的监督。

具有高风险的植入性医疗器械不得委托生产，具体目录由国务院药品监督管理部门制定、调整并公布。

第三十五条　医疗器械注册人、备案人、受托生产企业应当按照医疗器械生产质量管理规范，建立健全与所生产医疗器械相适应的质量管理体系并保证其有效运行；严格按照经注册或者备案的产品技术要求组织生产，保证出厂的医疗器械符合强制性标准以及经注册或者备案的产品技术要求。

医疗器械注册人、备案人、受托生产企业应当定期对质量管理体系的运行情况进行自查，并按照国务院药品监督管理部门的规定提交自查报告。

第三十六条　医疗器械的生产条件发生变化，不再符合医疗器械质量管理体系要求的，医疗器械注册人、备案人、受托生产企业应当立即采取整改措施；可能影响医疗器械安全、有效的，应当立即停止生产活动，并向原生产许可或者生产备案部门报告。

第三十七条　医疗器械应当使用通用名称。通用名称应当符合国务院药品监督管理部门制定的医疗器械命名规则。

第三十八条　国家根据医疗器械产品类别，分步实施医疗器械唯一标识制度，实现医疗器械可追溯，具体办法由国务院药品监督管理部门会同国务院有关部门制定。

第三十九条　医疗器械应当有说明书、标签。说明书、标签的内容应当与经注册或者备案的相关内容一致，确保真实、准确。

医疗器械的说明书、标签应当标明下列事项：

（一）通用名称、型号、规格；

（二）医疗器械注册人、备案人、受托生产企业的名称、地址以及联系方式；

（三）生产日期，使用期限或者失效日期；

（四）产品性能、主要结构、适用范围；

（五）禁忌、注意事项以及其他需要警示或者提示的内容；

（六）安装和使用说明或者图示；

（七）维护和保养方法，特殊运输、贮存的条件、方法；

（八）产品技术要求规定应当标明的其他内容。

第二类、第三类医疗器械还应当标明医疗器械注册证编号。

由消费者个人自行使用的医疗器械还应当具有安全使用的特别说明。

第四章　医疗器械经营与使用

第四十条　从事医疗器械经营活动，应当有与经营规模和经营范围相适应的经营场所和贮存条件，以及与经营的医疗器械相适应的质量管理制度和质量管理机构或者人员。

第四十一条　从事第二类医疗器械经营的，由经营企业向所在地设区的市级人民政府负责药品监督管理的部门备案并提交符合本条例第四十条规定条件的有关资料。

按照国务院药品监督管理部门的规定，对产品安全性、有效性不受流通过程影响的第二类医疗器械，可以免于经营备案。

第四十二条　从事第三类医疗器械经营的，经营企业应当向所在地设区的市级人民政府负责药品监督管理的部门申请经营许可并提交符合本条例第四十条规定条件的有关资料。

受理经营许可申请的负责药品监督管理的部门应当

对申请资料进行审查，必要时组织核查，并自受理申请之日起20个工作日内作出决定。对符合规定条件的，准予许可并发给医疗器械经营许可证；对不符合规定条件的，不予许可并书面说明理由。

医疗器械经营许可证有效期为5年。有效期届满需要延续的，依照有关行政许可的法律规定办理延续手续。

第四十三条 医疗器械注册人、备案人经营其注册、备案的医疗器械，无需办理医疗器械经营许可或者备案，但应当符合本条例规定的经营条件。

第四十四条 从事医疗器械经营，应当依照法律法规和国务院药品监督管理部门制定的医疗器械经营质量管理规范的要求，建立健全与所经营医疗器械相适应的质量管理体系并保证其有效运行。

第四十五条 医疗器械经营企业、使用单位应当从具备合法资质的医疗器械注册人、备案人、生产经营企业购进医疗器械。购进医疗器械时，应当查验供货者的资质和医疗器械的合格证明文件，建立进货查验记录制度。从事第二类、第三类医疗器械批发业务以及第三类医疗器械零售业务的经营企业，还应当建立销售记录制度。

记录事项包括：

（一）医疗器械的名称、型号、规格、数量；

（二）医疗器械的生产批号、使用期限或者失效日期、销售日期；

（三）医疗器械注册人、备案人和受托生产企业的名称；

（四）供货者或者购货者的名称、地址以及联系方式；

（五）相关许可证明文件编号等。

进货查验记录和销售记录应当真实、准确、完整和可追溯，并按照国务院药品监督管理部门规定的期限予以保存。国家鼓励采用先进技术手段进行记录。

第四十六条 从事医疗器械网络销售的，应当是医疗器械注册人、备案人或者医疗器械经营企业。从事医疗器械网络销售的经营者，应当将从事医疗器械网络销售的相关信息告知所在地设区的市级人民政府负责药品监督管理的部门，经营第一类医疗器械和本条例第四十一条第二款规定的第二类医疗器械的除外。

为医疗器械网络交易提供服务的电子商务平台经营者应当对入网医疗器械经营者进行实名登记，审查其经营许可、备案情况和所经营医疗器械产品注册、备案情况，并对其经营行为进行管理。电子商务平台经营者发现入网医疗器械经营者有违反本条例规定行为的，应当及时制止并立即报告医疗器械经营者所在地设区的市级人民政府负责药品监督管理的部门；发现严重违法行为

的，应当立即停止提供网络交易平台服务。

第四十七条 运输、贮存医疗器械，应当符合医疗器械说明书和标签标示的要求；对温度、湿度等环境条件有特殊要求的，应当采取相应措施，保证医疗器械的安全、有效。

第四十八条 医疗器械使用单位应当有与在用医疗器械品种、数量相适应的贮存场所和条件。医疗器械使用单位应当加强对工作人员的技术培训，按照产品说明书、技术操作规范等要求使用医疗器械。

医疗器械使用单位配置大型医用设备，应当符合国务院卫生主管部门制定的大型医用设备配置规划，与其功能定位、临床服务需求相适应，具有相应的技术条件、配套设施和具备相应资质、能力的专业技术人员，并经省级以上人民政府卫生主管部门批准，取得大型医用设备配置许可证。

大型医用设备配置管理办法由国务院卫生主管部门会同国务院有关部门制定。大型医用设备目录由国务院卫生主管部门商国务院有关部门提出，报国务院批准后执行。

第四十九条 医疗器械使用单位对重复使用的医疗器械，应当按照国务院卫生主管部门制定的消毒和管理的规定进行处理。

一次性使用的医疗器械不得重复使用，对使用过的应当按照国家有关规定销毁并记录。一次性使用的医疗器械目录由国务院药品监督管理部门会同国务院卫生主管部门制定、调整并公布。列入一次性使用的医疗器械目录，应当具有充足的无法重复使用的证据理由。重复使用可以保证安全、有效的医疗器械，不列入一次性使用的医疗器械目录。对因设计、生产工艺、消毒灭菌技术等改进后重复使用可以保证安全、有效的医疗器械，应当调整出一次性使用的医疗器械目录，允许重复使用。

第五十条 医疗器械使用单位对需要定期检查、检验、校准、保养、维护的医疗器械，应当按照产品说明书的要求进行检查、检验、校准、保养、维护并予以记录，及时进行分析、评估，确保医疗器械处于良好状态，保障使用质量；对使用期限长的大型医疗器械，应当逐台建立使用档案，记录其使用、维护、转让、实际使用时间等事项。记录保存期限不得少于医疗器械规定使用期限终止后5年。

第五十一条 医疗器械使用单位应当妥善保存购入第三类医疗器械的原始资料，并确保信息具有可追溯性。

使用大型医疗器械以及植入和介入类医疗器械的，应当将医疗器械的名称、关键性技术参数等信息以及与使用质量安全密切相关的必要信息记载到病历等相关记

录中。

第五十二条　发现使用的医疗器械存在安全隐患的，医疗器械使用单位应当立即停止使用，并通知医疗器械注册人、备案人或者其他负责产品质量的机构进行检修；经检修仍不能达到使用安全标准的医疗器械，不得继续使用。

第五十三条　对国内尚无同品种产品上市的体外诊断试剂，符合条件的医疗机构根据本单位的临床需要，可以自行研制，在执业医师指导下在本单位内使用。具体管理办法由国务院药品监督管理部门会同国务院卫生主管部门制定。

第五十四条　负责药品监督管理的部门和卫生主管部门依据各自职责，分别对使用环节的医疗器械质量和医疗器械使用行为进行监督管理。

第五十五条　医疗器械经营企业、使用单位不得经营、使用未依法注册或者备案、无合格证明文件以及过期、失效、淘汰的医疗器械。

第五十六条　医疗器械使用单位之间转让在用医疗器械，转让方应当确保所转让的医疗器械安全、有效，不得转让过期、失效、淘汰以及检验不合格的医疗器械。

第五十七条　进口的医疗器械应当是依照本条例第二章的规定已注册或者已备案的医疗器械。

进口的医疗器械应当有中文说明书、中文标签。说明书、标签应当符合本条例规定以及相关强制性标准的要求，并在说明书中载明医疗器械的原产地以及境外医疗器械注册人、备案人指定的我国境内企业法人的名称、地址、联系方式。没有中文说明书、中文标签或者说明书、标签不符合本条规定的，不得进口。

医疗机构因临床急需进口少量第二类、第三类医疗器械的，经国务院药品监督管理部门或者国务院授权的省、自治区、直辖市人民政府批准，可以进口。进口的医疗器械应当在指定医疗机构内用于特定医疗目的。

禁止进口过期、失效、淘汰等已使用过的医疗器械。

第五十八条　出入境检验检疫机构依法对进口的医疗器械实施检验；检验不合格的，不得进口。

国务院药品监督管理部门应当及时向国家出入境检验检疫部门通报进口医疗器械的注册和备案情况。进口口岸所在地出入境检验检疫机构应当及时向所在地设区的市级人民政府负责药品监督管理的部门通报进口医疗器械的通关情况。

第五十九条　出口医疗器械的企业应当保证其出口的医疗器械符合进口国（地区）的要求。

第六十条　医疗器械广告的内容应当真实合法，以经负责药品监督管理的部门注册或者备案的医疗器械说明书为准，不得含有虚假、夸大、误导性的内容。

发布医疗器械广告，应当在发布前由省、自治区、直辖市人民政府确定的广告审查机关对广告内容进行审查，并取得医疗器械广告批准文号；未经审查，不得发布。

省级以上人民政府药品监督管理部门责令暂停生产、进口、经营和使用的医疗器械，在暂停期间不得发布涉及该医疗器械的广告。

医疗器械广告的审查办法由国务院市场监督管理部门制定。

第五章　不良事件的处理与医疗器械的召回

第六十一条　国家建立医疗器械不良事件监测制度，对医疗器械不良事件及时进行收集、分析、评价、控制。

第六十二条　医疗器械注册人、备案人应当建立医疗器械不良事件监测体系，配备与其产品相适应的不良事件监测机构和人员，对其产品主动开展不良事件监测，并按照国务院药品监督管理部门的规定，向医疗器械不良事件监测技术机构报告调查、分析、评价、产品风险控制等情况。

医疗器械生产经营企业、使用单位应当协助医疗器械注册人、备案人对所生产经营或者使用的医疗器械开展不良事件监测；发现医疗器械不良事件或者可疑不良事件，应当按照国务院药品监督管理部门的规定，向医疗器械不良事件监测技术机构报告。

其他单位和个人发现医疗器械不良事件或者可疑不良事件，有权向负责药品监督管理的部门或者医疗器械不良事件监测技术机构报告。

第六十三条　国务院药品监督管理部门应当加强医疗器械不良事件监测信息网络建设。

医疗器械不良事件监测技术机构应当加强医疗器械不良事件信息监测，主动收集不良事件信息；发现不良事件或者接到不良事件报告的，应当及时进行核实，必要时进行调查、分析、评估，向负责药品监督管理的部门和卫生主管部门报告并提出处理建议。

医疗器械不良事件监测技术机构应当公布联系方式，方便医疗器械注册人、备案人、生产经营企业、使用单位等报告医疗器械不良事件。

第六十四条　负责药品监督管理的部门应当根据医疗器械不良事件评估结果及时采取发布警示信息以及责令暂停生产、进口、经营和使用等控制措施。

省级以上人民政府药品监督管理部门应当会同同级卫生主管部门和相关部门组织对引起突发、群发的严重伤害或者死亡的医疗器械不良事件及时进行调查和处理，并组织对同类医疗器械加强监测。

负责药品监督管理的部门应当及时向同级卫生主管

部门通报医疗器械使用单位的不良事件监测有关情况。

第六十五条　医疗器械注册人、备案人、生产经营企业、使用单位应当对医疗器械不良事件监测技术机构、负责药品监督管理的部门、卫生主管部门开展的医疗器械不良事件调查予以配合。

第六十六条　有下列情形之一的，医疗器械注册人、备案人应当主动开展已上市医疗器械再评价：

（一）根据科学研究的发展，对医疗器械的安全、有效有认识上的改变；

（二）医疗器械不良事件监测、评估结果表明医疗器械可能存在缺陷；

（三）国务院药品监督管理部门规定的其他情形。

医疗器械注册人、备案人应当根据再评价结果，采取相应控制措施，对已上市医疗器械进行改进，并按照规定进行注册变更或者备案变更。再评价结果表明已上市医疗器械不能保证安全、有效的，医疗器械注册人、备案人应当主动申请注销医疗器械注册证或者取消备案；医疗器械注册人、备案人未申请注销医疗器械注册证或者取消备案的，由负责药品监督管理的部门注销医疗器械注册证或者取消备案。

省级以上人民政府药品监督管理部门根据医疗器械不良事件监测、评估等情况，对已上市医疗器械开展再评价。再评价结果表明已上市医疗器械不能保证安全、有效的，应当注销医疗器械注册证或者取消备案。

负责药品监督管理的部门应当向社会及时公布注销医疗器械注册证和取消备案情况。被注销医疗器械注册证或者取消备案的医疗器械不得继续生产、进口、经营、使用。

第六十七条　医疗器械注册人、备案人发现生产的医疗器械不符合强制性标准、经注册或者备案的产品技术要求，或者存在其他缺陷的，应当立即停止生产，通知相关经营企业、使用单位和消费者停止经营和使用，召回已经上市销售的医疗器械，采取补救、销毁等措施，记录相关情况，发布相关信息，并将医疗器械召回和处理情况向负责药品监督管理的部门和卫生主管部门报告。

医疗器械受托生产企业、经营企业发现生产、经营的医疗器械存在前款规定情形的，应当立即停止生产、经营，通知医疗器械注册人、备案人，并记录停止生产、经营和通知情况。医疗器械注册人、备案人认为属于依照前款规定需要召回的医疗器械，应当立即召回。

医疗器械注册人、备案人、受托生产企业、经营企业未依照本条规定实施召回或者停止生产、经营的，负责药品监督管理的部门可以责令其召回或者停止生产、经营。

第六章　监督检查

第六十八条　国家建立职业化专业化检查员制度，加强对医疗器械的监督检查。

第六十九条　负责药品监督管理的部门应当对医疗器械的研制、生产、经营活动以及使用环节的医疗器械质量加强监督检查，并对下列事项进行重点监督检查：

（一）是否按照经注册或者备案的产品技术要求组织生产；

（二）质量管理体系是否保持有效运行；

（三）生产经营条件是否持续符合法定要求。

必要时，负责药品监督管理的部门可以对为医疗器械研制、生产、经营、使用等活动提供产品或者服务的其他相关单位和个人进行延伸检查。

第七十条　负责药品监督管理的部门在监督检查中有下列职权：

（一）进入现场实施检查、抽取样品；

（二）查阅、复制、查封、扣押有关合同、票据、账簿以及其他有关资料；

（三）查封、扣押不符合法定要求的医疗器械，违法使用的零配件、原材料以及用于违法生产经营医疗器械的工具、设备；

（四）查封违反本条例规定从事医疗器械生产经营活动的场所。

进行监督检查，应当出示执法证件，保守被检查单位的商业秘密。

有关单位和个人应当对监督检查予以配合，提供相关文件和资料，不得隐瞒、拒绝、阻挠。

第七十一条　卫生主管部门应当对医疗机构的医疗器械使用行为加强监督检查。实施监督检查时，可以进入医疗机构，查阅、复制有关档案、记录以及其他有关资料。

第七十二条　医疗器械生产经营过程中存在产品质量安全隐患，未及时采取措施消除的，负责药品监督管理的部门可以采取告诫、责任约谈、责令限期整改等措施。

对人体造成伤害或者有证据证明可能危害人体健康的医疗器械，负责药品监督管理的部门可以采取责令暂停生产、进口、经营、使用的紧急控制措施，并发布安全警示信息。

第七十三条　负责药品监督管理的部门应当加强对医疗器械注册人、备案人、生产经营企业和使用单位生产、经营、使用的医疗器械的抽查检验。抽查检验不得收取检验费和其他任何费用，所需费用纳入本级政府预算。省级以上人民政府药品监督管理部门应当根据抽查检验结论及时发布医疗器械质量公告。

卫生主管部门应当对大型医用设备的使用状况进行

监督和评估；发现违规使用以及与大型医用设备相关的过度检查、过度治疗等情形的，应当立即纠正，依法予以处理。

第七十四条 负责药品监督管理的部门未及时发现医疗器械安全系统性风险，未及时消除监督管理区域内医疗器械安全隐患的，本级人民政府或者上级人民政府负责药品监督管理的部门应当对其主要负责人进行约谈。

地方人民政府未履行医疗器械安全职责，未及时消除区域性重大医疗器械安全隐患的，上级人民政府或者上级人民政府负责药品监督管理的部门应当对其主要负责人进行约谈。

被约谈的部门和地方人民政府应当立即采取措施，对医疗器械监督管理工作进行整改。

第七十五条 医疗器械检验机构资质认定工作按照国家有关规定实行统一管理。经国务院认证认可监督管理部门会同国务院药品监督管理部门认定的检验机构，方可对医疗器械实施检验。

负责药品监督管理的部门在执法工作中需要对医疗器械进行检验的，应当委托有资质的医疗器械检验机构进行，并支付相关费用。

当事人对检验结论有异议的，可以自收到检验结论之日起7个工作日内向实施抽样检验的部门或者其上一级负责药品监督管理的部门提出复检申请，由受理复检申请的部门在复检机构名录中随机确定复检机构进行复检。承担复检工作的医疗器械检验机构应当在国务院药品监督管理部门规定的时间内作出复检结论。复检结论为最终检验结论。复检机构与初检机构不得为同一机构；相关检验项目只有一家有资质的检验机构的，复检时应当变更承办部门或者人员。复检机构名录由国务院药品监督管理部门公布。

第七十六条 对可能存在有害物质或者擅自改变医疗器械设计、原材料和生产工艺并存在安全隐患的医疗器械，按照医疗器械国家标准、行业标准规定的检验项目和检验方法无法检验的，医疗器械检验机构可以使用国务院药品监督管理部门批准的补充检验项目和检验方法进行检验；使用补充检验项目、检验方法得出的检验结论，可以作为负责药品监督管理的部门认定医疗器械质量的依据。

第七十七条 市场监督管理部门应当依照有关广告管理的法律、行政法规的规定，对医疗器械广告进行监督检查，查处违法行为。

第七十八条 负责药品监督管理的部门应当通过国务院药品监督管理部门在线政务服务平台依法及时公布医疗器械许可、备案、抽查检验、违法行为查处等日常监督管理信息。但是，不得泄露当事人的商业秘密。

负责药品监督管理的部门建立医疗器械注册人、备案人、生产经营企业、使用单位信用档案，对有不良信用记录的增加监督检查频次，依法加强失信惩戒。

第七十九条 负责药品监督管理的部门等部门应当公布本单位的联系方式，接受咨询、投诉、举报。负责药品监督管理的部门等部门接到与医疗器械监督管理有关的咨询，应当及时答复；接到投诉、举报，应当及时核实、处理、答复。对咨询、投诉、举报情况及其答复、核实、处理情况，应当予以记录、保存。

有关医疗器械研制、生产、经营、使用行为的举报经调查属实的，负责药品监督管理的部门等部门对举报人应当给予奖励。有关部门应当为举报人保密。

第八十条 国务院药品监督管理部门制定、调整、修改本条例规定的目录以及与医疗器械监督管理有关的规范，应当公开征求意见；采取听证会、论证会等形式，听取专家、医疗器械注册人、备案人、生产经营企业、使用单位、消费者、行业协会以及相关组织等方面的意见。

第七章 法律责任

第八十一条 有下列情形之一的，由负责药品监督管理的部门没收违法所得、违法生产经营的医疗器械和用于违法生产经营的工具、设备、原材料等物品；违法生产经营的医疗器械货值金额不足1万元的，并处5万元以上15万元以下罚款；货值金额1万元以上的，并处货值金额15倍以上30倍以下罚款；情节严重的，责令停产停业，10年内不受理相关责任人以及单位提出的医疗器械许可申请，对违法单位的法定代表人、主要负责人、直接负责的主管人员和其他责任人员，没收违法行为发生期间自本单位所获收入，并处所获收入30%以上3倍以下罚款，终身禁止其从事医疗器械生产经营活动：

（一）生产、经营未取得医疗器械注册证的第二类、第三类医疗器械；

（二）未经许可从事第二类、第三类医疗器械生产活动；

（三）未经许可从事第三类医疗器械经营活动。

有前款第一项情形、情节严重的，由原发证部门吊销医疗器械生产许可证或者医疗器械经营许可证。

第八十二条 未经许可擅自配置使用大型医用设备的，由县级以上人民政府卫生主管部门责令停止使用，给予警告，没收违法所得；违法所得不足1万元的，并处5万元以上10万元以下罚款；违法所得1万元以上的，并处违法所得10倍以上30倍以下罚款；情节严重的，5年内不受理相关责任人以及单位提出的大型医用设备配置许可申请，对违法单位的法定代表人、主要负责人、直接负责的主管人员和其他责任人员，没收违法行为发生期间自本单位所获收入，并处所获收入 30% 以上 3 倍以下罚款，依法给予处分。

第八十三条 在申请医疗器械行政许可时提供虚假资料或者采取其他欺骗手段的，不予行政许可，已经取得行政许可的，由作出行政许可决定的部门撤销行政许可，没收违法所得、违法生产经营使用的医疗器械，10 年内不受理相关责任人以及单位提出的医疗器械许可申请；违法生产经营使用的医疗器械货值金额不足 1 万元的，并处 5 万元以上 15 万元以下罚款；货值金额 1 万元以上的，并处货值金额 15 倍以上 30 倍以下罚款；情节严重的，责令停产停业，对违法单位的法定代表人、主要负责人、直接负责的主管人员和其他责任人员，没收违法行为发生期间自本单位所获收入，并处所获收入 30% 以上 3 倍以下罚款，终身禁止其从事医疗器械生产经营活动。

伪造、变造、买卖、出租、出借相关医疗器械许可证件的，由原发证部门予以收缴或者吊销，没收违法所得；违法所得不足 1 万元的，并处 5 万元以上 10 万元以下罚款；违法所得 1 万元以上的，并处违法所得 10 倍以上 20 倍以下罚款；构成违反治安管理行为的，由公安机关依法予以治安管理处罚。

第八十四条 有下列情形之一的，由负责药品监督管理的部门向社会公告单位和产品名称，责令限期改正；逾期不改正的，没收违法所得、违法生产经营的医疗器械；违法生产经营的医疗器械货值金额不足 1 万元的，并处 1 万元以上 5 万元以下罚款；货值金额 1 万元以上的，并处货值金额 5 倍以上 20 倍以下罚款；情节严重的，对违法单位的法定代表人、主要负责人、直接负责的主管人员和其他责任人员，没收违法行为发生期间自本单位所获收入，并处所获收入 30% 以上 2 倍以下罚款，5 年内禁止其从事医疗器械生产经营活动：

（一）生产、经营未经备案的第一类医疗器械；

（二）未经备案从事第一类医疗器械生产；

（三）经营第二类医疗器械，应当备案但未备案；

（四）已经备案的资料不符合要求。

第八十五条 备案时提供虚假资料的，由负责药品监督管理的部门向社会公告备案单位和产品名称，没收违法所得、违法生产经营的医疗器械；违法生产经营的医疗器械货值金额不足 1 万元的，并处 2 万元以上 5 万元以下罚款；货值金额 1 万元以上的，并处货值金额 5 倍以上 20 倍以下罚款；情节严重的，责令停产停业，对违法单位的法定代表人、主要负责人、直接负责的主管人员和其他责任人员，没收违法行为发生期间自本单位所获收入，并处所获收入 30% 以上 3 倍以下罚款，10 年内禁止其从事医疗器械生产经营活动。

第八十六条 有下列情形之一的，由负责药品监督管理的部门责令改正，没收违法生产经营使用的医疗器械；违法生产经营使用的医疗器械货值金额不足 1 万元的，并处 2 万元以上 5 万元以下罚款；货值金额 1 万元以上的，并处货值金额 5 倍以上 20 倍以下罚款；情节严重的，责令停产停业，直至由原发证部门吊销医疗器械注册证、医疗器械生产许可证、医疗器械经营许可证，对违法单位的法定代表人、主要负责人、直接负责的主管人员和其他责任人员，没收违法行为发生期间自本单位所获收入，并处所获收入 30% 以上 3 倍以下罚款，10 年内禁止其从事医疗器械生产经营活动：

（一）生产、经营、使用不符合强制性标准或者不符合经注册或者备案的产品技术要求的医疗器械；

（二）未按照经注册或者备案的产品技术要求组织生产，或者未依照本条例规定建立质量管理体系并保持有效运行，影响产品安全、有效；

（三）经营、使用无合格证明文件、过期、失效、淘汰的医疗器械，或者使用未依法注册的医疗器械；

（四）在负责药品监督管理的部门责令召回后仍拒不召回，或者在负责药品监督管理的部门责令停止或者暂停生产、进口、经营后，仍拒不停止生产、进口、经营医疗器械；

（五）委托不具备本条例规定条件的企业生产医疗器械，或者未对受托生产企业的生产行为进行管理；

（六）进口过期、失效、淘汰等已使用过的医疗器械。

第八十七条 医疗器械经营企业、使用单位履行了本条例规定的进货查验等义务，有充分证据证明其不知道所经营、使用的医疗器械为本条例第八十一条第一款第一项、第八十四条第一项、第八十六条第一项和第三项规定情形的医疗器械，并能如实说明其进货来源的，收缴其经营、使用的不符合法定要求的医疗器械，可以免除行政处罚。

第八十八条 有下列情形之一的，由负责药品监督管理的部门责令改正，处 1 万元以上 5 万元以下罚款；拒不改正的，处 5 万元以上 10 万元以下罚款；情节严重的，责令停产停业，直至由原发证部门吊销医疗器械生产许可证、医疗器械经营许可证，对违法单位的法定代表人、主要负责人、直接负责的主管人员和其他责任人员，没收违法行为发生期间自本单位所获收入，并处所获收入 30% 以上 2 倍以下罚款，5 年内禁止其从事医疗器械生产经营活动：

（一）生产条件发生变化、不再符合医疗器械质量管理体系要求，未依照本条例规定整改、停止生产、报告；

（二）生产、经营说明书、标签不符合本条例规定的医疗器械；

（三）未按照医疗器械说明书和标签标示要求运输、贮存医疗器械；

（四）转让过期、失效、淘汰或者检验不合格的在用医疗器械。

第八十九条　有下列情形之一的，由负责药品监督管理的部门和卫生主管部门依据各自职责责令改正，给予警告；拒不改正的，处1万元以上10万元以下罚款；情节严重的，责令停产停业，直至由原发证部门吊销医疗器械注册证、医疗器械生产许可证、医疗器械经营许可证，对违法单位的法定代表人、主要负责人、直接负责的主管人员和其他责任人员处1万元以上3万元以下罚款：

（一）未按照要求提交质量管理体系自查报告；

（二）从不具备合法资质的供货者购进医疗器械；

（三）医疗器械经营企业、使用单位未依照本条例规定建立并执行医疗器械进货查验记录制度；

（四）从事第二类、第三类医疗器械批发业务以及第三类医疗器械零售业务的经营企业未依照本条例规定建立并执行销售记录制度；

（五）医疗器械注册人、备案人、生产经营企业、使用单位未依照本条例规定开展医疗器械不良事件监测，未按照要求报告不良事件，或者对医疗器械不良事件监测技术机构、负责药品监督管理的部门、卫生主管部门开展的不良事件调查不予配合；

（六）医疗器械注册人、备案人未按照规定制定上市后研究和风险管控计划并保证有效实施；

（七）医疗器械注册人、备案人未按照规定建立并执行产品追溯制度；

（八）医疗器械注册人、备案人、经营企业从事医疗器械网络销售未按照规定告知负责药品监督管理的部门；

（九）对需要定期检查、检验、校准、保养、维护的医疗器械，医疗器械使用单位未按照产品说明书要求进行检查、检验、校准、保养、维护并予以记录，及时进行分析、评估，确保医疗器械处于良好状态；

（十）医疗器械使用单位未妥善保存购入第三类医疗器械的原始资料。

第九十条　有下列情形之一的，由县级以上人民政府卫生主管部门责令改正，给予警告；拒不改正的，处5万元以上10万元以下罚款；情节严重的，处10万元以上30万元以下罚款，责令暂停相关医疗器械使用活动，直至由原发证部门吊销执业许可证，依法责令相关责任人员暂停6个月以上1年以下执业活动，直至由原

发证部门吊销相关人员执业证书，对违法单位的法定代表人、主要负责人、直接负责的主管人员和其他责任人员，没收违法行为发生期间自本单位所获收入，并处所获收入30%以上3倍以下罚款，依法给予处分：

（一）对重复使用的医疗器械，医疗器械使用单位未按照消毒和管理的规定进行处理；

（二）医疗器械使用单位重复使用一次性使用的医疗器械，或者未按照规定销毁使用过的一次性使用的医疗器械；

（三）医疗器械使用单位未按照规定将大型医疗器械以及植入和介入类医疗器械的信息记载到病历等相关记录中；

（四）医疗器械使用单位发现使用的医疗器械存在安全隐患未立即停止使用、通知检修，或者继续使用经检修仍不能达到使用安全标准的医疗器械；

（五）医疗器械使用单位违规使用大型医用设备，不能保障医疗质量安全。

第九十一条　违反进出口商品检验相关法律、行政法规进口医疗器械的，由出入境检验检疫机构依法处理。

第九十二条　为医疗器械网络交易提供服务的电子商务平台经营者违反本条例规定，未履行对入网医疗器械经营者进行实名登记，审查许可、注册、备案情况，制止并报告违法行为，停止提供网络交易平台服务等管理义务的，由负责药品监督管理的部门依照《中华人民共和国电子商务法》的规定给予处罚。

第九十三条　未进行医疗器械临床试验机构备案开展临床试验的，由负责药品监督管理的部门责令停止临床试验并改正；拒不改正的，该临床试验数据不得用于产品注册、备案，处5万元以上10万元以下罚款，并向社会公告；造成严重后果的，5年内禁止其开展相关专业医疗器械临床试验，并处10万元以上30万元以下罚款，由卫生主管部门对违法单位的法定代表人、主要负责人、直接负责的主管人员和其他责任人员，没收违法行为发生期间自本单位所获收入，并处所获收入30%以上3倍以下罚款，依法给予处分。

临床试验申办者开展临床试验未经备案的，由负责药品监督管理的部门责令停止临床试验，对临床试验申办者处5万元以上10万元以下罚款，并向社会公告；造成严重后果的，处10万元以上30万元以下罚款。该临床试验数据不得用于产品注册、备案，5年内不受理相关责任人以及单位提出的医疗器械注册申请。

临床试验申办者未经批准开展对人体具有较高风险的第三类医疗器械临床试验的，由负责药品监督管理的部门责令立即停止临床试验，对临床试验申办者处10

万元以上30万元以下罚款，并向社会公告；造成严重后果的，处30万元以上100万元以下罚款。该临床试验数据不得用于产品注册，10年内不受理相关责任人以及单位提出的医疗器械临床试验和注册申请，对违法单位的法定代表人、主要负责人、直接负责的主管人员和其他责任人员，没收违法行为发生期间自本单位所获收入，并处所获收入30%以上3倍以下罚款。

第九十四条 医疗器械临床试验机构开展医疗器械临床试验未遵守临床试验质量管理规范的，由负责药品监督管理的部门责令改正或者立即停止临床试验，处5万元以上10万元以下罚款；造成严重后果的，5年内禁止其开展相关专业医疗器械临床试验，由卫生主管部门对违法单位的法定代表人、主要负责人、直接负责的主管人员和其他责任人员，没收违法行为发生期间自本单位所获收入，并处所获收入30%以上3倍以下罚款，依法给予处分。

第九十五条 医疗器械临床试验机构出具虚假报告的，由负责药品监督管理的部门处10万元以上30万元以下罚款；有违法所得的，没收违法所得；10年内禁止其开展相关专业医疗器械临床试验；由卫生主管部门对违法单位的法定代表人、主要负责人、直接负责的主管人员和其他责任人员，没收违法行为发生期间自本单位所获收入，并处所获收入30%以上3倍以下罚款，依法给予处分。

第九十六条 医疗器械检验机构出具虚假检验报告的，由授予其资质的主管部门撤销检验资质，10年内不受理相关责任人以及单位提出的资质认定申请，并处10万元以上30万元以下罚款；有违法所得的，没收违法所得；对违法单位的法定代表人、主要负责人、直接负责的主管人员和其他责任人员，没收违法行为发生期间自本单位所获收入，并处所获收入30%以上3倍以下罚款，依法给予处分；受到开除处分的，10年内禁止其从事医疗器械检验工作。

第九十七条 违反本条例有关医疗器械广告管理规定的，依照《中华人民共和国广告法》的规定给予处罚。

第九十八条 境外医疗器械注册人、备案人指定的我国境内企业法人未依照本条例规定履行相关义务的，由省、自治区、直辖市人民政府药品监督管理部门责令改正，给予警告，并处5万元以上10万元以下罚款；情节严重的，处10万元以上50万元以下罚款，5年内禁止其法定代表人、主要负责人、直接负责的主管人员和其他责任人员从事医疗器械生产经营活动。

境外医疗器械注册人、备案人拒不履行依据本条例作出的行政处罚决定的，10年内禁止其医疗器械进口。

第九十九条 医疗器械研制、生产、经营单位和检验机构违反本条例规定使用禁止从事医疗器械生产经营活动、检验工作的人员的，由负责药品监督管理的部门责令改正，给予警告；拒不改正的，责令停产停业直至吊销许可证件。

第一百条 医疗器械技术审评机构、医疗器械不良事件监测技术机构未依照本条例规定履行职责，致使审评、监测工作出现重大失误的，由负责药品监督管理的部门责令改正，通报批评，给予警告；造成严重后果的，对违法单位的法定代表人、主要负责人、直接负责的主管人员和其他责任人员，依法给予处分。

第一百零一条 负责药品监督管理的部门或者其他有关部门工作人员违反本条例规定，滥用职权、玩忽职守、徇私舞弊的，依法给予处分。

第一百零二条 违反本条例规定，构成犯罪的，依法追究刑事责任；造成人身、财产或者其他损害的，依法承担赔偿责任。

第八章 附 则

第一百零三条 本条例下列用语的含义：

医疗器械，是指直接或者间接用于人体的仪器、设备、器具、体外诊断试剂及校准物、材料以及其他类似或者相关的物品，包括所需要的计算机软件；其效用主要通过物理等方式获得，不是通过药理学、免疫学或者代谢的方式获得，或者虽然有这些方式参与但是只起辅助作用；其目的是：

（一）疾病的诊断、预防、监护、治疗或者缓解；

（二）损伤的诊断、监护、治疗、缓解或者功能补偿；

（三）生理结构或者生理过程的检验、替代、调节或者支持；

（四）生命的支持或者维持；

（五）妊娠控制；

（六）通过对来自人体的样本进行检查，为医疗或者诊断目的提供信息。

医疗器械注册人、备案人，是指取得医疗器械注册证或者办理医疗器械备案的企业或者研制机构。

医疗器械使用单位，是指使用医疗器械为他人提供医疗等技术服务的机构，包括医疗机构、血站、单采血浆站、康复辅助器具适配机构等。

大型医用设备，是指使用技术复杂、资金投入量大、运行成本高、对医疗费用影响大且纳入目录管理的大型医疗器械。

第一百零四条 医疗器械产品注册可以收取费用。具体收费项目、标准分别由国务院财政、价格主管部门按照国家有关规定制定。

第一百零五条 医疗卫生机构为应对突发公共卫生事件而研制的医疗器械的管理办法，由国务院药品监督管理部门会同国务院卫生主管部门制定。

从事非营利的避孕医疗器械的存储、调拨和供应，应当遵守国务院卫生主管部门会同国务院药品监督管理部门制定的管理办法。

中医医疗器械的技术指导原则，由国务院药品监督管理部门会同国务院中医药管理部门制定。

第一百零六条 军队医疗器械使用的监督管理，依照本条例和军队有关规定执行。

第一百零七条 本条例自 2021 年 6 月 1 日起施行。

医疗器械生产监督管理办法

（2022 年 3 月 10 日国家市场监督管理总局令第 53 号公布，自 2022 年 5 月 1 日起施行）

第一章 总 则

第一条 为了加强医疗器械生产监督管理，规范医疗器械生产活动，保证医疗器械安全、有效，根据《医疗器械监督管理条例》，制定本办法。

第二条 在中华人民共和国境内从事医疗器械生产活动及其监督管理，应当遵守本办法。

第三条 从事医疗器械生产活动，应当遵守法律、法规、规章、强制性标准和医疗器械生产质量管理规范，保证医疗器械生产全过程信息真实、准确、完整和可追溯。

医疗器械注册人、备案人对上市医疗器械的安全、有效负责。

第四条 根据医疗器械风险程度，医疗器械生产实施分类管理。

从事第二类、第三类医疗器械生产活动，应当经所在地省、自治区、直辖市药品监督管理部门批准，依法取得医疗器械生产许可证；从事第一类医疗器械生产活动，应当向所在地设区的市级负责药品监督管理的部门办理医疗器械生产备案。

第五条 国家药品监督管理局负责全国医疗器械生产监督管理工作。

省、自治区、直辖市药品监督管理部门负责本行政区域第二类、第三类医疗器械生产监督管理，依法按照职责负责本行政区域第一类医疗器械生产监督管理，并加强对本行政区域第一类医疗器械生产监督管理工作的指导。

设区的市级负责药品监督管理的部门依法按照职责监督管理本行政区域第一类医疗器械生产活动。

第六条 药品监督管理部门依法设置或者指定的医疗器械审评、检查、检验、监测与评价等专业技术机构，按照职责分工承担相关技术工作，为医疗器械生产监督管理提供技术支撑。

国家药品监督管理局食品药品审核查验中心组织拟订医疗器械检查制度规范和技术文件，承担重大有因检查和境外检查等工作，并对省、自治区、直辖市医疗器械检查机构质量管理体系进行指导和评估。

第七条 国家药品监督管理局加强医疗器械生产监督管理信息化建设，提高在线政务服务水平。

省、自治区、直辖市药品监督管理部门负责本行政区域医疗器械生产监督管理信息化建设和管理工作，按照国家药品监督管理局的要求统筹推进医疗器械生产监督管理信息共享。

第八条 药品监督管理部门依法及时公开医疗器械生产许可、备案、监督检查、行政处罚等信息，方便公众查询，接受社会监督。

第二章 生产许可与备案管理

第九条 从事医疗器械生产活动，应当具备下列条件：

（一）有与生产的医疗器械相适应的生产场地、环境条件、生产设备以及专业技术人员；

（二）有能对生产的医疗器械进行质量检验的机构或者专职检验人员以及检验设备；

（三）有保证医疗器械质量的管理制度；

（四）有与生产的医疗器械相适应的售后服务能力；

（五）符合产品研制、生产工艺文件规定的要求。

第十条 在境内从事第二类、第三类医疗器械生产的，应当向所在地省、自治区、直辖市药品监督管理部门申请生产许可，并提交下列材料：

（一）所生产的医疗器械注册证以及产品技术要求复印件；

（二）法定代表人（企业负责人）身份证明复印件；

（三）生产、质量和技术负责人的身份、学历、职称相关材料复印件；

（四）生产管理、质量检验岗位从业人员学历、职称一览表；

（五）生产场地的相关文件复印件，有特殊生产环境要求的，还应当提交设施、环境的相关文件复印件；

（六）主要生产设备和检验设备目录；

（七）质量手册和程序文件目录；

（八）生产工艺流程图；

（九）证明售后服务能力的相关材料；

（十）经办人的授权文件。

申请人应当确保所提交的材料合法、真实、准确、完整和可追溯。

相关材料可以通过联网核查的，无需申请人提供。

第十一条 省、自治区、直辖市药品监督管理部门收到申请后，应当根据下列情况分别作出处理：

（一）申请事项属于本行政机关职权范围，申请资料齐全、符合法定形式的，应当受理申请；

（二）申请资料存在可以当场更正的错误的，应当允许申请人当场更正；

（三）申请资料不齐全或者不符合法定形式的，应当当场或者在 5 个工作日内一次告知申请人需要补正的全部内容，逾期不告知的，自收到申请资料之日起即为受理；

（四）申请事项依法不属于本行政机关职权范围的，应当即时作出不予受理的决定，并告知申请人向有关行政机关申请。

省、自治区、直辖市药品监督管理部门受理或者不予受理医疗器械生产许可申请的，应当出具加盖本行政机关专用印章和注明日期的受理或者不予受理通知书。

第十二条　法律、法规、规章规定实施行政许可应当听证的事项，或者药品监督管理部门认为需要听证的其他涉及公共利益的重大行政许可事项，药品监督管理部门应当向社会公告，并举行听证。医疗器械生产许可申请直接涉及申请人与他人之间重大利益关系的，药品监督管理部门在作出行政许可决定前，应当告知申请人、利害关系人享有要求听证的权利。

第十三条　省、自治区、直辖市药品监督管理部门应当对申请资料进行审核，按照国家药品监督管理局制定的医疗器械生产质量管理规范的要求进行核查，并自受理申请之日起 20 个工作日内作出决定。现场核查可以与产品注册体系核查相结合，避免重复核查。需要整改的，整改时间不计入审核时限。

符合规定条件的，依法作出准予许可的书面决定，并于 10 个工作日内发给《医疗器械生产许可证》；不符合规定条件的，作出不予许可的书面决定，并说明理由，同时告知申请人享有依法申请行政复议或者提起行政诉讼的权利。

第十四条　医疗器械生产许可证分为正本和副本，有效期为 5 年。正本和副本载明许可证编号、企业名称、统一社会信用代码、法定代表人（企业负责人）、住所、生产地址、生产范围、发证部门、发证日期和有效期限。副本记载许可证正本载明事项变更以及车间或者生产线重大改造等情况。企业名称、统一社会信用代码、法定代表人（企业负责人）、住所等项目应当与营业执照中载明的相关内容一致。

医疗器械生产许可证由国家药品监督管理局统一样式，由省、自治区、直辖市药品监督管理部门印制。

医疗器械生产许可证电子证书与纸质证书具有同等法律效力。

第十五条　生产地址变更或者生产范围增加的，应当向原发证部门申请医疗器械生产许可变更，并提交本办法第十条规定中涉及变更内容的有关材料，原发证部门应当依照本办法第十三条的规定进行审核并开展现场核查。

车间或者生产线进行改造，导致生产条件发生变化，可能影响医疗器械安全、有效的，应当向原发证部门报告。属于许可事项变化的，应当按照规定办理相关许可变更手续。

第十六条　企业名称、法定代表人（企业负责人）、住所变更或者生产地址文字性变更，以及生产范围核减的，应当在变更后 30 个工作日内，向原发证部门申请登记事项变更，并提交相关材料。原发证部门应当在 5 个工作日内完成登记事项变更。

第十七条　医疗器械生产许可证有效期届满延续的，应当在有效期届满前 90 个工作日至 30 个工作日期间提出延续申请。逾期未提出延续申请的，不再受理其延续申请。

原发证部门应当结合企业遵守医疗器械管理法律法规、医疗器械生产质量管理规范情况和企业质量管理体系运行情况进行审查，必要时开展现场核查，在医疗器械生产许可证有效期届满前作出是否准予延续的决定。

经审查符合规定条件的，准予延续，延续的医疗器械生产许可证编号不变。不符合规定条件的，责令限期改正；整改后仍不符合规定条件的，不予延续，并书面说明理由。

延续许可的批准时间在原许可证有效期内的，延续起始日为原许可证到期日的次日；批准时间不在原许可证有效期内的，延续起始日为批准延续许可的日期。

第十八条　医疗器械生产企业跨省、自治区、直辖市设立生产场地的，应当向新设生产场地所在地省、自治区、直辖市药品监督管理部门申请医疗器械生产许可。

第十九条　医疗器械生产许可证遗失的，应当向原发证部门申请补发。原发证部门应当及时补发医疗器械生产许可证，补发的医疗器械生产许可证编号和有效期限与原许可证一致。

第二十条　医疗器械生产许可证正本、副本变更的，发证部门应当重新核发变更后的医疗器械生产许可证正本、副本，收回原许可证正本、副本；仅副本变更的，发证部门应当重新核发变更后的医疗器械生产许可证副本，收回原许可证副本。变更后的医疗器械生产许可证编号和有效期限不变。

第二十一条　有下列情形之一的，由原发证部门依法注销医疗器械生产许可证，并予以公告：

（一）主动申请注销的；

（二）有效期届满未延续的；

（三）市场主体资格依法终止的；

（四）医疗器械生产许可证依法被吊销或者撤销的；

（五）法律、法规规定应当注销行政许可的其他情形。

第二十二条　从事第一类医疗器械生产的，应当向所在地设区的市级负责药品监督管理的部门备案，在提交本办法第十条规定的相关材料后，即完成生产备案，获取备案编号。医疗器械备案人自行生产第一类医疗器械的，可以在办理产品备案时一并办理生产备案。

药品监督管理部门应当在生产备案之日起3个月内，对提交的资料以及执行医疗器械生产质量管理规范情况开展现场检查。对不符合医疗器械生产质量管理规范要求的，依法处理并责令限期改正；不能保证产品安全、有效的，取消备案并向社会公告。

第二十三条 第一类医疗器械生产备案内容发生变化的，应当在10个工作日内向原备案部门提交本办法第十条规定的与变化有关的材料，药品监督管理部门必要时可以依照本办法第二十二条的规定开展现场核查。

第二十四条 任何单位或者个人不得伪造、变造、买卖、出租、出借医疗器械生产许可证。

第三章 生产质量管理

第二十五条 医疗器械注册人、备案人、受托生产企业应当按照医疗器械生产质量管理规范的要求，建立健全与所生产医疗器械相适应的质量管理体系并保持其有效运行，并严格按照经注册或者备案的产品技术要求组织生产，保证出厂的医疗器械符合强制性标准以及经注册或者备案的产品技术要求。

第二十六条 医疗器械注册人、备案人的法定代表人、主要负责人对其生产的医疗器械质量安全全面负责。

第二十七条 医疗器械注册人、备案人、受托生产企业应当配备管理者代表。管理者代表受法定代表人或者主要负责人委派，履行建立、实施并保持质量管理体系有效运行等责任。

第二十八条 医疗器械注册人、备案人、受托生产企业应当开展医疗器械法律、法规、规章、标准以及质量管理等方面的培训，建立培训制度，制定培训计划，加强考核并做好培训记录。

第二十九条 医疗器械注册人、备案人、受托生产企业应当按照所生产产品的特性、工艺流程以及生产环境要求合理配备、使用设施设备，加强对设施设备的管理，并保持其有效运行。

第三十条 医疗器械注册人、备案人应当开展设计开发到生产的转换活动，并进行充分验证和确认，确保设计开发输出适用于生产。

第三十一条 医疗器械注册人、备案人、受托生产企业应当加强采购管理，建立供应商审核制度，对供应商进行评价，确保采购产品和服务符合相关规定要求。

医疗器械注册人、备案人、受托生产企业应当建立原材料采购验收记录制度，确保相关记录真实、准确、完整和可追溯。

第三十二条 医疗器械注册人、备案人委托生产的，应当对受托方的质量保证能力和风险管理能力进行评估，按照国家药品监督管理局制定的委托生产质量协议指南要求，与其签订质量协议以及委托协议，监督受托方履行有关协议约定的义务。

受托生产企业应当按照法律、法规、规章、医疗器械生产质量管理规范、强制性标准、产品技术要求、委托生产质量协议等要求组织生产，对生产行为负责，并接受医疗器械注册人、备案人的监督。

第三十三条 医疗器械注册人、备案人、受托生产企业应当建立记录管理制度，确保记录真实、准确、完整和可追溯。

鼓励医疗器械注册人、备案人、受托生产企业采用先进技术手段，建立信息化管理系统，加强对生产过程的管理。

第三十四条 医疗器械注册人、备案人应当负责产品上市放行，建立产品上市放行规程，明确放行标准、条件，并对医疗器械生产过程记录和质量检验结果进行审核，符合标准和条件的，经授权的放行人员签字后方可上市。委托生产的，医疗器械注册人、备案人还应当对受托生产企业的生产放行文件进行审核。

受托生产企业应当建立生产放行规程，明确生产放行的标准、条件，确认符合标准、条件的，方可出厂。

不符合法律、法规、规章、强制性标准以及经注册或者备案的产品技术要求的，不得放行出厂和上市。

第三十五条 医疗器械注册人、备案人应当建立并实施产品追溯制度，保证产品可追溯。受托生产企业应当协助注册人、备案人实施产品追溯。

第三十六条 医疗器械注册人、备案人、受托生产企业应当按照国家实施医疗器械唯一标识的有关要求，开展赋码、数据上传和维护更新，保证信息真实、准确、完整和可追溯。

第三十七条 医疗器械注册人、备案人、受托生产企业应当建立纠正措施程序，确定产生问题的原因，采取有效措施，防止相关问题再次发生。

医疗器械注册人、备案人、受托生产企业应当建立预防措施程序，查清潜在问题的原因，采取有效措施，防止问题发生。

第三十八条 医疗器械注册人、备案人应当按照医疗器械生产质量管理规范的要求，对可能影响产品安全性和有效性的原材料、生产工艺等变化进行识别和控制。需要进行注册变更或者备案变更的，应当按照注册备案管理的规定办理相关手续。

第三十九条 新的强制性标准实施后，医疗器械注册人、备案人应当及时识别产品技术要求和强制性标准的差异，需要进行注册变更或者备案变更的，应当按照注册备案管理的规定办理相关手续。

第四十条 医疗器械注册人、备案人、受托生产企业应当按照医疗器械不良事件监测相关规定落实不良事件监测责任，开展不良事件监测，向医疗器械不良事件监测技术机构报告调查、分析、评价、产品风险控制等情况。

第四十一条 医疗器械注册人、备案人发现生产的医疗器械不符合强制性标准、经注册或者备案的产品技术要求，或者存在其他缺陷的，应当立即停止生产，通知相关经营企业、使用单位和消费者停止经营和使用，召回已经上市销售的医疗器械，采取补救、销毁等措施，记录相关情况，发布相关信息，并将医疗器械召回和处理情况向药品监督管理部门和卫生主管部门报告。

受托生产企业应当按照医疗器械召回的相关规定履行责任，并协助医疗器械注册人、备案人对所生产的医疗器械实施召回。

第四十二条 医疗器械生产企业应当向药品监督管理部门报告所生产的产品品种情况。

增加生产产品品种的，应当向原生产许可或者生产备案部门报告，涉及委托生产的，还应当提供委托方、受托生产产品、受托期限等信息。

医疗器械生产企业增加生产产品涉及生产条件变化，可能影响产品安全、有效的，应当在增加生产产品30个工作日前向原生产许可部门报告，原生产许可部门应当及时开展现场核查。属于许可事项变化的，应当按照规定办理相关许可变更。

第四十三条 医疗器械生产企业连续停产一年以上且无同类产品在产的，重新生产时，应当进行必要的验证和确认，并书面报告药品监督管理部门。可能影响质量安全的，药品监督管理部门可以根据需要组织核查。

第四十四条 医疗器械注册人、备案人、受托生产企业的生产条件发生变化，不再符合医疗器械质量管理体系要求的，应当立即采取整改措施；可能影响医疗器械安全、有效的，应当立即停止生产活动，并向原生产许可或者生产备案部门报告。

受托生产企业应当及时将变化情况告知医疗器械注册人、备案人。

第四十五条 医疗器械注册人、备案人、受托生产企业应当每年对质量管理体系的运行情况进行自查，并于次年3月31日前向所在地药品监督管理部门提交自查报告。进口医疗器械注册人、备案人由其代理人向代理人所在地省、自治区、直辖市药品监督管理部门提交自查报告。

第四章 监督检查

第四十六条 药品监督管理部门依法按照职责开展对医疗器械注册人、备案人和受托生产企业生产活动的监督检查。

必要时，药品监督管理部门可以对为医疗器械生产活动提供产品或者服务的其他单位和个人开展延伸检查。

第四十七条 药品监督管理部门应当建立健全职业化、专业化医疗器械检查员制度，根据监管事权、产业规模以及检查任务等，配备充足的检查员，有效保障检查工作需要。

检查员应当熟悉医疗器械法律法规，具备医疗器械专业知识和检查技能。

第四十八条 药品监督管理部门依据产品和企业的风险程度，对医疗器械注册人、备案人、受托生产企业实行分级管理并动态调整。

国家药品监督管理局组织制定重点监管产品目录。省、自治区、直辖市药品监督管理部门结合实际确定本行政区域重点监管产品目录。

省、自治区、直辖市药品监督管理部门依据重点监管产品目录以及医疗器械生产质量管理状况，结合医疗器械不良事件、产品投诉举报以及企业信用状况等因素，组织实施分级监督管理工作。

第四十九条 省、自治区、直辖市药品监督管理部门应当制定年度医疗器械生产监督检查计划，确定医疗器械监督管理的重点，明确检查频次和覆盖范围，综合运用监督检查、重点检查、跟踪检查、有因检查和专项检查等多种形式强化监督管理。

对生产重点监管产品目录品种的企业每年至少检查一次。

第五十条 药品监督管理部门组织监督检查时，应当制定检查方案，明确检查事项和依据，如实记录现场检查情况，并将检查结果书面告知被检查企业。需要整改的，应当明确整改内容和整改期限。

药品监督管理部门进行监督检查时，应当指派两名以上检查人员实施监督检查。执法人员应当向被检查单位出示执法证件，其他检查人员应当出示检查员证或者表明其身份的文书、证件。

第五十一条 药品监督管理部门对医疗器械注册人、备案人自行生产的，开展监督检查时重点检查：

（一）医疗器械注册人、备案人执行法律法规、医疗器械生产质量管理规范情况；

（二）按照强制性标准以及经注册、备案的产品技术要求组织生产，实际生产与医疗器械注册备案、医疗器械生产许可备案等内容的一致情况；

（三）质量管理体系运行持续合规、有效情况；

（四）法定代表人、企业负责人、管理者代表等人员了解熟悉医疗器械相关法律法规情况；

（五）管理者代表履职情况；

（六）法定代表人、企业负责人、管理者代表、质

量检验机构或者专职人员、生产场地、环境条件、关键生产检验设备等变化情况;

（七）用户反馈、企业内部审核等所发现问题的纠正预防措施;

（八）企业产品抽检、监督检查、投诉举报等发现问题的整改落实情况;

（九）内部审核、管理评审、变更控制、年度自查报告等情况;

（十）其他应当重点检查的内容。

第五十二条 药品监督管理部门对医疗器械注册人、备案人采取委托生产方式的，开展监督检查时重点检查:

（一）医疗器械注册人、备案人执行法律法规、医疗器械生产质量管理规范情况;

（二）质量管理体系运行是否持续合规、有效;

（三）管理者代表履职情况;

（四）按照强制性标准以及经注册或者备案的产品技术要求组织生产情况;

（五）用户反馈、企业内部审核等所发现问题的纠正预防措施;

（六）内部审核、管理评审、变更控制、年度自查报告等情况;

（七）开展不良事件监测、再评价以及产品安全风险信息收集与评估等情况;

（八）产品的上市放行情况;

（九）对受托生产企业的监督情况，委托生产质量协议的履行、委托生产产品的设计转换和变更控制、委托生产产品的生产放行等情况;

（十）其他应当重点检查的内容。

必要时，可以对受托生产企业开展检查。

第五十三条 药品监督管理部门对受托生产企业开展监督检查时重点检查:

（一）实际生产与医疗器械注册备案、医疗器械生产许可备案等内容的一致情况;

（二）受托生产企业执行法律法规、医疗器械生产质量管理规范情况;

（三）法定代表人、企业负责人、管理者代表等人员了解熟悉医疗器械相关法律法规情况;

（四）法定代表人、企业负责人、管理者代表、质量检验机构或者专职人员、生产场地、环境条件、关键生产检验设备等变化情况;

（五）产品的生产放行情况;

（六）企业产品抽检、监督检查、投诉举报等发现问题的整改落实情况;

（七）内部审核、管理评审、年度自查报告等情况;

（八）其他应当重点检查的内容。

必要时，可以对医疗器械注册人、备案人开展检查。

第五十四条 药品监督管理部门对不良事件监测、抽查检验、投诉举报等发现可能存在严重质量安全风险的，应当开展有因检查。有因检查原则上采取非预先告知的方式进行。

第五十五条 药品监督管理部门对企业的整改情况应当开展跟踪检查。

跟踪检查可以对企业提交的整改报告进行书面审查，也可以对企业的问题整改、责任落实、纠正预防措施等进行现场复查。

第五十六条 医疗器械注册人和受托生产企业不在同一省、自治区、直辖市的，医疗器械注册人所在地省、自治区、直辖市药品监督管理部门负责对注册人质量管理体系运行、不良事件监测以及产品召回等法定义务履行情况开展监督检查，涉及受托生产企业相关情况的，受托生产企业所在地药品监督管理部门应当配合。

受托生产企业所在地省、自治区、直辖市药品监督管理部门负责对受托生产企业生产活动开展监督检查，涉及注册人相关情况的，应当由注册人所在地药品监督管理部门对注册人开展监督检查。

医疗器械注册人、受托生产企业所在地省、自治区、直辖市药品监督管理部门应当分别落实属地监管责任，建立协同监管机制，加强监管信息沟通，实现监管有效衔接。

第五十七条 医疗器械注册人和受托生产企业不在同一省、自治区、直辖市，医疗器械注册人、受托生产企业所在地省、自治区、直辖市药品监督管理部门需要跨区域开展检查的，可以采取联合检查、委托检查等方式进行。

第五十八条 跨区域检查中发现企业质量管理体系存在缺陷的，医疗器械注册人、受托生产企业所在地省、自治区、直辖市药品监督管理部门应当依据各自职责，督促相关企业严格按照要求及时整改到位，并将检查以及整改情况及时通报相关药品监督管理部门。

对受托生产企业监督检查中发现相关问题涉及注册人的，应当通报注册人所在地药品监督管理部门;发现可能存在医疗器械质量安全风险的，应当立即采取风险控制措施，并将相关情况通报注册人所在地药品监督管理部门。注册人所在地药品监督管理部门接到通报后，应当立即进行分析研判并采取相应的风险控制措施。

对注册人监督检查中发现相关问题涉及受托生产企业的，应当通报受托生产企业所在地药品监督管理部门，联合或者委托受托生产企业所在地药品监督管理部门进行检查。

第五十九条 在跨区域检查中发现可能存在违法行

为的，医疗器械注册人、受托生产企业所在地省、自治区、直辖市药品监督管理部门应当依据各自职责进行调查处理。违法行为处理情况应当及时通报相关药品监督管理部门。

需要跨区域进行调查、取证的，可以会同相关同级药品监督管理部门开展联合调查，也可以出具协助调查函商请相关同级药品监督管理部门协助调查、取证。

第六十条　第一类医疗器械备案人和受托生产企业不在同一设区的市，需要依法按照职责开展跨区域监督检查和调查取证的，参照本办法第五十六条至第五十九条的规定执行。

第六十一条　进口医疗器械注册人、备案人应当指定我国境内企业法人作为代理人，代理人应当协助注册人、备案人履行医疗器械监督管理条例和本办法规定的义务。

第六十二条　进口医疗器械的生产应当符合我国医疗器械生产相关要求，并接受国家药品监督管理局组织的境外检查。代理人负责协调、配合境外检查相关工作。

进口医疗器械注册人、备案人、代理人拒绝、阻碍、拖延、逃避国家药品监督管理局组织的境外检查，导致检查工作无法开展，不能确认质量管理体系有效运行，属于有证据证明可能危害人体健康的情形，国家药品监督管理局可以依照医疗器械监督管理条例第七十二条第二款的规定进行处理。

第六十三条　药品监督管理部门开展现场检查时，可以根据需要进行抽查检验。

第六十四条　生产的医疗器械对人体造成伤害或者有证据证明可能危害人体健康的，药品监督管理部门可以采取暂停生产、进口、经营、使用的紧急控制措施，并发布安全警示信息。

监督检查中发现生产活动严重违反医疗器械生产质量管理规范，不能保证产品安全、有效，可能危害人体健康的，依照前款规定处理。

第六十五条　药品监督管理部门应当定期组织开展风险会商，对辖区内医疗器械质量安全风险进行分析和评价，及时采取相应的风险控制措施。

第六十六条　医疗器械注册人、备案人、受托生产企业对存在的医疗器械质量安全风险，未采取有效措施消除的，药品监督管理部门可以对医疗器械注册人、备案人、受托生产企业的法定代表人或者企业负责人进行责任约谈。涉及跨区域委托生产的，约谈情况应当通报相关药品监督管理部门。

第六十七条　省、自治区、直辖市药品监督管理部门应当建立并及时更新辖区内第二类、第三类医疗器械注册人、受托生产企业信用档案，设区的市级负责药品

监督管理的部门应当依法按照职责建立并及时更新辖区内第一类医疗器械备案人、受托生产企业信用档案。

信用档案中应当包括生产许可备案和生产产品品种、委托生产、监督检查结果、违法行为查处、质量抽查检验、不良行为记录和投诉举报等信息。

对有不良信用记录的医疗器械注册人、备案人和受托生产企业，药品监督管理部门应当增加监督检查频次，依法加强失信惩戒。

第六十八条　药品监督管理部门应当在信用档案中记录企业生产产品品种情况。

受托生产企业增加生产第二类、第三类医疗器械，且与该产品注册人不在同一省、自治区、直辖市，或者增加生产第一类医疗器械，且与该产品备案人不在同一设区的市的，受托生产企业所在地药品监督管理部门还应当将相关情况通报注册人、备案人所在地药品监督管理部门。

第六十九条　药品监督管理部门应当公布接受投诉、举报的联系方式。接到举报的药品监督管理部门应当及时核实、处理、答复。经查证属实的，应当按照有关规定对举报人给予奖励。

第七十条　药品监督管理部门在监督检查中，发现涉嫌违法行为的，应当及时收集和固定证据，依法立案查处；涉嫌犯罪的，及时移交公安机关处理。

第七十一条　药品监督管理部门及其工作人员对调查、检查中知悉的商业秘密应当保密。

第七十二条　药品监督管理部门及其工作人员在监督检查中，应当严格规范公正文明执法，严格执行廉政纪律，不得索取或者收受财物，不得谋取其他利益，不得妨碍企业的正常生产活动。

第五章　法律责任

第七十三条　医疗器械生产的违法行为，医疗器械监督管理条例等法律法规已有规定的，依照其规定。

第七十四条　有下列情形之一的，依照医疗器械监督管理条例第八十一条的规定处罚：

（一）超出医疗器械生产许可证载明的生产范围生产第二类、第三类医疗器械；

（二）在未经许可的生产场地生产第二类、第三类医疗器械；

（三）医疗器械生产许可证有效期届满后，未依法办理延续手续，仍继续从事第二类、第三类医疗器械生产；

（四）医疗器械生产企业增加生产产品品种，应当依法办理许可变更而未办理的。

第七十五条　未按照本办法规定办理第一类医疗器械生产备案变更的，依照医疗器械监督管理条例第八十四条的规定处理。

第七十六条　违反医疗器械生产质量管理规范，未建立质量管理体系并保持有效运行的，由药品监督管理部门依职责责令限期改正；影响医疗器械产品安全、有效的，依照医疗器械监督管理条例第八十六条的规定处罚。

第七十七条　违反本办法第十五条第二款、第四十二条第三款的规定，生产条件变化，可能影响产品安全、有效，未按照规定报告即生产的，依照医疗器械监督管理条例第八十八条的规定处罚。

第七十八条　有下列情形之一的，由药品监督管理部门依职责给予警告，并处 1 万元以上 5 万元以下罚款：

（一）医疗器械生产企业未依照本办法第四十二条第二款的规定向药品监督管理部门报告所生产的产品品种情况及相关信息的；

（二）连续停产一年以上且无同类产品在产，重新生产时未进行必要的验证和确认并向所在地药品监督管理部门报告的。

第七十九条　有下列情形之一的，由药品监督管理部门依职责责令限期改正；拒不改正的，处 1 万元以上 5 万元以下罚款；情节严重的，处 5 万元以上 10 万元以下罚款：

（一）未按照本办法第十六条的规定办理医疗器械生产许可证登记事项变更的；

（二）未按照国家实施医疗器械唯一标识的有关要求，组织开展赋码、数据上传和维护更新等工作的。

第八十条　药品监督管理部门工作人员违反本办法规定，滥用职权、玩忽职守、徇私舞弊的，依法给予处分。

第六章　附　则

第八十一条　本办法自 2022 年 5 月 1 日起施行。2014 年 7 月 30 日原国家食品药品监督管理总局令第 7 号公布的《医疗器械生产监督管理办法》同时废止。

医疗器械经营监督管理办法

（2022 年 3 月 10 日国家市场监督管理总局令第 54 号公布，自 2022 年 5 月 1 日起施行）

第一章　总　则

第一条　为了加强医疗器械经营监督管理，规范医疗器械经营活动，保证医疗器械安全、有效，根据《医疗器械监督管理条例》，制定本办法。

第二条　在中华人民共和国境内从事医疗器械经营活动及其监督管理，应当遵守本办法。

第三条　从事医疗器械经营活动，应当遵守法律、法规、规章、强制性标准和医疗器械经营质量管理规范等要求，保证医疗器械经营过程信息真实、准确、完整和可追溯。

医疗器械注册人、备案人可以自行销售，也可以委托医疗器械经营企业销售其注册、备案的医疗器械。

第四条　按照医疗器械风险程度，医疗器械经营实施分类管理。

经营第三类医疗器械实行许可管理，经营第二类医疗器械实行备案管理，经营第一类医疗器械不需要许可和备案。

第五条　国家药品监督管理局主管全国医疗器械经营监督管理工作。

省、自治区、直辖市药品监督管理部门负责本行政区域的医疗器械经营监督管理工作。

设区的市级、县级负责药品监督管理的部门负责本行政区域的医疗器械经营监督管理工作。

第六条　药品监督管理部门依法设置或者指定的医疗器械检查、检验、监测与评价等专业技术机构，按照职责分工承担相关技术工作并出具技术意见，为医疗器械经营监督管理提供技术支持。

第七条　国家药品监督管理局加强医疗器械经营监督管理信息化建设，提高在线政务服务水平。

省、自治区、直辖市药品监督管理部门负责本行政区域医疗器械经营监督管理信息化建设和管理工作，按照国家药品监督管理局要求统筹推进医疗器械经营监督管理信息共享。

第八条　药品监督管理部门依法及时公开医疗器械经营许可、备案等信息以及监督检查、行政处罚的结果，方便公众查询，接受社会监督。

第二章　经营许可与备案管理

第九条　从事医疗器械经营活动，应当具备下列条件：

（一）与经营范围和经营规模相适应的质量管理机构或者质量管理人员，质量管理人员应当具有相关专业学历或者职称；

（二）与经营范围和经营规模相适应的经营场所；

（三）与经营范围和经营规模相适应的贮存条件；

（四）与经营的医疗器械相适应的质量管理制度；

（五）与经营的医疗器械相适应的专业指导、技术培训和售后服务的质量管理机构或者人员。

从事第三类医疗器械经营的企业还应当具有符合医疗器械经营质量管理制度要求的计算机信息管理系统，保证经营的产品可追溯。鼓励从事第一类、第二类医疗器械经营的企业建立符合医疗器械经营质量管理制度要求的计算机信息管理系统。

第十条　从事第三类医疗器械经营的，经营企业应当向所在地设区的市级负责药品监督管理的部门提出申请，并提交下列资料：

（一）法定代表人（企业负责人）、质量负责人身份证明、学历或者职称相关材料复印件；

（二）企业组织机构与部门设置；

（三）医疗器械经营范围、经营方式；

（四）经营场所和库房的地理位置图、平面图、房屋产权文件或者租赁协议复印件；

（五）主要经营设施、设备目录；

（六）经营质量管理制度、工作程序等文件目录；

（七）信息管理系统基本情况；

（八）经办人授权文件。

医疗器械经营许可申请人应当确保提交的资料合法、真实、准确、完整和可追溯。

第十一条　设区的市级负责药品监督管理的部门收到申请后，应当根据下列情况分别作出处理：

（一）申请事项属于本行政机关职权范围，申请资料齐全、符合法定形式的，应当受理申请；

（二）申请资料存在可以当场更正的错误的，应当允许申请人当场更正；

（三）申请资料不齐全或者不符合法定形式的，应当当场或者在 5 个工作日内一次告知申请人需要补正的全部内容。逾期不告知的，自收到申请资料之日起即为受理；

（四）申请事项不属于本行政机关职权范围的，应当即时作出不予受理的决定，并告知申请人向有关行政部门申请。

设区的市级负责药品监督管理的部门受理或者不予受理医疗器械经营许可申请的，应当出具加盖本行政机关专用印章和注明日期的受理或者不予受理通知书。

第十二条 法律、法规、规章规定实施行政许可应当听证的事项，或者药品监督管理部门认为需要听证的其他涉及公共利益的重大行政许可事项，药品监督管理部门应当向社会公告，并举行听证。医疗器械经营许可申请直接涉及申请人与他人之间重大利益关系的，药品监督管理部门在作出行政许可决定前，应当告知申请人、利害关系人享有要求听证的权利。

第十三条 设区的市级负责药品监督管理的部门自受理经营许可申请后，应当对申请资料进行审查，必要时按照医疗器械经营质量管理规范的要求开展现场核查，并自受理之日起20个工作日内作出决定。需要整改的，整改时间不计入审核时限。

符合规定条件的，作出准予许可的书面决定，并于10个工作日内发给医疗器械经营许可证；不符合规定条件的，作出不予许可的书面决定，并说明理由。

第十四条 医疗器械经营许可证有效期为5年，载明许可证编号、企业名称、统一社会信用代码、法定代表人、企业负责人、住所、经营场所、经营方式、经营范围、库房地址、发证部门、发证日期和有效期限等事项。

医疗器械经营许可证由国家药品监督管理局统一样式，由设区的市级负责药品监督管理的部门印制。

药品监督管理部门制作的医疗器械经营许可证的电子证书与纸质证书具有同等法律效力。

第十五条 医疗器械经营许可证变更的，应当向原发证部门提出医疗器械经营许可证变更申请，并提交本办法第十条规定中涉及变更内容的有关材料。经营场所、经营方式、经营范围、库房地址变更的，药品监督管理部门自受理之日起20个工作日内作出准予变更或者不予变更的决定。必要时按照医疗器械经营质量管理规范的要求开展现场核查。

需要整改的，整改时间不计入审核时限。不予变更的，应当书面说明理由并告知申请人。其他事项变更的，药品监督管理部门应当当场予以变更。

变更后的医疗器械经营许可证编号和有效期限不变。

第十六条 医疗器械经营许可证有效期届满需要延续的，医疗器械经营企业应当在有效期届满前90个工作日至30个工作日期间提出延续申请。逾期未提出延续申请的，不再受理其延续申请。

原发证部门应当按照本办法第十三条的规定对延续申请进行审查，必要时开展现场核查，在医疗器械经营许可证有效期届满前作出是否准予延续的决定。

经审查符合规定条件的，准予延续，延续后的医疗器械经营许可证编号不变。不符合规定条件的，责令限期整改；整改后仍不符合规定条件的，不予延续，并书

面说明理由。逾期未作出决定的，视为准予延续。

延续许可的批准时间在原许可证有效期内的，延续起始日为原许可证到期日的次日；批准时间不在原许可证有效期内的，延续起始日为批准延续许可的日期。

第十七条 经营企业跨设区的市设置库房的，由医疗器械经营许可发证部门或者备案部门通报库房所在地设区的市级负责药品监督管理的部门。

第十八条 经营企业新设立独立经营场所的，应当依法单独申请医疗器械经营许可或者进行备案。

第十九条 医疗器械经营许可证遗失的，应当向原发证部门申请补发。原发证部门应当及时补发医疗器械经营许可证，补发的医疗器械经营许可证编号和有效期限与原许可证一致。

第二十条 有下列情形之一的，由原发证部门依法注销医疗器械经营许可证，并予以公告：

（一）主动申请注销的；

（二）有效期届满未延续的；

（三）市场主体资格依法终止的；

（四）医疗器械经营许可证依法被吊销或者撤销的；

（五）法律、法规规定应当注销行政许可的其他情形。

第二十一条 从事第二类医疗器械经营的，经营企业应当向所在地设区的市级负责药品监督管理的部门备案，并提交符合本办法第十条规定的资料（第七项除外），即完成经营备案，获取经营备案编号。

医疗器械经营备案人应当确保提交的资料合法、真实、准确、完整和可追溯。

第二十二条 必要时，设区的市级负责药品监督管理的部门在完成备案之日起3个月内，对提交的资料以及执行医疗器械经营质量管理规范情况开展现场检查。

现场检查发现与提交的资料不一致或者不符合医疗器械经营质量管理规范要求的，责令限期改正；不能保证产品安全、有效的，取消备案并向社会公告。

第二十三条 同时申请第三类医疗器械经营许可和进行第二类医疗器械经营备案的，或者已经取得第三类医疗器械经营许可进行第二类医疗器械备案的，可以免予提交相应资料。

第二十四条 第二类医疗器械经营企业的经营场所、经营方式、经营范围、库房地址等发生变化的，应当及时进行备案变更。必要时设区的市级负责药品监督管理的部门开展现场检查。现场检查不符合医疗器械经营质量管理规范要求的，责令限期改正；不能保证产品安全、有效的，取消备案并向社会公告。

第二十五条 对产品安全性、有效性不受流通过程影响的第二类医疗器械，可以免予经营备案。具体产品

名录由国家药品监督管理局制定、调整并公布。

第二十六条　从事非营利的避孕医疗器械贮存、调拨和供应的机构，应当符合有关规定，无需办理医疗器械经营许可或者备案。

第二十七条　医疗器械注册人、备案人在其住所或者生产地址销售其注册、备案的医疗器械，无需办理医疗器械经营许可或者备案，但应当符合规定的经营条件；在其他场所贮存并销售医疗器械的，应当按照规定办理医疗器械经营许可或者备案。

第二十八条　任何单位和个人不得伪造、变造、买卖、出租、出借医疗器械经营许可证。

第三章　经营质量管理

第二十九条　从事医疗器械经营，应当按照法律法规和医疗器械经营质量管理规范的要求，建立覆盖采购、验收、贮存、销售、运输、售后服务等全过程的质量管理制度和质量控制措施，并做好相关记录，保证经营条件和经营活动持续符合要求。

第三十条　医疗器械经营企业应当建立并实施产品追溯制度，保证产品可追溯。

医疗器械经营企业应当按照国家有关规定执行医疗器械唯一标识制度。

第三十一条　医疗器械经营企业应当从具有合法资质的医疗器械注册人、备案人、经营企业购进医疗器械。

第三十二条　医疗器械经营企业应当建立进货查验记录制度，购进医疗器械时应当查验供货企业的资质，以及医疗器械注册证和备案信息、合格证明文件。进货查验记录应当真实、准确、完整和可追溯。进货查验记录包括：

（一）医疗器械的名称、型号、规格、数量；

（二）医疗器械注册证编号或者备案编号；

（三）医疗器械注册人、备案人和受托生产企业名称、生产许可证号或者备案编号；

（四）医疗器械的生产批号或者序列号、使用期限或者失效日期、购货日期等；

（五）供货者的名称、地址以及联系方式。

进货查验记录应当保存至医疗器械有效期满后2年；没有有效期的，不得少于5年。植入类医疗器械进货查验记录应当永久保存。

第三十三条　医疗器械经营企业应当采取有效措施，确保医疗器械运输、贮存符合医疗器械说明书或者标签标示要求，并做好相应记录。

对温度、湿度等环境条件有特殊要求的，应当采取相应措施，保证医疗器械的安全、有效。

第三十四条　医疗器械注册人、备案人和经营企业委托其他单位运输、贮存医疗器械的，应当对受托方运输、贮存医疗器械的质量保障能力进行评估，并与其签订委托协议，明确运输、贮存过程中的质量责任，确保运输、贮存过程中的质量安全。

第三十五条　为医疗器械注册人、备案人和经营企业专门提供运输、贮存服务的，应当与委托方签订书面协议，明确双方权利义务和质量责任，并具有与产品运输、贮存条件和规模相适应的设备设施，具备与委托方开展实时电子数据交换和实现产品经营质量管理全过程可追溯的信息管理平台和技术手段。

第三十六条　医疗器械注册人、备案人委托销售的，应当委托符合条件的医疗器械经营企业，并签订委托协议，明确双方的权利和义务。

第三十七条　医疗器械注册人、备案人和经营企业应当加强对销售人员的培训和管理，对销售人员以本企业名义从事的医疗器械购销行为承担法律责任。

第三十八条　从事第二类、第三类医疗器械批发业务以及第三类医疗器械零售业务的经营企业应当建立销售记录制度。销售记录信息应当真实、准确、完整和可追溯。销售记录包括：

（一）医疗器械的名称、型号、规格、注册证编号或者备案编号、数量、单价、金额；

（二）医疗器械的生产批号或者序列号、使用期限或者失效日期、销售日期；

（三）医疗器械注册人、备案人和受托生产企业名称、生产许可证编号或者备案编号。

从事第二类、第三类医疗器械批发业务的企业，销售记录还应当包括购货者的名称、地址、联系方式、相关许可证明文件编号或者备案编号等。

销售记录应当保存至医疗器械有效期满后2年；没有有效期的，不得少于5年。植入类医疗器械销售记录应当永久保存。

第三十九条　医疗器械经营企业应当提供售后服务。约定由供货者或者其他机构提供售后服务的，经营企业应当加强管理，保证医疗器械售后的安全使用。

第四十条　医疗器械经营企业应当配备专职或者兼职人员负责售后管理，对客户投诉的质量问题应当查明原因，采取有效措施及时处理和反馈，并做好记录，必要时及时通知医疗器械注册人、备案人、生产经营企业。

第四十一条　医疗器械经营企业应当协助医疗器械注册人、备案人，对所经营的医疗器械开展不良事件监测，按照国家药品监督管理局的规定，向医疗器械不良事件监测技术机构报告。

第四十二条　医疗器械经营企业发现其经营的医疗器械不符合强制性标准、经注册或者备案的产品技术要求，或者存在其他缺陷的，应当立即停止经营，通知医疗器械注册人、备案人等有关单位，并记录停止经营和通知情况。医疗器械注册人、备案人认为需要召回的，应当立即召回。

第四十三条 第三类医疗器械经营企业停业一年以上，恢复经营前，应当进行必要的验证和确认，并书面报告所在地设区的市级负责药品监督管理的部门。可能影响质量安全的，药品监督管理部门可以根据需要组织核查。

医疗器械注册人、备案人、经营企业经营条件发生重大变化，不再符合医疗器械经营质量管理体系要求的，应当立即采取整改措施；可能影响医疗器械安全、有效的，应当立即停止经营活动，并向原经营许可或者备案部门报告。

第四十四条 医疗器械经营企业应当建立质量管理自查制度，按照医疗器械经营质量管理规范要求进行自查，每年 3 月 31 日前向所在地市县级负责药品监督管理的部门提交上一年度的自查报告。

第四十五条 从事医疗器械经营活动的，不得经营未依法注册或者备案，无合格证明文件以及过期、失效、淘汰的医疗器械。禁止进口、销售过期、失效、淘汰等已使用过的医疗器械。

第四章 监督检查

第四十六条 省、自治区、直辖市药品监督管理部门组织对本行政区域的医疗器械经营监督管理工作进行监督检查。

设区的市级、县级负责药品监督管理的部门负责本行政区域医疗器械经营活动的监督检查。

第四十七条 药品监督管理部门根据医疗器械经营企业质量管理和所经营医疗器械产品的风险程度，实施分类分级管理并动态调整。

第四十八条 设区的市级、县级负责药品监督管理的部门应当制定年度检查计划，明确监管重点、检查频次和覆盖范围并组织实施。

第四十九条 药品监督管理部门组织监督检查，检查方式原则上应当采取突击性监督检查，现场检查时不得少于两人，并出示执法证件，如实记录现场检查情况。检查发现存在质量安全风险或者不符合规范要求的，将检查结果书面告知被检查企业。需要整改的，应当明确整改内容以及整改期限，并进行跟踪检查。

第五十条 设区的市级、县级负责药品监督管理的部门应当对医疗器械经营企业符合医疗器械经营质量管理规范要求的情况进行监督检查，督促其规范经营活动。

第五十一条 设区的市级、县级负责药品监督管理的部门应当结合医疗器械经营企业提交的年度自查报告反映的情况加强监督检查。

第五十二条 药品监督管理部门应当对有下列情形的进行重点监督检查：

（一）上一年度监督检查中发现存在严重问题的；

（二）因违反有关法律、法规受到行政处罚的；

（三）风险会商确定的重点检查企业；

（四）有不良信用记录的；

（五）新开办或者经营条件发生重大变化的医疗器械批发企业和第三类医疗器械零售企业；

（六）为其他医疗器械注册人、备案人和生产经营企业专门提供贮存、运输服务的；

（七）其他需要重点监督检查的情形。

第五十三条 药品监督管理部门对不良事件监测、抽查检验、投诉举报等发现可能存在严重质量安全风险的，原则上应当开展有因检查。有因检查原则上采取非预先告知的方式进行。

第五十四条 药品监督管理部门根据医疗器械质量安全风险防控需要，可以对为医疗器械经营活动提供产品或者服务的其他相关单位和个人进行延伸检查。

第五十五条 医疗器械经营企业跨设区的市设置的库房，由库房所在地药品监督管理部门负责监督检查。

医疗器械经营企业所在地药品监督管理部门和库房所在地药品监督管理部门应当加强监管信息共享，必要时可以开展联合检查。

第五十六条 药品监督管理部门应当加强医疗器械经营环节的抽查检验，对抽查检验不合格的，应当及时处置。

省级以上药品监督管理部门应当根据抽查检验结论及时发布医疗器械质量公告。

第五十七条 经营的医疗器械对人体造成伤害或者有证据证明可能危害人体健康的，药品监督管理部门可以采取暂停进口、经营、使用的紧急控制措施，并发布安全警示信息。

监督检查中发现经营活动严重违反医疗器械经营质量管理规范，不能保证产品安全有效，可能危害人体健康的，依照前款规定处理。

第五十八条 药品监督管理部门应当根据监督检查、产品抽检、不良事件监测、投诉举报、行政处罚等情况，定期开展风险会商研判，做好医疗器械质量安全隐患排查和防控处置工作。

第五十九条 医疗器械注册人、备案人、经营企业对存在的医疗器械质量安全风险，未采取有效措施消除的，药品监督管理部门可以对医疗器械注册人、备案人、经营企业的法定代表人或者企业负责人进行责任约谈。

第六十条 设区的市级负责药品监督管理的部门应当建立并及时更新辖区内医疗器械经营企业信用档案。

信用档案中应当包括医疗器械经营企业许可备案、监督检查结果、违法行为查处、质量抽查检验、自查报告、不良行为记录和投诉举报等信息。

对有不良信用记录的医疗器械注册人、备案人和经营企业，药品监督管理部门应当增加监督检查频次，依法加强失信惩戒。

第六十一条 药品监督管理部门应当公布接受投诉、举报的联系方式。接到举报的药品监督管理部门应当及时核实、处理、答复。经查证属实的，应当按照有关规定对举报人给予奖励。

第六十二条 药品监督管理部门在监督检查中，发现涉嫌违法行为的，应当及时收集和固定证据，依法立案查处；涉嫌犯罪的，及时移交公安机关处理。

第六十三条 药品监督管理部门及其工作人员对调查、检查中知悉的商业秘密应当保密。

第六十四条 药品监督管理部门及其工作人员在监督检查中，应当严格规范公正文明执法，严格执行廉政纪律，不得索取或者收受财物，不得谋取其他利益，不得妨碍企业的正常经营活动。

第五章 法律责任

第六十五条 医疗器械经营的违法行为，医疗器械监督管理条例等法律法规已有规定的，依照其规定。

第六十六条 有下列情形之一的，责令限期改正，并处 1 万元以上 5 万元以下罚款；情节严重的，处 5 万元以上 10 万元以下罚款；造成危害后果的，处 10 万元以上 20 万元以下罚款：

（一）第三类医疗器械经营企业擅自变更经营场所、经营范围、经营方式、库房地址；

（二）医疗器械经营许可证有效期届满后，未依法办理延续手续仍继续从事医疗器械经营活动。

未经许可从事第三类医疗器械经营活动的，依照医疗器械监督管理条例第八十一条的规定处罚。

第六十七条 违反医疗器械经营质量管理规范有关要求的，由药品监督管理部门责令限期改正；影响医疗器械产品安全、有效的，依照医疗器械监督管理条例第八十六条的规定处罚。

第六十八条 医疗器械经营企业未按照要求提交质量管理体系年度自查报告，或者违反本办法规定为其他医疗器械生产经营企业专门提供贮存、运输服务的，由药品监督管理部门责令限期改正；拒不改正的，处 1 万元以上 5 万元以下罚款；情节严重的，处 5 万元以上 10 万元以下罚款。

第六十九条 第三类医疗器械经营企业未按照本办法规定办理企业名称、法定代表人、企业负责人变更的，由药品监督管理部门责令限期改正；拒不改正的，处 5000 元以上 3 万元以下罚款。

第七十条 药品监督管理部门工作人员违反本办法规定，滥用职权、玩忽职守、徇私舞弊的，依法给予处分。

第六章 附 则

第七十一条 本办法下列用语的含义是：

医疗器械批发，是指将医疗器械销售给医疗器械生产企业、医疗器械经营企业、医疗器械使用单位或者其他有合理使用需求的单位的医疗器械经营行为。

医疗器械零售，是指将医疗器械直接销售给消费者个人使用的医疗器械经营行为。

第七十二条 从事医疗器械网络销售的，应当遵守法律、法规和规章有关规定。

第七十三条 本办法自 2022 年 5 月 1 日起施行。2014 年 7 月 30 日原国家食品药品监督管理总局令第 8 号公布的《医疗器械经营监督管理办法》同时废止。

药品、医疗器械、保健食品、特殊医学用途
配方食品广告审查管理暂行办法

（2019 年 12 月 13 日经国家市场监督管理总局 2019 年第 16 次局务会议审议通过，2019 年 12 月 24 日国家市场监督管理总局令第 21 号公布，自 2020 年 3 月 1 日起施行）

第一条　为加强药品、医疗器械、保健食品和特殊医学用途配方食品广告监督管理，规范广告审查工作，维护广告市场秩序，保护消费者合法权益，根据《中华人民共和国广告法》等法律、行政法规，制定本办法。

第二条　药品、医疗器械、保健食品和特殊医学用途配方食品广告的审查适用本办法。

未经审查不得发布药品、医疗器械、保健食品和特殊医学用途配方食品广告。

第三条　药品、医疗器械、保健食品和特殊医学用途配方食品广告应当真实、合法，不得含有虚假或者引人误解的内容。

广告主应当对药品、医疗器械、保健食品和特殊医学用途配方食品广告内容的真实性和合法性负责。

第四条　国家市场监督管理总局负责组织指导药品、医疗器械、保健食品和特殊医学用途配方食品广告审查工作。

各省、自治区、直辖市市场监督管理部门、药品监督管理部门（以下称广告审查机关）负责药品、医疗器械、保健食品和特殊医学用途配方食品广告审查，依法可以委托其他行政机关具体实施广告审查。

第五条　药品广告的内容应当以国务院药品监督管理部门核准的说明书为准。药品广告涉及药品名称、药品适应症或者功能主治、药理作用等内容的，不得超出说明书范围。

药品广告应当显著标明禁忌、不良反应，处方药广告还应当显著标明"本广告仅供医学药学专业人士阅读"，非处方药广告还应当显著标明非处方药标识（OTC）和"请按药品说明书或者在药师指导下购买和使用"。

第六条　医疗器械广告的内容应当以药品监督管理部门批准的注册证书或者备案凭证、注册或者备案的产品说明书内容为准。医疗器械广告涉及医疗器械名称、适用范围、作用机理或者结构及组成等内容的，不得超出注册证书或者备案凭证、注册或者备案的产品说明书范围。

推荐给个人自用的医疗器械的广告，应当显著标明"请仔细阅读产品说明书或者在医务人员的指导下购买和使用"。医疗器械产品注册证书中有禁忌内容、注意事项的，广告应当显著标明"禁忌内容或者注意事项详见说明书"。

第七条　保健食品广告的内容应当以市场监督管理部门批准的注册证书或者备案凭证、注册或者备案的产品说明书内容为准，不得涉及疾病预防、治疗功能。保健食品广告涉及保健功能、产品功效成分或者标志性成分及含量、适宜人群或者食用量等内容的，不得超出注册证书或者备案凭证、注册或者备案的产品说明书范围。

保健食品广告应当显著标明"保健食品不是药物，不能代替药物治疗疾病"，声明本品不能代替药物，并显著标明保健食品标志、适宜人群和不适宜人群。

第八条　特殊医学用途配方食品广告的内容应当以国家市场监督管理总局批准的注册证书和产品标签、说明书为准。特殊医学用途配方食品广告涉及产品名称、配方、营养学特征、适用人群等内容的，不得超出注册证书、产品标签、说明书范围。

特殊医学用途配方食品广告应当显著标明适用人群、"不适用于非目标人群使用""请在医生或者临床营养师指导下使用"。

第九条　药品、医疗器械、保健食品和特殊医学用途配方食品广告应当显著标明广告批准文号。

第十条　药品、医疗器械、保健食品和特殊医学用途配方食品广告中应当显著标明的内容，其字体和颜色必须清晰可见、易于辨认，在视频广告中应当持续显示。

第十一条　药品、医疗器械、保健食品和特殊医学用途配方食品广告不得违反《中华人民共和国广告法》第九条、第十六条、第十七条、第十八条、第十九条规定，不得包含下列情形：

（一）使用或者变相使用国家机关、国家机关工作人员、军队单位或者军队人员的名义或者形象，或者利用军队装备、设施等从事广告宣传；

（二）使用科研单位、学术机构、行业协会或者专家、学者、医师、药师、临床营养师、患者等的名义或者形象作推荐、证明；

（三）违反科学规律，明示或者暗示可以治疗所有疾病、适应所有症状、适应所有人群，或者正常生活和治疗病症所必需等内容；

（四）引起公众对所处健康状况和所患疾病产生不

必要的担忧和恐惧，或者使公众误解不使用该产品会患某种疾病或者加重病情的内容；

（五）含有"安全""安全无毒副作用""毒副作用小"；明示或者暗示成分为"天然"，因而安全性有保证等内容；

（六）含有"热销、抢购、试用""家庭必备、免费治疗、免费赠送"等诱导性内容，"评比、排序、推荐、指定、选用、获奖"等综合性评价内容，"无效退款、保险公司保险"等保证性内容，怂恿消费者任意、过量使用药品、保健食品和特殊医学用途配方食品的内容；

（七）含有医疗机构的名称、地址、联系方式、诊疗项目、诊疗方法以及有关义诊、医疗咨询电话、开设特约门诊等医疗服务的内容；

（八）法律、行政法规规定不得含有的其他内容。

第十二条 药品、医疗器械、保健食品和特殊医学用途配方食品注册证明文件或者备案凭证持有人及其授权同意的生产、经营企业为广告申请人（以下简称申请人）。

申请人可以委托代理人办理药品、医疗器械、保健食品和特殊医学用途配方食品广告审查申请。

第十三条 药品、特殊医学用途配方食品广告审查申请应当依法向生产企业或者进口代理人等广告主所在地广告审查机关提出。

医疗器械、保健食品广告审查申请应当依法向生产企业或者进口代理人所在地广告审查机关提出。

第十四条 申请药品、医疗器械、保健食品、特殊医学用途配方食品广告审查，应当依法提交《广告审查表》、与发布内容一致的广告样件，以及下列合法有效的材料：

（一）申请人的主体资格相关材料，或者合法有效的登记文件；

（二）产品注册证明文件或者备案凭证、注册或者备案的产品标签和说明书，以及生产许可文件；

（三）广告中涉及的知识产权相关有效证明材料。

经授权同意作为申请人的生产、经营企业，还应当提交合法的授权文件；委托代理人进行申请的，还应当提交委托书和代理人的主体资格相关材料。

第十五条 申请人可以到广告审查机关受理窗口提出申请，也可以通过信函、传真、电子邮件或者电子政务平台提交药品、医疗器械、保健食品和特殊医学用途配方食品广告申请。

广告审查机关收到申请人提交的申请后，应当在五个工作日内作出受理或者不予受理决定。申请材料齐全、符合法定形式的，应当予以受理，出具《广告审查受理通知书》。申请材料不齐全、不符合法定形式的，

应当一次性告知申请人需要补正的全部内容。

第十六条 广告审查机关应当对申请人提交的材料进行审查，自受理之日起十个工作日内完成审查工作。经审查，对符合法律、行政法规和本办法规定的广告，应当作出审查批准的决定，编发广告批准文号。

对不符合法律、行政法规和本办法规定的广告，应当作出不予批准的决定，送达申请人并说明理由，同时告知其享有依法申请行政复议或者提起行政诉讼的权利。

第十七条 经审查批准的药品、医疗器械、保健食品和特殊医学用途配方食品广告，广告审查机关应当通过本部门网站以及其他方便公众查询的方式，在十个工作日内向社会公开。公开的信息应当包括广告批准文号、申请人名称、广告发布内容、广告批准文号有效期、广告类别、产品名称、产品注册证明文件或者备案凭证编号等内容。

第十八条 药品、医疗器械、保健食品和特殊医学用途配方食品广告批准文号的有效期与产品注册证明文件、备案凭证或者生产许可文件最短的有效期一致。

产品注册证明文件、备案凭证或者生产许可文件未规定有效期的，广告批准文号有效期为两年。

第十九条 申请人有下列情形的，不得继续发布审查批准的广告，并应当主动申请注销药品、医疗器械、保健食品和特殊医学用途配方食品广告批准文号：

（一）主体资格证照被吊销、撤销、注销的；

（二）产品注册证明文件、备案凭证或者生产许可文件被撤销、注销的；

（三）法律、行政法规规定应当注销的其他情形。

广告审查机关发现申请人有前款情形的，应当依法注销其药品、医疗器械、保健食品和特殊医学用途配方食品广告批准文号。

第二十条 广告主、广告经营者、广告发布者应当严格按照审查通过的内容发布药品、医疗器械、保健食品和特殊医学用途配方食品广告，不得进行剪辑、拼接、修改。

已经审查通过的广告内容需要改动的，应当重新申请广告审查。

第二十一条 下列药品、医疗器械、保健食品和特殊医学用途配方食品不得发布广告：

（一）麻醉药品、精神药品、医疗用毒性药品、放射性药品、药品类易制毒化学品，以及戒毒治疗的药品、医疗器械；

（二）军队特需药品、军队医疗机构配制的制剂；

（三）医疗机构配制的制剂；

（四）依法停止或者禁止生产、销售或者使用的药品、医疗器械、保健食品和特殊医学用途配方食品；

（五）法律、行政法规禁止发布广告的情形。

第二十二条　本办法第二十一条规定以外的处方药和特殊医学用途配方食品中的特定全营养配方食品广告只能在国务院卫生行政部门和国务院药品监督管理部门共同指定的医学、药学专业刊物上发布。

不得利用处方药或者特定全营养配方食品的名称为各种活动冠名进行广告宣传。不得使用与处方药名称或者特定全营养配方食品名称相同的商标、企业字号在医学、药学专业刊物以外的媒介变相发布广告，也不得利用该商标、企业字号为各种活动冠名进行广告宣传。

特殊医学用途婴儿配方食品广告不得在大众传播媒介或者公共场所发布。

第二十三条　药品、医疗器械、保健食品和特殊医学用途配方食品广告中只宣传产品名称（含药品通用名称和药品商品名称）的，不再对其内容进行审查。

第二十四条　经广告审查机关审查通过并向社会公开的药品广告，可以依法在全国范围内发布。

第二十五条　违反本办法第十条规定，未显著、清晰表示广告中应当显著标明内容的，按照《中华人民共和国广告法》第五十九条处罚。

第二十六条　有下列情形之一的，按照《中华人民共和国广告法》第五十八条处罚：

（一）违反本办法第二条第二款规定，未经审查发布药品、医疗器械、保健食品和特殊医学用途配方食品广告；

（二）违反本办法第十九条规定或者广告批准文号已超过有效期，仍继续发布药品、医疗器械、保健食品和特殊医学用途配方食品广告；

（三）违反本办法第二十条规定，未按照审查通过的内容发布药品、医疗器械、保健食品和特殊医学用途配方食品广告。

第二十七条　违反本办法第十一条第二项至第五项规定，发布药品、医疗器械、保健食品和特殊医学用途配方食品广告的，依照《中华人民共和国广告法》第五十八条的规定处罚；构成虚假广告的，依照《中华人民共和国广告法》第五十五条的规定处罚。

第二十八条　违反本办法第十一条第六项至第八项

规定，发布药品、医疗器械、保健食品和特殊医学用途配方食品广告的，《中华人民共和国广告法》及其他法律法规有规定的，依照相关规定处罚，没有规定的，由县级以上市场监督管理部门责令改正；对负有责任的广告主、广告经营者、广告发布者处以违法所得三倍以下罚款，但最高不超过三万元；没有违法所得的，可处一万元以下罚款。

第二十九条　违反本办法第十一条第一项、第二十一条、第二十二条规定的，按照《中华人民共和国广告法》第五十七条处罚。

第三十条　有下列情形之一的，按照《中华人民共和国广告法》第六十五条处罚：

（一）隐瞒真实情况或者提供虚假材料申请药品、医疗器械、保健食品和特殊医学用途配方食品广告审查的；

（二）以欺骗、贿赂等不正当手段取得药品、医疗器械、保健食品和特殊医学用途配方食品广告批准文号的。

第三十一条　市场监督管理部门对违反本办法规定的行为作出行政处罚决定后，应当依法通过国家企业信用信息公示系统向社会公示。

第三十二条　广告审查机关的工作人员玩忽职守、滥用职权、徇私舞弊的，依法给予处分。构成犯罪的，依法追究刑事责任。

第三十三条　本办法涉及的文书格式范本由国家市场监督管理总局统一制定。

第三十四条　本办法自2020年3月1日起施行。1996年12月30日原国家工商行政管理局令第72号公布的《食品广告发布暂行规定》，2007年3月3日原国家工商行政管理总局、原国家食品药品监督管理局令第27号公布的《药品广告审查发布标准》，2007年3月13日原国家食品药品监督管理局、原国家工商行政管理总局令第27号发布的《药品广告审查办法》，2009年4月7日原卫生部、原国家工商行政管理总局、原国家食品药品监督管理局令第65号发布的《医疗器械广告审查办法》，2009年4月28日原国家工商行政管理总局、原卫生部、原国家食品药品监督管理局令第40号公布的《医疗器械广告审查发布标准》同时废止。

药品说明书和标签管理规定

(2006 年 3 月 15 日国家食品药品监督管理局令第 24 号公布,自 2006 年 6 月 1 日起施行)

第一章 总 则

第一条 为规范药品说明书和标签的管理,根据《中华人民共和国药品管理法》和《中华人民共和国药品管理法实施条例》制定本规定。

第二条 在中华人民共和国境内上市销售的药品,其说明书和标签应当符合本规定的要求。

第三条 药品说明书和标签由国家食品药品监督管理局予以核准。

药品的标签应当以说明书为依据,其内容不得超出说明书的范围,不得印有暗示疗效、误导使用和不适当宣传产品的文字和标识。

第四条 药品包装必须按照规定印有或者贴有标签,不得夹带其他任何介绍或者宣传产品、企业的文字、音像及其他资料。

药品生产企业生产供上市销售的最小包装必须附有说明书。

第五条 药品说明书和标签的文字表述应当科学、规范、准确。非处方药说明书还应当使用容易理解的文字表述,以便患者自行判断、选择和使用。

第六条 药品说明书和标签中的文字应当清晰易辨,标识应当清楚醒目,不得有印字脱落或者粘贴不牢等现象,不得以粘贴、剪切、涂改等方式进行修改或者补充。

第七条 药品说明书和标签应当使用国家语言文字工作委员会公布的规范化汉字,增加其他文字对照的,应当以汉字表述为准。

第八条 出于保护公众健康和指导正确合理用药的目的,药品生产企业可以主动提出在药品说明书或者标签上加注警示语,国家食品药品监督管理局也可以要求药品生产企业在说明书或者标签上加注警示语。

第二章 药品说明书

第九条 药品说明书应当包含药品安全性、有效性的重要科学数据、结论和信息,用以指导安全、合理使用药品。药品说明书的具体格式、内容和书写要求由国家食品药品监督管理局制定并发布。

第十条 药品说明书对疾病名称、药学专业名词、药品名称、临床检验名称和结果的表述,应当采用国家统一颁布或规范的专用词汇,度量衡单位应当符合国家标准的规定。

第十一条 药品说明书应当列出全部活性成份或者组方中的全部中药药味。注射剂和非处方药还应当列出所用的全部辅料名称。

药品处方中含有可能引起严重不良反应的成份或者辅料的,应当予以说明。

第十二条 药品生产企业应当主动跟踪药品上市后的安全性、有效性情况,需要对药品说明书进行修改的,应当及时提出申请。

根据药品不良反应监测、药品再评价结果等信息,国家食品药品监督管理局也可以要求药品生产企业修改药品说明书。

第十三条 药品说明书获准修改后,药品生产企业应当将修改的内容立即通知相关药品经营企业、使用单位及其他部门,并按要求及时使用修改后的说明书和标签。

第十四条 药品说明书应当充分包含药品不良反应信息,详细注明药品不良反应。药品生产企业未根据药品上市后的安全性、有效性情况及时修改说明书或者未将药品不良反应在说明书中充分说明的,由此引起的不良后果由该生产企业承担。

第十五条 药品说明书核准日期和修改日期应当在说明书中醒目标示。

第三章 药品的标签

第十六条 药品的标签是指药品包装上印有或者贴有的内容,分为内标签和外标签。药品内标签指直接接触药品的包装的标签,外标签指内标签以外的其他包装的标签。

第十七条 药品的内标签应当包含药品通用名称、适应症或者功能主治、规格、用法用量、生产日期、产品批号、有效期、生产企业等内容。

包装尺寸过小无法全部标明上述内容的,至少应当标注药品通用名称、规格、产品批号、有效期等内容。

第十八条 药品外标签应当注明药品通用名称、成份、性状、适应症或者功能主治、规格、用法用量、不良反应、禁忌、注意事项、贮藏、生产日期、产品批号、有效期、批准文号、生产企业等内容。适应症或者功能主治、用法用量、不良反应、禁忌、注意事项不能全部注明的,应当标出主要内容并注明"详见说明书"字样。

第十九条 用于运输、储藏的包装的标签,至少应当注明药品通用名称、规格、贮藏、生产日期、产品批号、有效期、批准文号、生产企业,也可以根据需要注明包装数量、运输注意事项或者其他标记等必要内容。

第二十条 原料药的标签应当注明药品名称、贮藏、生产日期、产品批号、有效期、执行标准、批准文号、生产企业，同时还需注明包装数量以及运输注意事项等必要内容。

第二十一条　同一药品生产企业生产的同一药品，药品规格和包装规格均相同的，其标签的内容、格式及颜色必须一致；药品规格或者包装规格不同的，其标签应当明显区别或者规格项明显标注。

同一药品生产企业生产的同一药品，分别按处方药与非处方药管理的，两者的包装颜色应当明显区别。

第二十二条　对贮藏有特殊要求的药品，应当在标签的醒目位置注明。

第二十三条　药品标签中的有效期应当按照年、月、日的顺序标注，年份用四位数字表示，月、日用两位数表示。其具体标注格式为"有效期至×××年××月"或者"有效期至×××年××月××日"；也可以用数字和其他符号表示为"有效期至××××.××."或者"有效期至××××/××/××"等。

预防用生物制品有效期的标注按照国家食品药品监督管理局批准的注册标准执行，治疗用生物制品有效期的标注自分装日期计算，其他药品有效期的标注自生产日期计算。

有效期若标注到日，应当为起算日期对应年月日的前一天，若标注到月，应当为起算月份对应年月的前一月。

第四章　药品名称和注册商标的使用

第二十四条　药品说明书和标签中标注的药品名称必须符合国家食品药品监督管理局公布的药品通用名称和商品名称的命名原则，并与药品批准证明文件的相应内容一致。

第二十五条　药品通用名称应当显著、突出，其字体、字号和颜色必须一致，并符合以下要求：

（一）对于横版标签，必须在上三分之一范围内显著位置标出；对于竖版标签，必须在右三分之一范围内显著位置标出；

（二）不得选用草书、篆书等不易识别的字体，不得使用斜体、中空、阴影等形式对字体进行修饰；

（三）字体颜色应当使用黑色或者白色，与相应的浅色或者深色背景形成强烈反差；

（四）除因包装尺寸的限制而无法同行书写的，不得分行书写。

第二十六条　药品商品名称不得与通用名称同行书写，其字体和颜色不得比通用名称更突出和显著，其字体以单字面积计不得大于通用名称所用字体的二分之一。

第二十七条　药品说明书和标签中禁止使用未经注册的商标以及其他未经国家食品药品监督管理局批准的药品名称。

药品标签使用注册商标的，应当印刷在药品标签的边角，含文字的，其字体以单字面积计不得大于通用名称所用字体的四分之一。

第五章　其他规定

第二十八条　麻醉药品、精神药品、医疗用毒性药品、放射性药品、外用药品和非处方药品等国家规定有专用标识的，其说明书和标签必须印有规定的标识。

国家对药品说明书和标签有特殊规定的，从其规定。

第二十九条　中药材、中药饮片的标签管理规定由国家食品药品监督管理局另行制定。

第三十条　药品说明书和标签不符合本规定的，按照《中华人民共和国药品管理法》的相关规定进行处罚。

第六章　附　则

第三十一条　本规定自 2006 年 6 月 1 日起施行。国家药品监督管理局于 2000 年 10 月 15 日发布的《药品包装、标签和说明书管理规定（暂行）》同时废止。

关于印发化学药品和生物制品说明书规范细则的通知

（国食药监注〔2006〕202 号）

各省、自治区、直辖市食品药品监督管理局（药品监督管理局）：

为贯彻落实《药品说明书和标签管理规定》（国家食品药品监督管理局令第 24 号），规范药品说明书，国家局组织制定了《化学药品和治疗用生物制品说明书规范细则》和《预防用生物制品说明书规范细则》（以下简称《规范细则》），现予印发，并将有关事宜通知如下：

一、2006 年 6 月 1 日起国家局批准注册的药品以及按照《关于实施〈药品说明书和标签管理规定〉有关事宜的公告》（国食药监注〔2006〕100 号）提出补充申请的药品，其说明书格式和内容应当符合本《规范细则》的要求。

二、2006 年 6 月 1 日前批准注册的药品，其说明书不包括临床试验项内容的，可以不列"临床试验"项。

三、2006 年 6 月 1 日前批准注册的药品，核准日期应为按照《关于实施〈药品说明书和标签管理规定〉有关事宜的公告》提出补充申请后，药品监督管理部门予以备案的日期。

四、外用药标识为红色方框底色内标注白色"外"字，样式：外。药品标签中的外用药标识应当彩色印制，说明书中的外用药标识可以单色印制。

附件：
1. 化学药品和治疗用生物制品说明书规范细则
2. 预防用生物制品说明书规范细则

国家食品药品监督管理局
二〇〇六年五月十日

附件 1：

化学药品和治疗用生物制品说明书规范细则

一、说明书格式

核准和修改日期

特殊药品、外用药品标识位置

×××说明书
请仔细阅读说明书并在医师指导下使用
警示语位置

【药品名称】
【成份】
【性状】
【适应症】
【规格】
【用法用量】
【不良反应】
【禁忌】
【注意事项】
【孕妇及哺乳期妇女用药】
【儿童用药】
【老年用药】
【药物相互作用】
【药物过量】
【临床试验】
【药理毒理】
【药代动力学】
【贮藏】
【包装】
【有效期】
【执行标准】
【批准文号】
【生产企业】

二、说明书各项内容书写要求

"核准和修改日期"

核准日期为国家食品药品监督管理局批准该药品注册的时间。修改日期为此后历次修改的时间。核准和修改日期应当印制在说明书首页左上角。修改日期位于核准日期下方，按时间顺序逐行书写。

"特殊药品、外用药品标识"

麻醉药品、精神药品、医疗用毒性药品、放射性药品和外用药品等专用标识在说明书首页右上方标注。

"说明书标题"

"×××说明书"中的"×××"是指该药品的通用名称。

"请仔细阅读说明书并在医师指导下使用"

该内容必须标注，并印制在说明书标题下方。

"警示语"

是指对药品严重不良反应及其潜在的安全性问题的警告，还可以包括药品禁忌、注意事项及剂量过量等需提示用药人群特别注意的事项。

有该方面内容的，应当在说明书标题下以醒目的黑体字注明。无该方面内容的，不列该项。

【药品名称】

按下列顺序列出：

通用名称：中国药典收载的品种，其通用名称应当与药典一致；药典未收载的品种，其名称应当符合药品通用名称命名原则。

商品名称：未批准使用商品名称的药品不列该项。

英文名称：无英文名称的药品不列该项。

汉语拼音：

【成份】

1. 列出活性成份的化学名称、化学结构式、分子式、分子量。并按下列方式书写：

化学名称：

化学结构式：

分子式：

分子量：

2. 复方制剂可以不列出每个活性成份化学名称、化学结构式、分子式、分子量内容。本项可以表达为"本品为复方制剂，其组份为： "。组份按一个制剂单位（如每片、粒、支、瓶等）分别列出所含的全部活性成份及其量。

3. 多组份或者化学结构尚不明确的化学药品或者治疗用生物制品，应当列出主要成份名称，简述活性成份来源。

4. 处方中含有可能引起严重不良反应的辅料的，该项下应当列出该辅料名称。

5. 注射剂应当列出全部辅料名称。

【性状】

包括药品的外观、臭、味、溶解度以及物理常数等。

【适应症】

应当根据该药品的用途，采用准确的表述方式，明确用于预防、治疗、诊断、缓解或者辅助治疗某种疾病（状态）或者症状。

【规格】

指每支、每片或其他每一单位制剂中含有主药（或效价）的重量或含量或装量。生物制品应标明每支（瓶）有效成份的效价（或含量及效价）及装量（或冻干制剂的复溶后体积）。

表示方法一般按照中国药典要求规范书写，有两种以上规格的应当分别列出。

【用法用量】

应当包括用法和用量两部分。需按疗程用药或者规定用药期限的，必须注明疗程、期限。

应当详细列出该药品的用药方法，准确列出用药的剂量、计量方法、用药次数以及疗程期限，并应当特别注意与规格的关系。

用法上有特殊要求的，应当按实际情况详细说明。

【不良反应】

应当实事求是地详细列出该药品不良反应。并按不良反应的严重程度、发生的频率或症状的系统性列出。

【禁忌】

应当列出禁止应用该药品的人群或者疾病情况。

【注意事项】

列出使用时必须注意的问题，包括需要慎用的情况（如肝、肾功能的问题），影响药物疗效的因素（如食物、烟、酒），用药过程中需观察的情况（如过敏反应，定期检查血象、肝功、肾功）及用药对于临床检验的影响等。

滥用或者药物依赖性内容可以在该项目下列出。

【孕妇及哺乳期妇女用药】

着重说明该药品对妊娠、分娩及哺乳期母婴的影响，并写明可否应用本品及用药注意事项。

未进行该项实验且无可靠参考文献的，应当在该项下予以说明。

【儿童用药】

主要包括儿童由于生长发育的关系而对于该药品在药理、毒理或药代动力学方面与成人的差异，并写明可否应用本品及用药注意事项。

未进行该项实验且无可靠参考文献的，应当在该项下予以说明。

【老年用药】

主要包括老年人由于机体各种功能衰退的关系而对于该药品在药理、毒理或药代动力学方面与成人的差异，并写明可否应用本品及用药注意事项。

未进行该项实验且无可靠参考文献的，应当在该项下予以说明。

【药物相互作用】

列出与该药产生相互作用的药品或者药品类别，并说明相互作用的结果及合并用药的注意事项。

未进行该项实验且无可靠参考文献的，应当在该项下予以说明。

【药物过量】

详细列出过量应用该药品可能发生的毒性反应、剂量及处理方法。

未进行该项实验且无可靠参考文献的，应当在该项下予以说明。

【临床试验】

为本品临床试验概述，应当准确、客观地进行描述。包括临床试验的给药方法、研究对象、主要观察指标、临床试验的结果包括不良反应等。

没有进行临床试验的药品不书写该项内容。

【药理毒理】

包括药理作用和毒理研究两部分内容：

药理作用为临床药理中药物对人体作用的有关信息。也可列出与临床适应症有关或有助于阐述临床药理作用的体外试验和（或）动物实验的结果。复方制剂的药理作用可以为每一组成成份的药理作用。

毒理研究所涉及的内容是指与临床应用相关，有助于判断药物临床安全性的非临床毒理研究结果。应当描述动物种属类型、给药方法（剂量、给药周期、给药途径）和主要毒性表现等重要信息。复方制剂的毒理研究内容应当尽量包括复方给药的毒理研究结果，若无该信息，应当写入单药的相关毒理内容。

未进行该项实验且无可靠参考文献的，应当在该项下予以说明。

【药代动力学】

应当包括药物在体内吸收、分布、代谢和排泄的全过程及其主要的药代动力学参数，以及特殊人群的药代动力学参数或特征。说明药物是否通过乳汁分泌、是否通过胎盘屏障及血脑屏障等。应以人体临床试验结果为主，如缺乏人体临床试验结果，可列出非临床试验的结果，并加以说明。

未进行该项实验且无可靠参考文献的，应当在该项下予以说明。

【贮藏】

具体条件的表示方法按《中国药典》要求书写，并注明具体温度。如：阴凉处（不超过20℃）保存。

生物制品应当同时注明制品保存和运输的环境条件，特别应明确具体温度。

【包装】

包括直接接触药品的包装材料和容器及包装规格，并按该顺序表述。

【有效期】

以月为单位表述。

【执行标准】

列出执行标准的名称、版本，如《中国药典》2005年版二部。或者药品标准编号，如 WS－10001（HD－0001）－2002。

【批准文号】

指该药品的药品批准文号，进口药品注册证号或者医药产品注册证号。

麻醉药品、精神药品、蛋白同化制剂和肽类激素还需注明药品准许证号。

【生产企业】

国产药品该项内容应当与《药品生产许可证》载明的内容一致，进口药品应当与提供的政府证明文件一致。并按下列方式列出：

企业名称：

生产地址：

邮政编码：

电话和传真号码：须标明区号。

网　　址：如无网址可不写，此项不保留。

附件2：

预防用生物制品说明书规范细则

一、说明书格式

核准和修订日期

×××说明书

警示语位置

【药品名称】

【成份和性状】

【接种对象】

【作用与用途】

【规格】

【免疫程序和剂量】

【不良反应】

【禁忌】

【注意事项】

【贮藏】

【包装】

【有效期】

【执行标准】

【批准文号】

【生产企业】

二、说明书各项内容书写要求

"核准和修订日期"

核准日期为国家食品药品监督管理局批准该药品注册的时间。修改日期为此后历次修改的时间。

核准和修改日期应当印制在说明书首页左上角。修改日期位于核准日期下方，按时间顺序逐行书写。

"说明书标题"

"×××说明书"中的"×××"是指该药品的通用名称。

"警示语"

是指对药品严重不良反应及其潜在的安全性问题的警告，还可以包括药品禁忌、注意事项等需提示接种对象特别注意的事项。

如有该方面内容，应当在说明书标题下以醒目的黑体字注明。无该方面内容的，不列该项。

【药品名称】

按下列顺序列出：

通用名称：中国药典收载的品种，其通用名称应当与药典一致；药典未收载的品种，其名称应当符合药品通用名称命名原则。

商品名称：未批准使用商品名称的药品不列该项。

英文名称：无英文名称的药品不列该项。

汉语拼音：

【成份和性状】

包括该制品的主要成份（如生产用毒株或基因表达提取物等）和辅料、生产用细胞、简述制备工艺、成品剂型和外观等。

冻干制品还应增加冻干保护剂的主要成份。

【接种对象】

应注明适宜接种的易感人群、接种人群的年龄、接种的适宜季节等。

【作用与用途】

应明确该制品的主要作用，如"用于×××疾病的预防"。

【规格】

明确该制品每 1 次人用剂量及有效成份的含量或效价单位，及装量（或冻干制剂的复溶后体积）。

【免疫程序和剂量】

应当明确接种部位、接种途径（如肌肉注射、皮下注射、划痕接种等）。特殊接种途径的应描述接种的方法、全程免疫程序和剂量（包括免疫针次、每次免疫的剂量、时间间隔、加强免疫的时间及剂量）。每次免疫程序因不同年龄段而不同的，应当分别作出规定。冻干制品应当规定复溶量及复溶所用的溶媒。

【不良反应】

包括接种后可能出现的偶然或者一过性反应的描述，以及对于出现的不良反应是否需要特殊处理。

【禁忌】

列出禁止使用或者暂缓使用该制品的各种情况。

【注意事项】

列出使用的各种注意事项。以特殊接种途径进行免疫的制品，应明确接种途径，如注明"严禁皮下或肌肉注射"。使用前检查包装容器、标签、外观、有效期是否符合要求。还包括疫苗包装容器开启时，对制品使用的要求（如需振摇），冻干制品的重溶时间等。疫苗开启后应在规定的时间内使用，以及由于接种该制品而出现的紧急情况的应急处理办法等。

减毒活疫苗还需在该项下注明：本品为减毒活疫苗，不推荐在该疾病流行季节使用。

【贮藏】

应当按照规定明确该制品保存和运输的条件，尤其应当明确温度条件。

【包装】

包括直接接触药品的包装材料和容器及包装规格，并按该顺序表述。

【有效期】

以月为单位表述。

【执行标准】

包括执行标准的名称、版本，如《中国药典》2005 年版三部。或者药品标准编号，如 WS4 – （S – 067） – 2005Z。

【批准文号】

指该药品的药品批准文号，进口药品注册证号或者医药产品注册证号。

【生产企业】

国产药品该项内容应当与《药品生产许可证》载明的内容一致，进口药品应当与提供的政府证明文件一致。并按下列方式列出：

企业名称：

生产地址：

邮政编码：

电话和传真号码：须标明区号。

网　　址：如无网址可不写，此项不保留。

关于印发中药、天然药物处方药说明书
格式内容书写要求及撰写指导原则的通知

（国食药监注〔2006〕283号）

各省、自治区、直辖市食品药品监督管理局（药品监督管理局）：

为贯彻实施《药品说明书和标签管理规定》（国家食品药品监督管理局令第24号，以下简称《管理规定》），规范中药、天然药物处方药说明书的书写和印制，国家局制定了《中药、天然药物处方药说明书格式》（以下简称《说明书格式》）、《中药、天然药物处方药说明书内容书写要求》（以下简称《内容书写要求》）以及《中药、天然药物处方药说明书撰写指导原则》（以下简称《指导原则》），现予以印发，并就有关事项通知如下：

一、自2006年7月1日起，国家局将按照《管理规定》、《说明书格式》、《内容书写要求》以及《指导原则》，对申请注册的中药、天然药物的说明书进行核准和发布，药品生产企业应当按照国家局核准的说明书进行印制。

二、2006年7月1日之前已经批准注册的中药、天然药物，药品生产企业应当根据《管理规定》、《说明书格式》、《内容书写要求》以及《指导原则》，并按《药品注册管理办法》修订说明书的申报资料要求，提交修订说明书的补充申请。

对于拟修订的说明书样稿（与原批准的说明书内容相比）不增加【孕妇及哺乳期妇女用药】、【儿童用药】、【老年用药】、【药物相互作用】、【临床试验】、【药理毒理】、【药代动力学】项目的，以及注射剂品种拟在【药物相互作用】项下仅表述为"尚无本品与其他药物相互作用的信息"的，药品生产企业应当向所在地省级食品药品监督管理局提交补充申请，省级食品药品监督管理局应当在60个工作日内完成审查，对符合要求的，发给《药品补充申请批件》并附核准后的说明书，同时报国家局备案。

对于进行过相关研究，拟修订的说明书样稿（与原批准的说明书内容相比）增加【孕妇及哺乳期妇女用药】、【儿童用药】、【老年用药】、【药物相互作用】、【临床试验】、【药理毒理】、【药代动力学】中任何一个项目的，药品生产企业应当向所在地省级食品药品监督管理局提交补充申请，并报送相关研究资料。省级食品药品监督管理局应当在20个工作日内完成审核并报国家局药品审评中心，药品审评中心应当在40个工作日内完成技术审评并报国家局药品注册司，国家局应当在20个工作日内完成审查，对符合要求的，发给《药品补充申请批件》并附核准后的说明书。

三、对2006年7月1日之前已经批准注册的进口中药、天然药物，境外制药厂商应当直接向国家局行政受理服务中心提交补充申请。

对于拟修订的说明书样稿（与原批准的说明书内容相比）不增加【孕妇及哺乳期妇女用药】、【儿童用药】、【老年用药】、【药物相互作用】、【临床试验】、【药理毒理】、【药代动力学】等项目的，以及注射剂品种拟在【药物相互作用】项下仅表述为"尚无本品与其他药物相互作用的信息"的，行政受理服务中心直接转药品注册司。国家局应当在20个工作日内完成审查，对符合要求的，发给《药品补充申请批件》并附核准后的说明书。

对于进行过相关研究，拟修订的说明书样稿（与原批准的说明书内容相比）增加【孕妇及哺乳期妇女用药】、【儿童用药】、【老年用药】、【药物相互作用】、【临床试验】、【药理毒理】、【药代动力学】中任何一个项目的，行政受理服务中心受理后应当转药品审评中心，药品审评中心应当在40个工作日内完成技术审评并报药品注册司。国家局应当在20个工作日内完成审查，对符合要求的，发给《药品补充申请批件》并附核准后的说明书。

四、国家局或省级食品药品监督管理局重点审核说明书中的以下内容：【药品名称】、【成份】、【性状】、【功能主治】／【适应症】、【规格】、【用法用量】、【贮藏】、【有效期】、【执行标准】及【批准文号】。药品生产企业应对说明书内容的真实性、准确性和完整性负责，并密切关注药品使用的安全性问题，及时完善安全性信息。

五、自本通知发布之日起，国家局以国药监注〔2001〕294号文件发布的《中药说明书格式和规范细则》、以国食药监注〔2005〕331号文件发布的《中药、天然药物药品说明书撰写指导原则》废止。

附件：

1. 中药、天然药物处方药说明书格式
2. 中药、天然药物处方药说明书内容书写要求
3. 中药、天然药物处方药说明书撰写指导原则

国家食品药品监督管理局
二〇〇六年六月二十二日

附件1：

中药、天然药物处方药说明书格式

核准日期和修改日期

特殊药品、外用药品标识位置

×××说明书

请仔细阅读说明书并在医师指导下使用

警示语

【药品名称】

通用名称：

汉语拼音：

【成份】

【性状】

【功能主治】／【适应症】

【规格】

【用法用量】

【不良反应】

【禁忌】

【注意事项】

【孕妇及哺乳期妇女用药】

【儿童用药】

【老年用药】

【药物相互作用】

【临床试验】

【药理毒理】

【药代动力学】

【贮藏】

【包装】

【有效期】

【执行标准】

【批准文号】

【生产企业】

企业名称：

生产地址：

邮政编码：

电话号码：

传真号码：

注册地址：

网　　址：

附件2：

中药、天然药物处方药说明书内容书写要求

"核准日期和修改日期"

核准日期和修改日期应当印制在说明书首页左上

角。修改日期位于核准日期下方，进行过多次修改的，仅列最后一次的修改日期；未进行修改的，可不列修改日期。

核准日期指国家食品药品监督管理局批准该药品注册的日期。

对于2006年7月1日之前批准注册的中药、天然药物，其"核准日期"应为按照《关于印发中药、天然药物处方药说明书格式内容书写要求及撰写指导原则的通知》要求提出补充申请后，国家食品药品监督管理局或省级食品药品监督管理局予以核准的日期。

修改日期指该药品说明书的修改被国家食品药品监督管理局或省级食品药品监督管理局核准的日期。

"特殊药品、外用药品标识"

麻醉药品、精神药品、医疗用毒性药品和外用药品等专用标识在说明书首页右上方标注。

按医疗用毒性药品管理的药材及其饮片制成的单方制剂，必须标注医疗用毒性药品标识。

凡国家标准中用法项下规定只可外用，不可口服、注射、滴入或吸入，仅用于体表或某些特定粘膜部位的液体、半固体或固体中药、天然药物，均需标注外用药品标识。

对于既可内服，又可外用的中药、天然药物，可不标注外用药品标识。

外用药品标识为红色方框底色内标注白色"外"字，样式：外。药品标签中的外用药品标识应当彩色印制，说明书中的外用药品标识可以单色印制。

"说明书标题"

"×××说明书"中的"×××"是指该药品的通用名称。

"请仔细阅读说明书并在医师指导下使用"

该内容必须标注，并印制在说明书标题下方。

"警示语"

是指对药品严重不良反应及其潜在的安全性问题的警告，还可以包括药品禁忌、注意事项及剂量过量等需提示用药人群特别注意的事项。

含有化学药品（维生素类除外）的中药复方制剂，应注明本品含××（化学药品通用名称）。

有该方面内容的，应当在说明书标题下以醒目的黑体字注明。无该方面内容的，可不列此项。

【药品名称】

药品名称应与国家批准的该品种药品标准中的药品名称一致。

【成份】

应列出处方中所有的药味或有效部位、有效成份等。注射剂还应列出所用的全部辅料名称；处方中含有可能引起严重不良反应的辅料的，在该项下也应列出该

辅料名称。

成份排序应与国家批准的该品种药品标准一致，辅料列于成份之后。

对于处方已列入国家秘密技术项目的品种，以及获得中药一级保护的品种，可不列此项。

【性状】

应与国家批准的该品种药品标准中的性状一致。

【功能主治】/【适应症】

应与国家批准的该品种药品标准中的功能主治或适应症一致。

【规格】

应与国家批准的该品种药品标准中的规格一致。

同一药品生产企业生产的同一品种，如规格或包装规格不同，应使用不同的说明书。

【用法用量】

应与国家批准的该品种药品标准中的用法用量一致。

【不良反应】

应当实事求是地详细列出该药品不良反应。并按不良反应的严重程度、发生的频率或症状的系统性列出。

尚不清楚有无不良反应的，可在该项下以"尚不明确"来表述。

【禁忌】

应当列出该药品不能应用的各种情况，例如禁止应用该药品的人群、疾病等情况。

尚不清楚有无禁忌的，可在该项下以"尚不明确"来表述。

【注意事项】

列出使用时必须注意的问题，包括需要慎用的情况（如肝、肾功能的问题），影响药物疗效的因素（如食物、烟、酒），用药过程中需观察的情况（如过敏反应，定期检查血象、肝功能、肾功能）及用药对于临床检验的影响等。

如有药物滥用或者药物依赖性内容，应在该项下列出。

如有与中医理论有关的证候、配伍、妊娠、饮食等注意事项，应在该项下列出。

处方中如含有可能引起严重不良反应的成份或辅料，应在该项下列出。

注射剂如需进行皮内敏感试验的，应在该项下列出。

中药和化学药品组成的复方制剂，必须列出成份中化学药品的相关内容及注意事项。

尚不清楚有无注意事项的，可在该项下以"尚不明确"来表述。

【孕妇及哺乳期妇女用药】

如进行过该项相关研究，应简要说明在妊娠、分娩及哺乳期，该药对母婴的影响，并说明可否应用本品及用药注意事项。

如未进行该项相关研究，可不列此项。如有该人群用药需注意的内容，应在【注意事项】项下予以说明。

【儿童用药】

如进行过该项相关研究，应说明儿童患者可否应用该药品。可应用者需应说明用药须注意的事项。

如未进行该项相关研究，可不列此项。如有该人群用药需注意的内容，应在【注意事项】项下予以说明。

【老年用药】

如进行过该项相关研究，应对老年患者使用该药品的特殊情况予以说明。包括使用限制、特定监护需要、与老年患者用药相关的危险性，以及其他与用药有关的安全性和有效性的信息。

如未进行该项相关研究，可不列此项。如有该人群用药需注意的内容，应在【注意事项】项下予以说明。

【药物相互作用】

如进行过该项相关研究，应详细说明哪些或哪类药物与本药品产生相互作用，并说明相互作用的结果。

如未进行该项相关研究，可不列此项，但注射剂除外，注射剂必须以"尚无本品与其他药物相互作用的信息"来表述。

【临床试验】

对于2006年7月1日之前批准注册的中药、天然药物，如在申请药品注册时经国家药品监督管理部门批准进行过临床试验，应当描述为"本品于×××年经批准进行过例临床试验"。

对于2006年7月1日之后批准注册的中药、天然药物，如申请药品注册时，经国家药品监督管理部门批准进行过临床试验的，应描述该药品临床试验的概况，包括研究对象、给药方法、主要观察指标、有效性和安全性结果等。

未按规定进行过临床试验的，可不列此项。

【药理毒理】

申请药品注册时，按规定进行过系统相关研究的，应列出药理作用和毒理研究两部分内容：

药理作用是指非临床药理试验结果，应分别列出与已明确的临床疗效密切相关的主要药效试验结果。

毒理研究是指非临床安全性试验结果，应分别列出主要毒理试验结果。

未进行相关研究的，可不列此项。

【药代动力学】

应包括药物在体内的吸收、分布、代谢和排泄过程以及药代动力学的相关参数，一般应以人体临床试验结果为主，如缺乏人体临床试验结果，可列出非临床试验结果，并加以说明。

未进行相关研究的，可不列此项。

【贮藏】

应与国家批准的该品种药品标准〔贮藏〕项下的内容一致。需要注明具体温度的，应按《中国药典》中的要求进行标注。如：置阴凉处（不超过 20℃）。

【包装】

包括直接接触药品的包装材料和容器及包装规格，并按该顺序表述。包装规格一般是指上市销售的最小包装的规格。

【有效期】

应以月为单位表述。

【执行标准】

应列出目前执行的国家药品标准的名称、版本及编号，或名称及版本，或名称及编号。

【批准文号】

是指国家批准该药品的药品批准文号、进口药品注册证号或者医药产品注册证号。

【生产企业】

是指该药品的生产企业，该项内容必须与药品批准证明文件中的内容一致，并按下列方式列出：

企业名称：

生产地址：

邮政编码：

电话号码：须标明区号。

传真号码：须标明区号。

注册地址：应与《药品生产许可证》中的注册地址一致。

网　　址：如无网址，此项可不保留。

（注：附件 3 略）

关于印发非处方药说明书规范细则的通知

（国食药监注〔2006〕540号）

各省、自治区、直辖市食品药品监督管理局（药品监督管理局）：

根据《药品说明书和标签管理规定》（局令第24号）和《处方药与非处方药分类管理办法》（国家药品监督管理局令第10号），为做好非处方药说明书规范工作，国家局组织制定了《化学药品非处方药说明书规范细则》和《中成药非处方药说明书规范细则》，现予印发。

本通知发布之日起，国家局在《关于对第一批〈国家非处方药目录〉药品进行审核登记工作的通知》（国药管安〔1999〕425号）中有关"非处方药药品标签、使用说明书和包装指导原则"和在《关于做好第一批非处方药药品审核登记工作的通知》（国药管安〔2000〕278号）中的"非处方药药品标签、使用说明书和包装指导原则的补充说明"同时废止。

附件：
1. 化学药品非处方药说明书规范细则
2. 中成药非处方药说明书规范细则

国家食品药品监督管理局
二〇〇六年十月二十日

附件1：
化学药品非处方药说明书规范细则
一、化学药品非处方药说明书格式

非处方药、外用药品标识位置
×××说明书
请仔细阅读说明书并按说明使用或在药师指导下购买和使用
警示语位置

【药品名称】
【成份】
【性状】
【作用类别】
【适应症】
【规格】
【用法用量】
【不良反应】
【禁忌】
【注意事项】

【药物相互作用】
【贮藏】
【包装】
【有效期】
【执行标准】
【批准文号】
【说明书修订日期】
【生产企业】
如有问题可与生产企业联系

二、化学药品非处方药说明书各项内容书写要求

非处方药、外用药品标识

非处方药、外用药品标识在说明书首页右上角标注。

外用药品专用标识为红色方框底色内标注白色"外"字。药品说明书如采用单色印刷，其说明书中外用药品专用标识亦可采用单色印刷。

非处方药专有标识按《关于公布非处方药专有标识及管理规定的通知》规定使用。

说明书标题

"×××说明书"中的"×××"是指该药品的通用名称。

请仔细阅读说明书并按说明使用或在药师指导下购买和使用

该忠告语必须标注，采用加重字体印刷。

警示语

是指需特别提醒用药人在用药安全方面需特别注意的事项。

有该方面内容，应当在说明书标题下以醒目的黑体字注明。无该方面内容的，不列该项。

【药品名称】
按下列顺序列出：

通用名称：属《中国药典》收载的品种，其通用名称应当与药典一致；药典未收载的品种，其名称应当符合药品通用名称命名原则。

商品名称：未批准使用商品名称的药品不列该项。

英文名称：无英文名称的药品不列该项。

汉语拼音：

【成份】

处方组成及各成份含量应与该药品注册批准证明文件一致。成份含量按每一个制剂单位（如每片、粒、包、支、瓶等）计。

单一成份的制剂须写明成份通用名称及含量，并注明所有辅料成份。表达为"本品每×含×××××。辅料为：×××××××"。

复方制剂须写明全部活性成份组成及各成份含量，并注明所有辅料成份。表达为"本品为复方制剂，每×含×××××。辅料为：×××××××"。

【性状】

包括药品的外观（颜色、外形）、气、味等，依次规范描述。性状应符合药品标准。

【作用类别】

按照国家食品药品监督管理局公布的该药品非处方药类别书写，如"解热镇痛类"。

【适应症】

按照国家食品药品监督管理局公布的非处方药适应症书写，不得超出国家食品药品监督管理局公布的该药品非处方药适应症范围。

【规格】

指每支、每片或其他每一单位制剂中含有主药的重量、含量或装量。生物制品应标明每支（瓶）有效成份效价（或含量）及装量（或冻干制剂的复溶体积）。计量单位必须以中文表示。

每一说明书只能写一种规格。

【用法用量】

用量按照国家食品药品监督管理局公布的该药品非处方药用量书写。数字以阿拉伯数字表示，所有重量或容量单位必须以汉字表示。

用法可根据药品的具体情况，在国家食品药品监督管理局公布的该药品非处方药用法用量和适应症范围内描述，用法不能对用药人有其他方面的误导或暗示。

需提示患者注意的特殊用法用量应当在注意事项中说明。老年人或儿童等特殊人群的用法用量不得使用"儿童酌减"或"老年人酌减"等表述方法，可在【注意事项】中注明"儿童用量（或老年人用量）应咨询医师或药师"。

【不良反应】

不良反应是指合格药品在正常用法用量下出现的与用药目的无关的或者意外的有害反应。

在本项目下应当实事求是地详细列出该药品已知的或者可能发生的不良反应。并按不良反应的严重程度、发生的频率或症状的系统性列出。

国家食品药品监督管理局公布的该药品不良反应内容不得删减。

【禁忌】

应列出该药品不能应用的各种情况，如禁止应用该药品的人群或疾病等情况。国家食品药品监督管理局公布的该药品禁忌内容不得删减。【禁忌】内容应采用加重字体印刷。

【注意事项】

应列出使用该药必须注意的问题，包括需要慎用的情况（如肝、肾功能的问题），影响药物疗效的因素（如食物、烟、酒等），孕妇、哺乳期妇女、儿童、老人等特殊人群用药，用药对于临床检验的影响，滥用或药物依赖情况，以及其他保障用药人自我药疗安全用药的有关内容。

必须注明"对本品过敏者禁用，过敏体质者慎用"、"本品性状发生改变时禁止使用"、"如正在使用其他药品，使用本品前请咨询医师或药师"、"请将本品放在儿童不能接触的地方"。

对于可用于儿童的药品必须注明"儿童必须在成人监护下使用"。处方中含兴奋剂的品种应注明"运动员应在医师指导下使用"。

对于是否适用于孕妇、哺乳期妇女、儿童、老人等特殊人群尚不明确的，必须注明相应人群应在医师指导下使用。

国家食品药品监督管理局公布的该药品注意事项内容不得删减。【注意事项】内容应采用加重字体印刷。

【药物相互作用】

应列出与该药产生相互作用的药物及合并用药的注意事项。未进行该项实验且无可靠参考文献的，应当在该项下予以说明。

必须注明"如与其他药物同时使用可能会发生药物相互作用，详情请咨询医师或药师。"

【贮藏】

按药品标准书写，有特殊要求的应注明相应温度。

【包装】

包括直接接触药品的包装材料和容器及包装规格，并按该顺序表述。

【有效期】

是指该药品在规定的储存条件下，能够保持质量稳定的期限。

有效期应以月为单位描述，可以表述为：××个月（×用阿拉伯数字表示）。

【执行标准】

列出执行标准的名称、版本或药品标准编号，如《中国药典》2000年版二部、国家药品标准WS-10001（HD-0001）-2002。

【批准文号】

是指该药品的药品批准文号、进口药品注册证号或者医药产品注册证号。

【说明书修订日期】

是指经批准使用该说明书的日期。

【生产企业】

国产药品该项应当与《药品生产许可证》载明的

内容一致，进口药品应当与提供的政府证明文件一致。按下列方式列出：

　　企业名称：

　　生产地址：

　　邮政编码：

　　电话号码：（须标明区号）

　　传真号码：（须标明区号）

　　网址：（如无网址可不写，此项不保留）

　　如有问题可与生产企业联系

该内容必须标注，并采用加重字体印刷在【生产企业】项后。

附件2：

中成药非处方药说明书规范细则

一、中成药非处方药说明书格式

非处方药、外用药品标识位置

×××说明书

请仔细阅读说明书并按说明使用或在药师指导下购买和使用

警示语位置

【药品名称】

【成份】

【性状】

【功能主治】

【规格】

【用法用量】

【不良反应】

【禁忌】

【注意事项】

【药物相互作用】

【贮藏】

【包装】

【有效期】

【执行标准】

【批准文号】

【说明书修订日期】

【生产企业】

如有问题可与生产企业联系

二、中成药非处方药说明书各项内容书写要求

非处方药、外用药品标识

非处方药、外用药品标识在说明书首页右上角标注。

外用药品专用标识为红色方框底色内标注白色"外"字。药品说明书如采用单色印刷，其说明书中外用药品专用标识亦可采用单色印刷。

非处方药专有标识按《关于公布非处方药专有标识及管理规定的通知》规定使用。

说明书标题

"×××说明书"中的"×××"是指该药品的通用名称。

请仔细阅读说明书并按说明使用或在药师指导下购买和使用

该忠告语必须标注，采用加重字体印刷。

警示语

是指需特别提醒用药人在用药安全方面需特别注意的事项。

有该方面内容的，应当在说明书标题下以醒目的黑体字注明。无该方面内容的，不列该项。

【药品名称】

按下列顺序列出：

通用名称：如该药品属《中华人民共和国药典》收载的品种，其通用名称应当与药典一致；药典未收载的品种，其名称应当符合药品通用名称命名原则。

汉语拼音：

【成份】

除《中药品种保护条例》第十三条　规定的情形外，必须列出全部处方组成和辅料，处方所含成份及药味排序应与药品标准一致。

处方中所列药味其本身为多种药材制成的饮片，且该饮片为国家药品标准收载的，只需写出该饮片名称。

【性状】

包括药品的外观（颜色、外形）、气、味等，依次规范描述，性状应符合药品标准。

【功能主治】

按照国家食品药品监督管理局公布的非处方药功能主治内容书写，并不得超出国家食品药品监督管理局公布的该药品非处方药功能主治范围。

【规格】

应与药品标准一致。数字以阿拉伯数字表示，计量单位必须以汉字表示。

每一说明书只能写一种规格。

【用法用量】

用量按照国家食品药品监督管理局公布的该药品非处方药用量书写。数字以阿拉伯数字表示，所有重量或容量单位必须以汉字表示。

用法可根据药品的具体情况，在国家食品药品监督管理局公布的该药品非处方药用法用量和功能主治范围内描述，用法不能对用药人有其他方面的误导或暗示。

需提示用药人注意的特殊用法用量应当在注意事项中说明。

【不良反应】

不良反应是指合格药品在正常用法用量下出现的与用药目的无关的或者意外的有害反应。

在本项目下应当实事求是地详细列出该药品已知的或者可能发生的不良反应。并按不良反应的严重程度、发生的频率或症状的系统性列出。

国家食品药品监督管理局公布的该药品不良反应内容不得删减。

【禁忌】

应列出该药品不能应用的各种情况，如禁止应用该药品的人群或疾病等情况。国家食品药品监督管理局公布的该药品禁忌内容不得删减。【禁忌】内容应采用加重字体印刷。

【注意事项】

应列出使用该药必须注意的问题，包括需要慎用的情况（如肝、肾功能的问题），影响药物疗效的因素（如食物、烟、酒等），孕妇、哺乳期妇女、儿童、老人等特殊人群用药，用药对于临床检验的影响，滥用或药物依赖情况，以及其他保障用药人自我药疗安全用药的有关内容。

必须注明"对本品过敏者禁用，过敏体质者慎用。"、"本品性状发生改变时禁止使用。"、"如正在使用其他药品，使用本品前请咨询医师或药师。"、"请将本品放在儿童不能接触的地方。"

对于可用于儿童的药品必须注明"儿童必须在成人监护下使用"。处方中含兴奋剂的品种应注明"运动员应在医师指导下使用"。

对于是否适用于孕妇、哺乳期妇女、儿童、老人等特殊人群尚不明确的，必须注明"应在医师指导下使用"。

如有与中医理论有关的证候、配伍、饮食等注意事项，应在该项下列出。中药和化学药品组成的复方制剂，应注明本品含××（化学药品通用名称），并列出成份中化学药品的相关内容及注意事项。

国家食品药品监督管理局公布的该药品注意事项内容不得删减。【注意事项】内容应采用加重字体印刷。

【药物相互作用】

应列出与该药产生相互作用的药物及合并用药的注意事项。未进行该项实验且无可靠参考文献的，应当在该项下予以说明。

必须注明："如与其他药物同时使用可能会发生药物相互作用，详情请咨询医师或药师。"

【贮藏】

按药品标准书写，有特殊要求的应注明相应温度。

【包装】

包括直接接触药品的包装材料和容器及包装规格，并按该顺序表述。

【有效期】

是指该药品在规定的贮藏条件下，能够保持质量稳定的期限。

有效期应以月为单位描述，可以表述为：

××个月（×用阿拉伯数字表示）。

【执行标准】

列出执行标准的名称、版本或药品标准编号，如《中国药典》2000年版二部、国家药品标准 WS－10001（HD－0001）－2002。

【批准文号】

是指该药品的药品批准文号、进口药品注册证号或者医药产品注册证号。

【说明书修订日期】

是指经批准使用该说明书的日期。

【生产企业】

国产药品该项应当与《药品生产许可证》载明的内容一致，进口药品应当与提供的政府证明文件一致。按下列方式列出：

企业名称：

生产地址：

邮政编码：

电话号码：（须标明区号）

传真号码：（须标明区号）

网址：（如无网址可不写，此项不保留）

如有问题可与生产企业联系

该内容必须标注，并采用加重字体印刷在【生产企业】项后。

进口药材管理办法

（2019 年 5 月 16 日国家市场监督管理总局令第 9 号公布，自 2020 年 1 月 1 日起施行）

第一章 总 则

第一条 为加强进口药材监督管理，保证进口药材质量，根据《中华人民共和国药品管理法》《中华人民共和国药品管理法实施条例》等法律、行政法规，制定本办法。

第二条 进口药材申请、审批、备案、口岸检验以及监督管理，适用本办法。

第三条 药材应当从国务院批准的允许药品进口的口岸或者允许药材进口的边境口岸进口。

第四条 国家药品监督管理局主管全国进口药材监督管理工作。国家药品监督管理局委托省、自治区、直辖市药品监督管理部门（以下简称省级药品监督管理部门）实施首次进口药材审批，并对委托实施首次进口药材审批的行为进行监督指导。

省级药品监督管理部门依法对进口药材进行监督管理，并在委托范围内以国家药品监督管理局的名义实施首次进口药材审批。

允许药品进口的口岸或者允许药材进口的边境口岸所在地负责药品监督管理的部门（以下简称口岸药品监督管理部门）负责进口药材的备案，组织口岸检验并进行监督管理。

第五条 本办法所称药材进口单位是指办理首次进口药材审批的申请人或者办理进口药材备案的单位。

药材进口单位，应当是中国境内的中成药上市许可持有人、中药生产企业，以及具有中药材或者中药饮片经营范围的药品经营企业。

第六条 首次进口药材，应当按照本办法规定取得进口药材批件后，向口岸药品监督管理部门办理备案。首次进口药材，是指非同一国家（地区）、非同一申请人、非同一药材基原的进口药材。

非首次进口药材，应当按照本办法规定直接向口岸药品监督管理部门办理备案。非首次进口药材实行目录管理，具体目录由国家药品监督管理局制定并调整。尚未列入目录，但申请人、药材基原以及国家（地区）均未发生变更的，按照非首次进口药材管理。

第七条 进口的药材应当符合国家药品标准。中国药典现行版未收载的品种，应当执行进口药材标准；中国药典现行版、进口药材标准均未收载的品种，应当执行其他的国家药品标准。少数民族地区进口当地习用的少数民族药药材，尚无国家药品标准的，应当符合相应的省、自治区药材标准。

第二章 首次进口药材申请与审批

第八条 首次进口药材，申请人应当通过国家药品监督管理局的信息系统（以下简称信息系统）填写进口药材申请表，并向所在地省级药品监督管理部门报送以下资料：

（一）进口药材申请表；

（二）申请人药品生产许可证或者药品经营许可证复印件，申请人为中成药上市许可持有人的，应当提供相关药品批准证明文件复印件；

（三）出口商主体登记证明文件复印件；

（四）购货合同及其公证文书复印件；

（五）药材产地生态环境、资源储量、野生或者种植养殖情况、采收及产地初加工等信息；

（六）药材标准及标准来源；

（七）由中国境内具有动、植物基原鉴定资质的机构出具的载有鉴定依据、鉴定结论、样品图片、鉴定人、鉴定机构及其公章等信息的药材基原鉴定证明原件。

申请人应当对申报资料的真实性负责。

第九条 省级药品监督管理部门收到首次进口药材申报资料后，应当对申报资料的规范性、完整性进行形式审查。申报资料存在可以当场更正的错误的，应当允许申请人当场更正；申报资料不齐全或者不符合法定形式的，应当当场或者 5 日内一次告知申请人需要补正的全部内容，逾期不告知的，自收到申报资料之日起即为受理。

省级药品监督管理部门受理或者不予受理首次进口药材申请，应当出具受理或者不予受理通知书；不予受理的，应当书面说明理由。

第十条 申请人收到首次进口药材受理通知书后，应当及时将检验样品报送所在地省级药品检验机构，同时提交本办法第八条规定的资料。

第十一条 省级药品检验机构收到检验样品和相关资料后，应当在 30 日内完成样品检验，向申请人出具进口药材检验报告书，并报送省级药品监督管理部门。因品种特性或者检验项目等原因确需延长检验时间的，应当将延期的时限、理由书面报告省级药品监督管理部门并告知申请人。

第十二条 申请人对检验结果有异议的，可以依照药品管理法的规定申请复验。药品检验机构应当在复验申请受理后 20 日内作出复验结论，并报告省级药品监督管理部门，通知申请人。

第十三条　在审批过程中，省级药品监督管理部门认为需要申请人补充资料的，应当一次告知需要补充的全部内容。

申请人应当在收到补充资料通知书后 4 个月内，按照要求一次提供补充资料。逾期未提交补充资料的，作出不予批准的决定。因不可抗力等原因无法在规定时限内提交补充资料的，申请人应当向所在地省级药品监督管理部门提出延期申请，并说明理由。

第十四条　省级药品监督管理部门应当自受理申请之日起 20 日内作出准予或者不予批准的决定。对符合要求的，发给一次性进口药材批件。检验、补充资料期限不计入审批时限。

第十五条　变更进口药材批件批准事项的，申请人应当通过信息系统填写进口药材补充申请表，向原发出批件的省级药品监督管理部门提出补充申请。补充申请的申请人应当是原进口药材批件的持有者，并报送以下资料：

（一）进口药材补充申请表；

（二）进口药材批件原件；

（三）与变更事项有关的材料。

申请人变更名称的，除第一款规定资料外，还应当报送申请人药品生产许可证或者药品经营许可证以及变更记录页复印件，或者药品批准证明文件以及持有人名称变更补充申请批件复印件。

申请人变更到货口岸的，除第一款规定资料外，还应当报送购货合同及其公证文书复印件。

第十六条　省级药品监督管理部门应当在补充申请受理后 20 日内完成审批。对符合要求的，发给进口药材补充申请批件。

第十七条　省级药品监督管理部门决定予以批准的，应当在作出批准决定后 10 日内，向申请人送达进口药材批件或者进口药材补充申请批件；决定不予批准的，应当在作出不予批准决定后 10 日内，向申请人送达审查意见通知书，并说明理由，告知申请人享有依法申请行政复议或者提起行政诉讼的权利。

第三章　备　案

第十八条　首次进口药材申请人应当在取得进口药材批件后 1 年内，从进口药材批件注明的到货口岸组织药材进口。

第十九条　进口单位应当向口岸药品监督管理部门备案，通过信息系统填报进口药材报验单，并报送以下资料：

（一）进口药材报验单原件；

（二）产地证明复印件；

（三）药材标准及标准来源；

（四）装箱单、提运单和货运发票复印件；

（五）经其他国家（地区）转口的进口药材，应当同时提交产地到各转口地的全部购货合同、装箱单、提运单和货运发票复印件；

（六）进口药材涉及《濒危野生动植物种国际贸易公约》限制进出口的濒危野生动植物的，还应当提供国家濒危物种进出口管理机构核发的允许进出口证明书复印件。

办理首次进口药材备案的，除第一款规定资料外，还应当报送进口药材批件和进口药材补充申请批件（如有）复印件。

办理非首次进口药材备案的，除第一款规定资料外，还应当报送进口单位的药品生产许可证或者药品经营许可证复印件、出口商主体登记证明文件复印件、购货合同及其公证文书复印件。进口单位为中成药上市许可持有人的，应当提供相关药品批准证明文件复印件。

第二十条　口岸药品监督管理部门应当对备案资料的完整性、规范性进行形式审查，符合要求的，发给进口药品通关单，收回首次进口药材批件，同时向口岸药品检验机构发出进口药材口岸检验通知书，并附备案资料一份。

第二十一条　进口单位持进口药品通关单向海关办理报关验放手续。

第四章　口岸检验

第二十二条　口岸药品检验机构收到进口药材口岸检验通知书后，应当在 2 日内与进口单位商定现场抽样时间，按时到规定的存货地点进行现场抽样。现场抽样时，进口单位应当出示产地证明原件。

第二十三条　口岸药品检验机构应当对产地证明原件和药材实际到货情况与口岸药品监督管理部门提供的备案资料的一致性进行核查。符合要求的，予以抽样，填写进口药材抽样记录单，在进口单位持有的进口药品通关单原件上注明"已抽样"字样，并加盖抽样单位公章；不符合要求的，不予抽样，并在 2 日内报告所在地口岸药品监督管理部门。

第二十四条　口岸药品检验机构一般应当在抽样后 20 日内完成检验工作，出具进口药材检验报告书。因客观原因无法按时完成检验的，应当将延期的时限、理由书面告知进口单位并报告口岸药品监督管理部门。

口岸药品检验机构应当将进口药材检验报告书报送口岸药品监督管理部门，并告知进口单位。

经口岸检验合格的进口药材方可销售使用。

第二十五条　进口单位对检验结果有异议的，可以依照药品管理法的规定申请复验。药品检验机构应当在复验申请受理后 20 日内作出复验结论，并报告口岸药品监督管理部门，通知进口单位。

第五章　监督管理

第二十六条　口岸药品监督管理部门收到进口药材不予抽样通知书后，对有证据证明可能危害人体健康且已办结海关验放手续的全部药材采取查封、扣押的行政强制措施，并在7日内作出处理决定。

第二十七条　对检验不符合标准规定且已办结海关验放手续的进口药材，口岸药品监督管理部门应当在收到检验报告书后及时采取查封、扣押的行政强制措施，并依法作出处理决定，同时将有关处理情况报告所在地省级药品监督管理部门。

第二十八条　国家药品监督管理局根据需要，可以对进口药材的产地、初加工等生产现场组织实施境外检查。药材进口单位应当协调出口商配合检查。

第二十九条　中成药上市许可持有人、中药生产企业和药品经营企业采购进口药材时，应当查验口岸药品检验机构出具的进口药材检验报告书复印件和注明"已抽样"并加盖公章的进口药品通关单复印件，严格执行药品追溯管理的有关规定。

第三十条　进口药材的包装必须适合进口药材的质量要求，方便储存、运输以及进口检验。在每件包装上，必须注明药材中文名称、批件编号（非首次进口药材除外）、产地、唛头号、进口单位名称、出口商名称、到货口岸、重量以及加工包装日期等。

第三十一条　药材进口申请受理、审批结果、有关违法违规的情形及其处罚结果应当在国家药品监督管理部门网站公开。

第六章　法律责任

第三十二条　进口单位提供虚假的证明、文件资料样品或者采取其他欺骗手段取得首次进口药材批件的，依照药品管理法等法律法规的规定处理。

第三十三条　进口单位提供虚假证明、文件资料或者采取其他欺骗手段办理备案的，给予警告，并处1万元以上3万元以下罚款。

第七章　附　则

第三十四条　进口药材批件编号格式为：（省、自治区、直辖市简称）药材进字＋4位年号＋4位顺序号。

第三十五条　本办法自2020年1月1日起施行。原国家食品药品监督管理局2005年11月24日公布的《进口药材管理办法（试行）》同时废止。